中文翻译版（第4版）

角膜接触镜
临床手册

Clinical Manual
of Contact Lenses

原　著　Edward S. Bennett
　　　　Vinita Allee Henry

主　译　谢培英　王海英

副主译　迟蕙　郭曦

科学出版社

北　京

图字：01-2020-4223

内 容 简 介

本书第 4 版由国际著名眼视光专家撰写，全面详尽介绍了角膜接触镜的相关知识，包括硬性透气接触镜和软性接触镜的材料、设计、加工、调整、镜片检测、镜片验配流程、佩戴者指导和管理，以及并发症和处理方法。特别列举了特殊镜片或特殊人群的验配要点，如特殊散光矫正、双焦点镜片、多焦点镜片、连续夜戴镜片、无晶状体眼、儿童和接触镜、圆锥角膜、术后接触镜、巩膜镜、角膜塑形镜等。每章列举了案例指导读者解决实际问题。本书内容丰富，知识全面新颖，指出了角膜接触镜的最新进展和未来发展方向。

本书可以作为眼科医师对有眼视光问题患者进行治疗时的指导用书，更是从事眼视光专业的医护人员、验光师、配镜师及眼视光专业的教师和学生阅读的一本好书。

图书在版编目（CIP）数据

角膜接触镜临床手册：原书第 4 版 /（美）爱德华·S. 班尼特（Edward S. Bennett），（美）维尼塔·阿利·亨利（Vinita Allee Henry）著；谢培英，王海英译 . —北京：科学出版社，2020.9

书名原文：Clinical Manual of Contact Lenses

ISBN 978-7-03-065539-4

Ⅰ. ①角⋯   Ⅱ. ①爱⋯ ②维⋯ ③谢⋯ ④王⋯   Ⅲ. ①角膜接触镜 – 眼镜检法 – 手册   Ⅳ. ① R778.3-62

中国版本图书馆 CIP 数据核字（2020）第 104354 号

责任编辑：王灵芳　徐卓立 / 责任校对：张　娟
责任印制：赵　博 / 封面设计：赫　健

科 学 出 版 社 出版

北京东黄城根北街16号
邮政编码：100717
http://www.sciencep.com

北京九天鸿程印刷有限责任公司 印刷
科学出版社发行　各地新华书店经销

*

2020年9月第　一　版　开本：787×1092　1/16
2021年1月第二次印刷　　　印张：31 1/4
字数：798 700

定价：240.00元
（如有印装质量问题，我社负责调换）

编译者名单

原　著　Edward S. Bennett　Vinita Allee Henry

主　译　谢培英　王海英

副主译　迟　蕙　郭　曦

译　者（按姓氏笔画排序）

于　翠	王华崇	王国芳	王菲芙	王琳琳
韦　严	毛欣杰	亢晓丽	甘　露	田　欣
吕燕云	李晓柠	杨　晓	杨丽娜	杨积文
肖会芝	吴晋芳	迟　蕙	张　缨	张艳明
陈　兆	陈　灿	陈　梅	陈　鹏	陈迪生
金婉卿	周　超	周建兰	姜　珺	郭　芳
郭　曦	唐　萍	梅　颖	蓝方方	

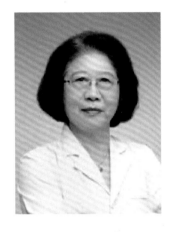

谢培英 主任医师，教授。北京大学医学部眼视光学研究中心主任，北京大学医学部眼视光学术委员会主席，中华医学会眼科学分会视光学组副组长，全国光学计量委员会委员，全国医用光学标准化技术委员会委员，美国及日本眼科学会会员，国际接触镜教育者学会会员，中华医学会眼科学分会视光学组接触镜工作委员会负责人。长期从事角膜病、角膜接触镜的临床与科研，白内障的生化学研究等相关工作。率先将硬性角膜接触镜与角膜塑形镜（前身为 OK 镜）技术引进我国，是我国角膜接触镜领域的学术带头人。到目前为止，亲自为 6000 多名患者成功验配了硬性透气接触镜与角膜塑形镜。同时撰写了《临床接触镜学》《中英日角膜接触镜用语词典》《低视力学》《眼视光医学检查和验配程序》《图释圆锥角膜》《现代角膜塑形学》《角膜接触镜并发症及处理》《软性角膜接触镜新技术新进展（第 2 版）》等专著 10 余部，并参编了《眼科学》《中华眼科学》《实用眼表病学》《角膜接触镜学》等专业书籍，在国际和国内学会及学术杂志上发表眼视光专业论文 200 余篇，多次参与国家药品监督管理局对角膜接触镜及其护理用品，以及其他医疗器械的评审工作和标准制定工作。

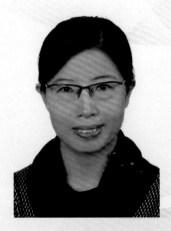

王海英 教授，天津职业大学眼视光工程学院副院长。国际接触镜教育者学会中国区协调员，全国验光与配镜职业教育教学指导委员会副秘书长，第二届全国高职高专眼视光技术专业教材建设评审委员会主任委员，第三届和第四届全国验光与配镜职业技能竞赛技术委员会副主任，第三届和第四届全国验光与配镜职业技能竞赛职业组验光裁判长。主持的课题获得国家级教学成果奖 2 项，主持省部级以上课题 4 项，发表论文 30 余篇，作为主编或编者完成教材 10 本。

原著前言

《角膜接触镜临床手册》一书涵盖多个与之相关的临床领域，包括硬性透气接触镜的镜片设计和验配、软性接触镜的设计和验配、散光及双焦镜片矫正等相关问题的解决。读者不需要阅读全书，只需根据目录就可以找到自己关注的内容，书中每章都配有围绕该章内容的案例，每章中的"临床判断掌握相关技术项目备忘一览表"都总结了该章的重点信息。

撰写本书的目的是帮助眼视光专业的学生和从业人员提升接触镜验配、评估和解决相关问题的能力，尤其是特殊接触镜的设计制作能力。我们希望书中所涉及的案例和相关内容可以作为日常验配接触镜过程中解决问题的示范和参考，我们相信书中所写的内容多年后仍具有前沿性。

在第4版《角膜接触镜临床手册》中，我们不仅更新和修订了原有的内容，还增加了新的篇章，介绍了接触镜领域令人兴奋的新发展。由著名专家 Greg W. DeNaeyer，Jason Jedlicka 和 Muriel M. Schornack 编写的巩膜镜一章是必读内容。我们很荣幸地邀请到 Jeff J. Walline，Christine W. Sindt，Marjorie J. Rah 和 Edward S. Bennett 撰写了儿童接触镜验配相关的进展，这些内容都是该领域重要的新知识。而 William J. Benjamin 医师在有关光学公式的章节中，补充了具有重要临床价值的资料。当然，圆锥角膜、术后接触镜验配、角膜塑形术、长戴型接触镜和散光矫正等相关临床治疗领域中前几版撰写的内容也有很大程度的修订和更新，预计在今后一段时间，其所涉及的内容还会处于领先位置。原第3版中很受欢迎的介绍接触镜相关并发症及处理的章节，本次也由该领域著名的专家 Ron Melton 和 Randall Thomas 再次做了更新修订。

我们都是国际接触镜教育者学会（AOCLE）的中坚成员，十分荣幸有很多来自该组织的其他成员共同参与了本书的编写。

Edward S. Bennett, OD, MSEd

Vinita Allee Henry, OD

原著主编

Edward S. Bennett，OD，MSEd，FAAO

Professor of Optometry

Assistant Dean for Student Services

and Alumni Relations

Co-Chief, Contact Lens Service

Director of Student Services

College of Optometry

University of Missouri–St. Louis

St. Louis, Missouri

Vinita Allee Henry, OD, FAAO

Clinical Professor of Optometry

Co-Chief, Contact Lens Service

Director of Clinical Operations & Residencies

College of Optometry

University of Missouri–St. Louis

St. Louis, Missouri

原著编者

Joseph T. Barr, OD, MS, FAAO
Professor of Optometry Emeritus
College of Optometry
The Ohio State University
Columbus, Ohio
Vice President, Global Clinical and Medical
  Affairs and Professional Services Vision
  Care
Private Practice
Rochester, New York

Carolyn G. Begley, OD, MS, FAAO
Professor
School of Optometry
Indiana University
Bloomington, Indiana

William J. Benjamin, OD, MS, PhD, FAAO
Professor
University of Alabama at Birmingham School
  of Optometry
Birmingham, Alabama

Edward S. Bennett, OD, MSEd, FAAO
Assistant Dean for Student Services and
  Alumni Relations
Co-Chief, Contact Lens Service
Director of Student Services
College of Optometry
University of Missouri–St. Louis
St. Louis, Missouri

Dennis Burger, OD, FAAO
Clinical Professor
School of Optometry
University of California
Berkeley, California

J. Bart Campbell, OD, FAAO
Chair, Department of Optometric Education
Southern College of Optometry
Memphis, Tennessee

Carmen Castellano, OD, FAAO
Adjunct Assistant Professor
College of Optometry
University of Missouri-St. Louis
The Koetting Associates
St. Louis, Missouri

Larry J. Davis, OD, FAAO
Dean and Associate Professor
College of Optometry
University of Missouri–St. Louis
St. Louis, Missouri

John de Brabander, PhD
University Eye Clinic Maastricht
The Netherlands

Julie Ott DeKinder, OD, FAAO
Associate Clinical Professor of Optometry
College of Optometry
University of Missouri–St. Louis
St. Louis, Missouri

Gregory W. DeNaeyer, OD, FAAO, FSCS
Arena Eye Surgeons
Columbus, Ohio

Olivia K. Do, OD, FAAO
Assistant Professor of Optometry
Southern California College of Optometry
Fullerton, California

Kathryn Dumbleton, BSc (Hons), MSc, MCOptom, FAAO, FBLA
Head of Clinical Logistics
Centre for Contact Lens Research
Adjunct Associate Professor
School of Optometry
University of Waterloo
Waterloo, Ontario

S. Barry Eiden, OD, FAAO
President and Medical Director
North Suburban Vision Consultants, Ltd.
Deerfield, Illinois
President and Co-Founder
EyeVis Eye and Vision Research Institute
Assistant Clinical Professor
Department of Ophthalmology Cornea and Contact Lens Service
University of Illinois Medical Center
Chicago, Illinois

Arthur B. Epstein, OD, FAAO, FABCO, FBCLA
Phoenix Eye Care, PLLC
Phoenix, Arizona
Adjunct Clinical Associate Professor
Midwestern University
Arizona College of Optometry Eye Institute
Glendale, Arizona

Vinita Allee Henry, OD, FAAO
Clinical Professor of Optometry

Co-Chief, Contact Lens Service
Director of Clinical Operations & Residencies
College of Optometry
University of Missouri–St. Louis
St. Louis, Missouri

Cary M. Herzberg, OD, FAIO
President, International Academy of Orthokeratology
President, Orthokeratology Academy of America
Aurora, Illinois

John Mark Jackson, OD, FAAO
Associate Professor of Optometry
Southern College of Optometry
Memphis, Tennessee

Jason Jedlicka, OD, FAAO, FSLS
Cornea and Contact Lens Institute of Minnesota
Edina, Minnesota

Lyndon Jones, PhD, FCOptom, DipCLP, DipOrth, FAAO, FIACLE
Centre for Contact Lens Research
School of Optometry
University of Waterloo
Waterloo, Ontario

Frans H. M. Jongsma
University Eye Clinic Maastricht
Maastricht, the Netherlands

Matthew Kauffman, OD
Private Practice
Family Vision Solutions and Specialty Contact Lens Center
Houston, Texas

Eric Kawulok, OD
Casey Eye Institute–Waterfront
Portland, Oregon

Beth T. Kinoshita, OD, FAAO
Assistant Professor
Pacific University College of Optometry
Forest Grove, Oregon

Randy Kojima, FAAO, FOAA
Research Scientist and Clinical Instructor
Pacific University College of Optometry
Forest Grove, Oregon

Nicky Lai, OD, MS, FAAO
Associate Professor of Clinical Optometry
Chief, Contact Lens Service
College of Optometry
The Ohio State University
Columbus, Ohio

Dawn Y. Lam, MS, OD, FAAO
Assistant Professor
Southern California College of Optometry
Fullerton, California

Matthew Lampa, OD, FAAO
Assistant Professor
Pacific University College of Optometry
Forest Grove, Oregon

Kimberly A. Layfield, OD
Private Practice
St. Louis, Missouri

Derek J. Louie, MSc, OD, FAAO
Assistant Professor, Ophthalmology
Casey Eye Institute
Oregon Health & Sciences University
Portland, Oregon

Ron Melton, OD, FAAO
Private Practice
Charlotte, North Carolina
Adjunct Faculty

Salus University, Pennsylvania College of
  Optometry
Elkins Park, Pennsylvania
Adjunct Faculty
Indiana University School of Optometry
Bloomington, Indiana

Chandra V. Mickles, OD, MS
Clinical Assistant Professor, Optometry
University of the Incarnate Word
Rosenberg School of Optometry
San Antonio, Texas

Bruce W. Morgan, OD, FAAO
Chief of Cornea and Contact Lens Service
Director of Residencies
Michigan College of Optometry, Ferris State
  University
Big Rapids, Michigan

Clarke D. Newman, OD, FAAO
Adjunct Assistant Professor
University of Houston
College of Optometry
Plaza Vision Center
Dallas, Texas

Keith Parker
President
Advanced Vision Technologies
Golden, Colorado

Judyith W. Perrigin, MT (ASCP), OD, FAAO
Professor
University of Houston
College of Optometry
Houston, Texas

Thomas G. Quinn, OD, MS, FAAO
Partner
Drs. Quinn, Quinn and Associates

Clinical Assistant Professor
Ohio University College of Medicine
Athens, Ohio

Marjorie J. Rah, OD, PhD, FAAO
Manager
Global Medical Affairs, Vision Care
Bausch+Lomb Inc.
Rochester, New York

Terry Scheid, OD, FAAO
Associate Clinical Professor
Diplomate AAO Cornea, CL, and Refractive
   Surgery Section
State University of New York
New York, New York

Muriel M. Schornack, OD, FAAO, FSLS
Consultant
Department of Ophthalmology
Mayo Clinic
Assistant Professor of Ophthalmology
Mayo College of Medicine
Rochester, Minnesota

Glenda Secor, OD, FAAO, Dip CCLRT
Huntington Beach, California

Christine W. Sindt, OD, FAAO
Director, Contact Lens Service
Associate Professor, Clinical Ophthalmology
University of Iowa Hospitals & Clinics
Iowa City, Iowa

Luigina Sorbara, MSc, FAAO, FBCLA,
   Dip CCLRT
Associate Professor
Head, Contact Lens Clinic
Researcher, CCLR
School of Optometry and Vision Science

University of Waterloo
Waterloo, Ontario

Loretta Szczotka-Flynn, OD, PhD, FAAO
Associate Professor of Ophthalmology
Department of Ophthalmology
Case Western Reserve University
Cleveland, Ohio

Randall Thomas, OD, MPH, FAAO
Private Practice
Concord, North Carolina

Eef C. J. van der Worp, PhD
University Eye Clinic Maastricht
Maastricht, the Netherlands

Heidi Wagner, OD, MPH, FAAO
Professor of Optometry
Nova Southeastern University
Health Professions Division
College of Optometry
Fort Lauderdale, Florida

Jeffrey J. Walline, OD, PhD, FAAO
Associate Professor
College of Optometry
The Ohio State University
Columbus, Ohio

Ronald K. Watanabe, OD, FAAO
Associate Professor of Optometry
Department of Specialty and Advanced Care
The New England College of Optometry
Boston,Massachusetts

Stephanie L. Woo,OD,FAAO
Havasu Eye Center
Lake Havasu, Arizona

献　词

感谢来自我们家人的支持和鼓励：

Jean Bennett OD，Matt，Josh 和 Emily

Edward S. Bennett

Sam，Amanda，Emily，Elizabeth

以及我的父母 Vincel 和 Anita Allee

Vinita Allee Henry

致　谢

没有大家的共同努力，我们不可能完成这本手册的编写。

首先要感谢以下同仁的贡献，包括 Joe Barr, Carolyn Begley, Denny Burger, Joe Benjamin, Bart Campbell, Carmen Castellano, Larry Davis, John de Brabender, Julie DeKinder, Greg DeNaeyer, Olivia Do, Kathy Dumbleton, Barry Eiden, Art Epstein, Cary Herzberg, John Mark Jackson, Jason Jedlicka, Frans Jongsma, Lyndon Jones, Eric Kawulok, Matt Kauffman, Beth Kinoshita, Randy Kojima, Dawn Lam, Matt Lampa, Nicky Lai, Kim Layfield, Derek Louie, Ron Melton, Chandra Micklas, Bruce Morgan, Clarke Newman, Keith Parker, Judy Perrigin, Tom Quinn, Marjie Rah, Terry Scheid, Muriel Schornack, Glenda Secor, Christine Sindt, Gina, Loretta Szczotka-Flynn, Randall Thomas, Stephanie Woo, Eef van der Worp, Heidi Wagner, Jeff Walline 和 Ron Watanabe。

我们也非常感谢图形艺术家 Janice White 对本书的贡献。感谢 2012～2013 年为我们提供病例图片的接触镜医师们，非常感谢 Lippincott Williams & Wilkins 对我们的支持，因为佩戴者的案例及数据信息对本书非常重要。

还要感谢我们的家人尤其是我们的妻子 Jean 和 Sam 的支持，有了她们的支持我们才能够投入充分的时间和精力，及时地完成本书的撰写并使其在临床工作中发挥作用。

今年是我们大家一起工作的第 30 年，能和你们一起合作是我们的荣幸。只有最幸运的人才有机会让所认识的教授成为自己的导师、同事、楷模和挚友，让自己的学生成为医师、合作人和密友。本书的诞生是我们友谊的见证。

最后，我们还要代表本书的编者感谢所有视光从业者，他们信赖角膜接触镜，特别是特殊设计的接触镜，使其为解决临床佩戴者的问题发挥了积极作用。我们希望本书可以成为所有视光从业者工作中的有益指南，不仅对日常角膜接触镜的临床工作起到指导作用，也对正在学习视光科学的学生成长为未来的视光师有所帮助。

目 录

第一部分

简　介

第 1 章　初步评估

Edward S. Bennett，Judith M. Perrigin，Ronald K. Watanabe，Carolyn G. Begley

一、评估的目的

验配接触镜之前的初步评估是接触镜佩戴全过程最基本的一步。对于医师来说，评估每个接触镜佩戴者是否适合佩戴是非常重要的，可以减少患者因选择不当而导致佩戴失败或其他风险。如果医师认为患者适合佩戴，那么预检过程中获得的信息有助于确定最合适的镜片材料、镜片设计、佩戴时间和护理方案。此外，此次评估的内容还可以作为基线数据，用来同以后接触镜佩戴中所出现的变化做比较。

二、相关病史

病史包括患者想佩戴接触镜的原因，既往眼病和就医史，既往接触镜佩戴史等。病史可指导临床医师决定进行哪些检查和这些检查的预期结果，有助于向佩戴者推荐接触镜的类型、护理方案和佩戴时间表。

（一）佩戴接触镜的原因

1. 美观　许多患者认为他们佩戴框架眼镜不美观。部分患者可能有角膜瘢痕或其他可以通过标准或定制镜片掩盖的缺陷。

2. 方便　框架眼镜佩戴不太方便。框架眼镜佩戴不舒服，容易被损坏，还需要清洁。

3. 改善视力　接触镜可使高屈光不正、屈光参差、高度散光、圆锥角膜、角膜外伤、角膜形变和屈光手术效果差的患者受益。

4. 职业需要　大多数专业和休闲运动员都受益于接触镜提供的更广阔的视野，还可以定

制特定的色调以改善对比度和追踪效果。巩膜镜和混合镜片可提供清晰的视野，并在运动活动中降低镜片丢失率和偏心的风险。除了运动员，从事表演艺术的人也从接触镜佩戴中获益良多。名人、政治家和其他公众人物更喜欢佩戴接触镜。

5. 不适合人群可能的潜在需求　禁止在多尘或不卫生的环境中工作的人员（如煤矿工人、环卫工作者等）佩戴接触镜（因为碎片和颗粒物质可能卡在镜片下面）。此外，为了避免化学性角膜炎和镜片表面污染，实验室工作人员和美发工作者等（工作环境被有害烟雾围绕）也被禁止佩戴接触镜。水管工和汽车修理工等可能难以清除其手上的所有污垢和油污，因此并不是好的候选人。飞行员、乘务员和视频显示终端操作员，在低湿度环境中工作并执行禁止眨眼任务的人员，可以戴接触镜，但应作为潜在干眼患者进行管理。

6. 优势比较　与眼贴相比，患者更容易接受接触镜，依从性更佳。特殊治疗性镜片可以是瞳孔不透明的镜片，也可以是超高焦度的镜片。

7. 特殊需求　有色觉障碍，特别是红绿色盲的患者，可以通过在一只眼睛佩戴红色或品红色的镜片来更好地区分颜色；可使其获得某些红绿色盲患者无法从事的工作或活动的资格。

（二）既往眼病史关注的问题

1. 既往矫正视力是否使用过框架眼镜或接触镜。

2. 斜视和弱视敏锐度有无明显降低，有无

复视，既往接受的治疗。

3. 视力治疗中是否出现双眼视力问题或症状。

4. 是否有眼外伤或感染的情况。

5. 眼部手术情况。

6. 有无青光眼或其他眼科疾病。

（三）既往其他疾病及用药史

以下症状和疾病可能禁忌或限制接触镜的佩戴：

1. 瘙痒，灼热或撕裂。

2. 季节性或慢性过敏。

3. 复发性眼部感染或炎症。

4. 鼻窦炎。

5. 口干，眼睛或黏膜干燥。

6. 夜间眼睑闭合不全。

7. 有惊厥、癫痫或晕厥史者，为适合佩戴接触镜者。

8. 糖尿病。特别是 1 型糖尿病患者，可能有不同程度的角膜麻痹、角膜上皮愈合不良，以及发生神经营养性角膜炎的可能性。

9. 结缔组织病变。例如，类风湿关节炎和相关性恶性血管疾病的患者可能患有 Sjögren 综合征，伴有干燥性角膜结膜炎和相关的泪膜异常。他们可能长期使用全身性药物，可能对角膜愈合和泪膜产生不利影响。此外，此类疾病可能存在处理困难。

10. 妊娠。在妊娠期间，尤其是妊娠晚期，泪膜和角膜曲率可能发生显著变化，通常在分娩后不久稳定。但有许多患者在整个妊娠期间成功佩戴接触镜。

11. 精神病治疗。服药控制焦虑抑郁或躁狂抑郁状态的患者应进行筛查，如果佩戴接触镜可使其视力受益，应鼓励使用接触镜。

12. 甲状腺功能失调。例如，甲状腺功能亢进可能导致眼球突出和瞬目减少，可能因为角膜的流泪不足而使接触镜佩戴困难。

13. 全身用药。某些药物可通过减少泪膜水相的产生而增加接触镜的磨损。目前服用此类药物的患者均应禁止佩戴接触镜，除非药物

停止使用或限制佩戴时间并进行监测。此类药物包括抗组胺药、抗胆碱能药。

14. 局部用药。使用局部眼科药物的患者在佩戴接触镜时可能会限制佩戴时间。软性接触镜可吸收药物并改变药物向角膜的传递，而硬性透气接触镜则可能阻碍药物进入角膜或增加在镜片下方聚集药物的接触时间。一般来说，在应用接触镜前或摘除接触镜后 15 ~ 20 分钟才滴注局部药物。

15. 吸烟者。有严重的眼部并发症的风险，不推荐佩戴接触镜过夜。

（四）接触镜佩戴史

如果患者现在戴镜或者过去曾经戴镜，那么确定患者重配的原因很重要，因为这可能会影响镜片材料的选择和设计。所以应询问以下问题：

1. 患者佩戴的（或曾经佩戴的）接触镜是什么类型的？满意不满意？有无症状？

2. 什么原因停止了佩戴或希望改变呢？

3. 患者最近佩戴的接触镜和更换的时间表。

4. 患者的护理方案是什么（该方案是否合适）？是否满意？有无症状？依从性如何？

5. 过去有没有与接触镜相关的问题或并发症发生？

6. 是否有频繁改变接触镜材料的历史？

三、解剖学测量

眼和眼睑尺寸影响接触镜类型的选择、初始接触镜参数和试戴。

（一）水平可见虹膜直径

1. 水平可见虹膜直径（horizontal visible iris diameter，HVID）提供角膜直径的近似值，范围为 10 ~ 13mm。

2. 水平可见虹膜直径用瞳距尺测量，并使用水平刻度（图 1-1）进行读数。

3. 这种测量方法有助于确定接触镜的总直径。

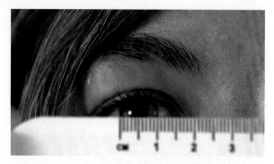

图 1-1　水平可见虹膜直径的正确测量

（二）瞳孔直径

1. 瞳孔直径的测量与水平可见虹膜直径相似（图 1-2）。

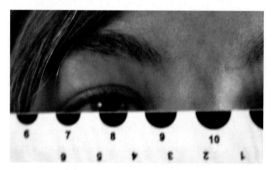

图 1-2　瞳孔直径测量

2. 在正常和弱光照下分别进行测量。后者有助于确定接触镜的光学区直径，其应该大于测量值 1 ～ 2mm。在昏暗的光线条件下（如夜间驾驶），可通过垂直眨眼运动和扩大瞳孔来减少眩光。

3. 瞳孔大小（昏暗照明）分类
（1）小瞳孔：< 5mm。
（2）中等瞳孔：5 ～ 7mm。
（3）大瞳孔：> 7mm。

4. 对于大瞳孔，可选择一个较大的光学区域（如 8mm）或具有大光学区域的软性接触镜（不是所有软性接触镜都有大的光学区域）。

（三）睑裂高度 / 眼睑位置

1. 患者直视前方，睑裂高度等于上眼睑和下眼睑之间的垂直测量值。

2. 做此测量时患者放松直视前方，注意记录眼睑与角膜的关系（图 1-3）。

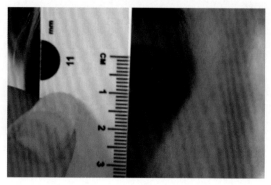

图 1-3　睑裂高度的测量

3. 测量过程有助于帮助患者确定最舒适的镜片类型和镜片直径。睑裂异常大的患者（如 ≥ 12mm）需要稳定和舒适的大直径镜片；同样，睑裂异常小的患者（如 ≤ 9mm）则需要小直径的镜片。

4. 还要测定下眼睑和上眼睑到角膜缘的距离。上眼睑与上角膜重叠的患者可能患有上睑附着。上眼睑与角膜上缘高度不重叠的患者可能有晶状体的位置偏下。眼睑位置也可能影响老视患者选择的硬性多焦点型镜片的类型。

（四）眼睑张力

1. 眼睑张力由眼睑的弹力决定。用拇指和示指夹住上眼睑，轻轻地向外拉，医师就可以估测眼睑张力。

2. 过紧的眼睑会将镜片向上拉，也可能将镜片向下挤压（西瓜籽的原理）。而宽松（厚、脂肪多）的眼睑将向下推镜片。

（五）瞬目频率

1. 正常的瞬目频率是每分钟 10 ～ 15 次。

2. 瞬目频率应在患者不知情的情况下测量；注意典型瞬目的振幅、时长和完整性。

3. 如果患者瞬目仅有 10% ～ 50% 的完全性，硬性透气接触镜是禁忌的，除非在瞬目之后有眼睑附着或良好的配适关系。如果患者很少瞬目，建议选择日抛型软性接触镜用于社交/偶尔佩戴。对于不完全瞬目的患者进行随访时，应监测角膜、结膜的干燥情况。

四、屈光信息

评估角膜地形图和屈光状态，随后预测残余散光（calculated residual astigmatism，CRA），对于选择合适的接触镜设计和参数至关重要，可使将来佩戴成功的可能性最大化。

（一）角膜地形图

评价患者的角膜地形图是确定合适接触镜参数的重要指标。因为要根据角膜曲率，选择硬性透气接触镜和软性接触镜镜片材料的基弧曲率半径（base curve radius，BCR）和直径。

1. 角膜形态 角膜为非球面，在顶点处曲率最大，向周边逐渐弯曲。经典观点中，它被可视化为由球形的中央角膜帽和逐渐变平的周围区域组成。角膜帽被定义为角膜曲率变化不超过 1.00D 且直径约为 4mm 的区域。对角膜形态更准确的描述是中心性椭圆体，其曲率半径和偏心率向周边逐渐增大。了解角膜形状以便接触镜能够最佳配适非常重要。例如，两个患者，其具有相同中心角膜曲率但不同周边角膜曲率和偏心率，可能适合不同的接触镜参数。

2. 评价 角膜曲率的评价方法包括使用角膜曲率计、自动角膜曲率计、光电角膜镜和视频角膜地形图（计算机辅助角膜地形图建模）。

（1）角膜曲率计：是最常用的角膜地形测量仪器，角膜曲率计测量平均角膜上几个点的曲率值，这些点在垂直和水平子午线中间隔约3mm。该仪器具有使用方便、成本低的优点，但存在如下缺点：

- 仅评价角膜的中心 3mm 区域（约 8% 的角膜面积）。
- 顶点不是直接测量的。
- 角膜的中心 3mm 区域几乎是球形的，但可能存在误差。误差的大小与外周角膜变平的速率有关。
- 偏心角膜尖端可能导致结果不准确。

- 易出现检验员相关误差。
- 角膜曲率变化可能与屈光改变不一致。

尽管有上述缺点，角膜曲率计的易用性使许多从业者至今还在使用角膜曲率测量法初步选择接触镜参数。事实上，它对于初始基弧选择并预测残余散光还是相当可靠的。然而，荧光素模式评价却是硬性透气接触镜佩戴中最重要的评估。中心定位滞后是软性接触镜镜片拟合评估中最关键的因素。

（2）自动角膜曲率计：目前的自动角膜曲率计测量的角膜中央曲率具备精确性和一致性。很多仪器可同时进行自动验光及自体角膜曲率测量。这些组合式自动验光仪越来越普遍。汉弗莱自动角膜曲率计还可评估较大的面积。可依据角膜数据（垂直子午线 6.4mm；水平子午线 2.6mm）计算顶点处的角膜曲率，提供顶点的位置，并计算形状因子。而自动角膜曲率计的缺点包括成本较高，在某些情况下，评估的范围有限。

（3）光电角膜镜：是一种半球形、照明的 Placido 盘图像。观察者关注的是一个从角膜顶点反射的虚拟图像（加号）。拍摄并分析偏光照片以确定角膜曲率，由于摄像机的放大率是固定的，已知环之间的间隔量可用来确定曲率。此仪器的优点是能够对至少 55% 的角膜表面进行地形分析，能够发现细微的地形变化，还能够获得数据。缺点是数据分析和演示复杂，可用的仪器有限（不再生产）及费用高。

（4）视频角膜地形图（videokeratography）：是一种先进的仪器，它通过测量和分析角膜表面的数千个点来提供角膜曲率和轮廓的信息，如今常被称为简单角膜曲率测量仪器。视频角膜地形图产生了一个颜色编码的角膜地形图，为检查者提供了易于阅读的几乎所有角膜表面的曲率。多数系统结合使用计算机技术和光刻机（Placido 盘）图像（图 1-4）来绘制一张全面的角膜地形图，还开发了利用投影网格（光栅摄影测量）和对正弦波形进行傅里叶分析的替代方法。地形图也可以用来确定非侵入性泪膜破裂时间（noninvasive tear breakup time，NIBUT）。

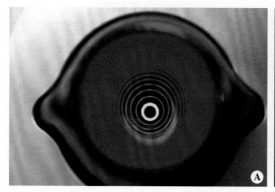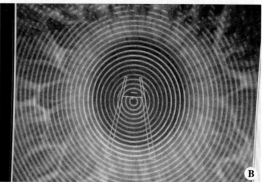

图 1-4　A. 用于 Placido 盘视频摄像机的光电角膜镜锥；B. 投射在角膜上的图像

除了计算角膜曲率，视频角膜摄影软件还能够确定角膜偏心率、表面规则性和高度。利用这些信息，操作者可检测角膜的不规则度，以便更有效地处理由接触镜磨损、外伤或手术引起的角膜变形。此外，所有视频角膜摄影系统都有软件，可以根据其获得的基础地形信息设计硬性透气接触镜。这些软件程序可以成功地设计硬性透气接触镜，但对于大多数正常角膜，使用角膜测量值进行初始接触镜选择则显得更有效且同样准确。掌握角膜地形可使医师在决定是否给予接触镜佩戴上获得更多的参考依据。

视频角膜摄影系统的优点为可获得更多的信息，易于分析使用，是随时监测地形图变化的最精确的方法。主要缺点是成本高，尽管目前越来越多的医师已可负担大多数系统。

3. 总结　尽管在角膜地形图提供的大量信息中，考虑最多的还是角膜曲率，其为角膜接触镜片的选择提供参考；但目前还只是起点。随着更精确和更易使用的接触镜安装软件的应用，视频角膜地形图可能取代角膜曲率测量法。目前这一方法对于角膜整体形状的定性评估似乎更有价值，特别是变形和高度散光的角膜，更有助于其初次佩戴和长期管理。

（二）验光

双眼验光特别重要，要仔细进行，验光可帮助计算接触镜的屈光力和预测残余散光。球面软性接触镜的残余散光与验光的散光相当。对于硬性透气接触镜，预测残余散光由以下公式确定：

　　预测残余散光 = 验光的散光 − 角膜散光

　　例如，角膜曲率测量：42.00 @ 180；42.25 @ 090

　　验光处方：$-2.00-1.00\times180$

　　　　　　预测残余散光 =（-1.00×180）−（-0.25×180）= -0.75×180

通常，如果通过硬性透气接触镜折射测量的实际残余散光（actual residual astigmatism，ARA）是 0.75D，由于视力下降，不推荐使用球面硬性透气接触镜。根据角膜曲率（角膜）散光的量，软性接触镜或硬性透气复曲面接触镜可能是更好的选择。在上述情况下，如果ARA 等于预测残余散光，最好的选择是软性环曲面接触镜，因为球面软性接触镜的 ARA 等于验光的散光。

五、双眼视觉状态

接触镜可改变高度屈光不正或双眼明显异常患者的双眼状态。因此，在镜片配适前测试双眼功能十分重要，可为镜片佩戴提出必要的建议。

（一）调节和集合

中度至高度近视的老视患者在从眼镜到接

触镜的过渡中可能会遇到调节问题。此外，建议在较小的年龄进行双焦校正老视。集合也同样受到影响。矫正近视的眼镜视近时具有基底向内的棱镜效应，而矫正远视的眼镜则具有基底向外的棱镜效应。佩戴接触镜时，近视者在视近时失去基底向内的棱镜效应，必须付出更多的集合。同样，接触镜校正远视时患者失去基底向外的棱镜效应，必须付出更少的集合。因此，外斜性近视和内斜性远视使用接触镜时可能比使用框架眼镜经历更多的集合近点问题。

（二）棱镜校正

如果一定要用基底向内或基底向外的棱镜来提供双眼视觉和减轻视疲劳，则必须在眼镜处方中标明。虽然接触镜可以和框架眼镜一起佩戴，但是如果必须同时戴眼镜，大多数患者不会理解戴接触镜的好处。少量的基底向下棱镜可以在接触镜中进行校正，但是必须将基底向上棱镜放置在框架眼镜中。

六、裂隙灯检查

全面的裂隙灯检查在确定患者是否是良好的接触镜候选人中的作用是至关重要的。应对所有期望佩戴接触镜者进行以下检查。

（一）外部观察

在下列情况下，睫毛和外眼睑的评价很重要。

1. 睑缘炎 睑缘的肿胀、发炎降低了接触镜佩戴的成功率。眼睑内的排泄物可能起刺激作用，异常的睑板腺分泌物会在镜片表面形成油膜。葡萄球菌性睑缘炎是角膜点染的潜在原因，并可能致佩戴者患角膜周边溃疡。急性和慢性睑缘炎应在患者佩戴接触镜之前治愈。

2. 睑板腺疾病 帽状或浓缩的腺体提示泪膜质量差、泪膜蒸发趋势增加和泪膜破裂时间（tear breakup time，TBUT）缩短。睑板腺疾病或功能障碍应在佩戴镜片之前进行治疗。治疗包括热敷、眼睑清洁、促进腺体分泌和口服

ω-3 补充剂。

3. 睑内翻 / 倒睫 倒睫或睫毛排列紊乱并不是戴接触镜的禁忌证。事实上，软性接触镜镜片反而可以保护角膜免受睫毛的刺激。

（二）结膜检查

球结膜和睑结膜应用双目生物显微镜评价。用孟加拉玫瑰红和丽丝胺绿着色可见受损或死亡的结膜细胞。必须进行上睑外翻的检查。

1. 球结膜 中度的球结膜刺激，特别是该刺激持续存在时，要考虑可能由感染、眼干燥症、睑缘炎、过敏反应或其他炎症过程所引起，最好禁止佩戴接触镜。眼睑间结膜染色提示干眼，在佩戴接触镜之前，应进一步进行泪膜评估。密集的或合并孟加拉玫瑰红或丽丝胺绿染色阳性的结膜常与眼干燥症相关。如果这种情况由高模量的有机硅水凝胶透镜的边缘刺激产生，则需要更换低模量的软性接触镜材料或硬性透气接触镜。如存在翼状胬肉禁忌佩戴接触镜；若胬肉仅影响周边角膜的一小部分，可以考虑使用接触镜。

2. 睑结膜 上睑外翻后，无论是否使用荧光素，应使用以下量表对上睑结膜进行评级：

0 级：光滑，未见乳头。

1 级：轻度隆起的乳头，直径 0.1～0.2mm，分布均匀（每毫米眼睑上有少量乳头）。

2 级：乳头直径 0.5～1.0mm，分布不均匀。

3 级：乳头直径≥ 1mm，出现在上眼睑的所有区域。

季节性过敏导致上睑轻度乳头肥大，通常为 1 级。巨大乳头状结膜炎（giant papillary conjunctivitis，GPC），又称为接触镜乳头状结膜炎（contact lens papillary conjunctivitis，CLPC），患者上睑结膜可出现 2 级或 3 级的大小不规则的大乳头，如果病情为慢性，该乳头状结膜炎可能变平并留下瘢痕（图 1-5）。当佩戴新接触镜或停止佩戴接触镜时，GPC 会有所改善。因此，GPC 的患者可以选用日抛型软性镜片或 2 周抛镜片，同时减少镜片佩戴时间，直到痊愈。早期可联合使用肥大细胞抑制

剂 - 抗组胺外用液或皮质类固醇来减轻炎症。

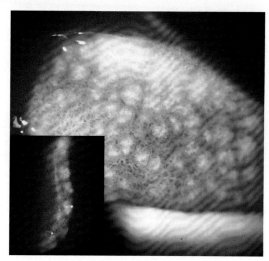

图1-5 翻转巨大乳头状结膜炎患者的上睑，显示
上睑板3级乳头

（三）角膜检查

在进行接触镜佩戴前，必须仔细全面评估角膜。任何明显的角膜缺损或疾病都禁止佩戴接触镜，病情痊愈后再做重新评估。许多角膜缺损可以通过间接照明技术得到最好的显示。慢性疾病如角膜营养不良，可能需要改变接触镜的类型、佩戴时间表和护理方案。

1. 角膜缘血管 应对角膜缘血管进行全面评估。角膜缘血管侵犯角膜的情况应记录在案。区分正常角膜缘血管和接触镜诱导的血管化非常重要。即使是在日戴的基础上，有 1～2mm 的浸润仍暗示慢性缺氧，需要使用硅水凝胶软性接触镜或改用硬性透气接触镜。有 2mm 以上的浸润则需要重新整形以增加角膜的氧气，应减少佩戴时间并仔细监测以防止新生血管的进一步发展。

2. 上皮染色 在评估新患者时，必须使用涂有无防腐剂盐水的荧光素条。除了钴蓝光观察外，还应该使用黄色的 Wratten12 号滤光片；如果不使用很可能检测不到细微的着色。推荐使用液体荧光素进行连续染色。任何有点状上皮染色的区域都应加以注意。此时如出现致密、聚集的染色，可能属于佩戴禁忌，需要治疗。

即使患者需要软性镜片也要先给予治疗。在使用接触镜前，需要彻底冲洗掉眼内的染料。泪膜破裂时间可在此时测量。

3. 水肿 深部基质纹或皱襞、上皮微囊和液疱、上皮性混浊和基质混浊均提示角膜水肿，均禁忌佩戴接触镜。如果条件允许，应该对水肿的原因给予诊断和治疗。角膜营养不良偶可引起水肿，接触镜使用前要对这些情况加以管理。上皮微囊在长期佩戴接触镜的患者中普遍存在，其表明已经发生了一段时间的缺氧。

4. 混浊：瘢痕与浸润 仔细扫描角膜以区分其处于活跃或不活跃的状态。任何活跃的角膜感染或炎症（如角膜浸润、微生物性角膜炎）都禁止佩戴接触镜，并需要进行相应的治疗。角膜瘢痕和其他非活动性混浊不是佩戴接触镜的禁忌证。

5. 内皮细胞 评估内皮层是否存在滴状物和多聚性改变，若有内皮营养不良可能妨碍接触镜的使用。

七、泪膜评价

泪膜在接触镜佩戴中起重要作用。它可维持软性接触镜的水合作用，决定镜片表面的润湿性，充当初级前折射面，并在镜片表面沉积蛋白质、脂类和黏蛋白。泪膜质量不佳或数量异常影响患者佩戴接触镜。应该反复多次进行泪膜评估，以确定患者是否适合佩戴接触镜。

（一）泪湖宽度评估

在裂隙灯检查下评估下泪棱镜（泪湖）的高度和质量。这是一个很好的检测边缘性眼干燥症患者的方法。如果泪棱镜不充分，则存在水不足。泪半月的前缘位于睑板腺孔后面。在泪半月与角膜接触的地方，存在着一条表示局部变薄的黑线。为了评估泪半月，在评估前 1～2 分钟，将荧光素涂在下睑球结膜上，然后用钴蓝光和 Wratten 12 号滤光片进行观察。当泪半月如图1-6一样薄甚至表现为细线时，表明是明显不足的泪半月。

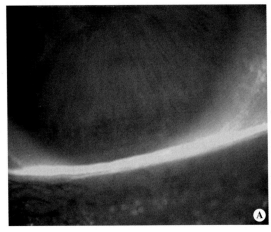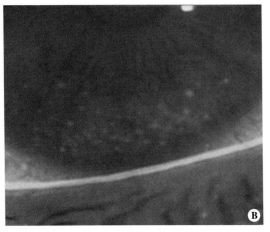

图1-6　正常（A）和干眼（B）患者的下泪半月。注意眼干燥症患者的下角膜染色
（Courtesy of Wendy Harrison）

（二）泪膜破裂时间

泪膜破裂时间是评估泪膜质量最常用的检查方法，是接触镜能否验配成功的良好预测指标。它等于眨眼后在泪膜中形成干斑的时间，理论上是由脂类污染黏蛋白层引起的。使用荧光素后用钴蓝光和Wratten 12号滤光片，在低放大率（即10～20倍）下用宽缝灯束（即2～4mm）评价角膜。用生理盐水浸湿荧光素条时，关键是使用未开封的生理盐水并从该条中抖出多余的水分，以避免人为破坏泪膜的稳定性。记录形成一个干斑的秒数。这些干斑在绿染的泪膜中以深色区域出现（图1-7）。在此期间，患者应避免眨眼。正常的平均值是15～20秒。<8～10秒表明患者可能有干眼，尽管许多无症状患者的检查结果在这个范围内。

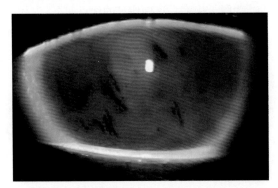

图1-7　在测量泪膜破裂时间时观察泪膜形成的干斑

然而，低泪膜破裂时间表明患者最适合日戴，但一天结束时可能因干燥而感到不适。下述几个重要的因素可能影响检测结果。

（1）不要在测试前刺激眼睑。

（2）避免强迫眨眼，因为这可能导致眼妆污染泪膜，缩短破裂时间。

（3）最好使用未开封的盐水湿润荧光素带。

（4）测试前不应进行压平眼压测量。

（5）重复测试几次，尤其是在获得的值较低时。

（6）如果在观察系统上放置Wratten12号或类似的黄色滤光片，泪膜的荧光会增强。

（7）切勿在摘除接触镜后立即进行此项测试。戴接触镜可以降低泪膜破裂时间，可在摘除接触镜的几个小时后进行。

为了减少对泪膜的破坏，已经开发了两种NIBUT测试。其中一项技术中使用网格模式投射到前眼表面，这是在低倍放大镜下使用生物显微镜观察到的。当网格模式被破坏时，泪膜就会破裂。另一种NIBUT技术是使用角膜测量仪或地形学拟像来观察泪膜破裂。在这两种技术中，8～10秒是干眼的临界值。

（三）干涉现象的评价

通过对泪膜的镜面反射或干涉测量可以评

价脂质层。在临床上可以使用裂隙灯，但可视面积非常有限。Keeler 泪膜镜是一种市面上可以买到的仪器，它提供了更大的镜面反射面积，使大多数的角膜前泪腺脂质层能够立即显示出来。无论采用哪种方法，都可以观察到脂质层的彩色干涉图。正常脂质层无固定形态，颜色可呈现灰色到棕色。较薄的脂质层呈大理石状，如果脂质层缺失，则不会出现干扰。

（四）Schirmer 测试

该测试用于评估泪膜基础分泌部和部分反射分泌部，现已用于筛选适合佩戴接触镜的人。虽然该测试存在一些缺点，包括不适、不一致和不可靠，但它在检测水样液缺乏的干眼患者时是有效的。

当患者从上向下看时，在下眼睑上放置一张 Schirmer 试纸，使 5mm 切口的部分距离外眦约眼睑的 1/3。测试可使用几种方法。一种方法是患者连续向上看，让房间的光照减弱，以减少泪膜对反射光的敏感性（图 1-8）。5 分钟后，取下滤纸条，湿润量以 mm 计。另一种方法是放置滤纸条片后让患者闭眼。5 分钟内 5mm 内被认为是正常的。当泪液量非常小的时候，Schirmer 测试最有价值。当泪液量非常大时，由于完全或大部分的试纸被润湿，可能不容易重复。而泪液量极少时，由于试纸浸湿面积非常小（0 ～ 4mm），所以通常表示水缺乏。麻醉在该测试中不是必需的。如果使用麻醉剂，最好在麻醉几分钟后进行测试。但在没有麻醉剂的情况下进行测试对于评估是否可

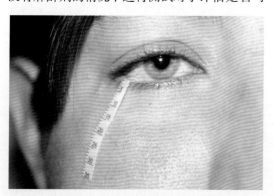

图 1-8　Schirmer 试纸放置在眼睑的外侧 1/3 处

成功佩戴接触镜更有价值，因为此时眼睛表面对刺激的反应更自然。如果患者的泪液量本来很低，由于刺激性的 Schirmer 滤纸条的注入少或没有流泪，那么随着接触镜的佩戴，泪液的量可能会更少。因此，低 Schirmer 值低表明患者可能因为戴接触镜而出现干眼症状。

在进行 Schirmer 测试时的注意事项如下。

（1）使用低室内照明。

（2）在眨眼过程中，当下眼睑向内翻时，应避免与角膜接触，以免引起过度的眼睛刺激和泪膜破裂。

（五）酚红棉线试验

由 Hamano 等提出的 28 号酚红棉线试验，需高质量的 70mm 棉线浸泡在酚红染料中。方法与 Schirmer 测试类似，线的末端插入到下眼睑上的颞睑缘结膜上，而患者则采用仰视位。试验进行 15 秒，测量棉线变红的量（图 1-9）。

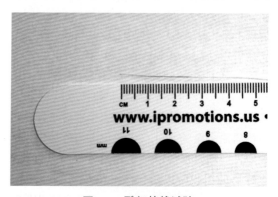

图 1-9　酚红棉线试验

在美国，其平均值为 24.3mm。< 9mm 被诊断为眼干燥症。这项测试的优点如下。

（1）不需要麻醉；不适感非常小。

（2）测试时间为 15 秒。

（3）刺激分泌少。

（4）比 Schirmer 测试更有效。

（5）环境对测试的影响很小，如湿度，因为测试时间短。

这项测试的缺点主要有以下几点。

（1）吸收能力较低；个人眼泪的分泌速率可能比被线吸收的速率要高。

（2）这个测试只能测量泪湖中的残余泪液，而不能测量眼泪量。

（六）孟加拉玫瑰红染色试验

孟加拉玫瑰红可以使受损的眼睛表面细胞因不受完整的黏蛋白层保护而染色。因此，眼干燥症患者眼球表面的染料染色细胞，可导致结膜细胞角化，黏液层脱落。因此以往它被用作结膜染色剂对干眼患者来说有明显的疼痛，黏液层被破坏说明它具有细胞毒性。在结膜囊滴入1%的孟加拉玫瑰红（或使用未开封盐水浸渍的条带）；然后用等渗盐水冲洗外部眼睛。红色斑点的数量和位置提示病情的严重程度。典型的角膜结膜炎，下方角膜和结膜会出现大量染色。尤其能使死亡细胞染上明显的红色，而使失去作用的细胞染上较弱的颜色。在轻度干眼患者，结膜表面可能为离散的点状染色（图1-10），而在病理性干眼中，结膜表面染色点更容易合并在一起。一般暴露球结膜相邻的三角形部分，无论是在鼻部还是颞部，都会被染色。在患者眨眼3～6次，多余的染料被眼泪洗掉后，用白光检查眼睛。为了评估染色结果，建议采用以下分级方法。

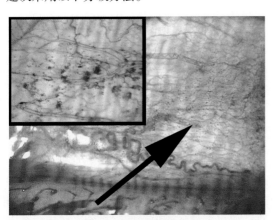

图1-10 眼干燥症患者结膜孟加拉玫瑰红染色试验（箭头）。染色放大的插图显示典型的点状图案

0级：无染色。

1级：<1/3角膜染色。

2级：1/3～2/3角膜染色。

3级：2/3至整个角膜染色。

4级：整个角膜染色。

5级：下结膜染色。

（七）丽丝胺绿染色试验

丽丝胺绿是一种染料，染色后提供的信息类似于更传统的孟加拉玫瑰红染料，但患者没有疼痛或不适。它可以是条形和液体形式。类似于荧光素钠，通过扩散进入受损或角化细胞中。将一滴1%丽丝胺绿滴入下眼睑内，然后在白光下用裂隙灯检查眼表。试验研究已经表明，这种染料产生的染色评分与用孟加拉玫瑰红获得的染色评分没有显著差异。此外，丽丝胺绿的刺激性明显小于孟加拉玫瑰红，且刺激持续时间较短。因此，丽丝胺绿在评价干燥性角膜炎时可以与孟加拉玫瑰红互换使用。分级标准与孟加拉玫瑰红染色试验相同。

（八）睑缘擦伤上皮病

眼睑刷位于皮肤和结膜组织交界处的上睑的区域。眼睑刷是眨眼时眼睛表面和接触镜的"挡风玻璃刮水器"。如果组织粗糙，则由于角膜上皮的摩擦会产生创伤或发生过敏，并且接触镜可能不会湿润。如Korb所述，睑缘擦伤上皮病（lip wiper epitheliopathy，LWE）是眼干燥症的一种诊断依据。通常情况下，所有其他测试均正常的有症状患者，可考虑LWE。即使没有角膜染色和结膜囊注射，戴接触镜有干燥症状的患者也会表现出明显的LWE。荧光素染色的眼睑面积分级为0（无染色）～3级。分别对线性度和严重度进行分级，对这两个分数进行平均。然后将孟加拉玫瑰红或丽丝胺绿染料涂抹到眼睑刷区域，以与荧光素相同的方式进行打分（0级0分，1级3分，2级6分，3级9分），但使用白色和红色自由光。两种染料的平均得分为最终结果。

（1）0.5～1.0分为1级（轻度）。

（2）1.25～2.0分为2级（中度）。

（3）2.25～3.0分为3级（重度）。

（九）泪液渗透压

缺水和蒸发是干眼的原因，导致泪膜的浓度／渗透压增加。反之，浓度／渗透压降低又会干扰体内平衡，导致炎症和眼表疾病。因此，泪液渗透压值升高（＞308mOsm/L）也提示干眼。以前，渗透压测量主要在环境研究中使用。然而，随着最近美国《临床实验室改进法案修正案》（*Clinical Laboratory Improvement Amendments*，CLIA）将泪膜研究实验室渗透压系统重新归类为放松监控的工具，泪液渗透压测试在管理干眼患者的应用会越来越广泛。加利福尼亚州圣地亚哥 TearLab 公司设计的 TearLab 渗透性系统是用于体外的诊断性泪液测试的仪器。该仪器快速、无创，仅需 50nl泪液。但医师必须获得 CLIA 的注册证书才能在办公室里进行测试。无论他们是否按程序收费都必须获得注册证书。在大多数情况下，注册证书只需填写和提交内容处理系统（Content Management System，CMS）表格并支付登记费；在有些州可能需要其他手续。

（十）干眼问卷

干眼问卷的使用有助于确定患者是否具有干燥症状或处于易于诱发干燥症状的环境中。下文列出 McMonnies 等设计的调查表（表 1-1），有助于询问者了解佩戴者眼睛一天的干燥情况，问卷部分内容是接触镜佩戴者最常见的主诉。

表 1-1　干眼问卷 *

1. 年龄_____
2. 性别　男　女
3. 目前戴（请圈上一处）无接触镜、硬性透气接触镜、软性接触镜。
4. 如果你戴接触镜，你是否会因为干燥而调整佩戴时间表？
5. 你的眼睛常常对香烟烟雾、其他烟雾、空调或在集中供暖时敏感吗？是（2）否（0）有时（1）
6. 你使用（请画线）抗组胺片（1）、抗组胺滴眼液（1）、利尿药（1）、催眠药（1）、镇静剂（1）、口服避孕药（1）、治疗十二指肠溃疡（1）或消化不良（1）的药物、治疗高血压的药物（1）、激素替代药（1）或其他（请写出）？
7. 你有关节炎吗？是（2）否（0）不确定（1）

8. 你有结缔组织病吗？是（2）否（0）
9. 你有甲状腺异常吗？是（2）否（0）不确定（1）
10. 你是否有鼻子、嘴、喉、胸部或阴道的干燥？从不（0）有时（1）经常（2）一直（3）
11. 你睁着眼睛睡觉吗？是（2）否（0）有时（1）
12. 你从睡梦中醒来有眼睛发炎吗？是（2）否（0）有时（1）
13. 你是否曾经滴过眼药水或用过其他治疗眼干燥症的方法？是（2）否（0）

* 括号中的数字代表每个答案的得分

（十一）测试系统选择

1. 所有期望佩戴接触镜者都应事先应用泪膜破裂时间评估泪膜质量，接触镜的佩戴将缩短泪膜破裂时间，因此在镜片去除后再测试不准确。

2. 泪膜棱镜的生物显微镜评价可以提示是否有水样泪液缺乏。角膜和结膜荧光素染色的存在也可表明干眼状态。用荧光素和孟加拉玫瑰红或丽丝胺绿染色眼睑刷区域对 LWE 的检测很重要。

3. 也可进行泪液容积试验。

4. 泪液渗透压也可以被评估。

5. 在评价眼干燥症患者结膜染色时，丽丝胺绿优于孟加拉玫瑰红，因为这种染料的舒适性高。

八、最后阶段的咨询

（一）动机评价

动机可能是决定接触镜佩戴者是否佩戴成功的最重要因素。积极性高的患者往往能忍受不适，并克服意愿不强烈的患者难以面对的困难。通过解释接触镜是医疗设备，必须经常无误地护理，也可以判断动机。患者的佩戴动机往往是双重的：渴望拥有良好的视力和渴望改善自己的外表。患者无论是视觉上还是心理上对接触镜的需求越强烈，其动机所起的作用就越大。其他需要考虑的因素如下。

1. 框架眼镜的满意度。患者对接触镜只是偶尔感兴趣吗？

2. 对于年幼的儿童，是其真正想要接触镜，还只是虚荣心强的父母想要接触镜呢？如果是后者则说明患儿还没有准备好戴接触镜。

3. 有限的佩戴时间（如边缘性眼干燥症）可能会降低患者佩戴接触镜的动机。

4. 如果患者有过多的顾虑（如高费用、不舒服或可能的并发症），是不可能成功的。

5. 如果患者表现出对轻微症状有疑病般的担忧，其可能不愿意忍受与接触镜佩戴相关的初始不适应。同样的，胆怯的患者成功佩戴接触镜的可能性要比独立和自信的患者小得多。

6. 如果患者不同意医师的建议（如认为硬性透气接触镜不柔软，过氧化氢不能达到化学消毒，不愿长戴），就不应该订购镜片，需要仔细记录患者情况。

（二）接触镜较框架眼镜的优势

可以向一个新的准备佩戴接触镜的患者解释接触镜较框架眼镜的优势。例如，一些研究表明，戴接触镜的人比戴框架眼镜的人更外向，更乐观，更有运动感，自我意识较弱。戴硬性透气接触镜的近视儿童的近视进展比戴框架眼镜的儿童更慢。另外，与戴框架眼镜的同龄人相比，戴任何类型接触镜的儿童和青少年都表现出更强的自信心和自尊心。还有以下优势：

1. 接触镜可增加中度至高度近视患者的视网膜图像放大率。

2. 接触镜佩戴者不像眼镜架会妨碍活动。

3. 光透过率略有增加（这也是为什么一些新的接触镜佩戴者主诉其在日光条件下出现畏光症）。

4. 由于患者总是通过透镜的光学中心观察，所以存在较少的光学像差。

（三）硬性透气接触镜和软性接触镜的比较

讨论哪种镜片材料对特定患者最好是很重要的，考虑的因素见表 1-2 和表 1-3。

表 1-2　硬性透气接触镜和软性接触镜的比较	
硬性透气接触镜优点	软性接触镜优点
视觉	初始舒适度
眼部健康	透氧性（有机硅水凝胶）
高透氧性	易佩戴
湿润性	可一次性，即方便
高散光校正	无异物感
易护理 / 更易遵医嘱	适合运动（表 1-3）
长期佩戴舒适	可改变眼睛颜色
稳定性 / 耐久性	硬性透气接触镜的残余散光
不规则角膜患者受益	可缩短椅旁时间
保护眼睛	

表 1-3　运动中首选的接触镜种类			
	接触镜种类		
运动种类	软性接触镜	软性接触镜或硬性透气接触镜	混合型或巩膜镜
棒球	•	•	•
有身体接触的运动			
篮球	•		•
拳击	•		•
足球	•		•
曲棍球	•		•
英式足球	•		•
摔跤	•		•
高尔夫	•		•
狩猎		•	•
慢跑		•	•
安全攀岩		•	•
球拍运动			
手球	•		•
壁球	•		•
网球	•		•
水肺潜水		•	•
滑雪		•	•
游泳		•	•

（四）舒适性

舒适是最终决定是否佩戴接触镜的一个重要因素。不适是终止佩戴的最常见原因。如果患者非常担心不适,应考虑软性接触镜(假设患者有戴接触镜的动机)。在进行诊断测试之前,应告诉患者测试内容,此时可判断初始舒适度。如果患者是反应敏感者(如患者仍在流泪,即使经过 15～30 分钟,也不愿意直视前方)应考虑软性接触镜。同样,如果患者在检查(如做滴注、眼睑外翻、眼压测量时)中表现出高于平均水平的敏感性,软性接触镜通常是最好的选择。由于巩膜硬性接触镜尺寸大,作为混合型透镜,其比标准接触镜可能更加舒适。

(五)纠正错误认识

应抓住时机消除患者对接触镜的误解。常见误解主要包括以下内容:

1. 接触镜会遮住我的眼睛。
2. 接触镜会毁坏我的眼睛。
3. 我不能适应,因为我有"散光"。
4. 接触镜损害眼睛。
5. 至少 16 岁才能戴接触镜。
6. 戴接触镜会痛!
7. 接触镜不适合双焦点的佩戴者。
8. 我取戴接触镜很困难,所以我应该佩戴能连续用 1 个月的接触镜。

另一个误区是接触镜对眼睛无保护作用。接触镜有助于保护角膜免受各种飞行物的伤害。一项研究报告了 125 个案例,包括运动、汽车、车间和化学事故,患者的眼睛都受到了接触镜的保护。但应该强调的是,由于接触镜除了具有可引起毒性反应的物质外,还可能产生硬物性创伤,因此绝不应取代合适的安全眼镜。因此,在大多数运动项目中,特别是参加壁球运动时都应该戴上护目镜。

九、其他问题

(一)近视 -0.50D 的人应该怎么办?

大多数低屈光不正的患者不是很好的接触镜候选者。如果医师仅凭预感认为患者确实不需要佩戴任何镜片和(或)由于低屈光不正而不需要佩戴接触镜,可能导致部分患者被误判,尤其有动机或有职业需求的患者,应该是适合佩戴接触镜的。通常推荐低度数的屈光不正患者使用软性接触镜,特别是只需要偶尔佩戴的情况。

(二)如何对待边缘性眼干燥症患者?

干眼是最常见的与接触镜佩戴相关的问题,也是患者停止佩戴接触镜的最常见原因之一。多达 50% 的接触镜佩戴者有干眼症状,往往在佩戴当天晚些时候更明显;一些边缘性眼干燥症患者在初次佩戴时偶尔出现干眼症状,而大多数其他人无症状。在上述两种情况下,接触镜的佩戴通常会加重干眼。如何让边缘性眼干燥症患者很好地适应不能一概而论(如一个低 TBUT 的患者可以减少泪棱镜,或使用抗组胺剂)。下面几个考虑因素有助于最大限度地提高眼干燥症患者接触镜佩戴的舒适度。

1. 硬性透气接触镜或软性接触镜的选择　水凝胶和硅水凝胶透镜具有初始舒适性和再水化能力。就角膜上皮的氧气供给而言,硬性透气接触镜片通常是一种更健康的选择。最终的决定可能由患者的病史和预估来决定。但仍要注意一些问题,如患者能从硬性透气接触镜片中受益吗?患者只是偶尔佩戴吗?是否有角膜感染史或 GPC?如果患者是硬性透气接触镜或软性接触镜的候选者,他可以使用软性接触镜来获得更长的佩戴时间,因为这样可以重复给镜片补水,或在戴镜期间通过浸泡生理盐水10 分钟来改善。

2. 软性接触镜的选择　在传统的水凝胶透镜中,含水量、透镜厚度和表面沉积电阻是帮助降低水凝胶材料干燥性的因素。大多数人认为,低含水量的透镜脱水量较少,因为可流失的水较少,而且较厚的镜片可保持较高的"储水量",且脱水量比较薄的镜片低。在一项研究中,较多的边缘性眼干燥症患者选择低含水量、厚的水凝胶透镜,认为较低含水量透镜薄、硬性透气接触镜、高含水量厚透镜和高含水量薄透镜 4 种透镜更适合眼干燥症患者。透镜表面处理也可增加软性接触镜的润湿性。硅水凝胶材料通常使用表面处理或内部润湿剂来提高润湿性，从而为干眼患者提供了另一种选择。多项研究表明，硅水凝胶适合干眼患者以改善干燥症状。

3. 硬性透气接触镜的选择 硬性透气接触镜具有不脱水和从镜片后泪膜获得水的优点。然而，它们可能导致眼干燥症患者的周边角膜发生干燥。如果需要验配硬性透气接触镜，推荐使用高度可湿润的材料，如中透氧性（Dk）氟硅丙烯酸酯材料。巩膜硬性透气接触镜可作为维持中至重度眼干燥症患者泪液储备的手段。

4. 护理 许多护理系统可供患者选用，主要是应用防腐剂进行化学消毒。对于已经成功使用过某一特定护理系统的患者，应按照同一系统保存镜片。一旦任何防腐剂导致过敏反应或干眼，都应该进行护理系统的再次评估。了解每个护理系统中的防腐剂很重要，以避免给患者提供具有类似防腐剂的系统。有过敏或眼干燥症的患者可选择不含防腐剂的护理系统。对眼干燥症者建议每天用表面活性剂清洗，因为此类患者镜片的沉淀物更多。具有蛋白质沉积的患者可能更适用磨料组分的清洁剂。常清洁但仍然有快速蛋白沉积的患者需要改用周抛或日抛型接触镜。

5. 佩戴时间表 眼干燥症患者必须减少佩戴时间，但部分患者必须日常佩戴。建议此类患者在泪膜测试完成后进行第一次回访，要积极主动教育患者使其为佩戴接触镜做好充分准备。

6. 辅助治疗 对于干眼患者来说，在佩戴接触镜时使用润湿滴眼液对保持良好的舒适度和眼表健康至关重要。当眼干燥症加重时用盐水浸泡镜片可以延长患者第二天的佩戴时间，这对佩戴巩膜硬性透气接触镜的人尤为重要，因为这样可以补充镜片后面的泪液。如果润湿剂和盐水浸泡不够，可选择泪小点栓塞。即用可溶性胶原塞先做初始诊断评估，随后用永久闭塞、不可溶解的硅胶塞或烧灼，这样可显著增加眼泪的保留量并减轻干眼症状。但使用泪

小点栓塞之前必须确诊病因，明确是该原因减少了眼泪的产生而不是炎症、感染或睑缘炎。必要时使用环孢素滴眼液（Restasis）增加眼泪的产生。如果眼干燥症的原因包括过敏，只要患者在戴软性镜片时不使用滴剂，就可以考虑使用肥大细胞稳定剂 - 抗组胺药的组合作为局部药物。口服 ω - 3 补充剂也有助于改善泪液质量和缓解干燥症状。

十、最终的分析

本章所论述的初步评估，目的是能够回答"患者是否适合佩戴接触镜"的问题。在最后做结论时，必须考虑患者佩戴的目的、病史、屈光状态和眼睛健康状况。除了回答这些问题，还必须确定选择哪种接触镜最合适，能满足患者的需求且不产生临床问题。表1-4列出了佩戴接触镜的好的、临界的和差的候选人条件。

表1-4 好的、临界的和差的接触镜候选人一览表		
好的候选人	临界的候选人	差的候选人
有动机	边缘性干眼	动机不明
高度屈光不正	过敏 / 偶尔使用抗组胺药	尘土飞扬，环境脏
儿童 / 青少年（如果有动机 / 成熟）	对眼睛异物的过度恐惧	卫生状况不佳
无晶状体眼	实验室工作人员和理发师	糖尿病
屈光参差	轻度角膜缘血管侵犯（1～1.5mm）	病理性干眼
不规则角膜	结膜黄斑	活动性角膜感染（如新生血管，浸润、合并染色）
眼部健康 / 全身健康	原有角膜瘢痕	翼状胬肉
双眼视力正常	内翻、外翻、倒睫	慢性睑缘炎
手灵巧	精神病患者	内皮营养不良
	癔症	免疫抑制患者
		侧向棱镜校正
		手灵巧性差
		慢性乙醇中毒

十一、总结

　　仔细选择患者对成功验配接触镜至关重要。综合进行病史、屈光和眼部评估及适应性评估，患者很有可能成功佩戴接触镜。不论患者最终是否决定佩戴接触镜，对是否能够成功佩戴接触镜的可能性进行诚实的评估对医师和患者都有好处。

临床病例

【病例 1】

　　患者，男，38 岁，汽车修理工，患者至诊室进行全面的眼科检查。检查过程中，患者漫不经心地询问是否可以戴接触镜。他的佩戴动机是不得不经常清洗眼镜，因为油脂和灰尘会经汽车或手接触到眼镜。此外，他对已有眼镜的视觉和佩戴非常满意。医师注意到他的手似乎很脏。

　　该患者应该佩戴接触镜吗？

　　解决方案：如果该患者对他的框架眼镜很不满意，他的卫生状况更好，可能是一个很好的接触镜候选人。但是与普通人群相比，其手部卫生差，工作环境会增加镜片污染，有导致严重眼睛感染的风险。因此，最好告知该患者他不是一个好的接触镜候选人。

【病例 2】

　　患者，女，16 岁，至诊室进行全面的眼科检查和接触镜验配。患者此前从未戴过接触镜，但非常不喜欢戴框架眼镜，因为近视需要经常戴眼镜。在病史中，患者表明其有季节性过敏病史，需要偶尔使用抗组胺药。观察发现，其眼睑结膜有一个 1 级乳头肥大。所有其他眼部健康检查结果都是正常的。患者焦度如下：

$$OD \quad -3.25-1.00\times170$$
$$OS \quad -2.75-1.25\times005$$

　　该患者应该佩戴接触镜吗？

　　解决方案：因为该患者非常积极，且偶尔使用抗组胺药，所以是一个很好的接触镜候选人。然而她有过敏及乳头肥大，可能导致干燥症状和镜片沉积，特别是在过敏季节。因此，日戴时间表是非常可取的。此外，应警告患者，在过敏季节可能需要减少佩戴时间甚至暂时停止佩戴镜片。患者还可以

在过敏季节或全年佩戴日抛型镜片，以避免过度的镜片沉积。出于同样的原因，可以推荐易于清洁的硬性透气接触镜材料。有些患者能够在过敏季节继续佩戴镜片，通过使用较新的局部药物，如肥大细胞稳定剂 - 抗组胺药组合滴剂，此类药物有处方药和非处方药两种形式。

【病例 3】

　　患者，女，21 岁，因强烈的佩戴接触镜的动机就诊。患者间歇性地戴硬性透气接触镜 2 年，但由于干眼不能长时间佩戴。1 年前就诊时，其因眼睛干涩而不是好的接触镜候选人。尽管如此，患者仍非常想佩戴接触镜，并且乐于接受任何关于镜片材料和佩戴时间的建议。患者认为，戴框架眼镜没有美容作用，同时不方便业余时间参加体育活动。患者焦度如下：

$$OD \quad -4.00-1.25\times010$$
$$OS \quad -3.50-1.00\times180$$

　　裂隙灯评估显示无染色和乳头肥大。泪膜破裂时间仅 6 秒。

　　该患者应该佩戴接触镜吗？

　　解决方案：该患者应该可以成为一个满意的接触镜佩戴者。基于其动机和过去戴接触镜的历史，但最好选择日抛型软性接触镜。应提醒患者，不可整天佩戴，且不可过度佩戴镜片。对于不能每日使用日抛型镜片的患者，可以佩戴 2 周抛的水凝胶或硅水凝胶软性接触镜，但需在护理系统中增加一种清洁剂以保持镜片的清洁。不含防腐剂的或短暂的防腐剂润眼剂有助于在每日佩戴后改善眼干燥症状。中午取下镜片并清洗或用生理盐水浸泡对部分患者有帮助。对于不使用日抛型的患者，非医疗用的镜片护理系统有助于缓解一些患者的眼干燥症状。

【病例 4】

　　患者，男，24 岁，职业音乐家，为询问接触镜的情况而就诊。既往从未佩戴过接触镜，只戴框架眼镜看乐谱和夜间驾驶。患者认为，在管弦乐队中表演时，框架眼镜使他经常不得不转移视线，还会阻碍他的视线。但看乐谱和指挥都需要良好的视力，所以患者必须进行视力矫正。其焦度结果如下：

$$OD \quad -0.50-0.25\times180$$
$$OS \quad -0.50DS$$

　　该患者应该佩戴接触镜吗？

解决方案：患者的职业需要改善视力，且其对框架眼镜不满意，患者会成为一个很好的接触镜候选人。然而，由于患者低度的屈光不正，建议使用软性镜片来适应偶尔佩戴镜片的时间。若偶尔佩戴，日抛型镜片是最好的选择。

【病例5】

患者，女，33岁，例行眼科检查中询问接触镜的情况。患者必须经常戴框架眼镜，且希望不用戴框架眼镜就能看清楚。患者从未尝试过接触镜，因担心接触镜伤害眼睛。患者咨询许多接触镜佩戴中相关的潜在危险问题，似乎过于担心适应过程中的不适。检查中，特别是在眼压测量和检眼镜检查中，患者表现出很胆小和紧张。患者的角膜曲率和焦度如下：

OD 41.00 @ 090；41.75 @ 180　-0.50-0.75×90

OS 41.50 @ 090；42.00 @ 180　-0.75-0.50×95

该患者应该戴接触镜吗？

解决方案：虽然该患者似乎有戴接触镜的动机，但其对潜在风险的过分担心降低了她成为满意佩戴者的可能性。此外，患者在眼科检查期间的担心可能表明其学习接触镜的应用有困难，这可能进一步影响其佩戴结果。由于患者担心初期的舒适度，所以可选择佩戴软性镜片；但是，其焦度表明球面镜片可能无法为她提供良好视力。柔软的环曲面可以提供更好的视力，但最初可能出现不适。该患者不是一个好的候选人。但是，若全面讨论接触镜佩戴的风险和益处之后，患者仍然希望佩戴接触镜，则要谨慎帮助患者佩戴接触镜。

【病例6】

患者，男，54岁，进行例行的眼科检查。检查期间患者表示希望佩戴接触镜，目的是方便进行户外活动，包括高尔夫、慢跑，以及在花园里工作。患者主诉其框架眼镜在上述活动中无法保持清洁，且镜片上有雾。患者从未戴过接触镜，眼部病史有原发性开角型青光眼，双眼需要每日滴两次0.5%噻吗洛尔。患者焦度如下：

OD　-3.00 -0.25×180

OS　-2.50 -0.50×170

Add+1.75

裂隙灯评估显示正常的眼部结构，无角膜染色或乳头肥大。泪膜破裂时间是10秒。

该患者应该戴接触镜吗？

解决方案：该患者是一个很好的佩戴接触镜人选。除了有青光眼外，患者的眼睛和全身都很健康，且其动机是在运动和其他户外活动中消除框架眼镜的影响。主要的问题来自其使用的外用药物。首先，接触镜可能改变药物向眼睛的传递，可能导致其眼压发生过度波动；其次，滴剂中的防腐剂可致接触镜变色或损坏。为了解决上述问题，建议佩戴一次性软性接触镜（日抛型接触镜是很好的选择）。这将允许患者频繁更换他的镜片，滴眼药不会对接触镜和眼睛产生不利影响。此外，应该指导患者在早上滴眼药水后等待15～20分钟再佩戴接触镜，晚上要等到摘除接触镜后再滴眼药水。软性接触镜只允许患者在部分时间内佩戴。还要考虑单视觉与多焦点选择的问题（见第15章）。

【病例7】

患者，男，14岁，例行每年一次眼科检查。检查期间，患者自述虽然佩戴运动护目镜，但在初中足球比赛中，眼镜镜片仍无法保持清洁，还限制其视野。患者曾被告知，由于散光而不能戴接触镜，患者询问是否可以在练习和比赛中戴接触镜。其角膜曲率和焦度如下：

OD 43.25 @ 175；45.50 @ 85　-0.50-2.50×175

OS 43.75 @ 010；45.50 @ 100　-1.00-1.75×010

裂隙灯检查显示无角膜染色或睑板异常。肉眼观察泪膜正常，泪膜破裂时间是15秒。

该患者应该戴接触镜吗？

解决方案：该患者是一个很好的佩戴接触镜人选。大多数青少年已经足够成熟，能够承担起接触镜的佩戴和护理责任，但是单独评估每个患者的成熟程度很重要。该患者有明显的散光，已被告知不能戴接触镜。然而，软性接触镜和硬性透气接触镜的设计，能够较好地纠正其视力（见第14章）。由于足球的物理性质，应在比赛中佩戴软性接触镜以避免镜片丢失。此外，还应考虑一次性镜片或频繁更换镜片的问题，以便镜片被弄脏时可以及时扔掉。由于每一场比赛都可能发生镜片弄脏的情况，可能需要使用一次性接触镜镜片。目前有另一种观点认为，接触镜可以在足球比赛中提供卓越的视觉效果并且不会脱落。对于那些在参加体育运动时需要硬性透气接触镜提供清晰和稳定视力的人来说，戴接触镜正越来越流行。患者甚至发现其佩戴接触镜的矫正视力很好，甚至考虑全天佩戴。

【病例 8】

患者，男，24 岁，建筑师，因试戴接触镜而就诊。患者正在考取业余飞行员驾照，担心如果在湍流中失去眼镜无法使飞机降落，对眼镜没有其他要求。患者曾试过软性接触镜，但因为工作需要尽可能清晰的视力，所以没有继续戴。患者的角膜和焦度测量如下：

OD 43.50 @ 175；44.25 @ 085　−1.50−0.75×175

OS 43.75 @ 180；44.25 @ 090　−2.00−0.50×180

该患者应该戴接触镜吗？

解决方案：该患者是非全天性佩戴软性接触镜的好人选。球面设计可以为大多数视觉任务提供足够的清晰度，包括飞行。如果需要更敏锐的视力，右眼可以佩戴软性接触镜。硬性透气接触镜虽然可以提供更敏锐的视力，但它们不适合非全天佩戴者。此外，患者可能在飞行时出现眼睛干燥，可以通过选择适当的软性接触镜缓解。

【病例 9】

患者，女，38 岁，因想佩戴接触镜就诊。患者希望不必戴框架眼镜，并希望能全天佩戴。但患者自述眼镜上有棱镜，没有棱镜会出现复视。在左眼和右眼的焦度矫正的基础上透镜测量显示 2 个棱镜度。患者的焦度如下：

OD −3.50　DS　　　　20/20

OS −1.75−1.50×170　　　20/20

双眼透镜测量显示 10 个棱镜度，间歇性交替性内斜，若每只眼睛上有 2 个底朝外的棱镜度，患者能够进行融合。裂隙灯评估显示眼部健康。

该患者应该戴接触镜吗？

解决方案：因该患者需要棱镜来防止复视，接触镜不是一个好的选择。即使佩戴接触镜，每只眼睛的视力可以矫正到 1.0，也需要佩戴有棱镜的框架眼镜。如果患者主要关心的是镜片太厚影响美观，那么佩戴接触镜可以显著降低眼镜的厚度。较小的框架尺寸也可进一步减小边缘厚度。随着时间的推移，患者可能因为没有从接触镜中获益很多而自动停止佩戴。如果患者还是想戴接触镜而不戴框架眼镜，应该告知患者其不适合戴接触镜。

【病例 10】

患者，男，28 岁，为进行全面的眼科检查并试戴接触镜就诊。患者职业为推销员，认为框架眼镜妨碍了其与顾客的目光接触。患者从未戴过接触镜。

除了周期性红肿和疼痛外并没有其他眼部不适。他的健康状况总体良好。屈光检查结果如下：

OD −5.50　DS

OS −5.75−0.25×180

裂隙灯检查显示睫毛根部有鳞屑和结痂，睑板腺阻塞，轻度结膜炎，一级角膜染色。泪膜破裂时间为 3 秒。

该患者应该戴接触镜吗？

解决方案：该患者是慢性睑缘炎和睑板腺炎的典型病例，伴有轻度结膜炎和角膜炎。患者此时不能佩戴接触镜，尽管其病情痊愈时可能成为一个不错的配镜人选。然而，慢性睑缘炎很难完全根除，并且需要持续性维持治疗。在此次咨询中，应建议患者每天进行 2 次热敷和眼睑冲洗的疗程，2 周内应重新复查一次。如果疾病已经痊愈，没有结膜炎和角膜染色，那么患者可以佩戴接触镜。软性接触镜和硬性透气接触镜都可以佩戴，多次清洁和消毒镜片至关重要。因该患者可能患有眼干燥症，这种情况下佩戴接触镜需经常对镜片进行消毒，所以硅水凝胶或日抛型接触镜是一个不错的选择。继续做好卫生清洁工作对预防未来的并发症有重要作用。

临床判断掌握相关技术项目备忘一览表

- 患者对接触镜感兴趣的主要原因：美容、框架眼镜不方便、更好的视力、运动和职业考虑。
- 接触镜佩戴的禁忌证：使用抗组胺药的慢性过敏、干眼、青少年糖尿病、心血管疾病和妊娠。
- 如果患者当前是接触镜佩戴者，重要的是获得全面的接触镜佩戴史，包括他对当前接触镜的满意程度和镜片参数验证。
- 进行全面的裂隙灯检查评估睫毛、睑板、球结膜及角膜完整性很重要，角膜缘的全面评估和角膜荧光素评估也很重要。
- 泪膜的质量和容积应通过如泪膜破裂时间、泪液棱镜评价、角膜和结膜染色、酚红棉线试验等测试的组合进行评价。
- 在最后的咨询过程中，应该对患者的动机进行评估。此外，有必要讨论框架眼镜与接触镜、硬性透气接触镜与软性接触镜材料的益处。
- 非常低的焦度是一个很好的接触镜候选条件。通常将部分时间日戴方式推荐给这些患者。

- 边缘性干眼患者可能是可以接受的接触镜候选者；仔细选择接触镜和患者教育是成功佩戴接触镜的关键。
- 详细的双眼屈光检查可以被用来预测最终的镜片焦度并确定残余散光。
- 应评估患者的双眼视觉状态；如果需要用棱镜，患者可能不是良好的接触镜候选者。

- 除了确定眼睑张力和瞬目率之外，如角膜直径、瞳孔直径和睑裂高度的解剖学测量有助于确定要使用的材料和具体的镜片参数。
- 对所有潜在的接触镜佩戴者进行角膜曲率测量或角膜成像检查是很重要的；对于所有高度散光和不规则角膜患者，使用角膜地形图非常有益。

（张艳明　郭　曦　译）

第2章 接触镜实际操作中的光学问题

Chandra V. Mickles，William J. Benjamin

在屈光矫正中，重视接触镜光学影像的医师往往会获得更好的验配结果，患者的满意度也更高，因此想要获得准确的验配处方，具备接触镜佩戴相关的光学原理至关重要。

本章可帮助临床医师回顾接触镜的光学知识，并可作为临床工作中的快速查询手册。本章与 *Borish's Clinical Refraction* 的第26、第27章内容相似，同时对接触镜光学原理进行了更详细的阐述，读者可以参考这些章节进行更多有关接触镜临床实践的拓展分析。

本章的前半部分为临床实践课程，后半部分提供包括关键公式、临床指导，以及方便硬性透气接触镜屈光力计算的工作表等一系列临床应用的指南，在结尾部分还有一套学习题以便于工作繁忙的医师或是学生进行自我测试。

一、屈光矫正

随着技术进步，接触镜的应用范围不断扩展，接触镜出现的初衷逐渐被遗忘。简单地说，接触镜通过屈光矫正的原理给患者提供了良好的视觉质量。

作为光学器具，接触镜拥有可以将平行光汇聚形成焦点，用于矫正屈光不正的能力。换言之，接触镜具有与普通透镜相同的汇聚或发散光线的能力。虽然接触镜看上去十分薄，但在几何光学中它却被视为厚透镜。与薄透镜不同，厚透镜在计算时必须将其厚度纳入计算范围以保证计算准确性。因此，接触镜的屈光力并不能简单地等同于前表面与后表面的屈光力之和。接触镜的屈光力主要由接触镜前后表面屈光力、接触镜材料折射率及接触镜的中心厚度来决定。

接触镜的屈光力主要用镜片的后顶点焦度（back vertex power，BVP）来表示。后顶点焦度的参考点就是镜片的后顶点，该点可以通过焦度计测量获得。新月形设计的接触镜（图2-1），其后顶点焦度的计算公式如下：

$$BVP = \frac{F_1}{1 - \frac{t}{n'} \times F_1} + F_2$$

其中，后顶点焦度单位为 D；F_1 为前表面屈光力，可通过 $(n'-n)/r_1$ 计算；F_2 为后表面屈光力，可通过 $(n-n')/r_2$ 计算；t 表示镜片中心厚度，单位为 m；n' 代表镜片材料的折射率；r_1 和 r_2 分别代表前后表面的曲率半径，单位为 m。

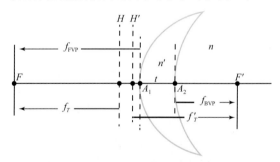

图 2-1 从光学角度分析，接触镜实质是一种厚透镜。新月形设计镜片包含物方、像方主面，如图所示，可以在正镜片前方或负镜片后方找到主平面。镜片材料的折射率大于空气，凸面即前表面拥有正屈光力，而后表面（凹面）拥有负屈光力。前后表面顶点被镜片的中心厚度分隔开。镜片屈光力是由前后表面屈光力、厚度和折射率所构成的函数，通过测量参考点即焦距来确定。图上标出了3个可以测出焦距的点（前后表面焦距及主平面到焦点的距离）：①主平面（f_T）；②前顶点焦度（f_{FVP}）；③后顶点焦度（f_{BVP}）（Modified from Benjamin W. Visual optics of contact lens wear. In：Bennett ES, Weissman BE, eds. Clinical Contact Lens Practice. Philadelphia，PA：JB Lippincott；1991：9.）

（一）焦度的临床测量

当测量后顶点焦度时，被测量的接触镜后表面紧贴焦度计的镜档，虽然按照惯例，绝大多数接触镜的焦度为后顶点焦度，但有一些接触镜后表面比较陡峭，使得后顶点焦度的测量非常困难，而测量其前顶点焦度则比较容易。因此，许多临床医师常规使用前顶点焦度作为接触镜的焦度，对于薄的接触镜，其前后表面屈光力相近，前顶点焦度与后顶点焦度的差异可以忽略。随着接触镜厚度的增加，两者临床上的差异开始显现（表 2-1）。医师必须注意到上述差异，尤其是对于度数大、较厚的正透镜，为了提高后顶点焦度测量的准确度，测量时可以使用比传统镜档更小的镜档，这些镜档可以适配绝大多数的焦度计。

表 2-1　硬性透镜前后顶点焦度的差异

后顶点焦度（D）	前顶点焦度（D）	镜片中心厚度（mm）	前后顶点焦点的差异（D）
−10	−9.92	0.10	−0.08
−5	−4.95	0.12	−0.05
0	0.0	0.15	0.00
+5	+4.90	0.23	+0.10
+10	+9.71	0.32	+0.29
+15	+14.44	0.41	+0.56
+20	+19.06	0.50	+0.94

（二）改变镜眼距

如果透镜组在同一光轴上具有相同的焦点，可表述为它们具有等效屈光力。矫正屈光不正时，上述焦点落在患者视网膜上，即人眼的远点。透镜的焦点落于人眼远点时，该患者的屈光不正即被矫正。随着透镜到角膜前表面距离（镜眼距）的改变，透镜焦距将在人眼远点处形成焦点。例如，当负透镜向角膜平面移近（减小镜眼距）时，为了使像成在同一远点并在此形成焦点，透镜的屈光力就需要减小。因此，同一焦度的透镜可以在不同镜眼距的条件下产生不同屈光力。这样就会导致焦点无法与远点重合，患者无法在一定距离内产生清晰视觉。

当比较框架眼镜与接触镜时，镜眼距的问题非常重要。框架眼镜的镜眼距通常为 8～18mm，但接触镜的镜眼距为零（图 2-2）。因此，临床医师必须将框架眼镜的屈光力转换为使用接触镜条件下的等效屈光力，以补偿不同镜眼距带来的影响。接触镜的焦点仍然会保持在人眼远点处，患者也会获得清晰视觉。

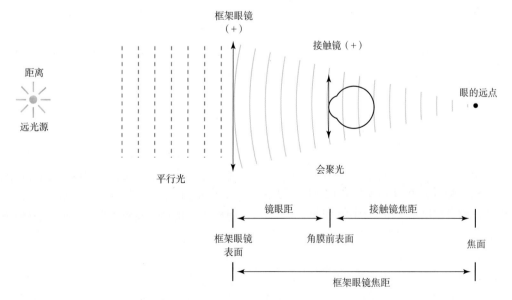

图 2-2　镜眼距产生的屈光力。矫正眼镜的屈光力受镜眼距影响，如同一正透镜在角膜表面就比框架眼镜处所产生的屈光力小

为了保持透镜焦点落在眼睛的远点上，焦距的改变就是镜眼距的改变。换言之，通过改变镜眼距，框架眼镜与接触镜的屈光力差异和焦距差异就构建起了一种联系。±4.00D 是需要将框架眼镜与接触镜进行等效屈光力换算的重要临床标志。

【示例 1】负透镜

一副框架眼镜的焦度为 −5.00D，该框架眼镜的镜眼距为 12mm。首先要计算镜片的焦距：

$$焦距 = \frac{1}{-5.00D} = -0.200m$$

通过调整镜眼距来改变前顶点焦距，进而保证接触镜的焦点与眼的远点重合：

$$\frac{1}{(-0.200m - 0.012m)} = -4.72D$$

【示例 2】正透镜

一副框架眼镜的焦度为 +5.00D，该框架眼镜的镜眼距为 12mm。首先要计算镜片的焦距：

$$焦距 = \frac{1}{+5.00D} = +0.200m$$

通过调整镜眼距来改变前顶点焦距，进而保证接触镜的焦点与眼的远点重合：

$$\frac{1}{(+0.200m - 0.012m)} = +5.32D$$

可使用一个公式来转换框架平面到角膜平面的屈光力：

$$角膜接触镜后顶点焦度 = \frac{框架眼镜后顶点焦度}{(1 - 镜眼距 \times 框架眼镜后顶点焦度)}$$

以上公式中后顶点焦度需要以焦度（D）为计算单位，镜眼距以米（m）为计算单位。

在散光矫正的案例中，必须对每一条子午线上的屈光力进行如上公式的计算。

我们可以观察到：负透镜离眼睛越近，透镜的有效屈光力越大，人眼晶状体的屈光力越小，以便保证焦点与人眼远点重合；而正透镜离眼睛越近，透镜的有效屈光力越小，人眼晶状体的屈光力会为了维持正常人眼视觉所需的焦度而相应减小。

相比于依靠计算公式，临床医师可能更常用镜眼距转化表（详见附录 2）确定从框架眼镜处方转换成接触镜的最终处方。转换处方是验配接触镜的基本步骤之一。

（三）接触镜的弯曲程度

软性接触镜比角膜略平且覆盖在角膜表面，但当镜片放置在眼睛上时它们又会变弯。临床上，这样的特性会引起一些较厚接触镜的后顶点焦度的显著改变，一些正镜片的屈光力改变可以通过以下公式进行预测：

$$后顶点焦度改变量 = -300 \times 厚度$$
$$\times \left(\frac{1}{角膜曲率半径的平方} - \frac{1}{镜片后表面曲率半径的平方} \right)$$

其中，后顶点焦度改变量以焦度（D）为单位，其余均以毫米（mm）为单位，角膜曲率半径的数值需要使用角膜曲率计的测量值。

以上改变会导致正镜片屈光力的增加。例如，对于被诊断为无晶状体眼的患者而言，这些镜片的实际效果可能比包装上的参数更高，但至多增加 0.75D。由于负镜片非常薄所以其屈光力改变并不会很显著以至于影响临床效果。因此，近视、轻度远视甚至中度远视的患者，临床医师都不担心遇到由于镜片弯曲而导致屈光力变化的情况。

硬性透气接触镜不需要严格按照角膜表面来定制。相较于软性接触镜，≤ 1.50D 的球面硬性透气接触镜，其弯曲程度往往比较小，也不会导致临床上镜片屈光力的显著改变。然而硬性透气接触镜的弯曲会改变泪液透镜而引起角膜后表面散光。镜片弯曲及其对泪液透镜的影响详见第 5 章。

镜片弯曲程度取决于硬性镜片的材料是否易于弯曲。一般来说，高透氧性的材料制成的镜片比低透氧材料镜片的弯曲程度更大，薄镜片比厚镜片弯曲的程度更大。当角膜表面呈非环曲形或角膜低弯曲度时，光学区的弯曲程度在临床上并不重要，球面硬性透气接触镜光学区的弯曲可以忽略不计。当角膜呈环曲面形并对屈光产生影响时，医师应该考虑到球面硬性透气接触镜弯曲的影响。

如今许多用于处方的硬性透气接触镜都是用更有弹性的透氧材料制造的，采用尽可能薄的设计方法来满足角膜供氧的需求并提供给患者更舒适的佩戴体验，因此在接触镜医师眼里，硬性透气接触镜材料的弯曲程度变得难以掌握。弯曲程度可以通过减小镜片中心厚度、加强镜片硬度来达到最小化，或采用光学后表面曲率更贴合高环曲面角膜的镜片来达到目的。

（四）泪液透镜屈光力

硬性透气接触镜的后表面并不像软性接触镜一样能完全贴附角膜。硬性透气接触镜与角膜表面之间由泪液填充。泪液存积成为泪液透镜。像大部分透镜一样，泪液透镜的屈光力由其前、后表面曲率及厚度来决定。当佩戴硬性透气接触镜时，实际上我们使用了两块透镜，一块是硬性透气接触镜本身，另一块就是由硬性透气接触镜产生的泪液透镜。大多数情况下泪液透镜非常薄，于是泪液透镜的屈光力被认为是后表面与前表面曲率的差值。从屈光力的角度来看，泪液透镜的厚度不重要。泪液透镜屈光力也因此常由基弧（角膜曲率计度数）定义。以上数值均来自角膜曲率计（默认角膜折射率为 1.3375）的两条主子午线。

当基弧比角膜平坦时，泪液透镜为负透镜；基弧比角膜陡峭时，泪液透镜为正透镜（图2-3）。为了补偿泪液透镜出现的负镜效应，接触镜处方中通常会加入一些正屈光力来弥补泪液透镜所带来的焦度改变。同理，负屈光力也会补偿正屈光力泪液透镜。

（五）泪液透镜示例

一只眼的屈光状态为 −1.00D，角膜曲率

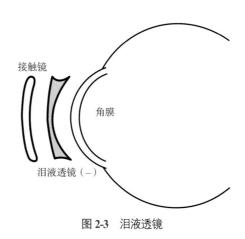

图 2-3　泪液透镜

读数为 44.50D。计划使用基弧为 45.50D 的镜片来解决患者屈光问题。请注意此处接触镜比角膜表面要陡峭一些。

LLP=45.50−44.50=+1.00D（LLP，泪液透镜屈光力）。由于镜片比角膜陡峭，所以该镜片产生了正镜效应。

我们需要 −1.00D 屈光力来补偿泪液透镜带来的焦度改变，因此，用于矫正该近视眼的屈光力预计为 −2.00D。

在临床实践中，硬性透气接触镜通常会在患者试戴、完成配适评估、确定最终处方后才进行订片。但曲率与屈光力的完美匹配通常达不到理想的配适评估状态。应在镜片佩戴理想配适状态的基础上，再进行片上验光，最终确定接触镜处方（final contact lens power，FCLP）。最终处方可以通过以下公式计算：

$$FCLP=DCLP+OR−\Delta LLP$$

其中，DCLP 代表试戴片处方（以焦度 D 为单位）；OR 代表片上验光（以焦度 D 为单位）；ΔLLP 代表改变镜片度数时泪液透镜的焦度变化。

公式的使用将会在第 5 章进一步阐述。

二、双眼视觉

接触镜的放大率与缩小率与框架眼镜不同，医师需要认识到其临床意义的重要性，以及相关内容。

（一）框架眼镜放大率

框架眼镜放大率（spectacle magnification，SM）亦称为眼镜放大率，代表了矫正眼镜在视网膜成像时，相比于未矫正前成像大小的放大或缩小情况。正透镜放大成像，而负透镜缩小成像。镜眼距改变可致放大或缩小率的改变。

将镜片放在离眼近一些的地方，可减小正透镜放大率或负透镜缩小率，角膜接触镜就是一个很好的例子。眼镜放大率公式如下：

$$SM = \frac{1}{1 - h(BVP)} \times \frac{1}{1 - (t / n')F_1}$$
$$\underset{(屈光因子)}{} \qquad \underset{(形状因数)}{}$$

其中，SM 为眼镜放大倍率；BVP 为后顶点焦度；h：透镜平面到眼入瞳的距离，h（mm）= 顶点距离 +3mm；t：镜片中心厚度；n'：镜片折射率；F_1：校正透镜的前表面屈光力

从技术角度讲，放大倍率在佩戴过程中受前表面曲率的影响。然而，接触镜太薄抵消了前表面曲率，在临床上往往忽略不计。泪液透镜包括在上述分析中，通常它对放大倍率的影响极小。因此，接触镜适配时，往往忽略了形状因素和泪液，只考虑放大倍数。

造成接触镜与框架眼镜放大倍率差异的主要因素是透镜平面到眼入瞳的距离。因为接触镜的透镜平面到眼入瞳的距离为 3mm（0.003m）。顶点距离为 0。如果框架眼镜镜眼距为 15mm，则距离为 18mm（0.018m）。总的来说，远视时放大倍率大于透镜平面到眼入瞳的距离（表示放大），近视眼时放大倍率小于透镜平面到眼入瞳的距离（表示缩小），但接触镜放大倍率远小于框架眼镜。

1. 眼镜放大倍率的临床意义　临床医师在验配接触镜时，应考虑视网膜图像大小从未矫正到矫正所受的影响及校正镜类型的影响。对于高度近视的患者，戴接触镜可以大大缩小视网膜图像的尺寸。因此，高度近视的患者经常使用接触镜增强视力。远视眼则是相反的效果，接触镜反会导致视力下降。

从框架眼镜矫正到接触镜矫正的放大倍数变化可由下式计算：

接触镜屈光力因子 / 眼镜透镜屈光力因子 =1−hBVP

其中，h：接触镜平面到眼入瞳的距离，以 m 为单位，h= 顶点距离 +3mm；BVP：眼镜镜片的后顶点焦度，单位为 D。

假设患者的眼镜度数是 +15.00D，顶点距离为 15mm。接触镜将使放大倍率下降约 27%，如下面公式所示：

近似 SM = 1−（0.018×15）

= 0.73 或接触镜放大倍率下降 27%

在单侧无晶状体眼患者中，放大倍率的降低是非常重要的。眼镜矫正可导致无晶状体眼放大 25% ～ 30%，造成屈光性和棱镜性复视。事实上，通过接触镜的矫正，放大率可以达到 5% ～ 8%。无棱镜部分时，可导致双目复视，在少数单侧病例中，可引起复视。理论上，h = 0 的人工晶状体眼对视网膜图像的放大贡献很小或几乎没有，是单侧无晶状体眼的视力矫正方法。

接触镜放大倍率的临床意义可以延伸到两眼物像不等，此意义将在本章后述部分解释。

2. 相对眼镜放大倍率（relative spectacle magnification，RSM）　将矫正后的屈光不正视网膜图像与标准正视眼进行比较。RSM 有两个方程计算，一个公式描述了轴性屈光不正的 RSM，另一个公式描述了纯焦度屈光不正的 RSM。然而，由于屈光不正很少是纯轴性或纯焦度的，且轴性近视存在视网膜拉伸，因此理论上的光学含义会使人困惑。因此，许多临床医师在部分病例中用物像放大倍率替代眼镜放大倍率，来减少眼镜放大倍率应用中的易混淆因素的影响。

（二）屈光参差和物像不等

双眼不等视是一种双目视觉异常。两眼之间视网膜图像的大小不等，其主要原因是矫正屈光不正。由于接触镜的镜眼距小于框架眼镜，所以两眼之间的放大率或缩小率的差异通常较小。因此，接触镜通常是矫正近视的首选。

在轴性屈光不正的理论案例中，通过对眼镜放大倍率的分析，可以看出矫正眼镜的效果

更好。但是，正如前文提到的，屈光参差很少是单纯轴性的，而近视较深的眼的视网膜拉伸可能会减少或消除理论上的优势。因此，即使在怀疑轴性屈光不正的情况下，也应该尝试戴接触镜，观察是否能更好地完成双目视觉。

（三）接触镜的棱镜效应

1. 棱镜　可引起图像位移。位移量随距离透镜光学中心的距离和透镜在该距离的屈光力而变化。在透镜的光学中心不会发生图像位移。普伦蒂斯（Prentice）定律可以推导出透镜上某一点的棱镜数量：

$$P = h\text{BVP}$$

其中，h：透镜平面到眼入瞳的距离，单位为 m；BVP：透镜的后顶点焦度，单位为 D。

通过离光学中心较远的点观察时，透镜可引起图像位移的增加。

2. 棱镜效应和接触镜的倾斜度　接触镜大大减轻了框架眼镜佩戴时常见的棱镜效应。这是因为接触镜会随着时间的推移而转动，进入不同的注视位置，而框架眼镜镜片没有此作用（图 2-4）。例如，接触镜在近距离注视时，基本消除了负透镜的基线效应和正透镜的基线效应，因此消除了屈光参差情况下镜片造成的垂直不平衡。接触镜佩戴中眼镜磨损最小化的棱镜效应如表 2-2 所示。

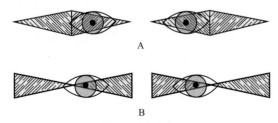

A

B

图 2-4　矫正透镜的棱镜效果。正透镜的基底向外的棱镜效果，如图 A 所示；负透镜的基底向内的棱镜效果，如图 B 所示；根据普伦蒂斯定律，当人眼视近物时，眼睛会偏离眼镜镜片的光心，从而产生棱镜效果（Modified from Benjamin W. Visual optics of contact lens wear. In：Bennett ES, Weissman BE, eds. Clinical Contact Lens Practice. Philadelphia, PA：JB Lippincott；1991：9.）

表 2-2　接触镜的棱镜效应	
缺点	棱镜效应 [a] 的最小化
棱镜波动： 透镜移动过度 透镜偏心	基底向外的"双侧远视效应"； 基底向内的"双侧近视效应"
棱镜不平衡： 单侧环曲面稳定棱镜 双光稳定棱镜	屈光参差引起的垂直棱镜效应 与向下注视的不平衡
无法纠正明显的棱镜偏差	左右注视时，屈光参差或非屈光参差对所需散度的变化
双眼近视会增加会聚需求	双眼视近物时会聚需求增加

[a] 佩戴眼镜常见的棱镜效应

在眨眼或倾斜时，接触镜若有明显的移动可产生一定的棱镜效应，特别是在高度屈光不正或高度屈光参差的情况下，在这些情况中，接触镜的光学中心偏离患者的视线可致棱镜波动，此时视力是不稳定的。此外，虽然接触镜会减少有害的棱镜效应，但也会减少或消除有利的棱镜效应，如消除矫正近视的负透镜对外斜视的有利影响和矫正远视的正透镜对内斜视的有利影响。

3. 调节需求　众所周知，近视矫正镜片会降低视近的调节需求，远视矫正镜片会增加视近的调节需求，接触镜的佩戴使调节需求几乎恢复到正常水平。因此，临床医师应谨慎地为早老视患者和其他调节幅度较小的近视患者开具接触镜处方；相反的，远视患者对接触镜的适应能力得到有力的提升，而屈光参差患者则会获得更加平等的双眼调节需求。

（四）接触镜的光学像差

视觉会受到光学像差的影响，而接触镜与框架眼镜不同，戴上接触镜后眼睛旋转带动视线移动，因此，佩戴接触镜的患者，其中心视力与镜片离轴的像差能得到最小化。光学像差在接触镜中确实存在，表 2-3 列出了接触镜和框架眼镜的各种光学像差。多家接触镜制造商已在不同程度上尝试降低接触镜光学像差的设计，但成效不一。然而，研究人员正在为有效地矫正光学像差或将其用于接触佩戴者而努力。

表 2-3	戴镜期间矫正透镜的光学像差和产生的视觉缺陷		
像差	控制位置	视觉缺陷	
		框架眼镜	接触镜
球差	轴上	中央	中央
彗差	偏离轴	中央和周边	周边
径向像散	偏离轴	中央和周边	周边
场曲	偏离轴	中央和周边	周边
畸变	偏离轴	中央和周边	周边
色差	轴上和偏离轴	中央和周边	中央和周边
棱镜色散	偏离轴	中央和周边	周边

（五）残余散光和高度散光

残余散光、戴上角膜接触镜后被矫正的散光，以及与散光矫正有关的其他计算在第 14 章进行了详细的讨论。临床光学的指导原则和公式在这一领域的临床实践也在本章的后文中讲述。此外，相关的环曲面光学问题，都可以帮助读者掌握此主题。

三、接触镜光学公式

（一）屈光矫正

接触镜折射率：

$$R = \left[(n'-n)/(n'+n) \right]^2$$

后顶点焦度：

$$BVP = \frac{F_1}{1 - (t/n')F_1} + F_2$$

前顶点焦度：

$$FVP = F_1 + \frac{F_2}{1 - (t/n')F_2}$$

其中，R：接触镜的折射率；BVP：后顶点焦度（D）；n：镜片表面折射率；FVP：前顶点焦度（D）；n'：镜片内介质折射率；F_1：

前表面焦度（D）；t：接触镜的厚度（m）；F_2：后表面焦度（D）。

顶点方程：

$$F_{contact\ lens} = F_{spectacles}/1 - dF_{spec}$$

其中，F：屈光力；d：镜眼距。

表面屈光力：

$$F = \frac{n'-n}{r}$$

格拉德斯通和戴尔定律：

$$n_{hydrated} = n_p V_p + n_s V_s$$

含水量：

$$WC = \frac{n_{dehydrated} - n_{hydrated}}{n_{dehydrated} - n_{saline}} \times 100$$

其中，r：接触镜表面曲率半径（m）；F：表面屈光力；V_p，V_s：镜片材料体积；n_p，n_s：镜片材料折射率；WC：含水量；角膜折射率 $n'=$ 1.3375 和空气折射率 $n=1.0000$。

环曲面软性接触镜的屈光力：

$$\Delta F = -300(t)[(1/r_k^2) - (1/r_2^2)]$$

其中，t：镜片的厚度；r_k：角膜曲率半径；r_2：镜片基弧；ΔF：屈光力的变化值（D）。

（二）泪液透镜

泪液透镜屈光力：

LLP=BC−K

总有效焦度公式：

CPR=CLP+OR+LLP

and

FCLP=CPR−LLP

最终接触镜屈光力：

FCLP=DCLP+OR−ΔLLP

散光加法：

CPA=CA+IA

其中，CPA：角膜平面散光；ΔLLP：LLP 的变化量；CA：角膜散光；CPR：角膜平面屈光力（D）；IA：眼内散光；CLP：接触镜屈光力（D）；BC：基弧（D）；FCLP：最终接触镜屈光力（D）；K：角膜曲率计度数；DCLP：诊断接触镜屈光力（D）；LLP：泪液透镜屈光力；OR：戴镜验光；当"and"为最终透镜顺序时，这两个方程是等效的。

（三）双眼视觉和知觉

眼镜放大倍率：

$$SM = \underbrace{\frac{1}{1-d(BVP)}}_{\text{屈光力因子}} \times \underbrace{\frac{1}{1-(t/n')F_1}}_{\text{形状因数}}$$

接触镜与框架眼镜的屈光力的比值：

$$\frac{\text{接触镜屈光力因子}}{\text{框架眼镜屈光力因子}} = 1-d(BVP)$$

其中，BVP：后顶点焦度（D）；d：镜眼距（m）；t：矫正透镜的厚度（m）；SM：眼镜放大率。

接触镜放大率：

$$M_t = \frac{-F_e}{F_o} \times \frac{F_{add}}{4}$$

其中，M_t：接触镜放大率；F_o：物镜眼镜镜片的屈光力（D）；F_e：目镜接触镜的屈光力（D）；F_{add}：附加眼镜的屈光力（D）；当眼镜镜片中没有添加时，$F_{add}/4$ 将从该方程式中省略。

普伦蒂斯法则：

$$P=h（BVP）$$

棱镜厚度公式：

$$P = \frac{100(n'-1)(BT-AT)}{BAL}$$

其中，P：棱镜中的屈光力（△）；h：镜片直径的 1/2，2h；BVP：后顶点焦度（D）；BT：棱镜底厚度；AT：棱镜顶厚度；BAL：基准顶点线的长度；注意这里 h 以 cm 为单位。

（四）其他光学因素

弧矢高度方程：

$$s = r - \sqrt{r^2 - h^2}$$

$$s_p = \left(\frac{r_{a-p}}{1-e^2}\right) - \sqrt{\left(\frac{r_{a-p}}{1-e^2}\right)^2 - \left(\frac{h^2}{1-e^2}\right)}$$

$$s_o = r_{a-o}(1-e^2) - \sqrt{[r_{a-o}(1-e^2)]^2 - h^2(1-e^2)}$$

$$s_p = \frac{h^2}{2r_{a-p}}$$

$$s_p = \left(\frac{r_{a-p}}{1-e^2}\right) + \sqrt{\left(\frac{r_{a-p}}{1-e^2}\right)^2 - \left(\frac{h^2}{1-e^2}\right)}$$

其中，e：离心率；r_a：顶点曲率半径；r_{a-p}：延长的顶点曲率半径；r_{a-o}：扁圆的顶点曲率半径；s_p, s_o：延长的弧矢高度，扁圆的弧矢高度。

四、接触镜光学临床指南

（一）硬性透气接触镜前后顶点焦度的差异（表 2-4）

表 2-4　硬性透气接触镜前后顶点焦度的差异			
后顶点焦度（D）	前顶点焦度（D）	镜片中心厚度（mm）	屈光力（D）
−10	−9.92	0.10	−0.08
−5	−4.95	0.12	−0.05
0	0.0	0.15	0.00
+5	+4.90	0.23	+0.10
+10	+9.71	0.32	+0.29
+15	+14.44	0.41	+0.56
+20	+19.06	0.50	+0.94

（二）15mm 处对顶点距离的影响（表 2-5）

表 2-5　15mm 处对顶点距离的影响		
远视度数（+）	有效屈光力（D）	近视度数（−）
+4.00	±0.25	−4.25
+5.50	±0.50	−6.00
+6.75	±0.75	−7.50
+7.75	±1.00	−8.75
+9.25	±1.50	−10.75
+10.50	±2.00	−12.50
+12.75	±3.00	−15.75
+14.50	±4.00	−18.50
+16.00	±5.00	−21.00

（三）散光矫正（表2-6）

续表

表2-6　散光矫正[*]

散光状态	接触镜的选择
屈光散光≤0.75DC 角膜散光＝屈光散光	球面硬性透气接触镜[*]、球面、非球面软性接触镜
角膜散光≠屈光散光	球面、非球面软性接触镜[*]、球面硬性透气接触镜
屈光散光＝角膜散光（±0.50DC以内）	
低度散光（0.75～2.00DC）	球面硬性透气接触镜[*]、环曲面软性接触镜
高度散光（＞2.00DC）	双环曲面硬性透气接触镜[*]、球面硬性透气接触镜、普通环面软性接触镜
屈光散光≠角膜散光（屈光力＞0.50DC）	
低度角膜散光（≤2.00DC）	环曲面软性接触镜[*]、前环曲面硬性透气接触镜

散光状态	接触镜的选择
高度角膜散光（＞2.00DC）	双环曲面散光硬性透气接触镜、传统散光软性接触镜

*通常会考虑患者屈光矫正准确性、舒适度、接触镜配适状态。

（四）相对于视近（40cm）物体，远视角膜平面的调节需求（表2-7）

表2-7　相对于视近（40cm）物体，远视角膜平面的调节需求

与正视眼相比，角膜表面调节需求的差值（D）	远视球镜后顶点焦度（D）	近视球镜的后顶点焦度（D）
±0.25	+3.25	−0.87
±0.50	+6.00	−8.37
±0.75	+8.62	−13.75
±1.00	+10.87	−20.87

图2-5为1040型硬性透气接触镜检查单。

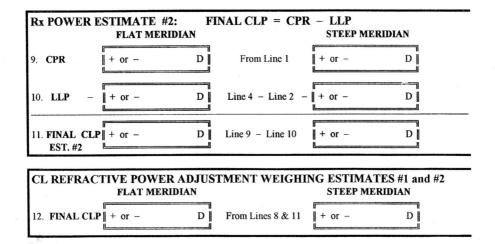

图 2-5 1040 型硬性透镜检查单

CPR，角膜平面屈光力；DIAG.CL，诊断接触镜；DIAG. CLP，诊断接触镜片上验光；FINAL CL，将要订购的接触镜；FINAL CLP，最终接触镜屈光力；LLP，泪液透镜片上验光；ΔLLP，LLP 的变化量；OR，片上验光

五、使用注意事项

- 通常适合约 2/3 或 3/4 的角膜环曲面。
- 在将目标调整为将要订购的标准（最终 CLP）之前，判断 1 号评估的可信度与 2 号评估的可信度。
- 适当时偏向"球面功率效应"，此时角膜（第 4 行）后表面环曲率等于 CLP 散光（第 12 行）。

临床病例

（一）光学概念问题

1. 患者的框架眼镜度数为 −11.00D，顶点距离为 11mm，请计算顶点到角膜前表面的屈光力。

   答案：−9.81DS。

2. 框架眼镜度数为 +15.00DS=−5.00DC×180，顶点距离为 12mm，请计算顶点到角膜前表面的屈光力。

   答案：+18.29−6.93×180。

3. 下面两个框架眼镜处方，（A）−5.25−3.50×10；（B）+15.50−2.25×165，顶点距离为 12mm，计算顶点到角膜前表面的屈光力（四舍五入，保留小数点后两位）。

   答案：（A）−5.00−3.00×10；（B）+19.00−3.25×165。

4. 接触镜的后表面半径为 7.80mm。求（A）镜片折射率 1.49，其前表面有效屈光力在空气中的屈光力是多少？（B）如果泪膜的前表面与接触镜的后表面（7.80mm）具有相同的曲率半径，那么它在空气中的前表面屈光力是多少？（C）这两个值如何与在该镜片后表面形成的后透镜 / 泪膜界面的屈光力相比较？

   答案：（A）−62.82D；（B）+43.08D；

   （C）−19.74D。

   它们的总和与为接口计算的实际屈光力相同。

5. 一款 PMMA 材料的接触镜，镜片后顶点焦度（BVP）为 −3.00DS，镜片后曲率半径为 8.00mm，镜片中心厚度（CT）为 0.15mm，求镜片前表面光学区曲率半径（FOZR）。

   答案：8.46mm。

6. 接触镜后表面曲率半径（BOZR）为 7.5mm，CT 为 0.18mm，前表面光学区半径为 7.95mm，折射率（n）为 1.47，求镜片顶点焦度。

   答案：BVP=−3.12D，FVP=−3.07D。

7. 一个后表面设计同心双焦点眼镜的下加光 +2.25DS，基弧 7.6mm，CT：0.21mm，折射率是 1.49，中心度是 −1.00SD，计算后表面曲率半径。

   答案：8.55mm。

8. 一个前表面设计同心双焦点接触镜的下加光为

+2.25D，基弧是 7.6mm，CT：0.21mm，折射率是 1.49，中心度是 −1.00D，计算前表面曲率半径。

答案：7.55mm（FTP）；7.59mm（BVP）。

9. 某患者的框架眼镜度数为 −9.00D，顶点距离为 13mm，（A）视近 40cm 处需要动用多的还是少的调节？（B）框架眼镜动用多少调节？（C）接触镜动用多少调节？

答案：（A）多的；（B）+1.95D；
（C）+2.42D。

10. 患者框架眼镜 Rx：−6.0−0.62×165，顶点距离 15mm，请问（A）接触镜的处方、（B）等效球镜的处方？

答案：（A）−5.5−0.5×165；（B）−5.75DS。

11. 一副树脂镜片 n=1.5，BC=+3.75，CT=2.0mm，接触镜 CT=0.08mm，n=1.45，BC=8.6mm，用等效球镜计算（A）戴框架眼镜时、（B）戴接触镜时的眼镜放大率、（C）当从框架眼镜换为接触镜时，其放大率是多少？

答案：（A）0.902 或 −9.8%（缩小率）；
（B）0.986 或 −1.4%（缩小率）；
（C）8.4%（放大率），1.1035，或 10.35%（放大率）。

12. 角膜曲率计读数为 41.50/46.75@180，那么（A）由于主子午线之间的差异，实际的角膜散光是多少？（B）估算前后表面散光差。

答案：（A）−5.85DC×090；
（B）+0.60DC×090
（提示：n=1.3375 而不是 n=1.376）

13. 硬性透气接触镜 BC 为 7.9mm，CT 为 0.15mm，BVP 为 −4.00D，n=1.47，那么（A）镜片顶点焦度是多少？（B）前表面曲率半径是多少？（BVP=0）

答案：（A）f_{BVP}=−250mm；f_{FVP}=+253mm；
（B）7.95mm。

14. 普通材质的接触镜折射率为 1.49，被制作成亲水性接触镜，若 CT 为 0.07mm，后顶点焦度为 −8.50D，基弧是 8.8mm，（A）如果含水量为 38.6%，那么焦度是多少？（B）前表面曲率半径是多少？（C）镜片前顶点焦度是多少？（D）角膜前表面的后顶点焦度是多少？

答案：（A）n=1.43；（B）10.67mm；
（C）−8.45D；（D）−8.57D，变化很小，变化为负，在临床上几乎无意义。

15. 某低视力患者需要使用接触镜助视器，现认

为 −40.00D 可以获得 1.5× 放大倍率。（A）镜眼距为 15mm，那么能获得最大的放大倍率和框架度数是多少？（B）如果框架眼镜镜眼距可以调整为 20mm 以内，那么要想获得 1.5× 的放大倍率，至少需要多少框架度数？

答案：（A）1×，佩戴 25.00D 眼镜片和 −40.00D 接触镜；（B）+16.67D，佩戴 −25.00D 接触镜。

（二）泪液透镜问题

1. 某单眼佩戴硬性透气接触镜的患者 7 年后进行复查。镜片覆盖度良好，原镜片曲率参数为 47.00D，但现在镜片在曲率计下只有 43.00DS。然而患者仍佩戴原镜。由于角膜形态的轻微改变，只要戴上硬性透气接触镜，泪液透镜就会发生改变。但由于 K 值读数较大，泪液透镜理论并不能预测片上验光的变化及最佳硬性透气接触镜处方。请问怎样的片上验光结果会引起 K 值的显著变化？

答案：+0.47DS。

2. 患者角膜曲率计读数为 43.00@180，43.00@90，框架眼镜处方为 −3.00DS，患者适应 7.60mm 基弧。请问患者需要多大度数的接触镜？

答案：−4.37DS。

3. 患者角膜曲率计读数为 44.00@180，44.00@90，框架眼镜处方为 −4.00DS，患者适应 7.60mm 基弧。请问患者需要多大度数的接触镜？

答案：−4.37DS。

4. 患者使用 7.50mm 基弧，−1.50DS 试戴片，片上验光显示需要附加 −1.25DS，配镜师认为选择 7.40mm 基弧的镜片可能更合适。请问:（A）如果选择 7.40mm 基弧的镜片，需要多少屈光力？（B）如果患者需要 7.55mm 基弧的镜片，需要多少屈光力？

答案：（A）−3.36DS；（B）−2.47DS。

5. 患者角膜曲率计读数为 45.00@180，47.00@90，框架眼镜处方为 −1.00−2.00×180，患者适应 7.50mm 基弧。请问：（A）患者需要多大度数的接触镜？（B）在这种情况下是否需要使用环曲面接触镜？

答案：（A）−1.00DS；（B）需要。

6. 患者角膜曲率计读数为 46.00@180，47.50@90，框架眼镜处方为 −2.00−1.50×180，患者适应 7.18mm 基弧。请问患者需要多大度数的接触镜？

答案：−3.00DS。

7. 患者角膜曲率计读数为 44.00@180，45.50@ 90，框架眼镜处方为 +2.00−2.00×180，患者适应 7.50mm 基弧。请问：（A）患者的接触镜处方中球镜成分为多少度数？（B）患者有多少残余散光？（C）是否需要环曲面透镜？

　　答案：（A）+0.75DS，等效球柱镜转换；（B）−0.50DC×180；（C）不需要。

8. 患者角膜曲率计读数为 45.00D，框架眼镜处方为 −2.00DS，患者适应 7.40mm 基弧（$n=1.49$）的接触镜。请问患者需要多少度数的接触镜？

　　答案：−2.61DS。

9. 患者框架眼镜处方为 −2.25−0.50×180，患者角膜曲率计读数为 45.00@ 180，45.50@90，患者适应 7.40mm 基弧。请问：（A）患者需要多少度数的接触镜？（B）预计患者有多少残余散光？（C）是否需要环曲面透镜？

　　答案：（A）−2.86DS；（B）不存在残余散光；（C）需要。

10. 患者框架眼镜处方为 +12.00DS，镜眼距为 14mm，角膜曲率计读数为 42.00D，适应 7.89mm 基弧镜片。请问患者需要多少度数的接触镜？

　　答案：+13.65DS。

11. 患者佩戴 7.85mm 基弧，−4.00DS 的接触镜，片上验光为 −1.25DS，如果使用 7.71mm 基弧的接触镜，请问需要使用多少度数？

　　答案：−6.03DS。

12. 患者佩戴 7.42mm 基弧，−2.50DS 的接触镜，片上验光需附加 −0.75DS，请问如果使用 7.50mm 基弧的接触镜，需要多少度数？

　　答案：−2.75DS。

13. 患者角膜曲率计读数为 42.00@180，44.00@90，框架眼镜处方为 −2.00−1.00×180。请计算使用球面硬性透气接触镜和球面软性接触镜矫正屈光不正的度数。

　　答案：硬性透气接触镜：−1.00DC×090；软性接触镜：−1.00DC×180。

14. 根据以下情况写出片上验光的情况：硬性透气接触镜试戴片基弧为 42.00D，度数为 −2.00DS。患者原框架眼镜处方为 −3.00−0.50×175，角膜曲率计读数为 41.75@180，43.00@90。

　　答案：−0.50−0.75×95 或 90。

15. 患者角膜曲率计读数为 43.00@180，45.00@ 90，框架眼镜处方为 −1.00−2.00×180，适应 7.76mm 基弧镜片。现曲率计出现故障，读数为 42.50@80，43.50@90。请问：（A）如何处理 −1.50D 的误差？（B）是否需要使用环曲面透镜？

　　答案：（A）pl−1.00×180；（B）需要。

16. 患者一侧眼适应基弧 7.94mm 的硬性透气接触镜，度数为 −3.00DS，角膜曲率计读数为 42.50@180，44.00@90。框架眼镜处方为 −2.00−0.75×180。请问：（A）假定镜片无法弯曲，那预计的片上验光结果为多少？不考虑镜片在眼内的定位情况，使用前环曲面硬性透气接触镜（B）和环曲面软性接触镜（C）所需要的度数是多少？

　　答案：（A）+1.75−0.75×90；

　　（B）−1.25−0.75×90；（C）−2.00−0.75×180。

17. 医师根据片上验光结果通过球柱转换及患者适应情况为患者订购了球面硬性透气接触镜 −1.62DS。但角膜曲率计出现故障，在顺规方向平了 0.75D。请问：（A）预计的片上验光结果是什么？（B）考虑到镜片参数，现在需要定多少屈光力的镜片。

　　答案：（A）−0.37DS；（B）−2.00DS。

18. 患者原框架眼镜度数为 −3.50−1.00×180。佩戴基弧为 7.70mm，屈光力为 −2.00D。可观察到片上验光为 −2.00DS。请问患者角膜曲率计读数为多少？

　　答案：43.33@180，44.33@090。

19. 患者配适软性接触镜。角膜曲率计读数为 43.00 @ 180，44.25 @ 090。原框架眼镜处方为 −3.00−0.75×180，请预测残余散光。

　　答案：−0.75DC×180。

20. −1.00D 的近视患者使用硬性透气接触镜后的角膜曲率计读数为 45.00DS。请问矫正该患者屈光不正的基弧为多少？

　　答案：7.67mm。

21. 患者初戴硬性透气接触镜的基弧为 44.00D，屈光力为 −3.50D。若需要把基弧改成 43.00D。请问该患者需要定多大屈光力的镜片？

　　答案：−2.50DS。

22. 根据以下情况计算角膜曲率：原框架眼镜处方为 −2.50−0.75×180，硬性透气接触镜试戴片为 43.00 BC，−3.00D，片上验光：+0.50−1.75×090。

答案：41.25 @ 180，43.75 @ 090。

23. 根据以下情况预测片上验光结果：硬性透气接触镜基弧为 42.25D，度数 −3.00D。其他参数：框架眼镜处方为 −4.50−1.00×172，镜眼距：13mm，角膜曲率计读数：44.50 @ 180，46.25 @ 090。

答案：+1.87−0.87×090。

24. 在 23 题中如果片上验光结果为 −1.25−1.50×180。求角膜曲率计读数。

答案：42.25 @ 180，41.63 @ 090。

25. 医师根据 43.50/44.00 @ 090 的角膜参数定制 −3.00DS 不可弯曲的硬性透气接触镜。计划将 7.90mm 基弧的镜片置于患者眼内，但发现镜片与试戴片混在了一起。请问：（A）框架眼镜处方为 −2.00−1.25×180，片上验光结果为 +1.75+0.75×180，请问选择的基弧是多少？（B）假设配适评估时镜片佩戴太平，经过测试发现 7.70mm 基弧最适合患者，请问预计 7.70mm 基弧的片上验光结果是什么？（C）医师根据球柱转换原则下处方单，忘记片上验光中的柱镜值，但有能力减小镜片的弯曲度使之变平。如果医师将极薄的镜片放在患者眼内来矫正通过试戴片发现的残余散光，请问角膜曲率计柱镜读数多少是最理想的值？请问上述做法在临床中是否合理？

答案：（A）7.90mm。提示：对两条子午线用泪液透镜理论。注意：正确的透镜位于角膜上。

（B）+0.62−0.75×180。

（C）0.75DC，比水平子午线陡峭。不合理。提示：弯曲度对最陡峭角膜曲率所在子午线产生影响。透镜屈光力并不发生改变。弯曲程度只能矫正散光并不能成为角膜环曲形的结果。片上验光结果为 +0.62−0.75×90。角膜曲率不变，弯曲程度对矫正柱镜的数值有积极影响。

26. 患者框架眼镜度数为 +8.5−4.5×10，镜眼距 14mm，角膜曲率计读数 43.50/48.00@100，（A）+5.00D 的硬性透气接触镜球面试戴片，基弧为 7.5mm，片上验光的残余散光是多少？（B）镜片在眼睛上弯曲，使得 0.50D 在角膜率测定读数中显示出曲率。那么预期的片上验光是多少？（C）想获得更好的配适，使用同心双焦点硬性透气接

触镜。如果没有，预计用后环曲面为 2.50D 的镜片来矫正，定制后表面曲率为 7.20 ～ 7.6mm 镜片，假设此镜片不会弯曲，应该订购多大屈光力？

答案：（A）−0.90×10；提示：使用泪液透镜前，参考角膜屈光力。注意：虽然角膜散光与屈光性散光看似一致，但涉及角膜二者就不同，因此散光未被完全矫正。

（B）+3.14−1.40×10；提示：弯曲度可使泪液透镜在更陡峭角膜子午线处变为正镜或少量负镜，此例中的弯曲，如同大多数案例一样，会加重残余散光。

（C）+8.75−3.37×10。注：在多数双环曲面配适中，增大后环曲度必须增加镜片屈光性散光的矫正。

（三）后环曲面透镜问题

1. 患者的框架眼镜处方为 −0.50−3.50×180，角膜曲率计读数为 42.00 @ 180，45.00 @ 090，如果环曲面基弧为 7.94/ 7.58mm，那么接触镜的屈光力是什么？

答案：−1.00−2.50×180，或 −1.00D @180/−3.50@90。

2. 硬性透气接触镜的基弧为 7.70mm，试戴片参数为 −3.0DS，−1.75−1.00×90，定制镜片的后表面半径为 7.50/7.90mm，那么屈光矫正的度数是多少？

答案：−4.64−1.27×180，或 −4.64D@180/−5.91@90。

3. 患者角膜曲率计读数为 42.00@180，46.00@ 90，框架眼镜处方为 −2.0−5.00×180，镜眼距为 12mm，配适镜片基弧曲率半径为 7.95/7.50mm，那么接触镜的屈光力是多少？

答案：−2.45−3.00×180，或 −2.45D@180/−5.45D@90。

4. 试戴片基弧为 7.50mm，屈光力为 −3.00DS，片上验光为 −0.50−0.75DC×90，环曲面设计镜片基弧为 7.35/7.70mm，那么常规镜片的屈光力是多少？

答案：−3.08−1.34×180 或 −3.08D@180/−4.42D@90。

5. 患者角膜曲率计读数为 43.00@180，46.25@ 90，框架眼镜处方为 −8.00−0.35×180，镜眼距为 12mm，环曲面镜片基弧曲率半径为 7.45/7.85mm。

镜片直径 9.5mm，光学区 7.50mm，其基弧为 8.45/8.85mm，镜片中心厚度 0.12mm。镜片折射率为 1.52，（A）那么镜片屈光力是多少？（B）前表面曲率半径是多少？

答案：（A）−7.30−1.86×180

或 −7.30@180/−9.16D@90；

（B）8.86mm@180，8.62mm@90。

6. 患者框架眼镜处方为 −10.00−5.0×180，镜眼距 12mm，角膜曲率计读数为 44.00@180，49.00@90。如果患者配适曲率半径为 7.30mm 的非球面硬性透气接触镜，（A）非球面透镜屈光力是多少？（B）残余散光是多少？（C）是否需要使用环曲面透镜？（D）在这种情况下，镜片的弯曲有助于矫正还是阻碍矫正？

答案：（A）等效球镜为 −10.55D；

（B）−1.22DC×90；

（C）不需要，角膜散光 −3.78DC×180，小于总体散光；

（D）达到 1.25D 有助于矫正。

7. 如果 6 题的眼睛配有曲率半径为 7.55/ 6.96mm 的环曲面镜片。（A）每个子午线需要多少屈光力才能矫正患者的屈光不正？（B）此镜片代表什么光学拟合效果？（C）此镜片在眼睛上旋转了多少个棱镜度？

答案：（A）−9.63D@180，−12.20D@90；（B）圆柱功率效应（CPE）；（C）约 1.25DC。

8. 患者的角膜环曲面与屈光圆柱的角膜环曲面相匹配，但环曲面与具有球形基本曲线的硬性接触镜无法正确配适。角膜曲率计读数为 40.00@180，44.50@090，眼镜焦度为 +1.00−4.50×180。根据医师办公室配件设置，可估算出基弧为 8.33/7.76mm 的双镜片将提供最佳拟合。（A）有序镜片（n = 1.47）在空气中的屈光力是多少？（B）镜片在眼睛上的屈光力是多少，它的后表面是否浸没在泪液中？（C）此镜片拟合效果是什么？（D）此镜片在眼睛上旋转了多少个棱镜度？

答案：（A）+0.5−3.0×180

或 +0.500D@180/−2.50D@90；

（B）+40.79@180，+40.83@90（基本上是球形）；

（C）球镜效应（SPE）；（D）没有，零。

9. 同心双光接触镜的基弧曲率半径为 8.03mm 和

7.67mm，这些子午线的 BVP 分别为 1.00D 和 4.00D。当镜片改变眼睛的旋转方向时，该镜片会旋转多少屈光力？

答案：1.00DC。

临床判断掌握相关技术项目备忘一览表

- 使用厚透镜公式计算接触镜的真实屈光力。

- 临床测量 FVP 或 BVP。这些屈光力之间的差异在具有大镜片厚度的高正屈光力（＞ +8.00D）时具有临床意义。

- 有效屈光力差异在 ±4.00D 具有临床意义。

- 放置在眼睛上时，弯曲的软性接触镜会引起 BVP 的变化，这些变化在高正屈光力时非常重要。

- 高透氧的刚性材料和薄透镜可以更加柔韧。通过增加镜片厚度，使用更硬的材料，或通过为高度环面角膜设计一个透镜镜片来调整屈光程度。

- 由于接触镜提供的视网膜图像比框架眼镜大，因此高度近视患者佩戴接触镜通常可提高视力。

- 接触镜通常是屈光参差的首选矫正方法，特别是视网膜图像大小的屈光矫正手术。即使在轴性屈光参差患者，接触镜通常也能提供出色的双眼视觉。

- 接触镜可最大限度地减少佩戴框架眼镜常见的横向和纵向棱镜效应。

- 与框架眼镜相比，近视患者佩戴接触镜需要较多的调节。与接触镜相比，远视患者佩戴框架眼镜需要较少的调节。因此，临床医师在考虑为具有低调节幅度的早老花远视患者或调节幅度较小的近视患者时，可以开具接触镜处方。

- 与框架眼镜相比，近视患者佩戴接触镜视近物时会聚需求增多，而远视时所需聚散需求较低。因此临床医师在考虑具有临界近处会聚能力的近视接触镜时应谨慎。

- 与框架眼镜相比，离轴光学像差对接触镜的影响最小。

（于　翠　译）

第二部分

硬性透气接触镜

第**3**章 角膜地形图

Eef van der Worp，John de Brabander，Frans Jongsma

一、概述

接触镜的从业者非常重视角膜的形态。了解角膜的形态有助于验配中挑选、配适及设计出具有最佳角膜-镜片配适关系的角膜接触镜。一般来说，模拟角膜形态的镜片有助于提高佩戴接触镜的舒适度，减少镜片对角膜的机械作用。

在角膜接触镜验配的标准程序中，角膜曲率计（keratometry）用于测量角膜。角膜曲率计主要测量的是角膜中央 3mm 区域两条子午线上的平均角膜曲率。其中包含了至少下列 3 个限制因素使其不能提供精准的角膜形态：①角膜曲率计测量的是曲率，而曲率并不等于角膜形态；②它是估计而非测量角膜中央平均曲率，即其不提供准确的角膜中心点的数据，更不用说角膜顶点；③最重要的是，3mm 是角膜上非常小的区域。角膜直径一般为 11～12mm；一般来说，角膜接触镜覆盖在角膜上的区域远大于 3mm（图 3-1），并且角膜曲率计没有测量角膜周边部。

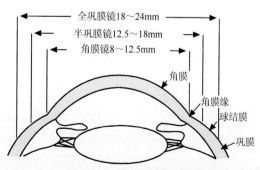

图 3-1　不同直径角膜接触镜与眼各部位的关系

当然，角膜地形图（corneal topography）

也有劣势，后文会讨论。然而相较角膜曲率计而言，角膜地形图可以提供角膜几何形态的更多信息，有助于优化接触镜与角膜的配适关系。

角膜地形图同角膜曲率计一样历史悠久，可追溯至 19 世纪后叶。角膜曲率计不可能测量出正确的角膜形态。理论上讲，角膜周边曲率半径可以测量，通过调整角膜曲率计，以及让被检者注视鼻侧、颞侧、上方、下方 25°～30° 的角度。如果将周边角膜曲率与中央角膜曲率相关联，可以得知角膜中央至周边的平坦度。通常运用角膜曲率计很难得到可靠的周边角膜曲率数据，通过这些数据计算角膜形态也相当困难。

总之，角膜曲率计除了方便外并不是测量角膜形态的最佳方法。角膜地形图可以提供角膜上数千万个点的数据，有助于更好地理解角膜形态。角膜接触镜的验配者也更依赖于角膜形态数据而非角膜曲率。对于施行屈光手术、角膜塑形镜、圆锥角膜患者而言角膜形态数据更加重要。设计、制造各种类型的角膜接触镜时，也需要明确角膜形态的各种信息。

本章将讨论测量眼前表面形态的设备发展史、原理及最新进展。主要目的是阐释角膜地形图的工作原理，以及在角膜接触镜验配中怎样最优化地运用这些设备。

二、相关设备发展历史

几个世纪以来，眼科医师、验光师及其他眼保健者一直用眼的第一折射面的反射能力来观察角膜的完整性。历史上，最早的描述是通过观察矩形窗的反射像来诊断角膜的完整性（图3-2）。该诊断方法的基本原理是将空气 - 泪膜界面作为镜子。

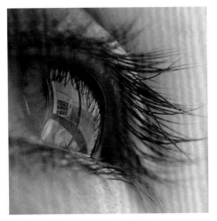

图 3-2 矩形窗经角膜后的反射像

在此基础上，19 世纪后半叶由 Von Helmholtz、Placido 和 Gullstrand 描绘出了定量角膜地形图的原理。Von Helmholtz 通过观察置于被测眼前特定位置的一对物体的反射像来测量角膜局部曲率（图 3-3），这种方式形成的虚拟像称为第一浦肯野像。根据角膜光学等效成一个球面镜的原理，Javal 设计出了一种可绕光轴旋转的设备。运用这种设备可找出最平坦和最陡峭的角膜曲率半径的位置，称为角膜的主子午线。利用 Javal 的仪器可以更精确地测量出角膜。尽管 Javal 一直称它为眼屈光测量（ophthalmometry），但现今这项技术被称作角膜曲率计（keratometry）（keratos 来源于希腊语，即角膜）。

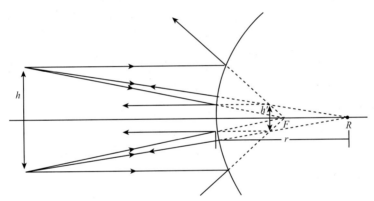

图 3-3 角膜曲率计的原理基于凸透镜成像。角膜曲率半径（r）决定物方和像方（h'）之间距离的差值。注意实际上角膜用于测量的区域很小且是分开的。同时物环（h）距角膜越远，像的位置越接近角膜的焦平面

取代上述内容观测的一对物体，Placido 用了一种中央带小孔的同心圆环式的圆盘，通过小孔观察被测眼上的反射像（图 3-4）。

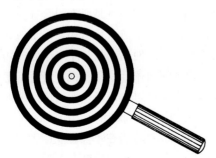

图 3-4 手持式 Placido 盘

手持式 Placido 盘可以观察到更多的子午线，并且它评估的是整个区域，而不是角膜上两个或更多点。运用这个简单且新颖的发明〔又称为角膜镜（keratoscopy）〕，医师能够对角膜的不规则性作出定性诊断，更重要的是，能够估计角膜散光的度数和方向。

Gullstrand 在 Placido 盘中央小孔处放置了一台照相机，从而在量化角膜地形图方面迈出了重要的一步（图 3-5）。通过测量照片上环的大小，可以定量地估计出角膜曲率半径。这个技术现今已不再应用，历史上称它为摄像角膜镜法（photokeratoscopy）。

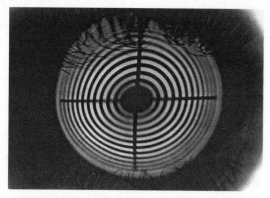

图 3-5　Placido 盘在散光角膜上的反射照片

圆锥角膜相关）角膜（图 3-6B）的 Placido 盘照片。由此可观察出角膜上只有非常小的区域能被成像且其他区域无法成像或存在严重的误差。

摄影术发明后的 1 个世纪，第一台电视机问世，之后发展到当今普及的小巧实惠的电荷耦合装置（charge coupled device，CCD）电视系统。现代个人电脑的发展也有着类似的历史。两种设备相结合能够在很短的时间内收集和处理 25 万个数据点。表面重建的演算法问世后，20 世纪 80 年代促使图像转换成临床相关数据的设备诞生了——它被称为计算机辅助的视频角膜镜（video keratoscope）。

图 3-6 显示不规则角膜（图 3-6A）以及顶点陡峭、上方平坦、下方陡峭（所有信息均与

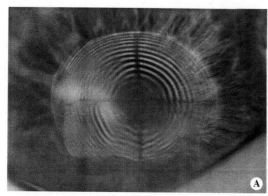

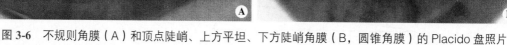

图 3-6　不规则角膜（A）和顶点陡峭、上方平坦、下方陡峭角膜（B，圆锥角膜）的 Placido 盘照片

该系统被简称为角膜地形图，且诞生了很多种角膜地形图设备，但大部分仍旧基于古老的 Placido 盘原理。镜面反射成像存在固有的局限性（见本章后文角膜地形图的使用部分）导致其替代产品的发展。这些新生的角膜地形设备，基于不同的原理，开创了新的可能性，但同时表现出了其他局限性，即操作者并不是总能将给定设备的模式与所期望的实际情况连接起来。这主要是由于图像数据转换成眼部形态数据的方式，甚至这些数据、指数或彩色编码地形的表达方式不同所造成的。

目前已经出版了大量关于角膜地形图的文章和专著。马斯特里赫特大学的 Jongsma 等做的一项研究中记载了 24 种基于不同原理的设备信息。分析这些设备的原理揭示出所有的设备均可用一个系统来区分彼此，即所用光源组合

及它们与眼前表面的相互作用方式（光 - 物质相互作用）。研究描述出 12 种模式，光源可能是一个发光物体（如 Placido 盘）或一个投射像（如裂隙、光线或网格），所用光源可以是连续的或不连续的。光 - 物质相互作用的方式可以是镜面反射、散射、漫反射、全反射或它们的组合。当然它们中不是所有组合在技术上都是可行的，有些虽然可行但相当昂贵或很难用在临床上。广泛使用的是基于一个发光物体的反射，如角膜曲率计和角膜镜。最近基于投射系统的新设备已进入市场［如扫描裂隙或光学相干断层成像（optical coherence tomography，OCT）］。通常这些设备在眼科临床上应用最广泛。

在反射角膜地形图领域有无数新的进展，推动了操作过程的准确性及有效性的提高。例如，澳大利亚布里斯班的 Collins 等研究了动

态角膜地形图，通过在数秒内拍摄多张角膜地形图制作成角膜的动态影像，从而显示角膜的动态特性而不是静态特性。荷兰阿姆斯特丹的研究者发明了一个使用不同颜色的修正 Placido 盘系统。他们认为，通过阻止扭曲光线的误差，该系统能更精确地测量角膜的周边部。目前它也已投入商业用途。

除此之外，角膜地形图现在还整合了波前像差仪，此法在角膜接触镜的验配中有很大优势。从全像差中去除前表面像差将揭示出眼剩余像差。角膜地形图因此在辅助接触镜的配适方面会更加有价值（见后文），且透镜的前表面加上剩余像差的做法在技术上也是可以实现的。

三、角膜曲率计

在角膜曲率计上，小的发光物体经角膜前表面后所得到的反射像（通常称为 mires）用于测量角膜上一条子午线的前表面直径（图3-3）。将仪器绕其光轴旋转，可以测量出角膜的主子午线（最平坦和最陡峭）。实际上，在角膜曲率计上，不是物体的大小与所成像之间的比较，而是物平面上两物之间的差值与图片上测量差值之间的比较。为了准确测量后两者差值，角膜曲率计有内置双像系统。如图3-3 所示，角膜上只有很小的区域被用来反射两物，来自物的入射光线与来自角膜的反射光线之间的夹角称为准直角仪角度（collimator angle），正常约为 17°。然而，一些自动角膜曲率计以不同的准直角仪角度测量子午线上的散光度。角膜曲率计实际显示的是两个很小且彼此分开区域的平均测量值（依设备和角膜曲率半径不同，测量区域为 2.5～3.5mm）。因此，没有准确地测量顶点而是估计测量区域上的球面顶点，若在不规则角膜表面或角膜顶点偏中心（如圆锥角膜）时，可能引起临床相关误差。同时，为了测量需要，对确保正确成像的角膜曲率半径大小也有限制（通常为 6～9mm）。此外，角膜的周边部也不是用标准的角膜曲率计方法测量的。角膜曲率计的测量还与观测者

有关。观测者的误差主要由于未对准、物的位置不当、扭曲物的模糊、聚焦等，最重要的是观测者的调节技术。大多数角膜曲率计上，通过用 Scheiner 盘（如果不对焦，就会出现双像）或平行物和远心观察系统（调节独立系统）来限制对焦误差。

虽然有严格定性，但通过判断不规则角膜图片上反射像的扭曲、泪膜质量，还有间接的、软性接触镜的配适和前表面质量，经验丰富的验配者依然能从角膜曲率计上获取一些信息。为了降低误差，也为了解决物体不可能放在无限远处致使物像不能精确地成像在角膜的焦平面上的问题，Mandell 发明了一种角膜曲率计，它的工作距离很长且发光物很小（小环角膜曲率计）。该设备让患者注视一个可移动的离轴光源，操作者对周边角膜曲率半径进行测量。从图 3-1 中很容易推论出我们需要的更多关于角膜周边的信息，我们知道最小的角膜接触镜的直径是 8.0mm，而经典的角膜曲率计只能提供 3.0mm 区域内的信息（约占角膜表面的 8%）。

运用离轴注视设备的原理，Wilms 又发明了一种测量方法，它可用于大多数普通角膜曲率计且能估测出距中心轴 30° 或 25° 处的 e 值（图 3-7）。除了从角膜周边很难得到可靠

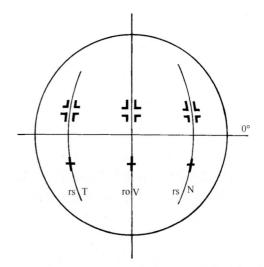

图 3-7　Wilms 提供的用矢状地形图测量的区域。注意水平子午线的测量是在周边部将角膜曲率计的反射像置于垂直位进行的

的周边曲率数据这一事实外，还应考虑到两种假设的不同方法——切线曲率和矢状曲率，这两者很难相比。

总之，自动化角膜曲率计是一种相对容易操作的设备。在正常角膜上，它可以提供角膜曲率的平均值，包括散光度和散光轴位。在角膜接触镜的验配中，经验丰富的验配者通常用它作为验配的第一步，为首次试戴片评估提供参数。经验丰富者甚至可能由此判断角膜表面中心部分的质量、泪膜和软性接触镜前表面的相关信息。

四、角膜镜和角膜地形图

严格来说，角膜镜用于观测角膜；在研究成像的操作者手中原始的 Placido 盘像是一个真正的角膜镜。随着拍摄图片技术的发展，设备的名称转变为摄像角膜镜。图 3-5 和图 3-6 显示的就是摄像角膜镜拍摄出来的图片实例。

受过培训的临床医师观察这些图片时，很容易从中获得相关的定性信息。与角膜曲率计相比，摄像角膜镜图片提供的是相对较小的区域的信息，但测量提供的信息绝对比仅仅两点的信息要大得多。

随着电荷耦合装置照相机取代摄像照相机，该设备的名称又演变为视频角膜镜。经过一段时间后，这一名称逐渐演变为视频角膜地形图，而当计算机辅助软件算法分析图片的技术被运用之后，此名称又变为更被接受且广为使用的角膜地形图。

角膜地形图的名称意味着角膜地形是被准确测量的。事实确实如此吗？图片显示的彩色编码地图是不是代表着整个角膜真正的形态？答案可能是否定的，但有时也可能是肯定的，对临床应用而言，更正确的答案是"我们尚不清楚"。由于角膜地形图运用的是一个未知表面的反射像，把它作为自身测量对象这一问题的讨论尚无结论。除开讨论复杂的光学运算外，一些关于这一问题的不同理解，对操作者解释本章后文讨论的角膜地形图设计和角膜地形图

间的差异性是有用的。此领域的问题推荐读者阅读 Mandell 的经典文章《角膜地形的未解之谜》。

（一）反射角膜地形图

反射遵循简单的 Snell 定律：入射光线和反射光线与垂直于表面的法线形成的角度相等。在角膜地形图上，入射光线来源于 Placido 盘，反射光线来源于角膜。角膜地形图优于角膜曲率计的是，角膜地形图用一个平的 Placido 盘，可以形成一个二维物体，因而可以评估更多的点。但问题是不知道具体成像位置，以及空间反射发生的位置。因此，很难找到这么多条光线的法线，而这些法线对于重建角膜形态又至关重要。此外，人们希望测量出角膜上尽可能大的区域，人们设想应该使用大 Placido 盘。然而，相较小盘而言，大 Placido 盘的周边光线将以非常扭曲的角度入射，同时大部分的光线由于眼睑的遮挡会变得模糊不清。更复杂的是，大 Placido 盘的成像不是平的而是弯曲的，即像变成三维形态。考虑到上述因素，现代角膜地形图使用的是弯曲或圆锥样式的环并尽可能减小工作距离。如果角膜是球面形的，它的形态很容易被测量出来，用角膜曲率计即可。但正常角膜不是球面的，而我们的目标就是要测量出它的非球面性，因此数据必须符合数学假定形态。该假定形态可能是一个球面，带 e 值的椭圆形或各种多项式及曲线。

为了高分辨率地测量出角膜形态，目标上尽可能多的环可能更有益。事实确实如此，但通过图 3-6 与图 3-5 的对比可见，图片上环的对比与环的顺序（丢失环或环扭曲）对软件分析而言都很困难。一些地形图使用不同颜色标识环的内外径来分析 Placido 环的边界。这种方法可以降低环的模糊程度。

还要考虑环目标与角膜中心是否能够对准，如图 3-6 所示。轻度的偏心在图片上将呈现出完全不同的环图像。一个正常的角膜若偏中心成像，图片将显示圆锥角膜样式的成像。同时，形态运算常需要一个中心参考点（一些

曲线例外）。而在 Placido 环图像上，真正的中心点通常没有被成像。如果角膜正常，可估测出角膜中心点，但是对于圆锥角膜而言，若圆锥的顶点不在角膜的几何中心处，则影响结果。同时在圆锥角膜上，没有所谓球面顶点区域这一概念。日常所见的异常的角膜地形图可能就是由此产生的。相关内容将在后文有关"角膜不规则指数"处讨论。

通过察看一幅地形图，操作者可以获得角膜上某处的曲率半径，如 7.5mm（或屈光图，45.00D）。这意味着此角膜很陡，或其局部陡峭，或可能是非常陡峭角膜上的一个较平坦的区域，甚至不知道在角膜上这个陡峭或平坦区域的具体位置。这就犹如在山地行走，在行走过程中你看得见弯曲度，也能感受到坡度，但究竟是在一座 2000m 的高山上还是在海滨小屋旁的小山上？这就需要一幅高度图才能知道。评估局部角膜曲率数据也同样如此。使用 Placido 盘只能估计曲率半径，而需要的是"高度图"。因此，大多数现代角膜地形图也会描述高度。尽管这些"高度图"是从曲率图中衍生出来的，但通过快速的运算法结合逻辑迭代/补充/推断过程，它也能够有相当高的精确性（在 Placido 盘图像上假定一个合理的起点）。

高度图的解读与曲率图的解读是完全不同的。描绘角膜全部的绝对矢状高度图，实际没有显示任何细节。它所展示的是角膜中央部比周边部更高。只有将角膜表面与所谓最佳拟合球面（有时称为最佳拟合椭圆）匹配后，高度图才有意义。所有更高的部分用暖色调标识（意味着距观察者更近）；所有远离拟合球面的部分用冷色调标识。据此具体角膜形态才可一眼看出。

总而言之，相比角膜曲率计而言，反射角膜地形图是一个可获取角膜更多信息的理想工具，但仍无法测量出整个角膜表面。它操作起来并不难，主要应注意正确对准和聚焦。推荐在处理前先查看图片，并且不同的地形图的解读也很重要。该内容将在本章后续部分"怎样使用角膜地形图"中再进一步加以讨论。

（二）投射角膜地形图

由于反射角膜地形图的缺陷，人们发明了投射角膜地形图。尽管操作更复杂，价格更高，其更多地应用于研究而不是日常临床工作中，但其中有些设备还是在接触镜的验配中逐渐崭露头角。主要应用如下。①在角膜上投射一组谱线，包括马斯特里赫特形态地形图（Maastricht shape topographer，MST），或使用眼表面分析仪（eye surface profiler，ESP）；②使用扫描裂隙，如在 Orbscan（美国纽约州罗切斯）、Pentacam（德国 Oculus 公司生产）和 Galilei（瑞士 Ziemer 公司生产）系统中。为了阐释使用透射光源的原理，下文对不同的投射光源进行了简单介绍。眼表面分析仪基于傅里叶轮廓术，显示暴露在仪器前整个区域的高度图（图 3-8A）。该系统从两个方位投射线条图案于眼的前表面，眼表面用荧光素作为漫反射介质。由于线条图案通过中央摄像机拍摄，根据眼的形态不同，这些线条图案在图片上表现出不同程度的弯曲（图 3-8B）。傅里叶分析将信息转换成高度数据，由此创建出角膜和巩膜的交界区，包括角膜缘的地形图（图 3-8C）。正如 Placido 盘，一幅好的图片至关重要。眼表面分析仪的优点是它直接测量形态和描述整个眼前表面的高度信息，这一点在角膜接触镜的设计中尤其重要。这种仪器现在已投入临床应用。

Orbscan、Pentacam 和 Galilei 仪器运用扫描裂隙原理，在角膜的横切面图中更容易理解该原理（图 3-9A），大多数眼保健从业者用过上述仪器。在裂隙图像上可以观察到角膜前表面和角膜后表面的形态。但这只是一条子午线上的形态，而且如果裂隙的入射角改变了，形态将会出现巨大的变化。在 Orbscan 上，可用一条扫描裂隙获取角膜水平子午线上的多幅图像。为了克服由于不同入射角所造成的误差，人们又建立了 Scheimpflug 修正系统（图 3-9B）。

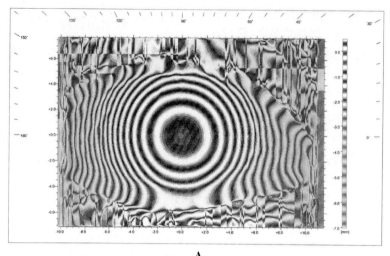

A

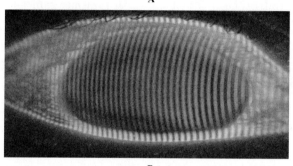

B

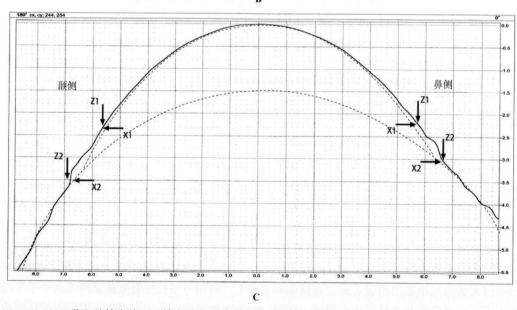

C

图 3-8 A. MST 获取的等高线图。等高线代表的是具有相等高度的线,可将等高线转换成 X、Y 及 Z 坐标来描述暴露在仪器前的整个眼表面的细节。B. MST 设备投射在眼表面的线条。C. MST 设备获取的一只正常眼(右眼)的水平真实高度形态的横切面。MST 设备可以获取整个眼表面的地形图,包括角膜缘和部分巩膜

从很多成像裂隙中能够计算出角膜形态和前后表面的形态，因此实际上可以间接测量出角膜厚度。在彩色编码地形图上，结果包括角膜厚度的数据（图 3-9C）。Orbscan 的优点是它可以描述角膜前后表面的高度数据。Pentacam 运用的是旋转裂隙，记录的是角膜及前房的图像。利用配套的软件，可用 Zernike 术语详尽描述出角膜及前房。若与像差仪结合，Pentacam 可以提供完整而详尽的眼部光学图片。

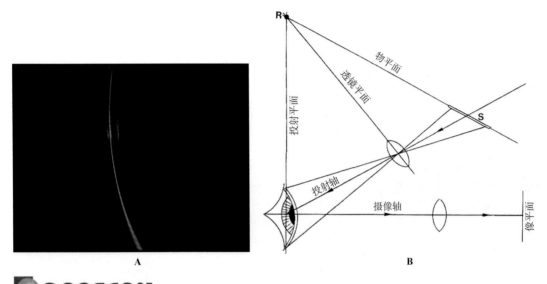

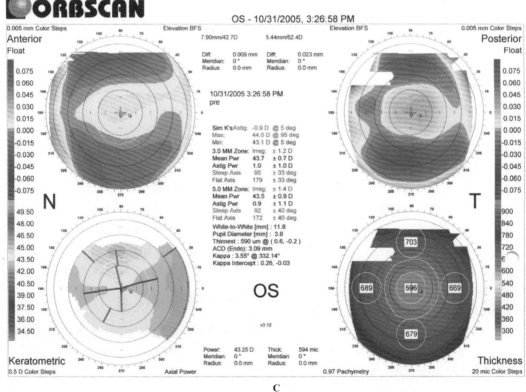

图 3-9　A. 裂隙灯上的横切面图，包括角膜前表面，硬性透气接触镜的后表面，以及荧光素泪液层。B. Scheimpflug 校正系统的原理示意图。当透镜平面与物平面及投射平面相交于同一点时，物平面与投射平面共轭。C. Orbscan 上的数据描述，包括角膜厚度

（三）光学相干断层成像

随着技术的发展，OCT 设备也可以采集眼前节图像。设备的原理是迈克尔逊干涉仪利用从同一目标发出的两条成像路径的不同时间来计算距离数据。一条成像路径用来校准仪器，另一条成像路径包括测量目标（此处为眼睛），因角膜紧邻眼前节（图 3-10A），所以用高分辨率图（图 3-10B）及傅里叶域分析技术，也可以测量出所需的数据。尽管它只是非高分辨率的图像，但从这些图像中，可以获取真正的角膜高度。目前没有很多关于 OCT 作为角膜地形图使用的精确性及可重复性的信息，但未来它很可能成为一种应用于角膜地形图测量的设备。现在第一台商用的可全方位提供角膜地形数据的 OCT 已进入市场。

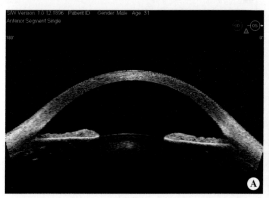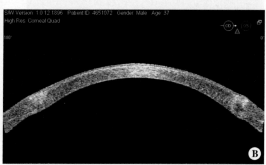

图 3-10　A. 前节 OCT；B. OCT 上角膜高分辨率子午线地形图

五、设备的临床应用前景

很难回答上述所有技术中哪一个最好。设备、技术是否好用主要取决于运用目的。对于这一问题，Corbett 等认为需要注意 4 个因素：测量类型、眼表面形态、测量情况和描述的类型。如果将角膜表面看作一个光学表面，推荐参数测量，因其优点是可以描述大量的细节。基于镜面反射的大部分设备，包括基于 Placido 盘的角膜地形图，都是参数测量。如果在诊断中角膜局部形态非常重要，基于散射的设备能提供有意义的参考（如厚度）。诊断对象不是光学性能而是形态时（如术前和术后评估或角膜接触镜的配适），使用运用漫反射原理的设备提供直接的高度测量数据更有用。有时，漫反射膜或简单的薄的软性接触镜即可能有益，如干燥角膜，可去除镜面反射的有效利用，而手术中荧光素不能用作穿透基质组织的物质。

对于表面规则的角膜，镜面反射图像，基于 Placido 盘系统的角膜地形图很容易获取。而对于不规则角膜，用投射原理获取非参数测量时详细的高度图则更精确。

总之，任何测量角膜地形图的设备都有一定的价值，可以为验配者提供大量的信息，而且未来可能在角膜接触镜的验配中扮演至关重要且必不可少的角色。

六、怎样使用角膜地形图

角膜地形图是非常强大的工具，而表面上看起来限制它的首要因素似乎是其提供的数据量太大，对于实际应用来说信息太多而显得难以处理。下文将讨论在众多角膜地形图中，怎样挑选适用的设备，以及怎样优化设备的利用。

（一）测量过程

大多数角膜地形设备，尤其在角膜接触镜的验配中，是属于反射系统的。反射系统地形图的一个最主要的缺陷是测量区域有限。为了测量尽可能大的角膜表面区域，首先需要尽量降低上眼睑的干扰作用，上眼睑会在角膜上投射阴影，导致数据点缺失。一般多采取被检者睁大眼睛的方法来克服。如果睁眼仍无法达到要求，可用棉签将上眼睑拨至上方，最好的位置是拨至眶缘处。需注意，拨眼睑时不要压迫眼球，压迫眼球可能引起角膜曲率的改变。被检者的鼻子同样也会在角膜上投射阴影，同样会导致数据点丢失，可以让患者稍微移动其头部；当测量右眼时，让患者将头稍微向左侧偏移，同时强调眼睛盯住正前方。用这种方式可以减少鼻子在采集角膜地形图中的影响。

总之，反射系统角膜地形图很难测量角膜的周边部，所以它的测量区域有限。角膜越不

规则，周边部的数据点丢失越多。

图 3-11A 显示的是圆锥角膜的典型地形图，只可获取有限的数据点。图 3-11B 也是圆锥角膜的地形图，但推断了丢失的数据点。地形图简单地假定角膜周边部也将以同样的方式发展。因为没有实际的测量数据，而只是数学的生成点，所以在使用时需加以注意。在临床实践中，推断仍可能有其价值因为推断数据比没有数据好。一些地形图（图 3-11C）在同一幅图中同时显示推断数据（黑点处）和真实测量的数据，这样操作者能准确得知所有数据点的起源。

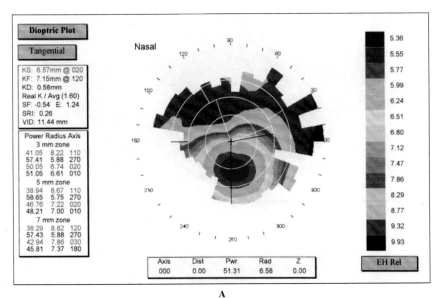

A

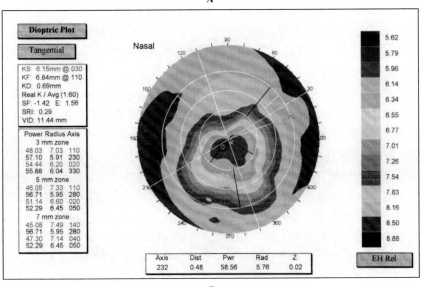

B

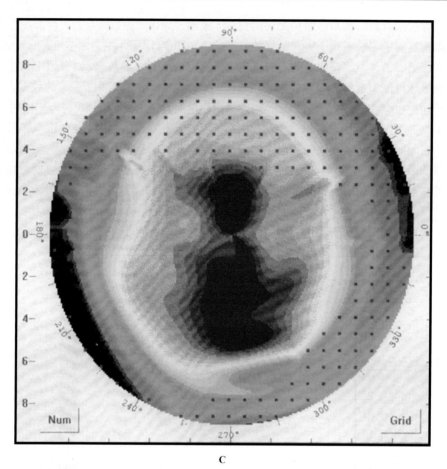

C

图 3-11　A. 带有有限数据点的圆锥角膜地形图；B. 带有丢失数据点推断的圆锥角膜地形图；C. 一些地形图在同一幅图中显示推断数据（黑点处）和真实的测量数据

除此之外，在使用反射系统测量时，湿润良好的眼表面至关重要。在测量之前让被检者多眨几次眼睛，有助于保持眼表面的湿润性。当眨眼不能维持湿润良好时，可以用人工泪液。但注意不要使用黏稠的人工泪液，因为其能引起假性角膜不规则。液体滴眼液或生理盐水能减轻干燥问题。如果此时角膜仍没有得到良好的湿润可能导致干燥区内的数据点丢失增多。相反的，睑板腺分泌物过多也会引起角膜地形图的改变。

澳大利亚布里斯班的研究者们在用动态角膜地形图时发现，上眼睑也能引起角膜地形图的改变致使临床意义受到质疑。在阅读时，眼睑的位置和形态与在第一眼位注视时的不同。如果发现阅读时因上眼睑作用而引起角膜屈光力改变有显著临床意义：一般来说，阅读后需要花与阅读同样长的时间角膜才能恢复至其正

常状态。因此，至少理论上来讲，不建议患者在完成角膜地形图测量前的等待时间内阅读。

角膜染色和角膜瘢痕也能引起测量误差，或丢失地形图数据点。如果角膜反射环重叠，角膜地形图仪会难以区分，并可能认为上一环与下一环是延续在一起的一个环，即表现为环扭曲。它可能在角膜染色和带有干燥斑时发生，但有时仅角膜自身太不规则时也会发生。这就是为什么在角膜地形图上出现高密度环通常提示测量结果并不好。由于拍摄角膜地形图时存在上述风险，所以通常建议多拍摄几幅图并将它们相互对比（可能包括原始的 Placido 图像）。实际工作中，建议进行 3 ～ 4 次测量，从进一步分析中剔除与其他图不相匹配的图。当环扭曲非常严重且难以克服时，可以放置一个薄的、水凝胶角膜接触镜在角膜上。薄的水凝胶接触

镜可以帮助完成角膜地形图的拍摄，尽管角膜曲率可能不是非常精确，但可以获得相对好的有关角膜形态的图片。

　　环扭曲也可能发生在接近上下睑缘处。泪液积聚在睑缘处可出现非常陡峭的曲率，从而误导角膜地形图的判断（图3-12）。周边角膜散光的增加，可能导致图像更显夸张。有些地形图设备可允许操作者手动操作处理模糊区域，后文将详细讨论。再次强调，在角膜地形图检查中尽量避免眼睑和泪液的干扰，检查时让患者尽量睁大眼睛。

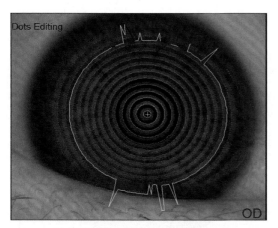

图 3-12　睑缘的泪液透镜有非常陡峭的曲率，可误导角膜地形图

（二）不同的角膜地形图

　　1. 角膜地形图反映的内容　典型的曲率图（图3-13）通常显示以下信息：模拟角膜曲率值，描述不同角膜曲率用不同颜色，瞳孔区域描述

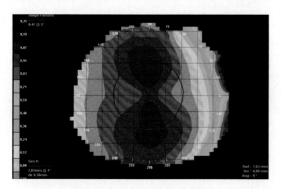

图 3-13　典型的角膜曲率图

和有时仍重合在地形图上的毫米坐标方格。后者有助于跟踪记录角膜的实际测量区域尺寸及角膜扭曲的位置。

　　在大多数设备上，瞳孔直径的价值是有限的，因为需要特定光线来进行角膜地形图测量（如在反射系统中需要光线能被角膜反射回来）。这些照明条件将影响瞳孔直径。一些设备附带有红外线瞳孔计，它能测量各种光照条件下的瞳孔直径，然后用来评估瞳孔直径与角膜地形图数据的关系。尤其是在角膜塑形镜和屈光手术中，它是非常有价值的工具，但同时在常规硬性透气接触镜的验配中，如双焦点角膜接触镜的验配中，有助于成功验配。如果每次测量的环境亮度一致，即使没有红外线瞳孔测量仪，普通的角膜地形图仪测量出来的瞳孔直径也很接近患者瞳孔的实际直径。但是与客观测量仪器比较，这种方法相对更主观一些。

　　模拟角膜曲率计值的价值尚不确定。对于习惯使用角膜曲率计的从业者和可能习惯将这些值与先前测量的角膜曲率计值相比的从业者而言，它可能是有用的，但并不理想。因为这里有大量潜在可供选用的数据点。模拟角膜曲率计值没有提供角膜形态的信息且没有识别角膜的顶点。尤其在很多不规则角膜上，使用模拟角膜曲率计值可误导医师。

　　角膜地形图描述的不是一个角膜上所有的单独曲率值，一般用颜色来形象化描述大量的数据。冷色调代表较平坦的曲率，暖色调代表较陡峭的曲率。一般来说，冷色调在角膜周边部，因为常规角膜在周边部变平坦。暖色调在角膜中央部，但最暖色常不在角膜的几何中心处，且相当普遍。此外，角膜的鼻侧比颞侧更平坦，即使在校正 Kappa 角后。

　　颜色的显示取决于所采用的标尺。首先，代表不同颜色的步阶通常设置为 0.25D/阶。对于不规则角膜，将标尺设置为 0.50D/阶或 1.00D/阶有利于获取更好的角膜形态总览图。

　　2. 相对标尺与绝对标尺　对于评估角膜地形图的操作者而言，了解地形图使用的是绝对标尺还是相对标尺非常重要。绝对标尺描述的是在正常角膜上所有可获取的曲率，并且可获取的颜色也被平均分布到所有获取的曲率上（在有些地形图上，操作者能个性化设置绝对标尺）。相对标尺描述的是特定角膜上可获取的曲率，可获取的颜色代表更小范围的曲率。这意味着与绝对标尺相比，相对标尺能展示更多的细节，它通常更适用于角膜接触镜的验配。然而，运用相对标尺，因其标尺有差异，操作者无法对比两个不同的角膜，甚至无法对比同一个角膜不同时期的地形图。在相对标尺上，曝红的角膜并不意味着它是非常陡峭的角膜。

它仅仅意味着在特定角膜上有一个相对陡峭（红色）的区域。图3-14是两幅角膜移植术后图，两图非常相似。然而，图3-14A的水平和垂直方向上差值为0.74mm（或3.70D的角膜散光），而图3-14B有3.46mm的差值或17.00D的角膜散光。这个区别在简单地浏览图时不易立即被发现，因为两幅图都使用的相对标尺。通常，在角膜接触镜的验配中正常的角膜最好使用相对标尺来查看，因为它能提供最多的细节，但要求操作者理解相对标尺的局限性。

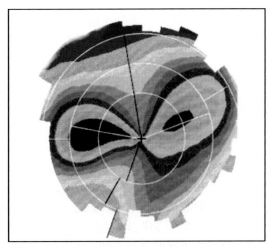
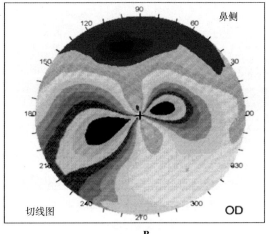

图 3-14　A. 带有 3.70D 散光的角膜移植术后的角膜；B. 带有 17.00D 散光的角膜移植术后的角膜

3. 切线标尺与矢状标尺　同样重要的是切线和矢状标尺的数据描述。矢状曲率假设曲率半径的中心总是在中心轴上，因此它又被称为轴性地形图。它能很好地描述角膜的光学特性。同一眼的切线图（或瞬时地形图）通常比矢状图能显示更多的细节（图3-15）。切线图有时被称为真实曲率图。切线曲率没有假设曲率半径的中心点可能在哪里。它仅研究角膜的特定部分和测量90°下（切线）该点的曲率半径，曲率半径的中心可以在空间任意位置。这将会有更多的细节描述（尤其在角膜的周边部）。在角膜接触镜的验配中，周边部非常重要，切

线图通常是更好的选择。然而，正如绝对与相对标尺，在比较不同角膜时矢状图更适合，因为它有一个标准的参考点。因此，在屈光手术中，通常矢状图比切线图更适合。

在有些情况下，同时查看两幅图可能更有益。例如，在角膜塑形镜中，切线图通常用来决定镜片的过夜佩戴的定位中心（因为睡眠时镜片的中心定位无法用裂隙灯评估），但评估角膜的光学状态和跟踪屈光状态改变的进程时，使用矢状图。更多关于角膜塑形镜及阅读角膜塑形地形图的内容，将在本书第22章介绍。

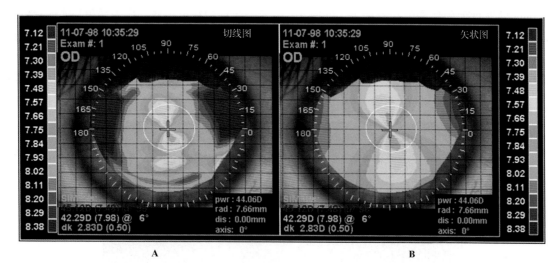

图 3-15　同一眼的切线图（A）和矢状图（B）

4. 差异图　在评估角膜接触镜对眼睛的影响时，差异图是理想的并且在临床实践中是所有地形图中最有用的。差异图是佩戴角膜接触镜前的原始地形图数据和去除角膜接触镜一段时间后的地形图数据的差值，可能是戴镜后 1 天、1 周，或 1 个月（通常是为了评估普通硬性透气接触镜或水凝胶软性接触镜的配适），甚至数年（为了评估各种类型角膜接触镜的长期影响和评估发生角膜翘曲及眼镜模糊的风险）。角膜地形图在角膜接触镜的首次验配中是很有益的——有时甚至是必需的——且显示镜片与角膜形态之间良好的匹配。戴角膜接触镜后角膜的改变及角膜改变的恢复将在后文角膜接触镜验配中的角膜地形图处讨论。

5. 高度图　如前所述，角膜高度图可能是为了得到一个良好的角膜形态描述以便真正知道"你在哪里"的最好方式之一，无论这些高度图是来自高度地形图设备还是来自 Placido 盘的数据。高度不仅仅在设计和生产个性化角膜接触镜时至关重要（因为角膜接触镜在车床加工时需要高度数据），也可能帮助角膜接触镜验配者想象角膜的真实形态，以及由此更好地预测可能的荧光素染色配适结果。这在不规则角膜（但不限于）尤其准确，如角膜扩张。图 3-16 中显示的是圆锥角膜患者的右眼，矢状图（图 3-16A）上很小的红色区域看起来像角膜下方的中央周围的一个局部"高地"。但所有红色区域真正意味的是在该区域有陡度。在这个案例中，陡峭实际可能意味着"凹陷"而不是高度。在高度图中（图 3-16B），被确认是眼前佩戴了一个硬性透气接触镜 [在此案例中非球面硬性透气接触镜离心率 0.98，基弧 7.40mm，直径 10.2mm（图 3-16C）]。因此，这个角膜表现出在表面上的一个"高"的区域，而其实正好在高度区域下方是一个很明显的凹陷。该病例说明，在矢状图中显示的"红色"并不总是高度，而有可能是一个凹陷。

有学者认为高度图实际上是区分圆锥角膜和透明角膜边缘变性（pellucid marginal degeneration，PMD）的一个好方法。在 PMD 中，曲率图有时在角膜中央处显示出伪"红"区，它可能被解释为高度，而实际代表的是凹陷。另外，角膜地形图是基于正常角膜做的假设，它不适用于像 PMD 这样的不规则角膜，可能导致部分错误的描述。即在 PMD 中看见的经典"亲吻鸽"图案可能是"伪造"的且未必代表真正的角膜形态。图 3-17 是图 3-16 中同一患者的左眼。此外，高度图能更好地表示和模拟眼睛戴上硬性透气接触镜后实际的荧光素染色情况（离心率 1.3，基弧 6.2mm，直径

10.2mm 的非球面硬性透气接触镜）。同时为了更好地反映角膜散光以便看出哪个区域比其他区域更深（不是更陡峭），高度图是有用的。在图 3-18 中，高度图中的蓝色区域对应荧光素染色中的绿色区域，代表淤积，如镜片后表面与角膜之间的空隙。因此，高度图在角膜接触镜的验配中可能是一个非常强大的工具，尤其是在（但不限于）不规则角膜中。

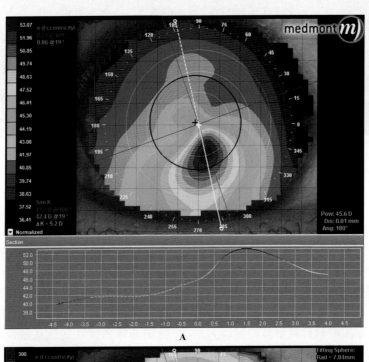

A

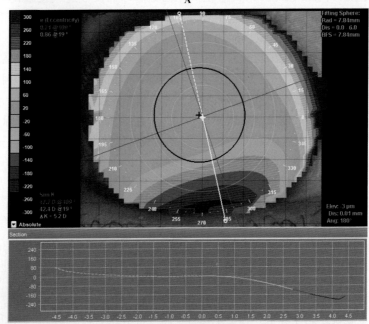

B

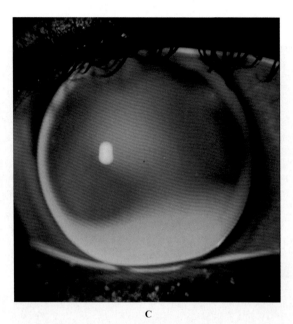

图 3-16　A. 矢状地形图，圆锥角膜患者的右眼；B. 同一眼的高度图；C. 同一眼的硬性透气接触镜的荧光素染色图（由太平洋大学视光学院的 Patrick Caroline 和 Randy Kojima 提供）

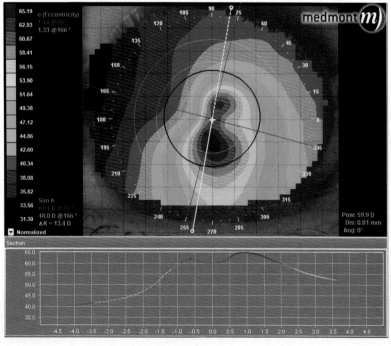

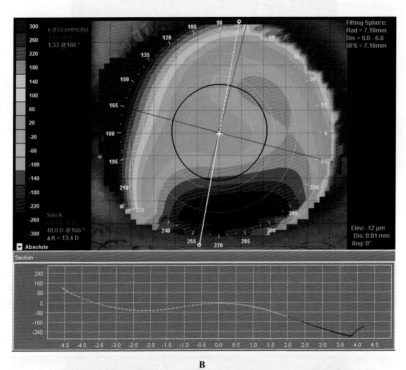

B

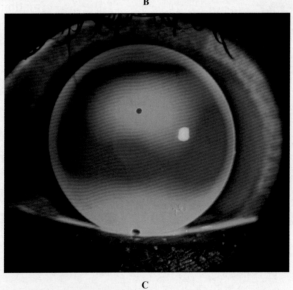

C

图 3-17　A. 矢状地形图，一个圆锥角膜患者的左眼；B. 同一眼的高度图；C. 同一眼的硬性透气接触镜的荧光素染色图（由太平洋大学视光学院的 Patrick Caroline 和 Randy Kojima 提供）

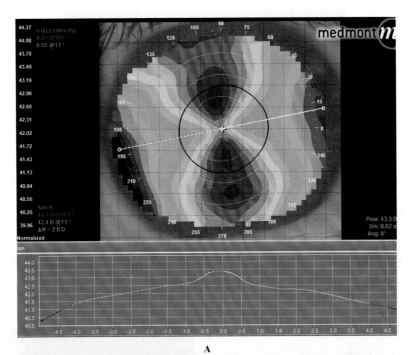

A

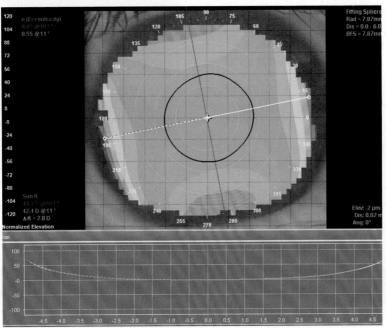

B

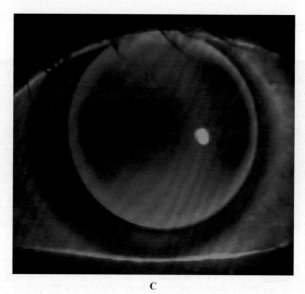

C

图 3-18　A. 矢状图；B. 同一患者的高度图；C. 同一眼的硬性透气接触镜的荧光素染色（由太平洋大学视光学院的 Patrick Caroline 和 Randy Kojima 提供）

（三）角膜不规则指数

当评估角膜地形图时，操作者不应太过关注颜色的差异，而应主要关注对称性，由此判定某角膜是否扭曲。图 3-14 是一个垂直子午线比水平子午线颜色更暖的标准角膜地形图，代表角膜散光。这是一个典型的 8 形图，在这个案例中显示出对称性。因为暖色调代表陡峭的曲率，图 3-14 表示的是顺规角膜散光。水平和垂直子午线之间的差值是 0.36mm 或 2.13D。在图 3-19 中，水平与垂直曲率之间几乎有同样的差值（0.34mm 或 2.38D），但仅单在垂直子午线上，也有 1.55D 的差值。这个地形图是非对称的。它暗示了这个角膜是潜在不规则性的，不管它是先天性的还是后天获得的。同一子午线上差值 1.40 ～ 1.90D 的角膜属中度不规则，但怀疑有圆锥角膜；而同一子午线的非对称性超过 1.90D 的角膜被认为不规则且高度怀疑有圆锥角膜。

因角膜表面的不对称影响其临床意义的判断并不常见，角膜地形图提供的指数还可以帮助操作者分析角膜表面。发现不规则角膜和圆

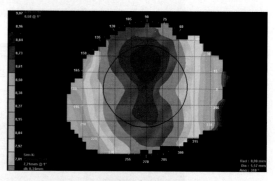

图 3-19　垂直子午线上的不对称

锥角膜最常用的指数是 I-S 值（下方 - 上方值），它通常用来比较角膜上半部的五个点与其下半部的五个点。一些地形图用 SAI 值（表面非对称指数）评估相对的半子午线之间的差值，是另一种角膜的一半与另一半比较的方式。有些地形图中使用修正的 Rabinowitz/McDonnell 检查，本质上同 I-S 值是一样的，但它增加了左右角膜屈光力的差值。在圆锥角膜上，通常是一眼的进展较另一眼快，如果两眼角膜屈光力的差值超过 1.00D，也可以考虑为圆锥角膜。

除此之外，为了检测不规则角膜，分析主

要散光轴位间的角度也很有意义。尽管在正常角膜上，也能观察到偏差，但散光的轴位通常相当直。但如果散光轴位间的角度与垂直偏差很大，不规则角膜的可能性则会大大增加。如果散光轴位角度与垂直偏离超过 21°，SRAX 指数考虑该角膜肯定是不规则的并疑似圆锥角膜，将它与 I-S 值结合在一起可预测圆锥角膜风险。

KISA 是另一个指数，它也基于散光角度结合 I-S 值，但仍是从绝对角膜曲率计值来考虑问题的。一般更陡峭的曲率在圆锥角膜患者中比在正常角膜中更常见。

另一个检测圆锥角膜的方法是查看角膜地形图提供的 e 值（详见角膜接触镜操作中的角膜地形图，本章中只讲角膜形态）。高 e 值在圆锥角膜中很常见。Dao 等发现，当眼镜 e 值 ≥ 0.8 时，确定为圆锥角膜的特异度（98%）和敏感度（97%）均很高。这种异常 e 值在视力 1.0 的圆锥角膜眼上可观察到，而裂隙灯检查却看不出异常。

PMD 是另一种角膜变性，很多临床症状和表现与圆锥角膜相似。PMD 的角膜地形图与圆锥角膜的地形图不同，PMD 的陡峭曲率通常见于角膜周边部，有时形态像一条平行于角膜缘的陡峭线。弧集中于角膜的中心。它被学者描述为"亲吻鸽"图案。易混淆的是，在偏中心椭圆形锥的圆锥角膜患者眼上也能看到此图（请参见本章前文"高度图"部分）。常用高度图区分圆锥角膜和 PMD。通常，在圆锥角膜上从角膜中心（顶点）到角膜最陡部（峰值高度指数，PEI）的距离是 1.95mm，然而，在 PMD 中，平均为 3.5mm。区分 PMD 和圆锥角膜很重要，因为角膜接触镜的配适方法可能完全不同。除地形图外，波前像差仪，尤其是与角膜地形图相结合使用时，对早期预测圆锥角膜和（或）PMD 方面，可能是一种非常有价值的工具。

在为圆锥角膜患者验配角膜接触镜时，通常很难获取准确的圆锥顶点的曲率数据。因为大多情况下圆锥顶点都不在角膜的中心，且中心角膜曲率不准确（包括模拟 K 值）。如移动光标至地形图上角膜圆锥顶点处，可能所读取的局部 K 值能提供更好的参考。但此法仍有局限性，因为角膜地形图是假设角膜顶点接近或在角膜的几何中心处的。而圆锥角膜中情况通常不这样，操作者可让患者看向与圆锥相对的位置，这样人为地让圆锥顶点位于地形图的中央。很显然这样描述出的角膜几何形态并不真实，但它能提供圆锥顶点最接近实际的曲率值。

当验配双焦点或多焦点角膜接触镜时，了解准确的角膜顶点位置非常重要。如果该顶点与角膜的几何中心不一致，如圆锥角膜，最好避免验配双焦点、多焦点角膜接触镜，因为这些镜片的光学中心需要与角膜的光学中心匹配。如果达不到这个要求，改用转换镜片更合适。

评估角膜规则性的指数还有表面规则指数（surface regularity index，SRI 值），是将中央 4.5mm 瞳孔区的每一点屈光力与它邻近的点相比较。这个指数与视力最相关。正常角膜的 SRI 值低（＜1.0）。类似 SRI 值的指数还有角膜均匀指数（corneal uniformity index，CIU）和潜在视力指数（potential visual acuity，PVA 指数）。Holladay 指数是用一个最佳拟合椭圆来拟合所测量的角膜，可同样给出 PVA 指数的预测。这些指数被广泛运用在屈光手术中。

七、角膜接触镜验配中的角膜地形图

目前，接触镜对角膜的影响在屈光手术体系中已经被广泛认同。角膜接触镜佩戴者常被要求在手术前停戴数周以便让角膜恢复基准形态。荷兰的一家屈光手术中心报道，所有因屈光问题而进行再次治疗的患者中，95% 的患者之前是角膜接触镜的佩戴者（Lafeber R. Personal communication，2004）。

（一）佩戴硬性透气接触镜时角膜的改变

许多研究者报道了硬性透气接触镜佩戴者的角膜地形图改变。硬性透气接触镜引起的角膜地形图改变主要是因为镜片对角膜的机械压力而不是缺氧。缺氧问题在聚甲基丙烯酸甲酯（polymethyl methacrylate，PMMA）镜片中更显著（引起高达 98% 的角膜发生水肿），通常可致角膜扭曲和角膜翘曲。同样，PMMA 镜片的佩戴者是最难重新配适其他角膜接触镜或行屈光手术治疗的，但幸运的是，这种情况现今已经很少见。在这些案例中，建议短暂停戴 PMMA 镜片后，再用硬性透气接触镜重新配适。当前，建议在行激光手术前停戴硬性透气接触镜至少 8 周。停戴后，每两周复查两次角膜地形图，直至角膜地形图趋于稳定，即较上次复查的地形图变化不超过 0.50D。这也表明在验配每个角膜接触镜前，拍摄基准角膜地形图的重要性。

为了避免引起角膜改变，应定期用荧光素评估硬性透气接触镜的配适状态。在任何时候都应避免过紧配适。已证实，在短期佩戴比最平子午线陡峭 0.3mm 的硬性透气接触镜后可引起角膜变陡。在近期一项角膜塑形镜的研究中，睁眼戴镜 10 分钟内，患者中央角膜明显变平 [（−0.61±0.35）D]，它证实了角膜上皮的脆弱性及它能被塑形改变的速度。平坦配适同样也会引起角膜改变，另外，更容易引起偏中心。硬性透气接触镜是设计和配适在中心角膜上的。偏中心意味着镜片和角膜没有相互对准。因此，应尽可能避免偏中心。一个偏中心硬性透气接触镜的地形图很容易混淆为圆锥角膜地形图。通常，如果镜片偏角膜下方，那么平坦曲率位于角膜下方而陡峭曲率将会在相反方向观察到（上方）。

另一个硬性透气接触镜可能引起角膜改变的情况是当一个球面透镜被佩戴在一个散光角膜上时。顺规角膜散光中鼻侧和颞侧的机械压力能引起明显的角膜改变。角膜可贴合镜片后表面的形态，因此刚取下硬性透气接触镜后，拍摄的角膜地形图通常是不准确的。可能存在角膜散光，但是被硬性透气接触镜抑制了。通常几天后，原始的角膜散光开始再现。

一些后表面非球面的双焦点和多焦点接触镜是引起角膜翘曲的硬性透气接触镜的例子。由于镜片后表面的高离心率，通常建议比 K 值陡峭 1.00D，2.00D 甚至 3.00D 的配适。而在

硬性透气接触镜的配适中，验配者通常试图避免陡峭配适，应注意在用这些接触镜时陡峭配适是可接受的。此法可引起角膜地形图改变，在角膜中周部上皮细胞通常被抑制，角膜中央部厚度增加。原则上，这属于远视性角膜塑形镜，但佩戴镜片不是为了纠正远视。因此，佩戴该镜会偏中心并引起严重的角膜扭曲。这些角膜需要花数月才能恢复至它们的基准值。幸运的是，这个类型的接触镜在现今角膜接触镜的验配中已不常见。

（二）佩戴软性接触镜时角膜的改变

软性接触镜下角膜地形图的改变比戴硬性透气接触镜的改变更少为人所知，因而常被忽略。如果密切监测，可发现很多改变。Schornack 估计 27% 角膜翘曲发生在软性接触镜的佩戴者。这些地形图的改变被认为主要是由于低氧造成的，而且确实更多见于传统型角膜接触镜，尤其是厚且低透氧性（Dk 值）材质的佩戴者。例如，角膜地形图的改变通常见于传统材质的棱镜压载环曲面软性接触镜。一般来说，在考虑屈光手术前，建议至少停戴软性接触镜 2 周，随后进行以 2 周为间隔的复查以评估角膜的稳定性。变化 < 0.50D 通常被认为角膜情况稳定。Ng 等的一项研究显示，停戴软性接触镜后，稳定屈光状态平均需 10.7 天，稳定角膜曲率计值需（16.2±17.5）天，稳定角膜地形图测量值需（28.1±17.7）天。角膜厚度（用 7μm 的环形带）需要（35.1±20.8）天稳定。

本章后文的病例介绍了一名患者佩戴软性接触镜后引起角膜扭曲的例子，扭曲在停戴 2 周后消散。然而由于这一痛苦经历，该患者再也不愿佩戴角膜接触镜。戴软性接触镜后引起的角膜地形图改变通常是很轻微的，但这些患者也应常规检测地形图。角膜曲率计的反射像扭曲是首发临床信号，但通常在角膜中央处很小的区域（通常 3mm）发生，且无法分类。

角膜地形图的测量区域更大（即使不是整个区域），且一张差异图能敏捷准确地识别细

微的角膜地形改变。图3-20是一例少见的案例，在传统环曲面软性接触镜下发生严重周边角膜中断，甚至不用角膜地形图也能看出。

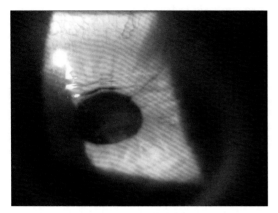

图 3-20　在传统环曲面软性接触镜下一例少见的严重的角膜中断案例

随着硅树脂软性接触镜的运用，低氧相关的角膜翘曲病例已减少，或已基本根除。然而，早期硅树脂软性接触镜由于相对传统水凝胶而言的更高塑性材质，可引起一种不同类型的扭曲。周边角膜改变尤其常见。

为了更好地适应每位患者的角膜形态，同时减少软性接触镜下的角膜翘曲，软性接触镜被分为下述三组。第一且最大的组是现存货镜片组，这些镜片属于传统诊断组并且都是可抛弃型镜片。第二组是有扩展参数的软性接触镜，这些镜片超出传统标准诊断组，但通常因设计等因素而被限制。第三组是定制镜片组，这些镜片是基于角膜地形图数据为个体角膜个性化制造的。例如，圆锥角膜很确定的是属于个性化定制片类。生产这些个性化定制镜片，在现有的技术条件来看，几乎是没有任何难度和技术限制的。针对圆锥角膜的后表面象限确定软性接触镜，无论何种处方（球镜或柱镜），目前都可制造，即使是硅水凝胶材质。

角膜地形的改变也可能成为接触镜佩戴者的优势。水凝胶接触镜被证实也能产生角膜塑形镜样的图案。据报道，无意间将硅水凝胶接触镜内面戴在外面的患者的屈光力发生改变，通常可出现近视改善。该现象由 Patrick Caroline 在 2003 年 7 月英国隐形眼镜（接触镜）协会会议上首次描述。操作者应注意该现象，当硅水凝胶接触镜内外戴反时，舒适度没有降低。该现象在佩戴高度近视硅水凝胶接触镜时更明显，并且地形图的改变很难与一个（成功的）高透氧性角膜塑形镜区分。

图 3-21 是一个 CIBA 焦点夜戴和日戴镜（基弧 8.4，-10.00D，直径 13.8mm），有目的地内外反戴 30 天。图中右侧的差异图显示，在地形图中央近视度数减小了 3.12D。目前正在研究这些透镜能否用来有目的地改变角膜形态从而暂时减轻近视。

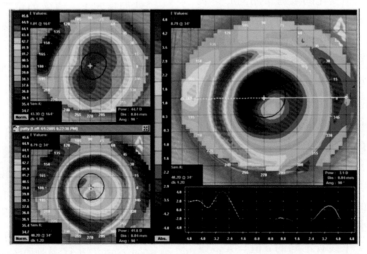

图 3-21　一个高负度数硅水凝胶接触镜有目的地内外反戴连续 30 天，表现出一个角膜塑形镜样差异图（由太平洋大学视光学院 Patrick Caroline 提供）

（三）基于角膜地形图的角膜接触镜的配适

在用接触镜与角膜形态试戴配适时，慎重的镜片选择是成功验配的基础。如前所述，对于硅水凝胶透镜和传统的透镜确实是这样。至于硬性透气接触镜的验配，遵循角膜的形态更为重要。

1. 关于角膜形态　硬性透气接触镜验配的主要目标是尽最大可能遵循角膜形态并且将压力平均分配于整个角膜上皮。接触的表面积增加时，镜片重量被分布于角膜上的区域也增大。此时接触镜施加到角膜上每单位表面积的压力是最小的，而且降低了发生角膜扭曲的可能性。

验配常规硬性透气接触镜的目标是尽可能避免角膜改变。为此，了解角膜形态是非常重要的。目前，分析角膜形态最佳的设备是角膜地形图。有些学者尝试修正手动角膜曲率计以达到此分析目的，经证实其用途依然有限。尽管很多 Placido 盘系统的设备不能测量角膜的远周边部，但通常能测量出接触镜静态位置的角膜曲率半径。

正常角膜表面形态通常为横椭圆形（prolate），即从中央到周边逐渐变平坦。在查看一幅平均角膜地形图时显而易见的一种现象是，在角膜地形图周边部的冷色调表示周边部曲率变平坦。平坦变化的量通常用离心率表示，通常记为 e 值。一个椭圆的 e 值是用中央曲率和周边曲率加上周边曲率测量点至中心的距离（角度）计算出来的。正常角膜 e 值约为 0.43，通常范围为 0.40～0.57。但 e 值在个体间差异很大，理想的状况是，在验配角膜接触镜前测量和评估每只眼的 e 值。例如，俄亥俄州立大学调查了 683 名儿童（年龄 8～15 岁）的角膜形态：大多数角膜朝着周边部逐渐变平坦，但 2 个角膜朝周边部变陡峭。看似屈光不正与离心率之间的关联性很小（高度数的近视表现出离心率变小）。

角膜的所有子午线有不同的 e 值。大多数的角膜地形图和自动角膜曲率计提供的是所有子午线的平均 e 值，虽然有些设备可提供每条子午线或每个扇形区的 e 值。e 值测量的主要缺点是地形图制造商对于他们计算 e 值的方式保密：它应该是基于矢状图，但无论是距中心的距离还是所使用的子午线通常无从得知，这意味着不同地形图的 e 值可能不同。遗憾的是，没有一个标准来定义角膜形态。

除此之外，e 值的另一个缺陷是它只能用来描述横椭球形。在另一种周边部较陡峭的角膜上或经角膜塑形镜或激光手术重塑后的角膜，其形态是竖椭球形。在这种情况下，e 值没有价值，由于数学计算，它只能定义形态比零（球面）大的区域。此时可用 p 值，它是根据 e 值直接推算出来的：$p=1-e^2$。用 p 值可以描述相同的形态，但应该记住一个圆的值现在是 1 而不是 0。所有横椭球形的 p 值＜1，且竖椭球形的 p 值＞1，它与 e 值正好相反。操作者可能会在国际文献中看到用 p 值替代 e 值的情况，应注意到它与 e 值的意义相反。

另一个描述角膜非球面性的方法是 Q 值。Q 值的来源：$Q=p-1$，或 $Q=-e^2$。负 Q 值代表横椭球形，正 Q 值代表竖椭球形，球形的 Q 值仍是 0，与 e 值相同。因此 Q 值比其他两种形态描述符号更具优势，而且可能被视为描述角膜形态的一个标准指数，尤其是在角膜塑形镜和屈光手术实践中。

然而事实上，真实的角膜形态不是简单定义的一个标准的椭圆。尤其越接近周边部，它的形态越复杂且越不易预测。角膜的形态通常在中央部接近圆形，朝着周边部以不同的率（通常率逐渐增加）变平坦。Zernike 多项式常被用来描述角膜上更多的细节，但这些复杂的数学公式也有其限制性，且正在发明更新的角膜形态数学定义。然而当人工验配硬性透气接触镜时，这些复杂公式的临床用途是有限制的。因此，对角膜离心率的描述而言，形态参数仍是首选且其有助于更好地了解角膜的平坦变化情况。在角膜接触镜的验配中，e 值仍是最常用的参数，并且大部分角膜地形图和自动角膜曲率计目前都用 e 值。

一般来说，操作者可将由角膜地形图或自动角膜曲率计提供的 e 值进行平方，由此可得知正常角膜周边部的平坦变化量。e 值 0.4 表明在 30° 处角膜从中央到周边变平了 0.16mm。e 值 0.6 代表变平坦了 0.36mm，e 值 0.8 表示在周边变平坦了 0.64mm。由此得出，e 值越大，平坦变化越快。这也表明小 e 值的临床重要性低，随着 e 值变高其重要性也增加。

为了遵循角膜形态，应该尽可能依照角膜的平坦变化量。将球面角膜接触镜（三弧、四弧等）佩戴在非球面角膜上可能会在角膜周边部发生摩擦。因为大多数角膜朝周边部逐渐平坦，理论上来说，大多数透镜也应该是非球面的。在实践中，通常意味着应选择与角膜 e 值最接近的接触镜。如果没有最准确 e 值的镜片，那么应选更高 e 值的接触镜（更平坦的接触镜配适）而不是选更小 e 值镜片。通常，针对正常角膜生产的非球面硬性透气接触镜的 e 值一般为 0.4 ~ 0.8，圆锥角膜眼的 e 值更高。可用接触镜的 e 值的普通间隔是 0.15 或 0.2，但有些厂商允许验配者定制 e 值，如果需要，e 值可小至每 0.05 一级。

非球面接触镜的形态准确地遵照环形纹样式。在双焦点和多焦点透镜的验配中，了解角膜的 e 值也非常重要。后非球面双焦点接触镜是为正常角膜设计的（如 e 值 0.43）。此类设计的接触镜为高 e 值（即越靠近周边部越平坦）。因此，接触镜需更陡一些（如前所述）。然而，角膜 e 值异常小或大，会导致镜片的配适不良甚至会导致多焦点接触镜近附加作用消失。

有些接触镜设计软件程序允许验配者为不同区域选取不同的 e 值。这样，可以更严密地遵循角膜形态（因为角膜通常不是一个完美椭圆形）。此法在验配圆锥角膜眼时非常有价值，因为在圆锥角膜上不同子午线的 e 值的差异非常大。

在硬性透气接触镜的佩戴中，3、9 点钟位染色是最常被报道的并发症之一，且很难改善。多位学者认为，理论上非球面设计的接触镜有助于控制 3、9 点钟位染色。首先，后非球面设计可能更接近角膜的形态，减少接触镜与周边部角膜之间的接触区域，且由此提高泪液置换和角膜的湿润性。更进一步说，非球面设计的接触镜能尽量减小眼睑与接触镜的相互作用，从而降低习惯性眨眼的不适感及干扰作用。同时，非球面接触镜相对减少的边缘翘起可致桥接作用减少（上眼睑桥接在接触镜边缘与角膜之间的间隙的作用）和接触镜镜片边缘泪新月形成。

简而言之，为避免硬性透气接触镜引起角膜地形改变，应尽可能遵循角膜的形态。通过用非球面接触镜来匹配角膜与接触镜形态有助于达到目的，同时也有助于控制 3、9 点钟位染色。因此，角膜地形图是相当有用的。

2. 角膜散光　关于遵循角膜形态的另一个原因是角膜散光。处理角膜散光的原则与处理角膜形态的原则相同：镜片的压力平均分布于角膜表面。非环曲面角膜接触镜佩戴在顺规散光角膜上会在水平子午线上产生压力。

针对验配后环曲面透镜的角膜散光度设立一个普遍规则并不容易。教科书认为，当角膜散光达 2.50 ~ 3.00D 或更大时，应验配环曲面透镜。然而，环曲面透镜容易导致角膜地形改变及镜片模糊。0.3mm 的陡峭配适（约相当于 1.50D 的陡峭配适）能引起明显的角膜改变。除此之外，角膜散光靠近周边部位时可能增加或减少，且由此影响配适特征。Szczotka 等发现周边部角膜散光是决定环曲面软性接触镜成功配适的主要因素之一。由于硬性透气接触镜多定位于角膜周边部，此影响在硬性透气接触镜中也不应被忽略。当验配硬性透气接触镜时，中央角膜散光要比角膜缘至角膜缘的角膜散光容易处理（图 3-22）。角膜地形图能辅助评估周边角膜散光度。澳大利亚布里斯班昆士兰大学的研究者们研究了周边角膜散光且发现 38% 的角膜中央和周边都是球面的。21% 是靠近周边部有着稳定散光的环曲面角膜。然而，15% 的角膜中央是球面，周边是环曲面，22% 的角膜中央环曲面朝向周边部位散光减少，并且

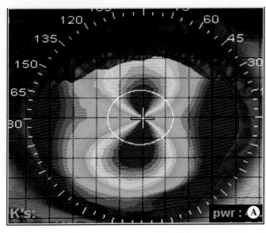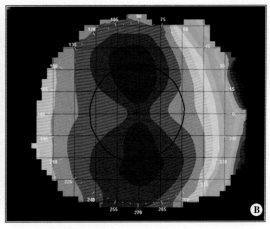

图 3-22　中央（A）与周边（B）角膜散光

4%的角膜朝着周边部散光增加。尽管它是一个小样本，但它清晰地表明，存在不同类型的角膜散光。除了常规角膜接触镜（硬性透气接触镜和软性接触镜）的验配中，不同类型的角膜散光在角膜塑形镜及双焦点和多焦点接触镜的验配中也非常重要。在这些情况中，可以预测镜片偏中心的风险，它很大程度上影响接触镜的配适。如果没有角膜地形图，作为一种替代，验配者可将一个标准的球面试戴片置于被检眼上，通过荧光素染色来判断角膜散光度，以及是否可接受。

当发现有明显的角膜散光时，最佳选择通常是全部后环曲面设计的接触镜。考虑到曲率半径和 e 值，镜片最平子午线通常验配得与角膜相符或更平坦。为了保证镜片活动度，也为了补偿泪液与透镜材料间的屈光指数差异及预防诱发散光，其他子午线通常配适得比最平子午线更平坦。常用法则是，取 2/3 的角膜散光与最平坦子午线曲率相加，计算出最陡峭子午线。然而在当今高度先进的车床技术下，在镜片的前表面补偿诱发的散光，技术上是没问题的。因此，当配适角膜接触镜时，验配者不应担心诱发散光。在最陡子午线上配适比最平子午线稍微平坦的后光学区半径，有助于提高镜片的活动度，但应限制在约 0.75D。

新近研发的带有一个球面和一个非球面子午线的周边或边缘环曲面后表面几何设计的接触镜，可用于低度角膜散光，尤其是有周边角膜散光时。通常，一条子午线与低 e 值或零 e 值配适，而最平的子午线与 e 值为 0.6～0.8 配适。验配技巧是使用可提供更多的平坦的高 e 值接触镜且由此矫正更多的周边散光。同时，因散光向周边部位逐渐增加而使用大直径的镜片。值得注意的是，当用眼镜曲率半径测量评估时，这些透镜中央是球面的且在周边部才开始偏离球面。一些角膜地形图检查时提供角膜接触镜支架，放置在颏托上，用来评估角膜接触镜的表面情况。然而，大多数角膜地形图采用的是假定角膜形态的方法，由于与凸起的角膜形态相比，接触镜的后表面是凹陷的，因此可能引起误差。为评估透镜戴在眼睛上时的位置，它的最平坦子午线刻有标记；这些透镜在佩戴时的旋转性通常有限。另一个在散光角膜上使用后表面环曲面几何设计的原因是它提高了透镜的中心定位。尤其在顺规散光中，透镜多定位过高或过低。

总之，为了减少接触镜对角膜上皮的影响，应充分考虑角膜散光。教科书一般建议验配者当角膜散光 2.50D 或 3.00D 甚至更高时选择后环曲面设计的透镜，但很容易导致角膜地形的改变和眼镜模糊。当验配后环曲面透镜时，应考虑角膜周边散光量。针对不同的角膜形态，始终有不同类型的后表面环曲面几何设计的透镜可供验配者挑选。

3. 舒适性，角膜地形图及接触镜配适　荷兰的马斯特里赫特大学的一项研究调查了硬性透气接触镜的配适状态和戴镜舒适度之间的关系。这项研究的第一个问题是，当仅仅用中央 K 值读数验配时，可接受的镜片配适的百分比是多少？第二个问题是角膜地形图提供的信息是否有助于找到最佳镜片配适？此外，精确的硬性透气接触镜配适能提高戴镜舒适度吗？

所有基于传统计算的首次配适中，只有40% 可接受（最佳配适或不理想配适）。在不可接受配适中，15% 需要调整后光学区半径以达到可接受配适。28% 需要用非球面设计代替多弧镜片（multicurve，MC）以达到可接受配适，17% 因荧光素染色显示散光很大而需更换为后环曲面设计。尽管最大的中央角膜散光仅为 1.83D。在这些案例中，周边角膜散光对镜片的配适影响很明显。

相较基于角膜地形图数据验配而言，单纯基于角膜曲率计的验配案例中，88% 需要更改配适，更改镜片参数的原因是基于角膜地形图高度数据的角膜形态和来自角膜曲率计读数的透镜形态间的中周部的差异。即如果使用角膜地形图数据验配，原需要更改配适的案例应该可以达到最佳配适。

研究中的下一个问题是，准确的配适可以提高舒适度吗？在首次复查和 2 周复查时，最佳配适和不理想配适间无显著统计学差异。即开始（达 2 周）时间段接触镜配适的准确性对戴镜舒适度不重要。

然而，戴镜 3 个月后，在舒适度评级中最佳配适组得分 7.7 分，而不理想配适组是 5.7分。在最佳配适组中首次复查的舒适度（5.2分）和 3 个月后复查的舒适度（7.7 分）之间有显著统计学意义。在不理想配适组，舒适度从配发镜片（6.1 分）到 2 周后复查（6.3 分），只有很小的短暂的提高，而 3 个月后，舒适度甚至轻微下降至 5.7 分（但无显著统计学意义）。

为了进一步分析舒适度，在 3 个月时根据所戴镜片的几何形状将患者细分成三组。在首次复查时，发现舒适度与镜片的几何形状无关。在非球面几何透镜组（AS 组），舒适度从配发时（5.6 分）到戴镜 2 周后回访时（7.5 分），显著提高。尽管多弧几何透镜组（MC 组）在同样的时期内，舒适度从 5.9 增加至 6.7 分，但这个增加没有显著统计学意义。两组在首次验配和 3 个月后的复查期间，舒适度都显著提高。

相比于其他两组，在不可接受的荧光素染色图案的标准设计透镜组，舒适度在首次配发（4.8 分）和 2 周后复查（5.0 分）间几乎没有提高。这时，镜片更换为后环曲面设计的透镜。由于角膜曲率读数上相对较低的中央差异，故选取周边环曲面透镜（两条子午线上两个不同的 e 值）。从在 2 周复查更换透镜时到 3 个月复查时，舒适度明显提高，且这个舒适度提高（2.3 分）在统计学上有显著差异，最终达 7.3 分，与其他两组的平均舒适度得分相等。

结论：在前 2 周内，最佳配适组和不理想配适组间舒适度无差异。然而，3 个月后，在十分制评分标尺中两组间有 2 分的差异，这是一个临床和统计学的显著差异。它暗示在硬性透气接触镜的验配中即使很小的改进也会影响戴镜舒适度。

这项研究的另一个结果是中央角膜散光度小的角膜由于朝周边部角膜散光逐渐增加而显示出环曲面荧光素染色图案，并且由此更适合用现代后环曲面设计的透镜，相较球面设计可以提高舒适度。

八、总结

角膜地形图的评估是角膜接触镜成功验配不可缺少的部分。虽然角膜曲率计提供的信息（尽管相当有限）在决定所用镜片的设计和评估角膜扭曲时有所帮助，但角膜地形图在提供角膜形态信息及观察一段时间后角膜地形的细微改变这些方面的用途是无价的。角膜地形图设备的不断改进已经使得透镜设计软件程序能设计出为复杂角膜配适的接触镜。未来角膜地形图评估方面的进展将会更激动人心。

临床病例

【病例】

患者，女，49 岁，软性接触镜佩戴者，来院做眼部检查，主诉左眼视力下降。因不明原因的视力不佳而由验光师转诊至笔者，过去一直佩戴传统材质的球面月抛镜片。图 3-23A 所示的是刚取下接触镜后的角膜地形图。戴接触镜的最佳视力是 20/50，取下接触镜后验光度 OS：−4.75-1.75×040 20/50，视力无提高。生物显微镜检查角膜未见异常，但地形图上中央部位的不规则解释了患者视力下降的原因。

停戴 2 周后，角膜恢复至原来基线水准（图 3-23B），表现出有限的中央角膜散光的对称地形图，且视力恢复至 20/20。遗憾的是，这名患者因此事件放弃继续佩戴角膜接触镜，这原本是可以避免的。

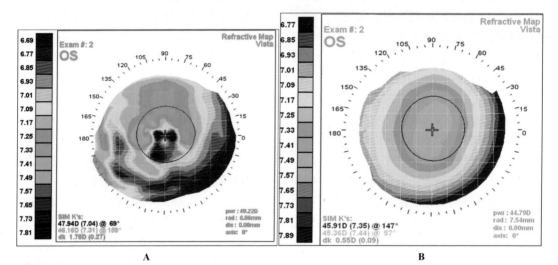

图 3-23 （A）佩戴软性接触镜引起的角膜翘曲。（B）同一只眼 2 周后的地形图（Marco Van Beusekom 提供）

临床判断掌握相关技术项目备忘一览表

- 目前在角膜地形图方面已经有很多新进展，它们可与波前像差仪结果整合从而在接触镜验配中发挥显著作用。
- 通过评估角膜图像的扭曲程度，角膜曲率计能够提供一些验配硬性透气接触镜镜片所需的初始信息，同时也能提供一些关于角膜的规则性、泪液质量的信息，甚至也能间接指导软性接触镜的验配，了解镜片前表面情况。
- 反射角膜地形图，相较角膜曲率计而言，可提供角膜更大区域上的更多信息。
- 在使用反射角膜地形图时，为了使眼表面湿润良好，在测量前让患者眨眼几次非常关键（为达到没有干燥点的目的）。
- 环扭曲可发生在近睑缘的上方和下方。积聚在睑缘的泪液透镜可以引起局部陡峭从而误导角膜地形图。

- 矢状地形图在比较不同角膜间形态差异时较实用。切线图表示真实的角膜曲率数值，通常它比矢状图能够展示更多的角膜细节。这两种模式图在评估角膜塑形镜睡眠后的中心定位和诊断圆锥角膜上都有较多的应用。
- 佩戴软性接触镜引起的角膜地形图改变通常在中 - 周边部位。
- 角膜地形图系统可提供平坦变化的信息（e 值或离心率）。为了避免硬性透气接触镜引起角膜地形改变，验配时应尽可能遵循角膜的形态。用非球面镜来匹配角膜形态与透镜形态有助于达到目的，同时也有助于控制 3、9 点钟位染色。
- 决定是否用后表面环曲面硬性透气接触镜之前评估周边角膜散光非常重要。

（周 超 译）

第4章 透气性材料的选择

Edward S. Bennett

在进行配适、评估和患者教育之前，选择合适的镜片材料很重要。全面掌握透气性材料的优点和适用范围，包括材料特性和构成，在镜片材料选择中可以起很大作用。

一、硬性透气接触镜的优点、适用范围和局限性

目前在眼部护理实践中，硬性透气接触镜仍扮演着重要的角色，并且这一角色在将来仍可能持续。尽管球面设计镜片的使用者一直在减少，而控制近视增长、不规则角膜、老视等特殊镜片的使用者持续增多，伴随而来的是巩膜镜使用、设计者的显著增多。因此，在新验配和重新验配患者中，硬性透气接触镜的使用率在美国和国际上一直保持相对稳定，分别为9%和10%。

（一）优点

从传统意义上来讲，硬性透气接触镜有很多优点，包括视觉质量、眼部健康、稳定性和持久性，患者弃戴率低，经济效益高。

1. 视觉质量　很明显，如果配适合适，在所有视力矫正方法中，硬性透气接触镜视力最佳，并且大多数情况下，都是几乎无像差的视觉效果。对水凝胶材料和透气性材料进行对比研究，结果显示两者有显著差异，硬性透气接触镜的视力表现更好；该结论不仅来自患者的主观喜好，还对比了敏感度函数。决定不同类型接触镜视觉差异的主要因素是提供含水量极少甚至不含水的稳定折射面来保证较好的视觉质量。对比软性接触镜和硬性透气接触镜，对

于双眼已有的低阶波前像差，尽管两种镜片均会加大这种像差，但佩戴软性接触镜会诱发更多的高阶像差，而佩戴硬性透气接触镜会减少高阶像差。相比水凝胶镜片，虽然硬性透气接触镜不及可抛弃型镜片，尤其是日抛型镜片，但其能保持较好的镜片表面湿润性，可改善长期佩戴时的舒适性并减少沉淀物形成。如果屈光不正球柱比值≤2∶1，选用硬性透气接触镜则是一个不错的决定。如果角膜散光≥2.50D，用双环曲面设计有助于矫正视力的稳定。

2. 眼部健康　硬性透气接触镜具有诸多优点，包括不压迫角膜缘的总直径小的镜片、良好的镜片活动度使眨眼动作顺利完成进而促进良好的泪液交换并及时将代谢产物排出、较高的透氧性（不同材料透氧性不同）、良好的镜片表面湿润性等，这些优点已引起临床关注并进行了大量研究。结果显示，相比软性接触镜，硬性透气接触镜是一个较为安全的选择。它引起较少的角膜点染和周边角膜浸润，而这些问题在较紧配适的软性接触镜中并不少见。与水凝胶和硅水凝胶镜片相比，硬性透气接触镜角膜炎症性病变的发生率最低。在微生物性角膜炎调查中，佩戴硬性透气接触镜者角膜炎发生率较低，为1.2/10 000，而佩戴日戴型软性接触镜者，此症发生率为1.9/10 000；佩戴长戴型软性接触镜角膜炎发生率最高，为20/10 000。来自美国的几项关于佩戴长戴型镜片风险评估的研究表明，硬性透气接触镜感染性角膜炎的发生率最低。英国最近一项研究显示，与按计划更换型软性接触镜相比，硬性透气接触镜将微生物性角膜炎的发生风险减少了84%。且与软性接触镜相

比，硬性透气接触镜与铜绿假单胞菌和棘阿米巴的相关性较低。此外，对于巨乳头性结膜炎（又称接触镜乳头性结膜炎）的发生率，硬性透气接触镜也较软性接触镜低。

3. 稳定性 / 持久性　不同于软性接触镜，硬性透气接触镜不易裂损、变形或着色，因此不必频繁更换镜片。

事实上，据报道将近 50% 硬性透气接触镜佩戴者每 2～3 年才更换一次镜片。

4. 患者弃戴率低 / 经济实惠　目前接触镜从业者面临的挑战之一是如何在接触镜更换的过程中留住老患者。《隐形眼镜（接触镜）消费者公平法案》（Fairness to Contact Lens Consumers Act，FCLCA）授权从业者为他们的患者提供接触镜处方。随着互联网更换镜片量的增长，许多患者认为他们不再需要眼部护理从业者提供的专业眼部护理。然而，作为一种定制设备，硬性透气接触镜通过这些非常规渠道很难获取，据报道，仅有 1% 的邮购镜片是硬性透气接触镜。硬性透气接触镜处方参数具有多样性（包括基弧曲率半径、总直径和光学区直径、周边弧宽度和半径）显示了它的专业特性。同样的，尽管 FCLCA 规定每位接触镜佩戴患者都有权知道自己的镜片处方，但在最终处方出来之前需要的时间可能长达 1～3 个月。

证据表明，硬性透气接触镜佩戴者如果成功克服适应过程中的不适感，其弃戴率比软性接触镜低。另外，在眼部护理实践中，接触镜佩戴者比非接触镜佩戴者在眼镜上的花费高 50%，其中硬性透气接触镜佩戴者比软性接触镜佩戴者花费更高，主要来自眼部检查的需要，硬性透气接触镜佩戴者的复诊频率高，且其中购买框架眼镜的人数也比软性接触镜患者高。

（二）适用范围

1. 控制近视　除了 Katz 等的研究结论外，有多项研究均表明，硬性透气接触镜可以延缓近视度数增长。一项接触镜和近视进展的综合性对照研究中，儿童在随机分配到硬性透气接触镜组和软性接触镜组之前，已适应过硬性透气接触镜。随访 3 年，硬性透气接触镜组患者的近视焦度增长 1.56D，而软性接触镜组增长达 2.19D。进一步分析发现，大多数焦度增长发生在佩戴之后的第一年，且软性接触镜组和硬性透气接触镜组眼轴增长没有差异。因此，可得出结论：传统硬性透气接触镜可延缓青少年近视度数的增长，但并不影响眼轴长度。

硬性透气接触镜的一个更重要的益处是夜戴型角膜塑形镜，尤其对青少年，当然并不一定完全局限于青少年，最近研究表明夜戴型角膜塑形镜可降低近视焦度并且延缓眼轴增长。实际上，LORIC 和 CRAYON 两项研究均表明，随访 2 年，和对照组（既包括 LORIC 研究中框架眼镜佩戴者，也包括 CRAYON 研究中佩戴软性接触镜者和非角膜塑形镜者）相比，佩戴夜戴型角膜塑形镜的患者，其眼轴增长减少 50% 以上。Earl Smith 的研究证实，在近视患者眼轴增长的过程中，周边视网膜远视性离焦起了重要的作用。夜戴型角膜塑形镜可将这种远视性离焦转变为近视性离焦，因此，眼轴增长被延缓甚至被终止。近来还有几项验证性研究发现，佩戴夜戴型角膜塑形镜后发生的周边屈光改变在儿童和成人中是相似的，因此，周边视网膜近视性离焦可能是夜戴型角膜塑形镜控制近视增长的机制，提示潜在近视者可使用这种设计的镜片进行早期干预，不再需要矫正，除非出现老视。关于这个话题的更多信息，第 18 章和第 22 章还会介绍。

2. 术后 / 不规则角膜　当为术后患者和不规则角膜患者配镜时，硬性透气接触镜是最常见的选择。这些镜片的光学质量和硬质特性将提供一个更规则的屈光表面，因为它们具有塑形能力并且可帮助不规则角膜球面化。据圆锥角膜梯队协作评估（CLEK）项目统计，1100 多位圆锥角膜患者中，73% 是硬性透气接触镜佩戴者。与软性接触镜相比，已行屈光手术但仍需光学矫正的患者可以从硬性透气接触镜的高透氧性中获益。最近的研究确认，硬性透气接触镜会降低高阶像差并能增加圆锥角膜眼的光学质量。大量反几何设计的镜片整合了一个陡的第二弧半径，为那些屈光手术后、中央角膜明显比周边角膜平坦的患者提供了更好的配适效果和令人满意的镜片中心定位。同样，随着角膜地形图仪的使用，生产厂商已可能为由于圆锥角膜、外伤、穿透性角膜移植术后、屈光手术后，以及其他原因引起的不规则角膜制作出完全匹配的镜片，此外高透氧性镜片材料的出现可保证最大量的氧气传递到角膜。

3. 老视　几款为老视患者设计的硬性透气接触镜对老视患者有益。非球面多焦和分段环形设计使镜片的配适成功率＞75%。与渐进多焦点眼镜、单焦与双焦点软性接触镜相比，非球面多焦点硬性透气接触镜提供的高对比度视力、低对比度视力和对比敏感度都显著提高，且与佩戴框架眼镜的视力相等。随着制造工艺的进步，生产出较高下加光度的非球面多焦点镜片和中间矫正分段环形设计镜片成为可能，同时由于引进了多焦点透气性巩膜镜设计，其所提供的视力比多焦点软性接触镜更好，其初戴时的舒适感可与软性接触镜媲美。

4. 散光　硬性透气接触镜通过泪液填补角膜表面的不规则界面，能够矫正角膜前表面的散光。最近一项包括 20 例高度散光（平均散光度数为 −3.62D）患者的研究中，嘱患者分别佩戴环曲面软性接触镜和双环曲面硬性透气接触镜 1 个月，其中有 2 例之前就是硬性透气接触镜佩戴者，结果显示，19 例完成研究的患者中，11 例倾向于继续佩戴硬性透气接触镜，14 例更满意硬性透气接触镜的视力。

5. 软性接触镜转化　据报道，因视力差或巨乳头性结膜炎未能成功佩戴软性接触镜的患者最终都能成功地改配硬性透气接触镜；此外曾经有过眼部感染史的患者更适合佩戴硬性透气接触镜，他们也更倾向于佩戴较为安全的镜片。对散光软性接触镜矫正视力不满意的患者通常可成功地改配硬性透气接触镜。由于镜片旋转时影响视力，为矫正散光，尤其是对高度散光或球柱比值＜2∶1 的患者，不建议从业者还坚持为患者选择散光软性接触镜。这样的患者如果改配硬性透气接触镜会很快提升视力。如果能主动地对患者强调硬性透气接触镜在视力方面的益处，很有可能帮助患者成功验配该款镜片。第 5 章会讲到，如果在最初使用镜片前滴用表面麻醉药，有利于将最初的不适感减到最低。

（三）局限性

以上所列适用范围和益处使得硬性透气接触镜成为患者的首要选择。然而如前所述，2011 年美国硬性透气接触镜的验配量（新旧患者总量）仅占 9%。验配量低的主要原因是软性接触镜验配容易，同时其具有抛弃、更换方便的特点。当然，对消费者权益的日益重视和想要立竿见影的适配效果也是重要影响因素。而软性接触镜验配量较多的主要原因是软性接触镜验配和硬性透气接触镜的验配在最初的舒适度上有差异，影响患者对硬性透气接触镜的兴趣，同时从业者为患者验配硬性透气接触镜的信心也会有一定影响。

1. 最初舒适度　据报道，硬性透气接触镜弃戴最常见的原因是不舒服。初次验配硬性透气接触镜的感觉因人而异，从轻度感觉不适到重度不适和流泪都可能出现。然而对于软性接触镜验配者，由于有较大的镜片总直径使得眨眼时镜片活动度较小，最初的感觉更舒适一些。Andrasko 和 Billings 在新患者试戴硬性透气接触镜 20～30 分钟后，评估了众多影响因素，他们认为若试戴者主诉不舒服，包括试戴后的一段时间内感到不适，如眼睛痒等，那么该试戴者可能不适合佩戴硬性透气接触镜。这种不舒适可能成为后续问题，有时还会成为定制硬性透气接触镜前的一个评估因素。在最初翻眼睑、荧光素染色、眼压测定等检查过程中，如果患者有所顾虑和恐惧，那么他们可以考虑软性接触镜或让从业者为其制订一个逐步适应的计划。为使患者最初的不适感降到最低，笔者提供了 3 步程序：包括硬性透气接触镜展现给患者的方式，首次佩戴前滴用表面麻醉药，如果可能让患者体验一下佩戴第一副镜片的最佳感受，可以通过经验佩戴法或从库存中选择让患者体验，具体内容将会在第 5 章中详述。

最近几年，健康眼佩戴 13.5 ～ 16mm 直径巩膜镜片的数量不断增加，这代表着一种选择倾向：在获得较好视力的同时，患者更愿意佩戴具有和散光患者佩戴环曲面软性接触镜一样的最初即有舒适感的镜片。这些镜片拱起，离开角膜，接触结膜，而结膜敏感性比角膜小很多。2012 年，有 1 项包括 33 例熟练佩戴硬性透气接触镜的患者的调查，当被问及硬性透气接触镜最大的进步时，其中 29 例认为是巩膜镜片的出现，但他们更强调要为健康眼设计更新、更小的镜片，认为这一趋势应该持续很多年。

2. 无抛弃型　由于镜片有可能会丢失，偶尔会弯曲变形或是破损，硬性透气接触镜总需要有一副备用的镜片。软性接触镜则相对方便，因为大多数包装里都至少包括 6 副镜片。

3. 配适备库　软性接触镜设计的简单性使得其配适很容易，可以从备库里选择或更易于做微小的变动，用来判断它们是否成功改善了视力或是有良好的配适。患者可以佩戴试戴片回家，体验良好的视力感觉，试戴后再评估并决定最终的订片参数。硬性透气接触镜的定制特性要求从业者事先为患者订做镜片，如果参数需要调整则新镜片不得不重新订做。

4. 偶尔佩戴 / 化妆时佩戴　偶尔佩戴或间断佩戴时几乎不影响舒适度，这是软性接触镜的优点。同时它还可以改变或加强虹膜的颜色。但硬性透气接触镜由于镜片总直径较小，不能改变虹膜颜色。

5. 环境限制　硬性透气接触镜的另一个限制是对进入镜片下方的灰尘和碎屑很敏感。在灰尘较多、多风的户外环境工作的患者可能更适合佩戴软性接触镜；同样，经常运动的患者也更适合佩戴软性接触镜。运动员选择佩戴硬性透气接触镜时，建议采用大直径、边缘翘起低的镜片设计。

6. 睑裂变小　与软性接触镜佩戴者和非接触镜佩戴者相比，硬性透气接触镜会使睑裂变小。另外，有一项研究报道了 15 例上睑下垂的患者，他们均长期佩戴硬性透气接触镜。人们猜测睑裂变小可能是由于镜片移动的慢性刺激。在镜片移动过程中，长时间横向拉动眼睑可能导致上睑提肌的腱膜松弛。

二、材料特性

（一）透氧性 / 氧传导性

透氧性，也称 Dk 值，是接触镜材料的固有属性，与镜片大小、形态、屈光力无关。氧传导性（Dk/t）是描述镜片传导氧气量的指标，不仅受 Dk 值影响，还受镜片中心厚度（CT）的影响，数值上 $= \left[\dfrac{Dk}{CT（以 mm 表示）\times 10} \right]$。例如，具有相同材料和 Dk 值的镜片，如果 CT 不同，则其氧传导性也不同，假设 Dk 值为 40，CT 为 0.10mm，那么其氧传导性是 40。若 CT 值为 0.20mm，其氧传导性将下降 50%，变为 20。Dk 值的单位是 10^{-11}（$cm^2 \times mlO_2$）（$s \times ml \times mmHg$）（也被称为"Fatt"单位），Dk/t 的单位是 10^{-9}（$cm^2 \times mlO_2$）（$s \times ml \times mmHg$）。另一个评估氧气传导量的指标是等效氧分压（equivalent oxygen percentage，EOP），通过在体测量镜片和角膜之间泪液中的氧含量来预测不同材料和设计的镜片的角膜前表面的氧气量。EOP 的最大值是 21%。

历史观点认为，评估硬性透气接触镜 Dk 值的方法很多。早期的方法并不能补偿"边界层作用"和"边缘效应"带来的不精确性。由于上述效应通常会使 Dk 值偏大，导致接触镜的市场营销与推广和对镜片材料的研究不一致。此外，与参照镜片的校准工作从业者执行不严格也有关系。在 Benjamin 和 Cappelli 等的努力下，这些问题终于在 1998 年得到了解决，他们的工作被接触镜生产协会（Contact Lens Manufacturrers Association，CLMA）资助，通常被称为"CLMA 方法"。

当然，和水凝胶镜片相比，硬性透气接触镜的潜在氧传导性有很多优点。一般在相同 CT 的前提下，硬性透气接触镜能传递到角膜的氧气量是水凝胶镜片的 2 ～ 3 倍。这是因为，一方面，硬性透气接触镜材料有更高的 Dk 值，另一方面，每次眨眼都有多达 20% 的泪液循环。水凝胶镜片则不同，患者每次眨眼仅有不到 1% 的泪液循环。Dk 值介于 18 ～ 25 的硬性透气接触镜过夜佩戴角膜水肿量（10% ～ 12%）和许多长戴型水凝胶镜片相近，但是硬性透气接触镜在睁眼后水肿快速消退，而水凝胶镜片则消退缓慢，高透气性的硅水凝胶镜片的引进填补了这两者之间的差异。但有研究发现，Dk/t 为 90 的硬性透气接触镜的氧传导性相当于 Dk/t 为 125 的硅水凝胶镜片，角膜和巩膜镜之间的泪膜降低了氧的传导性，迫使佩戴更大、更厚镜片的患者要求更换为更高氧传导性的材料。

能维持角膜正常生理的最低氧分压是多少？研究显示，Dk/t 为 24（EOP 为 10%）可以满足日戴型患者的氧需求。因此，24 应该是临床医师的目标值。Dk 值为 30、CT 为 0.12mm 的镜片能达到此目标，Dk 值为 60、CT 为 0.25mm 的镜片材料也能达到。然而，如果是长戴型镜片，该值会升高很多，原来认为 Dk/t 达 87（EOP 为 17.9%）即可，最近报道认为该值需升到 125。因此，必须使用更高透气性的硅水凝胶材料和透气材料以满足长戴型患者的氧供需求。据发现，远视患者佩戴长戴型正水凝胶镜片后的角膜氧分压不及其角膜氧需求的 1/2。

硬性透气接触镜材料有不同的分类标准。Benjamin 依据在标准厚度 0.12mm 时 Dk 值不同将其分为 5 类；笔者则将其分为 3 类：即低 Dk 值（25 ～ 50）、高 Dk 值（51 ～ 99）、极高 Dk 值（≥ 100）。具体分类标准见表 4-1。虽然氧传导性对镜片的成功验配很重要，但应将其与其他影响因素综合考虑，包括良好的活动度、舒适的边缘设计、抗沉淀、不易扭曲和

变形等。

表 4-1	硬性透气接触镜透氧性 / 传导性分类标准	
BENJAMIN[1]	BENNETT
低 Dk 值：< 15	低 Dk 值：25 ～ 50
中 Dk 值：15 ～ 30	高 Dk 值：51 ～ 99
高 Dk 值：31 ～ 60	极高 Dk 值：≥ 100
超高 Dk 值：61 ～ 100	
极高 Dk 值：> 100	

1 假定镜片中心厚度为 0.12mm

（二）表面湿润性

表面湿润性是评估材料随着瞬目将泪膜黏蛋白平铺到接触镜前表面的能力。该黏蛋白层是必需的，其出现在泪膜提高了角膜表面张力，从而促进泪液的扩散。良好的湿润性能对于镜片的成功验配非常重要，可以提升视力、提高舒适性、保持角膜的完整性。保持良好的湿润性对聚合物化学家、生产厂商及临床医师尤为重要。事实上，一次全国范围验光师的调查中，当问及硬性透气接触镜改善方面有什么最大需求时，参与者传达了希望有较好湿润性镜片材料的愿望。如果镜片表面的泪膜在瞬目后迅速蒸发，黏蛋白变干，逐渐成为黏蛋白样的黏蛋白泪膜。泪膜湿润镜片受 3 种类型的相互作用力的作用，即氢键作用、疏水作用、静电作用，其中后者是 3 种作用中力量最强的。镜片材料表面带负电荷，因此易于吸附泪液中带正电荷的蛋白质和溶菌酶。

材料所含的湿润剂可提高镜片表面湿润性，并能帮助解决硅材料的疏水性能。由于过多使用湿润剂可致材料发软、易碎，所以高分子化学材料必须精细加工和合成。湿润剂包括甲基丙烯酸、聚乙烯乙醇、甲基丙烯酸羟乙酯和 N- 乙烯基吡咯烷酮。湿润性相关的典型问题处理将在第 6 章讨论。

临床工作中，可通过测量湿润角来预测接触镜材料前表面扩散泪膜黏蛋白的能力。理论上，湿润角越小，材料湿润性越好。测量湿润角的方法包括 Wilhelmy 板法、滴液附着实验

和气泡俘获法。问题是需要用不同的方法检测，如果所得值均较低，这些值将会被反馈给生产厂商用以改善产品性能，这些检测结果与戴镜时的湿润性、舒适性确实相关。泪液的组成成分，尤其是黏蛋白，随着瞬目在镜片表面形成了一层生物膜，它就像天然的湿润剂。所以尽可能减少镜片湿润角，可极大地提升镜片的湿润性。但实验室检测到的湿润角并不代表戴镜时的状态。

（三）抗张强度

抗张强度是镜片戴在环曲角膜上时抵抗弯曲或扭曲的能力。即抗张强度差的镜片在瞬目过程中会弯曲或扭曲，从而不能完全矫正患者的角膜散光，导致视力减退。影响镜片弯曲的因素包括角膜散光的大小、镜片材料、光学区直径、中心厚度和镜片与角膜之间的匹配程度。如果通过将基弧变陡或加大光学区直径使镜片矢高增加，则弯曲部分也会加大。高 Dk 值、极高 Dk 值或负焦度薄中心的镜片材料，其弹性会使镜片易于弯曲。模量是另一个描述材料刚度／抗扭曲性的指标。较高 Dk 值的硬性镜片材料与 PMMA 材料相比，模量等级低很多。对于角膜散光 ≥ 1.50D 的患者，镜片弯曲性是棘手问题。

（四）比重

比重（specific gravity，SG）是指在特定温度下的空气中，若水的比重为 1.0，相同体积的镜片材料与水的重量的比率。硬性透气接触镜材料的比重值分为低（≤ 1.0）、中（1.11 ～ 1.20）、高（> 1.20）。比重值在硬性透气接触镜的成功验配中起着重要的作用，因为比重值较高（也就是较重）的镜片材料由于受本身重力的影响更倾向于向下方偏位。实际上，保持所有其他参数不变，只更换一个不同比重的镜片材料，将产生多达 20% 的镜片质量变化。因此比重会无形中影响镜片、角膜之间的配适关系。可以通过将高比重的镜片做得更薄，从而减少镜片的总重量来解决该问题。

该方法尤其适用于正屈光力和压贴棱镜硬性透气接触镜。

最近已经引进高屈光指数镜片材料（有待讨论），屈光指数为 1.51 ～ 1.54，联合低比重值（可低达 1.04）的镜片材料，因此设计更薄的镜片将成为可能，同时可降低镜片下方偏位的概率。同时，和传统的硬性透气接触镜材料相比，通过非球面多焦点设计可以使镜片获得更高的加光度数。

（五）硬度

硬度是接触镜材料的另一种属性，隶属于特定材料的柔软性能。主要描述和比较如硬度值、抗划伤性和光学质量等因素。硬度被定义为抗刺穿侵入的能力。将压力指示器放在待测材料表面，在特定压力和时间内材料受压的程度属于硬度的反向测量。洛氏 R 标度硬度通常被用来检测硬性透气接触镜的硬度；而肖氏硬度通常用于已成形镜片的测量。

三、材料类型和组成

现在所用的材料包括硅／丙烯酸酯聚合物（S/A）和氟硅／丙烯酸酯聚合物（F-S/A）。

（一）硅／丙烯酸酯聚合物（S/A）

最早成功应用于硬性透气接触镜的材料是硅／丙烯酸酯聚合物（S/A）（又称硅氧烷甲基丙烯酸酯），这些共聚物又称为以"硅"为基础的材料，它们实际上包含元素硅，在以碳碳链为主链的基础上连接硅氧烷侧链。这种包含硅的侧链结构增加了允许氧气通过的自由体积（聚合链之间的空间）。

1979 年，以硅为基础的共聚物的出现是一个主要的突破，因为硅能极大地提高材料的 Dk 值。不像由单组分构成的 PMMA 镜片材料，S/A 材料包含"硅"甲基丙烯酸酯、湿润剂和交联剂。后两个组成成分很重要，可以补偿硅聚合物的疏水性和韧度差等缺点。如前所述，湿润剂对水分子有极强的亲和力，从而起到湿润作用。大部分交联剂可加强材料性质，增加其硬度，降低材料对溶剂的敏感性。

然而，硅材料的疏水性使得镜片表面容易吸附泪液中的油脂，尤其易生成蛋白沉淀物。镜片表面泪膜的迅速蒸发使患者有眼红、眼干、视力波动等困扰。所以引进更高 Dk 值的 S/A 镜片材料常导致镜片表面的沉淀物增加、镜片弯曲变形、镜片裂痕和脆性增加。

即使具有上述问题，现在仍有数种 S/A 材料被普遍使用，包括 Boston Ⅱ 和 Boston Ⅳ（Bausch+Lomb）、Optacryl 60、Paraperm O2 和 Paraperm EW（Paragon Vision Sciences）、SA-18 和 SA-32（Lagado）、SGP 和 SGP Ⅱ（LifeStyle）等。

（二）氟硅 / 丙烯酸酯聚合物（F-S/A）

F-S/A 镜片材料和 S/A 材料相似，但是添加了氟。在能经受考验的烹饪材料中，氟以其不粘锅特性著称。氟通过改善泪膜黏蛋白和镜片表面的相互作用，增加了镜片材料的抗沉淀性。此外，含氟材料表面能量低；即含氟材料使得极性的泪液成分对镜片表面的亲和性降低。因此，S/A 材料出现的主要问题——眼干，在 F-S/A 材料中会有所改善。事实上，多项对照研究表明，F-S/A 镜片的湿润性和舒适性都优于 S/A 镜片。此外，研究显示，F-S/A 材料不易造成沉淀物沉积且氟化材料的泪膜破裂概率更低。

氟也有助于镜片材料中氧的传递，因为氧易于溶解于氟化材料中（氧的传递是通过溶解而不是弥散）。很明显，虽然"硅"改善氧通过镜片材料的弥散能力很强，但氟材料提供的额外透氧性将会降低过量"硅"的需求。因此，和 S/A 材料相比，F-S/A 材料的结构也更稳定。

如前所述，F-S/A 镜片分为低 Dk 值、高 Dk 值、极高 Dk 值材料。所有常用的硬性透气接触镜镜片材料及其特性见表 4-2。由于良好的表面湿润性和结构稳定性，低 Dk 值镜片材料已成为大多数日戴型近视患者的选择。

表 4-2　常用的硬性透气接触镜镜片材料及其特性一览表

材料名	生产厂家	材料	Dk 值	Dk 值测量方法	屈光指数	比重
AccuCon	Innovision	F-S/A	25（19.6）	Revised Fatt	1.458	1.16
Boston XO₂	B+L	F-S/A	141	ISO/Fatt	1.424	1.19
Boston XO	B+L	F-S/A	100	ISO/Fatt	1.415	1.27
Boston Equalens Ⅱ	B+L	F-S/A	85（93～114.6）	ISO/Fatt	1.423	1.24
Boston EO	B+L	F-S/A	58	ISO/Fatt	1.429	1.23
Boston Equalens	B+L	F-S/A	47（58）	ISO/Fatt	1.439	1.19
Boston RXD	B+L	F-S/A	24	ISO/Fatt	1.435	1.27
Boston Ⅳ	B+L	S/A	19（20.8）	ISO/Fatt	1.469	1.10
Boston ES	B+L	F-S/A	18（27.3）	ISO/Fatt	1.443	1.22
Boston Ⅱ	B+L	S/A	12（16.3）	ISO/Fatt	1.471	1.13
FLOSI	Lagado	F-S/A	26	ISO/Fatt	1.455	1.12
FluoroPerm 151	Paragon	F-S/A	151（99.3）	Revised Fatt	1.422	1.1
FluoroPerm 92	Paragon	F-S/A	92（64）	Revised Fatt	1.453	1.1
FluoroPerm 60	Paragon	F-S/A	60（42.7）	Revised Fatt	1.453	1.15
FluoroPerm 30	Paragon	F-S/A	30（30.3）	Revised Fatt	1.466	1.14
Hybrid FS	Contamac	F-S/A	31	Revised Fatt	1.4465	1.183

续表

材料名	生产厂家	材料	Dk 值	Dk 值测量方法	屈光指数	比重
Hydro$_2$	Innovision	F-S/A	50	Revised Fatt	1.463	1.145
Menicon Z	Menicon	F-S/A	163（175.1）	ISO/DIS	1.436	1.20
ONSI-56	Lagado	F-S/A	56	ISO/ANSI	1.452	1.206
Optacryl 60	Paragon	S/A	18	Revised Fatt	1.467	1.13
Optimum Extreme	Contamac	Roflufocon E	125	ISO/Fatt	1.4332	1.155
Optimum Extra	Contamac	Roflufocon D	100	ISO/Fatt	1.4333	1.166
Optimum Comfort	Contamac	Roflufocon C	65	ISO/Fatt	1.4406	1.178
Optimum Classic	Contamac	Roflufocon A	26	ISO/Fatt	1.4527	1.189
Paragon HDS 100	Paragon	F-S/A	100	ISO/ANSI	1.442	1.1
Paragon HDS	Paragon	F-S/A	58	Revised Fatt	1.449	1.16
Paragon Thin	Paragon	F-S/A	29	Revised Fatt	1.463	1.14
Paraperm EW	Paragon	S/A	56	Revised Fatt	1.467	1.07
Paraperm O$_2$	Paragon	F-S/A	16	Revised Fatt	1.473	1.12
SA-32	Lagado	S/A	32	Fatt	1.467	1.101
SA-18	Lagado	S/A	18	Fatt	1.469	1.126
SGP 3	LifeStyle	F-S/A	43.5（33.5）	CLMA	N/A	1.13
SGP Ⅱ	LifeStyle	S/A	43.5（31.9）（13.8）	CLMA	N/A	1.13
SGP	LifeStyle	S/A	22（14.9）	CLMA	N/A	1.13
TYRO-97	Lagado	F-S/A	97	ISO/ANSI	1.440	1.187

Data from Benjamin WJ, Cappelli QA. Oxygen Permeability（Dk）of thity-seven rigid contact Lens materials. Optom Vis Sci. 2002；79（2）：103-111；Rah MJ. A GP materials guide.Contact Lens Spectrum. 2007；22（7）：19；www.gpli. info, and www.bausch.com.

高 Dk 值的 F-S/A 镜片材料通常供需求更高氧传导性的患者来选择。从 Dk 值水平上说，除了需长期佩戴的近视或远视患者，其他患者都可以选择（只要 FDA 批准过夜佩戴）。然而巩膜镜片设计的厚度联合镜片和角膜之间的泪膜厚度，使得只有高 Dk 值或超高 Dk 值的镜片材料才能满足角膜的氧需求。超高 Dk 值镜片材料适用于所有硬性透气接触镜的佩戴者，可以确定用于长戴型患者并且是他们连续佩戴 30 天的唯一选择（如 Menicon 公司的 Menicon Z 镜片）。在一项关于 Menicon Z 镜片的长达 2 年的随访研究中，大多数佩戴者能连续佩戴近 30 个昼夜。其适用范围总结在表4-3中。由于超高 Dk 值镜片材料使用期限较低 Dk 值材料的使用期限短，所以从业者常向患者提供年度更换计划。

表 4-3 硬性透气接触镜材料选择的一般情况列表

低 Dk 值	高 Dk 值	超高 Dk 值
近视	远视	远视
日戴	弹性佩戴（远视）	长戴（近视和远视）
最佳湿润性	长戴（近视）	
最佳稳定性	压贴棱镜镜片设计	

Adapted from Bennett ES, Johnson JD.Material selection. In：Bennett ES, Weissman BA, eds.Clinical Contact Lens Practice.Philadelphia, PA：Lippincott Williams & Wilkins；2005：243-253.

材料组成和生产过程的不断进步使得生产更高 Dk 值的镜片成为可能，这些镜片耐用、柔韧性好并能保持良好的湿润性。Bausch+Lomb 公司用独特的 AERCOR 技术研发了 Boston 材料系列（ES、EO、XO），并在 20 世纪 90 年代中期被采用。这些材料包含一个透氧主干和 AERCOR O 交联剂，这样镜片内部会有更多的自由体积，从而允许更多的氧气到达角膜。镜片生产时硅的含量较低，潜在地提高了镜片表面的湿润性。不久以后，Paragon Vision Sciences 公司引进了它们的高提纯生产流程，将硅分子分类，选择更多氧气传递效率高的硅，Paragon Thin、Paragon HDS 和 Paragon HDS 100 得以上市。引进新的 Paragon 镜片后不久，Contamac 和 Lagado 基于亲水性的要求又引进了 F-S/A 镜片。Contamac 引进了最佳镜片材料系列，这些材料被一个专有的新技术过程整合，这一过程并不允许将应力引到已完成的产品中。为使表面湿润性达到最高，使用改良的 F-S/A 材料整合 HEMA，结果表明，此法在 80% 以上的硬性透气接触镜佩戴者中都是成功的，能将配适状态调整至最佳。Lagado 公司引进了 Onsi-56 和 Tyro-97 镜片材料，这些镜片材料也包含 HEMA 且是改良的 F-S/A 材料。他们通过整合 HEMA 和聚合物组成中的高比例含氟单体来提高镜片的表面湿润性，水被吸引到镜片表面，但并不被吸收入镜片内部。

目前来自 SynergEyes 的混合镜片材料中央使用的是超高 Dk 值的硬性透气接触镜，周边用 SynergEyes 的水凝胶镜片，以及 Duette HD 和 Duette 多焦点设计的硅水凝胶镜片作为裙边。这些设计代表着接触镜选择工具箱中新增了一种受欢迎的选择，同时也代表着先前混合镜片设计的升级，硬性透气接触镜和软性接触镜聚合物材料之间的联系更加紧密，使连接点的镜片裂伤更少见。Duette 设计的镜片使用高模量超高 Dk 值的硬性透气接触镜中心合并 Ⅱ 级紫外线阻断剂，周边由 Dk 值为 84、含水量 32% 的低模量硅水凝胶镜片裙边环绕。这些混合设计适用于既希望获得硬性透气接触镜的矫正视力又想感受软性接触镜舒适性的患者。这种设计的镜片通常适用于不规则角膜的患者；由于配适稳定，其同样适用于运动员，以及对标准直径的硬性透气接触镜适应有困难的患者。

（三）其他材料因素

1. 紫外线阻断剂　一些硬性透气接触镜内部含有紫外线阻断剂，可以减少紫外线辐射和由其带来的如白内障、光致角膜炎和视网膜退行性改变等潜在的长期并发症。中波紫外线（200～300nm）最易诱发眼部问题，接触镜中的紫外线吸收剂确实能对眼睛起到一部分保护作用。太阳镜的保护作用最佳。含有紫外线阻断剂的硬性透气接触镜在荧光素染色评估时会降低其荧光性，因此，建议评估时在观察系统前加用黄色滤光片。

2. 等离子处理　随着新的、更高 Dk 值聚合物材料的引进，如何保持镜片表面清洁性成为一种挑战。为了解决这一问题，FDA 要求目前所用的几乎所有硬性透气接触镜进行等离子处理，这一处理并非像打蜡一样将材料覆盖于镜片表面，而是在反应箱中将镜片前表面暴露于冷的等离子气体中进行无菌处理。等离子体包括中子、阳离子、高能量态的电子等。由于该处理定位于镜片表面，并不会减低材料的优质特性。

等离子处理有多项益处。由于生产过程中抛光的残留物常黏附到镜片表面，等离子处理会清理掉上述残留物，保证镜片表面清洁和湿润。虽然湿润角测量的临床关联性尚存在争议，但很明显，等离子处理会极大地降低硬性透气接触镜的湿润角，以提高镜片表面亲水性。Paragon Vision Sciences 通过 FDA 批准的等离子处理过程，证明等离子处理会改善最初佩戴时的舒适性。因此，笔者认为这一过程的价值并不一定在于其长期的舒适性，因为这一效果能持续多久尚不清楚。由于带研磨剂的清洁剂会降低这一处理的有效性，所以不建议等离子处理过的镜片使用这些方法。而且实验室中应用这一技术的费用非常高。但因离子处理具有良好的最初湿润性甚至较好的最初舒适性，已有越来越多的实验室开始提供这种等离子处理的镜片，但通常需要患者增加部分额外费用。

3. 高屈光指数　目前普遍使用的硬性透气接触镜材料屈光指数为 1.42～1.47。最近，高屈光指数低比重的镜片材料已被使用，包括来自 Contamac 的 OptimumHR Hirafocon A（SG=1.04；RI=1.51）和 Hirafocon B（SG=1.04；RI=1.53），以及来自 Paragon Vision Sciences 的 Paragon HDS HI（SG=1.12；RI=1.54）。一般屈光指数越高镜片越薄，比重低的材料比传统材料更轻。因此，这些新材料可以使镜片中心定位更准和更舒适。人们更关注是否将这些材料用于前表面非球面多焦点设计的镜片，因为研究发现，与后表面附加联合传统屈光指数材料的镜片相比，前表面附加联合高屈光指数材料的镜片可将下加光度数做高，达 0.50～0.75D。

四、材料选择

硬性（半硬性）镜片材料给从业者提供了众多的选择。那么什么材料对患者更好？要因待配患者不同而决定。换句话说，建议根据诊断选择不同的镜片材料。

图 4-1 是笔者对材料选择的建议，共分为 5 类情况：①屈光不正；②角膜地形图；③重新佩戴；④职业、爱好；⑤年龄。

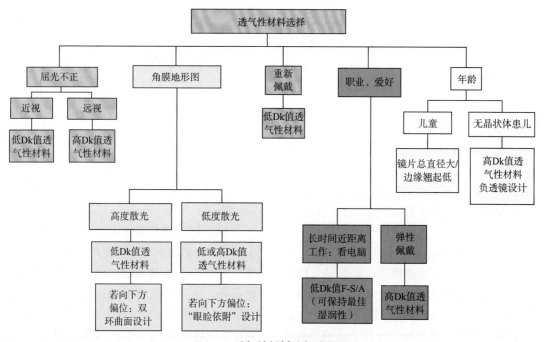

图 4-1　透气性材料选择流程图

（一）屈光不正

由于近视患者需要的是负屈光力的镜片，镜片中心厚度薄，大多数近视患者可以佩戴结构稳定的低 Dk 值 F-S/A 镜片，同时还可满足（接近满足）日戴时的角膜氧需求。然而，佩戴低 Dk 值镜片材料时发生角膜水肿，通常原因是角膜氧需求高（值因人而异）或配适偏紧所致，所以患者需要更换更高 Dk 值的镜片材料。远视患者通常需要高 Dk 值的镜片材料，因为同样的焦度该镜片更厚，同样，高 Dk 值正镜片材料的结构稳定性问题也相对较少。

（二）角膜地形图

中度散光（＞1.50D）的患者可以佩戴具有抗挠曲（flexural resistance）的低 Dk 值 F-S/

A 镜片，高度散光（≥2.50D）的患者则需要佩戴双环曲面设计的镜片，这种镜片得益于低 Dk 值材料的硬度，但远视患者除外。同样，对于角膜不规则导致的高度散光的患者，尤其是圆锥角膜患者，需要更大的硬度，更低 Dk 值材料可提供。然而，这一决定过程必须考虑到患者现有的角膜情况及脆性，以及患者对佩戴计划的依从性（如果患者角膜情况非常差，且依从性差，则需要高 Dk 值镜片材料）。此外，巩膜镜片不仅可用于不规则角膜也可用于生理性散光和老视患者，其佩戴量一直在增长，需要更大的中心厚度镜片时需应用的材料以高 Dk 值和超高 Dk 值的材料更好。

（三）重新佩戴

以前佩戴 PMMA 和第一代硬性透气接触镜材料的患者需要更换低 Dk 值硬性透气接触镜。一般情况下，这些患者已经养成了一些护理习惯，其中某些习惯可能会损坏新的更软的镜片材料。如果对这些患者的教育欠妥，可导致镜片表面的划痕和变形（见第 8 章）。

以前有过沉淀物相关问题（眼红、眼痒、佩戴时间减少）导致乳头增生的软性接触镜佩戴者，有必要更换为任何一种类型的硬性透气接触镜，优先考虑湿润性最好的镜片材料，包括低 Dk 值 F-S/A 材料或任何一种等离子处理的材料。有眼部感染史和软性接触镜所致周边并发症的患者需要佩戴氧传导性好和较小直径的硬性透气接触镜。这些材料也建议用于所有的边缘型干眼患者和轻度过敏患者。此外，对视力不满意的球面软性接触镜和环曲面软性接触镜佩戴者也建议选用硬性透气接触镜。

（四）职业

经常从事近距离工作的患者需要佩戴湿润性最好的镜片材料（与上文提及的乳头增生的患者相似），他们还需要频繁使用润滑液作为补充。运动员最适宜佩戴软性接触镜，但是，

如果软性接触镜不满意，建议选择一种大的混合材料，如 SynergEyes 的 Duette 和巩膜镜片。期望弹性佩戴和长戴的患者（如护士、警察、消防队员）可以佩戴高 Dk 值 F-S/A 材料镜片。同样，对经常处于低于最大氧水平环境的飞行员或空中服务人员，则需要使用更高 Dk 值的镜片材料。

（五）年龄

小儿无晶状体眼需要佩戴硅水凝胶镜片，有晶状体眼儿童需要佩戴更大直径的硬性透气接触镜，这样的镜片不易移位。通过上睑可覆盖的配适关系和锥形卷边设计的镜片可将佩戴舒适性提升至最佳。无晶状体眼患者需要佩戴晶状体透镜设计和大直径（9.2～9.6mm）设计的高 Dk 值 F-S/A 材料镜片。

最重要的是，目前所用材料比过去所用材料好很多且在不断进步，随着镜片设计和生产技术的不断进步，建议的材料选择并非必须要选，因为越来越多的设计都包括特定的兼容材料。关于最佳镜片材料选择的任何问题患者都会在自己的实验室顾问处得到解答。

五、总结

硬性透气接触镜适用范围广、优点多。对于特定患者，他们验配哪种类型的接触镜最适合？在回答该问题前，经验丰富的验配者会综合考虑各种可能的选择，最后确定最佳方案。然而新入行者则不然，这也是两者之间的不同之处。在验配之前，了解患者的佩戴动机、眼部对外物的敏感程度、佩戴周期、职业、屈光不正等因素是很重要的。虽然没有一种透气性材料适合于所有患者，但我们也不必将材料选择这一过程想得过于复杂。因此患者与独立的硬性透气接触镜镜片制作实验室顾问应保持良好的关系，对患者材料的选择至关重要。

临床病例

【病例1】

患者曾佩戴过 12 年 PMMA 材料接触镜和 11 年 Polycon Ⅱ 材料接触镜，主诉佩戴框架眼镜视物不清，由于旧片划痕希望更换新的接触镜。患者泪膜破裂时间为 7 秒，屈光检查：

OD：−5.00−1.75×170　20/25

OS：−5.50−1.50×005　20/25

角膜曲率：OD：42.75@170；44.25@080　OS：43.25@005；44.75@095

解决方案：患者适合佩戴低 Dk 值 F-S/A 材料镜片，原因如下：①既往 PMMA 镜片佩戴者和第一代透气接触镜佩戴者将得益于低 Dk 值材料的结构稳定性；若角膜水肿不消退，应使用更高 Dk 值的材料。②边缘型泪膜质量的患者将得益于硅含量相对低的镜片材料的湿润性，除非材料表面的极性被中和，抵消了硅的疏水性能。③近视患者通常可获得充足的氧含量从而满足日戴需求。④低 Dk 值材料可以矫正中等量的角膜散光，从而将散光的影响降到最低。

【病例2】

患者，女，护士，初次验配接触镜，对视力要求较高。此外，由于工作是 18 小时轮班，期望长时间佩戴。屈光检查如下：

OD：+4.25−1.00×180　OS：+3.75−1.25×175

解决方案：由于对视力方面有较高的要求，该患者适合佩戴硬性透气接触镜。建议使用高 Dk 值镜片材料（虽然其他具有良好表面湿润性的高 Dk 值镜片材料可以选择，但应优先选择 F-S/A 材料）。原因如下：①患者可从高 Dk 值中获益，并且这些材料允许弹性佩戴。②由于镜片中心厚度大，必须佩戴高 Dk 值材料镜片才能允许充足的氧气通过镜片中心，从而满足角膜氧需求。

【病例3】

患者，男，大学生，棒球运动员，佩戴水凝胶镜片。最近半年视力下降、眼痒、眼红而且症状逐渐加重。他已将佩戴镜片时间由 14 小时的极限值减少到 8 小时。现已佩戴水凝胶镜片 1 年，期间对戴镜舒适感和视力不满意。检查结果如下：

戴镜视力：OD：20/20　OS：20/25+1

佩戴评估（双眼）：戴镜

黏蛋白膜层

＜0.5mm 镜片迟落

摘镜

泪膜破裂时间：6 秒

结膜充血：1 级：（+）

乳头增生：2 级：（+）

屈光检查：OD：−1.50−0.50×020

OS：−1.25−0.50×172

解决方案：该患者适合佩戴硬性透气接触镜，尤其是大直径湿润性良好的镜片材料，这样眨眼后就不会有明显的镜片迟落现象。建议使用大直径（10.0～11.2mm）低 Dk 值 F-S/A 材料，混合材料或角巩膜设计镜片也可考虑。通常，大多数运动员更适合佩戴水凝胶镜片，但是该患者更适合佩戴硬性透气接触镜镜片，原因如下：①对水凝胶镜片不满意；②边缘型泪液质量；③表面沉淀物/乳头增生；④散光未矫正；⑤棒球运动身体接触少（通常比别的运动如足球或篮球少很多）。不过患者首先需要减少佩戴时间或停戴，以减轻乳头增生的临床体征，消除现有症状。

【病例4】

患者，女，39 岁，长期佩戴硬性透气接触镜。其在下午或更晚一些时候感觉眼红、眼干。舒适戴镜时间已由 15 小时/天减为 10 小时/天。本镜片仅戴了 1 年。目前佩戴的是高 Dk 值 F-S/A 材料镜片。双眼泪膜破裂时间均为 8 秒，屈光检查和曲率值如下：

OD：−3.25−1.25×180　20/20+2　43.25@180；44.25@090

OS：−3.00−1.00×173　20/20+1　43.00@180；43.75@090

佩戴评估（双眼）：镜片中心定位良好，荧光素染色配适良好；黏蛋白膜层；戴镜视力如下：

OD：20/25+1　OS：20/20−2

解决方案：患者可以改配经过等离子处理的低 Dk 值 F-S/A 材料镜片，可以延长泪膜和镜片表面的相互作用时间，等离子处理还可将短期表面湿润性最佳化。同时患者应配套使用清洁液/消毒液和湿润液。如果需要，湿润液也可作为润滑液使用。

【病例5】

患儿，女，8 岁，对接触镜感兴趣。已有 2 年框架眼镜佩戴史。患儿喜欢运动（英式足球和垒球）且上学时并不喜欢戴框架眼镜。屈光检查如下：

OD：−2.00−0.75×175　20/20+2

OS：−2.25−0.50×006　20/20

父母均为高度近视患者，担心其近视度数增长。

解决方案：如下两点很重要：①患儿有过框架眼镜佩戴史；②患儿本人想戴接触镜。对于该患儿，有两套可行方案：

（1）日戴型硬性透气接触镜：硬性透气接触镜这一物理疗法可能延缓近视度数增长，同时应将镜片设计为大的总直径（＞10mm）和低的边缘翘起，从而将镜片移位和运动期间镜片丢失的风险降到最低。

（2）夜戴型角膜塑形镜：患儿适合佩戴夜戴型角膜塑形镜，这一话题将在第20章讨论。

【病例 6】

患者，女，16岁，高中学生。已有3年环曲面软性接触镜佩戴史。但对视力一直不满意。先后有3名不同的从业者为其调配镜片。并且这3名从业者都认为她会获得良好的效果。患者已佩戴6～7副不同类型的环曲面软性接触镜，但都出现视力波动，镜片在眼睛内均有旋转。患者之前的医师并不验配硬性透气接触镜。屈光检查和曲率值如下：

OD：−1.50−1.75×168　20/20　43.50@165；45.00@075

OS：−1.00−2.00×011　20/20+1　43.75@180；45.25@090

解决方案：患者适合佩戴硬性透气接触镜。虽然最初佩戴时的异物感需要适应，但适应后患者会满意硬性透气接触镜的视力。

【病例 7】

患者，男，25岁，由于高度近视，长期佩戴硬性透气接触镜。现想佩戴长戴型镜片。对刚睡醒状态时的视物模糊感到十分沮丧。屈光检查如下：

OD：−6.75−1.25×004　20/15

OS：−7.00−1.00×173　20/15−2

泪膜和眼部健康状况正常。

解决方案：患者适合佩戴长戴型硬性透气接触镜镜片。符合条件的材料是MeniconZ。

【病例 8】

患者，男，23岁，远视。有佩戴接触镜的强烈愿望。曾有过接触镜佩戴史，目前佩戴框架眼镜。12岁曾经佩戴球面软性接触镜，但对视力一直不满意。15岁佩戴环曲面软性接触镜，有过两次感染史。其中一次发生在角膜中央，导致最佳矫正视力有所降低。因此，19岁开始重新佩戴框架眼镜。但是，

由于框架眼镜较重，并且影响美观，患者并不喜欢戴。屈光检查如下：

OD：+4.50−1.50×010　20/25+1

OS：+4.25−1.75×173　20/25+1

解决方案：对于这名患者，可以选择高Dk值F-S/A镜片材料。低Dk值材料不能满足患者的角膜氧需求，而高（或超高）Dk值材料将会满足甚至超过这一需求。新一代的环曲面硅水凝胶镜片对这名患者来说也是一个不错的选择。考虑到患者病史和其本人对软性接触镜的担心，建议选择硬性透气接触镜。

临床判断掌握相关技术项目备忘一览表

- 首先要确认为患者所选的镜片材料和设计能满足其角膜氧需求。日戴型镜片Dk/t的最小值为24。
- 硬性透气接触镜分为低Dk值（25～50）、高Dk值（51～99）、极高Dk值（≥100）。
- 尽管S/A材料透氧性良好，其可被"硅"的疏水特性和弹性"折中"，可致干燥、沉淀、弯曲、扭曲、干眼症状和视力下降。
- 基于F-S/A的共聚物材料的添加促进了泪液黏蛋白和镜片表面的相互作用。这些材料，尤其是低Dk值组，已经成为大多数硬性透气接触镜佩戴者的选择。
- 混合镜片材料的SynergEyes家族进行了革新：通过分子键使周边的水凝胶材料裙边和中心的超高Dk值硬性透气接触镜镜片结合。这样的镜片最初舒适度好、可矫正散光、中心定位好。后者对于不规则角膜的患者尤其重要。其不足之处是花费高、镜片黏附、镜片撕裂和操作复杂。
- 远视患者、希望长戴/弹性佩戴的患者和佩戴低Dk值镜片出现角膜水肿的患者都应该佩戴高Dk值材料镜片，尤其是F-S/A。
- PMMA镜片材料佩戴者、边缘型干眼患者、近视患者将会得益于低Dk值F-S/A材料的结构稳定性和湿润性。
- 运动员、软性接触镜禁忌证患者，可佩戴大直径、低边缘翘起的硬性透气接触镜，或者混合设计的镜片。

（杨积文　译）

第 5 章　硬性透气接触镜的设计、配适与评估

Edward S. Bennett，Luigina Sorbara，Randy Kojima

能否成功验配硬性透气接触镜是确定角膜接触镜配镜师优秀与否的标准之一，一名好的配镜师能使很多患者佩戴硬性透气接触镜时获得良好的视觉质量和眼部健康。本章讨论的是验配硬性透气接触镜的重要性，以及该类镜片的设计、配适、评估和订片程序。

一、如何优化初始戴镜的舒适感

与佩戴软性接触镜相比，患者初次佩戴硬性透气接触镜可能会非常不适应。尤其是佩戴小直径硬性透气接触镜的患者，因为小直径的硬性透气接触镜可因瞬目引起大的镜片移动，更易引起不适感。而佩戴软性接触镜的患者最初感觉较舒适，对配镜师来讲它的验配过程也更节约时间。因此，上述情况可能影响配镜师的配镜习惯，使他们倾向于给患者配适软性接触镜，即使软性接触镜对患者来说可能并不是最佳选择。

虽然并非势在必行，但给予患者舒适的最初戴镜体验对于获得成功的验配是非常重要的。患者普遍认为初次佩戴硬性透气接触镜的感觉很糟糕，这也是患者停戴硬性透气接触镜的主要原因之一。如果患者初始佩戴硬性透气接触镜的感觉不佳，还将影响其他人对是否佩戴硬性透气接触镜的决定。如果医师因其教育背景或者工作环境而对配适硬性透气接触镜不积极，患者很有可能不能获得最佳的矫正方案（即使佩戴硬性透气接触镜可能是其最佳选择），这意味着患者将因此不能获得最佳的视觉质量、眼部健康等。

原著者推荐通过 4 种方法获得最佳配适舒适度：①宣教；②局部麻醉；③评估初始视功能；④镜片设计。

（一）宣教

大多数佩戴角膜接触镜的患者依赖于医师或者视光师为他们推荐合适的镜片材料和镜片设计，所以医师或者视光师应认识到，当推荐方案时患者很可能倾向于做出与他们观点相同的判断，但实际上自己对该方案未必了解。医师向患者介绍方案时的措辞往往决定了患者对角膜接触镜的主观感觉是正面的还是负面的。诸如"不适""疼痛"或者"总是感觉有眼内异物"这些措辞会让患者产生强烈的负面情绪。开具处方的医师是患者决定选择何种角膜接触镜的关键人物，医师向患者介绍角膜接触镜时阐述的内容和阐述的方式都可以轻易影响患者的选择。

例如，"软性""表面坚硬"或者"坚硬"等简单词语可能影响患者对角膜接触镜的偏好，甚至一些非语言线索，如面部表情和眼神接触都能向患者表达出自己的某种态度。还有一点需要重视，即向新患者介绍接触镜之前他很可能已经在其他环境中听说过一些关于佩戴硬性透气接触镜不适的说法。所以医师在介绍硬性透气接触镜镜片时尽可能这样表述："硬性透气接触镜镜片能提供出色的视觉质量和眼部健康，佩戴这种镜片时的感觉也非常湿

润并容易耐受。但刚戴上镜片后的最初几分钟，可能感觉和软性镜片不同。因为它更小，容易在眼表面移动，所以眼睑最初会觉得这种镜片在移动，不过很快就会适应，因此最终总的戴镜感是舒适的。"角膜接触镜生产商协会（CLMA）近期推荐使用"透气性"这一术语替代原来使用的"硬性透气性"术语，以减少人们过多地把注意力集中到"硬性"两个字上。

有研究证实了宣教方法对患者的影响。该研究将没有接触镜戴镜史的受试者分为 3 组，让他们佩戴硬性透气接触镜。第 1 组受试者在试戴过程中观看了一段视频。视频中的医师在与一位新戴镜的患者讨论硬性透气接触镜镜片，医师在描述硬性透气接触镜镜片时使用的术语包括"不适""可能会疼痛""不耐受"及"失败"；第 2 组受试者观看的视频中，医师讨论硬性透气接触镜镜片时使用一些中性术语，如"感觉到有镜片"和"最初眼睑有感觉"。但是，视频中医师并未表现出对选择硬性透气接触镜镜片特别正面的态度；第 3 组受试者观看的视频中，医师在讨论硬性透气接触镜镜片时使用相同的术语，但是显示出对选择硬性透气接触镜镜片的正面态度。在该项为期 1 个月的研究中，有 8 位受试者停戴镜片；8 位停戴者中的 6 位属于第 1 组，另外 2 位属于第 2 组。在观看了用中性术语和积极态度介绍镜片的受试组中，没有受试者停戴。第 3 组交回的每日调查问卷中表现出的依从性显著高于另外两组。

让患者知道佩戴硬性透气接触镜镜片的益处非常重要，有助于患者愿意花一段时间适应镜片，而且大多数人能够获得舒适的佩戴体验。Quinn 推荐了一种非常有效的宣教方式（表5-1）。对于有经验的配镜师来说，舒适度当然不是问题。配镜师的经验越丰富，他们向患者介绍硬性透气接触镜镜片的时候就越会采取积极且现实的方式来表达。

表 5-1 硬性透气接触镜的介绍要点

1. 自信地推荐硬性透气接触镜而非介绍一系列镜片来供患者选择
2. 用三明治介绍法（必要的信息中夹杂两点正面观点）让患者了解戴镜需要适应过程；希望以这种正面观点开始介绍："我建议先验配硬性透气接触镜。这种镜片可提供良好的视觉，出色的安全性，而且易于操作。"

关键信息："戴镜初期会明显感觉到镜片的存在，就像戴一块新表或者戒指需要适应期。"

结束时使用的介绍："硬性透气接触镜会很好地满足您的需要。"

3. 练习一般的镜片护理方法
（1）让患者认识到使用硬性透气接触镜镜片的最初感觉，但不要一直停留在这种感觉上。
（2）对初戴硬性透气接触镜的患者使用麻醉剂，可告诉患者："我要给您滴一滴眼药，帮助您刚带上镜片时进行初始的调整，这样会让我更好地评估您的视力和更精确地安装。"

Reprinted with permission from Quinn TG. GP versus soft lenses：Is one safer？ Contact Lens Spectrum.2012；27（4）：34-39，58.

（二）局部麻醉

让患者获得初始戴镜时舒适满意体验的第二个重要技术是在试戴过程中使用局部麻醉剂，但该技术的使用存在一定争议。因使用局部麻醉剂可能造成角膜上皮软化，从而增加角膜染色的风险。使用局部麻醉剂还可能对患者产生误导，认为麻醉作用过后仍然会感觉到戴镜的异物感。尽管这些顾虑都合乎情理，但幸运的是截至目前它们均未被硬性透气接触镜相关临床研究证实。

基于上述顾虑，一项多中心研究对最初戴镜者使用局部麻醉剂后的舒适度和满意度进行了评估。该研究共纳入了 80 名受试者，其中40 名受试者在试戴时接受了局部麻醉，另外40 名受试者作为空白对照组。1 个月后，80 名受试者中的 70 人仍然戴镜。停戴的 10 人中有8 名来自对照组，且研究结束时发现，对试戴过程中的适应度、舒适度和总体满意度的评分，麻醉组的分值显著高于对照组。

应该说使用局部麻醉剂的益处是非常明显

的。所有患者在戴镜之初都存在担心。如戴镜的最初几分钟能被接受，那么患者的满意度和长期成功戴镜的可能性都会提升。随着局部麻醉效果逐渐消退，患者也逐渐适应了戴镜后镜片的存在感。现在临床诊疗十分繁忙，时间被视为宝贵资源，能够在试戴后立刻进行荧光素染色类型的评估非常少见。换个角度讲，节省时间的重要意义还在于可以提高硬性透气接触镜镜片对软性接触镜的竞争力，因为后者的试戴过程往往耗时很短，而一般硬性透气接触镜镜片的试戴过程相对较长。

非甾体抗炎药（nonsteroidal anti-inflammatory drug，NSAIDs）也可以用于减轻戴镜适应期间镜片的存在感。炎症因子中的前列腺素可介导疼痛，而 NSAIDs 可减少前列腺素的生成量，因此可使疼痛减轻。这类药中抑制前列腺合成效果最好的是双氯芬酸（扶他林）。配适硬性透气接触镜镜片时使用 NSAIDs 的推荐剂量如下：

1. 每眼间隔 30 分钟滴 2 次双氯芬酸，最后 1 次滴眼后 15 分钟戴镜。

2. 在戴镜时再滴第 3 次。

3. 戴镜后 1 小时滴第 4 次。

4. 该方法可在适应期间 3～5 天持续使用，直到完全适应。

局部应用麻醉剂当然不是配适硬性透气接触镜所必需的。然而，对于顾虑重重的医师、患者（尤其是年轻患者）、圆锥角膜患者及有软性接触镜佩戴史的患者来说，使用麻醉剂均有助于提高试配的成功率。

（三）评估初始视功能

作为佩戴硬性透气接触镜镜片的一项重要获益因素，良好的视觉质量对于提高初戴患者满意度非常重要。不管是采用经验法还是试戴镜片法试戴，当患者试戴合适度数的硬性透气接触镜镜片后良好的视觉效果很可能会减轻佩戴者对镜片的感知。

（四）镜片设计

具备良好设计，如最佳边缘和形态设计，

并达到平行配适状态的镜片，有助于提供更为舒适的初始戴镜体验（本章后文将详细介绍）。目前普遍使用的硬性透气接触镜片设计多倾向于使镜片趋于直径更大、厚度更薄，同时让镜片的后表面的几何形状与角膜形态更贴合的处理。

二、验配和评估

成功验配镜片有很多重要的影响因素，包括诊断性试戴、荧光素染色后评估和具备准确性及相容性的镜片设计。

（一）验配法

1. 经验验配　特指通过经验或不用通过试戴镜试戴确定镜片参数。使用经验验配的医师一般认为，生产商的建议（只向实验室提供较少的试戴前信息，如角膜曲率值和屈光矫正度数）和验配指南是获得最优镜片配适的有效方法。经验验配法也意味着仅给每位患者试戴未经试戴过的新镜片。此方法的优势在于患者不用为试戴而专程来院检查，因此使镜片验配的过程与软性接触镜的验配过程一样简单，不失为一种兼顾高效且对患者友好的方法。但是，如前所述，使用该方法最重要的优势依赖于患者能否获得良好的初始戴镜视觉。与 10～20 年前相比，现在新型的自动生产设备能生产出高质量的镜片，且使其具备非球面设计和假非球面的周边设计、更薄的镜片中心厚度（CT）和更大连续性的边缘设计，从而大幅提高经验验配法的验配成功率；同时地形图软件程序也可让医师在计算机辅助验配的过程中选择与角膜形态匹配度更好的设计。最有代表性的用于经验验配的镜片设计是 Vision Ultra Thin Lenses（X-Cel Contacts）。镜片可以两套一起下订单，让患者有一副备用镜片。同样的，镜片生产实验室可通过其特定的序列和计算参数获得屈光不正度和角膜曲率 / 角膜地形图信息以确定特殊的镜片参数。eyedock.com 网站和硬性接触镜研究所等机构都有在线计算器用于设计球面镜片。

2. 诊断验配　目前仍是验配硬性透气接触镜较为流行的方法。该方法在验配过程中使用多种试戴镜提高医师在最后下订单确定镜片参数时的自信，而这些订单参数可确保镜片与角膜有最佳的匹配度。与经验验配法相比，该方法具有更好的患者随访依从性，可以显著减少再次订片的次数。尽管需要患者专门为试戴而来院检查且需要足够数量的试戴镜片，但诊断验配法让医师有机会评估镜片与角膜的匹配程度并做出必要的调整，用以获得良好配适，同时提供患者可接受的视觉质量；显然，专程为试戴而来院检查也使患者有机会熟悉他们的特殊镜片。最后，医师也可评估如镜片定位和残余散光等其他情况。只是该法的主要局限性是患者不能像大多数初戴软性接触镜的患者那样从医院带着镜片回家。多数情况下，患者试戴的第一副硬性透气接触镜镜片其实并不能获得满意的视觉效果，如一个近视 6.00D 的患者试戴 3.00D 矫正度数的硬性透气接触镜试戴镜不只会有初始的镜片存在感，而且看不清楚。但对大多数特殊设计镜片，包括双焦点设计、圆锥角膜镜片和手术后佩戴设计的硬性透气接触镜来说，使用试戴镜进行试戴仍然非常重要。因为，这些特殊镜片的验配过程本身就具有挑战性，况且这些镜片需要更多的定制参数。不过在使用试戴镜进行诊断验配前，必须确定所使用的镜片与定制镜片的设计和材料是一致的。表 5-2 比较了经验验配法和诊断验配法的异同点。

表 5-2　诊断验配法与经验验配法比较一览表	
诊断验配法的优点	经验验配法的优点
重复下订单次数少	戴镜初期良好的视觉体验
医师对配适关系更有自信	方法简便
更好的患者满意度	镜片污染物传播可能性更小
更好的患者依从性	检查时间少
	允许角膜形态软件协助镜片设计

（二）试戴镜片组 / 库存片

1. 特殊试戴镜片组　准备多套不同设计的试戴镜片组非常重要，且不可或缺。例如，一

套有 20 片试戴镜的 −3.00D 的试戴镜片组可囊括低透氧性（＜ 50）和高透氧性（＞ 50）的材料（通常以 Dk 值衡量透氧性高低）。表 5-3 列举了这些试戴镜的参数。而且，在此基础上原著者推荐使用一套类似于 +3.00D 的负透镜边缘设计、高 Dk 值材料制成的试戴镜片组以及一套 −8.00D 的正透镜边缘设计、低 Dk 值材料制成的试戴镜片组。圆锥角膜设计、双环曲面设计和双焦点设计的试戴镜片组也是其推荐的选择，这些内容将在本书其他章节中分别进行讨论（参见第 14，15，17，18 章）。

表 5-3	20 个镜片诊断设备的相关参数及高、低 Dk 值气体渗透材料的推荐值			
镜片序号	BCR（mm）	SCR/W	ICR/W	PCR/W
1.	7.42	8.00/.3	8.80/.2	10.00/.2
2.	7.46	8.10/.3	8.90/.2	10.10/.2
3.	7.50	8.20/.3	9.00/.2	10.20/.2
4.	7.54	8.20/.3	9.00/.2	10.20/.2
5.	7.58	8.30/.3	9.10/.2	10.30/.2
6.	7.63	8.30/.3	9.20/.2	10.40/.2
7.	7.67	8.40/.3	9.30/.2	10.50/.2
8.	7.71	8.50/.3	9.40/.2	10.60/.2
9.	7.76	8.50/.3	9.50/.2	10.60/.2
10.	7.81	8.60/.3	9.60/.2	10.70/.2
11.	7.85	8.60/.3	9.60/.2	10.80/.2
12.	7.89	8.70/.3	9.70/.2	10.80/.2
13.	7.94	8.70/.3	9.70/.2	10.90/.2
14.	7.99	8.80/.3	9.80/.2	11.00/.2
15.	8.04	8.80/.3	9.90/.2	11.10/.2
16.	8.08	8.90/.3	10.00/.2	11.20/.2
17.	8.13	8.90/.3	10.10/.2	11.30/.2
18.	8.18	9.00/.3	10.20/.2	11.40/.2
19.	8.23	9.10/.3	10.30/.2	11.50/.2
20.	8.28	9.20/.3	10.40/.2	11.60/.2

BCR，基弧曲率半径；ICR/W，中间曲率半径 / 宽度；PCR/W，外周曲率半径 / 宽度；SCR/W，第二曲率半径 / 宽度。

试戴镜片组的镜片直径（overall diameter，OAD）：9.2mm；光学区直径（optical zone diameter，OZD）：7.8mm；镜片中心厚度（CT 值）：0.14mm；焦度（Power）：−3.00D

试戴镜片组的镜片总直径（overall diameter, OAD）为 9.4mm，光学区直径为 8mm（optical zone diameter, OZD）。但是，曲率大于 44.50D 的镜片设计为了获得更好的配适，镜片参数多为 9.0/7.6mm。基弧曲率半径（base curve radius, BCR）为 40.75D（8.28mm）～ 45.50D（7.42mm），梯度为 0.25D。推荐 0.09 ～ 0.11mm 具有相对连续边缘翘起的试戴镜片，所以较平的 BCR 有更平的外周曲率半径（PCR），较陡的 BCR 有更陡的 PCR。最后，应选择合适的中心厚度（CT 值）。镜片材料不同，CT 值亦不同。例如，低 Dk 值材料的 –3.00D 的试戴镜的 CT 值约为 0.14mm。度数相同的试戴镜片应具有相同的合适的 CT 值；这些参数（尤其是镜片边缘形状）因生产镜片的实验室不同而会产生相应的变化。随着超薄镜片设计越来越受欢迎，具有这种设计的负度数（如 –3.00D）试戴镜片组也在原著者的推荐之列。

2. 库存片　像水凝胶镜片那样使用大量（100 ～ 200 片）库存系统是医师的另一种选择。使用库存片系统进行硬性透气接触镜验配有很多优势：①在缺货时仍可给患者进行验配；②可及时为患者提供换片而无须等待，从而提高患者满意度；③可在诊所进行镜片参数的调整而无须等待。与水凝胶镜片不同，硬性透气接触镜片的成功验配需要定制镜片或多参数设计，尤其是 BCR，给大多数患者直接进行验配至少需要 200 片镜片才不必再从实验室订片。表 5-4 列举了 200 片库存片的参数。

表 5-4　库存镜片系统的透氧性参数一览表

RX	基弧曲率半径（mm）														
	7.42	7.50	7.54	7.58	7.63	7.67	7.71	7.76	7.80	7.85	7.89	7.94	7.99	8.04	8.13
−1.25								94	110	123	136	149	162	175	188
−1.50							79	95	111	124	137	150	163	176	189
−1.75							80	96	112	125	138	151	164	177	190
−2.00	1	14	27	40	53	66	81	97	113	126	139	152	165	178	191
−2.25	2	15	28	41	54	67	82	98	114	127	140	153	166	179	192
−2.50	3	16	29	42	55	68	83	99	115	128	141	154	167	180	193
−2.75	4	17	30	43	56	69	84	100	116	129	142	155	168	181	194
−3.00	5	18	31	44	57	70	85	101	117	130	143	156	169	182	195
−3.25	6	19	32	45	58	71	86	102	118	131	144	157	170	183	196
−3.50	7	20	33	46	59	72	87	103	119	132	145	158	171	184	197
−3.75	8	21	34	47	60	73	88	104	120	133	146	159	172	185	198
−4.00	9	22	35	48	61	74	89	105	121	134	147	160	173	186	199
−4.25	10	23	36	49	62	75	90	106	122	135	148	161	174	187	200
−4.50	11	24	37	50	63	76	91	107							
−4.75	12	25	38	51	64	77	92	108							
−5.00	13	26	39	52	65	78	93	109							

OAD=9.4

OZD=8.2

SCR=BCR+1.0 mm/0.3 mm 宽；PCR=BCR+3.0 mm/0.3 mm 宽

一些生产商，包括 Boston Envision 镜片设计（Bausch+Lomb）和 Naturalens（Advanced Vision Technologies，图 5-1），能提供镜片量较少的库存，因为其设计的镜片能够用更少的 BCR 即可适用于绝大多数患者的配适。

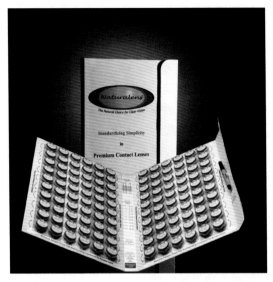

图 5-1　Naturalens 的库存先进视觉技术

　　一些硬性透气接触镜镜片生产商因劳动力和费用成本而不愿生产如此大量的库存片。但是，对于硬性透气接触镜验配量较大的医师来说，库存片仍然是有必要的；与软性接触镜验配一样，这样对于医师来说初始费用较低。虽然实验室一般要求医师遵守如下规定：①保持库存片处于最初托管的状态；②在特定时间段内验配特定数量的镜片；③使用生产商的镜片设计参数。但为了提高硬性透气接触镜镜片验配成功率，准备库存片是值得选择的一种方法，因为这种方法可同时为许多佩戴硬性透气接触镜镜片的患者提供有价值的服务。

　　3. 试戴镜片的储存　浸泡方式储存试戴镜片，其优势在于为戴镜者提供良好的初始戴镜湿润感，同时可以使镜片处于相对无菌的状态。但考虑到使用和更换储存液的频率，在干燥状态下保存镜片也有高效且便捷的优势，因为干燥保存镜片法可将镜片置于平板式包装的镜片盒里，所占用的储存空间极为有限。如果用湿法保存镜片，那么镜片盒里的储存液一旦蒸发或者渗漏，都可能导致镜片贴附于镜片盒内，甚至因镜片由水合状态到脱水状态而使 BCR 改变。消毒后的接触镜储存液保存时间一般不

应超过 30 天，因此湿法储存的试戴镜片（和镜片盒）必须每 30 天进行一次清洁。而且蒸发的镜片储存液也难以从镜片表面去除。当使用试戴镜时，应先仔细清洁镜片并使用软纸巾将镜片拭干、消毒后再放到试戴镜组的镜片盒中。疾病控制中心建议使用眼科专用过氧化氢消毒硬性透气接触镜镜片；所以原著者推荐使用 AOSept 或者 Alcon 实验室制作的 Clear Care 液浸泡镜片 5 ～ 10 分钟。在重复使用之前，应用指定的清洁剂清洗试戴镜片并在冲洗后将镜片放回储存液里。在将硬性透气接触镜镜片发放给患者之前应将镜片置于储存液中水合至少 24 小时，以提高镜片表面的湿润度并保持浸泡状态下的镜片 BCR（原因与"浮于眼表"状态类似，镜片后表面由泪膜支撑）。同样，也应告知患者拿到镜片后要将镜片置于适宜的浸泡 / 消毒溶液中（详见第 6 章）。

（三）应用荧光素进行配适评估

　　1. 简介　荧光素钠是一种有机复合物，可与组织结合但对组织无害。使用荧光素医师可以评估镜片相对于角膜的配适关系。在硬性透气接触镜的配适评估中使用荧光素的价值巨大且不可或缺。

　　操作时，先用滴眼液湿润荧光素条，然后嘱患者向下注视并将荧光素条置于上球结膜。重复向患者确定这一操作无痛非常重要。然后，用拇指仔细将上睑向后上固定于眶缘以避免眼睑将荧光素条推向上方角膜处，从而使上方角膜染色并出现主观不适。

　　使用滴眼液湿润荧光素条有很多优势：

　　（1）无菌。

　　（2）pH 弱碱性有助于荧光素溶解。

　　（3）避免因 pH 低引起的烧炙感或刺痛感。

　　（4）与其他湿润剂相比，黏稠度低（其他湿润剂可产生过厚的泪液层）。

　　液态的荧光素仍然是最佳选择。

　　2. 观察方法　荧光素的形态可通过 Burton 灯和生物显微镜进行评估。

　　（1）Burton 灯：评估荧光素形状的传统方

法是使用紫外荧光灯配合 +5.00D 的放大透镜进行观察（图 5-2）。这一方法有如下优势。

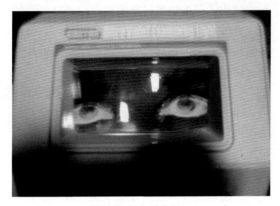

图 5-2   评估荧光素形态的 Burton 灯

1）经济。

2）易于操作。

3）视野大且能够直接比较双眼荧光素形态。

然而 Burton 灯的功能非常有限，其放大率和照明无法调整，且无法用于对有紫外光吸收特性材料的硬性透气接触镜实施荧光素形态观察。因此，这一方法不应成为观察荧光素形态的唯一适宜方法。但用这种方法与生物显微镜配合使用不失为一种好方式。因为两种方法的结合可以获得较大的总观察视野，这一点在观察一些特殊病例时尤为有益，如高度角膜散光和圆锥角膜的病例。

（2）生物显微镜：评估硬性透气接触镜荧光素形态最常用的方法是通过生物显微镜观察。这一方法的主要优势在于其具有的灵活性。医师使用生物显微镜进行荧光素形态观察时可改变放大率、照明和裂隙光带的宽度。正确使用生物显微镜进行硬性透气接触镜配适评估是验配成功的必要条件。

生物显微镜因生产商不同，其性能可能有所不同，但具有良好的照明光源和可变的放大率对评估荧光素形态非常重要。事实上，许多生物显微镜在使用 10 倍以上的放大率进行观察时仍能保持足够大的观察视野。

滴用荧光素后，应指导患者眨眼数次以使荧光素均匀分布于眼表，然后用较宽的裂隙光带（弥散光观察法）在低放大倍率下使用高强度照明观察荧光素形态。滴用荧光素几秒后中央和周边的荧光素形态相对较易观察。用 45°～60° 的光学切面照明法观察接触镜与角膜间的泪液量，可见位于镜片表面的外层泪液为一层绿色液体层，其后为较宽的暗层，即接触镜，在此后是另一层绿色液体层，即为镜片和角膜间的泪液层，位于最后面的明亮的灰色层即为角膜。镜片相对于角膜的配适关系可通过光学切面下观察到的泪液层厚度进行评估。

较为普遍的做法是，在钴蓝光滤片辅助下进行荧光素形态观察，因为钴蓝光滤片可透过能激发荧光素染料的蓝光。使用能够贴附于观察系统的 Wratten12 号黄色滤片（或相等编号的滤片）则可过滤特定波长以外的光，因此使用黄色滤光片更易于观察荧光素形态。结合黄色滤光片与良好的照明光源对评估具有 UV 吸收功能材质制作的硬性透气接触镜镜片有重要意义，因为该类材料可吸收与照明光源相同波长的光，所以，必须选择适宜的滤光片或合适的照明光源，否则镜片后的荧光素亮度会明显减弱甚至观察不到。希望有朝一日生物显微镜生产商能将黄色滤光片整合到生物显微镜的设备中。

（3）形态评估：荧光素的形态表现各异。一般荧光素集中的区域呈现绿色；而没有荧光素区域的泪液层如果过薄则难以观察，在该区接触镜可直接与角膜接触，观察时表现为暗区或黑色区域。介于这两种极端情况之间的是不同厚度的泪液层所呈现出的不同绿色形态。

当镜片形态与角膜轮廓平行时可观察到与角膜平行的、均匀的泪液膜层（图 5-3）。陡峭的中央配适可观察到过多的荧光素积存于顶端间隙或出现中央区泪膜积存（图 5-4）。这种配适状态下，镜片的外周部与角膜接触并封闭内、外泪液交换，使得细胞碎片和黏性物质无法被清除，这是硬性透气接触镜镜片黏附于角膜的前期表现。即使在短期戴镜的情况下，也可出现顶端间隙下因角膜形态受负压吸引导致的陡峭形态；顶端接触往往出现于镜片与角膜顶端的直接接触或者表现为滴用荧光素后因中央区泪湖过浅而难以观察到荧光（图 5-5）。过度的顶端接触有可能导致角膜被塑形，因而变得扭曲或变形，而中央角膜逐渐被镜片压迫变形可引起角膜磨损。

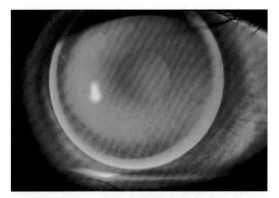

图 5-3　平行配适的荧光素形态

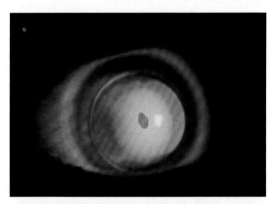

图 5-4　顶端间隙的荧光素形态

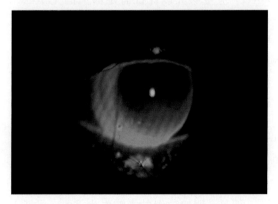

图 5-5　顶端接触的荧光素形态

角膜散光 1.00D 以上时，可观察到哑铃状的荧光素形态（图 5-6）。典型的表现为在角

膜比较陡峭的轴向上，泪膜厚度向边缘方向逐渐增大，但镜片不与角膜接触。而在较为平坦的轴向上，泪膜厚度向周边部逐渐减小，镜片在光学区的边缘逐渐接触角膜。角膜散光越大，两个轴向上泪膜厚度的差异越大，平行配适区却越小，散光或哑铃状荧光素形态越明显。如果角膜为顺规散光，垂直轴向上泪膜表现为平行配适或在水平轴向上产生接触。如果角膜为逆规散光，则表现为相反的状态：水平轴向上为平行配适或在垂直轴向上产生接触。大角膜散光，尤其是＞ 2.00D 者，使用高 Dk 值材料的 BCR 比角膜曲率更陡峭设计的镜片会因镜片过度弯曲引起视力下降。而且，在眨眼时摇摆不定的镜片也使患者感觉不适，导致机械性角膜染色，并有可能产生镜片黏附。针对这类病例的验配，建议选择低透氧材料或者更平坦BCR 设计的镜片。另外一个选择是双曲面设计，双曲面设计特别适用于因角膜散光量较大而容易引起镜片下方定位的病例（见第 14 章）。

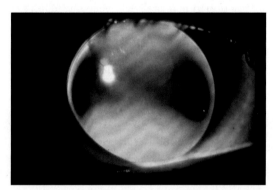

图 5-6　高散光患者的哑铃状荧光素形态

在瞬目后进行荧光素形态的评估非常重要，因为瞬目可引起泪液分布和镜片位置的变化。如果发生镜片偏位，对于镜片相对于角膜的位置必须在进行荧光素形态评估前有所预判。例如，下方偏位的镜片因较平的镜片周边斜面靠近较陡的中央角膜，故典型的表现为上方过多的泪液积存。

对镜片周边部荧光素形态进行观察也是有益的。周边部应有足够的空隙，尤其应大于顶端的空隙以允许足够的泪液交换和清除脱落的细胞碎片，同时可避免镜片在角膜上移动时产生机械刺激。如果周边部荧光素过少或消失，甚至形成封闭，应该放松周边弧。

在配适评估检查和后期的随访中均应进行角膜荧光素形态的观察，用以评估硬性透气接触镜镜片与角膜的相对关系。医师评价荧光素形态的能力源于经验的积累和多次评估操作。可从硬性接触镜研究所（GPLI；www.gpli.info）获取一些教育资源，这些资源包括名为"硬性透气接触镜配适，评估和疑难解决"的教育类 CD-ROM，硬性透气接触镜镜片验配操作指南和荧光素形态鉴定卡。在减轻角膜水肿相关的并发症方面，有学者认为荧光素形态的评估不像选择聚甲基丙烯酸甲酯（polymethylmethacrylate，PMMA）材质对硬性透气接触镜镜片那么重要，这是错误的观点。镜片材料只有在验配人员具有能进行适宜的配适评估能力时才能发挥其优势；不良的镜片-角膜配适关系可引起一系列问题，包括角膜干燥、镜片黏附和角膜擦伤。荧光素形态的评估在疑难病例（如角膜高散光、角膜不规则/扭曲和圆锥角膜）验配中有特别的应用价值。

（4）错误的荧光素形态：偶尔可以发现荧光素形态与预期表现相反。下述原因可引起此现象。

- 与角膜地形相关，因为不同患者的角膜地形不同。例如，与"帽样区域"大于平均上限的患者相比，角膜中央区"帽样陡峭（定义为角膜顶点曲率在 0.50D 以内的区域）"患者可表现为更陡峭的荧光素形态。
- 选择较平的 BCR 设计可引起泪液交换不佳和中央荧光素总量过少。
- 如果周边曲率过于陡峭，易出现周边部封闭，荧光素形态表现为顶端间隙。
- 对于某些患者，尤其是干眼患者，荧光素会快速消散并产生"假性平坦顶端"；因此应在滴用荧光素后尽快进行评估观察。
- "假性陡峭"形态在高负度数的氟硅/

丙烯酸酯聚合物（F-S/A）镜片的验配中有所报道。很显然较厚的镜片边缘可阻碍荧光素的流动，使中央区荧光素积存。类似的情况还可出现于高正度数的镜片，因其中心厚度大引起了光衰减，由此在评估配适关系时表现为比实际平坦的基弧。

（四）镜片设计/配适理念

在诊断性试戴时有很多方法可用于决定硬性透气接触镜的设计参数。

有两个主要的设计理念用于设计和验配硬性透气接触镜镜片，这两种理念都基于镜片在眼表面的位置。第一种镜片设计是使镜片稳定地定位于上睑下（如睑下配适）；第二种镜片设计是使镜片定位于睑裂间。

在佩戴舒适度、视觉质量和戴镜后生理反应方面比较两种镜片设计效果的研究已见诸报道。但由于每个受试个体在角膜形态、眼睑/角膜相互关系和眼睑张力上有较大差异，因此每种镜片的设计在不同个体中肯定是不同的，但这些研究对于每种镜片设计的结论尚无一致意见。

1. 睑下配适和镜片设计

（1）镜片直径/光学区直径：硬性透气接触镜的镜片直径（the overall diameter，OAD）应足够大以保证有足够大的光学区，以避免眨眼时镜片的运动速度和幅度过大。光学区直径（the optical zone diameter，OZD）的大小则变化不一，在镜片直径的占比介于 65% ～ 80%。OAD 和 OZD 的大小取决于以下因素：

1）睑裂大小/眼睑位置：睑裂大小指在正常状态下上下睑缘间的垂直距离，平均值为 9.5 ～ 10.5mm。睑裂较大时应选择大直径镜片；睑裂小时应选择小直径镜片。

但是，眼睑位置的影响更为重要。虽然不同的患者情况不同，但有研究显示，一般向前注视时镜片上缘位于上睑之下比位于睑裂间时舒适度更高。这是因为对镜片的知觉主要通过睑缘的感知获取。瞬目过程中，上睑滑过镜片上缘；如果上睑位置高于镜片边缘则睑缘可与镜片边缘接触而感知镜片存在。但是，在较少见的情况下，如上睑位置处于角膜缘或者低于角膜缘时则应优选小直径且 K 值较为陡峭的镜片设计，以便获得良好的镜片中心定位。镜片稳定时边缘位置应低于上睑至少 1mm。

2）瞳孔大小：应分别在高照明和低照明时进行瞳孔直径的测量。在良好的镜片-角膜配适关系中，昏暗照明时 OZD 应大于瞳孔直径，以降低夜间眩光等症状发生的风险。

3）屈光不正度：远视镜片应选择较大的 OAD/OZD，以确保度数较高、厚度较厚的镜片区域大到足够覆盖瞳孔。大 OAD 设计的镜片应同时有负透镜设计的镜片边缘。尽管情况并非总是如此，但对于角膜曲率值较平的远视眼（近视眼则相反，可能有较陡的 K 值），这一原则多同样适用（后面的章节中将详细讨论）。

4）角膜曲率：为保证良好的镜片中心定位，角膜曲率较平的病例（如 < 41.00D 的角膜曲率）应选择 OAD 大于普通尺寸的镜片，角膜曲率较陡的病例（如 > 45.00D 的角膜曲率）应选择 OAD 小于普通尺寸的镜片。Caroline 和 Norman 曾提出大拇指准则：选择与 BCR 一致的 OZD，单位精确到 mm。即 BCR 为 41.75D（8.09mm）的镜片，其 OZD 应为 8.1mm，BCR 为 45.50D（7.42mm）的镜片，其 OZD 应为 7.4mm。

5）眼睑张力：在选择镜片直径时眼睑张力应被视为优先参考指标。眼睑张力大小可使用翻转眼睑的难易程度进行评估。这一检查应在试戴评估之前和戴镜之后的历次随访中进行。医师通过翻转眼睑检查可知哪些患者的眼睑比较松弛（如上睑容易被翻转的患者），哪些患者的眼睑比较紧绷（如上睑难于被翻转，甚至根本无法翻转的患者）。上睑松弛的患者在瞬目过程中镜片不会随眼睑运动而向上滑动，因此可选择 OAD 比普通均值大的镜片。

最好的镜片的 OAD/OZD 是多少呢？OAD 的均值为 9.4 ～ 9.6mm，OZD 尺寸为 7.6 ～ 8.2mm。

对于大多数定制设计镜片来讲，建议从 9.4/8.0mm 的镜片开始试戴。如果需要选择更大的 OAD/OZD，推荐从 9.8/9.4mm 设计开始试戴；如果需要选择更小的 OAD/OZD，推荐从 9.0/7.6mm 镜片开始试戴。

6）要点：新的硬性透气接触镜镜片材料问世后，目前的趋势是让镜片生产商推荐具有更大 OAD 尺寸的镜片（如 9.6 ～ 10.2mm）以优化初始试戴效果，即获得更小的镜片移动幅度和良好的中心定位。但验配医师要注意的是，大尺寸镜片对角膜形态的影响较大，有可能引起角膜形态改变和扭曲，同时材料弹性较好的镜片更容易出现镜片移动黏滞和黏附，细胞碎片清除和角膜供氧也会相应受限。类似的，大尺寸 OZD 也可能因镜片 BCR 和次级曲率半径（SCR）衔接处定位于角膜相对周边的区域而使镜片在瞬目时出现小幅的侧向移动，如发生这种情况，可能因镜片不能滑过周边角膜而使周边部角膜容易干燥。有的医师更喜欢选择小 OAD（如 9.6mm）和小 OZD（如 7.4mm）的镜片设计，因为这种小尺寸 OAD 和 OZD 的设计可以保证中周部角膜有良好的镜片配适。在兼顾有足够的镜片运动滞后和瞳孔区光学中心覆盖的前提下可选择小尺寸 OAD 和 OZD 设计。此外，当选择这类设计的镜片时，如果要改变镜片直径，幅度的变化要足够大，OAD 至少调整 0.4mm，OZD 至少调整 0.3mm。

同时，有几种半巩膜镜设计（如 14 ～ 15mm 的 OAD）可用于散光患者的验配以保证良好的眼部健康。这种半巩膜镜设计的镜片在初戴镜时的舒适度优于常规尺寸设计的硬性透气接触镜镜片，甚至可与初戴软性接触镜的舒适度相媲美。显然，未来适用于健康眼的硬性透气接触镜镜片可能会采用一些巩膜镜的设计。

（2）基弧曲率半径（BCR）：选择基弧的基本目标是达到镜片与中央部和中周部角膜良好的配适关系。在选择 BCR 时应考虑的因素包括角膜曲率、所观察到的荧光素形状和所期望达到的镜片-角膜相对配适关系。基弧的选择可精确到 D 或者 mm（见附录 1）。

需要重点强调的是，不同患者试戴同样 BCR 的镜片时（如"on-K"，即 BCR 等于角膜曲率 K 值），其荧光素形态可有多种表现。这是由于各患者角膜形态参数中顶点区角膜形态和角膜从中央到周边变平的速度都有可能不同，而且即使有相同的 BCR 但镜片设计仍可以不同。特别是"on-K"配适可能因光学区通常大于角膜顶点区域或者角膜顶点，因而可明显表现为顶端空隙的配适关系（图 5-7）。因此，为保持平行配适关系，有必要为多数病例选择比 K 值平坦的 BCR。而且，平坦 BCR 会尽可能降低因镜片导致的角膜翘曲和可能的泪液交换封闭。后两种情况在球形角膜选择"on-K"配适时较容易出现。

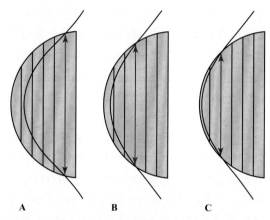

图 5-7　不同 OZD 的配适关系。如果选择 A 或 B 所示的 OZD，将获得陡峭的配适。小光学区（C）为平行配适 [Reprinted with Permission from Caroline PJ，Norman CW. A blueprint for rigid lens design. I. Contact Lens Spectrum. 1988；3（11）.]

表 5-5 为选择角膜直径和 BCR 的基本原则。

续表

角膜散光（D）（角膜形态参数）	OAD/OZD	
	9.4/8.0mm（睑下配适）	9.8/8.4mm（大瞳孔/运动员）
1.50～1.75	"on-K"	0.25D FTK
2.00～2.25	0.25D STK	"on-K"
≥ 2.50	双曲面设计	双曲面设计

FTK，平于 K 值；OAD，镜片总直径；OZD，光学区直径；STK，陡于 K 值

值得一提的是，如果 OZD ＜平均值，有必要选择略陡的 BCR；如角膜曲率＞ 45.00D 时，有必要选择更小的 OZD 以保证平行配适。表 5-5 显示了相反的情况，如果 OZD ＞平均值，有必要选择略平的 BCR；如角膜曲率＜ 41.00D 时，有必要选择更大的 OZD 以保证平行配适。而且瞳孔较大的患者可能需要大 OZD 以降低眩光发生的可能性。规则是 OZD 每增加 0.5mm，BCR 应变平 0.25D，OZD 每减少 0.5mm，BCR 应变陡 0.25D。当然选择特定 BCR 时主要应参考荧光素形态，特别是在没有使用测量角膜偏心程度或者形态参数的设备时（如对中央到中周部角膜的评估），对荧光素形态观察的重要性就更为突出。

陡峭 BCR 设计的镜片更适于高度散光患者而非低度散光患者。原因有很多，最重要的一点是高度散光患者陡峭 BCR 可以获得更优的镜片 - 角膜配适关系。高散光患者（如角膜散光＞ 2D）必须选用更陡峭的 BCR，或者选用双环曲面设计以达到在最大区域内获得良好平行配适的目的。高度角膜散光"on-K"的 BCR 配适不仅可致角膜平行配适区过小、镜片容易偏心，而且这种配适形成的支撑区域间隙过大也会在瞬目时导致镜片在角膜上摆动，引起因镜片边缘与上睑接触增加而导致的感觉不适和角膜擦伤。

远视者硬性透气接触镜的中央区镜片中心厚度较厚且镜片的重心比较靠前，使瞬目后镜片容易向下掉。因此，通常有必要为远视患者选择比角膜 K 值陡峭的 BCR 以获得良好的镜

表 5-5	硬性透气接触镜镜片直径和基弧选择标准（睑下配适）	
角膜散光（D）（角膜形态参数）	OAD/OZD	
	9.4/8.0mm（睑下配适）	9.8/8.4mm（大瞳孔/运动员）
0.0～0.75	0.50D FTK	0.75D FTK
1.00～1.25	0.25D FTK	0.50D FTK

片中心定位。

镜片的几何中心应与患者视线重合或者稍高于患者视线。镜片定位稍高（藏在眼睑下）可将镜片边缘与上睑的接触降到最低，从而最大限度地提高患者戴镜舒适度。这也是 Korb 提出的"睑下配适"设计理念的理论基础，且有学者发现，眼睑下配适比睑裂间配适及下方定位配适发生角膜擦伤的概率低。

瞬目后镜片向上随眼睑运动或向下移动的幅度不能 < 1mm，也不能 > 3mm。因为镜片随眼睑的运动幅度过大可产生眩光而引起视力波动或使患者易于感知镜片的存在；而镜片随眼睑的运动幅度过小可导致镜片黏附，继而脱落的细胞碎片无法及时排除，导致角膜发生水肿。瞬目的过程中 OZD 应覆盖瞳孔区。

基本原则：尽管我们已经推荐了一些选择 BCR 的方法，但是值得注意的是，实际上没有哪种 BCR 选择方法能够精确预测戴镜后的配适情况。因此，不断尝试不同参数的试戴镜同时进行荧光素形态评估是决定适宜 BCR 参数的重要方法。

（3）镜片周边曲率半径（PCR）/ 宽度：镜片周边角膜曲率部分的宽度应超过镜片总直径周边部分的 20% ～ 35%，包绕镜片 OZD。常见的镜片设计可选择 1 个（如双曲率设计），2 个 [如三弧设计，包括第二曲率半径（SCR）和 PCR] 或者 3 个周边曲率（如四弧设计，包括 SCR，ICR 和 PCR）。有的镜片设计采用镜片周边区域逐渐变平坦的非球面周边设计。每个弧与邻近的弧相比必须逐渐变平坦，而更靠近中央区域的弧段则保证能为角膜提供合适的间隙。周边弧的主要功能：

- 防止镜片移动的过程中镜片边缘刮擦角膜。
- 允许镜片下泪液循环流动以保持正常的角膜代谢。
- 在镜片边缘形成新月形透镜以产生压力使镜片定位于中心。

周边弧不具备光学矫正的作用。如果镜片发生偏位使周边弧位于视轴前方则会产生眩光。

采用周边弧的设计可在不同弧段间形成境界清晰的连接部。此连接结构阻碍了泪液向中央区角膜的循环流动，也会削弱镜片下代谢残渣的清除。因此，使用软性设计使连接部结构可促进泪液更均匀地流动。软性设计多使用曲率半径工具减小周边各曲率半径值间的差异（见第 9 章）。一般镜片设计可选择低强度软性设计，中强度软性设计或者高强度软性设计。最低限度应采用中强度软性设计才可提高泪液残渣的清除，而使周边弧曲率连接部变柔和的设计可使镜片表面光滑，且可加大镜片随眼睑的移动幅度，也能提高戴镜初期的舒适度。

镜片边缘与周边角膜间的垂直距离称边缘间隙。另外一个常用的、可定量的几何学术语是"边抬高度"，用于描述镜片边缘到镜片 BCR 外延间镜片区域与角膜间的距离（是比间隙稍大的值）。如果 PCR 变平和（或）周边弧宽度（PCW）增加，边缘间隙也会随之增加，其他所有镜片参数则保持不变。改变 PCR 和（或）其宽度相较于改变第二弧或中间弧对边缘间隙的影响更显著。

镜片定位受边抬高度的改变而发生变化。一般边抬高度增加则镜片与上睑的接触也相应增加，高边抬高度 / 间隙设计可引起上睑和镜片的过多接触，以及镜片的上方偏位，而过低的边抬高度 / 间隙设计可引起上睑和镜片的接触过少，以及镜片的下方偏位。传统 PMMA 镜片的设计通常使用平而宽的周边弧以提高角膜的氧供，从而保证良好的泪液循环和残渣清除。这些设计理念或使用双弧设计、三弧设计，其 SCR 比 BCR 平坦 1.0 ～ 1.5mm，PCR 为 12.00 ～ 12.25mm，如采用 7.8mm 的 BCR，9.2/0.3mm 的 SCR/SCW 或 12.25/0.4mm 的 PCR/PCW 设计并不少见。但是，过多的边缘间隙可引起镜片偏心，引起对镜片的感知和角膜擦伤。角膜擦伤可能的原因是瞬目时镜片边缘下的泪液透镜从邻近的周边角膜下后退及上睑接触镜片前缘产生形态改变，两者的综合作用引发角膜的擦伤。镜片偏心包括下方偏位和上方偏位。下方偏位可能是因镜片边缘与眼睑的接触增加导致；上方偏位可能因较平的镜片区域与较平的角膜区域产生平行配适。

那么该如何选择周边弧系统呢？PMMA材料镜片含硅，泪液涂布在镜片表面后泪膜破裂时间较短暂，且周边泪湖易于蒸发，因而需要做泪液泵设计。硬性透气接触镜不像PMMA材料镜片那么依赖泪液泵，因而较低的边缘间隙设计有一定的优势。大多数非球面设计的镜片与旁中心和中周部角膜有良好的配适，因此可以选用低边缘间隙设计。如果这一设计方案不可行，本书作者 Edward S. Bennett 推荐使用下述周边弧系统，即四弧段设计：

SCR/W=BCR+0.8/0.3mm

ICR/W=SCR+1.0/0.2mm

PCR/W=ICR+1.4/0.2mm

例如，如果 BCR=7.8mm：

SCR/W=7.8+0.8=8.6/0.3mm

ICR/W=8.6+1.0=9.6/0.2mm

PCR/W=9.6+1.4=11.0/0.2mm

但为保持适当稳定的边缘间隙，周边弧系统必须更平坦，周边弧与平坦BCR比值应更大、与陡峭BCR比值更小。因此，前述周边弧设计理念可用于一般BCR设计镜片。但是，比推荐值稍平坦的值应适用于较平的BCR镜片，较陡的值应适用于更陡峭的BCR镜片。

比推荐值陡的PCR镜片（如低边缘间隙）通常摘镜比较困难，代谢残渣可能难以清除，镜片黏附风险升高且可能出现角膜缘新生血管（vascularized limbal keratitis，VLK），两者都被发现与使用低边抬设计有关。

基本原则：重要的一点是应避免过平坦/宽的周边弧，尤其是能引起中周部角膜配适不佳的有限弧段设计（如双弧段）。同样的，核对周边弧的数目和宽度（曲率半径尤难以判断）以及各弧连接部的质量和精确度也很重要。

（4）中心厚度：受很多其他镜片参数的影响，但主要受镜片度数和OAD的影响。正镜的镜片中心厚度越大，中心越靠前。负镜边缘厚度越大则中心越靠后。

太薄的镜片和太厚的镜片中间有明显不同。太薄的镜片可能不太稳定，会在眼表发生显著的弯曲及形变。因此，中到高度角膜散光眼（如＞1.50D）的验配推荐使用标准厚度设计镜片。但是，太厚的镜片可能引起下方偏位并伴有视力波动、角膜擦伤和刺痛感。

很多新推出的、较低Dk值材料的镜片引入超薄设计可减轻镜片的偏心，提升患者满意度，尽管如此，戴镜的初始体验可能并未改善。这些镜片比标准设计的镜片中心厚度薄约50%，如−3.00D的透镜厚度可以薄达0.10mm，而−3.00D的标准厚度镜片的厚度接近0.14mm。

表5-6列出了标准设计（而非超薄设计）镜片中心厚度的推荐值。镜片中心厚度的推荐值随镜片材料的不同及镜片生产商的不同而有所变化。

表5-6	硬性透气接触镜定制片中心厚度值（mm）[a]	
度数（D）	Dk 值	
	20～49	50+
−1.00	0.18	0.19
−2.00	0.16	0.18
−3.00	0.14	0.16
−4.00	0.14	0.15
−5.00	0.13	0.14
≥−6.00	0.13	0.14

a 标准厚度；Dk，透氧性

基本原则：核对镜片中心厚度极为重要，因为不准确的值可能影响镜片的配适。通常实验室生产的镜片比所需要的厚度更厚，以避免在操作过程中产生镜片破损。有一项研究对镜片中心和周边厚度值进行了观察，研究者随机选取了8个实验室，从这8个实验室订制了4种不同度数的镜片，所给出的订制参数中只有镜片中心和边缘的厚度缺如。结果显示，同一实验室生产的相同度数的镜片，其镜片中心厚度、总镜片厚度和镜片质量均有显著差异。实际上，镜片中心厚度的确定不应仅参考Dk值，还应考虑到视力、镜片稳定性和定位等因素才能达到期望效果。例如，将厚度增加 0.04mm，镜片重量可以增加 24%，但透氧性反降低量 < 1%。

优秀镜片生产实验室的标志是能持续生产超薄设计的镜片。尽管表 5-6 可作为推荐指南，但从镜片生产商直接获取实际应用的每种硬性透气接触镜材料的中心厚度表是更好的办法。

（5）镜片边缘厚度 / 设计：边缘设计是极为重要却经常被忽视的参数。边缘设计主要影响戴镜舒适度和镜片的定位。满意的设计是较薄的锥形卷边设计。镜片边缘可分为 3 个区域。瞬目时位于前面的区域接触上睑，后面的区域通常是较窄的反转弧。该反转弧区位于镜片后表面，可使镜片边缘从角膜表面向外张开，从而允许镜片能在角膜表面自由移动。前后两个弧区的连接处为镜片尖端。尖端必须钝化以尽可能减轻瞬目时的异物感。

镜片边缘的形状也很重要。如前文所述，Korb 和 Korb 推荐尖端靠前的边缘设计以易化上睑上抬及与镜片上缘的贴合。圆形前缘镜片与之类似，这样处理后戴镜舒适度远高于方形前缘镜片。但圆形后缘和方形后缘镜片的戴镜舒适度则没有差异，因此，镜片边缘与眼睑的相互关系比边缘对角膜的作用更能决定戴镜舒适度。

多项研究已证实，硬性透气接触镜材料镜片边缘设计存在不一致性。其中一项研究发现，不只不同材料间有很多不一致性，而且同一生产商生产的相同参数、相同材料的镜片也有很大差异。对于某种特定材料而言，Dk 值增加的同时其柔软性增加，出现缺口、破损的可能性也相应上升。如果未经核对的镜片因边缘过于锋利、过于圆钝或者有缺口但仍然被发放给患者，其可能导致患者不满意并因此再不愿佩戴硬性透气接触镜镜片。尽管现在镜片的生产工艺和抛光方法已获得改善和优化，且新方法已普及使用，镜片的不一致性和锋利的边缘已不再常见，但镜片边缘的核对仍然非常重要（详见第 7 章）。Valley Contax 公司（Contax，Springfield，OR）生产的接触镜形态分析仪（Contact Lens Edge Profile Analyzer，

CLEPA）就是用于评估镜片边缘的一种设备，目前已经商品化（图 5-8）。

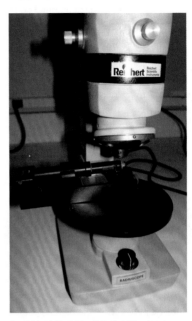

图 5-8　角膜接触镜边缘形态分析仪（Valley Contax，Springfield，OR）

镜片中心厚度和边缘厚度会随镜片直径及镜片度数变化而变化。中到高度负度数镜片的边缘厚度更厚，而低度负度数镜片和全部正度数镜片的中心厚度更厚。边缘厚度和中心厚度有约 -2.00D 的屈光力而非平光。

由于镜片边缘厚度受镜片度数和 OAD 变化的影响，有时镜片会采用新月形设计以降低这一影响。所谓新月形设计，是将镜片的前表面分为周边定位区及被其环绕的中央光学区两部分，周边定位区具有较薄的厚度和较平坦的曲率，而镜片的中央光学区与周边定位区的连接处的厚度应为 0.12 ~ 0.14mm。该区域如果比这一标准更厚，则会增加不必要的镜片重量；如果比这一标准更薄，则镜片容易在此处破裂。

高负度数镜片多采用前 CN 斜角（图 5-9）或正新月形设计（图 5-10）以减少镜片边缘厚度，两者以正新月形设计更为常见。正新月形设计之所以更为常见，是由于其可缓解因厚边缘而引起的镜片感知、眼睑和镜片相互作用引起的下方定位，以及因正常瞬目受阻导

致的角膜干燥。正新月形设计还可减少中心厚度和总镜片重量。当负镜片度数≥5.00D镜片采用新月形设计时，若不经改良则镜片边缘厚度≥0.20mm。此外，通过负新月形设计提高镜片边缘厚度也非常重要，因为这可以改善眼睑与镜片边缘的相互作用并减少下方镜片的偏位。所以建议负度数≤−1.50D的镜片及正度数的镜片采用负新月形设计。表5-7概括了负镜片与正镜片的设计参数。

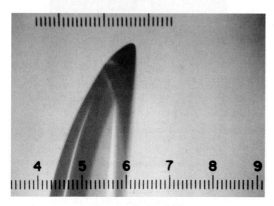

图5-9　前CN斜角

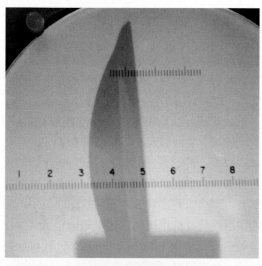

图5-10　正新月设计

表5-7　负镜与正镜设计参数比较

参数	负镜度数	正镜度数
BCR	比K值平坦	比K值陡峭
OAD	更小（8.8～9.6mm）	更大（9.2～9.8mm）
CT	更薄（＜0.20mm）	更厚（＞0.20mm）

续表

参数	负镜度数	正镜度数
边缘设计	更厚——高度镜片（＞−5.00D）选择正新月设计；低度镜片（＜1.50D）选用负新月设计	更薄——负新月设计

BCR，基弧半径曲率；CT，镜片中心厚度；OAD，镜片直径

基本原则：必须反复强调核对每片镜片边缘的重要性。镜片边缘设计是导致初始戴镜不舒适的首要参数，同时也能保证配镜师的诊断有良好的质量控制。对于一个生产镜片的实验室来讲，是否具备生产好的镜片边缘的能力是一个重要标志。合理使用新月形边缘设计可谓一箭双雕，能够在改善镜片定位的同时提高透氧性。

图5-11概括了硬性透气接触镜镜片设计和配适的一些重要参数。

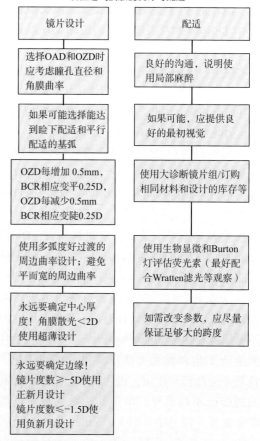

图5-11　透镜设计／配适流程图

要特别强调的是，如改变镜片设计要确保这种改变足够显著。换句话说，直径增加量仅为 0.1～0.2mm，中央厚度减少量仅为 0.01mm 或者基弧调整量仅为 0.25D 时很难产生预期的镜片 - 角膜配适关系。表 5-8 列出了能显著改变配适关系所需的各参数变化值。

表 5-8　参数变化引起的临床效果	
参数	所产生的效果
BCR	0.50D（约 0.1mm）
OAD/OZD	0.4/0.3mm
PCR	0.5mm
CT（高 Dk 值）	0.02mm
Dk 值，透氧性	

Reprinted with permission from Szczotka LB. RGP parameter changes：how much change is significant? Contalct Lens Spectrum. 2001；16（4）：18.

2. 睑裂间配适　睑裂间配适与睑裂下配适两种镜片设计有很多相似之处。以下患者适用睑裂间配适设计镜片：上睑位置较高或者上睑位于上方角巩缘之上，镜片重心更靠前的正度数镜片设计，以及需要小直径镜片以获得良好镜片定位的患者，这种患者亚洲人居多。

（1）镜片总直径：取决于患者平均角膜直径（水平可见虹膜直径，HVID），睑裂高度和接触镜度数。这些参数影响角膜接触镜的中心位置，相应的也可影响镜片定位、镜片的稳定性、对镜片前后表面更大光学区直径的选择、镜片佩戴的舒适度，以及眼对镜片的生理反应（如 3 点和 9 点钟位染色和眼睑结膜反应）。

小直径的角膜接触镜重心位置和镜片位置更靠前（更低的镜片定位），大直径的角膜接触镜则重心位置和镜片位置更靠后（更高的镜片定位）。我们可根据表 5-9 选择镜片总直径大小。需要考虑的因素包括睑裂间高度、HVID 和瞳孔大小。通常睑裂间配适主要应参考的参数是 HVID，睑裂间高度特别小或者瞳孔直径特别大者例外。

表 5-9　硬性透气接触镜直径选择（睑裂间配适）		
因素	测量值	预测直径
PA	＜ 8.0mm	9.0～9.3mm
	8.5～11.0mm	9.4～9.6mm
	＞ 11.5mm	9.7～9.9mm
HVID	10.0～11.0mm	9.2～9.4mm
	11.5～12.5mm	9.5～9.7mm
	＞ 12.5mm	9.8～10.0mm
PS	PS+（3.5～4.0mm）=BOZD	BOZD+（1.2～1.4mm）

BOZD，厚光学区直径；HVID，水平可见虹膜直径；PA，睑裂大小；PS，瞳孔大小

可根据接触镜度数调整镜片直径。镜片度数影响镜片定位的原因是镜片重心的位置。总体来讲，正镜重心由于中心厚度较厚而比较靠前，所有正镜片在角膜上的定位均比较低。正镜片应采用的设计是大尺寸的 OAD、新月形负镜周边弧和较薄的中心厚度以使重心后移，以此来获得更好的睑裂间镜片定位。相反，高度数的负镜片由于重心非常靠后，因此在角膜上的定位位置较高，所采用的设计应为小尺寸 OAD、新月形负镜周边弧和稍厚的中心厚度以使重心前移，以便达到良好的睑裂间配适关系。

基本原则：一般镜片的直径太小可能导致镜片偏心，暴露瞳孔（特别是在黑暗中），引起眩光感（一种会导致视觉不舒适的视觉障碍）。如果镜片的直径过大，虽然初始阶段会感觉更舒服，但如果镜片任何一个位置的边缘和角巩缘重叠则眨眼后镜片的运动可能导致结膜染色。

（2）基弧曲率半径的选择：在睑裂间配适的镜片设计中，需要实现镜片和角膜之间的平衡关系。角膜地形图可以检查角膜散光的规则性、散光的位置（是在中央部位还是延伸到边缘）、离心率（E 值）、模拟 K 值等。这些对于确定基弧［后表面光学区半径（back optic zone radius，BOZR）］非常重要。根据散光量和镜片直径选择合适的基弧才能获得平行配适的荧光素形态。图 5-12 显示了位于中心位置的规则散光和从边缘延伸至边缘的规则散光不同的角膜地形图。

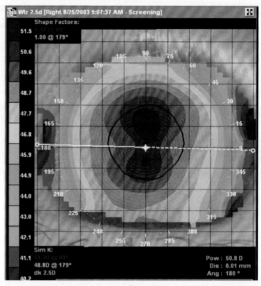

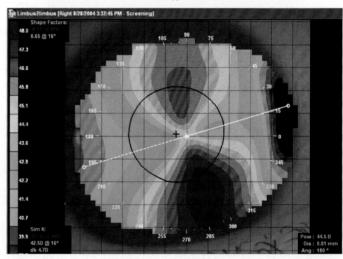

图 5-12　角膜地形图显示位于中心位置的规则散光（A）与从边缘延伸至边缘的规则散光（B）（照片由 BE 企业 Randy Kojima 精密技术公司提供）

值得注意的是，角膜的形状类似于一个长椭圆形。E 值是测量角膜中心到边缘变平的速率。

BCR 的选择随最初选择的镜片直径而变化，并取决于角膜散光量。表 5-10 显示了角膜散光量与 9.2 ～ 9.4mm 直径镜片达到平行配适时所选择的 BCR 之间的关系。

表 5-10　直径 9.2 ～ 9.4mm 镜片的基弧曲率半径选择	
角膜散光	基弧曲率半径
0.00 ～ −1.00D	K 值
−1.12 ～ −2.00D	1/4 ΔK+ 平 K 值
−2.12 ～ −2.87D	1/3 ΔK+ 平 K 值
> −3.00D	后环曲面 / 双环曲面镜片

如果所选镜片的直径＜ 9.2mm（即 8.8 ～ 9.1mm），可以使用基于表 5-10 中的 ΔK 的经验法则，将计算出的 BCR 再变陡 0.25D。如果选定的 OAD ＞ 9.6mm（即 9.7 ～ 9.9mm），则根据表中计算出的 BCR 可以放平 0.25D。对这些较小和较大镜片直径的调整，可以通过维持同样矢高保持睑间位置的镜片来确保均衡的配适关系。通过注入荧光素并解释荧光素模式可了解合适的镜片与角膜的匹配关系，实现定位居中的平行匹配关系。太平或太陡的镜片配适不合格，必须进行调整。

处理原则：根据存在的角膜散光量和镜片

的平均直径选择合适的 BCR，以便确保镜片与角膜间的配适关系。当 BCR 随着散光的增加而变陡时，会形成睑间配适的镜片。此外，正确评估和理解荧光素模式，确保镜片与角膜之间的关系既不太陡也不太平坦，可保证较理想的睑间配适关系。

（3）周边弧曲率半径 / 宽度和光学区直径：周边弧的宽度和半径的选择，以及由此产生的厚光学区直径（BOZD）将决定周边边缘间隙的大小，它分别决定了镜片位置（和最终舒适度），以及中心区镜片与角膜的配适关系（来自 OZD）。

要实现眼睑间镜片的定位，必须使设计的周边（和 BOZD 或 BOZR）保持轴向边缘翘起（AEL）和轴向边缘间隙（AEC）分别为 0.10 ～ 0.12mm 和 0.08 ～ 0.10mm。这些值基于假设角膜的平均 E 值为 0.45 ～ 0.55。

如前所述，AEL 是从镜片边缘到镜片 BOZR 延伸部分的垂直距离。径向边缘翘起是镜头边缘的延伸，即垂直于基弧曲率半径的延伸。AEC 是指从镜片边缘到周围角膜的垂直距离，通常小于 AEL（图 5-13）。

无论镜片直径还是基弧曲率半径，都需要恒定量的 AEL/AEC，并须在为普通患者验配时保持不变。平均而言（即平均 E 值），AEC 的值为 0.10 ～ 0.12mm（通常以 μm 为单位），可在镜片的周边形成 0.50mm 宽的荧光素环。

（4）恒定轴向边缘翘起：如果将相同的半径值添加到用于 SCR 和 PCR 的 BCR 中，则所得的 AEL 将不是一个常数，对于陡峭的镜片（6.5 ～ 7.3mm）该值将更高，而对于平坦的镜片（7.9 ～ 8.3mm）该值会更低。因此，无论基弧曲率半径是多少，用计算机程序均可帮助从业者和实验室用恒定的 AEL 制造镜片。大多数诊断性镜片设置了 SCR 和 PCR 的调整来维持一个恒定的轴向边缘翘起。

当镜片戴入眼中，佩戴者周边角膜的形态将决定周边荧光显像的外观（即 AEC）。实现了中心定位后，可以通过调整 AEL（增加或者减少）达到理想的 AEC。此外，当 OAD、OZD 和 BCR 发生变化时，首先必须注意维持 AEL/AEC 不变。一旦定制了这些新参数，并且使用相关新的试验透镜，就可以实现对齐的配适，然后再对周边进行调整。

只有当中心荧光染色图像显示出一种平行对齐的配适关系后，才可以改变 AEL/AEC。

表 5-11 提供了第二弧宽度（SCW）、周边弧宽度（PCW）和 BCR 的平均选择量。表 5-12 则列出使第二弧和周边弧的曲率半径足以维持 AEL 近似 0.12mm 状态时，将 BCR 放平所需的平均量。

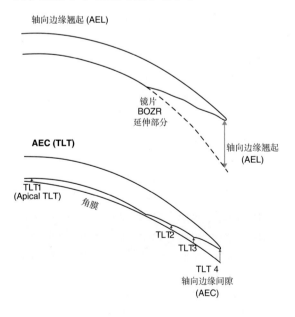

图 5-13 轴向边缘翘起和轴向边缘间隙

表 5-11 保持 AEL 近似 0.12mm 时 SCW、PCW 和 BCR 的选择	
镜片设计	宽 度
三弧设计（镜片直径：9.0 ～ 9.6mm）	SCW=0.25 ～ 0.35mm PCW=0.30 ～ 0.40mm
四弧设计（镜片直径：9.7 ～ 10.2mm）	SCW–1=0.2mm PCW–1=0.3mm
光学区直径（OZD）	=OAD–1.1–1.6mm

AEL，轴向边缘翘起；BCR，基弧曲率半径；OAD，总直径；OZD，光学区直径；PCW，周边弧宽度；SCW，第二弧宽度

表 5-12 保持 AEL 近似 0.12mm 时 SCR 和 PCR 的选择	
镜片设计	宽度
三弧设计（镜片直径：9.0～9.6mm）	SCR=BCR+0.8-1.0mm（放平） PCR=BCR+1.5-2.5mm（放平）
四弧设计（镜片直径：9.7～10.2mm）	SCR-1= BCR+0.8-1.0mm（放平） SCR-2= BCR+1.5-2.5mm（放平） PCR= BCR+2.5-3.5mm（放平）

AEL，轴向边缘翘起；BCR，基弧曲率半径；PCR，周边曲率半径；SCR，第二曲率半径

处理原则：只有在获得对齐的中心荧光素染色图像后，才能通过改变 SCR 或 PCR 或 SCW 或 PCW 来调整 AEC。AEL 的平均值是基于平均的角膜离心率值（通过角膜地形图仪测量）调整的。当角膜 E 值远远超出平均值时，虽然中心荧光染色状态良好，但可能显示 AEC 过小（如 E 值高得多，AEC 0.65～1.0）或过大（如 E 值低得多，AEC 0.25～0.40）。

（5）中心厚度：高 Dk 值镜片的一般经验法则，表 5-13 提供了选择中心厚度的进一步建议。

表 5-13 中心厚度（Dk 值＞ 50）	
焦度	CT
平光	0.2mm
负镜	从 0.2mm 开始每增加 1 个焦度减少 0.02mm 厚度，最薄的厚度不得低于 0.1mm
正镜	从 0.2mm 开始每增加 1 个焦度增加 0.02mm 厚度，最厚的厚度不得大于 0.3mm，然后用附加透镜减少中心厚度

CT，中心厚度；Dk，透氧性

处理原则：在选择最合适的镜片中心厚度时，必须考虑材料 Dk 值和由此产生的氧气传输及控制镜片弯曲程度的因素，包括角膜散光量、镜片与角膜的配适关系和材料的刚度等。

（6）边缘厚度设计：为了保持睑间镜片设计的舒适性，边缘的轮廓必须尽可能薄且光滑。所有正镜片和高度数的负镜片（＞ -4.00D）须分别用负的或正的透镜载体，以实现适当的镜片定位来对抗重心的力。可使正镜片偏上，位

置更靠近中央，负镜片可以偏下，也可以让镜片在眼睛上比正常的位置更靠中央。过平的负镜片载体（加上过大的边缘间隙）将导致透镜定位更加偏上。

处理要点：观察患者的舒适度和镜片位置以确定是否实现了睑间配适。如果没有实现，可通过调整前表面光学区直径（FOZD）来调整舒适度和中心定位，因为 FOZD 大小决定了透镜的载体大小和边缘的厚度。正镜片的 FOZD 越小，其负镜载体提升镜片位置的作用就越强。相反，负镜片的 FOZD 越小，其正镜载体拉低镜片位置的作用就越强。表 5-14 提供了睑间配适的典型参数设置。

表 5-14 睑间配适参数							
BCR	SCR/W	PCR/W	OAD/OZD	RX	AEL	REL	CT
8.55	9.44/.3	12.00/.4	9.8/8.4	−3.00	0.115	0.094	0.14
8.44	9.24/.3	11.75/.4	9.8/8.4	−3.00	0.114	0.093	0.14
8.33	9.10/.3	11.50/.4	9.8/8.4	−3.00	0.115	0.093	0.14
8.23	9.00/.3	11.50/.4	9.6/8.2	−3.00	0.115	0.094	0.14
8.13	8.90/.3	11.15/.4	9.6/8.2	−3.00	0.114	0.093	0.14
8.08	8.85/.3	11.00/.4	9.6/8.2	−3.00	0.114	0.092	0.11
8.04	8.80/.3	10.89/.4	9.6/8.2	−3.00	0.115	0.092	0.14
7.99	8.78/.3	10.70/.4	9.6/8.2	−3.00	0.114	0.092	0.11
7.94	8.75/.3	10.60/.4	9.6/8.2	−3.00	0.114	0.092	0.14
7.90	8.65/.3	10.50/.4	9.6/8.2	−3.00	0.114	0.091	0.11
7.85	8.55/.3	10.45/.4	9.6/8.2	−3.00	0.114	0.091	0.14
7.80	8.45/.3	10.40/.4	9.6/8.2	−3.00	0.115	0.091	0.11
7.76	8.50/.3	10.35/.4	9.4/8.0	−3.00	0.114	0.091	0.11
7.67	8.37/.3	10.15/.4	9.4/8.0	−3.00	0.114	0.090	0.11
7.58	8.20/.3	10.00/.4	9.4/8.0	−3.00	0.114	0.090	0.10
7.50	8.00/.3	9.95/.4	9.4/8.0	−3.00	0.114	0.087	0.11
7.42	8.32/.3	10.30/.4	9.2/8.0	−3.00	0.111	0.087	0.10
7.34	8.15/.3	10.45/.4	9.2/8.0	−3.00	0.116	0.091	0.11
7.18	7.87/.4	10.20/.4	9.2/8.0	−5.00	0.122	0.094	0.12
7.03	7.85/.3	9.95/.3	9.2/8.0	−5.00	0.128	0.097	0.12

Rx 单位 D，其他参数的单位是 mm

AEL，轴向边缘翘起；BCR，基弧曲率半径；CT，中心厚度；OAD，总直径；OZD，光学区直径；PCR/W，周边弧曲率 / 宽度；REL，径向边缘翘起；SCR/W，第二曲率半径 / 宽度

3. 基于角膜地形图设计 角膜地形图是用来检查角膜散光的规则性、散光的位置（是在中央部位还是延伸到边缘）、离心率（E 值）、模拟的 K 值等情况的手段。这些对于确定基弧（BOZR）非常重要。角膜的形状类似于一个长椭圆形。E 值测量角膜中心到边缘变平的速率。人眼的平均 E 值为 0.40～0.57。

对于任何希望提高接触镜患者满意度和成功率的从业者来说，角膜地形图仪器都是非常有价值的工具。人们发现使用角膜曲率计和验光结果进行经验法验配时，最多只有 40% 的患者可以在首次验配成功。然而在做过处方交换的镜片中发现，约有 88% 的案例的参数变化是由于角膜地形图的中周部角膜形态和角膜测量读数预测的镜片形态有差异所致。即如果使用角膜地形图的数据，则大部分的镜片与角膜的配适关系在验配之前就可以得到优化。

角膜地形图仪可以为从业人员提供更多关于角膜的信息（如顶点位置、平坦度、不规则程度），同时通过获取基于角膜地形图所推荐的镜片设计信息，可以简化验配过程。镜片的设计参数一旦改变，可通过荧光染色现象观察到效果。这些软件通常都包含一个能够根据模拟荧光素状态的设计理念推荐出平行配适或近似平行配适的方案的程序，从业者也可以自己选择定制镜片。所有这些程序最重要的一个好处就是能够在使用诊断性镜片之前查看模拟的荧光素模式。镜片后表面与角膜前表面的接近程度，以及其间泪液层的厚度，均可以用不同程度的绿色阴影观察到。因此，镜片验配能够通过泪液透镜的厚度预先评估实际制出的镜片基弧与角膜的拟合关系，而不是角膜曲率计测量提供的数值估计。我们可以通过软件重新计算，改变参数设计，再观察重新修正后的模拟荧光素图像。因此，通过改变 PCR、PCW、直径、BCR 等参数，在镜片定制之前即可确定修正后的荧光染色的配适状态。有报道称，至少 90% 的患者，其通过以角膜地形图为基础的接触镜软件模拟荧光配适图与他们后来实际佩戴镜片后的检查结果是一致的。如果确实存在差异，

原因多是由于软件的缺陷所导致的，包括没有模拟的镜片移动、瞬目、眼睑位置和压力，或者角膜地形图周边数据显示的不准确等。目前，这些程序仍在不断改进，一些程序已经具有模拟透镜偏心和倾斜等因素的能力；一些软件程序能够向接触镜实验室或其他从业人员发送反馈信息，包括接触镜订单、地形图信息等。此外，还有一些制造商正在将他们的计算机数控（CNC）系统与驱动车床、地形图软件程序连接起来，以便从业者将地形图信息和镜片参数直接发送给制造商。

目前有几台角膜地形图仪能够成功而准确地开发经验拟合的硬性透气接触镜镜片设计。代表性的程序有 OrthoTool（www.orthotool.com）和 Wave 系统，它们联用的是 Keratron 角膜地形图仪。这些系统都允许验配者设计球面、环曲面、多焦点、圆锥角膜和逆几何的设计形式。

现 Randy Kojima 和 Patrick Caroline 发明了一种适合于 Medmont E300 的角膜地形图（由加拿大不列颠哥伦比亚省温哥华市 Precision Technology 公司设计）。表 5-15 显示的是该发明建立的一种通过角膜地形图仪确定硬性透气接触镜镜片设计的规则，他们提供了一个代表性案例来说明此软件的应用。

表 5-15 通过角膜地形图设计硬性透气接触镜镜片的规则

1. 直径选择：最佳直径应小于可见虹膜直径，但同时又足够大，可以沿水平子午线稳定镜片，垂直方向允许移动 1mm
2. 顶端间隙：中央基弧应足够陡，以保持角膜顶点的空隙（明确的顶端间隙约 20μm）
3. 水平配适：硬性透气接触镜片应足够陡，以便沿水平子午线中周部着陆
4. 垂直泪液通道：镜片应沿垂直子午线无障碍运动

Reprinted with permission from Kojima R, Caroline P.Designing GPs from corneal topography.Contact Lens Spectrum.2009; 24（10）.

这个患者的 Sim K 值是 44.50 @ 007；45.8 @ 097。轴向图（图 5-14）、切线图（图 5-15）、高度图（图 5-16）的显示如图中所示，这些数值特别是高度图对于设计和制作定制型硬性透

气接触镜镜片都非常有用。

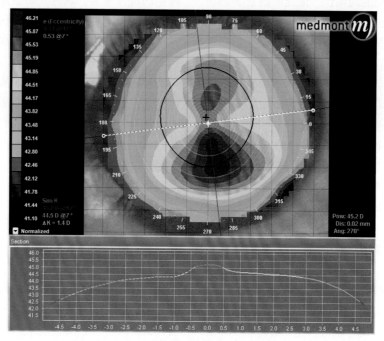

图 5-14   轴向图 / 矢量图 / 屈光力图

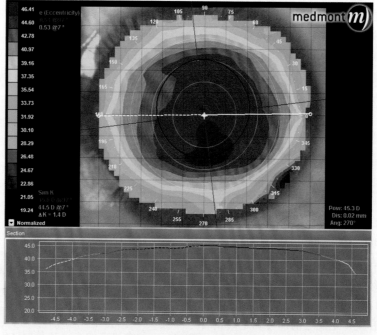

图 5-15   切线图 / 瞬时图

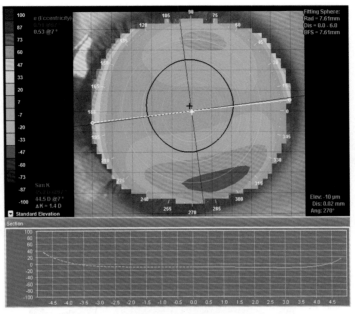

图 5-16 高度图

（1）确定镜片直径（OAD）：这个设计的 OAD 比测量到的可见虹膜直径（VID）小 2mm。在案例 1 中，若 VID 约是 11mm，则 OAD 可选择 9mm。

（2）确定 BCR：基于角膜地形图验配的一个优点是能够设计具有特定间隙（μm）的镜片。设计人员建议使用可以让中心间隙达到 20 ～ 30μm 的 BCR 值。在上述情况下，9.0mm OAD、7.59mm BCR 和 7.50OZD 的计算设计导致中心间隙仅为 9μm（图 5-17）；但如果将 OAD 增加到 9.50，OZD 增加到 8.00，同时保持相同的 BCR，可使矢状深度增加到 24μm（图 5-18）。

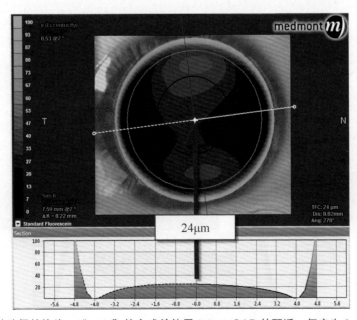

图 5-17 软件选择的镜片，"on-K"的方式并使用 9.0μm OAD 的配适，仅产生 9μm 的中心间隙

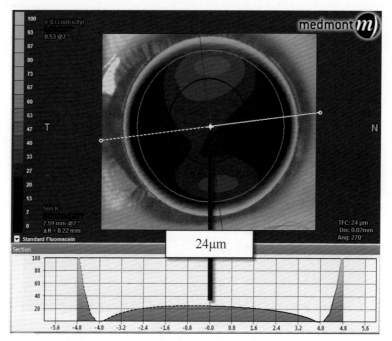

图 5-18　将 OAD 从 9.0mm 改为 9.5mm 后可产生的 20 ～ 25μm 的顶点间隙

（3）水平对准和垂直间隙：采用最佳拟合模拟设计后，角膜最平坦的子午线、最低矢状面深度的轴将在中周部产生最好的镜片支撑（图 5-19）。即硬性透气接触镜镜片应该沿着最平的轴支撑，创造一个与周围角膜接触的"支点"；相反较陡的子午线在中间层会出现间隙，导致垂直子午线下出现泪液通道（图 5-20）。

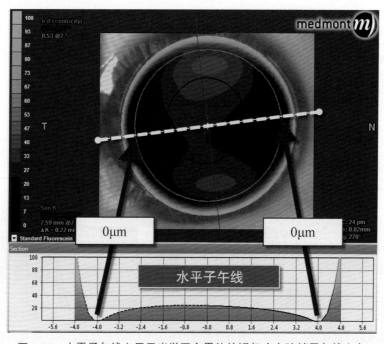

图 5-19　水平子午线上显示光学区交界处的翘起（在陡峭子午线上）

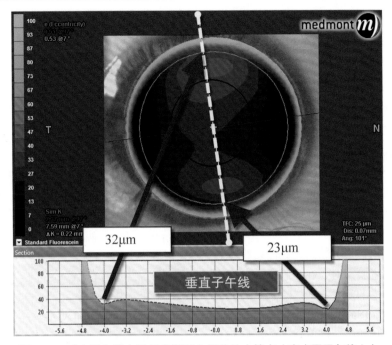

图 5-20　垂直子午线上显示光学区交界处的支撑点（在水平子午线上）

使用该程序设计的透镜的荧光模式如图 5-21 所示。

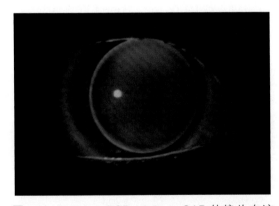

图 5-21　7.50mm BCR，9.5mm OAD 的镜片在该患者眼中的照片

4. 确定焦度和镜片定制　一旦获得合适的镜片设计和最佳的镜片与角膜的匹配关系，就可以确定最终的镜片度数。这是通过片上验光和对泪液层光学和顶点距离的理解来实现的。

（1）泪液层屈光力：当硬性透气接触镜的验配比平 K 值更陡或者更平时，泪液层的屈光力将产生重要作用。如果镜片配适比平 K 值更平坦，将产生负的泪液透镜；于是就需要

一个正的度数去矫正。如果一个镜片配适比平 K 值更陡峭，将产生正的泪液透镜，因此就需要一个负的度数去矫正。例如，一个镜片比角膜曲率计上数值为 43.50D 的平 K 值还要平坦 0.50D，泪液透镜的屈光力则等于−0.50D。因此，需要一个 +0.50D 的度数去矫正泪液层。如果球面验光度数是 −2.00D，最终预计的镜片度数为 −2.00+（+0.50）=−1.50D（图 5-22）。

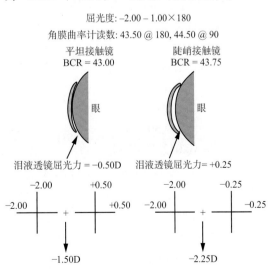

屈光度：−2.00 − 1.00×180
角膜曲率计读数：43.50 @ 180, 44.50 @ 90

图 5-22　确定最终镜片度数时的泪液透镜计算

如果一个镜片比患者在角膜曲率计上的平 K 值要陡峭 0.255D，泪液透镜的屈光力则等于 +0.25D。因此，需要一个 -0.25D 的度数去矫正泪液层。如果球面验光度数是 -2.00D，最终预计的镜片度数为 -2.00+（-0.50）=-2.25D。如果硬性透气接触镜镜片是按照平 K 值来验配的，则泪液层的度数为零。如果球面验光的度数＜±4.00D，镜片的度数与其相等。假设最终预测的镜片度数等于等效球镜值是不正确的（软性接触镜通常是这样），除非镜片的配适比平 K 值陡 50%。

（2）顶点距离：当为较高度数的近视或较高度数的远视患者验配时，在角膜平面的有效屈光力是需要考虑的重要方面。特别是当屈光不正的度数≥4.00D 时，有效屈光力的差别很大。与眼镜平面相比较，所有案例的有效屈光力在角膜平面都发生了正度数的增加。要么假定有一个标准的顶点距离，要么顶点距离测量出来，任何接触镜验配过程中第一步都是将平坦和陡峭的子午线的屈光度进行换算。

附录 2 给出了从眼镜平面到角膜平面的有效屈光力差异，假设顶点距离为 12mm。确定有效屈光力的公式如下：

$$Fc = \frac{Fs}{1-d(Fs)}$$

其中，Fc= 接触镜度数、Fs= 框架眼镜度数、d= 接触镜和框架眼镜平面的距离（单位为 m）。

如果顶点距离是 12mm，患者的屈光不正度数为 -6.50/-1.00×180，那角膜平面将等于：

$$\frac{-6.50}{1-(0.012)\times-6.50} = -6.03D$$

$$\frac{-7.50}{1-(0.012)\times-7.50} = -6.88D$$

因此，框架眼镜处方在角膜平面等于 -6.03/-0.85×180 或 -6.00/-0.75×180 时，对于无晶状体眼的患者，有效屈光力的差别会特别显著。例如：

$$\frac{+14.50}{1-(0.012)\times+14.50} = +17.55D$$

$$\frac{+11.50}{1-(0.012)\times+11.50} = +13.34D$$

测量顶点距离是非常重要的，因为不同的患者该数值不同。随着屈光不正度数的增加，这个因素的重要性也随之增加。

（3）订制处方：在安装硬性透气接触镜诊断性镜片之前，最好在验配表格上标明预测的顶点屈光力。此外，还应提供有关诊断性镜片参数、镜片与角膜的配适关系和片上验光的信息。表 5-16 显示了高度近视患者的配适信息和订片结果的示例。

表 5-16　镜片配适表格和最终镜片订制	
患者数据（右眼）	
角膜曲率计读数：42.50 @ 180/42.75 @ 090	
框架眼镜验光：-6.50-0.25×180 20/20	
角膜平面顶点度数：-6.00-0.25×180	
预测的镜片参数（右眼）：BCR 8.04，OAD 9.4，Power -5.50	
诊断片：	FP 30
BCR/OAD/Rx/CT：	8.04/9.4/-4.00/0.14
荧光染色图像：	顶点轻度接触，平行配适
定位和移动度：	中央偏上方，约 2mm 滞后
检影验光结果 /VA	-1.50 20/20
最佳球镜 /VA	-1.50 20/20
最终设计和定制处方（右眼）	
BCR	8.04mm
SCR/W	8.9/0.03mm
ICR/W	9.9/0.2mm
PCR/W	11.3/0.2mm
OZD	8.0mm
OAD	9.4mm
屈光力	-5.50D
CT	0.14mm
过渡区	中等强度
新月形的形态	正新月形
颜色	蓝色
材料	FP 30

BCR，基弧曲率半径；CT，镜片中心厚度；ICR/W，中间曲率半径 / 宽度；OAD，镜片直径；OZD，光学区直径；PCR/W，周边曲率半径 / 宽度；SCR/W，第二曲率半径 / 宽度；VA，视力

我们只需将最佳球面屈光力加入到接触镜的焦度中，即可得到所需要的镜片度数。例如在上一个示例中，片上验光的值等于预测值。

角膜曲率	42.50 @ 180；42.75 @ 090
框架眼镜验光	−6.50 −0.25×180
有效屈光力	−6.00 −0.25×180
BCR	42.00D 或者比 K 值平坦 0.50D（使用之前描述的眼睑接触原理）
预计镜片度数	角膜平面的球镜度数 − 泪液层度数
	=−6.00−（−0.50）
	=−5.50D

在许多情况下，可能因为下列因素导致两者并不会完全一致。

- 验光度数不准确。
- 角膜曲率计值不准确。
- BCR 与所需要的不相等。
- 镜片度数与订制的不同。
- 镜片弯曲。
- 镜片偏位。

如果这种差异仅为 0.25D，可能并不显著；但如果差异较大则应在订购镜片之前排除其他因素。这是使用诊断性镜片而不是经验验配法的重要原因之一，因为将片上验光与诊断性镜片屈光力相加得到的最终屈光力通常比根据预测值选择的镜片屈光力更准确。此外，在某些情况下可能会有大量的残余散光；因此，球面硬性透气接触镜可能并不适用。因此在进行片上验光时，如果很少或没有使用柱镜，且患者对球面片上验光获得的视力感到满意，则这种方法可以获得成功。

（五）其他重要的设计/验配注意事项

1. 标准的定制镜片设计　许多从业人员使用标准设计订购镜片。通常情况下，BCR、OAD 和屈光力由制造商使用自己的设计来确定厚度、周边弧和光学区等参数。这种方法的优点是省时，同时一旦在确定要提供的其他参数规范时遇到困难，可通过经验丰富的实验室帮助开发针对已定的硬性透气接触镜材料进行设计。与定制镜片设计相比，此方法的缺点是需要从业者具有一定的把控能力，因为没有一个参数（如 OAD、OZD、CT 或周边弧系统）适用于所有患者。不过由于能在非球面和假非球面中制造出很薄的设计，当前的标准设计已经相当成功，所以几乎每个实验室都至少拥有一个可供从业人员使用的标准设计。

2. 非球面设计　尽管了解特定 BCR、PCR 和 OZD 的作用和设计很重要，但当前非球面设计的使用已经越来越流行。下面将讨论各种非球面透镜设计的优点、应用和验配注意事项。

（1）概念：术语"非球面"可以简单地描述为"不是球面的"，是与角膜有关的概念。换句话说，角膜不是一个球体，它从中心到边缘逐渐变平。因此，非球面镜片的设计通常包括一种逐渐变平的设计，通常以类似的速率（不大于角膜形态变化的速率）进行。

偏心率定义为角膜扁平化的速率，实际上是偏离圆形路径。圆的偏心值等于零。介于 0 和 1 之间的值称为椭圆。根据这个定义，角膜将是一个椭圆，因为它的平均偏心值约为 0.4。一些角膜表现出更大的旁中心扁平化率，因此偏心率（或 e）值更高。偏心值为 1.0 时称为双曲线。一些老视镜片的设计，由于大于 1.0 的偏心率产生更大的正度数，所以使用了双曲非球面设计。此外，一些单视非球面设计有一个双曲线边缘，用以允许良好的泪液交换。

（2）优点/缺点：非球面设计的优点如下。

- 由于镜片后部设计的形状和角膜的形状相符，镜片与角膜有好的平行配适关系。
- 去除角膜和周边弧连接处的局部承压区，可获得更好的初始舒适度。
- 在逆规散光和不规则散光角膜上有更好的中心定位。
- 由于参数数量的减少和 BCR 在大多数非球面设计中的重要性的降低，更易于验配和设计。

非球面设计由于一些感知/经验差异会出现如下问题。

- 由于光学质量差会引起视力下降。
- 如果镜片存在偏位则视力会发生变化。
- 由于光学质量可变，难以验证。

（3）应用：非球面设计有许多应用，主要应用在以下方面。

- 使用其他球面设计镜片发生偏位的患者。
- 逆规散光或不规则散光的患者。
- 电脑使用者。
- AC/A 值低的患者。

（4）镜片设计：有多种非球面和"假非球面"镜片设计。对于从业者来说，了解这些设计之间的差异是很重要的，差异可以分为以下 4 类。

1）假非球面：通常由一系列连接过渡良好的周边弧组成。如果制作精良，这些设计比其他更传统的球面镜片更具优势。这些设计的有效性往往不同，最近的一项研究发现，传统设计和假非球面设计在性能上并没有大的区别。所以对从业者来说，在考虑使用哪种设计时有良好的判断力非常重要，这些设计通常被归类为"类似非球面的"。

2）球面光学区 / 非球面周边区：通常指非球面周边与球面 OZD 相切的设计（即从光学区到外周部的过渡是一条连续曲线）。这些镜片的光学区很少＞ 6mm，临床上通常优于混合双弧和三弧镜片设计。它的非球面周边区虽然类似于过渡良好的球形周边区，但提供了更均匀的边缘提升，且可在更换镜片时保持更大的一致性和准确性。

3）非球面光学区 / 非球面周边区：这些镜片具有完全非球面的后表面，但光学区和周边区是两条不同的弧。理论上，这种设计通过更均匀的泪液层（中心和中周部）可提供更均匀的平行配适。

EnVision（Bausch+Lomb）镜片是一个椭圆光学区，约等于 0.4，并且具有与光学区相切的双曲线周边区。双非球面一词用来描述这种设计结构。EnVision 及其早期所做的临床验配结果很理想。显然，以 0.1mm 的幅度选择 BCR 是足够的，它比球面镜片有更好的初始舒适性，并具有优异的中心定位特性。此外本设计所需的参数有限，所以很容易获得该镜片的库存能力。

4）单非球面曲线后表面：这些二次曲面透镜在设计上通常都是椭圆形的，有关它的设计今后将会有更多信息公布。

（5）验配注意事项

1）由于每种非球面透镜的设计特点不同，使用诊断镜片至关重要。

2）这些设计不建议依赖中央角膜测量读数，因为任何给定 BCR 的镜片的配适关系都是由旁中央（而不是中央）角膜的形状决定的。

3）由于后镜片设计接近角膜，且相应的均匀泪液层有厚度，所以通常不必对 BCR 做微小增量变化。

4）由于所有不同类型的非球面设计在后表面的几何结构、偏心率和制造方法上都存在差异，因此在未指定特定非球面设计的情况下，不进行非球面设计测定。

3. 设计和验配资源

在线资源：管理不同类型的硬性透气接触镜患者时，有许多在线临床资源。"Eye Dock"（www.eye dock.com）可提供镜片数据库和设计计算器，用来协助硬性透气接触镜设计。"GPLI"（www.gpli.info）是 CLMA 的教育部门，拥有一个可搜索的数据库，用来进行硬性透气接触镜设计并组建这些设计的 CLMA 成员实验室；其还提供了许多其他临床资源，其中大部分可以在线访问（表 5-17）。这些资源包括一本在线案例会诊书，有 70 多个独特案例；关于如何验配和排除硬性透气接触镜问题的视频，一个球面和环曲面经验镜片设计计算器，以及一个临床袖珍口袋指南书。

"click fit to gp click fit"则是一个交互式模拟拟合和荧光素评估资源，允许用户从虚拟试戴库中选择镜片，并评估镜片与角膜的配适关系，如有不合适可进行更改。"硬性透气接触镜眼科护理专业定位器"列出了硬性透气接触镜镜片的验配师的目录，这样方便需要硬性透气接触镜的患者寻找有专业知识的人来进行验配。

表 5-17　球面硬性透气接触镜和验配资源

- "Click n" Fit to GP Click 'n' Fit
- How to Optimize Initial Comfort（narrated PowerPoint）
- Contact Lens Clinical Pearls Pocket Guide
- Fluorescein Pattern Identification Guide
- GP Lens Management Guide
- GPLI Toric and Spherical Lens Calculator
- GP Case Grand Rounds Troubleshooting Guide
- Monthly GP webinars

大多数实验室都有网站，拥有大量越来越多的从业者资源，包括安装指南和与他们所做的硬性透气接触镜透镜设计有关的计算器，还有一些解决问题的信息和出版物。此外，许多实验室同时提供在线网络研讨会，以帮助大家理解其设计的配适并解决问题。

4. 实验室顾问　目前一个最大的未充分利用的资源是硬性透气接触镜实验室的顾问。这些顾问可以在下列情况提供帮助：如建议推荐哪种材料，提供诊断设备和库存，以及针对特定情况提供镜片设计建议。一位经验丰富的顾问通常会根据为类似患者设计数千个镜片的经验提供意见，他们是硬性透气接触镜镜片佩戴者潜在的"决策树"，专业镜片设计和定制配合通常是他们的专业。所谓的常规配件的问题，可能被新的验配者视为挑战，但受到顾问的欢迎。同样，随着越来越多地使用角膜地形图来辅助硬性透气接触镜的专业验配，许多实验室被建立起来以帮助医师解释地形图并提出建议。许多顾问熟悉软件和来自多个地形图仪的相关数据，这些数据对选择特定设计具有作用。同时，随着越来越多地使用摄影和视频来记录镜片与角膜的匹配关系，实验室更多尝试使用这些形式的照片文档来帮助特定患者定制镜片。

三、总结

诊断验配、全面的荧光素评价，以及为给定材料选择合适的镜片设计参数对成功地装配硬性透气接触镜镜片至关重要。如图 5-10 所示，在确定给患者的最终透镜参数时，需要考虑几个重要因素。如果注意仔细正确的设计和评估，那么适配硬性透气接触镜的成功率很高。

临床病例

【病例 1】

患儿，女，12 岁，变性近视患者，主诉周边角膜溃疡及其复曲面软性接触镜镜片（非硅水凝胶）视物模糊。2 年前在医师的建议下，患儿被安排到了环曲面软性接触镜组。此外患儿全年都在踢足球。她的主要验光情况如下：

OD：-3.25-2.25×007

OS：-2.75-2.00×177

裂隙灯评价：两个镜片随着眨眼都倾向于旋转 10°～15°，并且缓慢地回到设定位置。

解决方案：硬性透气接触镜镜片被认为是可行的选择。患儿说她曾经听说"戴硬性透气接触镜片会受伤"，后来打消了疑虑。她刚开始戴的时候眼睑略有不适，因为尺寸较小，眨眼时的动作更大。此后逐渐适应，能完全地舒适地佩戴镜片。此外，患儿还被告知，这既是一个更健康的选择，也是一个可以提供更好、更一致视野的选择。在试戴前，使用过局部麻醉剂。这种设计对年轻运动员非常有益，因为它具有大光学区直径和低边缘翘起，两者结合在一起可以最大限度地减少偏位和丢失。从库存中获得镜片进行佩戴也能使患者在初次使用硬性透气接触镜镜片后获得良好的视力。如果没有库存，建议采用经验配适，以提供相同的效益和良好的初始视力。

【病例 2】

医师使用下文设计的 PMMA 镜片进行诊断验配，并通过以下方法获得良好的镜片与角膜的配适关系：

BCR：7.81mm

OAD/OZD：8.8mm/7.4mm

PCR/W：12.25mm/0.7mm

CT：0.12mm

患者将订购的镜片的 BCR、度数和直径发给实验室，但定制好的镜片在患者眼中不能在合适的中心位置。实验室提供了 Dk 值为 60 的材料做的镜片，参数如下：

BCR：7.81mm

OAD/OZD：8.8mm/7.8mm

SCR/W：9.0mm/0.3mm；PCR/W：11.00mm/0.2mm

CT：0.17mm

解决方案：这是一个使用不同材料和设计进行诊断拟合的例子，由于与所订购的产品不同而导致配适关系不理想。

患者从实验室收到的镜片要厚得多，导致配适状态的改变。另外，光学区直径较大，边缘间隙较小。一般硬性透气接触镜片的诊断性验配应采用与订购镜片相同（或类似）的材质和设计。在这种情况下，实验室应使用相同材料的另一种诊断性镜片。

【病例 3】

通过以下镜片设计获得了角膜平行配适镜片的匹配关系和良好的中心定位：

BCR：7.89mm

OAD/OZD：8.8mm/7.2mm

然而，由于患者瞳孔大，该镜片瞳孔覆盖不好，同时也没有这种材料制作的、较大的试戴镜片。为了避免出现眩光的主观投诉，需要有一个约加大 0.5mm 的光学区域。那么需要订制怎样的 BCR 呢？

解决方案：为了保持镜片与角膜的匹配关系，每增加 0.5mm 的光学区直径，应选择平坦 0.25D 的 BCR。因此，应订购以下设计的镜片：

BCR：7.94mm

OAD/OZD：9.3mm/7.7mm

【病例 4】

对于下述日常佩戴患者，请回答你希望使用什么材料、试戴镜片和预测的片上验光度数应为多少？

右眼角膜曲率：42.00 @ 180；42.50 @ 090

验光：$-2.50-0.50\times180$

解决方案：建议使用低 Dk 值（25～50）镜片材料。根据笔者推荐的设计理念，应使用比 K 值平坦 0.50D 或等于 41.50（8.13mm）的 BCR 值。如果该试戴镜片的度数等于−3.00D，则预测的片上验光应等于以下值：

$$[-2.50D（球镜）-（-）0.50D（泪液透镜）]$$

$$-（-）3.00D（试戴片）=+1.00D$$

【病例 5】

对于下述日常佩戴患者，请回答，使用什么材料、试戴镜片和预测的片上验光度数应为多少？

左眼角膜曲率：41.00 @ 180；42.25 @ 090

验光：$+3.00-1.25\times180$

如果片上验光等于预测值并获得了最佳配适关系，使用笔者推荐的设计理念，推荐的最终镜片设计参数应该是多少？

解决方案：由于远视患者需要更高 Dk 值的材料以获得最佳氧气传输，因此建议选择 Dk 值＞50 的硬性透气接触镜片材料。出于诊断目的，建议使用比 K 值稍陡 0.25D 或 41.25（8.18mm）的 BCR。如果该镜片的度数等于+3.00D，则预测的片上验光应等于以下值：

$$[+3.00D（球镜）-（+）0.25D（泪液透镜）]$$

$$（+）3.00D（试戴镜片）=-0.25D$$

镜片焦度等于试戴镜片＋片上验光＝+3.00D+（−）0.25D=+2.75D。最终顺序如下：

材料	BCR	OAD/OZD	Power	SCR/W	ICR/W	PCR/W	CT	Edge
Fluoroperm 60	8.18mm	9.4/8.0mm	12.75D	9.00/0.3	10.00/0.2	11.40/0.2	Min.	−Lent.

【病例 6】

下述患者适合用什么样的试戴镜片，预测的片上验光度数是多少？

右眼角膜曲率：43.50 @ 180；44.50 @ 090

验光：$-6.75-1.25\times180$

如果片上验光值等于预期值，并且使用笔者推荐的设计理念可获得最佳配适关系。最终镜片设计参数是什么？

解决方案：第一步是将焦度从顶点转换到角膜平面。

顶点验光：$-6.25-1.00\times180$

接下来，选择一个比 K 值平坦 0.25D 或等于 43.25（7.81mm）的 BCR 值。在 −6.00D 的试戴镜片的预测片上，验光值应等于：

$$[-6.25D（球镜）-（-）0.25D（泪液透镜）]$$

$$-（-）6.00D（试戴片）=平光$$

最终该患者的镜片参数如下：

BCR	OAD/OZD	Power	SCR/W	ICR/W	PCR/W	CT	Edge
7.81mm	9.2/7.8mm	−6.00D	8.60/0.3	9.60/0.2	11.00/0.2	0.13	+Lent.

【病例 7】

患者，女，45 岁，前来检查其硬性透气接触镜镜片。患者多年来一直佩戴硬性透气接触镜镜片，现在佩戴的是 Boston ES，使用了 2 年。患者每天戴镜片 14 小时，每周 7 天。戴接触镜时，其左眼视力总是比右眼好。镜片参数如下：

角膜曲率：右眼 41.50 @ 180；42.00 @ 090−0.50×180

左眼 42.50 @ 180；42.12 @ 090−0.62×180

主观验光：OD−2.75−0.75×0.90

OS−3.00DS

当前硬性透气接触镜参数：

材料	BCR	SCR/W	PCR/W	OZD	OAD	Power	CT	AEL	Blend
OD Boston ES	8.15	9.10/0.3	11.60/0.4	8.2	9.6	−3.00	0.16	0.12	med
OS Boston ES	8.15	9.10/0.3	11.60/.04	8.2	9.6	−2.50	0.16	0.12	med

裂隙灯检查：当前镜片外观（右眼和左眼）：

滞后 1.5mm

居中；用上眼睑固定到位

在镜片表面观察到一些划痕和薄膜

荧光素图案：中心薄，荧光素层均匀，中间层稍有支撑；

边缘间隙约为 0.5mm 宽

视力（VA）：OD 6/7.5−1 OS 6/6

角膜曲率计测量（硬性透气接触镜）：

OD：39.50 @ 180/39.00 @ 090

OS：39.87 @ 180/39.50 @ 090 Ret（sph/cyl）

OD：pl−1.25×090 VA 6/4.5

OS：+0.25−0.50×090 VA 6/4.5

目前的问题：

1. 未矫正残余散光导致视力降低

OD：CRA= 框架眼镜散光 −ΔK

=−0.75×090+（−0.50×180）=1.25×090

OS：CRA= 框架眼镜散光 −ΔK

=0.00+（−0.62×180）=−0.62×090

2. 镜片刮擦和沉淀

解决方案：

1. 通过订购减小镜片中心厚度或增加弯曲度的新镜片来矫正残余散光。

2. 订购新镜片。

最终透镜参数：

材料	BCR	SCR/W	PCR/W	OZD	OAD	Power	CT	AEL	Blend
OD Optimum Extreme	8.15	9.10/0.3	11.60/0.4	8.2	9.6	−3.00	0.13	0.12	med
OS Optimum Extreme	8.15	9.10/0.3	11.60/0.4	8.2	9.6	−2.50	0.14	0.12	med

临床判断掌握相关技术项目备忘一览表

- 以中立、无威胁的方式与所有新患者讨论硬性透气接触镜镜片是很重要的环节。
- 使用局部麻醉非常有利于帮助患者克服佩戴硬性透气接触镜镜片最初的心理障碍，也可加速验配过程。
- 使用硬性透气接触镜试戴镜片将减少镜片更换率，增加患者依从性和患者对从业者的信心。然而，许多患者，尤其是对硬性透气接触镜镜片有顾虑的患者，可以通过经验验配法或库存片体验获得清晰视力从而打消疑虑。
- 标准的硬性透气接触镜诊断性镜片组合应包括低 Dk 值（＜50）和高 Dk 值（＞50）材料中的 −3.00D 镜片，高 Dk 值材料中具有负透镜状边缘的 −3.00D 镜片，低 Dk 值材料中具有正透镜状边缘的 −8.00D 镜片。平均的 OAD 和 OZD 分别以 9.2mm 和 7.8mm 最为合适；建议以 0.25D 作为最小梯度，BCR 的范围为 40.75 ~ 45.50D 比较合适。

- 使用荧光素是评价硬性透气接触镜镜片的关键。教育资源可从硬性透气接触镜镜片研究机构和 CLMA 的教育部门获得。
- 建议使用更大的 OAD 和更平坦的 BCR（即 41D）的镜片，以及更小的 OAD 和更陡峭的 BCR（即 45D）的镜片。此外，OZD 每增加 0.5mm，BCR 应平坦 0.25D；同样，OZD 每减少 0.5mm，BCR 应陡峭 0.25D。
- 建议使用多个 PCR（即四弧设计或非球面设计），以便更好地将镜片的周边与角膜对齐。采用传统 PMMA 双曲面设计的宽而平的外周弧，防止可能的角膜干燥和边缘感知不适。
- 验证镜片中心厚度（CT）是很重要的；通常角膜接触镜的厚度可能比要求的厚，可导致镜片重量增加，并且可能导致下方偏位。

- 边缘验证是必要的，因为轧制的锥形边缘将优化患者的舒适度。
- 建议在 −1.50D 和所有正度数条件下使用负透镜状边缘设计；建议在 −5.00D 和更高度数条件下使用正透镜状边缘设计。
- 在确定接触镜度数时，必须考虑泪液透镜的度数和顶点距离。
- 现代低偏心单视非球面设计具有以下好处：增强中心定位，更好的初始舒适度。
- 地形辅助设计有多项优点，包括使设计过程更简单，模拟眼睛上的镜片配适特性，在线向实验室传输命令和地形图信息。
- 实验室顾问在协助硬性透气接触镜镜片设计、材料和佩戴方面非常有价值。

（李晓柠　陈　兆　译）

Edward S. Bennett，Heidi Wagner

患者能否学会正确地佩戴硬性透气接触镜（即 GP 镜）的方法和规范的镜片护理步骤取决于下述几个因素：首先，患者必须学习多种摘戴镜的方法，并在离开验配机构之前熟练掌握。其次，患者必须了解推荐使用的护理方案中各种护理液的功能并了解这些护理液与某些特殊材料并不兼容的基本原理，能正确地使用这些护理液，最后，应当提供几种方法来教育患者并对患者进行强化教育，令其掌握最新 GP 镜片的注意事项。换句话说，患者必须认识到镜片的局限性，以及不遵守医嘱可能产生的问题。本章主要对这些重要因素进行介绍，从而提高患者成功佩戴 GP 镜片的概率。

一、护理方案

（一）湿润和浸泡

大多数用于润湿和浸泡 GP 镜片的护理液都是多功能的，这些护理液有四种主要功能：

（1）暂时提高镜片表面的湿润性。

（2）保持镜片处于水合状态。

（3）消毒。

（4）作为镜片与角膜之间的机械缓冲液。

在这些护理液的具体配方中，防腐剂和湿润剂尤为重要。

1. 防腐剂　能够杀死微生物（杀菌成分）或抑制其增长（抑菌成分），是护理液中的活性成分（包括所有其他的 GP 镜片护理液），主要功能如下：

（1）达到必要的消毒程度。

（2）预防毒性反应。

（3）避免对镜片表面的润湿性和光度产生不利影响。

（4）增强与泪膜的相容性。

目前，防腐剂的使用非常普遍且种类繁多，但它们在作用方式和效率方面都有所不同。最常见的防腐剂包括苯扎氯铵（BAK）、氯己定（洗必泰）、硫柳汞、乙二胺四乙酸（EDTA）、聚氨丙基双胍（PAPB）、聚季铵盐 -1（polyquad）和苯甲醇（表 6-1，表 6-2）。

表 6-1	储存液与消毒液中的防腐成分	
生产商	商品名	防腐剂（S）
Bausch+ Lomb	Boston Advance Comfort Formula Conditioning Solution	葡萄糖酸氯己定，聚氨基丙基双胍
Bausch+ Lomb	Original Formula Boston Conditioning Solution	葡萄糖酸氯己定

表 6-2	多功能护理液的防腐成分	
生产商	商品名	防腐剂（S）
Menicon	Unique pH Multipurpose Solution	聚季铵盐 -1
Lobob	Optimum by Lobob	苯甲醇
Bausch+ Lomb	Boston Simplus Multi-Action Solution	葡萄糖酸氯己定，聚氨基丙基双胍
Menicon	Menicare	苯甲醇

（1）苯扎氯铵（BAK）：是一系列具有广谱抗细菌和抗真菌作用的季铵化合物，通常使用浓度为 0.004%。20 世纪 40 年代末，BAK 第一次被当作防腐剂使用。目前它用于大多数眼药水中。BAK 与 EDTA 合用时可提高效能，但使用时浓度必须更低。在软性接触镜的护理液中，BAK 不能作为防腐剂，因为软性聚合物会与防腐剂结合并聚集，从而达到潜在毒性

水平，导致眼部损伤。

（2）氯己定：有杀菌作用，它在软性接触镜护理液中的浓度通常是 0.000 5%。然而不同于软性接触镜，GP 镜片与氯己定的凝聚能力有限，这主要是由于 GP 镜片眼镜的湿润性和氯己定的大分子结构所致。尽管氯己定具有良好的广谱抗菌活性，但其对酵母菌和真菌效果有限，因此它经常与 EDTA 一起使用，以使其发挥更大效果。此外，氯己定对黏质沙雷菌多无效。

（3）硫柳汞：是一种含汞的有机化合物，曾作为软性接触镜护理液中一种常用的防腐剂。但一些患者对有机汞化合物敏感，会产生眼部烧灼感、眼红及角膜表面点染等临床症状。此外，它起效缓慢，浓度低时对假单胞菌可能无效。虽然硫柳汞与 GP 镜片有很好的相容性，发生过敏症状较少，但为了优化抗菌效果，多与另一种防腐剂，如氯己定结合使用。目前，硫柳汞在很大程度上已经从接触镜护理液系统中消失了。

（4）乙二胺四乙酸（EDTA）：是一种螯合剂而不是真正的防腐剂。在 GP 镜片护理液中，它常与 BAK 及其他防腐剂联合使用，其协同作用会增强防腐剂对假单胞菌的抗菌作用。

（5）聚氨丙基双胍（PAPB）：因其低致敏性常用于软性接触镜消毒。在 GP 镜片护理系统中，用它作为氯己定的补充防腐剂可表现出更大的抗菌效果，特别是对黏质沙雷菌。但 PAPB 在 GP 镜片护理液中的使用浓度相当于在软性接触镜护理液中的 30 ~ 50 倍，因此有潜在毒性反应。当浓度减少 1/3 时，与其他防腐相比亦展现出优良的抗菌活性，对棘阿米巴菌属也具有很好的效果。

（6）聚季铵 -1（Polyquaternium-1）：是一种分子量较大的阳离子聚合物，具有类似氯己定的分子结构。季铵基团比聚六亚甲基双胍阳离子的电荷低，因此在使用时浓度必须更高。与之前提到的防腐剂，如氯化苯烃铵和硫柳汞相比，它不易产生毒性或过敏反应。

（7）苯甲醇：最初在接触镜材料中作为溶剂使用，但后来发现它也具有良好的消毒作用。纯苯甲醇具有低分子量、双极性和水溶性的物理化学特征，所以是理想的眼科防腐剂。苯甲醇对 GP 镜片表面几乎没有凝聚作用，特别是对含 F-S/A 材料的镜片。它除了作为防腐剂外，在脂质清除方面也有效果。

所有 GP 镜片护理液中常用的防腐剂一般都是安全的，且比软性接触镜护理液致敏反应更少。当然，患者也有可能偶尔对上述某一种防腐剂敏感，并出现过敏反应，表现为瘙痒、灼热和发红等症状。如果发生上述情况，可以通过更换不同的防腐剂来解决。

2. 湿润剂　用于湿润 / 浸泡的护理液通常以聚乙烯醇（PVA）或甲基纤维素衍生物作为湿润剂。PVA 因具有下述特性而成为 GP 镜片护理液中的一个有益的添加剂：它是水溶性的物质，对眼部组织相对无黏性及毒性，还具有良好的黏稠度并在眼睛和镜片表面有良好的延展性及湿润性，不像甲基纤维素那样会阻碍角膜上皮的再生。而甲基纤维素衍生物作为湿润剂已经成功应用于 GP 镜片的护理液中。

（二）清洁

GP 镜片佩戴者可以择多种类型的清洁剂，包括不含磨砂成分的表面活性剂、含磨砂成分的表面活性剂、含表面活性剂的浸泡溶液、酶及实验室用清洁剂。

1. 不含磨砂成分的表面活性剂　GP 镜片的清洁剂和传统硬性镜片的清洁剂均可使用不含有磨砂成分的表面活性剂（洗涤剂），用于去除镜片表面的污物（如黏蛋白、脂质和碎片）。在 GP 镜片的清洗过程中，指间揉搓很重要。Lobob Laboratories 公司生产的 Optimum 超强清洁剂就是无磨砂表面活性剂中的一种。

2. 含磨砂成分的表面活性剂　含磨砂成分的表面活性剂中磨砂颗粒物能有效去除黏性蛋白沉淀，而不是单独依靠活性剂。日常使用磨砂清洁剂被证明比非磨砂清洁剂效果更强。然而，磨砂清洁剂也存在两个问题。首先，通过磨砂清洁液清洁的镜片，在高倍放大镜下检查，可发现镜片上有细小的表面划痕；其次，含磨砂的表面清洁剂可通过降低镜片中心厚度引起负透镜的光度改变。目前，已通过使用微小研磨清洁剂使这些问题最小化。不过高透氧材料（高 Dk 值）及表面经过等离子处理的镜片仍是禁止使用的，如博士顿高级清洁剂及 Opti-Free Daily 清洁液（Alcon）。

3. 含表面活性剂的浸泡溶液　传统 GP 镜片护理系统中包括单独清洁与单独浸泡两个护理系统。结合了清洁与浸泡两个功能的护理液是最近的一个创新。这种类型的护理液使用了表面活性剂，旨在过夜浸泡的过程中溶解镜片上附着的沉淀物。所以，指间揉搓是必要的，且揉搓不太可能引起镜片弯曲度的改变。Optimum by Lobob C/D/S（Lobob Laboratories 出品）和 MeniCare GP CDS（Menicon 出品）可用于清洁与消毒，在戴入用这种护理液清洗过的镜片前，应当对镜片再次进行冲洗，以去除苯甲醇及机械揉搓产生的沉淀物。而 Boston Simplus Multi-Action（Bausch+Lomb）和 Opti-Free GP（Alcon Laboratories）属于多功能护理产品，不需要在戴入眼睛前冲洗。

镜片护理系统应该根据患者的需求设定。例如，Boston Conditioning Solution（Bausch +Lomb）是为有机硅 / 丙烯酸酯（S/A）等易于附着蛋白质沉积的镜片材料专门制定的。Boston Advance Comfort Formula Conditioning Solution（Bausch+Lomb）是为容易吸引脂质的 F-S/A 镜片材料设计的。多功能护理液最适合镜片不易产生沉淀的患者，或者不愿意带两瓶护理液的患者。患者如果对某一个护理系统有过敏反应，那他需要使用含有不同防腐成分的护理系统。

4. 酶和除蛋白剂　经证实，对 GP 镜片的使用者而言，每周使用除蛋白酶已经被证明是去除镜片表面蛋白质的有效方法之一，且蛋白酶不会对 GP 镜片的佩戴者造成不利影响。

与烦琐的片剂不同，除蛋白产品是液体形式的，可以和制造商生产的存储护理液一起使用。Boston 一步性液体酶清洁剂（Bausch+Lomb）可以每周添加到存储护理液中，而 SupraClens（Alcon）则需要每天添加到存储液中，但使用这两个产品都应该在佩戴前冲洗。Boston 一步性液体酶清洁剂是由枯草杆菌蛋白酶组成的，而 SupraClens 是一种胰酶衍生物。使用这两种产品的目的都是增强患者的依从性，并为患者提供更多的方便。其他超强清洁剂还包括 Progent 除蛋白剂（Menicon 出品）和 Walgreen 超强日清洁剂。

Progent 除蛋白剂是每两周使用一次的蛋白去除剂和消毒剂，它在 2010 年被批准为家庭使用。镜片需每次浸泡 30 分钟（浸泡 5 分钟可消毒，30 分钟可去除蛋白质）。它表现出强烈的氧化活性并能分解透镜表面的蛋白质沉淀。虽然 Walgreen 超强日清洁剂（Sereine 出品）没有被批准用于常规 GP 镜片，但它具有很好的恢复镜片表面湿润性的作用。GP 镜片长期和反复暴露于含乙醇的清洁剂中，如最近停用的 MiraFlow（Ciba 出品）会导致镜片参数变化，脆性增加和开裂，因此使用时间不能超过 30 秒，用后需彻底冲洗。Walgreen 超强日清洁剂和 MiraFlow 的成分相同：包含异丙醇、纯净水、poloxamer-407 和 amphoteric-10。GP 镜片清洁剂见表 6-3。

表 6-3　GP 镜片清洁剂一览表

制造商	镜片清洁剂名称
Alcon	Opti-Free Daily Cleaner
Bausch + Lomb	Original Boston Formula Cleaner
Bausch + Lomb	Boston Advance Claner

5. 实验室用清洗剂和溶剂　实验室检测用的超强清洁剂，如 Boston 实验室的镜片清洁剂（Bausch+Lomb）或 Fluoro-Solve 的清洁剂（Paragon Vision Sciences）是十分有益的。Boston 片实验室清洁剂是包含几种表面活性剂的一种溶剂，即使镜片最初的湿润性不好或者镜片非常模糊也可以用它作为镜片的室内清洁剂。对黏附力强且难以去除的表面碎屑，如树脂或蜡，用 Fluoro-Solve 这种温和溶剂可除去。而 Walgreen 超强日清洁剂可以很好地恢复镜片表面的湿润性。镜片长期和反复暴露于异丙

醇中，可能因材料的脆性和开裂性导致镜片永久性损伤。应用异丙醇清洗镜片应小于30秒，用后需彻底冲洗。Progent除蛋白剂就是一种非常好的用剂（表6-3）。

6. 等离子处理　可以去除镜片制造过程中的残留，且保证一个超洁净的镜片表面，这样可以提高镜片的湿润性、舒适性和清晰感。特别是在最初的验配和早期的佩戴过程中。某些镜片材料（如 Menicon Z）通常都需要等离子处理，而其他镜片材料（如 Boston 和 Paragon）则由实验室或从业者自己决定是否需等离子处理。

（三）再湿润和再润滑

让镜片表面再湿润的溶剂应该有如下功能：

- 让镜片表面再次湿润。
- 稳定泪膜。
- 冲洗残存的碎屑。
- 分离松散附着于镜片上的沉淀物。

理想情况下，这样的溶剂应该可以清洗镜片上所有的沉淀物，使镜片再保持一段时间的湿润性。本质上讲，这些都是表面活性剂，可以通过降低镜片表面张力来增加液体的扩散和渗透性能。保持镜片湿润的关键是接触时间，常通过添加 PVA 来增加这一接触时间。一些溶剂中包含羟乙基纤维素、甲基纤维素或纤维素衍生物，它们可以通过增加黏度来增加表面湿润性。一些再湿润的溶剂还包含温和的非离子去污剂，可以解体或溶解镜片表面的超强黏液和残留物，并防止它们黏附在镜片表面。专门用于再湿润/再润滑 GP 镜片的溶剂如表6-4所示。

表6-4　再湿润/再润滑 GP 镜片的溶剂一览表	
生产商	商品名
Bausch+Lomb	Boston Rewetting Drops
Lobob	Optimum by Lobob Wetting and Rewetting Drops
Menicon	Menicare GP WRW Wetting & Rewetting Drops

二、复诊

（一）流程

取镜检查时，了解可使用的护理方案及其各自的功能、使用方式和特点非常重要。在患者来院取镜时，在分发新镜片前，应将荧光素染色剂滴于泪膜上并在裂隙灯下观察，以排除任何基线染色。镜片戴上后，给予患者一定的适应时间再开始检查。当患者的不适感减轻，眼睛可以平视前方时（该时间因人而异，通常为 10～45 分钟），就可以进行镜片评估及视力检查了。对初始佩戴者给予局部表面麻醉药便于镜片配适评估及视力的评估。

1. 视力　应评估患者的视力。用裂隙灯检查镜片的中心定位及镜片表面的湿润性。如果镜片定位好而且表面湿润性也好，那么就可以通过片上验光来确定追加光度。

2. 片上验光　通常情况下，如果视力能达到预期效果，只需要用球镜矫正。如果视力比预期视力差一行或更多，应该使用球柱镜来矫正。GP 镜片取镜时的验光也是非常重要的，可以让患者直观感受到成功的效果，以及如何操作和护理，为复诊提供动力。

假如未矫正的散光影响了患者的视力，而这些散光本来是不会存留的，那么就需要用角膜曲率计来确定镜片是否变形。假如角膜曲率计的读数并不是球面的，则存在变形。这种被诱导的变形可以通过选择更平坦的基弧（如至少平坦 0.50D）或至少增加 0.02mm 的中心厚度来减少。

3. 裂隙灯检查　使用裂隙灯评估镜片的中心定位、活动度、荧光素染色及表面湿润性至关重要（伯顿灯是评估荧光素染色的重要工具）。评估镜片与角膜匹配度时应在低倍镜下使用低强度白光观察，并将裂隙调成宽裂隙来检查镜片表面。此外，也可检测镜片局部的湿润度及通透性。如果患者的视力波动与镜片湿润性不良有关，可以通过在佩戴之前将镜片浸泡至少 24 小时的方法来解决。

如果镜片湿润性差的问题出现在浸泡以后，可以使用实验室批准的清洁剂来解决这一问题。抛光镜片前表面也有帮助，但应该在使用清洁剂之后再抛光，并且可抛光的镜片必须是未经过等离子处理的。

荧光素染色的综合评价非常重要。取镜时需观察新镜片的荧光素染色与验配时是否一致。使用裂隙灯观察时应当用高照度，低放大率及适当宽度的光束，当配合钴蓝滤光片使用时效果更佳。观察荧光素染色有困难时，可使用 Wratten12 号或类似的滤光片，特别是在镜片本身材料中含有紫外线抑制剂的情况下。此外，如果需要较低的放大倍率以准确评估图像，或需同时观察两眼情况时，可使用伯顿灯。

（二）患者教育

1. 戴取镜操作　教会患者成功戴取 GP 镜片的关键是安慰和保证。不管患者操作时有多么不顺利，也不能给他们传递挫败的感觉。医师提供操作指导时必须缓慢，一次一个指令。对患者进行分组的教戴指导，即一对多的指导方式是不提倡的，这样不仅容易让患者分心，也阻碍了患者和教戴人员之间一对一的交流。不能让患者察觉教戴者或助理对其能正确戴取镜片的能力失去信心，这样会导致患者产生挫败感，以及再也不能成功戴取镜片的想法。相反，如果患者对佩戴角膜接触镜感觉自信满满，成就感会常伴左右。建议让患者至少有三次成功戴取角膜接触镜的经验，具体几次可取决于患者自信的感受。如有必要，患者可两次或三次来医院学习，掌握正确戴取镜片的方法（间隔时间尽量短，以确保患者掌握更多的技巧，减少焦虑）。这些问题常出现在老视患者，老视患者不仅视近模糊，而且在过去 40 多年内没有异物入眼的经历，焦虑感更强。

患者应该在桌子前佩戴或取出镜片，桌面上要铺一张布或纸巾（不要在水槽前）。此外，应该提醒患者，手避免接触油性物质，如护手霜、乳液或化妆品等。患者的双手应彻底清洁和冲洗，用不起毛屑的毛巾擦干。医师和助理应在戴取镜片前洗手，树立一个好榜样，并要求患者同样这么操作。为防止在佩戴或取出镜片时病原体转移到镜片上可使用抗菌皂洗手 30 秒，冲洗干净后再戴取镜片。

（1）患者佩戴眼镜：佩戴接触镜需要三个步骤。

1）定位：应鼓励患者在戴镜时使用倾斜角度的镜子，它将帮助患者确认镜片是否放置在手指上的合适位置及查看镜片在眼中的位置。查看镜片位置非常重要，因为患者总会将接触镜戴到上眼睑或下眼睑上。

2）拉开眼睑：对于右眼，镜片应该放在右手示指。左手中指放在上睑睫毛处撑开上眼睑。右手的中指应该放在下睑睫毛处拉开下眼睑（图 6-1）。必须具备拉开睫毛根部的能力。

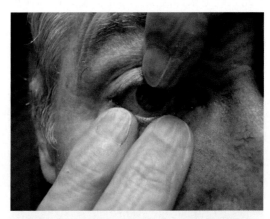

图 6-1　正确拉开眼睑佩戴 GP 镜片的患者

3）戴入镜片：患者应该坐在桌子或柜台的镜子前直视前方（图 6-2）。通常，初次佩戴 GP 镜的患者在镜片接近眼球的过程中很难保持眼睛位置的固定，因此要告知患者镜片不会伤害眼睛。一旦镜片戴到眼睛里，应首先指导患者移开拿着镜片的手指，然后先松开下眼睑，再松开上眼睑。这个过程在戴另一只眼睛时可以反向执行（即使用左手的示指拿着镜片，右手的中指拉开上眼睑，同时左手的中指拉开下眼睑）。

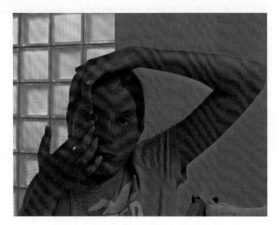

图 6-2　正确戴入 GP 镜片的患者

（2）医师或助理戴镜：医师或助理为患者戴镜的过程是相似的。如果戴右眼镜片，将镜片放在右手的示指上，左手中指拉开上眼睑，右手中指拉开下眼睑（图 6-3）。因为患者在别人帮忙戴镜片时可能会产生焦虑，因此在睫毛根部施加压力很关键，以确保患者的眼睑不会在戴镜过程中移动。此时，可以指导患者看向一个遥远的目标，如视力表上的一个字母。

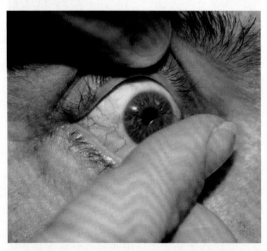

图 6-3　医师或助理给患者戴入接触镜

（3）患者摘取镜片：取出 GP 镜片至少有 3 种方法。使用哪一种方法取镜决于患者的眼睑张力、镜片设计和个人偏好等因素。

最简单的方法是使用与佩戴镜片眼睛相同方向的手的示指摘取镜片。手指放在眼睑外眦部（图 6-4），瞪大眼睛，把眼睑拉向外侧；此时若患者眨眼镜片就会被眨出。这个过程可以同时使用示指和中指来完成，以提高摘取镜片的概率。另一只手可以放在眼睛下面来接住镜片以防止它没有粘住下眼睑毛而掉落。

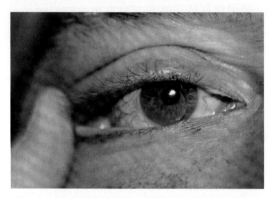

图 6-4　通过把示指放在眼睑外眦部来取出接触镜

现如今，GP 镜片多为大直径细边弧设计，所以第一种方法往往不易成功。因此，下面介绍一种更有效的取镜方法，称为双手取镜法。同一只手的示指和中指放在下眼睑，另一只手的示指和中指按住上眼睑。与第一种方法相同，把眼睑拉向颞侧，当患者眨眼时，镜片即可眨出（图 6-5）。与所有取镜的方法相同，最重要的因素是用眼睑边缘挤出镜片。图 6-6 示如果没有适当的拉开眼睑（如手指没有放在睫毛根部拉眼睑），眼睑可能翻转，就没有足够的压力挤出镜片。

另一种有效的摘取镜片的方法是通过垂直运动（不是侧向运动）来摘除镜片。手指摆放的方法与第二种方法相同（即相反手的手指放在上眼睑上，同一只手的手指放在下眼睑上），将下眼睑向上推动并取出镜片。

（4）医师取镜：医师和助理必须熟悉所有摘戴镜片的方法。医师摘取镜片的方法与患者类似。在第一种方法中都将眼睑向外侧拉（图 6-7）。第二种方法（即相反手的手指放在上眼睑上，同一只手的手指放在下眼睑上），镜片通过垂直运动取出（图 6-8）。

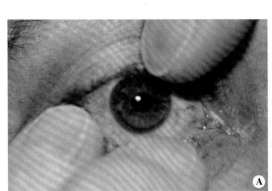

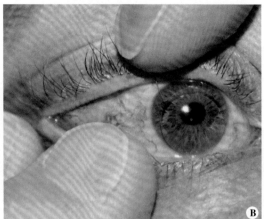

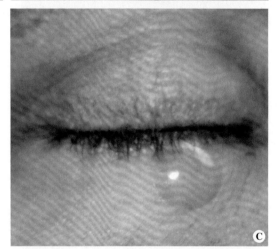

图 6-5　将手指放在眼睑边缘上的适当位置（A）；
拉动眼睑侧面（B）并弹出透镜（C）

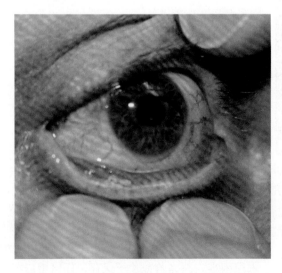

图 6-6　不恰当地提拉眼睑导致眼睑外翻从而无法
摘取镜片

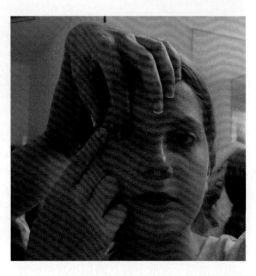

图 6-7　医师或助理通过让患者向外侧拉眼睑
和眨眼摘除镜片

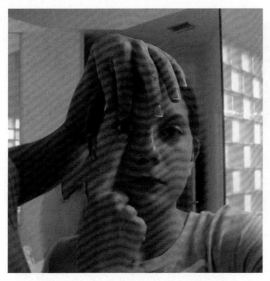

图 6-8　医师或助理向垂直方向推动眼睑

使用 GP 镜片的新患者最大的焦虑来自无法正确取出镜片，应让每个患者在离开诊室之前都轻松学会取出镜片的方法。尽管有些医师尝试让患者在家里练习，但可能最终导致患者的沮丧和不满。

吸棒不应作为常用的取镜工具，除非医师认为它必不可少。在无法使用吸棒的紧急情况下，患者可以把头放在装满水的水槽中，并睁开眼睛，让镜片脱离眼睛。

（5）镜片偏位处理：对初戴患者来说，怎样发现镜片偏离角膜，并纠正镜片的位置极为重要。这通常发生在最开始的适应阶段，常感到眨眼后镜片在角膜上滑动。

如果患者注意到有单眼视物模糊，应该注意评估镜片是否偏位。可以用镜子来判断镜片的位置。如果在镜子中看不到镜片，可以轻轻用一个手指在眼睑的不同区域触摸，感觉有无镜片。一旦找到镜片的位置，可通过眼睑对镜片进行操控。让患者将一手指放在镜片的相反方向，先看向镜片相反的方向，再看向镜片的方向，以便重新纠正镜片在角膜上的位置（图 6-9）。通常情况下，应培养患者借助眼睑达到重新纠正镜片位置的信心。如果患者感到难以纠正镜片的位置，则镜片最有可能偏到上眼睑穹隆部。如果镜片偏位在分发／教戴期间，可采用荧光素染色的方法确定镜片的位置。

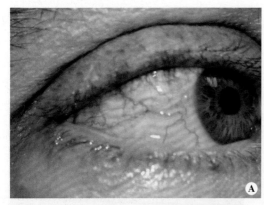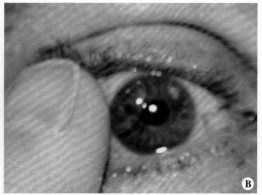

图 6-9　重新定位 GP 镜片时，患者必须先看向镜片的相反方（A）；再将目光转向镜片方向时，镜片会被缓缓地推到角膜上（B）

2. 清洁　医师应告知患者使用哪种品牌的护理液最好，何时使用及如何正确地清洁镜片。镜片应在佩戴一天取下时立即用护理液清洗，而不是等到第二天早上佩戴时再做清洗。这对保持镜片良好的表面润湿性很重要。镜片从湿润液中或保存液中取出后直接佩戴，镜片上的残留物在接触泪膜后更容易被清除。如果镜片放在干燥的储存盒内，患者要遵守以上要求很困难。因为若镜片干保存，任何蛋白沉淀物和其他沉淀都可能依附在镜片表面，而去除这些沉淀十分困难。

清洁镜片过程应小心地在手掌中进行（不

是在指缝间）。手指过大的压力会导致镜片弯曲或断裂，尤其是柔韧性好的高 Dk 值的镜片材料。曾佩戴过 PMMA 材料镜片的患者可能习惯于原来的镜片护理习惯（如在手指间清洁镜片，将镜片储存在干燥环境中，清洁镜片比较粗略等）。当然也有例外，如 Menicon Z 材料的镜片，它置于手指间清洁与放在手掌间清洁并没有很大差异。即使是这种情况，患者也应当在摘除镜片后使用推荐的清洁剂或多功能护理液揉搓镜片至少 20 秒。一般情况下，医师应告知患者若不遵从医嘱可能发生的问题，并在后续复查中注意检查患者的清洁方法是否正确。

告知患者何种物质不能用来清洗镜片及其原理也非常重要。早期使用 PMMA 镜片的佩戴者可能使用小苏打、牙膏、婴儿洗发水或洗碗用的洗洁精来清洗镜片，但要强调这些产品均不能用于 GP 镜片的清洁，因为它们既容易引起刺激感，又会损害镜片表面的湿润性。

应警惕"左镜片综合征"的发生。这种情况常出现在患者首先清洗的右眼镜片中，因在镜片清洁过程中，右眼的镜片往往比左眼的镜片清洁得更彻底，左眼镜片的沉淀物相对更多，也更容易产生问题。简而言之，要告知患者有可能出现这种情况，以便引起患者的注意，并有效地防止其发生。

除了镜片的日常清洁外，对部分患者来说，推荐每周用酶剂清洁 2 小时。长期佩戴接触镜的患者和边缘性干眼的患者应最先开始使含酶类清洁剂。如果佩戴者镜片表面有沉淀物或产生问题，使用酶类清洁剂通常受益良多。

远视患者也可受益于更强效的清洁方法。正度数的 GP 镜片，因其前表面曲率明显比后平坦面曲率陡，往往容易产生蛋白沉淀，这些沉淀也被称为"斜角斑块"。正度数镜片清洁时，建议先使用含有研磨颗粒的清洁剂清洁，然后再浸泡在含有表面活性剂的浸泡液中，如 Optiumum Cleaning，Disinfecting and Storage Solution（Lobob Laboratories）。这一方法比使用棉签擦拭更柔和，也减少了由棉签擦拭导致

的镜片破损。

3. 护理方案　每个患者都应该知道他们的镜片可以使用的护理液和不可以使用的护理液，以及为什么不能使用。医师需向患者解释：为他们选择的护理液是独一无二的，并不是所有的护理液都大同小异。患者应该认识到所选择的护理液是最符合其接触镜的，也是最利于其眼睛健康的。必须强调尽管其他护理液可能价格更低，似乎也有类似的功能，但改用后可能引起眼睛发红、灼热及镜片表面湿润性下降等问题。具体推荐的护理液和可接受的替代护理液应作为患者指导材料的一部分（图 6-10）。此外，所有的复查评估表格中都应该有一个空格，要求患者在每次就诊时，必须填写所用护理方案中所使用的护理液品牌。

应该向初戴 GP 镜的患者解释，提供给他们日常使用的所有护理产品（如戴入、摘除、清洁和消毒等使用的产品）的使用方法。然后让使用 GP 镜的患者重复这些护理指导，以确保他们理解这些方法并融会贯通。医师和助理认为是常识的护理知识可能令患者困惑。医师和助理不能理所应当地认为每个患者都会仔细阅读和理解产品标签上的护理指导，如果对每个产品进行解释后患者仍出现混淆，那么对此护理产品的特定护理指示应该以书面形式提供给患者。此外，每个护理液的功能可以用大标签贴在瓶身上，这样对视近有困难的老视患者尤其有帮助。

再湿润或润滑液可以重新湿润 GP 镜片表面，同时可以帮助清洁镜片表面附着的沉淀物。

患者要根据医师建议，用推荐的护理液浸泡镜片，而不是让镜片处于干燥状态。镜片过夜浸泡有许多好处：

- 消毒。
- 增强表面湿润性能，因为这些护理液含有湿润剂。
- 维持水合状态，因镜片在佩戴过程中接触泪膜也处于水合状态。
- 减少镜盒造成的划痕，因为干燥、脏的镜盒可能导致 GP 镜片表面受到损害。

紧急信息

- 24小时紧急联系电话（954）262-4200
- 若出现以下情况，请摘除并联系我们：
  - ☎ 眼痛
  - ☎ 对光敏感
  - ☎ 眼红
  - ☎ 流泪过多
  - ☎ 视力下降或视物模糊

一般信息

- 接触镜是由美国FDA管控的医疗用品，其佩戴时间、更换周期及随访时间如下：
- 不同类型的镜片存在不同的风险，例如：夜间戴镜比不戴镜有更高的并发症风险，戴镜游泳会增大这种风险。
- 在淡水、盐水或泳池游泳前，最好摘掉接触镜，如果在此期间出现戴镜情况，应尽快摘镜并消毒。
- 最好不要在生病期间或无法妥善护理镜片的情况戴镜。
- 绝不能与人共用接触镜，眼镜盒太阳镜应根据需要进行保养。
- 与处方药一样，接触镜只能根据眼科医师开具的处方进行售卖，而且在有效期前购买的接触镜有数量限制。

镜片磨损和更换信息

- 保持眼睛健康和视力良好包括定期检查：
  - ❑ 3个月　❑ 6个月　❑ 12个月　❑ 其他 ＿＿＿＿＿＿　　❑ 复查时需要戴镜
- 镜片应按以下计划进行佩戴：
  - ❑ 每日佩戴，睡前最多戴＿＿小时　　　　　　　　　　❑ 连续佩戴，最多＿＿晚。
- 镜片应按以下周期进行更换：
  - ❑ 日抛　❑ 每周　❑ 两周　❑ 每月　❑ 每3个月　❑ 每6个月　❑ 每12个月　❑ 其他 ＿＿＿＿＿

重要提示：超过时间，戴镜可能会给你带来更多风险，如果你购买接触镜，戴镜时间、护理方案、更换周期和定期检查应保持不变。

镜片护理信息

镜片护理信息在很大程度上，戴镜成功与否取决于是否认真遵守护理说明，在戴镜前是否遵守有关洗手的常识说明，以及镜盒清洗、更换的说明。

- ❑ 护理系统 ＿＿＿＿＿＿＿＿＿＿＿＿＿＿＿　　❑ 接触镜清洁剂 ＿＿＿＿＿＿＿＿＿＿＿＿＿＿
- ❑ 再湿润剂 ＿＿＿＿＿＿＿＿＿＿＿＿＿＿＿　　❑ 其他 ＿＿＿＿＿＿＿＿＿＿＿＿＿＿＿＿＿

重要提示：不要更换护理产品，除非有明确要求，因为产品是不一样的，有些产品可能不适合你的镜片/眼睛，因此不建议擅自更换产品。

须知：

我已经仔细阅读了该文件，并且充分理解医师所给建议的重要性，我已接受过接触镜护理和处理的培训，本人了解单位政策自愿购买接触镜，我明白遵从医嘱的重要性，将按指示护理镜片、定期检查，我已将所有问题及担忧进行了咨询，并得到解决。

＿＿＿＿＿＿＿＿＿＿＿＿＿＿＿＿＿＿＿　　　　＿＿＿＿＿＿＿＿＿＿＿＿＿＿＿＿＿＿＿
　　　　　　　患者姓名　　　　　　　　　　　　　　　　　　　医师/助理签名

＿＿＿＿＿＿＿＿＿＿＿＿＿　＿＿＿＿＿＿＿　　　＿＿＿＿＿＿＿＿＿＿＿＿＿　＿＿＿＿＿＿＿
　　　患者签名　　　　　　　日期　　　　　　　　　患者/监护人签名　　　　　日期

图 6-10　Nova Southeastern 用于为初戴接触镜患者提供重要信息的表格

　　镜盒中消毒液的更换时间间隔不能超过 30 天。因为除了污染问题，消毒液将随着时间的延长逐渐失去功效。此外，应提醒患者，不能认为更换只是"加满"护理液，即患者每天晚上对护理液的更换不能只停留在将少量护理液加满镜盒为止，因为污染的护理液可能有产生并发症的风险（图 6-11）。

　　总而言之，推荐患者取镜时按照表 6-5 中的取镜八步法操作。

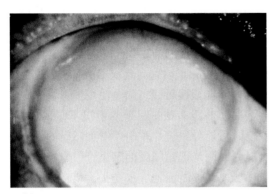

图 6-11　铜绿假单胞菌感染引发的角膜溃疡，可能的原因是护理液只是"加满"，而并没有更换

表 6-5　取 GP 镜片八步法
1. 用抗菌肥皂洗手（30 秒）
2. 每次取镜总是从同一侧的镜片开始
3. 取出的镜片放在手掌中
4. 用适用于 GP 镜片的护理液或清洁剂揉搓 30 秒
5. 用护理液冲洗镜片，不能使用自来水
6. 把接触镜放入干净的镜盒，并在镜盒中倒入推荐的多功能护理液或消毒液
7. 根据生产商推荐的浸泡时间浸泡镜片
8. 仔细阅读护理液说明书，以获取镜片清洁的指导并始终遵循建议的步骤

4. 接触镜镜盒　镜盒在镜片储存中应该具有以下几个重要的作用。首先，它能将左、右镜片很容易地区分开来，如很多盖子上均标明了"L"和"R"（图 6-12）。推荐使用硬塑料材质、盒底有纹路（凹凸不平）且口部较深的镜盒，能保证护理液充足，不易漏出。若存放不当（如不慎使镜片凸面向上），可能会使具有高柔韧性的高 Dk 值镜片附于镜盒的光滑表面；若取镜不当，可能导致镜片弯曲变形等。此外，镜片与光滑镜盒的底部黏附后，取镜片时一旦手指过度用力，容易导致镜片边缘破损。这两个问题可以通过使用有凸条纹或小孔的镜盒来解决。因镜盒是微生物生长的温床（图 6-13），所以每天早晨都应该清洗镜盒，并打开盒盖开口向下自然风干。每次镜片取出后，均应立即用洁净的手指将镜盒内表面仔细

揉搓 5 秒以上，再用具有消毒功能的护理液冲洗，最后用干净的擦拭布擦干。鼓励患者定期更换镜盒（每 1 ～ 3 个月更换一次）。为强调镜盒洁净的重要性，医师应该在每次复查中建议患者更换一个新镜盒。

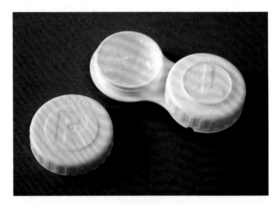

图 6-12　镜盒盖子上的大写字母"L"和"R"，使左、右镜片容易区分

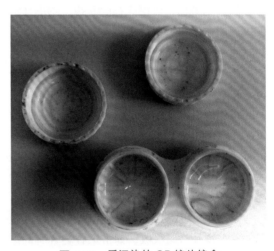

图 6-13　受污染的 GP 镜片镜盒

5. 划痕　应该提醒患者 GP 镜片材料是十分柔软的，特别是高 Dk 值的镜片材料。戴取镜片时应在下方铺放一条毛巾或柔软的织物，以避免镜片不慎跌落时不至于落在坚硬物体的表面。若镜片不慎跌落，可事先在手指上滴一滴润滑液，再轻轻拾起镜片，使镜片产生划痕的概率降到最低。值得注意的是，像浴室地面等有大量微生物的地方，若镜片不慎掉落，应立即进行彻底的清洁。

6. 异物颗粒　应告知镜片佩戴者，不慎入眼的尘埃或碎屑可能残留于镜片下并刺激角膜，此时滴用润滑液有效。若仍有不适，应该摘下镜片进行清洁。如果无改善，且持续不适，应及时就医或致电相关专业人员。

7. 化妆品　应告诫每一个佩戴者正确合理地使用化妆品。化妆品可导致镜片变色、破损及镜片表面沉淀物沉积。因市面上流行的化妆品大多含有防腐剂、色素、油脂、溶剂等成分，容易造成佩戴者眼部不适及感染。

化妆品应该在戴好接触镜之后使用。睫毛膏，尤其是含有纤长效果的睫毛膏，常含有纤维成分，容易脱落到泪膜上，导致角膜擦伤。这个问题对于过夜佩戴 GP 镜患者尤为突出，因为在睡眠期间，这些脱落的小碎片易黏附于镜片之下，对角膜影响很大。此外，溶剂型睫毛膏的使用可能刺激眼周皮肤。

细菌感染也是值得注意的问题。感染性病原体可能在使用过程中从镜片上转移到睫毛膏的刷头，进而在睫毛膏管内繁殖。不要在睑缘使用眼线笔这样可能会阻塞睑板腺，导致睑缘炎、睑腺炎、睑板腺囊肿等眼病的发生。

市面上有推荐接触镜佩戴者专门使用的化妆品。它们通常是水溶性的，不含或仅含少量香料或添加剂；但任何面部或手部使用的霜或油剂都可能沾至接触镜上，导致眼部不适和视物模糊，故应强调化妆品在佩戴好眼镜后使用。

手上的污染物或残余油脂也可以转移至镜片并被镜片材料吸收，如手工香皂含有的添加剂：如油脂、香水、染料、除臭剂、研磨剂等，均可使问题加重。专为接触镜佩戴者开发的 optical-compatible 护理产品可以减少接触镜的变色和沉淀生成。此外建议女性佩戴者尽量让假睫毛胶合剂、香水等远离镜片，因为它们都有可能损坏镜片的材料。

8. 药物使用和 GP 镜片佩戴　尽管 GP 镜片对局部药物一般不大量吸收，但需注意的是，滴眼液应在戴镜前 15～20 分钟后或者摘除接触镜后缓慢滴入。如果在戴镜时滴入，镜片的存在可能降低药效。同样，使用眼部软膏后不应戴接触镜，因为软膏的黏性会使镜片边缘卷翘。

9. 游泳　美国 FDA 建议，接触镜不能接触任何形式的水。尤其建议 GP 镜片佩戴者在游泳时不要戴接触镜，除非使用护目镜。应告诫患者，在没有戴护目镜的情况下佩戴 GP 镜游泳，可能导致镜片脱出并增加感染的风险，尤其是棘阿米巴角膜炎的感染。因为各种形式的不洁水（如游泳池、水龙头、桑拿、淋浴中的水）中存在着阿米巴原虫。因此，一般建议患者在洗澡后再佩戴镜片，若洗澡中佩戴则应注意紧闭双眼。

10. 适应性　应告知患者适应期长短因人而异，从佩戴开始至镜片异物感消失的时间平均为 10～14 天，部分患者的适应期可能会持续 4 周以上，时间的长短可以通过复查时佩戴者异物感的强弱来判断。遇到这种情况不必过分担忧，因为佩戴的舒适度会随着时间的推移而逐日提高。医师在与患者的交谈中应避免使用疼痛、异物感等敏感词语，更有助于安抚他们的情绪。表 6-6 中描述了佩戴者正常和异常的适应症状。

表 6-6　佩戴者正常和异常的适应症状描述
正常适应症状（逐渐减少）
流泪
轻微刺激感
间歇性视物模糊
对光、风、烟、灰尘等敏感
轻微眼红
异常症状（突然发生）
突然的刺痛及烧灼感（症状比轻微刺激感重）
在看灯的时候发现灯的周围有持续存在的光环并逐渐加重
严重的眼红和眼部不适
戴镜后视物模糊 1 小时以上
眼部分泌物增多

此外，还应告知患者，如果镜片在佩戴时被迫中断（如刺激感强而弃戴或镜片丢失），则复戴时需重新适应。正常的佩戴时间如下：

第一天 4 小时；

第二天 4 小时；

第三天 6 小时；

第四天 6 小时；

第五天 8 小时；

第六天 8 小时；

第七天 10 小时；

第八天 10 小时。

注意对于日戴 GP 镜片的患者，医师常在每次复诊前嘱其佩戴镜片 4 小时以上，因此可以安排这些患者在下午或晚上就诊，而 GP 镜片的过夜佩戴者则应安排在早上就诊。通常戴角膜塑形患者应在初次过夜佩戴后的第二天早晨进行复查评估，在当天晚些时候再进行后续检查，监测一天结束后残余焦度。

新的或初次日戴患者的复诊时间应该安排如下：

第一次复诊：戴镜后 1 周；

第二次复诊：第一次复诊后 1 个月；

第三次复诊：第二次复诊后 6 个月；

初诊 6 个月以后，患者应每 6 个月定期复诊一次。

连续佩戴的患者的就诊时间安排如下：

第一次复诊：戴镜后 1 周（日戴）；

第二次复诊：在开始夜戴后 24 小时；

第三次复诊：在开始夜戴后 1 周；

第四次复诊：在第三次复诊后的 1 个月；

第五次复诊：在第三次复诊后的 3 个月；

在第五次复诊后，连续佩戴患者的复查周期为每 3 个月一次。

11. 教育方法　患者教育应包括以下四个方面：

（1）书面教育：主要指患者指导手册，它对患者教育很有益处。手册内容要全面，应包含表 6-7 中所提供的所有信息。编写尽量通俗易懂，避免过多的专业用语。印刷质量要好，以便于患者阅读、理解和遵守。手册可提供一份包含重要信息的协议书，包含非工作时间联系方式和护理方案等（图 6-10）。签署的协议应一式两份，其中一份可设置成活页形式保留，

便于它移至患者的永久记录中。手册中最好提供可定制内容的插页，如费用信息、合约协议、化妆品使用注意事项、连续佩戴时间等。患者可就这些信息进行咨询，鼓励患者提问。出于医疗法律的角度考虑要提前告知患者有关的佩戴计划和护理液品牌等，由患者签署知情同意书并标明日期。

表 6-7　GP 镜片佩戴者教育手册内容

- GP 镜片护理用品的组成、优点和应用
- 佩戴、摘取镜片方法及偏位处理
- 清洁方法
- 正常和异常的适应症状
- 遵守规定佩戴计划的重要性
- 减少佩戴时间的原因（如感冒、花粉过敏、药物）
- 坚持使用推荐护理方案的重要性；可备选的护理液产品
- 如何避免镜片丢失和镜片表面磨损
- 备用镜片和备用框架眼镜的好处
- 游泳和洗澡
- 化妆品的使用
- 镜片护理
- 可能的接触镜相关并发症（如眼红、视力下降、眼痛等）及其处理方法
- 复诊安排
- 费用和退款政策

（2）口头教育：可能比书面教育更重要，因为患者很难完全理解书面提供的所有信息，甚至个别患者根本不会阅读手册。优秀的助理除了整理信息外，还应熟悉手册中的内容并对患者进行讲解。

（3）视听教育：使用视听材料是一种更具创新性、更有效的患者教育方式。例如，让佩戴者可以从 CLMA（1-800-344-9060）上获取由隐形眼镜制造商协会（CLMA）和硬性接触镜研究所（GPLI）共同制作的教学 DVD。也可以从 GPLI 网站（http://www.gpli.info）上获取镜片使用和护理的视频讲解及患者手册。医师可以与患者共同观看，讲解视频或嘱患者回家反复学习，这种方式对阅读说明书后仍对镜片使用和护理感到困难的患者有益。

（4）强化教育：在每次复诊时对患者的护理习惯进行检查和指导也十分重要。问询中应特别关注以下问题：

- 正在使用什么品牌的护理液？是否和初次使用的护理液品牌相同？
- 多久清洗一次镜片？
- 清洗方法是什么？
- 当前的佩戴计划是什么？
- 镜盒的情况如何？
- 有什么问题和困扰？

研究发现，要让患者养成正确的护理习惯和意识，需要定期重申正确护理方式的重要性，并对佩戴镜片进行强化指导。某大型临床研究显示，一组患者在复诊时未接受强化指导，3个月后，在50%以上的无症状接触镜佩戴者的护理液样品中检测到了污染物。而另一组佩戴者在之后的每一次复诊中都接受了强化教育，结果显示仅6%的护理液样品受到污染。

三、重要问题

（一）依从性

近年的研究表明，接触镜佩戴者的依从性较低。研究人员对超过1400名接触镜佩戴者进行问卷调查，要求每位患者如实回答14个依从性相关问题。结果显示，仅有0.3%的人表示遵循了所有的规范步骤。最近还有研究也进一步验证了这种情况，虽然85%的患者自认为自己遵守了医嘱，但其实只有2%的人做到了良好遵守，而能够做到严格遵守的只有0.4%。虽然与依从性不佳相关的眼部并发症在软性接触镜佩戴者中更为常见，但GP镜佩戴者如果不遵守推荐的护理方案，也会遇到类似问题。

佩戴者依从性不高的常见原因：

（1）未按要求定期清洁镜片，或清洁不够仔细。

（2）患者未按照规定的时间佩戴镜片。

（3）不使用或未定期更换护理液。

（4）护理镜片前不洗手。

（5）使用不恰当液体进行护理，如唾液或自来水。

（6）使用过期的护理液。

（7）未定期清洁镜盒。

（8）使用其他护理液代替初戴时推荐的护理液。

有研究表明，约50%的GP镜护理液存在污染。此外，相比于依从性高的患者，依从性差的患者，护理过程中被污染的比例更大。值得注意的是，开封21天内的护理液都没有受到污染。

不注重镜盒卫生的患者感染风险会更大。2009年的一项研究显示，只有26%的佩戴者会每晚清洁镜盒，1/3的佩戴者每月或更长时间才清洁一次。镜盒污染很多见，主要原因包括清洁和存储不当、手指不干净、空气污染、只是"加满"而不更换护理液，使用自来水及存放时间不定的液体等。镜盒中常见的病原体包括假单胞菌、黏质沙雷菌、葡萄球菌、棘阿米巴原虫及镰刀菌等，同时旧镜盒黏附病原体的频率比新镜盒更高。

依从性差带来的一个严重问题是镜盒内微生物膜的形成，它可以黏附在镜片或护理液中。镜盒内的环境缺乏营养，但微生物在苛刻条件下仍能生存，并且其对消毒剂的耐受性更强。关键的机制是生物膜的形成，它主要由细菌分泌的多糖-蛋白质复合物黏液和菌体构成（真菌、藻类和原生动物等也参与其中）（图6-14）。

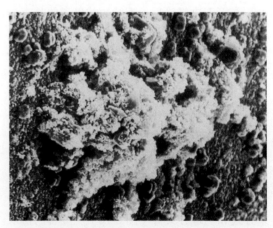

图6-14　微生物膜的镜下形态

生物膜可以作为细菌对抗某些防腐剂的武器。一个经典案例，即黏质沙雷菌对氯己定耐药。研究证明，镜盒中，PAPB 在防腐和预防生物膜形成上的效果比氯己定和苯扎护理液更强。此外苯甲醇和表面活性剂联合使用可能有避免生物膜形成的作用。镜盒设计要易于清洗，并且应每隔 1 ~ 3 个月替换一次。定期更换镜盒与定期更换镜片相比有着更为重要的意义。理想情况下，每一瓶多功能护理液都应附带一个镜盒，由此 4/5 的人可以在每次购买护理液的时候就进行更换。最后，为了避免污染所致的并发症，还应在护理时增加两个步骤：先将镜盒中装满护理液，再用手指揉搓清洗 5 秒，洗毕用干净的纸巾擦干镜盒，这种机械擦拭能够大大降低镜片遭受微生物污染的可能。

浸银（silver-impregnated）镜盒，如 Pro-Guard 镜盒（Alcon）的出现，有效地降低了生物膜的形成，因为其引起细菌耐药性的可能要低于普通聚丙烯镜盒。由于水分有助于银的激活，因此在储存时要注意拧紧镜盒盖。另一个创新性产品是 LensAlert（Watchdog Group, LLC www.lensalert.com）镜盒，它含有一个倒计时器的 LensAlert 放置台，可以根据接触镜的更换周期将计时器设置为 1 个月、2 个月或 3 个月。

近期有数据显示，影响接触镜佩戴者依从性最重要的因素包括镜盒清洁、手的清洗、机械摩擦、晾干等，尤其对年轻的男性佩戴者更是如此，所以应坚持每天进行日常清洁和消毒。提高患者的依从性，能将眼部并发症及相关医疗责任问题的发生率降到最低，我们推荐以下"三步走"的方法：

（1）检查诊室使用或在售的护理产品，及时发现污染、标识不清或过期产品。

（2）假设患者缺乏相关知识，应该在患者病历中事无巨细地记录建议和忠告。

（3）每次复查时检查患者的护理液，询问是否使用任何其他替代品，并重申正确的

护理流程，强化护理意识，患者依从性管理见图 6-15。

（二）自来水

因为每毫升唾液中包含约 10^9 个细菌，所以唾液不能作为镜片的湿润剂，GP 镜片不能使用自来水，情况与之类似。棘阿米巴角膜炎疾病发生率虽低，但预后极差，治疗费用高且耗时较长。棘阿米巴属分布广泛，水、土壤、污水系统、空气中都存在。第一次文献记载的棘阿米巴角膜炎的案例发表在 1974 年，接下来的十年中发病率稍有上升，并于 20 世纪 80 年代中期迎来暴发，这与自制生理盐水和不规范的水凝胶镜片消毒措施有关。在最近一次暴发中，美国疾病控制与预防中心发现，使用多效合一护理液的佩戴者患棘阿米巴角膜炎的风险增加了 7 倍，于是这种产品很快在市场上消失。近期的研究还涉及其他环境因素，如污染的水等。因此，镜片清洗或消毒不当、戴镜游泳或洗澡、镜盒护理不当、存在角膜易感因素等问题的存在，使接触镜佩戴者的患病风险增高。此外，还有一些案例也与过夜佩戴角膜塑形镜有关。因此，学习正确的镜片护理流程，在 GP 镜片及软性接触镜护理中禁用自来水，有利于避免潜在的并发症风险。手指的揉搓及护理液的冲洗可以使棘阿米巴原虫离开镜片表面，同时根据美国视光学会和美国眼科协会提出的建议，到目前为止 FDA 尚未批准任何一款对棘阿米巴菌属无效果的护理液进入市场。对为了避免降低成本而使用自来水的这种情况，可以选择使用生理盐水（浓度为 0.9% 氯化钠溶液）冲洗镜片；手指搓揉的机械效应加上冲洗，会使棘阿米巴属病原体离开镜片表面。在使用巩膜镜的过程中，采用与小直径 GP 镜片相类似的镜盒来完成储存和浸泡，是极其不规范的。表 6-8 提供了提高患者依从性及最大程度降低棘阿米巴角膜炎感染途径的防控指南。

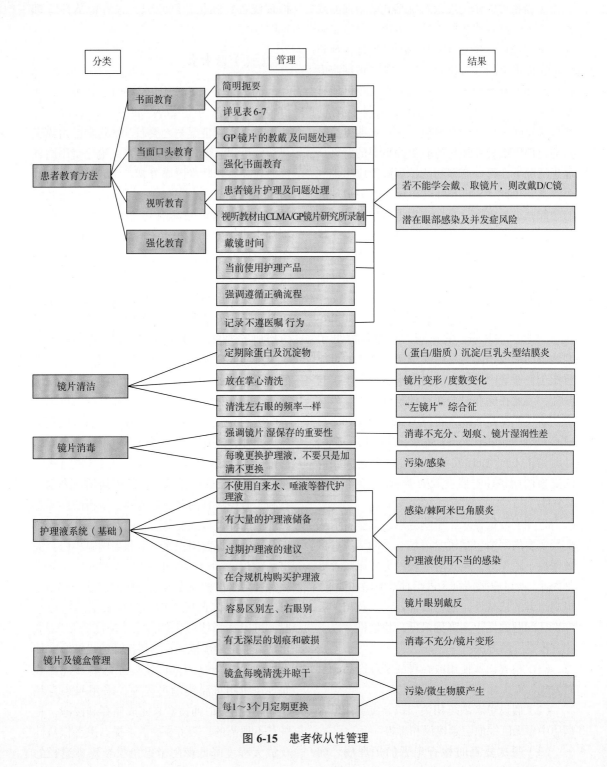

图 6-15　患者依从性管理

表 6-8　棘阿米巴角膜炎的防控指南

护理液的使用

- 每天使用新鲜护理液。不重复使用或只是"加满"而不更换
- 仅使用眼科医师推荐的护理产品。每次清洁镜片后使用生理盐水（不作为消毒使用）冲洗镜片，用润滑液再湿润镜片
- 镜片湿润，再湿润或浸泡过程均不应使用自来水

护理和依从性

- 操作前一定洗手
- 除日抛型镜片外，至少在取镜后运用揉搓方式清洁镜片

镜盒

- 至少每 3 个月更换镜盒，最好每月更换
- 每天用无菌护理液清洗镜盒并风干（装有 Aquify 护理液的 Proguard 镜盒除外，因其镜盒打开后仍具有抗菌特性）
- 定期对镜盒进行消毒（推荐每周进行），通过热水煮沸的形式或在干燥的情况下用微波加热 3 分钟

环境

- 游泳时不要戴接触镜。如已佩戴，游泳后应立即处理镜片（先使用润眼液取下镜片）。如果在游泳时需要佩戴眼镜，要戴上密封的护目镜
- 在淋浴、泡澡或其他接触水的情况下不要戴接触镜

（三）选购护理液的困惑

目前市面上有大量可供选择的 GP 镜片和软性接触镜的护理产品，患者选择有很大的挑战。某研究显示，40% 的佩戴者记不住规定他们使用的护理产品名称，常无意中选择一个外观相似却并不相同（可能是错误的）的护理液。这种情况因接触镜护理液的市场竞争而更显突出，竞争使各公司趋于采用类似的商标颜色、印刷样式、瓶子大小和形状。这样最终影响护理液选购的可能只是价格因素，患者可能趋向于购买价格更低的产品。目前，通用型的护理液使用量有所增加，但在使用过程中，人们发现，使用通用型护理液的佩戴者眼部并发症风险更高，所以，25% 的佩戴者愿意更换此类护理液。

通过以下方式可以使患者选购护理液的困惑最小化。

（1）从业者应全面告知患者他们可选择的护理液，包括备选产品。

（2）强调为什么要推荐某种特定的护理液，选购时不能只在意价格。

（3）每次复诊时都要询问患者正在使用的护理液种类，确保其未擅自更换护理液。为了使患者如实回答问题，医师或助理询问时不应带有引导性，可以询问患者"您正在使用什么牌子的护理液呢？"若直接询问是否坚持使用推荐的护理液品牌，即使患者已经更换品牌，也可能碍于面子而回答"是的"。

（4）首次取镜时应为患者提供充足的护理液（3 个月用量），以避免护理液的更换。

（5）在医院出售或使用的不收取额外费用的护理液，可将成本包含在就诊费用里。

MeniconWebStore（http：//store.meniconamerica.com）是一种新使用的系统，能够同时满足（4）（5）两点。眼保健人员（ECP）可以在线注册和订购护理液系统并下发给患者，患者也可以在线注册和订购护理液。该项目可以跟踪患者的购买情况。

四、何时致电医师

建议患者有问题时应及时致电他们的 ECP。FDA 建议，一定不要忽略眼睛的刺激或感染症状，应嘱咐患者，如果出现不适感、溢泪、

畏光、瘙痒、灼烧感、异物感、发红、视物模糊、眼球肿胀、疼痛等症状应立即停戴镜片并联系ECP，就诊时记得携带镜片以便ECP对其进行评估。若在眼部感染出现2天或更长时间后才联系ECP，则出现永久性视力丧失的风险会提高至4.5倍。因此，出现症状时及时就医非常重要。另外，建议患者准备一副框架眼镜，以便无法继续佩戴接触镜时使用。

消费者资源：互联网上有一些优秀的资源，能够帮助医师和患者学习正确的镜片护理。

1. www.contactlenssafety.org. 汇聚了来自美国视光学会角膜病、接触镜及屈光学组（the American Optometric Association Contact Lens and Cornea Section，the American Academy of Optometry Cornea，Contact Lenses，and Refractive Technologies Section）领导者们的智慧。网页上罗列出消费者的50个常见问题并提供相应的解答，主要包括：接触镜的更换条件、感染的常见原因、出现接触镜佩戴引起的相关症状时怎样寻求医师帮助、戴镜期间出现视物模糊和不适感如何应对、护理液保质期的重要性、闲置镜片的储存、镜片护理方法、使用自来水的后果、洗澡和游泳时的注意事项、接触镜佩戴者怎样合理使用化妆品等。这个网站对接触镜佩戴者很有帮助，因为它能够指导患者以正确的方式佩戴和护理镜片，同时，该网站对一系列问题所作出的解答对医师和学生而言也具有一定的参考价值。

2. www.contactlenses.org. 是基于消费者的CLMA网站。这个网站内容上以GP镜片为重点的，提供全面的GP镜片护理和眼保健知识。对类似接触镜的佩戴和取出等问题进行视频讲解，消费者还可以在网站上提问，每个问题均由CLMA指定的视光师及顾问进行回答。

3. www.allaboutvision.com. 是最受消费者欢迎的网站，它对接触镜进行了全方位的介绍，内容包括接触镜相关的使用技巧、常见问题的解答、GP镜片的护理、自来水的使用、接触镜佩戴者的依从性等。

五、总结

GP镜片表面污染的风险性和对防腐剂的敏感性比软性接触镜低。但全面、有效的患者教育对患者戴镜矫正的安全性起着十分重要的作用。

临床病例

【病例1】

某GP镜佩戴患者携带着她的Dk值45的镜片来诊室进行戴镜1周的复查。患者自述其眼睛在带镜几分钟后出现轻微瘙痒、灼热和发红等症状。患者目前使用PAPB-preserved护理系统。裂隙灯检查显示双眼角膜轻度弥漫性点状染色和双眼结膜充血。

解决方案：该情况可能由于患者对该护理体系中的防腐剂成分过敏所致。可以选择更换护理系统，如贝克、氯己定或苯甲醇等。

【病例2】

某患者佩戴Dk值60的F-S/A镜片进行戴镜1个月后的复诊。患者主诉上周开始出现"视力下降"，裂隙灯检查结果显示，镜片表面有蛋白膜黏附。此外，还检查出1级结膜充血和轻微的乳头肥大（2级）。患者目前使用的是不含磨砂成分的表面活性剂，也没能做到每晚对镜片进行清洁。

解决方案：与患者一起重新学习正确的镜片护理程序并说明其重要性。强调每晚摘取镜时都要对镜片进行清洗并存储于推荐的浸泡液中。此外，推荐含有磨砂表面活性剂的护理产品并与含酶清洁剂搭配，需要每日使用（等离子处理或由高Dk值透镜材料制成的镜片除外）。

【病例3】

某患者来诊室验配GP镜，尽管该患者对接触眼睛的物品过于敏感且眼窝较深凹，在验配过程中出现困难，但最终完成了整个验配。现已取镜，然而助理指导患者正确佩戴的过程却不太顺利。应怎样处理这种情况？

解决方案：在这种情况下，应强调拉开眼睑的重要性并尽量安抚患者的情绪。向患者讲解如何从睫毛根部拉开眼睑以避免反应性的眼睑闭合，告诉他这种情况在新患者中并不少见，不用太过在意。同样，在取镜过程中，也应该从睫毛根部拉开眼睑避免睑外翻。教学视频会很有帮助，可供患者根据需要反复观看。若仍有困难，患者可以再次来诊室学习。此外可嘱咐患者练习用手指触碰眼睛提高其耐受性（手指沾一滴温水起到麻痹作用），还可为患者提供教学 DVD 帮助巩固学习正确的护理方式。

【病例 4】

某 GP 镜佩戴者来诊室进行 3 个月后的复诊。镜片的卫生状况显然并不理想，镜片取出后观察到镜盒也被污染。

解决方案：本例中应重新对患者进行全面的教育并更换镜盒。镜盒的污染很可能伴随护理液的污染（如未拧紧瓶盖、护理前未洗手、护理液添加过多等）。应重申正确的护理程序并说明不遵从医嘱的危害性，重温每日和每周进行的常规护理，为患者提供新的眼镜盒并强调保持镜盒清洁的重要性。可以向患者展示不遵从医嘱引起并发症的案例图册，这样更易于引起患者的重视。

【病例 5】

某 GP 镜片佩戴者到诊室进行戴镜 6 个月后复诊，其唯一症状是左眼间歇性视物模糊或视力下降。裂隙灯检查结果显示，双眼镜片和角膜配合良好，然而左眼的镜片上有黏蛋白膜形成且球结膜略充血，右眼无异常。上睑外翻，双眼睑结膜均有乳头肥大，右眼一级，左眼二级。

解决方案：患者可能为"左镜片综合征"。应告诫患者双眼镜片的清洁都不应忽视。此外，可以在诊室使用实验室专用的超强清洁剂对左眼镜片进行清洁。

【病例 6】

一位长期佩戴 PMMA 和低 Dk 值 S/A 的患者新换了高 Dk 值 F-S/GP。患者教育时他承认自己在佩戴镜片时，常用自来水作为护理液，也曾用唾液对镜片进行湿润。针对这种情况，医师应该怎么办？

解决方案：与许多既往佩戴 PMMA 镜患者一样，该患者有不良的镜片护理习惯。因 GP 镜片与PMMA 镜片的耐磨性与湿润度略差，所以患者必须坚持使用推荐方法进行镜片护理，这样可以减少翘曲、划痕、沉淀等问题的发生。还应提醒患者，使

用不恰当的护理液容易导致眼部感染，如角膜溃疡、棘阿米巴角膜炎等，后者常导致视力丧失，治疗方法往往依靠角膜移植。强调这种疾病的发病率正在上升以引起患者的重视。

【病例 7】

某 GP 镜佩戴者诉使用新护理液之后，出现眼睛发红、瘙痒及灼热等症状。经询问发现，患者在药房自行购买了某通用型护理液，并表示忘记推荐使用的护理液品牌。裂隙灯检查结果显示：有与案例 1 患者相似的护理液诱发的过敏反应。

解决方案：重新进行患者教育，提供一份表格列出推荐使用的护理液种类。告诫患者使用不恰当（或廉价）的护理液可能出现的问题。若患者实在难以记住可选择的护理液名称，可以为其一次性准备更充足的护理液。若患者表示难以在使用过程中区分不同护理液的用途（如误用润湿 / 浸泡镜片的护理液清洗镜片），可以为每个瓶子贴上标签标出其种类和特定的作用。

【病例 8】

某新配巩膜镜的患者来诊室进行戴镜 1 周后复查。主诉不适感和视物模糊，且 1 周来呈加重趋势。裂隙灯下观察到弥漫性点状角膜染色。

解决方案：检查患者的镜片护理习惯，确认其是否在佩戴前使用无防腐剂的生理盐水冲洗镜片。经检查发现，其巩膜镜下泪液更新慢，导致镜片护理产品的成分和角膜上皮的接触时间延长，容易引起不适。根据某些患者的反映，使用不含防腐剂且质地稍黏稠的护理液可以增加舒适度。

临床判断掌握相关技术项目备忘一览表

- GP 镜片护理液中的某些防腐成分能有效减少生物膜形成，如 PAPB 和苯甲醇等。
- 使用含有微小颗粒的护理液（非等离子处理镜片使用）或含酶的表面活性剂，对镜片易于产生沉淀的患者非常有效。
- 在实验室，应对润湿性差、长期累积沉淀的GP 镜片采用实验室用的清洁剂、相溶剂或乙醇等清洁剂清洗。
- 患者应在摘镜后立即清洗 GP 镜片，然后将镜片放在推荐的护理液中。

- 复诊时，应对患者进行视力、片上验光、全面的裂隙灯检查（即确定镜片的位置及活动度、荧光染色及表面湿润性）。
- GP 镜片通常边翘不高，患者需要了解取镜的替代方法，强调眼睑压力对镜片边缘的作用。
- 全面的患者教育至关重要。推荐 4 种方法，即口头指导、书面教育、视听教育及强化教育。应该建议患者复述重要的护理指导。

- 镜盒是护理过程的一个重要组成部分，要求患者每天晚上清洗镜盒并定期更换（每 1 ～ 3 个月）。
- GP 眼镜清洗不能使用自来水，尤其是为了湿润 / 再湿润的目的而使用，因为棘阿米巴角膜炎与 GP 镜片护理中使用自来水有关。

（陈 灿 杨丽娜 译）

第7章 透气接触镜的检测

Vinita Allee Henry

一、直径的检测

（一）基弧曲率半径

基弧曲率半径（base curve radius，BCR）是需检测的最重要参数，因为它影响镜片与角膜的配适关系。确定 BCR 的最常用方法是曲率半径计或半径量规。应用曲率半径测量仪观测到的实际物像与悬浮物像间的距离即为 BCR（图 7-1）。

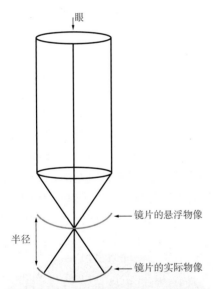

图 7-1 图示 BCR 为实际物像和悬浮物像间的差值

以下为确定 BCR 的步骤。

（1）在透镜支架的凹面放置少量的水或生理盐水。不要使用黏性的硬性透气接触镜镜片护理液，可以使用多用途的软性接触镜护理液。

（2）镜片应保持清洁、干燥，凹面向上放置。注意不要将整个镜片淹没，也不要在镜片的凹面留有任何液体，以避免读数不准确或物像质量变差（图 7-2）。

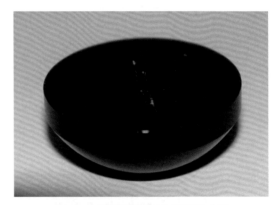

图 7-2 用于测量 BCR 的透镜支架

（3）将透镜支架置于仪器中央，可观察到小的绿色光束反射在镜片上。孔径选择器在仪器背面的大孔径位置。

（4）通过目镜观察，实际物像和悬浮物像为辐条状或星状（图 7-3）。实际物像出现在下端接近刻度尺零度的位置，且位于中心处；而悬浮物像位于刻度尺 6 ～ 9mm 的位置，且不一定位于中心处。将悬浮物像调至中心处，读取刻度值，在仪器归零之前不要再移动透镜支架。注意在两个物像之间可观察到光丝（图 7-4）。

（5）将刻度尺下端实际物像的辐条状图形调至清晰、边缘锐利后，指针归零。这个步骤可通过调整仪器旋钮完成，该旋钮位于大多数曲率半径仪的左侧或曲率半径量规的背侧（图 7-5）。仪器的使用说明书可提供这一信息。

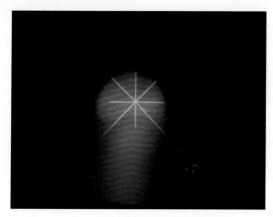

图 7-3　曲率半径仪观察到的辐条状

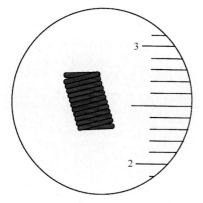

图 7-4　曲率半径仪观察到的光丝图

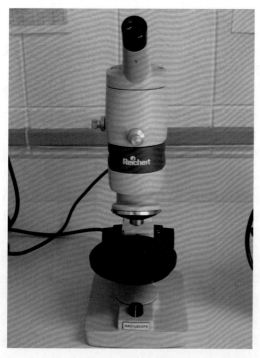

图 7-5　曲率半径仪

（6）调整物镜和粗调旋钮以获取清晰、边缘锐利的悬浮物像。随着刻度值的增加，光丝可在悬浮物像之前被观察到。BCR 即为零点到清晰悬浮物像的刻度值。

（7）BCR 为毫米刻度尺的读数并精确至百分之一。毫米刻度尺位于曲率半径仪的目镜上或曲率半径量规背面的表盘上。例如，典型的 BCR 为 8.20mm。

如果实际物像聚焦时，仪器的指针并未归零，则应取其最接近的整数。最终读数再加上或减去该整数。例如，实际物像聚焦的位置为 11.0mm，最终读数为 7.0mm，则 BCR 为 8.0mm。

也可用几种自动角膜弯度计检测透气接触镜的 BCR。这些仪器被证实可在容许的误差范围内准确测量 BCR。

BCR 的检测应在发放镜片之前，并将镜片浸泡在消毒液中 12 ～ 24 小时之后。水化后的硬性透气接触镜镜片可能变平，需检测确定镜片参数是否仍在可容许误差范围之内。

（二）前表面（凸面）曲率半径

除了检测 BCR，还有必要检测凸面半径——如前表面为环曲面或双环曲面的镜片。使用另一种不同的透镜支架检测凸面半径（图 7-6）。检测过程与检测 BCR 类似，只是实际物像位于上方，而悬浮物像位于下方。指针应设置在实际物像聚焦时的最接近整数位。当悬浮物像聚焦时，从刻度尺读取数字，并从前面的整数中减去该数字。例如，如果

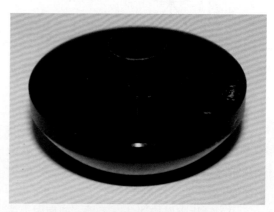

图 7-6　用于检测凸面半径的透镜支架

实际物像聚焦在 8.00mm，悬浮物像聚焦在 1.00mm，则前曲率半径应为 7.00mm。

（三）环曲面或变形的镜片

确定环曲面或变形镜片参数的步骤与检测 BCR 的方法类似；然而，物像的辐条影并不能同时聚焦。首先，一组辐条影可清晰聚焦，代表陡峭曲面的半径。与第一组辐条影成 90° 的另一组辐条影将随后聚焦，为平坦曲面的半径。佩戴变形镜片的患者症状多样，可以无主观症状，而只是视力轻度下降，也可以主诉视物模糊，视力明显下降，且伴有球镜 - 柱镜的屈光过矫。这些症状本身并不提示镜片变形。有必要检测 BCR，因为镜片弯曲也可以产生这些症状。弯曲的镜片刚从眼中取出时可能出现变形，然而，镜片通常会很快回至初始的球形状态。若患者的镜片出现变形，需再次向患者宣教正确的护理、操作硬性透气接触镜镜片的方法，因为不良的护理习惯，如在示指和拇指间清洗镜片，而不是在手掌上操作，会极大地增加镜片变形的可能性。

（四）周边曲率半径

检测周边曲率半径的方法与 BCR 检查法相同。透镜支架应倾斜，使光束位于待检测的周边弧上。如果周边弧的宽度没有 ≥ 1mm，则无法获取数据。通常医师无法检测该参数。

二、镜片焦度的检测

（一）球面镜片

后顶点焦度（BVP）检测的方法常用于确定接触镜的焦度。对于低焦度的镜片，前后顶点屈光力差异很小；然而，在高焦度处方中，前后顶点屈光力差异可高达 1.00D。如果对检测哪个表面屈光力有疑问，最好与镜片供应商的研究室核对。

接触镜的 BVP 确定法与框架眼镜类似。在镜片焦度检测之前，应按照仪器使用说明书调整焦度计以满足不同使用者的需要。将镜片凹面放置在焦度计的镜片支架上，调整光度手轮直至获取清晰的影像。镜片应保持干净、干燥。必要时将焦度计向前倾斜至垂直位，使镜片安稳放置在镜片支架上，或者用拇指和示指将镜片轻柔地安放在镜片支架上。应小心不要弯曲镜片。大多数焦度计的镜片支架备有接触镜附属装置，有助于更准确地测量。

（二）棱镜

要检测接触镜的棱镜，必须将镜片中心定位，凹面朝向镜片支架。目镜的标线设有 1 ～ 5 个三棱镜度的同心黑环。例如，当测量目标的中心位于标线的第一个同心环时，对应为 1 个三棱镜度（图 7-7）。棱镜主要用于前环曲面镜片以减少旋转。

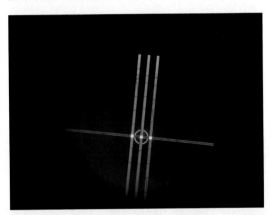

图 7-7　焦度仪显示的棱镜度

（三）环曲面镜片

将前环曲面镜片棱镜基底向下放置在焦度仪上。测量的焦度按球镜 - 柱镜法记录。例如，如果镜片依此放置，测得的棱镜为 1 个三棱镜度基底向下，焦度鼓轮显示焦度为 -1.00D 和 -3.00D 在 90° 轴位上，则焦度应记录为 -1.00-2.00×90。

对于没有棱镜的环曲面镜片，如双环曲面和后环曲面镜片，焦度不用球镜 - 柱镜的方式记录，而记录为每个子午线的测量值。可按如下方式记录：

BCR：7.50/8.04mm

焦度：Pl/−3.00D

三、中心 / 边缘厚度的检测

标度计是最常用的检测镜片中心厚度的方法。将镜片放置在标度计上，用拇指将探针下降至镜片表面（图7-8）。通过改变镜片在探针下的部位检测中心厚度或边缘厚度。直接通过标度计读数，如指针指向23，则厚度记录为0.23mm。也可以用 Marco 半径仪检测镜片中心厚度，该设备内置有厚度计。对于主诉有扭曲、氧传导、舒适度、镜片位置异常的病例来说，检测该参数十分重要。

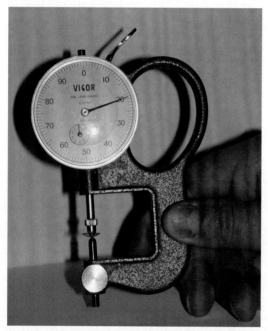

图7-8　标度计检测镜片中心厚度

四、镜片边缘的检测

镜片边缘的形态和状况是影响患者佩戴舒适性的最重要因素。如果在镜片发放给患者前没有检查镜片边缘，则异物感、眼痒、眼球刺激症状可能是由于镜片边缘缺陷导致。用手掌试验联

合任一种投射放大方法更容易检测该参数。进行手掌试验时，镜片凹面向下置于手掌上，并在手掌上轻轻推动（图7-9）。边缘好的镜片容易滑动，手感光滑。边缘差的镜片手感粗糙，运动有抵抗，可听到沙沙声。投射放大镜可提供镜片的放大图像，有利于检查镜片边缘。放置镜片以便可以从正面和侧面两个方向观察镜片（图7-10）。

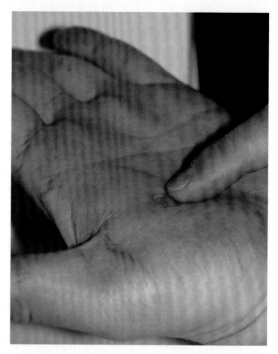

图7-9　检查镜片边缘质量的手掌试验

五、直线尺寸的检测

（一）镜片直径

镜片直径（OAD）可以通过几种方法进行检测。投射放大镜，PD尺（用于测量瞳距），V形规，标度计都可以用于检测 OAD（图7-11）。最常用、实际，同时也可以测量其他参数和查看镜片情况的方法为测量放大镜或标线尺。在测量放大镜的背侧有一个0～20mm的刻度尺。镜片放在测量放大镜上，背景光源前（图7-12A）。通过观察镜片在刻度尺上的位置，很容易检测直径（图7-12B）。

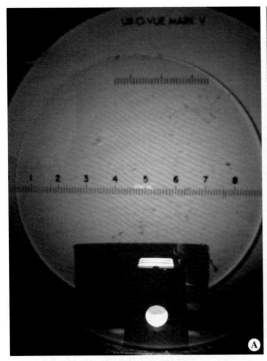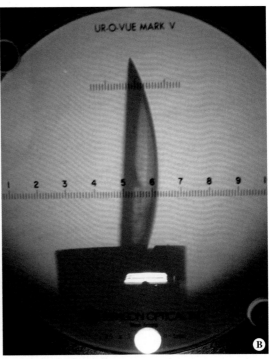

图 7-10　A. 用投射放大镜从正面检查镜片边缘；B. 镜片边缘侧面观

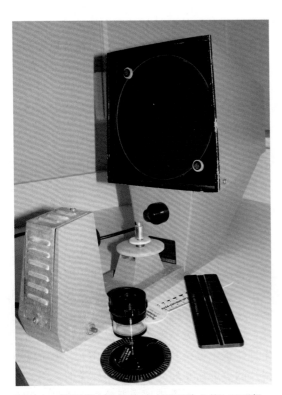

图 7-11　检测总直径的方法：测量放大镜，V 形规，标度计，投射放大镜和 PD 尺

（二）光学区直径

光学区直径（OZD）是接触镜周弧内边界之间的区域（图 7-13）。同 OAD，OZD 可应用测量放大镜检测。也可以通过公式 OZD＝OAD－2（PCW）计算，PCW 是镜片一侧的周边弧宽度。在一些镜片的设计中，光学区是椭圆形，有必要将镜片旋转 90° 后再次检查 OZD。有些病例镜片为球面基弧联合环曲面周弧，环曲面基弧联合球面周弧，环曲面基弧和环曲面第二弧，且主要子午线的弯曲度差异不同。

（三）周边弧宽度

典型的接触镜设计为双弧（基弧和周弧），三弧（基弧、第二弧和周弧），或者四弧（基弧、第二弧、中间弧和周弧）。测量放大镜是检测这些弧宽度的推荐方法。在测量 OAD 时，需如前所述将镜片置于测量放大镜上；然后，需将测量放大镜的光源前后轻微移动以确定弧段的位置。周弧的连接处通常与其他弧段混合。随着混合时间的增加，确定 PCW 变得更困难（图 7-14）。

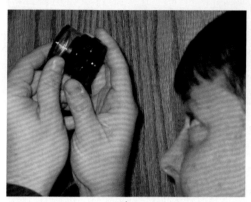

A

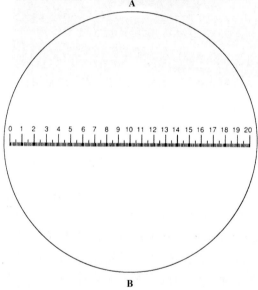

B

图 7-12　A. 通过测量放大镜检查镜片示意图；B. 测量放大镜刻度尺示意图

六、表面质量

镜片的表面质量最好用投射放大镜或生物显微镜检查。也可以使用测量放大镜，然而，其放大倍数可能不足以暴露小的表面缺陷。检查镜片表面可能显示有表面的划痕、开裂/裂纹、残余蜡纸、沉淀物或薄膜（图 7-15）。

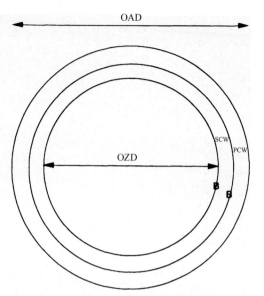

图 7-13　镜片直径（OAD）、总光学区直径（OZD）及周弧宽度图示

七、软性接触镜的检测

由于软性接触镜的检测存在挑战，过程常被忽略。当订制好软性接触镜，镜片用无菌瓶或吸塑包装送达时，应通过包装标签检测参数。检测软性接触镜的参数对验配师有益。最容易检测的参数包括焦度、OAD、镜片表面和边缘检查，以及镜片的标识印记。其他参数也可检测，但是难度更大，需要特殊的仪器完成，如 BCR 和 CT。

（一）镜片焦度

软性接触镜的焦度可以在镜片干燥或湿润的状态下检测。最简单的方法是用不起毛的绵纸将镜片擦干，镜片的凹面置于焦度计的镜片支架上，与检查硬性透气接触镜镜片的方法相同。从焦度计上读取镜片的焦度数。湿润的镜片也可以用该方法检测，只是要将镜片浮动在生理盐水中保持其水化（图 7-16）。由于浸泡镜片的生理盐水屈光指数与镜片类似，用该方法检测的时候，需用校正系数确定正确的焦度数。对于低含水量的镜片，校正系数为 4.6。高含水量的镜片校正系数更高。

（二）直径

软性接触镜的直径可以用测量放大镜或者十字标线尺测量。用不起毛的绵纸轻柔的擦干镜片，在镜片脱水之前将其凹面向下，在十字标线尺上快速测量。脱水会导致镜片直径较实际 OAD 小。

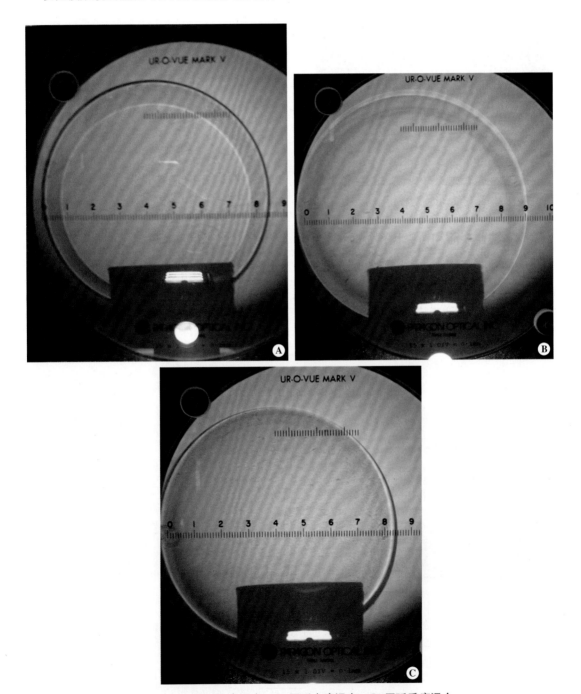

图 7-14　A. 周弧轻度混合；B. 周弧中度混合；C. 周弧重度混合

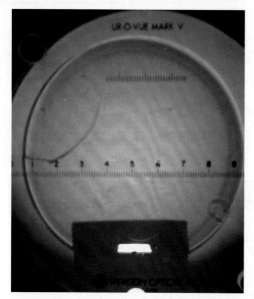

图 7-15 投射放大镜观察到的镜片开裂

（三）镜片表面和边缘检查

在每次用裂隙灯显微镜检查患者眼中佩戴的接触镜时，均需检查软性接触镜的表面和边缘。这是检查镜片的最简单方法。也可以从眼中取出镜片后，用软性接触镜镊子夹住镜片行裂隙灯检查。其他检查镜片表面的方法包括将镜片置于投射放大镜光源的后方检查，或者通过测量放大镜检查镜片。在检查镜片表面时，观察并记录镜片的鉴定标识。镜片标识可确定制造商、镜片类型、倒置标记，或环曲面镜片的激光标记。

八、总结

检测镜片步骤的总结见图 7-17。

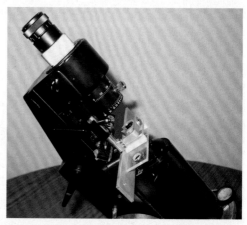

图 7-16 用焦度计检测湿房状态下软性接触镜的焦度

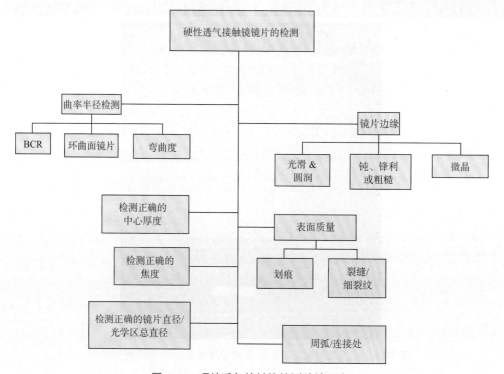

图 7-17 硬性透气接触镜检测总结图表

临床病例

【病例 1】

患者为既往硬性透气接触镜佩戴者（Dk=18）重新验配硬性透气接触镜，新镜片材料 Dk 值更高，为 100。6 个月随访时，患者复诊主诉有轻度的视物模糊。检查双眼视力为 20/40（OD）和 20/30（OS），球 – 柱镜过矫（OU）可提高戴镜后视力，眼球健康状态正常。患者承认曾在示指和拇指之间清洗镜片。

解决方案：检测镜片 BCR 显示双眼镜片翘曲。重新向患者宣教正确的护理程序，如用环指在手掌中清洗镜片，若使用自来水，应先灭菌并等待水温冷却后再用。最好不要使用自来水清洗镜片。

【病例 2】

给患者发放可连续佩戴的硬性透气接触镜片，材料 Dk 值为 151。镜片参数（OU）包括：OAD 9.2mm, Rx –3.50D, CT 0.15mm, BCR 7.50mm。患者的角膜曲率读数为 OU 44.50 @ 180/47.00 @ 90。在 1 个月随访时，患者视力下降到 20/25–3。戴镜验光焦度为 +0.50–1.00×180 OU，戴镜角膜曲率为 44.00 @ 180, 45.00 @ 90。检测 BCR 显示无环曲面。

解决方案：视力下降是由于镜片弯曲导致。通常基弧更平坦可减少弯曲度，然而在该病例中，更平坦的基弧很可能影响配适状态。可连续佩戴镜片材料的 Dk 值更高，也易于弯曲，制作时需要比相同度数、低 Dk 值的镜片略厚。患者试戴低 Dk 值的诊断性镜片时可能没有出现弯曲。而且，患者有 2.50D 的角膜散光，因此比无或低角膜散光的患者更需要较厚的镜片。重新订制镜片应该将 CT 增加至少 0.03mm，或者选用 0.18mm 的 CT。

【病例 3】

一位曾成功佩戴接触镜的患者再次佩戴了一副新的硬性透气接触镜镜片，Dk 值为 30，但是 2 周复诊时主诉眼部不适。通过生物显微镜检查发现，镜片向下偏位，静止在下睑上缘，且镜片上方的角膜浅层染色。检测镜片发现除 CT 外，镜片参数与预定的相同。订制的为"超薄"镜片，用这种材料和设计（焦度 =–5.50D OU）制作的 CT 应为 0.11mm，而检测的厚度参数为 0.15mm。

解决方案：镜片过厚。重量增加更可能将镜片拉至下方，导致上方角膜染色，因镜片接触下睑，

所以眨眼时会伴有不适。如果在镜片发放前进行检测，则可避免这一问题。由于患者几乎没有角膜散光，该镜片应被退回，重新预定 0.11mm 的镜片。

【病例 4】

给一位患者发放了一副新的高 Dk 值硬性透气接触镜片（BCR =7.71mm/43.75D OU）。佩戴合适，视力良好。1 周复诊时，镜片出现顶端压迫的情况，运动滞后 3 ～ 4mm。在发放镜片前，没有将其浸泡。

解决方案：镜片水化后变平。在发放镜片之前，检测 BCR 在可接受误差范围内；然而，镜片当时还没有水化。现在镜片太平（即检测参数为 7.89mm/42.75D），并出现顶端压迫现象，运动幅度过大。需要重新订制镜片矫正 BCR。虽然这很可能是制作过程中过度产热的结果，但也应同时检测 CT，排除镜片太薄。

【病例 5】

患者第一次拿到硬性透气接触镜。1 周复查时，患者主诉有眼部不适。告知患者存在适应期是正常的；通常，适应期最短需要 2 周。患者 2 周后复诊，由于无法忍受镜片要求退款。

解决方法：检查双侧镜片发现镜片边缘锐利、粗糙，有小的边缘缺陷或微晶。如果在发放镜片之前检查，可抛光镜片边缘或将其退回至实验室。现在，唯一的方法是向患者解释这个问题，并指出问题很容易解决。

【病例 6】

患者复诊检查 Menicon Z 镜片。在裂隙灯检查时，验配师发现镜片表面有划痕。原发放给患者的护理液已使用完，患者又购买了 Boston 护理液。

解决方案：Boston 护理液用于 MeniconZ 镜片时会引起磨损，不是推荐的可用清洁液。该镜片材料为高 Dk 值的软性接触镜，因此有磨料成分的清洁液会磨损镜片。推荐的护理液为无摩擦作用的护理系统。例如，MeniCare GP 或 Unique pH（ Menicon ）、Optimum（ Lobob ）或 Boston Simplus（ Bausch+Lomb/Boston ）。应向患者再次宣教正确的护理和处理镜片的方法。

【病例 7】

患者佩戴了一副新的软性接触镜。之前一副镜片的度数和品牌未知。在随访检查时，患者主诉视力差。双眼视力为 20/20。新镜片度数为 –1.50D OU。

解决方案：检测前副镜片的度数。前副镜片

为 −2.00D OU。红绿试验显示前副镜片过矫。再向患者宣教尝试新度数镜片，如果患者无法适应，可再尝试新旧度数之间的折中方案。

【病例 8】

患者就诊时主诉左眼佩戴软性接触镜不适。不适感持续了 1 周。

解决方案：检查左眼佩戴软性接触镜的情况，发现左镜片下存在中央泪池，可导致镜片取出时的浅层角膜染色。

【病例 9】

新患者就诊要求佩戴软性接触镜。患者不记得前副软性接触镜的品牌，只认为是 Vistakon 镜片中的一种。

解决方案：通过裂隙灯显微镜检查镜片，发现镜片上有"AV"标记，"AV"说明其为 Acuvue 镜片商生产。Vistakon 镜片的标记为"123"。

临床判断掌握相关技术项目备忘一览表

- 必须在发放镜片之前检测 GP 镜片参数，至少要保证患者收到的镜片有合适的 BCR，焦度，OAD，OZD，CT 和边缘设计。

- 在检测基弧和发放镜片之前，将镜片浸泡在已批准的灭菌液中至少 12 个小时。

- 在区别弯曲和变形镜片时，角膜曲率计读数，BCR 和焦度都是必要的检测参数。

- 在镜片发放前，或者镜片边缘设计 / 状况存在疑问时，使用投射放大镜从正面和侧面两个方向检查镜片的边缘十分重要。而且，在前面提到的用投射放大镜确定镜片边缘情况之前，手掌试验可作为初始的筛查步骤。

- 对于环曲面设计的镜片，有可能通过检测 BCR、前环曲面和镜片的焦度来区别球面和环曲面设计，以及前、后和双环曲面设计。

- 如果患者主诉有软性接触镜的刺激症状，应该在佩戴和取出软性接触镜时检查泪液，沉淀物或其他镜片损害。

- 软性接触镜最容易检测的参数为焦度、OAD、表面状况和识别标记。

（韦 严　郭 曦　亢晓丽 译）

第 8 章　硬性透气接触镜问题的解决办法

Edward S.Bennett，Terry Scheid，Bruce W.Morgan

硬性透气接触镜因其具有较高的安全性已受到广泛关注。由于材料和生产工艺的不断进步，硬性透气接触镜镜片的安全性不断提高，大大降低了镜片本身的问题，也极少引起其他视力问题。然而，正如其他角膜接触镜，硬性透气接触镜镜片仍存在一些风险。本章将探讨如何避免这些潜在的风险，并讨论因佩戴硬性透气接触镜镜片引发的并发症。

一、评估佩戴的过程

第 5 章已强调，戴镜后的 1 周、1 个月、3 个月，每半年的复查很重要。每次复诊时，建议医师按照以下步骤（表 8-1）进行评估。

表 8-1　佩戴过程评估（硬性透气接触镜镜片佩戴者）

摘取镜片前
1. 询问病史：症状、佩戴时间、舒适度、佩戴过程、护理过程（必要时）
2. 戴镜视力
3. 检影进行片上验光
4. 测量最佳矫正视力
5. 戴镜进行裂隙灯观察
a. 镜片表面情况（是否有沉淀物、划痕）
b. 镜片的位置及眨眼时的活动度
c. 荧光素图
6. 角膜曲率的检查 [a]
摘镜后
1. 裂隙灯评估
a. 角膜染色
b. 新生血管
c. 水肿

续表

d. 乳头增生
2. 客观验光
3. 角膜曲率计 / 角膜地形图仪
4. 检查镜片（基弧、表面、边缘）

[a] 不需要每次检查

（一）病史

要重视询问病史。每次就诊复查，都应该询问患者佩戴的时间、舒适度、视力的情况及是否有异物感。要问清患者每天最多能佩戴多长时间，以及什么情况下他们会摘掉眼镜。由于各种原因，患者常超长时间佩戴。长时间佩戴时，患者很容易出现并发症。每次复查时，医师应了解患者日常的镜片护理情况，并向患者提供镜片护理的相关常识，以避免因护理方式不当引发的问题。另外，医师还需了解患者佩戴时的清晰度、舒适度及总体满意度等问题。

（二）摘镜前的程序

在摘镜前，需要检查镜片的配适情况、戴镜视力。如果要更换镜片，需要参考患者的实际佩戴情况。最好是简单快速地进行片上验光，以避免屈光不正的欠矫或过矫。若屈光不正的度数有变化，可以直接在诊室应用相关设备完成检查。如果单纯的球镜插片不能达到最佳矫正视力，则需应用检影进行验光。若发现有残余散光，可能是因为镜片的弯曲变形而造成角膜变形从而导致视力降低。

每次复查内容应包括：镜片位置、眨眼时镜片的活动度，以及裂隙灯下镜片的荧光图显像，镜片与角膜的匹配关系。同时，还要检查镜片表面是否存在沉淀物、划痕、边缘缺损等。如果怀疑镜片变形，需要用角膜曲率计或角膜地形图仪检测镜片。

（三）摘镜后的检查

取镜后，需检查角膜缘是否有新生血管、角膜是否染色。虽然目前硬性透气接触镜镜片的材料很少引起中央角膜混浊（central corneal clouding，CCC），但可通过使用裂隙灯的角巩膜缘分光照明法来判断黑色瞳孔背景上是否存在角膜的雾状混浊。

外翻眼睑检查是否存在乳头增生。建议每次摘镜后进行验光及角膜曲率的检查。角膜地形图仪可以用来检查是否有角膜变形或曲率值存在大的改变（如镜片上偏时下方的角膜会变陡）。必要时，可进行镜片变形及边缘的检查。

二、佩戴出现视力下降的情况

当佩戴接触镜的患者主诉视力下降时，可以询问患者："视力下降只在佩戴接触镜时出现还是在佩戴框架眼镜时同样出现？"答案可以提示是镜片或角膜的问题。如果患者回答只是在佩戴接触镜时出现视力下降，则可能是由以下 5 个原因引起的：佩戴时镜片出现弯曲、镜片扭曲变形、镜片偏位、表面湿润性差或屈光不正度数的变化。

（一）佩戴时镜片出现弯曲

硬性透气接触镜镜片弯曲是由上眼睑在眨眼时对镜片产生的弯曲力引起的。这种弯曲力可引起镜片本身焦度的变化，如在高度顺规散光的患者，这种情况会降低镜片本身对散光的矫正程度。这个问题产生的原因有镜片过陡、镜片中心厚度（CT）过薄、光学区直径（OZD）过大和材料弹性较差。弯曲可以通过用角膜曲率计测量患者的镜片来确定（最好是在试戴过程中进行）。测量结果应该是球面的，且测量过程中发现的任何散光都是弯曲造成的典型结

果。如果不确定，患者会自觉视疲劳，说明可能存在散光矫正不足。

弯曲可以通过改变镜片设计来控制。最重要的设计改变是将 BCR 调平至少 0.50D，只要不影响镜片与角膜的匹配关系即可。还可以每增加 0.02mm CT 来调整 1.00D 的散光值，但此办法只能在没有其他替代方案时才采用，因为镜片体积增大会影响整体的匹配关系。还有一些退而求其次但是也同样有效的办法，如减少镜片 OZD 至少 0.3mm、更换镜片材料（把高透气性材料换为低透气性材料）。

（二）镜片扭曲变形

硬性透气接触镜引起的另一个常见问题是扭曲或镜片本身引起的永久性变形。扭曲变形和弯曲有下列不同：

（1）镜片弯曲可以通过角膜曲率计来测量 BCR，进一步确认镜片为环曲面改变，因而导致视力降低；但出现扭曲时镜片仍是球面的。

（2）扭曲是经过长时间形成的问题；而若是镜片弯曲导致的问题则会立即表现出来。

（3）镜片扭曲引起的变形是永久性的。

扭曲产生的主要原因是清洗过程中手指用力过大。事实上，研究已经确认，用两个指尖清洗镜片导致扭曲的概率比放在手掌上清洗高出 3.5 倍。此外，此前佩戴过 PMMA 镜片的患者出现扭曲的概率也更高（主要是习惯性地用指尖清洗镜片）并且与材料的 Dk 值成比例出现。最后，对于那些粗心的患者，镜片保存不当也会导致扭曲，还容易把镜片戴反。

可采用下列措施将镜片扭曲控制到最低限度：

（1）如果发现散光轻度上升，需要对患者进行健康教育，以避免进一步变形，也避免患者对硬性镜片的不适及不满。

（2）需要对所有患者进行宣传教育，尤其是曾经佩戴 PMMA 镜片的患者，让他们养成在掌心清洗镜片的习惯。

（3）给患者提供放置硬性透气接触镜镜片的专用镜片盒。

（4）如果扭曲持续（有的患者手指粗大、粗糙，或者确实不会轻柔地清洗镜片），采用低 Dk 值材料或者使用具有表面活性剂清洗作用的多功能清洗仪也可以解决问题。

（三）镜片偏位

镜片中心偏移可导致很多问题，如角膜干燥、角膜扭曲、角膜变形及视力降低。角膜变形导致镜片滑到角膜相对平坦的周边区域，使得镜片下方有空隙，从而导致泪液交换不充分甚至是泪液黏附。类似情况还有镜片下方的泪液交换不畅，用荧光素很可能看到角膜隐窝（图 8-1）。但无论是出现视力波动还是眩光，对于医师和患者来说都是最令人沮丧的。中心偏位的原因：角膜顶点偏移、角膜形态异常、眼睑问题、镜片设计不理想、材料问题。理想状况下，应尽量充分评估角膜的情况。很多情况下，唯一的解决办法就是应用角膜曲率计，因此镜片的匹配，尤其是荧光图评估就显得非常重要。下文将讨论镜片下偏、镜片上偏及镜片侧偏。

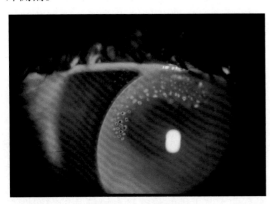

图 8-1　角膜隐窝

1. 镜片向下偏位　良好的镜片设计可以很大程度上减少硬性镜片下移的发生率。对于近视，相对"比 K 值陡峭"来说，应选择"与 K 值平行"或"比 K 值平坦"，其匹配关系显得更加适合。如果镜片中心偏移，建议将 BCR 调整 0.50D 改善配适。C T 值应该控制到最低值，实际上，厂家应该为全部材料提供建议的 CT 值，并经常核验该参数，但约仅 50% 的接触镜在配适时会检查 CT 值。研究发现，增加 CT 值对镜片的透氧的影响微乎其微，但却会对镜片体积及中心定位有巨大影响。建议对所有大于 2.00D 的角膜散光患者都使用超薄镜片设计。影响镜片定位的最重要因素还有镜片的边缘。

使用负透镜对"抬高"正度数或低负度数镜片的效果非常显著。同样的，在高负透镜片上使用正透镜避免了镜片体积的增加和上眼睑对厚镜片边缘的作用，从而降低了光轴向下偏移的可能性。镜片的前表面通常设计得比后表面参数大 0.1 ～ 0.2mm。对于一定的镜片直径（OAD），前表面越大，镜片的 CT 越大。此外，针对镜片光轴向下偏移，还可以修改镜片边缘使其"与眼睑匹配"。但如果镜片边缘间隙过大，无论是平坦 BCR 和 PCR，较大的 PCW，或者是这些因素的综合，它们与眼睑不匹配，都会引起镜片下方移位。

另外，镜片材料本身的比重也是一个因素。同样的体积，比重大的材料做成的镜片重量也更大。各种材料的比重为 1.05 ～ 1.27。研究发现，对位置向下的镜片来说，比起降低 CT，改用较低重力的材料对中心定位的影响更大。

因此，要通过以下方法改善镜片的下方移位：

（1）近视患者采用较平坦的 BCR；

（2）将 CT 保持在不引起镜片弯曲的最低值；

（3）必要时采用凸透镜设计（对所有负透镜 1.50D、正透镜 5.00D）；

（4）考虑采用与眼睑匹配的设计；

（5）考虑采用巩膜镜；

（6）如果上述方法都不见效，可以尝试采用比重较轻的材料。

2. 镜片上方偏位　镜片中心稍向上偏移时，镜片刚好位于眼睑下，这样既能看得清楚，又能感觉舒服。如果中心偏移过度，会导致镜片黏附。通过角膜地形图仪可以看到镜片上方移位时，被遮盖的角膜很可能已经变形。因此，需要密切观察患者。对于角膜上方，建议可以反向操作，还可以将镜片边缘设计得薄一点、增大 CT、将 BCR 设计得更陡。特别是增大 CT，已经被证实比采用比重更大的材料更有效。另外，巩膜镜能解决所有中心偏位。

3. 镜片侧偏　比较复杂。引起原因包括角膜定点偏位，或逆规性散光患者。对于逆规性散光患者，其眼睑向角膜最高点方向眨（像顺规性散光患者那样眨眼）时，镜片会更加向侧方偏位。采用更大的直径或巩膜镜，或设计更陡的 BCR，都能取得一定的效果。更好的办法是设计非球面镜片，能够更好地改善中心定位。如果这些办法都不奏效，可以考虑软性的环曲面设计的镜片。

（四）镜片表面湿润性较差

好的表面湿润性，或者眨眼时镜片前表面能够均匀分布的泪膜黏液，对于硬性透气接触镜镜片非常重要。事实上，良好的表面湿润性可使硬性透气接触镜镜片发挥最大的优势。如果镜片表面湿润性差，可能是以下两种情况：出厂表面湿润性差，以及使用过程中造成表面湿润性差。

1. 出厂表面湿润性差　几乎全部都是生产过程中造成的，引起的原因如下所述。

（1）生产过程中热量聚集过多；

（2）镜片抛光工艺太差；

（3）镜片切割所用钻头不合适或使用的旧钻头；

（4）镜片表面残留树脂抛光物。

出厂表面湿润性差不能通过观察镜片表面膜层发现，而是用生物显微镜检查时看到镜片表面泪膜断裂而得以确认（图 8-2）。这种情况可导致视力波动，会影响患者佩戴后的视力。

很多硬性透气接触镜镜片出厂时经过实验室干燥后进行包装。如果直接从包装中取出，镜片表面湿润性很差，可影响视力。解决办法：取出前先将镜片在推荐的护理液中浸泡至少 24 小时，然后拆除包装、取出镜片。这种护理液通常含有润滑成分，它能让镜片表面初

始化为可与泪膜兼容的状态。如果湿润性还不够理想，可采用多功能实验室清洁剂（如波士顿护理液，Bausch+Lomb）或溶剂（如 Fluoro Solve，Paragon Vision Sciences）。在实验室清洁后，应在镜片表面涂抹湿化溶剂使其表面条件固化，具体工艺与清洁镜片工艺相同。最后，轻轻抛光镜片表面，不过一般很少进行抛光，除非镜片未经等离子处理。

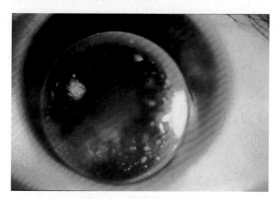

图 8-2　表面湿润性差

如今很多硬性透气接触镜镜片都可以在湿润的状态下运输。这样能保证更好的、也更稳定的初始湿化性。本书第 3 章讨论过，Boston，Paragon，Contamac 和 Menicon 镜片材料镜片已经有新的等离子处理办法。对硬性透气接触镜镜片进行等离子处理可以很好地去除镜片制造过程中产生的残渣。处理完毕，可以大大降低湿润角，提高镜片的初始湿润性，提高其舒适度。等离子处理后的镜片还有防蛋白质、细胞和细菌吸附的效果。虽然等离子处理的上述效果可能只持续数周或数月，但它确实有助于改善硬性透气接触镜镜片的湿润性并提高患者对镜片的适应性。

2. 使用过程造成的湿润性差　使用过程造成的黏蛋白质膜或薄雾覆盖在镜片前表面的情况更为常见，通常在镜片使用数周或数月之后出现。用生物显微镜很容易看到这层厚厚的膜状物（图 8-3），形成的原因包括泪液质量较差、眨眼方式不当、配适不良、护理方式不当、外部污染物及镜片表面划痕。

对于泪液质量不佳的患者，应特别强调

规范的护理，包括每天使用磨砂清洁剂（如果镜片未经等离子处理）或者表面活性剂清洗或消毒，此外还需每天使用液体清洗除酶、每天滴几次滴眼液。要对患者进行宣传教育，让其充分认知到每次摘下镜片后要及时、彻底地清洗镜片，并放在适当的溶液中浸泡保存。否则，镜片佩戴时黏附的泪膜中的沉淀物会很快干燥，很难清除。建议患者用不含羊毛脂的肥皂（即大部分块状肥皂，以及所有光学洗手皂）彻底清洗双手，然后再接触镜片，以免手上的护肤品和其他物质黏附到镜片表面，影响表面湿润性。除此之外，对那些能够遵守镜片护理规范的患者，可以在随访评估表上列举出护理液的名称，每次就诊时询问他们使用护理液种类。诊室内清洗积垢厚的镜片使用的是前文提及的实验室清洗仪或溶剂。对于厚厚的积垢，即使是等离子处理过的镜片，也可以用 Menicon 去蛋白护理液，这套系统现在已经获

得批准可以给患者使用。把镜片置于次氯酸钠 – 溴化钾混合溶液中 30 分钟，然后清洁并再清洗（图 8-4）。对于很容易形成污垢沉淀的患者，Optimum Extra Strength 护理液（Lobob）也是很好的镜片清洗剂。

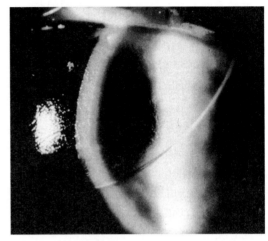

图 8-3　黏蛋白膜层

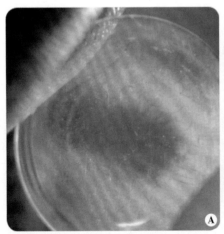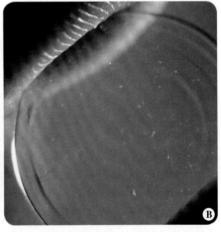

图 8-4　蛋白沉淀的镜片，用去蛋白护理液（Menicon, Inc.）清洗前后的对比，现在已经有售，患者可以购买后在家中使用（Courtesy of Stephen P.Byrnes, OD, Londonderry, NH.）

如果划痕或污垢在镜片的后表面，可以进行轻度抛光。如果所有办法都不奏效，应更换镜片材料。将硅丙（S/A）材料更换为氟硅丙（F-S/A）材料，或者将高 Dk 值镜片换为较低 Dk 值氟硅丙材料（即 25 ～ 50Dk），因为镜片表面泪膜破裂时间较长，可以取得较好的效果。综上所述，使用过程中造成湿润性差的问题可以通过下列步骤改善。

（1）镜片沉积较多的患者，要用比较强效的护理液。

（2）如果患者清洗方式正确，医师也要经常检查镜片保养状况。

（3）诊所内可以用实验室清洗仪或溶剂，必要时还可以适当抛光。

（4）使用低 Dk 值 F-S/A 镜片材料可以使泪膜在镜片表面保持更长时间。

（五）屈光不正度数的改变

对于一些使用磨砂清洁剂的患者来说，有负度数不断升高并且伴有 CT 降低的问题。有的患者负度数变化高达 2.00D。究其原因就是磨砂清洁剂的使用，以及护理时手指画圈并用力过大。这种情况最容易在佩戴过 PMMA 镜片的患者身上出现。一项研究表明，焦度变化最大的是使用 Boston 护理液（Bausch Lomb）的情况，变化较小的是温和一些的磨砂清洁剂 [Opticlean II（Alcon）]，变化最小的是使用非磨砂的清洗剂 [Resolve（Allergan Optical）]。按下列办法操作可以减轻上述问题。

（1）患者应该把镜片放在掌心并用手指轻柔地清洗。

（2）应避免手指画圈式清洗方式，而采用放射状清洗方式。

（3）对镜片容易变形的患者，建议使用性质温和的磨砂清洁剂或用机器清洗。

（4）如患者存在相关症状，就诊时应复查患者镜片焦度、CT 和 BCR。

三、佩戴舒适度下降的情况

（一）佩戴初始

第 5 章探讨过降低患者预期，具体包括医师把镜片介绍给患者时如何陈述、表面麻醉药的使用、提供一个合适的焦度数镜片让患者对硬性透气接触镜的初次体验感到舒适、愉快。此外，如果患者对佩戴接触镜感到非常不安（对外翻眼睑、张力测量、撑开眼睑等检查项目态度非常抵触），需要让患者的眼睑慢慢适应镜片边缘，然后慢慢适应。

生产工艺提高后，镜片边缘一般很少出问题。不过，在把镜片交给患者使用前还需仔细检查，因为镜片边缘如果有问题会非常影响患者的初次佩戴感受。前文已经讨论过，中心偏

移也会影响初次佩戴的舒适度，因此也应重视。除了改善定位（如采用超薄设计、使用凸镜），加大直径也会提高舒适度。通常需要提高至少 0.4mm 才能取得明显效果。还需要预先告知患者，有时镜片后面会滑入异物，可出现暂时的不适，可眨眼冲走异物（图 8-5）。

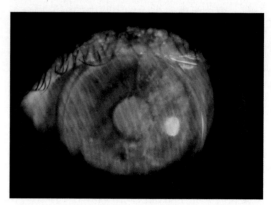

图 8-5　异物擦痕

（二）佩戴期间

镜片异物感是在使用过程中慢慢形成的，一般由角膜干燥和角膜缘新生血管（VLK）（下文将讨论）等与干燥相关的原因引起，或是乳头增生、镜片边缘破损导致。前文已提出，如果有乳头增生，应暂停佩戴几周，期间要服用肥大细胞稳定剂或抗炎药物。如果镜片边缘磨损或断裂，则无办法在诊室里修复。CLMA 的实验室有修复工具（第 9 章）。

四、干眼

（一）角膜干燥

角膜干燥，或角膜 3、9 点钟位染色（图 8-6），指的是周边角膜干燥或脱水。染色是因为镜片边缘泪膜的破裂造成的。角膜干燥是接触镜很常见的并发症，40%～90% 的硬性透气接触镜佩戴者都会有并发症。大多数情况下，起初都是角膜点状着色。不过在部分病例中，染色会与周边的结膜血管充血结合。10%～15% 的病例在临床上比较严重。硬性透

气接触镜长期佩戴患者出现角膜干燥的概率比日常佩戴患者高 2 倍以上。在最严重的病例中，周边角膜变薄的同时，还伴有溃烂、新生血管形成和结疤。dellen 一词描述的是偶尔因为干燥引起的、边界清楚的椭圆形区域的周边角膜变薄。可能出现干涩和眼部充血症状，而且眼部充血是因为干眼的原因。角膜点染的程度分级如下。

0：无染色。

1：弥漫性、浅表的、不成片的点状染色。

2：浅表片状染色。

3：染色发生上皮浸润且较深。

4：角膜上皮细胞大范围消失。

与角膜干燥相关的因素：镜片材料、镜片定位、边缘间隙，以及泪膜稳定性。

1. 镜片材料 上文讨论过，能够降低角膜点染发生概率的最佳材料是能使镜片表面泪膜保留时间最长的材料。在两次眨眼之间，位于镜片边缘的周边泪膜不会蒸发。尽管 Menicon Z、Boston XO$_2$ 等高 Dk 值材料也有很好的短时表面湿润性能，低 Dk 值 F-S/A 材料仍是最佳选择。如果持续存在严重干燥，可能需要更换为软性接触镜。

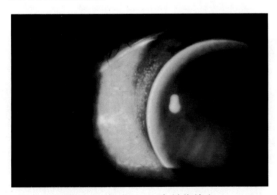

图 8-6 角膜 3、9 点钟位染色

2. 镜片定位 镜片上移，即镜片夹在上眼睑里面的配镜方式，可以有效降低中重度的角膜干燥的发生概率。采用这种佩戴方式，眼睑和镜片边缘的接触最少，降低了对正常眨眼的干扰。镜片佩戴在内部眼睑，尤其下部位置时，镜片边缘和上眼睑的接触太多，会刺激和改变患者正常的眨眼习惯。一项针对一年硬性透气

接触镜长期佩戴者的研究表明，佩戴在下部位置的方式，其角膜干燥的概率是佩戴在上部位置的 2 倍。更新的研究表明，镜片佩戴在内部眼睑的方式与佩戴在眼睑上的方式相比，可造成眨眼不完全到位，并引发更多眨眼运动。为减轻此问题，本章前文在镜片偏位中提到过的解决办法也同样适用。具体包括：采用 "on-K" 到 "flatter than K" BCR（凸透镜镜片设计要获得好的定位可能需要更陡的 BCR）；最小的 CT；薄、逐渐变薄的镜片边缘设计（厚、锋利或切削出来的边缘会引起局部的眨眼反应导致角膜干燥加剧）；对所有正镜片、低负镜片采用负透镜边缘设计、对所有高负镜片采用正透镜设计。事实证明，边缘过厚可影响眨眼效果，导致角膜干燥。改变镜片的直径也是有效的方法。若镜片覆盖了更多的角膜，增加直径可以减少染色面积。但是，直径变大也会使镜片体积过大，可能会使镜片向下偏位。使用合理配适的巩膜镜片可以彻底消除角膜点染，因为它能持续存储泪液，另外它的超大直径及结膜的支撑作用可以避免镜片向下偏位。

3. 镜片边缘间隙 边缘间隙是个存在争议的因素。为了降低周边泪液量、减少眼睑和角膜之间的间隙，以及降低上睑和镜片边缘相互摩擦对眨眼运动的影响，不可将镜片边缘升力设计得太高（图 8-7）。

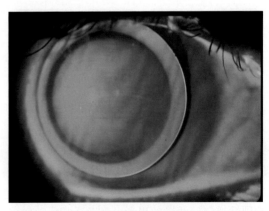

图 8-7 较大的边缘间隙设计常最终导致角膜干燥

可以采用三非球面或多球面设计，并 PCW < 3mm、PCR < 11.0mm。另外，非球

面设计可能更好，因为它能更好地贴合角膜的前表面。边缘间隙不足可导致泪液交换不充分及周边完全封闭，最终引起角膜干燥。确定边缘间隙是否合适的最有效的办法是荧光图评估。荧光图的周边颜色比中间颜色稍深，或者较浓（对于更亮的荧光来说）。

4.泪膜稳定性　两次眨眼的时间间隔一般是 4～6 秒，所以患者的泪膜破裂时间最少要有 5 秒才适合佩戴接触镜。对于泪液质量较低、甚至处于临界值（即泪膜破裂时间为 5～9 秒）的患者，若佩戴接触镜，一般会有

干燥的主观症状，并伴有因为镜片周边泪液的蒸发而导致的角膜干燥的症状。每 4 小时使用滴眼液，并采用具有高湿化性能的镜片材料，可以在一定程度上延长每天佩戴眼镜的时间。

5.基线　已经证明，好的定位、材料和泪膜可以降低角膜点染发生的概率和严重程度。事实上，现在的材料和镜片设计条件下，角膜点染发生的概率已经比 10 年、25 年前低得多。若是不能改善，还可以采用软质镜片。图 8-8 是对上述管理办法的总结。

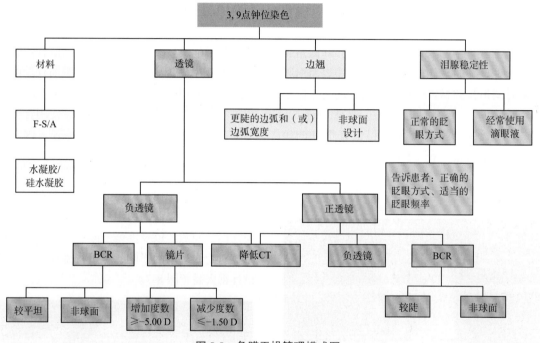

图 8-8　角膜干燥管理模式图

（二）角膜缘新生血管

与角膜缘病变相关的并发症是发生在 3、9 点钟位处的角膜缘新生血管。表现为半透明的发炎区域，伴有血管化和周边球结膜充血（图 8-9）。该并发症多发但不局限于长期佩戴硬性透气接触镜的患者。患者通常反映佩戴几周后异物感增强，眼球出现"白点"。长期佩戴硬质镜片的患者，其镜片角膜呈垂直对应关系，并有周边密封，常出现这种情况，尤其

是佩戴 S/A 材料镜片的患者。最好让患者摘掉镜片一段时间，患处不再隆起，血管消肿后再佩戴。患者使用抗生素类固醇（即 obradex or Zylet，左眼每天 4 次）并在 24 小时后重新评估状况。一般在四、五天后，患处消肿，可以逐渐停药（图 8-10）。

如果患者佩戴 S/A 材料镜片，建议更换为 F-S/A 材料，可以提高表面湿润性，从而改善周边角膜润滑性。还需要给患者验配新的镜片，边弧略平，以便泪液交换，或者将目前的镜片

调整一下也能取得同样效果。此外，建议患者需要的时候再佩戴接触镜或者减少每天佩戴的时间。表 8-2 列出硬性透气接触镜镜片引起的问题和解决对策。

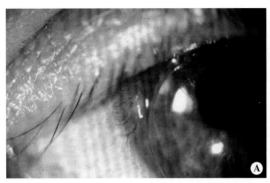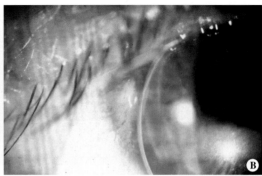

图 8-9 A. 角膜缘新生血管周围角膜部分隆起并变成乳白色；B. 荧光素分析显示同一部位还存在染色

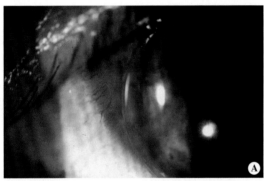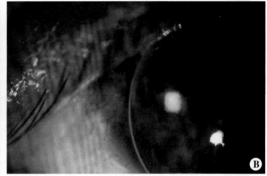

图 8-10 A. 图 8-9 同一个患者，摘下眼镜 7 天后，注意观察该部位是否缓解；B. 角膜染色减少

表 8-2 硬性透气接触镜镜片引起的问题及解决办法				
镜片状况	症 状	产生原因	诊 断	管 理
弯曲	视力差，视力波动	高角膜散光（通常≥ 2.00D），陡 BCR 薄设计，陡 BCR	片上出现散光，残留焦度	更平坦的 BCR,CT 增加减小光学区直径，降低透氧性
扭曲	视力逐渐下降	高 / 超高透氧性 用手指清洗镜片	角膜变形，出现散光，焦度有变化	在掌心清洗 不用手指清洗
度数改变	老视视近也不清楚，有可能是无症状的	磨砂清洁剂 用手指清洗镜片	用焦度计测量是负度数	在掌心清洗 使用非磨砂清洁剂
镜片偏位				
向下偏	眨眼前后视力变化，镜片异物感	镜片很厚 高的顺规散光 镜片顶点向下偏 正透镜镜片 眼睑张力较低	中心下偏 运动过度	超薄设计 正镜设计≥ –5.00D 负镜设计：所有正度数镜或低的负度数（≤ –1.50D） 双环曲面设计：≥散光 2.50
向上偏	眩光 镜片异物感	平坦基弧 超薄设计	较朝上的位置可能有黏附	BCR 变陡，CT 减少 正镜设计：较高的负度数

续表

镜片状况	症状	产生原因	诊断	管理
中心侧偏	眩光 镜片异物感	逆规散光 镜片侧偏	中心侧偏 水平方向的运动	BCR 变陡 OAD 非球面设计 散光软性接触镜
表面湿润性下降				
出厂即如此	戴镜之初视力差／视力波动	生产问题（树脂，残留） 羊毛脂	泪膜聚拢成珠状／薄雾	等离子处理 实验室清洁剂／溶液 镜片拆包装前先浸泡
使用后表面湿润性差	视力逐渐下降	不清洗镜片 使用含羊毛脂的护手霜或皂液 泪液质量差／泪液少药物治疗	黏蛋白薄雾／膜乳突状肥大	重新告诉患者如何保养镜片，戴镜前不要用含羊毛脂的皂液洗手 使用液体酶制剂
佩戴不舒服				
一开始戴就不舒服	镜片异物感	镜片边缘有缺陷 中心偏	边缘检测 生物显微镜检查	边缘抛光／配新镜片
佩戴一段时间后感觉不舒服	镜片异物感	镜片边缘削尖 巨乳头性结膜炎 染色	检查镜片边缘 眼睑外翻 生物显微镜检查	镜片边缘抛光／重新定制镜片，暂停佩戴，使用消炎药 角膜 3、9 点钟位染色或角膜缘新生血管，处理办法同文中所述
干燥				
角膜干燥	干涩 发红 异物感	泪液质量差 中心向下偏 厚的边缘／中心 高的边翘 眼睑卫生状况差 眨眼质量差	角膜 3、9 点钟位染色，周边隆起，可能存在血管化／混浊	如果只是弥漫性的可以忽略 降低中心／边缘厚度 增加泪液透镜 降低边翘 边弧变陡 减少边弧宽度 眼睑卫生状况 如果有睑板腺功能障碍 　热敷或眼睑按摩 　长期使用滴眼液
VLK	镜片意识过强 佩戴时间缩短 眼红 周边角膜灰白	长时间的干燥 S/A 材料 低边翘 较陡 BCR 长时间佩戴	角膜 3、9 点钟处血管化、混浊、表面翘起	停止佩戴 抗生素类固醇药物使用 5～7 天 氟硅丙材料改为只在白天佩戴 更坦的角膜周边 较平 BCR 减小直径

BCR，基弧曲率半径；CT，中心厚度；S/A，硅丙烯酸酯；VLK，角膜缘新生血管

五、更换佩戴硬性透气镜片

很多戴其他材料镜片的患者，包括 PMMA 镜片，较低 Dk 值及高 Dk 值镜片及软性镜片，常受益于更改为佩戴硬性透气接触镜镜片。

（一）从聚甲基丙烯酸甲酯（PMMA）或低 Dk 值镜片换到高 Dk 值镜片

1. 为什么让 PMMA 或低 Dk 值镜片佩戴患者改为硬性透气接触镜？　为佩戴 PMMA 的患者改配硬性透气接触镜镜片时至少需要考虑三个因素。第一个是 PMMA 引起的并发症。通常患者继续佩戴 PMMA 镜片的想法是"只要镜片没坏就不改变"。即如果没有症状和临床体征，佩戴 PMMA 镜片或低 Dk 值（25）硬性透气接触镜镜片的患者不用更换到更高 Dk 值的镜片材料。不过，角膜需要约 10% 氧气（相当于 24Dk/t 氧气输送值）以避免其在日戴的状态下发生水肿缺氧。所以，对其进行综合评估很可能发现下列一种或几种与缺氧相关的并发症。

（1）中央角膜混浊（CCC）：是在裂隙灯下用巩膜散射或角巩缘分光照明法检查时，角膜上边界清楚的上皮水肿，在黑色瞳孔的衬托下看起来像灰色雾团。通常患者佩戴接触镜能达到清晰视力，但佩戴框架眼镜时感觉比较模糊。此外，近视度数不断加深，以及角膜曲率计读数变陡也和 CCC 有关。这种情况几乎在每一个佩戴 PMMA 镜片的患者身上都存在。

（2）角膜水肿：是角膜中心部位上皮下呈树枝状的组织生成。它的存在反映的是低度水肿，在长期佩戴镜片的患者身上发展缓慢。它很难检测出来，裂隙灯检查时推荐使用间接照明法。

（3）细胞大小不均的改变：内皮细胞层的改变或变化即细胞大小不均的改变。因为内皮细胞控制着角膜的水合作用，这一层细胞的任何破坏都会导致水肿或肿胀，在用平行六面体做活组织镜检时用高倍数或用自动反射的显微镜可以看得很清楚。研究已经确认，长期佩戴 PMMA 镜片的患者内皮细胞发生显著改变。那些佩戴低到中 Dk 值的硬性透气接触镜镜片的患者也同样存在这些问题。

（4）角膜变形综合征：在约 30% 的患者，慢性角膜水肿会引起角膜变形，以及不可预测

的角膜散光和屈光变化。给这类出现角膜扭曲症状的患者更换镜片非常困难，因为随着不规则散光的发展，角膜可出现类似圆锥角膜的变化（虽然这种变化经常是可逆转的），以及戴框架眼镜达到最好的矫正后视力下降的问题（图 8-11）。

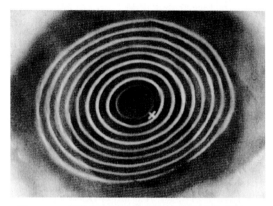

图 8-11　出现角膜扭曲症状的患者存在角膜变形

角膜扭曲症状最有可能是由角膜缺氧引起的各种病变引起的，它能导致中央角膜变陡和不规则散光，以及硬质镜片对角膜的机械损伤。这些变化最终引起镜片与角膜相对位置的改变，导致中心偏位。Wilson 的研究显示，一旦出现中心偏位，角膜形状会出现显著改变。角膜的畸形与接触镜向角膜上偏移的位置相关。例如，镜片中心向上偏移，可导致上部变平，而下部轮廓变得更陡，与早期圆锥角膜的角膜形状很像。一项研究中，12 个主要佩戴 PMMA 镜片、有接触镜镜片导致扭曲的患者中，有 21 只眼睛后来接受角膜地形图检查。这些患者角膜地形图的特征是，角膜中心不规则散光、半径不对称，并且角膜形状常与从中心向周边进行性扁平的角膜的正常形状特征相反。发病时间长达几个月的角膜扭曲能够被发现，主要归功于角膜曲率计相关的电脑辅助角膜地形的灵敏度不断提高，以及前文提到的其他技术。

另外一个重要的考虑因素是说服那些无症状的 PMMA 或低 Dk 值硬性透气接触镜镜片佩戴者更换为高 Dk 值硬性透气接触镜镜片，虽

然他们觉得配一副新的框架眼镜已足够。只要充分解释这样做的原因并对验配护理的过程进行充分讲解，患者几乎都可以接受这样的改变。

2. 重配策略　患者佩戴镜片阶段，有必要对其佩戴情况做综合评估，评估最好能持续几个小时。这样能观察角膜水肿的程度和类型，以及确认屈光和散光度数。应仔细询问病史，包括每天佩戴硬质镜片的时间长度、佩戴了几年、角膜异物感的发生率。那些起床后就全天佩戴镜片并且佩戴时间超过 15 年、过度佩戴导致角膜擦伤的人群，是角膜扭曲和角膜疲劳症状的主要患者。

最有效的办法就是立即将患者的镜片更换为更高 Dk 值的硬性透气接触镜镜片，同时还不影响患者的佩戴时间。这样可以把过度的屈光变化控制到最小，并且能提高患者的满意度。当立即给患者重新配镜时，验配程序取决于缺氧对角膜影响的程度。如果影响很小或者没有影响，患者可以按照原来的佩戴时间佩戴新眼镜。如果存在角膜变形，应该建议患者尽量减少佩戴时间，一般每天 8～12 小时。交代患者一周后复查。复查时，患者不适的情况、验光后的视力及角膜完整度都有很大改善。虽然这种情况很少发生，但是如果仍存在角膜变形，无法测量散光和焦度，患者可以继续把这个"最短每日佩戴时间"方案坚持更长时间，或者采用荧光图来确定镜片最佳 BCR。不管什么情况下，当新硬性透气接触镜镜片屈光达到稳定时即可配适新眼镜。

3. 材料、镜片设计和配适　配适需要做出的第一个决定就是采用什么镜片材料。虽然一开始很容易选最高 Dk 值的镜片材料，尤其有角膜扭曲症状的患者，但是低到中 Dk 值（即 25～50）材料的坚固性更好。和较高 Dk 值材料相比，这些材料在稳定期内的角膜敏感度和屈光变化都较小。此外，以前佩戴 PMMA 镜片的患者戴高 Dk 值硬性透气接触镜镜片可能出现扭曲相关的问题。如果佩戴硬性透气接触镜镜片后缺氧的症状持续，可以将镜片更换为更高 Dk 值材料。如果镜片与角膜相对位置处于最佳状态，此时硬性透气接触镜镜片材料可以直接采用当前参数，但更换为大直径和更小的边翘设计的镜片。

（二）软性接触镜改为硬性透气接触镜镜片

1. 为什么更换为 GP 镜片？　对软性接触镜佩戴者来说，更换为硬性透气接触镜镜片有很多理由。明尼阿波利斯市的 Park-Nicollet 医学中心是当时美国最大的接触镜研究和验配中心，它们曾做过一项研究，连续更换 200 种材料，不停改配镜片。这项研究证明了更换为硬性透气接触镜镜片的必要性。这项研究数量最多的情况是从水凝胶改为硬性透气接触镜镜片（92 位患者，占总数的 46%），而只有 9% 是从硬性透气接触镜更换为水凝胶镜片。将镜片更换为硬性透气接触镜镜片的最常见原因是视力下降和巨乳头性结膜炎，而在佩戴硬性透气接触镜镜片 6 个月后，98% 的患者不再被这两个问题困扰。视力下降的原因有屈光散光未矫正、表面沉淀物、角膜水肿、配适不好的散光软性接触镜等。把镜片从软性接触镜片更换为硬性透气接触镜镜片的其他理由包括持续的角膜水肿、浸润性角膜炎（infiltrative keratitis，IK）、血管化，以及很难再通过加大镜片直径来改善症状。

需要向软性接触镜片佩戴者详细解释硬性透气接触镜镜片的优点。此外，还要客观地向患者解释在硬性透气接触镜镜片适应期可能出现什么感觉？如何适应？这个适应期大约持续多久等。有学者认为，硬性透气接触镜镜片是"半软性"镜片，期待有和软性镜片一样的适应期。很重要的一点是，要向患者说明刚开始佩戴硬性透气接触镜镜片的感觉与戴软性接触镜片不一样，适应期过后他们会觉得很舒服。第 5 章提到过，要避免使用"不舒服""疼痛"这样的字眼。如果软性接触镜佩戴者并没有任何不适感觉，只是想了解硬性透气接触镜镜片（例如，有个朋友戴硬性透气接触镜镜片，或者他们只是对新事物感兴趣），那就需要客观地向他们解释佩戴硬性透气接触镜镜片初期的感觉和要经历的适应期。很多时候，这些患者的镜片不需要更换为硬性透气接触镜镜片，除非他们有强烈要求。

2. 重配步骤 除非有严重的角膜不良反应或眼睑炎症需要停戴软性接触镜，否则这些患者可以更换镜片，慢慢增加硬性透气接触镜镜片佩戴时间同时减少软性镜片的佩戴时间。改配硬性透气接触镜镜片的过程与患者一开始就配硬性透气接触镜类似，区别只是对于这类患者，在适应期（即"意识期"）需要给予更多的鼓励。例如，如果患者反应特别强烈，在很长时间内都因镜片刺激导致流泪、视物模糊，那就先让他佩戴软性镜片。如果改为硬性透气接触镜镜片的原因是巨乳头性结膜炎（Ⅰ级：乳头肥大），需要在更换为硬性透气接触镜镜片之前接受治疗。所有的患者，都需要在配适初期进行局部麻醉。通常患者都因使用"硬"镜片而感到担忧。不过，如果开始佩戴的几分钟感觉舒服，这种过渡一般会很轻松。

需要向患者普及镜片保养的知识。让每个患者都意识到镜片处理和保养的不同，让他们复述这些知识并当面进行一次操作。

六、总结

本章描述的问题在性质上较轻微，大多需要改变镜片设计或镜片材料。很多时候，这些改变即使不能彻底解决问题也能缓解问题。随着材料、设计及工艺的进步，未来这些问题会变少。

临床病例

【病例 1】

患者要求验配硬性透气接触镜镜片，其眼部情况：
角膜曲率：42.25 @ 180；44.25 @ 090　OU
框架眼镜：Rx： -4.00　-1.75　　180　OU
因为当天患者太多，根据经验采用如下参数：
OU：OAD/OZD=9.2mm/7.8mm

BCR=7.85mm
SCR/W=9.0mm/0.4mm
PCR/W=11.0mm/0.3mm
Power=2-4.50D
CT=0.14mm
材料：Fluoroperm 60

佩戴后：视力 20/25-1（波动）OU，片上验光+0.25-0.75×180；角膜曲率计发现存在一些散光：42.75/43.50。裂隙灯检查发现表面湿润性良好，曲率半径测量没有发现散光。

解决方案：这是基弧引起的问题，解决办法是改变镜片设计［最好是选用更平坦的 BCR，如7.94mm（42.50D）］后重新评估视力和角膜曲率。本可以通过采用相同镜片材料、设计的试戴镜片避免。试戴时还需要排除扭曲和表面湿润性差的问题，若试戴时仍然存在散光现象，说明这两个问题均未解决。改变 BCR 后如果问题还存在，需要考虑增加 CT 值（至少提高 0.02～0.03mm）、降低 OZD，或更换为低 Dk 值材料。

【病例 2】

下列是为新患者预定的硬性透气接触镜镜片：
OAD/OZD=9.4mm/7.8mm
BCR=7.89mm
SCR/W=8.7mm/0.3mm
ICR/W=9.8mm/0.3mm
PCR/W=11.2mm/0.2mm
Power= -4.00D
CT= 定制最小值
材料：Fluoroperm 30

镜片向下偏位。建议患者逐渐增加佩戴时间；但是在 1 周及 1 个月的两次随访，患者均未能全天佩戴，并觉视物模糊和异物感。当时确认的镜片 CT 值是 0.15mm，镜片向下偏位。

解决方案：重新定制更薄的镜片（为了使更换有效，换用 0.11mm）。当初的诊断性镜片还在吗？当时 CT 值是多少？不能想当然以为在定制单上填"最小"厚度即可拿到设计得最薄的镜片，有的公司能用特定材料制作出比平常厚度更薄的镜片。上文提过，最好拿到厂家建议的 CT 值，并确认该厂家能制作出所需规格的镜片。很重要的一点是，拿到任何镜片，都要验证其 CT 值，尤其是所有的试戴镜片上都要标有它们的 CT 值。

【病例 3】

本病例和病例 2 基本相同，区别只是镜片焦度是 +4.00D OU。定制时已经核验镜片，但是 1 个月后患者仍有症状，而且镜片向下偏位。

解决方案：这些镜片应采用负透镜设计或类似设计。这种设计因为重心向外偏移，且镜片边缘薄，常导致镜片向下偏位。一般而言，外加棱镜对改善镜片定位有明显的作用，因此所有的正度数或低负度数镜片都要定制。不要想当然以为实验室会自动做出双凸透镜设计，因为这需要更高的费用，而且公司会认为你可能不喜欢这种设计，所以公司会设计陡的 BCR 或小直径（以减小镜片重量）的镜片。这些情况下，建议配较大的直径以获得更好的镜片定位。

【病例 4】

患者验光情况如下：

OD：−2.00　−1.25×085

42.50 @ 085；44.00 @ 175

试配的 3 个试戴镜片均向鼻侧偏位，均觉视物模糊和眩光。

试戴片 1	试戴片 2	试戴片 3
BCR=42.75D	BCR=42.25D	BCR=42.25D
OAD/OZD=	OAD/OZD=	OAD/OZD=
9.0/7.8mm	9.2/7.8mm	8.8/7.4mm

这些镜片采用三非球面设计，SCR 比 BCR 平 1mm，PCR 比 BCR 平 3mm。

解决方案：任何程度的逆规散光对验配医师来说都是巨大的挑战。在寻找最佳配适的过程中，试探和错误让人充满挫败感。事实上，我们通常需要做出一定程度的妥协。这种情况下可以考虑非球面设计。但是，若非球面设计的镜片仍有偏移，则需要视觉做出更大的妥协，如使用更陡的 BCR 或加大镜片直径。散光大时可使用双环曲面镜片。

【病例 5】

患者一直佩戴 PMMA 镜片，1 年前改为佩戴 Paragon HDS100 镜片材料（Paragon Vision Sciences）。因为戴过硬性镜片，这次更换镜片时医师没有提供任何镜片保养方面的指导。此外，医师给他提供了 Boston 护理液（Bausch+Lomb）。佩戴 9 个月后患者首次复诊，主诉视物模糊和视疲劳，尤其是长时间近距离视物后更明显（患者是位 39 岁的律师）。

患者镜片原来是双眼 −5.25D，现在改为 −6.50D。另外，用曲率半径测量仪检查发现镜片存在 0.50D 散光。由于在这之前镜片从未调整过，医师向患者道歉，并重新为他配镜。但半年后，患者还是反映出现同样的问题。

解决方案：这是患者在使用磨砂清洁剂用力清洗高 Dk 值硬性透气接触镜镜片时，无意中增加了镜片度数的典型例子。另外，如果仔细追问，很可能得知患者通过两个指尖互相搓洗来清洗镜片。关键是要让患者意识到这样做带来的危害。

可通过以下 3 方面来解决：

1. 告诉所有佩戴硬性透气接触镜镜片的患者，要在掌心用手指的指尖轻柔地清洗镜片。如果患者用掌心托镜片清洗时仍然很用力，或者使用两个指尖搓洗镜片，镜片的负度数会增加。这种粗糙的清洗方式，尤其是用指尖画圈式清洗，会增加镜片的负度数，导致焦度数和 CT 的改变。如果使用磨砂清洁剂清洗更软的高 Dk 值材料的镜片，则会加重这种改变。曾经佩戴 PMMA 镜片的患者尤其容易出现此情况，所以需要提醒患者，其现在所佩戴镜片的护理和保养方法与之前的镜片有哪些不同之处。

2. 镜片定制后，一定要核验硬性透气接触镜镜片的参数（先将它们浸泡到推荐的护理液中至少 24 小时）。

3. 每次患者随访复查时，一定要检查镜片参数，尤其是 BCR、焦度数和 CT。另外，也可以推荐患者使用多功能清洗液或者独立的非磨砂清洁剂。

【病例 6】

给患者发放新的定制镜片时发现它的表面湿润性较差，而且患者的戴镜视力比配镜时下降两行。镜片从公司寄来时是干燥保存。

解决方案：镜片发放给患者之前应该浸泡至少 24 小时作为预防措施。在本病例中，可在镜片上滴用一些润滑液。如果保湿性还是很差，那很可能是生产的问题，应该用实验室清洗仪或其他指定的清洗剂来清洗镜片，后再滴用润滑液。最后还有一种办法，即予镜片轻度抛光。

【病例 7】

患者配了 Boston XO（Polymer Technology Corporation）镜片，并对此很满意。但是 1 个月后复查时可看到泪液在镜片表面形成泪珠。经过详细询问，得知患者在每天早上佩戴镜片前都用洗手液清洗。

解决方案：很明显，这是一个患者不严格遵守医嘱或者医师不充分告知患者镜片养护方法的案例，因为羊毛脂基质的肥皂、洗手液，甚至含有羊毛脂的面巾纸都会导致接触镜表面形成一层膜，导致表面保湿性差。用实验室清洗仪、专用的护理液或者Menicon 去蛋白液可以清除镜片表面的羊毛脂。应该告诉患者在接触镜片前不要用羊毛脂基质肥皂或护手霜。液体皂常含有羊毛脂，因此使用前要细读包装上的成分说明，或者使用条状肥皂或特殊光学洗手皂。戴上镜片后可以用护手霜，再次接触镜片前要彻底洗掉。

【病例 8】

患者每天佩戴 Boston XO（Bausch+Lomb）镜片，半年后主诉视物模糊、眼部轻度充血、每天佩戴的时间缩短。用生物显微镜检查发现镜片表面形成厚厚的一层黏蛋白膜，镜片的表面保湿性变差。当问及患者保养镜片的习惯时，发现他并没有对镜片做充分保养。他一周最多用医师推荐的清洗液清洗镜片两次，并且没有使用去蛋白酶。

解决方案：用病例 7 提到过的诊室内清洗的常规步骤对镜片进行清洗（即实验室清洗仪或专用护理液及必要的轻度抛光）。需要重新叮嘱患者，让他意识到每天晚上把镜片放到指定溶液浸泡前充分清洗镜片的重要性。另一种处理方案是让患者使用Boston（Bausch + Lomb）或者 Optimum（Lobob）护理液，用清洗 / 消毒溶液浸泡镜片。另外，每天都要进行酶清洁剂清洗。经常使用润滑液可冲洗掉镜片表面的杂质，还能让镜片保湿。最好提醒患者如果不按要求护理镜片可能出现的情况，必要时需停戴接触镜一段时间。这个病例没有进行上眼睑外翻检查，但对其他接触镜佩戴患者要进行这项检查。检查时很可能会发现轻、中度乳头增生，通常与镜片表面污染程度有关，必要时可减少佩戴时间或者暂时停戴镜片。

【病例 9】

患者每天佩戴 Boston IV S/A 镜片，一年后进行复诊。主诉眼干、发红，尤其晚上症状加重。裂隙灯检查时发现镜片与角膜配适良好，镜片表面有轻微的沉淀。摘掉镜片后，发现存在 2°（轻度联合）周边角膜染色。

解决方案：对本病例，将镜片材料更换为 F-S/

A 即可改善泪膜破裂时间。更换材料后，泪膜破裂时间变长，也改善了由于角膜干燥引起的各种症状和体征。镜片定位良好且角膜染色不严重的情况下，缩短日戴时间或改变镜片设计即可解决问题。应该询问患者清洗镜片的方法。是否每天摘除镜片后在掌心清洗镜片？清洗方法是否正确？

【病例 10】

患者 3 周前感觉左眼不适，眼睛发红，并发现眼球上出现白点。患者佩戴 Boston IV 镜片 10 年，之后佩戴 Paraperm EW 镜片 13 年，7 年前改为佩戴Fluoroperm 92 镜片。目前平均每天佩戴镜片 8 小时。裂隙灯检查发现存在 VLK。在 3 点钟位置发现周边角膜隆起。这一区域呈半透明状态，伴有血管化。旁边的球结膜隆起。左眼镜片定位良好，但周边黏附。

解决方案：立即让患者停戴镜片，直到水肿改善，充血消失。应给患者应用复方抗菌类固醇药物(如Tobradex 或 Zylet OS q.i.d.)，用药 24 小时后复诊。一般 4 ～ 5 天后，病变部位可消肿，患者可以逐渐减量。可给予患者验配基弧较为平坦的镜片，以方便泪液交换。此外，亦可建议患者间断佩戴镜片或者采用日戴方案。

【病例 11】

患者，23 岁，PMMA 镜片佩戴者，想验配更好的镜片。患者对目前佩戴的硬性镜片的清晰度、舒适度和持续佩戴时间都感到满意。但患者提出，多年来，从未戴过看得清楚的眼镜，也在乎检查费和镜片价格。其检查结果如下（佩戴旧的硬性镜片）：

视力：OD：20/20-1　OS：20/20-2（戴镜）

SLE（OU）：鼻侧偏位，1-mm lag, CCC：2 级 +

焦度：OD：−3.50 −1.25×022 20/40-2

OS：−3.25 −1.00×155 20/50+1

角膜曲率计：OD：42.25 @ 020; 43.75 @ 110(图标变形）

OS：41.75 @ 160; 43.00 @ 070（图标变形）

镜片参数

	OD	OS
BCR:	7.85mm/43.00D	7.94mm/42.50D
OAD/OZD:	8.8mm/7.0mm OU	
屈光力	−3.25D	−3.00D
CT:	0.13mm	0.13mm

解决方案：这个一例典型的角膜变形病例，该患者长期佩戴 PMMA 镜片，睡觉时才会摘下。虽然医师曾告知该患者其眼睛没有得到充分的氧气，但患者无动于衷，因为在他看来佩戴接触镜非常方便。检查发现其佩戴接触镜时视力非常好，但由于存在严重水肿，比框架眼镜的矫正视力还差。此外，还伴有近视度数的升高，因为患者倾向于接受负度数来弥补的角膜水肿。虽然采用很小的 OAD/OZD（20世纪 70 年代一种典型的 PMMA 设计，设计时尽量减少镜片覆盖角膜的面积），镜片配得比较陡以获得良好的定位，但同时也让镜片移动和含氧泪液的输送变得困难。最后的结果是长期慢性缺氧造成不规则散光和角膜变形，角膜变形又反过来影响镜片和角膜的匹配关系。角膜地形图仪显示角膜中心和旁中央轻度变形。应该给患者重新配一副低到中 Dk 值硬性透气接触镜，但是，由于存在角膜变形，需为患者提供下述"过渡替代"的镜片：

材料：Boston ES

BCR：OD 7.94mm（42.50D）OS 8.04mm（42.00D）

Power：OD −2.75D　　　OS −2.50D

OAD/OZD：9.4mm/7.8mm OU

CT：0.14mm OU

建议患者开始全天佩戴该镜片并在一周后复查评估。角膜在硬性透气接触镜镜片下应该会恢复，在角膜稳定、变形消失或恢复到最好水平之前，患者需要每周来复诊。如果无法提供"过渡替代"镜片，应嘱咐患者减少 PMMA 镜片佩戴时间并在一周后复诊。一周后角膜充分恢复后，可以采用类似于"过渡替代"镜片的参数重新配镜。

不过最困难的可能是让患者意识到重新配一副硬性透气接触镜的必要性。必须向患者详尽说明眼睛供氧不足的后果，并解释眼球对接触镜不耐受，以及视力下降的可能性。一般提到角膜变形的情况，患者都会对眼睛的健康状况感到很震惊。用直观演示的方法告诉患者 PMMA 引起的并发症非常有效。需要解释为什么他们无法佩戴框架眼镜、为什么佩戴硬性透气接触镜镜片可以纠正。如果患者因为费用或对目前的镜片还满意等原因，仍然拒绝重新配镜，需要在病历本上详细记录所提建议及其拒绝的原因。

【病例 12】

患者每日佩戴水凝胶镜片 5 年，主诉戴镜后眼红眼痒，佩戴时间较前缩短。她目前已使用 55% 含水量的水凝胶镜片 4 年，并且因为沉淀物的原因经常更换镜片。随后患者被诊断为巨乳头性结膜炎，情况好转后开始进入为期 1 个月的镜片更换阶段，所用镜片为低含水的水凝胶镜片材料。起初很顺利，但 1 年之后，患者之前的症状重新出现。检查结果如下：

视力：20/25−1（波动）

片上验光：plano −0.25×180

SLE（戴镜）：中央定位好，0.5mm lag

严重黏蛋白层

SLE（摘镜后）：弥散角膜点染

TBUT 6 秒

Ⅲ度乳头增生

解决方案：第一步，暂停佩戴接触镜，直到乳头增生明显减轻（1 级或更好）。应该要求患者复诊（一或两周复诊一次），直到情况好转。需要让患者对何时能重新配镜有确切的预期（2 周以后或 3 个月以后都是有可能的）。到时候可以为患者重配硬性透气接触镜镜片，镜片表面保湿性好，对眼干燥症患者来说可以减少并发症的发生。这类患者由于受到水凝胶所引发问题的困扰，很容易被说服，但仍需要向他们详尽说明适应期。另外，患者重新配镜时，应使用表面麻醉药。也可以采用巩膜镜以达到和水凝胶镜片同等的舒适度。

【病例 13】

患者，佩戴软性接触镜 1 年余，对它的舒适度和佩戴时间感到非常满意。但是，他对戴镜视力一直不满意。患者需要从事大量视近物的工作。患者之前在当地视光中心验配的是球面软性接触镜，因为视力方面的问题，最后验配的是散光软性接触镜。就诊时已佩戴散光软性接触镜 3 个月，但视力反而比之前佩戴球面软性接触镜时差，所以需要再改镜片。

下面是检查结果：

视力：OD：20/25 OS：20/25 −2

SLE：眨眼时双眼镜片过度旋转

焦度：OD：−1.50 −0.75×172 20/20+2

　　　OS：−1.75 −1.00×010 20/15−1

解决方案：这位患者最适合戴硬性透气接触镜镜片，因为其想获得的最佳矫正视力是软性接触镜片提供不了的。对于从事视近物工作的人，验配硬性透气接触镜镜片具有挑战性，因为很少的散光即可引起不适。由于患者对软性接触镜片的舒适度非常满意，所以需要格外强调硬性透气接触镜镜片的优点（尤其是视力方面）及镜片验配时的舒适度。如同病例 12，患者再来改换镜片时需要用表面麻醉药。另外，可以考虑巩膜镜，它也具有和水凝胶类似的舒适度。

临床判断掌握相关技术项目备忘一览表

- 硬性透气接触镜镜片佩戴患者视力减退的原因包括镜片弯曲、变形、偏位，表面保湿性差和焦度数的改变。
- 弯曲导致的视力下降可以通过选择更平的 BCR（至少是变平 0.50D），或者可以采用更大的 CT 值来控制。
- 镜片向下偏位可以通过降低 CT 值来改善，必要时还可以改善周边边缘设计或改为巩膜镜。
- 表面湿润性可以通过事先将镜片浸泡至少 24 小时并在镜片表面涂保湿溶剂来改善。预定经过等离子处理的镜片也可以改善湿润性。

- 使用过程中湿润性差的问题可以使用实验室清洁仪或专用的溶剂来解决。应该教育患者要在摘镜后立即清洗镜片，避免使用含有羊毛脂的液体清洗镜片。
- 要解决镜片使用一段时间后焦度变化的问题，需叮嘱患者在掌心轻柔地清洁镜片，医师也要经常检查镜片的参数。
- 要避免干眼，尽可能改善眼睑和镜片的匹配关系，选用 F-S/A 镜片材料，避免把镜片边缘间隙设计得太大，并采用最小 CT 值。采用巩膜镜也能缓解这一问题。
- 佩戴 PMMA 镜片，以及很低 Dk 值的硬性透气接触镜片的患者角膜水肿但不变形时，可以立即更换为更高 Dk 值的硬性透气接触镜镜片而不用停戴镜片。建议采用低到中 Dk 值（即 25 ~ 50）材料。

（蓝方方　甘　露　译）

第9章 硬性透气接触镜的修饰

Edward S. Bennett，Keith Parker

在验配中心或视光门诊现场进行的硬性透气接触镜的修饰工作，已经开展数十年了。事实证明，现场对各种硬性透气接触镜进行修饰，改变镜片的配适状态、视觉质量、舒适度等，对患者能否长期佩戴硬性透气接触镜至关重要。

一、为什么要对硬性透气接触镜进行修饰？

对硬性透气接触镜进行修饰，是为了提高患者对硬性透气接触镜的满意度。硬性透气接触镜修饰过程很简单，不需要很多时间，相对于镜片价格，所需费用很低。因此，患者接受程度也很高，放弃佩戴的机会就会减低。

现场对硬性透气接触镜进行修饰，可以提高服务效率和服务质量。每位学习者、验配助理、操作者都需要通过动手实习和相关研讨等形式，使自己掌握各种硬性透气接触镜的修饰技巧。一般经过充分的培训，绝大多数镜片的材料都可以进行修饰，包括所谓的"超级透气性"材料。通过练习，操作人员很容易掌握这些镜片的修饰技巧，也很容易验证镜片的修饰结果。

当镜片需要修饰时，送回厂家修饰的过程会打乱患者的镜片佩戴计划，并浪费患者的时间，容易引起患者的不满。由于患者对个性化的订制服务寄予了很高的期望，所以镜片修饰服务可以起到很好的辅助作用。这种修饰也可以降低更换镜片的成本，即使更换了新镜片，也不可能使所有患者都感到合适和满意，往往需要将镜片送去做更进一步的修饰，将导致患者的延误佩戴，甚至可能需要重新试戴。现场

修饰硬性透气接触镜，不但不会使患者的佩戴过程中断，还能让验配人员把验配效果和镜片修饰及时关联起来，这样就能让镜片和角膜获得最佳配适关系，也使硬性透气接触镜修饰技术日臻成熟，最终使验配人员对镜片的验配感觉达到控制自如的程度，为患者节约了时间，同时因患者回访减少而提高了验配人员的工作效率。

现场硬性透气接触镜修饰是解决问题的强有力手段。尽管硬性透气接触镜的质量随着加工技术的提高不断得到改进，但有时还是可以发现镜片边缘的瑕疵，或者硬性透气接触镜湿润性不良等问题。例如，患者对镜片产生的异物感可通过对镜片边缘的抛光而使其消失；干眼或视力波动则可以通过对硬性透气接触镜表面的抛光来解决问题；佩戴硬性透气接触镜后频繁眨眼往往与患者自觉眼干且硬性透气接触镜活动度太小有关，可以把硬性透气接触镜的周边弧磨得更平或者让弧区的结合部过渡得更圆滑，从而使该症状得到较好的改善；如果订制的硬性透气接触镜焦度需要略微矫正，也可以对硬性透气接触镜进行现场修饰，甚至增加一点镜片光度即可使患者的视力得到提高，现场解决这些问题，既免除了重新订制硬性透气接触镜的烦琐，也让患者获得满意的结果，减少了因患者不满所导致的对镜片质量差的评价。而不良的口碑不仅会引起患者自身放弃已佩戴的硬性透气接触镜，还会使其他人对验配硬性透气接触镜望而生畏。

修饰硬性透气接触镜技术很简单，也不需要花费很多时间。本章中涉及的步骤仅需要几分钟就能完成。下文讨论的是几种可以让技

术人员轻松熟练掌握的硬性透气接触镜修饰技巧，且所需设备的费用也不会太高。这样的现场修饰既能使患者满意，也增强了硬性透气接触镜的整体表现，绝对物有所值。有些镜片的修饰工作，如清洁和抛光，还可以作为服务协议中的年度服务项目提供给患者。

二、硬性透气接触镜修饰仪

硬性透气接触镜修饰需要用到修饰仪，市面上修饰仪的价格合理，而且可以在短时间内回收成本。修饰仪由一个小型电动马达连接一个转轴组成，马达在不锈钢或塑料盆下面，转轴从底部穿到盆底中间。有些修饰仪还有多转轴和可变速转轴。当镜片引入更新、更软的制作材料后，新型的修饰仪受到更多验配技术人员的喜爱。镜片修饰仪的转轴转速一般设置为 1200 ～ 1600 转 / 分，但目前镜片的新型材料所需的转速只要 1000 转 / 分即可，甚至需要更慢的转速。因为高转速转轴会使抛光速度太快，可能导致水分过快流失，抛光工具变干，抛光过程中温度升高过快，从而使被修饰的硬性透气接触镜表面容易出现损伤，影响表面的湿润性。可变速修饰仪相对更受欢迎。用于控制修饰仪转轴速度的可变电阻元件可以在商店里买到。但注意当使用可变速修饰仪时，容易因操作者的疏忽而把速度调到最大，使镜片损坏的风险大大增加。

转轴基部可用木料、塑料或金属保护罩围绕（图 9-1），甚至直接将其嵌入工作台。防止水和抛光液在抛光时飞溅到外面，也为操作人员提供了一个空间，让手和工具可以更加轻松地靠近转轴附近。在研磨抛光过程中，镜片可能飞脱掉落到盘中，如果该盘为塑料制品则不容易造成镜片划痕或缺口，因此，塑料盘是更安全的选择。将盘嵌入工作台更令人满意，因此，操作人员在研磨抛光过程中可将肘部固定在相应的位置上增加操作的稳定性。

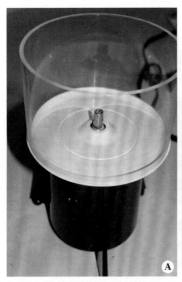
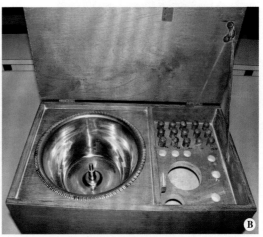

图 9-1　A. 自立盘式修饰仪；B. Duffen 修饰仪（目前已停生产）

三、镜片吸附器械

在硬性透气接触镜修饰全过程中，最关键的环节是使硬性透气接触镜牢固吸附在正中央。普遍常见的硬性透气接触镜吸附工具是吸棒，有时会把吸棒组合到旋转把手中，成为旋转吸棒。

大多数修饰步骤都用吸棒作为镜片把手。有一种尾端可以互换的吸棒，如 R&F 强力吸棒（DMV 公司），它可以吸住镜片的凹面和凸面。尽管吸棒的凹面和凸面尾端可以更换，但我们还是建议使用 2 个各自独立的吸棒来处理凹面和凸面，这样更容易从一面转到另一面，省去更换尾端的时间。由于现在直径大的硬性透气接触镜越来越多见，DMV 公司提供了一种用于凹面和凸面的大顶端吸棒，这种大顶端吸棒使镜片的把持更加稳定。吸附镜片前吸棒应该是湿润的，需要特别注意的是，要保证镜片位居正中央（图 9-2）。如果镜片不居中，会出现卵形光学区和边缘或表面的不正常，从而损害镜片的光学性能。在研磨抛光过程中，应尽量保持最小压力以防止镜片变形。操作人员持吸棒时要尽可能靠近镜片端，这样在进行研磨抛光时，所获得的操控性最佳。

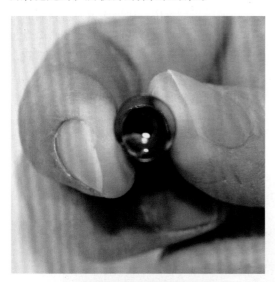

图 9-2 吸棒吸附在硬性透气接触镜正中央

在某些硬性透气接触镜的修饰程序中，需要特别保护硬性透气接触镜的光学质量，旋转吸棒非常有用，如硬性透气接触镜前表面的抛光和修改硬性透气接触镜的光度时。旋转吸棒有多种，但其工作原理基本相同。通常都是用双面胶贴在硬性透气接触镜表面，旋转吸棒吸在双面胶上，在握住旋转吸棒手柄时，硬性透气接触镜就可以和旋转吸棒同轴自由转动。这样可以保证缓慢和均匀地进行硬性透气接触镜光度修改或抛光。该操作方式对硬性透气接触镜的光学区产生的变形极其微小或没有。最后，

再使用有机溶剂清洗双面胶残留在镜片表面的胶水。

四、其他设备

硬性透气接触镜修饰还需要其他设备，如圆弧工具、抛光海绵和抛光剂（表 9-1）。圆弧工具是和修饰仪一起使用的，通常插在修饰仪转轴上，作为抛光和研磨硬性透气接触镜用。

表 9-1　硬性透气接触镜修饰仪
必需配件
修饰仪（可变转速或低速轴转）
边缘和表面的海绵抛光工具
吸棒
抛光剂
强烈推荐使用的配件
7 倍或 10 倍的放大镜
接触镜边缘轮廓分析仪（CLEPA）或放大投影器
推荐使用
旋转吸棒
圆弧工具
90°V 形钻石头

该工具沿其轴有一个锥形孔，与锥形转轴契合。虽然不同品牌的修饰仪上有些工具可以互换共用，但是锥形孔和锥形轴的尺寸可能有所不同，互换后会影响契合程度。转轴和工具一定要完全契合，不契合的尺寸，会造成该工具在转动过程中发生抖动而不适合进行修饰。表 9-2 列出了可以提供修饰仪的 CLMA 成员供读者参考。

不同修饰仪的价格存在差异，与修饰仪可以提供的修饰功能和性能有关。如果是最基本的功能，只提供边缘和表面抛光，许多生产商定的价格很低，如最典型的单速转轴修饰仪，附加有海绵或绵绒抛光工具，各种吸棒和研磨剂也有供应。高级的套装通常含有其他配件，可以进行周边弧的处理，如变平和模糊弧段连接处，以及改变镜片的光度。这种套装包括一

支用于抛光和修改光度的旋转吸棒、用于处理周边弧的一组圆弧工具、用于薄化周边弧的 90°V 形钻石头、7 倍放大镜、直径尺。大多数 CLMA 都能生产或销售镜片修饰仪，建议和当地的生产商联系，咨询其是否供应镜片修饰仪，以及供应哪种修饰仪套装。

表 9-2　可以提供镜片修饰仪的生产厂家及联系方法一览表		
生产商	联系方法	设备 / 供应
Advanced Vision Technologies	Keith@avtlens.com	修饰仪及所有配件
Boston/Bausch+Lomb	www.bausch.com	抛光剂
Conforma Contact Lenses	info@conforma.com	修饰仪及所有配件
DMV Corporation	www.dmvcorp.com	各种吸棒
Larsen Equipment Design	www.larsenequipment.com	修饰仪及所有配件
Misupco	MikeF@misupco.com	修饰仪及所有配件和抛光剂
Polychem	PolychmUSA@aol.com	修饰仪、各种工具、抛光剂

Modified from DeKinder J，Bennett ES.Equip yourself for modifying GP lenses.Contact Lens Spectrum.2005；20（2）：48.

五、用于研磨抛光的化合物

不应忽视的是在研磨抛光过程中使用的研磨抛光化合物的重要性。这些液体含有用于柔和磨蚀作用的铝基研磨粉，还有表面活性剂和去垢剂，它们可以在研磨过程中起润滑作用并冷却研磨过程中产生的热。这些化合物在修饰硬性透气接触镜材料时显现出的作用十分明显。有一个研究评估了 7 种常用的抛光剂在修改镜片光度时的效果，包括下列各种预先混合好的溶液：Boston White Finishing Polish（Polymer technology Corporation，Wilmington，MA）、Evergreen（R&f Products，Denver，CO）、Mirapolish（ABBa Optical，Stone Mountain，GA）、Nu-Care 2000（Polychem，Gaithesburg，MD）和 Sil-O2-Care（Polychem，Gaithersburg，MD），还有两种干粉抛光剂（可以用水或生理盐水混合）：Al-Ox721（Transelco Ferro，Cleverland，OH） 和 X-Pal（Davison Chemical，Chatanooga，TN）。所有 7 种抛光剂用于 Dk92 的硬性透气接触镜材料时都能有效增加镜片光度 0.50D，粉剂的增加更快，只需 35 ～ 40 秒就可以增加镜片光度 0.50D，而预先混合好的溶液则需 2.5 分钟。所以，建议操作者先用某一种抛光剂进行练习，以确保可以预测研磨效果。含氨水成分的抛光剂不适合用于硬性透气接触镜材料，因为氨水成分对镜片表面的亲水性可以起到反效果。Silvo 是一种常用的 PMMA 镜片的抛光粉。因为含有氨水成分，所以不建议用于硬性透气接触镜镜片。

六、镜片修饰步骤

1. 介绍　在进行硬性透气接触镜镜片修饰前，一个很重要的准备是获得镜片的基础参数。在了解镜片的参数之后方可决定如何进行镜片的修饰。在开始任何步骤前，需记录下硬性透气接触镜镜片的光学结构和质量，因为修饰一个参数，可能影响另外一个参数。

了解镜片的原始参数有重要价值，所以一副新镜片从出厂到交付给患者，均需要检查镜片的相关参数，这些数据与镜片后续的修饰有关。还要注意了解厂家用的是哪种检查方式，如有些厂家现在仍然用后顶点焦度代替前顶点焦度，因此了解这点非常重要，因为在检查无晶状体眼硬性透气接触镜镜片时，不同的方式对镜片的检查差异可达 2.00D。

2. 圆滑化 / 放平周边各弧　现场圆滑化或

放平周边弧的曲率，可以让验配人员调整镜片的配适并立即观察到镜片与角膜的配适关系，更有可能改善镜片的表现。如果眨眼过程发现镜片活动度不够，伴随泪液蓄积，那么圆滑化镜片周边弧结合部即可增加其活动度并获得更好的泪液交换。另外，圆滑化周边弧结合部也可以增加患者的舒适度。如果出现硬性透气接触镜镜片周边或中周部支撑硬性透气接触镜镜片的现象（拱顶——译者注），那么在硬性透气接触镜镜片延长佩戴时，容易出现镜片过紧及黏附的现象。如果遇到这样的情况，应使镜片有泪液交换。此时，对硬性透气接触镜镜片进行修饰，放平周边弧曲率多可解决这些问题并看到较厚的周边泪液层。这些问题如果不能及时得到解决，角膜水肿和干眼等相关问题就会随之出现。

　　圆弧工具通常是用铜、塑料或聚甲醛树脂（Conforma）制成的，与周边弧的各种曲率半径匹配。有些铜圆弧工具可能会镀上一种便于

磨蚀的材料，如钻石粉（图 9-3）。镀钻石粉的圆弧工具可用于改变硬性透气接触镜镜片的弧度，并重建一条新的需要的周边弧曲率半径。通常每个镜片修饰用的圆弧工具的曲率半径是不同的，各工具之间相差 0.10 ～ 0.25mm。最基本的组合的曲率半径：7.50mm、8.00mm、8.50mm、9.00mm、10.50mm 和 12.00mm；更复杂的尺寸：7.60mm、7.80mm、8.00mm、8.20mm、8.40mm、8.60mm、8.80mm、9.00mm、9.30mm、9.60mm、10.00mm、10.50mm、11.20mm、12.00mm、12.50mm 和 13.00mm。更弯的圆弧工具甚至可以做到 6.00mm、6.25mm、6.50mm 和 6.75mm，更弯的圆弧工具对修饰圆锥角膜镜片非常有用。镀钻石粉膜的圆弧工具非常昂贵，通常用来研磨外周的周边弧，硬质垫的圆弧工具虽然在研磨速度上较镀钻石粉的圆弧工具慢，但更适合在中周部弧段的修饰中使用。

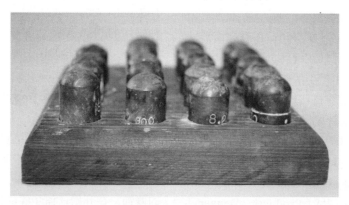

图 9-3　圆弧工具

　　修饰周边弧时，先将吸棒或旋转吸棒吸在镜片的凸面，凹面朝外，选择合适的圆弧工具，将一块防水的粘贴绵绒软抛光布、棉的硬质抛光布柔顺地贴在圆弧工具表面。有些验配操作人员更喜欢用软性绵绒抛光布，以便在周边弧研磨或圆滑化的过程中进展得更柔顺。软质垫可使圆滑化更顺畅，而使用硬质垫，则可在和镜片接触的部位研磨出一个新的弧段。绵绒垫厚约 0.40mm，胶贴厚约 0.20mm。所以，不论使用哪种垫，最后的曲率都会比实际

圆弧工具的曲率平。注意：建议使用的圆弧工具的曲率半径，一定要比镜片基弧曲率半径平 0.50mm，以避免研磨抛光过程影响到基弧中心光学区的表面。例如，要修饰 9.00mm 的弧，就要用 8.60mm 的圆弧工具加上绵绒抛光布，或 8.80mm 的圆弧工具加上胶贴。

　　软质垫圆弧工具首先要用新鲜的干净水完全湿润，然后放在旋转轴上，打开马达开关，抛光剂要涂满整个圆弧工具表面的软质垫。注意研磨前必须将合适的抛光剂涂在圆弧工具

上，并且在整个镜片修饰过程中都要使用。还要保证圆弧工具表面和抛光剂中没有任何粉尘等粗糙的颗粒，否则，镜片的后表面可能出现划痕（图 9-4A）。当转轴转动时，把吸棒固定好的硬性透气接触镜镜片的凹面对准圆弧工具的表面（图 9-4B）。如果使用吸棒，镜片应该置于顶点 30° 的角度。在研磨全过程，镜片边缘外周全部和贴有软质绵绒的工具接触。用手指拿住吸棒，在工具表面柔顺、均匀地逆向轴

转动方向循环转动。因为大多数硬性透气接触镜镜片修饰仪的转轴是顺时针转动的，所以，吸棒应该逆时针转动。另一种方法：把镜片置于垂直圆弧工具的位置，而用"8"字转动的方法（图 9-4C）。镜片应该每 5 ～ 10 秒与圆弧工具分离一次，并向圆弧工具表面滴抛光剂，再使硬性透气接触镜镜片接触圆弧工具。注意如果抛光剂不够，或压力过大，可能因过热而导致镜片损失。

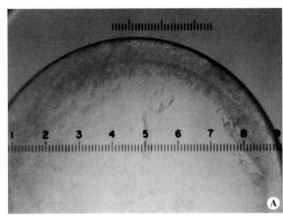
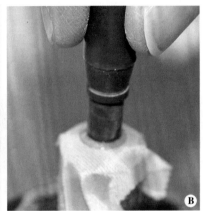
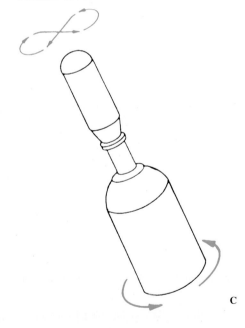

图 9-4　A. 硬性透气接触镜镜片后表面由划痕引起的"牛眼"效果，这是由于压力过大或者抛光剂受污染所致；B. 在吸棒的固定下，硬性透气接触镜镜片的周边弧在圆弧工具上的应用；C. 针对周边弧的"8"字绕圈的转动设计

　　此步骤也可以用旋转手柄吸棒来完成。先使旋转手柄吸棒吸住镜片凸面的正中间，将旋转手柄吸棒置于离圆弧工具中心 45° ～ 60° 的位置，在进行此步骤的过程中，镜片必须始终

转动并持续点滴添加抛光剂到圆弧工具表面。
　　想获得对周边各弧一致的处理结果，需要一定的经验。合适的角度和力量由多因素决定，包括转轴的速度、硬性透气接触镜镜片对圆弧

工具表面垫子的压力、抛光的时间长短和圆弧工具的扁平度（与硬性透气接触镜镜片基弧的关系）。一般经过一段时间的练习，操作者能很快掌握要做成所需宽度和弧度的周边弧所需的研磨时间。建议在操作过程中，记录下所有对硬性透气接触镜镜片的调整参数，包括周边各弧的应用、转轴的速度和各弧所需的时间。这些记录将帮助操作者以后再做同类操作时进行相应的调整。

在处理硬性透气接触镜镜片周边弧的过程中，应该间断停下来观察周边弧的宽度和质量。镜片从吸棒移开后，要给予完全彻底的清洁，并用 0.10mm 分度的放大镜检查，当然亦可使用投影放大器来检测周边各弧的情况。

圆滑化：处理完周边弧后，弧段间结合部有一道嵴，该嵴会限制泪液交换，引起不舒适。所以，最后需要消除该嵴，使过渡区圆滑化，增加硬性透气接触镜镜片的活动度和泪液交换。一旦泪液交换增加，氧气交换也可以增加，泪液还能冲刷掉沉积在镜片后表面的残渣碎片。

挑选处理圆滑化的工具时，要选择与两条相邻弧的平均曲率接近的工具，也必须考虑软垫的厚度。通常只处理周边弧的圆滑化即可，但光学区连接处如果过于锐利也有可能需要处理，或者验配技术人员在处理镜片拱顶时，将镜片的高度降低。此外，处理光学区连接处时，所选工具的曲率最好大于基弧的曲率。否则，基弧的曲率可能受圆滑化影响而引起硬性透气接触镜镜片的变形。

下文将举例说明如何选择工具进行圆滑化，所有涉及的数字单位为毫米（mm）：

基弧曲率半径：7.80mm

第二弧曲率半径：9.00mm

周边弧曲率半径：12.00mm

- 对基弧与第二弧间的圆滑化：

　　$7.80+9.00 = 16.80$　　$16.80/2 = 8.40$

圆滑化工具的曲率半径计算：8.40

减去软垫厚度 0.40mm，所需的曲率半径为 8.00mm

- 第二弧与周边弧间的圆滑化：

　　$9.00+12.00 = 21.00$　　$21.00/2 = 10.50$

圆滑化工具的曲率半径为 10.50

减去软垫厚度 0.40mm，所需的曲率半径为 10.10mm

通常，圆滑化工具不会有精确计算出来的曲率半径，只有大约的曲率半径。因此，需要选择一个尽可能接近的圆滑化工具曲率半径。如上述例子，第二弧与周边弧间的圆滑化所选工具的曲率半径将是 10.00mm。至于工具最后研磨的位置是靠近基弧还是靠近周边弧，取决于选择的工具比所计算的圆滑化工具曲率更平还是更弯。

圆滑化的方法其实和之前讨论过的再造周边弧的方法相同。实际工作中要去掉塑料镜片连接部的嵴是很容易的，所以，只需要轻轻接触很短时间即可获得圆滑化的效果。在临床工作中，圆滑化的程度被分为轻度、中度、重度三种类型。轻度圆滑化只需研磨几秒钟，在放大镜下很容易观察到过渡区；中度圆滑化的连接部不明显，放大镜下难以区分，很难测量各弧的宽度；重度圆滑化的连接部变得模糊，但并不是完全去掉过渡区。各弧宽度的测量一般只能靠估计来实现（表 9-3）。

表 9-3　圆滑化的参考标准		
圆滑化	时间（秒）	外观
轻度	5	容易看到变化
中度	10	可见变化，但在周边弧的连接处开始形成模糊的变化
重度	15～20	很难准确看到，除了模糊的影像什么也看不到

From Trace D，Sanford M.Modification Procedures，Guidelines and Tips.Norfolk，VA：Conforma Laboratories.

在再造或圆滑化周边弧时，应避免给镜片的压力过大。透气性材料，特别是新的高透氧材料，质地相对比较柔韧，增加压力可能导致镜片各弧比所需的弧度更弯甚至变形。另外，如果压力过大，可能在镜片周边部产生"牛眼"，即一种同心划痕或是焦痕现象（图 9-4A）。如果在研磨抛光过程中受到固体小颗粒的污染，镜片也会产生轻度划痕。完成圆滑化的工作后，应该用投影放大镜或显微镜检查镜片，确保镜片表面没有被破坏。

3. 边缘成形和抛光　现有观点认为，影响硬性透气接触镜镜片舒适度和定位的最重要的因素是镜片的成形和镜片边缘的质量。尽管现代镜片加工技术已获得了长足的进步，镜片边缘的质量已相当稳定，但是，由于涌现出的更新、更柔软的材料增加了稳定生产的难度，使得镜片边缘的修饰成为一种常规步骤。

硬性透气接触镜镜片的前表面和后表面边缘应该做成逐渐变尖且圆滑的形态，因为后表面边缘几乎与角膜平行，而前表面边缘经常和上眼睑接触。尽管检测时，硬性透气接触镜镜片边缘质量可能是合格的，但硬性透气接触镜镜片边缘的隐性缺陷可使患者有持续的异物感或不适（通常是单眼），这时，就需要对硬性透气接触镜镜片的边缘进行抛光，去除硬性透气接触镜镜片边缘的隐性缺陷。

镜片交给患者配戴前，需要仔细检查镜片边缘的质量。推荐一个检测镜片边缘缺陷的很简单方法——掌心测试法。具体的操作是将被检测的镜片反扣在掌心，然后用另一只手的示指轻压镜片顶部，尝试轻轻滑动镜片，如果镜片不能轻易地在掌心滑动（确切地说，不是好像能滑动或镜片滑动了，而是掌心能感觉到镜片的粗糙感），就可以认为镜片边缘是有缺陷的。这样的镜片需要用同一类型的投影放大镜检测其正面和侧面。实际工作中不能认为新的镜片和原来的镜片有同样的边缘质量，或者左眼镜片的边缘和右眼镜片边缘一样。初戴硬性透气接触镜镜片所感到的不适，会严重影响将来镜片佩戴的成功，特别是第一次佩戴硬性透气接触镜镜片的人。尽管近年来，镜片边缘的质量已经很稳定了，大多数的硬性透气接触镜实验室都使用数控车床来加工镜片，能做到每片镜片边缘的厚度相当稳定，甚至

有些机床能把镜片的边缘尖端做到有良好的一致性。但是，无论怎样，交给患者前仍然要对镜片的边缘进行检测，因为，任何不适都意味着可能存在问题。

成形和抛光镜片的边缘的方法有多种，圆锥形铜头经常用来处理镜片边缘的薄化，或加工出前表面边缘的斜面，中央带孔的桶头可以用来完成轻微成形和抛光镜片的边缘，也可以在旋转吸棒的辅助下在平研磨盘上进行镜片边缘的成形和抛光。

（1）手指抛光：有一个很简单的手指抛光技巧，用 2 个手指加上数滴抛光剂，就可以改善硬性透气接触镜镜片的边缘质量。此方法快且简单，并且不改变镜片的其他参数。使用时，需要一种特殊的托来把持吸棒，或者把吸棒插入桶头的海绵孔中，使得吸棒可以随着桶头的转动而转动。

（2）圆锥形铜头：90° 的圆锥形铜头通常可以用作增加硬性透气接触镜镜片前表面边缘斜面或 CN 斜面的工具，还有 60° 和 120° 的锥形铜头，60° 的锥形铜头可用于制作较窄的前表面边缘斜面，而 120° 的锥形铜头可用于制作较宽的前表面边缘斜面。制作 CN 斜面的目的是减少硬性透气接触镜镜片边缘的厚度，使得做出的边缘更加贴合角膜表面和眼睑的内表面，从而让硬性透气接触镜镜片更舒适。此做法同样可以改善镜片的偏位情况。进行此程序时，要用吸棒吸在镜片的凹面，使凸面对着锥形铜头（图 9-5A）。在锥形铜头里面，小角度前后左右摆动镜片，摆动动作可以使得斜面均匀且过渡区圆滑，切忌摆动过度，因为这样会改变硬性透气接触镜镜片外表面周边部的质量。在整个处理过程中，需要持续添加适量的抛光剂。每处理 4～6 秒后均需检测一下硬性透气接触镜镜片的边缘厚度，直至达到所需要的边缘厚度（图 9-5B）。做完前表面边缘斜面后，边缘很锐利，甚至有些粗糙，所以，做完后还要把整个镜片的边缘做一次完整的抛光。

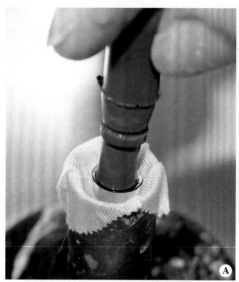
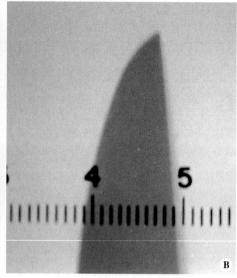

图 9-5　A. 90°锥形铜头用于制作 CN 斜面或边缘薄化；B. 用 90°锥形铜头薄化边缘后的镜片边缘（CN 斜面）

（3）海绵桶头（中心带孔）：中心带孔、小而平的海绵在常规镜片抛光和边缘成形过程中非常有用。用吸棒吸在镜片的凸面，将海绵桶头插在主机的旋转轴上，并用水充分湿润，当桶头旋转后，放入抛光剂，吸棒垂直对着海绵桶头，镜片按入海绵中心孔中，然后上下运动 30～60 秒（图 9-6）。在整个抛光过程中都要加入抛光剂。要保持吸棒的吸力，因为大直径的镜片容易嵌入海绵中而脱落。要注意的是，在这个过程中，镜片的直径有时可能会减少。

（4）平研磨海绵：大而平的平研磨海绵，用于对硬性透气接触镜镜片的边缘成形和抛光。在此过程中，用旋转吸棒吸在镜片的凸面，将平研磨海绵置于主机的旋转轴上，并用水充分湿润，平研磨海绵转动后，旋转吸棒置于平研磨海绵的中心和边缘之间，旋转吸棒与平研磨海绵成 30°（图 9-7A）。镜片在 4～8 点钟区域内前后移动 30～60 秒（图 9-7B，图 9-7C）。要连续加入抛光剂，镜片在接触平研磨海绵的过程中连续转动。当镜片处于 6 点钟左侧时，会抛光到镜片的后表面，而镜片在 6 点钟的右侧时，会抛光到镜片的前表面。这样，技术人员就可以根据需要来旋转抛光镜片边缘的前表面或镜片边缘的后表面。

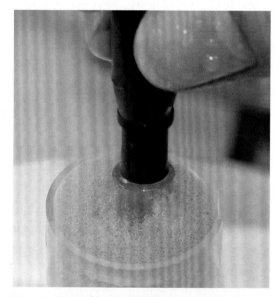

图 9-6　用于硬性透气接触镜镜片边缘抛光的中心带孔的海绵桶头

4. 表面抛光　在现场镜片的修饰程序中，镜片表面抛光是最常用的技术。现在新的、高透氧材料制作的镜片更容易在表面形成划痕和沉积物，因此，这种材料的镜片更需要抛光。多数人的硬性透气接触镜镜片每年至少需要抛光一次。硬性透气接触镜镜片表面的划痕会影响其表面的湿润性。如果泪液中有碎屑沉积在划痕凹槽中，很容易在表面形成一层沉积膜，这时，患者常主诉"看东西好像在雾里"。抛光硬性透气接触镜镜片表面的目的就是去除因划痕造成的表面粗糙感，特别是重度划痕，以便减少由此带来的异物感。但遗憾的是，要想完全去除这些重度划痕，很可能造成镜片表面质量变差，而用镜片表面抛光来克服划痕则很容易做到。在各种不同海绵工具的辅助下，不用担心影响硬性透气接触镜镜片的光学质量。但是，做过等离子处理的镜片是不能抛光的，因为等离子处理过的镜片，会在镜片表面形成亲水膜，对这种镜片抛光会破坏它的等离子膜，从而降低镜片的亲水性。

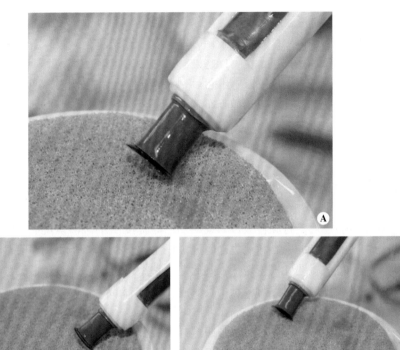

图 9-7 A.用旋转吸棒和平研磨海绵对镜片边缘抛光；B、C.在抛光边缘过程中适当移动

如果发现硬性透气接触镜镜片的湿润性不良，首先，可以在实验室（镜片生产工厂——译者注）用清洁剂或溶剂清洁镜片，再用护理液反复揉搓镜片，然后让患者佩戴镜片。如这样处理后镜片的湿润性依然不好，才考虑用抛光方法来解决问题。因为这种湿润性不好的情况，很可能是镜片生产过程中有蜡质物残留所致，可以简单地用清洁剂或溶剂处理干净。但如果真是蜡质物造成的，抛光会把这些蜡质物重新分布到镜片表面，问题反而没有得到解决。

若问题是由黏蛋白膜造成的，而此时黏蛋白已经形成板状膜，常规的清洗已经无法清除这些沉积物了。这种情况下，建议首先使用实验室清洁硬性透气接触镜镜片的清洁剂或溶剂。如果沉积物无法全部去除，才考虑对硬性透气接触镜镜片前表面轻度抛光。对于硬性透气接触镜镜片后表面来说，只有在沉积物足够多时，才考虑对其进行抛光清洁。

（1）凸面的表面：如前所述，要去除较厚的黏蛋白沉积物和很轻的划痕，可以用抛光垫处理，如 Eaton Medical Corp. 生产的清洁抛光垫。使用这种抛光垫时，先用不含防腐剂的生理盐水湿润抛光垫，然后用 6～8 滴硬性透气接触镜镜片日常清洁液，镜片放在拇指尖或示指尖处，在抛光垫上轻轻揉搓 20 秒。在抛光硬性透气接触镜镜片前表面之前和之后，应该检测硬性透气接触镜镜片的光度，以保证硬性透气接触镜镜片的光学质量处理得当。

如想抛光硬性透气接触镜镜片外表面，需要用到平研磨盘和镜片修饰机，也可以将绒布、丝布置于各种海绵工具表面来完成此过程。本文介绍的是一种鼓状工具，将上述抛光布置于海绵表面，可减少由于抛光过程产生的热对硬性透气接触镜镜片表面的破坏。建议使用旋转吸棒来固定镜片，然后在抛光布表面进行抛光处理。用旋转吸棒吸住镜片凹面的正中央，将鼓状工具插在旋转轴上，充分湿润海绵或抛光布，当鼓状工具转动后，将旋转吸棒上镜片的凸面对着海绵或抛光布的中心和周边之间进行连续性运动，具体位置还要根据鼓状工具的直径来决定。旋转吸棒应该保持与鼓状工具或平研磨盘表面 30° 的位置，镜片轻轻抵在鼓状工具或平研磨盘上从中央到周边匀速地来回摆动。抛光过程要做到规范，如果对硬性透气接触镜镜片的凸面中央或周边区域过度抛光，有

可能导致镜片的光度发生变化。为避免硬性透气接触镜镜片在抛光过程中被烧坏，镜片与抛光工具表面每次接触时间必须保持在 1～2 秒。在鼓状工具或平研磨盘旋转过程中，硬性透气接触镜镜片表面与抛光布的接触都会产生抛光效果。要牢记每次硬性透气接触镜镜片与抛光工具的接触均应从中间开始，否则硬性透气接触镜镜片容易被旋转中的抛光工具甩脱而飞离。通常只要 3～4 次的接触就可以将硬性透气接触镜镜片表面的划痕、沉积物抛光。抛光后，应该用投影仪或显微镜检查划痕或沉积物是否还在或减轻，以及用焦度计检查镜片的光度是否发生了改变（图 9-8）。抛光过程中连续多次接触和适中的压力可以确保镜片的光学质量不受影响。

利用平研磨盘抛光时，用吸棒吸住硬性透气接触镜镜片，镜片与平研磨盘形成 45°，将其按照平研磨盘旋转方向的垂直方向摆动（图 9-9）。而移动镜片时，可以用手指将镜片固定，或者使用旋转工具。镜片要被压在海绵上，深度约 3.175mm，持续 3～4 秒；而镜片外表面中心抛光时，要把吸棒置于垂直于平研磨盘的状态，抵压在平研磨盘中周部 4～5 次，每次 1 秒钟，在此程序中，抛光时间不能过长，否则容易造成硬性透气接触镜镜片光学中心发生改变。

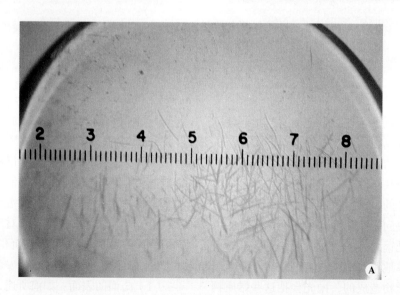

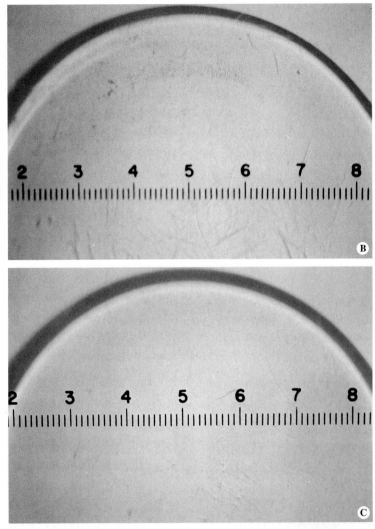

图 9-8　A. 透气性硬性透气接触镜镜片外表面有过多的划痕；B. 经过 30 秒的镜片
外表面抛光，划痕变浅；C. 经过 1 分钟的抛光，依然残留有划痕

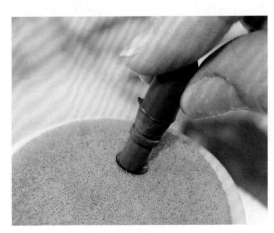

图 9-9　示范用平研磨盘对镜片外表面进行抛光

另一个方法是，在平研磨盘上用旋转吸棒从外周向中心来回移动，直至获得想要的硬性透气接触镜镜片表面效果。由于旋转吸棒在研磨过程中也在转动，因此光学质量一般不会发生改变，后文修改度数的环节将讨论此内容。

每研磨 10 秒，都需要通过放大投影仪检查硬性透气接触镜镜片的划痕并用角度计检查镜片的光度。在低转速（1000 转 / 分或更低速）及小压力下，更容易保证硬性透气接触镜镜片抛光后的光学质量。需要注意的是，不用完全去除深度划痕，完全去除深度划痕容易造成硬性透气接触镜镜片光学质量的改变。

（2）内表面：对硬性透气接触镜镜片的内表面进行抛光很有必要，主要是去除镜片内表面上来自泪液中的沉积物，这些沉积物可能影响硬性透气接触镜镜片的活动并居中，特别是以延长佩戴方式佩戴硬性透气接触镜镜片的人更容易出现镜片沉积物。

草莓头是用于抛光硬性透气接触镜镜片内表面的一种工具。在抛光内表面的过程中，草莓头更能匹配镜片内表面的形状。用吸棒吸住镜片的外表面，将草莓头插在抛光机的转轴中并被充分湿润。转轴转动后，加入抛光剂，让吸棒与草莓头形成轻度倾斜，镜片稍偏离草莓头的中心（图 9-10），镜片轻轻抵压草莓头，深度约 3.175mm，在与转轴转向相反的方向转动 3～4 秒。如检查后发现抛光不足，可以重复。一种圆形的海绵工具也可替代草莓头，使用手法和草莓头相同。吸棒应该保持在与垂直方向成 30° 的位置。

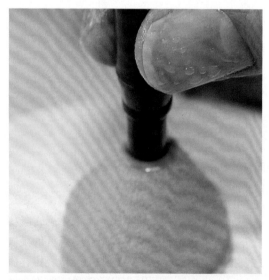

图 9-10　使用草莓头抛光硬性透气接触镜镜片的凹面

5. 非抛光方法　来自 Menicon 的 AB 液，是一种去除硬性透气接触镜表面沉积物的良好产品。它是一种非常强的"漂白"型溶液，只有正确使用才能发挥最佳效果。原来该溶液只是在验配中心由验配人员使用，现在已经可以直接销售给患者，但患者要严格按照说明书使用，避免溶液进入眼睛。

6. 光度修改　验配硬性透气接触镜，现场对镜片的光度进行修改非常实用，可以即刻改善患者的相关视力，否则需要重新订制一副新的硬性透气接触镜镜片。因此，修改光度也是一种性价比非常高的方法。有时改变硬性透气接触镜镜片的光度是必需的，特别是日常工作中，镜片可能由于角膜的曲率、焦度导致轻微的光度误差，还有年轻患者的光度变化，以及镜片与角膜的配适状态的变化，都可能需要对硬性透气接触镜镜片的光度进行修改。

（1）增加负光度：由于患者的视觉症状，一般增加负光度比增加正光度更多见。幸运的是，增加负光度只需要两个简易步骤就可以完成。虽然有很多方法可以用于增加负光度，但相对更安全有效的方法是用圆的海绵或草莓头，结合旋转吸棒来完成。海绵工具垂直置于转轴，并充分用水和抛光剂湿润。用旋转吸棒吸住镜片凹面的正中央，使镜片可以自由、快速转动。海绵工具转动后，镜片的边缘接触海绵工具，使镜片随着海绵工具转动起来。一旦镜片能够自由转动，将镜片在离顶点 1～1.5cm 的位置上垂直对着海绵（图 9-11）。要求镜片在与海绵工具接触的全过程中始终保持转动，同时保持位置和压力的恒定，随时向其倾注抛光剂。正确的接触位置可以保证镜片的中央被磨平，而不会影响到周边部位，用以增加负光

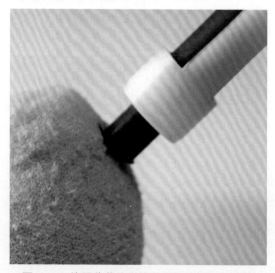

图 9-11　使用草莓头和旋转吸棒来增加负光度

度。用这种方法增加负光度时，压力、研磨时长、抛光剂量的控制都会影响负光度增加的值。注意每研磨 10 ～ 15 秒，要检测一下硬性透气接触镜镜片的光度变化，通常最高可以增加 –1.00D 的光度而不发生镜片变形。

使用平研磨海绵增加负光度时，用吸棒吸住镜片凹面的正中央，当平研磨盘在转轴上转动后，充分湿润平研磨海绵，将镜片置于离周边约 33mm 的位置处，镜片须全程与平研磨海绵垂直。镜片要轻轻抵压平研磨海绵，并以与平研磨海绵转动方向相反的方向转动，镜片不能与吸棒的轴向相分离。研磨过程中，在平研磨海绵中央应不时加入研磨剂（离心力会将研磨剂扩散到边缘）。再次强调一下，每研磨 10 ～ 15 秒就要检测镜片的光度，防止光度增加过多，并防止硬性透气接触镜镜片在转动过程中产生偏位，减少光学区变形的可能性。这种方法最高可以增加的光度约 –0.75D。

（2）增加正光度：相对于增加负光度，增加正光度的难度更大，因为其更容易导致光学区的改变。操作时可以选择圆形海绵工具结合旋转吸棒来完成（图 9-12），在转动的海绵工具上，旋转吸棒垂直平行于转轴中心外部，这样可以让海绵工具研磨到镜片的周边部，随着海绵不断磨薄镜片周边，可使中心的曲率相对变弯，因此，正光度增加。这种研磨方法，正光度的增加速度比负光度的增加速度慢。

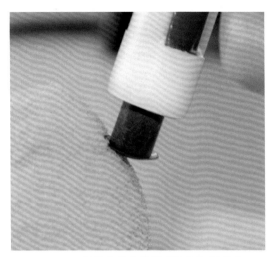

图 9-12　用草莓头和旋转吸棒增加正光度

还有一种增加正光度的方法，是用平的鼓状工具结合吸棒进行，通常是用绒布或仿麂皮覆盖在鼓状工具上。当马达转动后，加上少量的抛光剂，用吸棒吸住镜片的凹面的正中，镜片垂直接触鼓状工具的中间，施予轻微的压力，让镜片顺时针和逆时针转动。无论什么方法，在研磨过程中都要随时加入抛光剂。这些方法可以增加 +0.50D 的正光度。

要改变指定的硬性透气接触镜镜片光度时，需考虑镜片的材料。研磨高透氧的材料所需要的时间比低透氧或 PMMA 材料所需的时间短。如果对材料不够了解，可能导致焦度发生不适当改变，或者光学区发生变化。

研磨程序的总结列于表 9-4。

表 9-4　硬性透气接触镜镜片的修饰步骤

步骤	适应证	工具	注意事项
1. 边缘抛光	患者感觉单侧不舒适，检查镜片可见磨损、锐利、圆钝或小缺口	1. 2.54cm 的中间带孔的海绵工具、吸棒或选择吸棒 2. 检查边缘的显微镜或放大投影仪	随时使用研磨剂
2. 表面抛光	1. 暂时性的视野模糊 2. 患者主诉眼红、佩戴时间缩短。观察到镜片内外表面有划痕、蛋白沉积	1. 7.62cm 平海绵工具 2. 7.62cm 抛光盘或带绒布的鼓状工具 3. 圆锥或凸的海绵工具，抛光后表面用 4. 旋转吸棒或吸棒	1. 转速为 1200 转 / 分 2. 随时添加研磨剂 3. 每 20 ～ 30 秒检测镜片光学质量

续表

步骤	适应证	工具	注意事项
3. 修改焦度	患者主诉视野模糊，通过验光确定焦度发生变化	1. 7.62cm 研磨盘或带绒布的鼓状工具，连同吸棒或选择吸棒 2. 圆锥海绵或凸海绵，旋转吸棒	1. 转速为 1200 转 / 分 2. 随时添加研磨剂 3. 每 20 ~ 30 秒检测镜片的光学质量
4. 周边弧的圆滑化 / 扁平化	1. 由于镜片中周部或周边对角膜过度接触导致镜片下无泪液交换 2. 瞬目过程镜片活动度不够	1. 曲率半径为 7.5 ~ 13mm 的 10 个铜头 2. 首选钻石头；通常为减低成本而选用铜头 3. 6.35mm 绒布覆盖在铜头上 4. 全过程使用吸棒或旋转吸棒	1. 转速为 1200 转 / 分 2. 随时添加研磨剂 3. 特别注意高透氧材料

七、修饰特殊设计的硬性透气接触镜镜片

显而易见，对双焦、多焦点及圆锥角膜等各种设计的镜片进行修饰，都有可能成功或失败。临床上对于圆锥角膜，需要通过减少镜片的光学区直径，或者放平周边弧的曲率半径来解决镜片黏附及泪液交换不足的情况并不少见。通过把镜片的周边弧和基弧圆滑过渡，往往会有意想不到的戏剧性效果。圆锥角膜镜片通常都有较高的负光度，因此边缘的抛光薄化就显得很有必要。因此，对这些高负光度的镜的前表面光学区进行修饰，让其成为一个斜面后抛光，成为一种非常有用的手段。

许多双焦点设计的硬性透气接触镜镜片是带有棱镜的，这些双焦点硬性透气接触镜镜片的棱镜部分如被截掉一部分，可使镜片下缘落在下眼睑，如果薄化镜片的上部分边缘则会减少上眼睑对镜片的牵拉作用。可以利用绒布或类似的材料覆盖在镜片上部边缘完成此步骤。对于正光度双焦或多焦点设计的镜片偶尔出现的边缘过于锋利的现象，可以利用吸棒固定镜片，然后把镜片的边缘抵压在转动的海绵上，使边缘钝化并圆滑来解决。虽然笔者没有这样做过，但是有些验配人员发现，这些处理对于双焦点设计硬性透气接触镜镜片很有用处。

八、是否应该对高透氧材料镜片进行修饰?

近年来，对验配现场修饰硬性透气接触镜镜片的关注度有所增加，有些验配现场在硬性透气接触镜镜片修饰上，已经证实有导致镜片微细裂纹和硬性透气接触镜镜片表面烧焦的现象，这些镜片表面的损伤肉眼是无法观察到的，但是会影响到硬性透气接触镜镜片的湿润性和佩戴镜片的完整性。

对于当代的硬性透气接触镜镜片来说，最好不要考虑将其直径缩短来解决问题，因为硬性透气接触镜镜片材质较软且易碎，所以不值得浪费时间缩小直径，然后再采取打磨硬性透气接触镜镜片边缘等更改弧度的做法。同样的，也不建议长时间的硬性透气接触镜镜片打磨，尤其是对高透氧度和超高透氧度的镜片。一些由此产生的缺陷很难从显微镜中观察到。有报道发现，经前表面打磨过的硬性透气接触镜镜片有 20 片经高倍数电子扫描显微镜的观察发现有裂痕、灼烧和漂白的迹象。综上所述，长时间的打磨、更改直径及修改度数并不适合现场高透氧硬性透气接触镜镜片的修饰。Walker 也发现了相似的结论。如果氟硅或有机玻璃镜片的表面被打磨＞2 分钟，会使患者长时间佩戴后感到镜片表面的湿润性较差。

更改度数更有争议。Grohe 等学者认为高透氧硬性透气接触镜镜片不应进行度数的更

改，然而 Reeder 等和 Morgan 则认为高透氧镜片可以更改度数。事实上当对高透氧镜片进行度数更改后，即使将抛光机和草莓头设置在1600 转 / 分的高转速，也不会导致 optical 变形和视觉质量下降。即使是在电子显微镜扫描图下，镜片的表面也没有任何损坏。但是如果用抛光机和铜头结合，所观察到的高透氧硬性透气接触镜镜片就出现了明显的光学区变形和视觉质量下降，即使将转速限制在 550 转 / 分，

通过电子扫描显微镜也能发现硬性透气接触镜镜片出现的表面损伤。

总而言之，要安全地在现场对硬性透气接触镜镜片进行外表面抛光、边缘修饰，或更改光度，最好选用 ≤ 1000 转 / 分的转速修饰仪，选用合适的海绵工具，还要注意在操作过程中对硬性透气接触镜镜片施予最小压力。表 9-5 为调整硬性透气接触镜镜片可做及不可做的修饰的总结。

表 9-5　镜片修饰中可做的和不可做的项目一览表	
可做的	不可做的
步骤	
边缘抛光	缩短直径
表面抛光	长时间表面打磨
周边弧的圆滑化 / 放平（低 / 高 Dk 值）	圆滑化 / 放平（高 Dk 值）
修改焦度	更改焦度（对高、更高 Dk 值材料使用绒布 / 吸棒）；考虑合适的抛光剂
技巧	
将镜片保持在较低温度	温度升高
持续增加抛光剂	
将镜片浸入水中	
让草莓头保持充分湿润	
低转速	
优化表面湿润度	镜片处理后立即使用
镜片处理后要彻底清洁	
镜片使用前应对镜片进行护理	

Dk，透氧度

九、如何精通硬性透气接触镜镜片的现场修饰

任何人都可以对硬性透气接触镜镜片进行修饰，任何员工都可以成为镜片修饰的专家。很多机构（如 GP Lens Institute，Contact Lens Association of Ophthalmologists，Contact Lens Society of America，Heart of America Contact Lens Society）都提供了硬性透气接触镜镜片修饰培训课程，包括很多 CLMA 的成员。用于练习的硬性透气接触镜镜片应不难找到，许多硬性透气接触镜镜片实验室都愿意提供相应的帮助。

十、总结

图 9-13 为硬性透气接触镜镜片修饰的总结。学习并具有现场硬性透气接触镜镜片修饰能力对佩戴者和验配者都极其有益。做好镜片护理相比于将镜片抛弃重配能带来更大的效益，因此学习现场修饰镜片是明智之举。

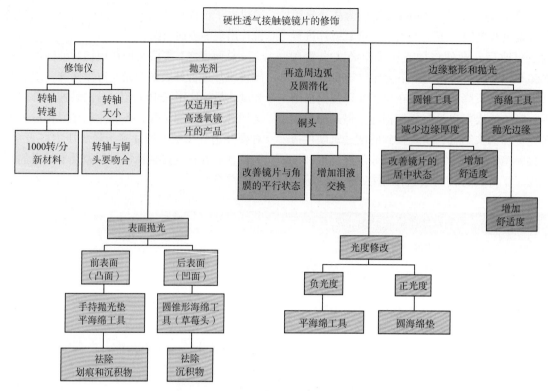

图 9-13   硬性透气接触镜镜片修饰的总结

临床病例

【病例 1】

患者，14 岁，佩戴日戴型硬性透气接触镜镜片，行 6 个月的常规复查，主诉双眼视物模糊。检查发现双眼视力 20/30，双眼追加 -0.50D 后，视力可矫正到 20/20。矫正后度数为 -3.75D，6 个月前的矫正视力为 -3.25D。镜片的配适状态、荧光素染色评估、角膜曲率及眼部健康检查，与上次检查相比，未见明显改变。

解决方案：由于该患者的近视度数增加。镜片需要用增加负焦度的技术来增加度数（即使用圆形海绵垫和旋转吸棒）。只需要数分钟时间在现场修改镜片度数即可，增加 -0.50D 的度数，患者的视力提升到 20/20。

【病例 2】

患者因常规更换镜片，用原参数处方配制了一副镜片。1 周后，患者主诉左眼不适。经检查发现双眼配适状态好，双眼戴镜视力 20/15，与之前检查的一致。

解决方案：考虑单眼不适，是镜片边缘导致的问题可能性最大。利用投影放大镜检查左眼镜片后发现，镜片边缘稍钝。所以对左眼镜片进行常规抛光修饰（即使用中央带孔海绵工具），把镜片边缘修饰得更加圆滑。

【病例 3】

患者戴硬性透气接触镜镜片约 1 年，复查并主诉有轻微的视物模糊和眼干。视力检查结果左右眼分别 20/25，双眼过矫视力无改善。眼部检查正常，与上次复查一致，镜片度数准确。但是，镜片检查发现表面有划痕，同时瞬目后镜片表面出现很快就模糊的现象（指镜片表面因沉积物导致无法形成完整泪膜——译者注）。

解决方案：现在的硬性透气接触镜镜片材料通常每 6 ～ 12 个月就需要进行一次表面抛光，该病例的症状即因需抛光导致。表面抛光不仅能够移除划痕，也会因为镜片表面光滑而降低沉积物的形成率，令镜片表面更容易形成完整的泪膜，增加了镜片的湿润性。此外，需要重新评估患者镜片清洗的整个流程，寻找清洗过程中是否存在一些不恰当的手法，才导致了镜片前表面有过多划痕。

【病例 4】

有一患者佩戴一副日戴型硬性透气接触镜镜片。在第 1 个月复查时患者陈述感觉很好，只是镜片偶尔会"黏在"眼睛里不动。视力稳定，荧光素评估见周边弧偏窄，瞬目时镜片活动慢，镜片瞬目活动 1mm。

解决方案：硬性透气接触镜镜片佩戴前几周，镜片和角膜之间的匹配关系有时会发生轻微的改变。对于该患者，在戴镜 1 个月后，镜片配适状态比开始时有稍微偏紧现象，因此，需要抬高镜片的边翘，增加镜片的活动度。可采用合适的铜头，几分钟就能够达到放松周边弧、抬高边翘、增加活动度的目的。

临床判断掌握相关技术项目备忘一览表

- 在考虑修饰镜片时，使用 1000 转 / 分的转速来安全修饰新材料。
- 所用修饰工具的锥形尺寸必须与主轴尺寸完全匹配，以防止修饰过程中的抖动。

- 只能使用专为硬性透气接触镜镜片设计的抛光剂。
- 将接触镜连接到镜头支架（即吸盘）上进行修饰时，良好的对焦是绝对必要的。
- 进行某些需要小心监控光学质量，如屈光力变化和前表面抛光的程序时，使用旋转工具常是非常有利的。
- 在执行任何修饰程序之前，首先应获取镜片的基线参数数据。
- 在选择半径工具时，应用周边曲线或混合一定要考虑胶带或平绒的厚度（胶带 0.2mm，平绒 0.4mm）。
- 如果使用海绵工具，在开始操作之前务必用水湿润海绵。
- 如果是新材料制作的硬性透气接触镜镜片，使用圆形海绵工具和旋转器最为有效。
- 任何修饰程序均采用频繁抛光、最小压力和低主轴速度才能获得最佳结果。

（陈迪生　译）

第三部分

软性接触镜

第 **10** 章 软性接触镜材料的选择

Vinita Allee Henry，Julie Ott DeKinder

软性接触镜于 20 世纪 70 年代开始出现，当时的软性接触镜为水凝胶接触镜，基本都是靠自身的含水为角膜供氧的。到 20 世纪 90 年代末和 21 世纪初，一种变革性的软性接触镜新材料——硅水凝胶问世，这种新材料制成的接触镜将硅的高透氧性和水凝胶的优点合二为一。这两种软性接触镜材料均由有弹性且能吸收和锁住水的塑胶构成。虽然水凝胶和硅水凝胶材料有许多相似性，但在材料特性上仍存有明显的差异。当镜片被佩戴在眼睛上以后，两种接触镜都会形成适应角膜的形状。一般软性接触镜都拥有良好的记忆性，并且可以通过碰触镜片的边缘折叠，当舒展时又会返回本来的形状，该镜片还可以在不损伤镜片的前提下进行翻转。增加镜片中的含水量、对镜片进行表面处理、使用润湿剂或亲水性单体等都可以增加镜片表面的湿润度，但镜片表面湿润度增加的同时也增加了镜片污染的机会（如细菌、泪液、脂类和蛋白质、尘埃等对镜片的黏附）。本章探讨的内容就是软性接触镜的材料，并比较不同材料的性能及它们之间的异同点。

一、材料特性

水凝胶是一种可以吸水的稳定固体聚合物，存在于聚合物交联之间的空间称为孔径。这些孔径允许液体（水）进入接触镜，从而保证了其水润和柔软的特质。

组成聚合体的小单位称作单体。由此创建了一个由重复单元组成的序列。当使用的是多个单体时，专业术语里称其为共聚物，软性接触镜材料大多数属于此类共聚物。将化学物质添加到单体中用以创建聚合物。因此，软性接触镜的主干网通常由一系列重复的单位构成，排列组合方式可以随机也可以非随机，一般取决于聚合物的形成方式，然后这些重复单位再相互交联。正因为交联媒介的多样化，丰富了共聚物吸收流体，即水的不同能力。

单体通过不同的聚合组合，创建出具有不同物理化学特性的镜片材料，包括含水量、折射率、硬度、机械强度和透氧率的不同特性。下文列出了最常用于制作水凝胶接触镜的单体。

1. 甲基丙烯酸 -2- 羟基乙酯（HEMA） 是第一个用来制作商业性水凝胶接触镜的单体，不仅如此，它是最常用的单体。一般它自身的含水量约为 38%，而当它与其他单体（如 *N*-乙烯基吡咯烷酮或甲基丙烯酸）组合在一起时，含水量可以从 55% 增加到 70%。HEMA 是一种非常稳定的材料，温度、pH 或弹性的变化对其含水量的影响非常小，因而具有良好的湿润性。

2. 乙二醇二甲基丙烯酸酯（EGDMA） 主要作为交联剂使用，它的主要功能是增加材料尺寸的稳定性。但使用 EGDMA 越多的材料越硬，含水量和抗张强度也随之降低。

3. 甲基丙烯酸（MAA） 是用来提高透镜材料含水量的物质。它因为含有大量可以与水结合的游离羧酸基，亲水性极好。也正因为如此，由它制成的材料具有很好的离子性。

4. 甲基丙烯酸甲酯（MMA） 有时被用来降低含水量和增加材料的硬度和强度。因为它具有极好的光学清晰度和完全的惰性

（inert），因此非常稳定，但透氧性极差。

5. *N*-乙烯基吡咯烷酮（NVP）　是一种非常亲水的材料，可提高材料的含水量，所以它具有良好的湿润性，这种高吸水性可以使透氧率增加。通常它也可使材料具有离子性。

6. 甘油基丙烯酸甲酯（GMA）　可以提供良好的湿润性，并且因其有较小的孔径而有助于增加沉淀物的阻力。但由于它可能降低材料的含水量，透氧率也会随之降低。

7. 聚乙烯醇（PVA）　是非常亲水的材料，因此可以增加镜片材料中的透氧率和含水量。同时它具有高度的组织相容性，沉淀物不易附着。此外，它还可以增加材料的硬度和强度，使其具有优良的光学清晰度。同时该物质具有完全的惰性，非常稳定。

这些聚合物的特点归纳于表 10-1。

单体	缩写	优点	缺点
甲基丙烯酸 -2- 羟基乙酯	HEMA	· 亲水 · 灵活 · 柔软 · 良好的湿润性	· 低透氧率
乙二醇二甲基丙烯酸酯	EGDMA	· 稳定	· 低透氧率
甲基丙烯酸	MAA	· 亲水	· 对 pH 很敏感
甲基丙烯酸甲酯	MMA	· 坚硬 · 具有机械加工性 · 透光率高 · 具有惰性，非常稳定	· 不透氧
N-乙烯基吡咯烷酮	NVP	· 亲水 · 良好的湿润性 · 高吸水性 · 高氧渗透率	· 对 pH 很敏感
甘油基丙烯酸甲酯	GMA	· 良好的湿润性 · 良好的沉淀阻力	· 低透氧性
聚乙烯醇	PVA	· 亲水 · 高吸水性 · 沉淀阻力	· 可能很难生产

表 10-1　常用于制作水凝胶接触镜的聚合物特点一览表

硅水凝胶镜片是多年研究获得的成果。它通过一种新方法，将硅与传统水凝胶单体结合制成了现在的硅水凝胶镜片。在引入有机硅水凝胶之前，镜片的制作材料多为有极佳氧传导性（Dk/ t）的有机硅弹性体，但实践发现，这种材料不仅湿润性差，舒适度也不好，而且生产困难，对角膜的依从性低。

硅能把碳、氧和氢连在一起，硅基体聚合物是由长链聚合物组成的，长链和短链分子间的距离使得聚合物具有良好的弹性和强度，这些特性都可在硬性透气接触镜中加入硅使透氧率和透气性提高而体现出来。如果找到一种方法来结合水凝胶特性和硅，即能生产出高透氧率、舒适、高湿润性、视光清晰及抗沉淀性好的镜片，即克服此障碍后就能造出硅水凝胶镜片材料。

最新投入市场的硅水凝胶材料证明，虽然许多接触镜用户已经认可了硅水凝胶材料的许多优点，但其真正潜力还没有被完全发挥出来。Delefilcon A 是第一个水梯度的硅水凝胶接触镜，它从镜片中心到边缘的含水量和模量会发生变化（图 10-1），这种新型结构结合了高透氧率和亲水性表面，前期研究显示，这对于佩戴接触镜时的湿润度和舒适感有很大帮助。

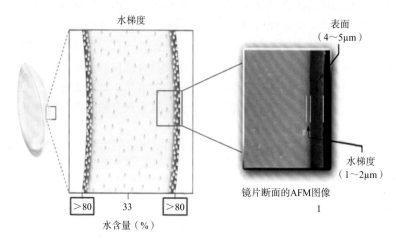

图 10-1　Dailies Total 1 型角膜接触镜及其不同厚度横断面中含水量和模量的变化

无论是水凝胶还是硅水凝胶，理论上选择的生产接触镜的镜片材料应包括以下几种特性：①安全；②惰性；③无毒；④组织相容性；⑤物理和化学上的稳定；⑥良好的湿润性；⑦抗沉淀性；⑧耐用性；⑨易于成形和生产；⑩良好的光学清晰度。

现实中必须对这些特点进行权衡，最终的镜片材料能在以下特性方面进行评估。

1. 透明度　指材料的清晰程度，它取决于材料的化学特性、纯净度和亲水性等。没有任何材料是完全透明的，因为总有一些光会被折射、吸收和散射。透明度通常表示指定波长的入射光穿过某材料样品后的比例，大多数接触镜材料（无染色）的清晰度为 92%～98%。

2. 硬度和刚度　材料的硬度是一种很重要的性质，作对接触镜的适用性及耐用性有很大影响。通常硬度与硬性透气接触镜的关联比软性接触镜更大。刚度是对于材料柔软度的量度，为患者选择镜片时也很重要。过于柔软的镜片通常一开始很舒服但无法矫正角膜散光，因为它覆盖在角膜上时会适应角膜的形状，刚度更高的材料在被触碰时仍然可以保持原有形状，而且戴上和摘下更轻松。

3. 抗张强度　是指一种材料在它断裂前能承受多大的张力，有高张力的材料通常更耐用，因为可以在使用过程（清理、戴上）中承受更大的力而不裂开。

4. 弹性模量　是指材料受到压力时保持原型和抗变形能力的常数，高模量的材料刚度更高，抗变形和保持原型的能力更强，更好携带，能提供更好的视光清晰度。许多硅水凝胶材料比水凝胶材料的模量高很多，这种材料刚度更大，优点如上所述，但有可能影响镜片的性能，如造成边缘翘起或卷边、角膜上皮弓状病变（superior epithelial arcuate lesions，SEALs）、黏蛋白球或巨乳头性结膜炎（GPC 或 CLPC）。反之，低弹性模量的材料难以抵抗应力，大多数水凝胶材料属于低模量材料，具体模量见表 10-2。

表 10-2　透镜模量值一览表		
材料（生产商标）	水凝胶或有机硅水凝胶	模量（MPA）
pHEMA	水凝胶	0.50
EFROFILCON A（权威）	硅烷水凝胶	0.35
Galyfilcon A（高级 AV，特高级）	硅氧烷水凝胶	0.43
Enfilcon A（Avaira）	硅烷水凝胶	0.5
Delefilcon A（Dailies Total 1）	硅氧烷水凝胶	0.7

续表

材料（生产商标）	水凝胶或有机硅水凝胶	模量（MPA）
Narafilcon B（1 day AV TruEye）	硅氧烷水凝胶	0.71
Senofilcon A（AV Oasys）	硅氧烷水凝胶	0.72
Comfilcon A（Biofinity）	硅氧烷水凝胶	0.75
Balafilcon A（PureVision/PureVision 2）	硅氧烷水凝胶	1.1
Lotrafilcon B（Air Optix Aqua）	硅氧烷水凝胶	1.2
Lotrafilcon A（Air Optix N&D）	硅氧烷水凝胶	1.4

5. 折射率　镜片材料的折射率是指材料中的光速和空气中的光速的比值，高折射率材料对光产生更多的折射，对于软性镜片材料来说，折射率与含水量有关，通常含水量上升折射率下降，一个 80% 含水量的水凝胶材料折射率约为 1.37，含水量 42% 的材料折射率约为 1.44，硅水凝胶材料（Lotrafilcon A 和 Balafilcon A）折射率为 1.43。

6. 湿润性　软性镜片的表面湿润性很重要，湿润性有助于眼睑覆盖镜片，可以提高舒适感而且防止眼睑的内表面产生乳头状变化，非常湿润的表面能产生稳定的泪膜，能更加舒服、视力更敏锐而且抗沉淀，因为硅本来是疏水性的，它在软性镜片上的使用本来是矛盾的，直到增加硅的湿润性的方法被发现。

早期的硅水凝胶材料使用一种表面处理来改善硅的疏水性，ALCON 使用一种气体等离子体技术涂一层统一的等离子涂层，约 25nm 厚，有高折射率，在他们制造的一些硅水凝胶镜片（Lotrafilcon A and B）的表面使用，气体

等离子技术也被 Bausch+Lomb 应用于其硅水凝胶镜片（Balafilcon A）的等离子氧化表面层的处理（图 10-2）。这种表面处理会在镜片表面产生光亮透明的硅酸盐岛状物，它们远离疏水性的小区域，然而硅酸盐的湿润性却能越过这些区域产生一个网状亲水性表面。MENICON 结合了等离子涂层和等离子硅酸盐的优点，将其应用于处理镜片（Asmofilcon A）的等离子表面，称为 Nanogloss 表面修正，生产商发现该技术可以生产出带有低接触角的柔软表面。硅水凝胶也使用了内部湿度物质 PVP 来增加湿润性（Vistakon，Galyfilcon A，Senofilcon A）。CooperVision 表示其硅水凝胶镜片（Comfilcon A）没有表面处理或者湿度物质，取而代之的是两种以硅为基体的大分子单体（大分子单体的作用是使最终聚合物带有优越的性能）。当这些大分子单体与材料中的亲水性单体相结合时，产生一种自然湿润的镜片（图 10-3）。护理液生产商已同步生产同时含有疏水性和亲水性表面活性介质的新溶液。疏水性部分被吸引到镜片表面，而同时亲水性部分吸收水产生更加湿润的表面。新一代硅水凝胶如 Delefilcon A 有水梯度机制，能够提升镜片的亲水性。

改变软性接触镜镜片的湿润性的另一个因素是增湿成分 PVA 和 PVP 的添加，加入日抛型水凝胶镜片原料中或包含在包装内。加入这些成分可能导致湿润性加强、舒适感加强并且增强泪膜稳定性。既往研究结果表明，这种方法有益于干眼患者并且舒适感会在佩戴的过程中不断加强，甚至于延续到摘下眼镜之后。

  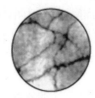 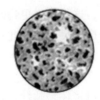 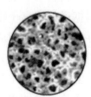

**AIR OPTIX®
NIGHT & DAY® AQUA
contact lenses[3]**
一种永久的化学结合的等离子处理，表面光滑、连续

**Biofinity®
contact lenses[4]**
非永久性等离子处理

**PureVision®
contact lenses[3]**
由硅酸盐岛组成的表面，不能完全覆盖表面

**ACUVUE® OASYS™
contact lenses[3]**
非永久性等离子处理

**ACUVUE® ADVANCE®
contact lenses[3]**
非永久性等离子处理

图 10-2　硅水凝胶表面的变化（Alcon 惠赠）

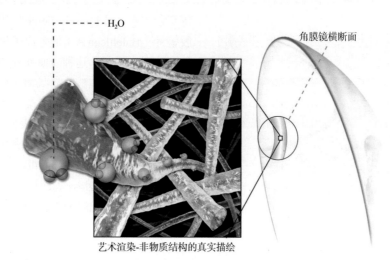

艺术渲染-非物质结构的真实描绘

图 10-3　角膜接触镜生物性模式：硅氧烷分子吸引并结合周围的水分子不断润湿和润滑材料
（CopyVisual 惠赠）

现一种新的水凝胶日抛镜片 Nesofilcon A（Baush+Lomb）将要投入市场，其被生产商称为超水胶材料。其外部表面被设计为泪膜的油脂层的样子来防止脱水和维持良好的视线。这种镜片非常利于维持湿润的镜片环境。

7. 离子性　接触镜材料可能带有电荷，或者是电中性，这种属性对于软性镜片材料非常重要，因为它会影响镜片的组织相容性和抗沉淀性。带有电荷的材料称为离子性的，电荷来自于它们化学结构里的电荷团。大多数情况下，它全带负电，使得材料变得更有活性，特别是在酸性溶液中。但反之则会导致大量的变化甚至材料降解。

离子电荷也有可能使材料更易于形成沉淀。大多数沉淀是由于眼泪中带正电荷的物质被镜片材料中负电荷所吸引形成的，但电中性材料据说是非离子物质，这种材料更趋向于惰性并且很少对眼泪成分产生反应，因此它们往往更不易产生镜片沉淀。

8. 水合作用（含水量）　大多数接触镜材料，无论是硬性透气接触镜还是软性接触镜，都会吸收一些水分。吸收的数量通常表现为总体重量的比例。当生产工序中需要达到准确规格时就必须考虑材料吸水膨胀这一因素。吸水＜总重量 4% 的材料称为疏水性材料，吸水＞

4% 的物质被定义为亲水性高分子聚合物。对于亲水性高分子聚合物，增加含水量通常可增加透氧性。但通常也会使镜片变得脆弱，并且可能使材料更易于形成沉淀。即使创造出 100% 水成分的镜片，而水的透氧率是 80，那么镜片还是无法达到 Holden-mertz 长戴型接触镜标准。大多数含硅亲水性高分子聚合物含水量非常少，因为材料是依靠硅而不是氧来运输氧气。

9. 透氧率 / 氧传导性　透氧率（Dk）是一种材料的特性且通常取决于水凝胶镜片的含水量，它一般随着含水量的增长呈指数性递增。镜片的不同厚度决定其单位时间透氧率，镜片的焦度间接影响其单位时间透氧率。由于中心厚度（CT）在高焦度镜片中差异显著（正负镜都存在），平均厚度更有代表性地被用来作为单位时间透氧率的量度。通过由 HEMA 单体为主组成的共聚物水凝胶获得的最高透氧率值约为 40。低含水量超薄水凝胶镜片如果要和高含水量镜片有相似的单位时间透氧率，除非后者具有更厚的中心厚度，而这是不可能的。减小中心厚度或增加含水量都可以增加镜片单位时间透氧率，但这样也会导致镜片材料更易破损。

硅水凝胶材料已经成功打破了透氧性对含

水量的依赖性（图 10-4），它实现了透氧率和含水量的关系颠倒，降低含水量反而会使透氧率上升。然而其中 Efrofilcon A 并不符合这一规律，其含水量为 74%，透氧率为 $60×10^{-11}$（cm^2/s）。硅水凝胶材料提供的单位时间透氧率为 65～175。其中许多镜片达到了 $87×10^{-9}$（cm×ml O_2）的 HOLDEN-MERTZ 标准，而且 Harvitt 和 Bonanno 建议通过 $125×10^{-9}$ 的单位时间透氧率来避免基质缺氧。这些材料使得接触镜佩戴者能够持续昼夜佩戴 30 天，因

为硅水凝胶材料将如今的水凝胶镜片的单位时间透氧率提高了 8 倍。虽然用于日抛型的材料的可估测透氧性（透氧率 24～35）远低于其他类型硅水凝胶材料的透氧性（透氧率 55～140），但对白天佩戴接触镜晚上摘下的用户来说，这种材料对视力健康是有益的，因为它可以降低上皮层变薄和慢性角膜缘炎症反应的发病概率。从患者的健康出发，不论日抛型还是长期使用的硅水凝胶材料均比普通水凝胶材料更占优势。

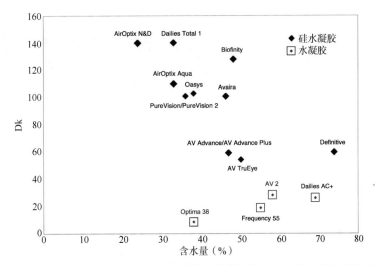

图 10-4　有机硅水凝胶和一些水凝胶镜片的透氧性（Dk）与含水量的关系

10. 软性接触镜分类　FDA 根据软性接触镜材料的含水量和离子电荷对镜片进行了分类，这种分类方法在国际上被广泛接受。

这种分类方法把软性接触镜材料分为 4 类，有助于判断不同镜片材料在人眼或是在体外时的效果。分类的依据是含水量和离子电荷，它们也决定着软性镜片材料怎样与接触镜片护理液相互作用，而且材料的很多特点，如强度、折射率、抗沉淀性和透氧性均取决于它的含水量。当材料的含水量上升时，镜片强度、抗沉淀性和折射率都会下降，而孔径和透氧性通常会随着含水量上升而增加（图 10-5，表 10-3）。

根据 FDA 分类方法，低含水量定义为含

水＜ 50%；高含水量定义为＞ 50%。为了研究和批准适合的护理液，FDA 将软性接触镜分为 5 类以归类相同的聚合物：

一类：低含水量、非离子聚合物。

二类：高含水量、非离子聚合物。

三类：低含水量、离子聚合物。

四类：高含水量、离子聚合物。

五类：硅水凝胶。

（1）一类：由低含水量、非离子聚合物组成，包括大量材料，如 HEMA 和疏水性单体。MAA 镜片也属于此类。因含水量更低和非离子性的原因，此类软性接触镜蛋白质沉淀较少。

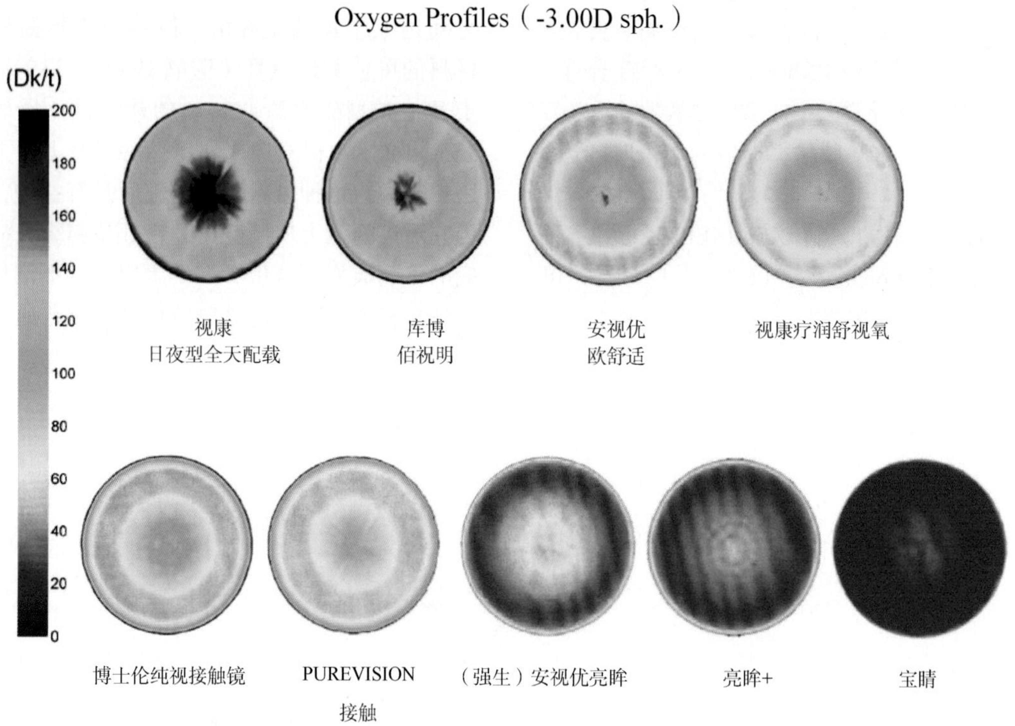
Oxygen Profiles（-3.00D sph.）
(Dk/t)
200
180
160
140
120
100
80
60
40
20
0
视康
日夜型全天配载
库博
佰视明
安视优
欧舒适
视康疗润舒视氧
博士伦纯视接触镜
PUREVISION
接触
（强生）安视优亮眸
亮眸+
宝睛

图 10-5　不同类型软性接触镜含氧量介绍（–3.00D sph）

（2）二类：由高含水量、非离子聚合物组成。由于此类镜片有更高的含水量，它们可能对蛋白质有更大的吸引力。同时因其具有非离子聚合物基质的优势，可以防止蛋白质附着在镜片上。由于含水量高，这种镜片不能使用高温消毒，考虑到镜片的褪色问题也要避免使用山梨酸和山梨酸钾等防腐剂。

（3）三类：由低含水量、离子聚合物组成。因为泪液蛋白和脂质中的正电荷，其负离子表面表现出更强的吸引力。因此，与非离子物质的材料相比，它们有更高的沉淀物形成的倾向。

（4）四类：由高含水量、离子聚合物组成。这种镜片是所有种类中最容易吸引蛋白质的。高含水量和离子聚合物导致更多的蛋白质被吸收进镜片基体。因为高含水量，这种镜片不能使用高温消毒，也应当避免使用山梨酸和山梨酸钾等防腐剂，且离子聚合物对眼睛护理产品成分的变化更加敏感。另外，因为镜片中添加的离子会改变含水量，其所引起的 pH 变化可能改变镜片的参数。

（5）五类：根据已经给出的水凝胶镜片材料与硅水凝胶镜片材料之间的差别，显而易见的是，如果硅水凝胶材料需要有自己的分类标准。因为它的基础特性（湿润性、含水量、透氧性）与常规的水凝胶材料不同，这种材料对于沉淀和溶液环境的表现有所差异，所以专门归入第五类来区分硅水凝胶材料。这一类材料被定义为一类拥有与含水量无关的、透氧性＞ 30 的软性材料，目前经常不断有关于如何根据离子性、含水量、镜片中硅含量和镜片表面来区分这类材料（R.P.Stone，personal communication，April 3，2012）的争论，最近的 FDA 分类法见表 10-4。

表10-3　硅水凝胶镜片相关数据

品牌名称	视康日夜型	视康水润 舒视氧	爱尔康	纯视	纯视2	佰视明	爱维纳	欧舒适	亮眸	亮眸+	强生恒润 氧日抛	DEFINITIVE
制造商	爱尔康	Alcon	Alcon	Bausch + 博士伦	Bausch + Lomb	库博	Cooper Vision	Vistakon	Vistakon	Vistakon	Vistakon	Contamac (Marketed by other labs)
材料	lotrafilcon A	lotrafilcon B	delefilcon A	balafilcon A	balafilcon A	comfilcon A	enfilcon A	senofilcon A	galyfilcon A	galyfilcon A	narafilcon A B	efrofilcon A
Dk	140	110	140	91	91	128	100	103	60	60	55	60
Dk/t	175	138	156	101	130	160	125	147	86	62	65	75
含水量	24%	33%	33%~80%	36%	36%	48%	46%	38%	47%	47%	48%	74%
模量	1.4	1.2	.7	1.1	1.1	0.75	0.5	0.72	0.43	0.43	0.71	0.35
表面处理	等离子体涂层	等离子体涂层	等离子体涂层	等离子体氧化	等离子体氧化	无	无	内部湿润剂	内部湿润剂	内部湿润剂	内部湿润剂	无
更换周期	月	月	日	月	月	月	2周	2周	2周	2周	日	季度
配戴时间	DW, EW, or CW	DW or EW	DW	DW, EW, or CW	DW	DW or EW	DW	DW or EW	DW	DW	DW	DW
附加镜片形态	环曲面 & 多焦点	环曲面 & 多焦点		环曲面 & 多焦点	环曲面 & 多焦点	环曲面 & 多焦点	环曲面	环曲面 & 多焦点	环曲面			环曲面 & 多焦点

表10-4　FDA关于硅水凝胶镜片材料的分类一览表				
Ⅰ类（低含水，非离子）	Ⅱ类（高含水，非离子）	Ⅲ类（低含水，非离子）	Ⅳ类（高含水，离子）	Ⅴ类（硅水凝胶）
Acofilcon B (49%)	Acofilcon A (58%)	Bufilcon A (45%)	Bufilcon A (55%)	Balafilcon A (36%)
Crofilcon (39%)	Alphafilcon A (66%)	Etafilcon A (43%)	Epsifilcon A (60%)	Comfilcon A (48%)
Dimefilcon A (36%)	Atlafilcon A(64%)	Deltafilcon A (43%)	Etafilcon A (58%)	Efrofilcon A (74%)
Genfilcon A (48%)	Hefilcon C(57%)	Droxifilcon A (47%)	Focofilcon A (55%)	Enfilcon A (46%)
Hioxiflilcon B (49%)	Hilafilcon B (59%)	Ocufilcon A (44%)	Methafilcon A, B (55%)	Galyfilcon A (47%)
Isofilcon (36%)	Hioxifilcon A (59%)	Phemfilcon A (38%)	Ocufilcon B (53%)	Lotrafilcon A (24%)
Mafilcon (33%)	Hioxifilcon D (54%)		Ocufilcon C (55%)	Lotrafilcon B (33%)
Polymacon (38%)	Lidofilcon B (79%)		Ocufilcon D (55%)	Narafilcon B (48%)
Tefilcon (38%)	Lidofilcon A (70%)		Ocufilcon E (65%)	Senofilcon A (37%)
Tetrafilcon A (43%)	Nelfilcon A (69%)		Ocufilcon F (60%)	Sifilcon A (32%)
	Nesofilcon A (78%)		Perfilcon A (71%)	
	Netrafilcon A (65%)		Phemfilcon A (55%)	
	Ofilcon A (74%)		Tetrafilcon B (58%)	
	Omafilcon A (59%)		Vifilcon A (55%)	
	Scafilcon A (71%)			
	Surfilcon A (74%)			
	Vasurfilcon A (74%)			
	Xylofilcon A (67%)			

[a]The FDA has created the five lens groups to clarify categories of similar polymers for investigating solutions approvals.

二、生产工艺

接触镜的软性镜片生产可以通过离心浇铸法、车床切削法、铸模成形法和前三者的组合工艺完成，包括许多不同的步骤、流程和技术。以下内容简短概括了主要的生产方法。但所有接触镜生产流程均开始于切削和镜片材料的准备。在准备环节加入精确数量的单体，除去所有杂质，某些情况下材料被聚合为棒状、纽扣状或片状。

（一）车床切削法

车床切削法被用来生产PMMA、硬性透气接触镜和许多软性接触镜。此流程把一个长的圆筒状塑料材料切削为镜片纽扣。车床切削过程由塑型、抛光、水化、萃取、染色、整理和消毒组成。

1.切削　坚硬干燥的眼镜聚合物纽扣状毛

胚放置在车床上。数控车床现在能够在镜片上切割正面和基弧，以及二次曲线和斜边。

2. 抛光　经过切削加工后，镜片从车床上移下，进行抛光来去除一切车床加工痕迹，提升光学性能并修出平整边缘。

3. 水化　为了使镜片变得柔软，易碎干燥的镜片将经历水合作用，它们被浸泡在盐水中直到它们能吸收到自身结构所能承受的尽可能多的含水量。在此过程中镜片实际上从干燥僵硬的材料变成了柔软有弹性的镜片。

在水化作用中，镜片随着吸水逐渐膨胀，因此需要仔细计算干镜片的尺寸，以便获得尺寸精确的彻底水化后的镜片。

4. 萃取　水化之后进入萃取阶段，在此阶段，镜片通过加工来除去所有未聚合的化学制品或混进去的原料。

5. 染色　如果镜片需要染色，下一步是涂料染色。

6. 整理　整个生产过程中有许多质量检测步骤，在镜片制作过程完成前要进行一次全面的质量检查，并且在包装前实施最终流程。

7. 消毒　此时的镜片要进行消毒。把镜片的托盘放入一个能维持 121～124℃ 至少 20 分钟的高温灭菌器内，这一步骤使所有可能存在的微生物和孢子失活来保证包装中镜片的无菌性。车床切削法是一种相对劳动密集型的昂贵的过程，而且一般不像模铸成形法和离心浇铸法可重复利用。然而它对于某些特定镜片的生产来说是很有用的，尤其是那些数量小且带有自定义参数的镜片。

（二）离心浇铸法

在软性接触镜生产历史中离心浇铸法是第一个被采用的生产方法，Otto Wichterle 在 1951 年发明该法之后，接着 Bausch+Lomb 经深度开发，使此方法被用来生产一些水凝胶接触镜片。

离心浇铸法的步骤：把液态的镜片聚合物注射进一个旋转的模具，镜片产物的最终形状和光学性能取决于温度、重力、离心力、表面张力、模具中的液体数量和电脑控制的旋转速度。低速产生更平的后部曲线，高速产生更尖锐的曲线。

镜片的外部（前部）表面取决于模具的弯曲程度，镜片的内部（基弧）表面取决于上述因素，因为这些力的作用会导致最终的基弧不是球面。

在旋转一段合适的时间之后，镜片材料接受高温和紫外线处理。这种处理称为"调制"，液态聚合物变成固态。由此，镜片变得像经过水化、萃取和整理的车床切削镜片一样。

离心浇铸法是一种造价低廉的生产方法，用这种方法生产的镜片可以大量重复生产，而且拥有非常薄和舒适的边缘，佩戴离心浇铸法制成的镜片时，最大的问题是在验配时镜片常偏离中央，最常移至颞上方。

（三）铸模成形法

铸模成形法是一种具有更高重复生产效果和更低劳动密集程度的过程，它是一种适用于大批量接触镜片生产的高性价比方法，抛弃型或频繁更换的镜片一般通过此方法生产。

铸模成形法的第一步是制作用来成形镜片的模具，每一个不同的镜片设计（一切光学性能、基弧和直径的合理组合）都需要一个单独的主模具。一个金属主模具可以生产出上千个塑料模具。

将液体聚合物倾倒在模具的凹面，然后用模具的凸面固定，对材料进行紫外线消毒。

在镜片被移出模具之后，对它进行水化过程。稳定软性铸模法［Stabilized soft molding（Vistakon）］、Lightstream 技术（Alcon）、Formcast（Bausch+Lomb）和 Aquaform Molded Science（CooperVision）都是用来生产高质量、廉价和可以高重复性生产的软性接触镜镜片的专利方法。

三、镜片种类

1. 佩戴时间　FDA 许可的接触镜类型为

日戴型（daily wear，DW）或者长戴型（extended wear，EW），日抛镜片被规定白天戴晚上摘掉，长戴型镜片被规定最多只能戴 7 天 6 晚，或者 30 个晚上连续佩戴（continuous wear，CW）。一些从业者用弹性佩戴这个术语来描述使用长戴型的镜片在一些临时的需要长戴型的场合（戴 2～3 个晚上或者适当的戴着眼镜小睡一会）。

通常长戴型接触镜比日戴型镜片有更高的透氧率，往往使用更高含水量的材料和更薄的镜片来达到更高的透氧率，导致镜片难以拿住或戴上取下，且更易碎。目前这些传统的水凝胶镜片不建议用来长期使用，因为硅水凝胶材料能提供高 8 倍的氧气给角膜。硅水凝胶材料镜片可日抛、长期使用或连续使用 30 个晚上，这取决于 FDA 的规定（详见第 16 章）。当为患者选择一个佩戴方案时，从业者必须根据患者的视力健康、想法、需求和生活方式来决定哪款佩戴方案更适合他。

2. 更换周期　FDA 没有直接规定更换周期，它把接触镜分为抛弃型和可更换型，FDA 没有明确可更换型能重复使用多少次和多久更换一次，生产厂商根据其生产的镜片材料特性和属性会给出推荐的更换周期，虽然超过他们给出的推荐时间之后镜片或许还是可以使用的，但通常镜片的性能开始下降，包括舒适度下降、沉淀物增多、视力下降、对镜片的察觉感增加和镜片的裂缝和刻痕增加。

1989 年第一个抛弃型镜片被 FDA 批准，它本应该在使用了 7 天后就从眼睛里取出扔掉。由于许多因素，最后这种抛弃型镜片获得了重复使用的批准，不过日抛型最多只能使用 2 周，从业者一直把这种镜片称为"一次性"镜片，即便镜片没有被用一次后就丢弃。一般来说，所有使用 1 个月内的镜片均被大部分从业者定义为抛弃型镜片。

为了减少理解使用上的误区，"频繁更换""有计划地更换"和"程序化更换"等说法应运而生。由此指明，一种眼镜应根据从业

者建议的更换周期来更换。此周期可以是 2 周、1 个月、3 个月、6 个月或者是医师建议的其他时间。应该指出更换周期不是 FDA 提出的，它只是生产商为了最大化镜片性能、用户舒适度和用户健康提出来的建议。大部分从业者说的"抛弃型"镜片实际上更准确的定义是需要"频繁更换的"镜片，大部分浸泡在镜盒中的镜片即多数从业者称作为"传统型"的镜片，多推荐在一个特定的更换周期内使用，通常是 6 个月或者 1 年。

从业者和工厂为了扩大对于抛弃型和频繁更换镜片的使用，实际上减少了 > 3 个月的长期型镜片的使用。抛弃型镜片的优点是便捷、舒适、健康、减少对酶或其他清洁剂的使用、减少镜片沉淀物，备用镜片和用户的满足感增加。除了日抛型，大部分镜片推荐半个月或者 1 个月更换 1 次。

在对更换周期有误解的环境中，从业者应该如何决定患者的更换周期呢？通常需要遵循以下两条原则。

（1）更换得越频繁，眼部并发症越少。

（2）如果能在患者的镜片上看到沉淀物，那么镜片应该更换得更频繁。

日抛型镜片的价格对于大多数人是可以承受的，在一个大范围的调查中（46 000 只眼），日抛型镜片的眼部并发症最少，只有 2.5%；比较性研究的结果是硬性透气材料的并发症为 10.5%，PMMA 为 15.8%，传统的 HEMA 为 8.5%，而只使用 1 周的 EW 为 4.9%。

还有一些研究显示，日抛型镜片使用者出现的问题一般更少，而且视力敏锐度、舒适感和用户满意度也有提升，同时日抛型镜片不需要镜片保养，这对大部分患者来说是极大的便利。在一个最近的接触镜更换周期遵医行为研究中，日抛型镜片佩戴者支持率最高（88%），比月抛（72%）和 2 周抛（48%）型都高。还有一个以个人体验为研究的试验发现，早上戴眼镜晚上摘眼镜这样的佩戴方式最舒服也拥有最好的视力。遵从医师给出的更换周期，比起 2 周更换的月抛型镜片，日抛型镜片佩戴者会

在一天结束时有更多的舒适感和更好的视力，所以他们更想要频繁地更换镜片。

硅水凝胶材料镜片，是每天一换，还是 2 周或每个月更换取决于材料的特性，一些研究成果显示，比起传统的水凝胶镜片，硅水凝胶日抛镜片使角膜更健康并降低了角膜缺氧的概率（详见第 16 章），通过日抛型硅水凝胶镜片，接触镜佩戴者可以同时享受每日抛弃的便利和更高的透氧率。

根据镜片材料的更换周期，有实验报道 FDA 四类的软性接触镜，月抛效果更好；然而 FDA 二类镜片能够 3 个月更换一次而且镜片性能没有大的变化。然而还有一些研究结果显示，按月更换比按季更换对于用户来说更容易遵守，许多患者即使医嘱要求 2 周更换一次镜片，但实际上他们普遍佩戴了这些镜片约 1 个月，甚至有少数人有比 1 个月更长的更换周期（与处方的替换周期对比）。

临床上观察到镜片沉淀物的唯一方法是裂隙灯。然而使用电子显微镜的实验发现，当能够通过裂隙灯观察到镜片有沉淀物时，其实这种沉淀物已经大到足够开始降解镜片表面，其早在能用临床裂隙灯观察到之前已经使视力的敏锐度下降了。此即一旦临床上发现沉淀物必须立刻频繁更换镜片的原因。根据佩戴周期，从业者在写更换周期处方时必须全面考虑临床、健康和患者的各种因素，为了患者的健康，需要严格监督该周期的执行情况。

四、总结

本章总结了水凝胶和硅水凝胶镜片材料的特点。对于从业者来说，眼睛护理有许多选项可供选择，包括材料因素（透氧率、弹性模量、含水量和湿润性），佩戴时间（日抛、长期佩戴或连续 30 个晚上佩戴）和更换时间（每天、每 2 周、每个月）。从业者在初次给患者建议时，还应该同时考虑患者状况和想法，帮助他们找到既能提供良好视力和眼睛健康，又适合患者

生活方式的材料。

临床病例

【病例 1】

一位连续过夜佩戴传统型水凝胶镜片（含水量 58%）已有 5 年的 28 岁女士就诊，她一般会在摘掉眼镜前戴 4 ～ 6 夜。虽然患者没有显著的症状，但发现有角膜缘充血、血管化、变性近视，角膜水肿 1+。

解决方案：因为患者想要连续过夜佩戴接触镜，让其佩戴连续过夜佩戴型的硅水凝胶材料制作的镜片，并继续保持目前戴 4 ～ 6 个晚上接触镜的习惯。在后续观察中，角膜缘血管已经消退，病情变得稳定，近视稳定，角膜变得透明。

【病例 2】

一位患者有屈光不正和角膜散光，佩戴计示数 −3.00 −1.00×180，43.00 @180；44.00 @ 090 OU 的硬性透气接触镜镜片，结果有 20/15 OU 的视力敏锐度。患者表示愿意戴接触镜，于是佩戴了硬性镜片，然而戴后 2 周患者仍无法适应，已向患者强调逐步增加佩戴时间的重要性。但 1 个月来，患者反应只能耐受佩戴接触镜的时间下降至每天 2 ～ 4 小时，并且感觉不舒服。

解决方案：不适感似乎是使患者无法佩戴接触镜的主要因素，给患者更换处方验配了一个散光软性接触镜 −3.00−0.75×180 和 8.6mm 基弧 OU 的镜片，视力达到 20/ 15 OU，患者能够实现全天佩戴。

【病例 3】

一位佩戴日戴型硬性透气接触镜镜片很成功的患者出现慢性镜片粘连，改变镜片种类后仍无帮助，排除了眼干或镜片不干净等原因，因为患者很细心且听从医嘱，滴润眼液对于粘连也没有作用。

解决方案：通常日戴型镜片粘连能够通过改变镜片设计来防止，然而有些患者有镜片粘连的倾向，却无法通过这些方法改善。在这种情况下，应该对患者使用软性镜片达到佩戴接触镜的目标。在角膜康复过程中，可能存在一系列镜片的调整从而最终确定镜片的度数和基弧。使用抛弃型镜片并辅助以定期复查，可使从业者在决定镜片最终参数前完成必要的镜片调整。

【病例 4】

患者，男，30 岁，已佩戴 15 年接触镜，诊断为 GPC，检查有 1mm 的角膜新生血管和角膜缘充血，重新佩戴一副硅水凝胶镜片，1 周后发现角膜充血有好转。然而戴这副眼镜后 1 个月摘下时，患者因镜片上有沉淀物而感到局部发痒。

解决方案：①让患者戴日抛型接触镜；②让患者戴日抛型硅水凝胶镜片。

【病例 5】

患者，男，20 岁，运动员，主诉接触镜总是裂开（高含水量，第四类），他在读大学，父母想知道是否有比现在佩戴的更耐用的镜片。

解决方案：对这位患者进行接触镜护理和佩戴的再次讲解，并更换一个更耐用的镜片，如第一类频繁更换的镜片材料（日抛或 2 ～ 4 周更换）。患者不但可以拥有一个更容易护理和佩戴的镜片，还可以有多余的替代镜片。另一个选择是硅水凝胶镜片，因为其具有更高的弹性模量，通常对患者来说更耐用。

【病例 6】

一位既往佩戴传统型接触镜的患者现在改为高弹性模量的硅水凝胶镜片，患者被告知先佩戴数周适应，然而在第 3 周的后续检查中，尽管每天只戴了 8 ～ 12 小时，患者还有不适感。

解决方案：让患者戴一个低弹性模量的硅水凝胶镜片，患者自觉很舒服。本例需要强调应考虑护理液的种类以及注意镜片卷边的问题，不适感还有可能来自没有使用推荐的护理方案或个体太过敏感。如果镜片卷边，用一个更小的基弧就可能解决患者的不适感。

临床判断掌握相关技术项目备忘一览表

- 一个水凝胶镜片材料的强度、抗沉淀性和透氧性特性基本都取决于含水量。其中透氧性随着含水量的增加呈对数增加。
- 硅水凝胶镜片中的含水量不影响透氧性，通常透氧性随着含水量降低（有几种材料除外）而增加。
- 亲水性单体（NVP、MAA）和 HEMA 分子聚合能够增加水凝胶镜片的含水量。
- 第一类非离子 / 低含水量镜片有着最低的蛋白质形成，然而第四类离子 / 高含水量镜片比其他种类倾向于产生更多的蛋白质沉淀。
- 硅是疏水性的，因此，大多数硅水凝胶镜片材料需要表面处理、内部保湿因子或特殊设计使镜片亲水。
- 佩戴时间和更换周期必须根据每一位患者的情况来决定，通常更频繁的更换对眼睛健康和视力是有帮助的。
- 大部分硅水凝胶材料比水凝胶材料有更高的弹性模量，虽然有助于佩戴和提高耐用性，也有可能导致卷边、角膜上皮弓状病变、黏蛋白球化或巨乳头性结膜炎，以及镜片察觉感。
- 硅水凝胶镜片比水凝胶镜片提供了至少 8 倍透氧率。

本书作者感谢 Sally Dillehay，O.D. 在本书第 2 版中对材料选择一章所做出的贡献。

（田　欣　肖会芝　译）

第11章 软性接触镜的配适与评估

Vinita Allee Henry

一、患者选择

软性接触镜，包括传统水凝胶和硅水凝胶镜片，因其制作材料柔软，初次佩戴时舒适性较高，以及镜片的其他特定应用，对不少患者极具吸引力。然而，软性接触镜并非适合所有患者，仔细地选择患者将确保验配成功。全面的初步评估将为从业者针对特定患者选择合适的接触镜提供关键信息：选择硬性透气接触镜，还是选择软性接触镜、选择长戴型还是抛弃型，或者根本不用戴镜。患者可能事先偏向于佩戴某种接触镜，但他们的选择可能并不合适，这时需要向患者解释佩戴这种接触镜的风险和益处、优缺点及可行的选择。只有这样，才可能为患者选择适合的镜片类型。软性接触镜的适应证及禁忌证如下。

接触镜佩戴的禁忌证：炎症和眼前节疾病，可因佩戴接触镜而加重症状的全身性疾病，卫生状况差、依从性差、缺乏佩戴的动机等（表11-1）。软性接触镜禁忌证还包括不规则角膜（如圆锥角膜、眼外伤等）、自身免疫性疾病、免疫功能低下的患者、慢性过敏、长期使用抗组胺药和巨乳头性结膜炎（GPC，又称CLPC）。

软性接触镜因佩戴舒适而对初戴者具有很大吸引力，原因是该接触镜直径大、边缘薄、活动度小及闭眼阻力小。一般接触镜佩戴者不愿意忍受佩戴硬性透气接触镜所需的适应期，而佩戴软性接触镜初期反射性流泪的减少及镜片的低存在感有助于从业者减少验配的时间。

表 11-1 软性接触镜佩戴

适应证	禁忌证
泪液质量好	眼前节炎症或疾病
球面屈光不正	卫生条件差
散光度低	缺乏佩戴的动机
晶状体散光度小	慢性过敏和使用抗组胺药
运动员	佩戴接触镜会加重的全身性疾病
无法适应 GP	自身免疫性疾病或免疫缺陷
偶戴 / 弹性佩戴	泪液质量差
想改变眼睛颜色	不规则散光
GP 黏附	放射状角膜切开术术后
佩戴 GP 3、9 点钟位点染色	干燥、尘土飞扬的环境
强烈的佩戴意愿	GPC

GP，硬性透气接触镜；GPC，巨乳头性结膜炎

为患者选配软性接触镜还要考虑患者的屈光不正、职业、爱好、佩戴时间、卫生条件和依从性。通常情况下，佩戴软性接触镜最好选择球面屈光不正、散光度低、近视散光的患者。这些患者通过佩戴球面或环曲面软性接触镜就能满足视力需求。显然，经常暴露于灰尘或烟雾颗粒（如扬沙等）的工作者不适合佩戴软性接触镜，除非推荐患者再佩戴一副保护镜，如佩戴安全护目镜。多种职业和爱好非常适合佩戴接触镜（如运动员、演员或模特）。框架眼镜的摘除可使从事这些职业的人受益，因为框架眼镜可能导致视野的缩小、下雨时镜片起雾、滑落或破损。相比硬性透气接触镜，软性接触镜由于不易移位更加适合运动员和体育活动时佩戴。

软性接触镜由于活动度小有助于改善初次佩戴的舒适度；与佩戴初期活动度较大而导致佩戴初期视力不稳定的硬性透气接触镜不同，软性接触镜可以提供更稳定的视力；除此之外，软性接触镜还可降低异物感。有时患者只有在从事体育活动，如网球或篮球，或需要改善其外貌的社交场合才佩戴接触镜，软性接触镜很适合这类间歇性使用的情况。与受益于抛弃型镜片的患者相同，软性接触镜对于想改变或增强眼睛色彩的个体同样是不错的选择。对于软性接触镜佩戴者，可抛弃，有多种现成的镜片是软性接触镜的一大优势。日抛型镜片让患者几乎不用护理液，节省了护理液的成本，让旅行更为方便。过敏性患者、容易产生镜片沉淀物的患者，不喜欢护理镜片的患者也可从使用日抛型镜片中获益，患者只需要每天戴入新的镜片，然后在一天结束时直接将日抛型镜片丢弃即可。对佩戴日抛型镜片的患者来说，镜片若有破损、丢失或不适，可以便捷地使用备用镜片进行更换。

相比硬性透气接触镜，软性接触镜由于其特性更容易导致沉淀物的产生并引起感染。因此，患者个人卫生条件差、在不卫生或脏的环境中工作、不按要求定期复查、没有认真护理，都有可能由于镜片污染而引发问题。从业者在接触镜的配适过程中对这类患者要额外小心，尤其是配适软性接触镜时，建议此类患者使用抛弃型镜片。

当然，软性接触镜也有缺点，如一些患者由于散光矫正不足出现视力下降、镜片易破损、镜片核查困难等。水凝胶镜片具有较低的透氧性（Dk/t），然而，与硬性透气接触镜相比，硅水凝胶镜片具有较高的或者和硬性透气接触镜相当的透氧性（Dk/t）。优点和缺点总结在表11-2中。

表 11-2　软性接触镜的优点和缺点

优点	缺点
佩戴舒适	散光未矫正时视力降低
适应期短	寿命短

续表

优点	缺点
能间歇佩戴	透氧性低
最小的角膜畸变	沉淀物产生 / 可能导致 GPC
最小的视物模糊	细菌污染镜片概率大 / 引起感染
不会移位	依从性差，风险高
很少的异物感	镜片参数核查困难
佩戴容易和购买方便	矫正有限制
低眩光	视觉质量可能下降
由于镜片滞后造成的不适较少	
能改变或增强眼睛的颜色	
佩戴简单	
极少引起流泪	
可一次性使用	
丢失或损坏可更换	
有备用镜片	
可用于治疗	

GPC，巨乳头性结膜炎

二、影响患者材料选择的相关因素

总的来说，几乎所有的材料都能被用于大多数患者并取得良好的效果。下面推荐一些在选择镜片材料时应考虑的因素，可最大限度地提高患者佩戴软性接触镜的健康、舒适度、依从性和满意度。

1. 屈光不正　软性球镜度数范围一般为±20D，但常见度数通常为 -10.00D ～ +4.00D。如果不确定，需在佩戴前检查度数。少数库存镜片和定制镜片一般用于高度近视、无晶状体、高度远视（如 ±30.00 ～ 50.00D）。柱镜度数 > -1.75D 或 -2.25D 时用散光镜片矫正。一些品牌的镜片或定制镜片的柱镜为 -2.25D ～ -5.75D，甚至更高。一般来说，高度数不适用于多种材料、染色镜片或特殊设计的镜片（如双光镜片）。

一些厂家提供的非球面镜片，可使低散光（如散光 ≤ -0.75D）患者受益。非球面镜片能改善球差，但并不能矫正散光。尽管患者主观倾向于非球面镜片，但研究表明球面镜片与非球面镜片的差异不大。

2. 初次佩戴的处理　初次佩戴的患者通常更适合稍厚的镜片或者是硬度与弹性模量增加的镜片。这些镜片更容易摘戴和处理。硅水凝胶材料相比普通软性接触镜具有更高的弹性模量。此外，染色镜片更有利于患者摘戴护理。

3. 有沉淀物倾向的患者　对即使进行了严格的护理，但镜片仍然经常产生沉淀物的患者，最好劝其佩戴日抛型接触镜。如果不使用日抛型镜片，也应该使用抛弃型或频繁更换型镜片（即每周或每个月更换）。可选择抗沉淀性能更好的镜片材料（如 Cooper Vision 生产的 Proclear）。随着抛弃型镜片的普及，如果患者遵循推荐的定期更换计划，镜片的沉淀物不会再困扰患者。

4. 边缘性干眼　许多接触镜佩戴者都经历过干眼症状。据报道，约 50% 的接触镜佩戴者有干眼现象。干眼的影响因素：镜片的湿润性、镜片脱水、接触镜护理液、泪膜质量差、环境温度、每天佩戴的时长、湿度、风及眨眼频率。使用水凝胶材质镜片时，低含水量厚镜片的脱水情况比高含水薄镜片要小。这也是这类患者佩戴低含水水凝胶镜片更舒适的原因之一。然而初始含水量和脱水之间的固定关系尚未被明确证实。此外，一些研究表明，增加镜片中心厚度对干眼症状的影响比含水量的影响大。

镜片方面的最新进展是，目前从业者为边缘性干眼患者提供了更多镜片种类的选择。Extreme H$_2$O（Hydrogel Vision Corp.）水凝胶镜片，制造商宣称能维持眼睛的水饱和度，从而降低脱水，增加全天佩戴的舒适性。前文提到的 Proclear 就是一款抗沉淀和含有助于水化的磷酸胆碱的镜片材料。Dailies Aqua Comfort Plus 和 1-Day Acuvue Moist 的材料中还含有润滑剂，据报道这种材料可提高湿润性和舒适度，尤其是全天佩戴的舒适性。在 Dailies Aqua Comfort Plus 镜片中使用的润滑剂是聚乙烯醇

（PVA），在 1-Day Acuvue Moist 镜片中使用的润滑剂是聚乙烯吡咯烷酮（PVP）。Dailies Aqua Comfort Plus 在佩戴过程中释放润滑剂，而 1-Day Acuvue Moist 并不释放。由于将这种改良镜片与其前代进行比较的研究甚少，这些镜片的改良究竟有多大影响目前尚无定论。然而，患者有了一种新的选择，在试用一段时间后，一般患者均可感受到镜片是否真的改良了。BiotrueONEday（Bausch+Lomb）是一种新的日抛型材料，制造商称其为超凝胶，因为据报道其超越了目前的水凝胶材料，含水量高达 78%，并且其外表面的仿泪膜脂质层可以防止脱水（M. Merchea，personal communication，June 10，2012）。另外，日抛型镜片具有可以不使用护理液的优点，从而消除了防腐剂敏感性接触镜佩戴者的顾虑。

硅水凝胶镜片提高了干眼患者佩戴的舒适度。这可能是因为增加了镜片的 Dk/t，降低了含水量，加入内部的保湿因子和一些新的镜片材料具有的天然润湿性。1-Day Acuvue TruEye 和 Dailies Total 1 两种镜片通过结合硅水凝胶材料和日抛方式可以提高干眼患者的舒适度。

除了为边缘性干眼患者寻找最佳的接触镜材料外，护理系统的选择也很重要。双氧水是不错的选择，尤其对含防腐剂护理液敏感的患者。随着新的防腐剂的应用，敏感的症状变得轻微，往往只表现为眼干，佩戴时间缩短，角膜表面染色。许多干眼症状可能仅由一瓶护理液或镀膜镜片引起。推荐初次佩戴者最好使用无防腐剂的双氧水护理。此外，还有一些新型的含有防腐剂的护理液可以提高佩戴者的舒适度和降低干眼程度［如 Revitalens（AMO），Biotrue（Bausch+Lomb），Opti-Free PureMois（Alcon）］。如果双氧水无法减轻患者的症状，那么上述三种护理液可能减轻患者的干眼症状。此外，润滑液还可以用来补充水分和冲洗镜片。

5. 治疗性使用　只有部分镜片被 FDA 批准可用于治疗目的（有时称为绷带镜），使用这类镜片需要密切监测和频繁更换。获得

FDA 认证的硅水凝胶高透氧（Dk）镜片包括 Air Optix Night and Day（Alcon），Pure Vision（Bausch+Lomb）及 Acuvue Oasys（Vistakon）。使用治疗性角膜接触镜的条件：角膜糜烂、慢性上皮缺损、大疱性角膜病变、机械性外伤、干眼和丝状角膜炎。治疗性角膜接触镜也可在眼科手术后用于帮助角膜伤口愈合和药物缓释。这些镜片不宜用在有活动性眼部感染、滤过泡及不能随访复查的患者。

6. 眼部疾病　显然，除了治疗性使用外，部分患者有严重的眼部疾病或全身性疾病不适合佩戴接触镜。例如，由于伤口愈合能力降低，糖尿病患者佩戴软性或硬性透气接触镜有较大风险。但也有研究表明，如果糖尿病患者在严密的监控下，可以成功佩戴日戴型镜片。对于患有某种形式的眼损伤（如染色、乳头肥大、泪液质量缺乏），由于长时间佩戴，如连续过夜佩戴，均会加重相关症状，此类状况可以日戴。或考虑使用日抛型镜片。

7. 年龄　儿童佩戴软性接触镜可能会遇到较大直径镜片的问题。大多数库存的接触镜最小直径为 13.8mm，不过较小直径的镜片常有助于戴入。大多数有动机佩戴软性镜片的儿童都能学会戴入和摘除接触镜。定制镜片的直径为 9～10mm。如果太小的孩子不能完成摘戴，出于医疗需要必须佩戴接触镜（如无晶状体眼，屈光参差）时，父母应该学会摘戴和护理镜片。另外，对孩子来说抛弃型镜片是一种经济实用的镜片，既可以作为备用眼镜，也可以降低由于护理引发的并发症。

老视患者可能在摘戴护理镜片时有困难，有色镜片或彩色镜片可以帮助患者处理好该问题。另外，患者也倾向于稍厚一点和高弹性模量的镜片，这样的镜片比较容易摘戴和护理。

8. 无晶状体眼患者　需要佩戴高 Dk/t 材料的镜片。一般来说，这种镜片是硅胶材料，有参数限制且价格高。

9. 职业　可能影响镜片的佩戴和舒适性。一般来说，应根据患者生活方式选择接触镜的佩戴时间和更换周期。对于工作时间不寻常的患者或者经常出差的患者，能连续过夜佩戴或者日抛型镜片比较适合。旅行时最好携带备用接触镜。日抛型镜片不需要额外的护理液，因此无须考虑航空管理条例对液体的限制。

飞行员、空乘人员及计算机用户等适合湿润性强的镜片，建议使用如前文建议的干眼患者的镜片。从事户外作业或运动等职业者，应选择防紫外线的镜片。防紫外线的接触镜虽然不能消除紫外线引起的眼睛和周围组织损伤，但它仍然可以阻挡部分紫外线的辐射。

10. 部分时间使用　不是很适合佩戴接触镜的患者，或者只在有限的时间内使用接触镜（如高尔夫、网球和社交场合），可以佩戴软性接触镜。此类患者适合抛弃型镜片，如果不能选择日抛型，则长时间储存镜片时应特别谨慎，佩戴前需要对镜片进行消毒。在储存时应定期更换护理液以防止镜片污染和脱水。一些新型的护理液，如 Revitalens（AMO），Biotrue（Bausch+Lomb）和 OptiFree Pure Moist（Alcon），可用于存储镜片长达 30 天。此外，长期未使用的水凝胶材料镜片应注意不要过度佩戴。由于佩戴软性接触镜所需的适应时间短，不经常使用接触镜的患者最好选择软性接触镜。

11. 再次佩戴　长期佩戴硬性透气接触镜镜片的患者改配软性接触镜通常要慎重考虑。佩戴硬性透气接触镜镜片者一般出现无法适应硬性透气接触镜、慢性点染、慢性粘连等情况，且不能随着镜片参数的改变而好转时，才需要改配软性接触镜。这种情况下，患者应先缩短佩戴时间或停戴一段时间，用以确定角膜是否好转或能保持稳定，再决定是否改配。抛弃型试戴片比较适合此类患者。如果停止佩戴硬性透气接触镜镜片后角膜有变化，这种试戴片较容易更换。当角膜曲率和屈光不正稳定后，就可以订制最终的软性接触镜。

12. 依从性　如果患者不能按照要求护理和消毒镜片，应该考虑抛弃型镜片。对某些患者来说，频繁更换型有助于提高其依从性。若患者偶尔睡觉佩戴，应劝告其选择长戴型硅水

凝胶材质的镜片，即使患者本来的目的是白天佩戴。不遵医嘱，常使从业者陷入困境，不知是否应该为患者验配接触镜。对患者进行教育并告知其不遵医嘱可能引发的不良事件可以帮助患者自愿听从指导。如果患者不能遵循适当的佩戴、护理和操作方案，则不适合佩戴接触镜。

三、镜片的选择和配适

一旦确定患者适合佩戴软性接触镜，应开始镜片的选择程序。镜片的材料分为多种类型。一般来说，患者常佩戴的软性接触镜可分为以下几类：日戴或者可以过夜佩戴（连续或者持续佩戴）镜片；抛弃或者频繁更换镜片；可以增强或者改变眼睛颜色的染色镜片；散光镜片；多焦点镜片。镜片有不同的度数、基弧、直径、厚度、含水量及色彩。为患者选择镜片时，首先要考虑的因素是患者的兴趣。虽然可以通过经验验配，但参考患者意愿对于患者和从业者来说仍非常重要，它可以增强患者的信心和依从性，同时也能避免反复订制镜片。另外，对于大多数软性接触镜来说，患者都可以当天取镜。

1. BCR　软性接触镜一般会有 2 ~ 4 个BCR。平均而言，镜片 BCR 要比角膜平坦 K 值约平 4.00D。可参考下述原则：

平坦 K > 45.00D 选择陡峭曲率半径作为基弧。

平坦 K 为 41.00 ~ 45.00D 选择平均曲率半径作为基弧。

平坦 K < 41.00D 选择平坦曲率半径作为基弧。

如果只有两个基弧选择，那么当角膜平坦 K < 45.00D 时，可以选择略平的基弧，如许多软性接触镜的基弧为 8.3mm 或 8.4mm，8.6mm 或 8.7mm，8.9mm 或 9.0mm（或半径非常接近所列数据）。例如，如果一种镜片有 8.4mm、8.7mm、9.0mm 的基弧，根据角膜平均曲率半径应该先佩戴诊断性镜片，基弧是

8.7mm；如果配适感觉太紧，应尝试稍平坦的基弧，此例中应选择 9.0mm；如果配适太松，可以配适稍陡的基弧，此例中应选择 8.4mm。同样，如果角膜曲率比 45.00D 更陡，患者初步考虑佩戴基弧为 8.4mm 或者更陡一些的诊断性镜片；如果患者的角膜度数比 41.00D 更平，应选择 9.0mm 或更平坦的镜片。当角膜曲率在临界值（如 45.00D）时，可以一只眼佩戴 8.7mm 基弧而另一只眼佩戴 8.4mm 基弧，再决定哪一个基弧更合适。一些厂家推荐在平坦角膜上佩戴稍陡峭的基弧，这样在配适镜片前有助于判断配适准则。

一旦镜片配适较紧，那活动度多 < 0.3mm，结果经常产生结膜阻力，结膜会随着镜片移动，镜片几乎不能与结膜分离。因此当镜片摘下时，过紧的镜片边缘会在巩膜上留下环状痕迹。然而使用平坦镜片时活动度多为 1 ~ 2mm，所以经常会偏离角膜。在直视前方时，镜片可能向角膜下方偏离，在向上看时，镜片会出现下滑（图 11-1）。另外，在下方还可以看到边缘翘起。如果镜片边缘卷曲，当患者向下注视时，镜片将向上方偏心。通常合适的软性接触镜配适应为中心定位，活动度为 0.3 ~ 0.5mm（图 11-2）。向上注视时，镜片的移动度为 1mm 左右。一般来说，薄镜片的活动度相对小。上推试验可以用来判断镜片配适是紧还是有最小的移动。该试验通过轻轻挤压下眼睑以推动镜片来进行，配适偏紧的镜片将无法移动，而配适合适的镜片将随着下眼睑运动而有移动。

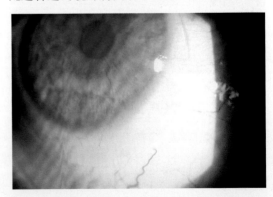

图 11-1　镜片基弧松，患者向上方注视时镜片下滑（为增强观察效果，镜片呈荧光染色）

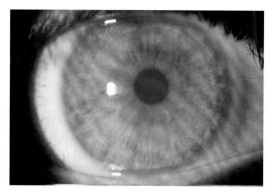

图 11-2 镜片对角膜覆盖良好，中心定位（为增强观察效果，镜片呈荧光染色）

研究表明，上推试验是镜片可接受性测试中最准确的单项检查。因此，该试验在配适过程中的一个重要而简单的步骤。当观察到镜片移动时，上推试验结果为阳性，当观察到镜片没有移动或移动困难时，上推试验结果为阴性。

2. 镜片直径　软性接触镜镜片直径（OAD）的选择，要求对角膜实现 360° 全覆盖。理想情况下，镜片在所有方向上至少应覆盖至巩膜 0.5mm 处（图 11-2）。水平可视虹膜直径（虹膜直径从边到边）测量值 +2mm，可以得到大概的镜片直径（图 11-3）。如果镜片偏心，那么应该选择比估计值更大的直径。镜片可用的直径范围一般为 13.8 ～ 15mm。有些厂家的库存镜片直径可能过小过大。对于所需镜片参数超出正常范围、配适困难的患者，可以订做更小直径，或松或紧的各种基弧的镜片。

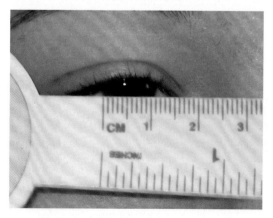

图 11-3 水平可视虹膜直径的测量方法

3. 度数　镜片的度数是将预估结果和诊断性镜片片上验光结果综合后得到的。镜片的预估度数由患者的眼镜处方决定，当度数 ≥ 4.00D 时，需要考虑镜片后顶点到角膜平面之间的距离（见附录 2）。如果患者的处方是散光比较小的球柱镜联合，在预估接触镜度数时应考虑等效球镜度。最后的处方应该等于诊断性镜片的度数与片上验光度数之和，或者接近预估度数及诊断性镜片片上验光度数之和。例如：

患者 1 和患者 2：两者的框架眼镜度数：−4.75D，镜眼距：−4.50D，预估接触镜度数：−4.50D，诊断性镜片：−4.00D。

患者 1：片上验光：−0.50D，最终处方：−4.50D。

患者 2：片上验光：−1.00D，最终处方：−4.75D。

患者 1 片上验光结果等于预估值。患者 2 中，片上验光结果与诊断性镜片度数相加等于 −5.00D，然而镜片处方 −4.75D 为预估结果与片上验光结果的折中值。最终镜片的定制度数取决于患者戴镜 1 周后和随访复查时的评估结果。

4. 镜片中心厚度（CT）　通常 −3.00D 镜片的中心厚度约为 0.08mm。近视镜片的中心厚度一般为 0.04 ～ 0.18mm，远视镜片的中心厚度一般为 0.20 ～ 0.70mm。近视度数越大，镜片中心越薄，同样的，远视度数越大，镜片中心越厚。较厚的水凝胶镜片（0.12mm）对患者来说比较容易操作。低含水、较薄（0.035mm）的水凝胶镜片可以连续佩戴。然而，许多厂家提供的标准日戴型低度数近视镜片中心厚度为 0.05 ～ 0.07mm。随着硅水凝胶材料的应用，已不再推荐使用水凝胶镜片连续佩戴。另外，虽然厚的水凝胶镜片易于操作，然而由于硅水凝胶镜片有较高弹性模量，镜片操作困难的患者不必使用厚的水凝胶镜片。

薄镜片更倾向紧附着于角膜，经常眨眼时镜片活动度较小。因此，需要对佩戴这类镜片

的患者进行监测。监测内容包括缺乏镜片滞后、角膜缘充血、镜片下碎屑等。同样的，即使使用高含水、厚镜片，患者在佩戴初期有良好的眨眼活动度，也需要对其进行监测。这些镜片往往容易脱水，加剧镜片基弧变紧和减少镜片滞后。

诊断性镜片选定后，要戴入镜片并直到镜片稳定。镜片戴入后到达稳定状态所需时间并无定论。有研究显示，在戴入第一个 5 分钟内进行评估是最佳时间。另有观点建议以戴镜 10 ～ 15 分钟为宜。这可能是由于镜片的材料不同而产生的差异。从业者应在戴入后第一个 5 ～ 30 分钟评估镜片的活动度，并与随访复查中佩戴更长时间（如 4 小时）的镜片的活动度进行比较。与球面软性接触镜相比，环曲面镜片和多焦点镜片可能需要更长的适应时间。应对视力、片上验光、镜片活动、中心定位、镜片覆盖度进行综合评估，以帮助确定最终镜片的设计。定制软性接触镜时需要明确的参数包括基弧、度数及镜片名称。对于一些镜片来说，可能还需要明确镜片直径、颜色、散光和轴向、近附加度数等参数。取镜时应该将镜片戴入眼中进行评估，教会患者戴入、取出眼镜的方法，告知患者佩戴时间表，常见的适应证及镜片护理见第 12 章。

5. 染色镜片　选择染色镜片基于患者的需求和愿望（如容易处理、增强眼睛颜色、不透明的染色）。增强型染色镜片可以增强眼睛的颜色（如使蓝眼睛更蓝）。不透明染色可以改变眼睛的颜色。还有一部分患者不需要屈光矫正，仅需要染色镜片的美容效果。同样的，有部分患者需要在社交场合佩戴美容染色镜片。抛弃型染色镜片，尤其是日抛型，是偶尔参加社交活动的方便选择。许多镜片都有易处理或可见的染色，镜片更容易定位。

6. 抛弃 / 频繁更换性镜片　目前，除了一些特殊定制的镜片，患者已经很少选择佩戴没有定期更换时间的传统软性接触镜。大多数软性接触镜佩戴者可以成功佩戴抛弃型接触镜并

从中受益，无论是一次性使用、1 周、2 周或者 1 个月更换的接触镜，尤其是硅水凝胶抛弃型镜片，既干净又透氧。有关抛弃型和频繁更换新镜片的更多信息参见第 10 章。

7. 硅水凝胶镜片　比水凝胶镜片能提供更多的氧气。为保障角膜健康，软性接触镜材料已经向硅水凝胶材料方向发展。硅水凝胶镜片有球面、环曲面和多焦点，大部分患者可从中受益并得到令自己满意的镜片。硅水凝胶镜片之所以透氧性（Dk/t）高，依赖的是其中的硅而不是含水量。当患者由水凝胶镜片改配硅水凝胶镜片时，告知患者这种镜片的弹性模量高及透氧性提高是很必要的。患者的教育将帮助硅水凝胶镜片验配顺利成功。从水凝胶改配成硅水凝胶材料镜片时，偶尔佩戴最初几天出现轻微的异物感，这可能是由于角膜的缺氧或水肿导致角膜不敏感或"麻木"造成的。佩戴硅水凝胶材料者，随着镜片透氧性的提高，角膜的健康状况也会随之改善，使之变得更敏感或"麻木"感降低。如果患者持续佩戴 1 ～ 2 周，一般可适应新的镜片。此外，提高镜片舒适度的方法还有佩戴低弹性模量的镜片，在镜片佩戴前将镜片浸泡在推荐的护理液中。近几代硅水凝胶镜片已经提高了保湿性能，增强了包装的质量。因此与第一代硅水凝胶镜片相比，提高了初始佩戴的舒适度。更多有关硅水凝胶材料和护理的信息参见第 10 章和第 12 章。

四、评估步骤

1. 镜片评估　最佳的软性接触镜配适表现为良好的中心定位，眨眼时镜片的活动度为 0.3 ～ 0.5mm，此外，镜片应该完全覆盖角膜并延伸至巩膜至少 0.5mm，视力应在 0.8 或以上，至少要与框架眼镜视力相当。若佩戴目的不仅是为了体育运动或出席社交场合，镜片应每天舒适佩戴 12 ～ 14 小时，可以 3 ～ 7 天长期佩戴或 30 天连续佩戴。镜片分发给患者后需要进行常规评估以确保角膜健康。例如，新的日戴型佩戴者的随访复查时间可以安排在

戴镜后1周、1个月、6个月各1次，以后每6个月复查1次。对于新的夜戴型佩戴者的随访复查时间应该安排在戴镜后1周、1个月、3个月和6个月各1次，以后每3个月复查1次。

佩戴软性接触镜可有并发症，然而，只要充分关注随访复查及患者的依从性，大多数并发症是可以预防的。常规随访复查应该包括以下检查内容：视力、片上验光、双目显微镜（戴镜状态和摘镜状态）、角膜曲率和主观验光（表11-3）。在双目显微镜下，应该评估镜片的位置、覆盖度、移动度和镜片的状况。当接触镜戴在眼内时，应仔细扫描镜片表面和边缘，可以很容易地发现指甲样泪液、边缘泪液、裂孔、锈斑、果冻颗粒、蛋白质和脂质沉积，还有藏在眼睑下的镜片上、下边缘。指甲样泪液的特征是像头发或棉线样的裂缝，位于镜片的中央区或周边区，一般是佩戴者将镜片摘离角膜时指甲掐捏镜片造成的。边缘泪液可能作为镜片缺失的楔形区域或斜缝出现。锈斑是一种沉积在镜片基质中的橘黄色点状物，该现象表明患者可能使用自来水冲洗过镜片，也有可能是由环境或异物进入眼内导致的，不过最常见的原因是使用自来水冲洗镜片。果冻颗粒、蛋白质和脂质都是沉淀物的组成成分，部分来自泪膜的化学成分。充分的镜片护理和频繁更换镜片可预防沉淀物的产生。当观察到镜片有沉淀物时，从业者应判断引起沉淀物的原因，是镜片老化、患者依从性差还是患者的泪膜易于产生沉淀物。果冻颗粒可能是泪液的pH发生变化，在镜片前表面呈大小和数量各异的透明或白色隆起。而脂质和蛋白沉积呈膜状，脂质沉积表现为油脂状薄膜（图11-4），蛋白沉积表现为白色透明薄膜。

角膜曲率计可以用来帮助判断镜片的配适是否太松或太紧。通过角膜曲率计观察到佩戴接触镜后的反射像应该是清晰和不扭曲的。过紧配适观察到的反射像一开始是清晰的，眨眼后变得扭曲和模糊；过松的配适会表现出扭曲的反射像，眨眼后会立即变得更加扭曲。

表11-3　随访复查镜片评估试验	
视力	摘镜下双目显微镜观察
片上验光	新生血管
角膜曲率计上观察	荧光染色
过紧	眼睑评估
过松	角膜评估
清晰、不扭曲	充血
戴镜双目显微镜观察	微囊
镜片中心定位	条纹
镜片位置	角膜内皮多形性变
镜片覆盖度	角巩膜缘充血
镜片移动度	睑结膜；滤泡；乳头
镜片状况（泪液、镜片表面沉积）	角膜曲率
	主观验光

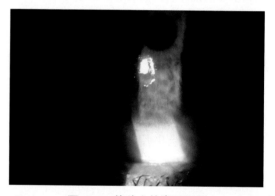

图11-4　镜片上的脂质沉积

2. 眼部检查　镜片摘下后，应该检查角膜和结膜的变化，有无水肿（即条纹、微囊和多形性变）、新生血管、角膜缘充血和其他充血（图11-5）。荧光染色有助于评估众多的角膜点染形式，包括镜片脱水造成的下方弓形染色、过敏反应或碎屑造成的弥漫性染色，或异物造成的染色；此外，荧光染色还可以帮助评估翻转眼睑时的乳头肥大。在长期佩戴软性接触镜后的每次复查中使用荧光素染色来监控眼睑和角膜可能产生的微小变化非常重要，如巨乳头性结膜炎或角膜染色。为防止镜片染色，使用荧光素钠后，要使用生理盐水反复冲洗患者的眼睛，或者让患者佩戴框架眼镜2～4小时。

高分子量的荧光素染料不会使镜片变色，然而由于荧光性降低，会影响对染色效果的观察。如果发现镜片被荧光素染色，应更换镜片，或者反复使用双氧水漂白镜片。笔者发现，大多数硅水凝胶镜片不会被荧光素染色，对于硬性透气接触镜佩戴在软性接触镜上（piggyback）这样的佩戴方式非常有用。笔者发现，将荧光素注射入放有硅水凝胶镜片的眼镜盒中对镜片进行染色后，Air Optix Aqua，AirOptix Night and Day（Alcon）和 AcuvueOasys（Vistakon）等镜片使用多功能护理液 10 分钟内就能清洗干净，Biofinity（Cooper Vision）和 Purevision（Bausch+Lomb）虽然仍被染色，但浸泡在 ClearCare 液（Alcon）中后，镜片即变干净。

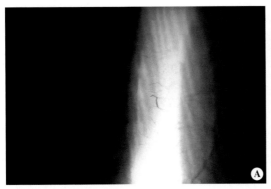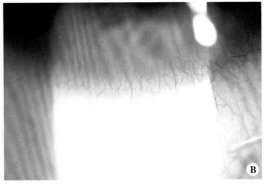

图 11-5　A. 边缘充血；B. 血管侵蚀

五、总结

软性接触镜验配相对简单。全面评估和随访复查有助于佩戴成功。软性接触镜由于初始佩戴的舒适性、易于适配和易于订购等优点广受患者的青睐。

临床病例

【病例 1】

患者，男，45 岁，律师，想佩戴接触镜。业余时间患者常参加高尔夫、篮球及其他体育运动。虽然平常工作时患者戴双焦点眼镜，然而想在娱乐活动时佩戴接触镜。其双眼焦度为 -3.00-0.50×180，双眼近附加 Add=+1.25，双眼角膜曲率为 42.00@180/42.37@90。

解决方案：抛弃型尤其是日抛型镜片比较适合该患者，因其只想在偶尔参加体育运动时佩戴。如患者获得良好远、近视力的成功验配可以使其从部分时间佩戴转变成全天佩戴。

佩戴软性接触镜的患者希望休闲时佩戴有许多好处：包括偶尔佩戴的机会、没有镜片偏心和丢失的风险。由于其角膜曲率度数 K 值都是 42.00D，需要中等基弧的接触镜。最终接触镜度数取决于片上验光，通常等效球镜度为 -3.25D。

【病例 2】

患者，女，12 岁，与其母亲一起来诊，想配制接触镜。患者表现出强烈的验配愿望，对能将其灰色眼睛变成绿色的接触镜感兴趣。患者的屈光不正度数，右眼 -4.50D，左眼 -4.25D，双眼的角膜曲率度数都是 42.00D。

解决方案：该患者可以佩戴中等基弧的接触镜，如 8.6mm 或 8.7mm。根据其框架眼镜后顶点到角膜面的距离，预估接触镜度数为右眼 -4.25D，左眼 -4.00D。增强绿色镜片或者绿色不透明镜片除了能让患者灰色眼睛变成绿色外，还便于操作，有利于初次佩戴者。这类患者通常都能成功验配接触镜，因为此类患者既可以感觉视觉上有提高，也会在美容上感到外观有改善。由于患者要维持姣好的外貌，成功验配的可能性很高。患者适合抛弃型或频繁更换型镜片，这类镜片不但能保证眼部健康，而且在镜片丢失或损害时有备用镜片。此外，使用日抛型染色镜片患者可以随意选择佩戴透明的镜片，或是使用后随时可以丢弃的各种染色的不透明镜片。

【病例 3】

一位想配软性接触镜的患者。其屈光不正度数：右眼 −5.00D，左眼 −3.00−1.00×180，角膜曲率读数为：右眼 42.50 @ 180/42.75 @ 90，左眼：43.00 @ 180/43.75 @ 90。水平可视虹膜直径（HVID）为 12mm，所有的眼部检查结果，包括泪膜的质和量均正常。

解决方案：右眼 BCR 选择 8.3mm，左眼 BCR 选择 8.9mm；镜片直径右眼选择 14mm，左眼选择 14.5mm，在可视水平虹膜直径基础上增加 2mm 就是镜片直径 14mm，可以完全覆盖角膜；诊断镜片右眼佩戴 −4.50D，左眼佩戴 −3.00−0.75×180。将诊断性镜片戴入眼内后进行了评估，由于右眼镜片在上推试验中表现稍紧且眨眼时出现结膜滞后，将右眼诊断性镜片更换为 8.6mm/−3.00D。双眼中心定位良好，有 0.5mm 的活动度。片上验光，右眼追加 −0.25D，左眼追加 0D，双眼矫正视力为 20/15。最后，镜片参数的处方：右眼为基弧 8.6mm，度数 −4.75D，左眼为基弧 8.9mm，度数 −3.00−0.75×180。选择有颜色的镜片，以便于操作。

【病例 4】

患者，女，20 岁，镜片容易有果冻颗粒和沉淀。患者每 2～3 周更换 1 次镜片，更换护理系统也不能解决问题。

解决方案：这位患者适合佩戴日抛型镜片。这样每天都能佩戴干净的新镜片，确保了健康和舒适。日抛型镜片不需要护理系统，因此，尽管镜片的费用高，但患者能节省护理液方面的花费。

【病例 5】

患者，男，28 岁，有 12 年接触镜佩戴史。患者已经完成了护理人员培训，开始延长佩戴时间，从每天 17 小时增加到 20 小时。患者主诉，眼睛在每天佩戴结束时变得很红且有刺激感。目前其佩戴的是日戴型水凝胶镜片。双目显微镜下显示镜片有良好的中心定位和活动度，然而，摘镜后观察到微囊、水肿、结膜充血，角膜上方出现新生血管。

解决方案：这位患者需要更换成硅水凝胶材质的镜片。无论他想长戴还是日戴，这种材料都会使透氧性增加 6～8 倍。增加透氧性将减轻角膜缺氧的临床体征，如水肿和新生血管。应该对患者进行最初适应期的相关教育，向其解释由于缺氧其眼睛变得不敏感，而佩戴硅水凝胶镜片后，其眼部健康

将得到改善，敏感性也会随之增加。1～2 周后，患者会逐渐适应新的镜片。由于硅水凝胶材料消除了水肿，患者可以很舒适地佩戴 17～20 小时。患者的另一个选择是日抛型硅水凝胶镜片，摘下后可以扔掉。

【病例 6】

患者，女，26 岁，初次佩戴软性接触镜。病史显示患者妊娠 3 个月。其他检查结果表明该患者适合佩戴软性接触镜。

解决方案：应让患者了解在妊娠期间眼睛可能发生的变化（如由于泪液黏性改变引起的干眼、角膜曲率及视力的变化等）。建议患者等待一段时间再进行佩戴（如产后 6 周，或停止母乳喂养后 6 周）。但在配适前应再次确认患者可以佩戴接触镜。患者的教育很有必要，应告知其避免妊娠期间佩戴接触镜引发相关的眼睛症状而影响将来接触镜佩戴的成功。但许多接触镜佩戴者在妊娠期间由于没有眼部问题，成功地继续佩戴接触镜。

【病例 7】

患者，男，18 岁，想佩戴软性接触镜。患者希望每周佩戴 2～3 次，希望佩戴所需护理较少的镜片，并强调其生活很忙碌。从业者从其言谈举止判断患者可能会不遵医嘱。

解决方案：对该患者来说，最好的选择是日抛型镜片。这类镜片不需要护理，每天使用后丢弃，并且不用考虑消毒和储存问题。护理液价格很低，仅在戴入时需要包装盒内的护理液。同时必须教育患者不遵医嘱可能导致眼部并发症的出现。可以采用图片或视频来演示不遵医嘱出现的并发症。如果患者表现出高度的非依从性，应该拒绝为其验配接触镜。

【病例 8】

一位已经佩戴了基弧为 8.4mm 的日戴型软性接触镜的患者。镜片的基弧有 8.4mm、8.7mm、9.0mm。患者佩戴试戴片 2 周后随访复查。当时已经每天佩戴 6 小时，发现角膜缘有血管充盈，结膜滞后。

解决方案：镜片配适过紧。基弧应放松到 8.7mm，使活动度得到改善。使用试戴片和试戴一段时间对于决定配适是否合适非常有用，尤其是对环曲面镜片的旋转和视力状况。尽管很多次试戴片都能取得成功，但偶尔也有人在随访复查中由于主观症状或临床体征需要改变镜片的基弧、直径、材质、度数

等情况。

【病例 9】

患者，女，55 岁，主诉其整天都感觉眼睛干涩，甚至担心快速眨眼时镜片掉落。患者过去使用润滑液，但仅在刚使用时感觉眼干症状有所缓解。患者佩戴的是抛弃型日戴镜片（中等含水量），现在仍然希望佩戴抛弃型镜片。双目显微镜下观察到泪膜破裂时间为右眼 5 秒，左眼 6 秒。

解决方案：如果患者想继续佩戴抛弃型镜片，以下几种镜片可供选择：对于边缘性干眼，可以推荐抛弃型 / 频繁更换型镜片，如 Proclear（Cooper Vision）和 Extreme H$_2$O（Hydrogel Vision Corp）；另外，也可选择硅水凝胶材质镜片（参见第 10 章）。日抛型镜片可以让佩戴更成功、更舒适，如 Proclear 1 Day（Cooper Vision），Soflens Daily Disposable 和 BiotrueONEDay（Bausch+Lomb），Dailies with Aqua Comfort Plus（Alcon）和 1-Day Acuvue Moist（Vistakon）。有两种硅水凝胶镜日抛型镜片可供选择，1-Day AcuvueTruEye（Vistakon）和 Dailies Total 1（Alcon）。应该告知患者其泪液成分并在之后的随访中对低泪膜破裂时间造成的问题进行复查。如果为患者重新验配针对干眼患者推荐的眼镜仍然不能减轻干眼症状，可能需要给予更加积极地治疗（见第 23 章）。

【病例 10】

一位佩戴长戴型水凝胶镜片的患者，佩戴周期 7～10 天。患者一般 1 个月进行更换，对视力和舒适度感觉比较满意。在双目显微镜下观察到，患者角膜缘周 360° 均有新生血管。

解决方案：应告诉患者虽然其水凝胶镜片允许 7 天长戴，但有新的材料可为角膜提供高达 8 倍以上的氧气。数码照相结果显示，患者角膜有缺氧状况。患者可以积极尝试睡觉时也可以佩戴的新硅水凝胶镜片。从业者为患者重新配适 1 个月更换的长戴型硅水凝胶镜片，其计划每周取出一次镜片进行消毒。2 周后的随访复查中，数码照片显示由于氧气的增加，患者的眼睛不再充血，角膜缘血管也不再充盈。

【病例 11】

患者，女，10 岁，由母亲带来验配接触镜。患者的屈光处方为双眼 -1.50D。患者母亲表示，患者是个负责任的学生。所有的检查均正常，患者自己也愿意佩戴接触镜。

解决方案：该患者是很好的接触镜佩戴人选。因为患者踢足球、打篮球，所以软性接触镜是最好的选择。从业者向患者及其母亲阐释了硅水凝胶镜片的好处。患者佩戴了 2 周抛的日戴型硅水凝胶镜片。该患者很可能成为长期接触镜佩戴者；因此，硅水凝胶镜片有利于眼部的长期健康。此外，硅水凝胶镜片弹性模量的增加，对于初次佩戴的年轻人来说更容易操作。

临床判断掌握相关技术项目备忘一览表

- 患者的选择与镜片选择一样重要，关系到接触镜验配成功率。
- 为患者选择软性接触镜时，评估患者验配动机、职业、依从性、卫生状况及用途很重要。
- 与硬性透气接触镜相比，软性接触镜的优点有初始佩戴的舒适性、可变的佩戴周期、能每天抛弃、有存货供更换。
- 镜片选择包括以下内容：基弧、度数、直径、材料、颜色、佩戴时间、更换周期。
- 一般选择稍平坦的基弧，能提供充足而不过量的移动度。
- 理想的软性接触镜配适应该定位于中心、完全覆盖角膜、眨眼时有 0.3～0.5mm 的移动度。
- 上推试验是一种简单而准确确定镜片最佳配适的方法。
- 最初的镜片度数是通过计算镜片后顶点焦度到角膜面的等效球镜度（即有效度数应 >±4.00D）来确定。大于 4.00D 的球镜度数，应将片上验光度数加上诊断性镜片度数就是接触镜最终度数。
- 及时有效的随访评估很重要，可以降低并发症的风险。
- 随访评估应包括视力、片上验光、戴镜和摘镜的生物显微镜检查、戴镜和摘镜的角膜曲率检查、眼睑检查和主观验光。
- 荧光素评估虽然经常被忽略，但其是佩戴软性接触镜随访复查的重要部分。

（唐　萍　陈　梅　译）

第12章 软性接触镜的护理和患者教育

Vinita Allee Henry，Olivia K. Do

一、消毒

患者成功佩戴软性接触镜后，可能由于操作、护理不当出现多种并发症。随意删减、更改护理流程，或操作方式错误，均可导致并发症。由于软性接触镜本身材质的原因，很容易受到细菌、真菌的污染。定期的护理，包括消毒、揉搓对预防污染十分重要。软性接触镜护理规范更新较快，医师应注意关注并获得最新资料。本章主要讲述软性接触镜护理与患者教育，以规范护理流程及患者的依从性。

软性接触镜消毒主要有 3 种方法：化学法、氧化法（过氧化氢）及高温法，每种方法都有优缺点，了解每种方法的优缺点能够帮助医师为患者制订最合适的护理计划。由于护理方法多种多样，医师很容易只使用一种规范，应向患者推荐个性化而不是千篇一律的流程，这样才对患者更有益处。

目前市面上有许多日抛型镜片，使用者白天佩戴，夜间即可丢弃，只需要一瓶透明包装的护理液。如果日间需要摘下、重新佩戴接触镜，使用湿润剂、盐水或多效护理液（MPS）即可，对于大多数软性接触镜佩戴者是个很好的选择。另外，连续佩戴 1 周或 30 天后直接丢弃的软性接触镜只需要在佩戴时使用护理液即可。

1. 化学消毒法 包括清洁、漂洗、消毒，由于操作方便，在患者及医师中很受欢迎。化学消毒剂是清洁、漂洗、消毒液的混合制剂，含一种或多种防腐剂，以及一种或多种表面活

性物质去除剂、酶去除剂。然而，对于经常更换的软性接触镜，上述添加剂是不必要的。单瓶包装护理液消毒法的应用很普遍，尤其对于使用多种护理液或对复杂流程依从性较差的患者。

化学消毒法的问题也是显而易见的，即防腐剂的使用，如硫柳汞和氯己定。虽然这些化学剂的防腐效果很好，但很多患者对其过敏。目前使用的防腐剂由于分子量较大很难穿透镜片，因此很少引起患者过敏。不过仍有小部分患者偶尔出现过敏，表现为眼睛干涩、痒、灼热感、刺痛、佩戴时间缩短及不适感。曾有"多功能护理液相关性非角膜炎"的报道，使用多功能护理液的软性接触镜佩戴者常见主诉为眼干不适，但眼部检查均正常。患者改用无防腐剂的过氧化氢护理液则可以减轻干眼症状。曾有研究发现，与化学法相比，使用过氧化氢消毒的患者角膜染色、炎症反应程度均较轻。Andrasko 染色表、Matrix 眼科研究所的研究均发现护理液相关的角膜染色阳性。Andrasko 研究对佩戴 2 小时及过夜浸泡进行染色。IER 研究调查了 3 个月内 3 次染色阳性的发生率。两项调查均显示，与 3 种化学液（Acuvue Advance & Acuvue Oasys-Vistakon，Air Optix Night & Day-Alcon 及 PureVision-Bausch+Lomb）相比，过氧化氢（ClearCare-Alcon）更适合硅水凝胶材质，其角膜染色阳性率较低。而 3 种化学护理液在 Andrasko 和 Matrix 研究中引起角膜染色阳性的发生率却较高。Andrasko 染色表最新版指出，过氧化氢、Biofinity（Cooper Vision）联合使用与单独使

用化学法的效果相似。虽然新型防腐剂引起过敏的概率较低，但医师应该了解新型防腐剂引起的过敏症状可能有延迟反应，以及一定程度的隐蔽性。如果怀疑患者过敏，可建议其改用无防腐剂护理液或日抛型接触镜来减轻过敏症状。

某些早期化学护理液中的防腐剂并不像过氧化氢那样能有效阻止细菌、真菌及棘阿米巴原虫，反而可能造成镰刀菌属、棘阿米巴感染，所有上述化学护理液现已撤离市场（ReNu MoistureLoc 和 Complete Moisture Plus）。尽管上述两种病原体的感染暴发流行与患者依从性差有一定关系，但主要还是由于护理液消毒效果差造成的。其所含有的某些成分可以促进病原体生长，并且破坏眼表正常结构，使得这一感染更易发生。长时间佩戴、依从性差、卫生条件差容易造成真菌感染，使用自来水、戴镜游泳、淋浴及护理不当使感染棘阿米巴性角膜炎的风险大大增加。最近暴发的棘阿米巴性角膜炎就被认为与水净化有关。数字化冲洗对去除软性接触镜上的棘阿米巴原虫非常重要，揉搓、漂洗能够去除软性接触镜上 99% 的棘阿米巴原虫。研究发现，经过揉搓、漂洗、消毒等所有程序后，护理液（化学性、过氧化物）能达到最好的效果。以前的化学消毒法针对棘阿米巴原虫和 HIV 病毒的效果甚微。对于游泳时必须佩戴接触镜的人群，使用护目镜或游泳后立即丢弃接触镜能够降低感染棘阿米巴性角膜炎的风险。更多有关镰刀菌、棘阿米巴感染诊断和治疗的信息参见第 21 章。

化学消毒法更新了软性接触镜护理规范，FDA 建议将"免揉搓"从接触镜多效护理液说明书中删除，强调揉搓、漂洗的重要性，同时将棘阿米巴原虫作为常规检测病原体。近期进入市场的 3 种多效护理液（RevitaLens-Abbott Medical Optics 或 AMO，Opti-Free PureMoist-Alcon 和 Biotrue-Bausch+Lomb）已经接近甚至超过过氧化氢对不同病原菌的消毒效果，

3 种护理液均有抗棘阿米巴原虫孢子的作用，其中 RevitaLens 对棘阿米巴原虫包囊的效果最好。

化学消毒法适用于各种类型的软性接触镜，而且对软性接触镜寿命基本没有影响。虽然可以免冲洗，但消毒前使用化学消毒液揉搓软性接触镜对于防止变性蛋白形成沉淀物非常重要，否则会降低消毒效果。况且清洗可以去除镜片 90% 以上的细菌，从而增强消毒效果。FDA 建议所有患者应该将揉搓、清洗镜片纳入日常的护理规范中，消毒前揉搓、清洗的重要性必须强调，因为免揉搓常是依从性差的患者简化护理规范的第一步，而护理流程的抗菌效果依赖于整个过程（揉搓、漂洗、消毒），任何环节的缺失都会导致效果的下降。

SoloCare 水溶液是一款 5 分钟就可以完成的化学消毒法，镜片两面分别滴 3 滴 SoloCare 水溶液，揉搓 10 秒，之后清洗、浸泡 5 分钟。该方法适用于必须在白天摘下的软性接触镜，或在诊室内需要进行消毒的人群，如进行眼科检查或佩戴过程中镜片不慎掉落后的处理。这种消毒护理液在加拿大、欧洲均可买到，与美国的 Aquify（Ciba Version）齐名。

如果患者对溶液中的防腐剂有不良反应，建议更换镜片，使用日抛型镜片简单、方便。然而，如果患者佩戴的是传统型镜片，则需要对镜片进行清洗、净化来去除防腐剂。在无防腐剂的溶液中消毒，盐水中浸泡 8 小时即完成整个消毒过程，该过程需要重复进行 3 次。净化的同时可以去除染色后镜片上遗留的荧光素染料。笔者的经验是，绝大多数经荧光素染色的硅水凝胶材料（Acuvue Oasys-Vistakon，Air Optix Aqua and Air Optix Night and Day-Alcon）在经过盐水或化学消毒剂短时间（＜ 10 分钟）处理后能够恢复清洁。Biofinity（CooperVision）和 PureVision（Bausch+Lomb）放入 ClearCare 中会被清除干净（表 12-1）。

表 12-1　化学消毒液

品牌名称	制造商	防腐剂	润湿剂	长期存储
Complete Multi-Purpose	Abbot Medical Optics (AMO)	PHMB	Poloxamer 237	30 天
Revitalens OcuTec	Abbot Medical Optics (AMO)	Alexidine dihydrochloride, polyquaternium-1	Tetronic 904	30 天
Opti-Free Express	Alcon	Polyquad & Aldox	Tetronic 1304	30 天
Opti-Free RepleniSH	Alcon	Polyquad & Aldox	TearGlyde (Tetronic 1304 & C9-ED3A)	30 天
Opti-Free PureMoist	Alcon	Polyquad & Aldox	Hydraglyde polyoxyethylene-polyoxybutylene (EOBO)	30 天
SoloCare Aqua	Menicon	PHMB	Dexpant-5, sorbitol	30 天
ReNu Fresh Multipurpose Solution with Protein Remover	Bausch + Lomb	PHMB	Poloxamine, hydranate	30 天
ReNu Sensitive Multi-purpose Solution Gentle Formula	Bausch + Lomb	PHMB	Poloxamine	30 天
Biotrue	Bausch + Lomb	PHMB & Polyquaternium	Hyaluronan, poloxamine	30 天

Polyhexamethylene biguanide (PHMB), also known as polyhexanide and polyaminopropyl biguanide (PAPB)

2. 氧化消毒法（过氧化氢）　是另一种消毒方法，用品包括 3% 过氧化氢溶液、中和药片、玻璃瓶和盐水。中和作用需要约 6 小时。Oxysept 护理液的中和药片含有维生素 B_{12}，可以将溶液染成粉色以确保药片加入到溶液中，玻璃瓶需要 3 个月更换 1 次。氧化消毒法对患者来说更复杂，然而单瓶包装的氧化消毒液大大减轻了患者对污染的顾虑。氧化消毒法具有安全、有效、无防腐剂的优点，使用氧化消毒法的接触镜佩戴者对该方法非常肯定。尤其是对化学溶液过敏的患者，氧化消毒法往往使其可以更舒适的整日佩戴。

过氧化氢除了消毒，还可以通过渗透作用对镜片进行深度清洁，一直扩展至镜片基底。过氧化氢是 pH=4 的低渗溶液，对清除蛋白质、脂质、碎片十分有效，它具有强大的抗菌作用，增加暴露时间后抗真菌及抗棘阿米巴原虫的作用更强，只需将镜片浸泡在过氧化氢溶液中

45 ～ 60 分钟即可，同时它对 HIV 病毒也有效，还能防止软性接触镜被曲霉菌污染。

过氧化氢为酸性，一旦接触角膜只可能产生轻中度的点状角膜炎，所以如果患者没有中和或没有完全中和过氧化氢溶液（如催化剂老化，或中和 / 稀释剂浓度太低）而直接佩戴了镜片并不会产生严重后果。不过佩戴者可能出现灼热感、刺痛及不适，角膜炎的治疗首先需要适当中和或稀释镜片上残留的过氧化氢，终止佩戴直到症状消失（如 2 ～ 12 小时）。使用人工泪液可以改善不适感及减轻角膜炎的症状。为了防止过氧化氢直接作用于眼球，过氧化氢溶液目前采用瓶装并贴有红色标签，且说明书中的警示标识提示不要将该溶液直接与眼睛接触（图 12-1）。

过氧化氢消毒法存在的一个问题是，储存在已过期、不含防腐剂溶液中的镜片有受污染的可能。对于超过生产商推荐存储时间（一般

7 天）的镜片，在佩戴前需要重新消毒以清除污染物。患者应对镜盒进行消毒，将干净的过氧化氢溶液加入镜盒内，摇晃数次。

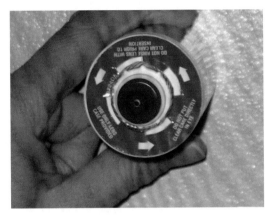

图 12-1　过氧化氢溶液的红色瓶子包装上的警示

以下 3 种方法均可清除镜片上的过氧化氢。其中两种方法是通过药片中的催化剂起作用的。AMO 是一种直接置于过氧化氢溶液瓶中、不含防腐剂的药片，该药片具有黏滞性的外衣，可以阻止药物在 20 ～ 30 分钟被激活，在中和作用发生前完成消毒过程。过氧化氢和药片一同置于玻璃瓶中。Oxysept-Ultracare formula（AMO）。

ClearCare 玻璃瓶（与 AOSept 玻璃瓶相似）具有与镜片盒粘在一起的铂片，一旦镜片盒置于玻璃瓶中即会发生中和反应，玻璃瓶及铂片在使用 3 个月或 100 个循环后需要更换，当铂片失去效用时无法完全中和过氧化氢溶液，继续使用后佩戴镜片会产生轻度的刺痛感。玻璃瓶盖上有孔，需要保持垂直使中和过程产生的氧气从孔中逸出。Sauflon 制剂（Sauflon One-Step Cleaning & Disinfection Solution）也使用中和片来中和过氧化氢溶液。

去除镜片上过氧化氢的最后一种方式是使用高渗盐溶液对过氧化氢进行稀释，尽管没有任何生产商使用该方法，但作为医师应该知道这种方法，以防佩戴者紧急情况下无备用的中和药片或铂片。消毒过程结束后（10 分钟至 12 小时）过氧化氢溶液会用光，倒入清洁盐溶液浸泡至少 10 分钟，之后摇晃盐溶液清洁镜

片和玻璃瓶。研究表明，该方法与上述两种使用催化剂进行中和的方法相比，sting 指数并无本质区别。

氧化消毒法之前被分为一步法或两步法，目前只存在一步法，一步法可以增加患者的依从性，因此两步法基本不再使用。然而在一步法中，过氧化氢的浓度过低无法提供足够长的暴露时间。例如，有研究发现只有两步法可以有效杀死棘阿米巴原虫包囊。化学消毒法中如果不对镜片揉搓、清洗，其抗棘阿米巴原虫的作用不如过氧化氢法。无论何种消毒法，进行适当的揉搓、漂洗都能够加强其抗棘阿米巴原虫的效果。同样，对于 MPS 消毒法，如果没有进行揉搓、漂洗程序，过氧化氢法对假单胞菌的阻断作用更强。有证据表明，过氧化氢能够有效阻断棘阿米巴原虫的包囊，研究表明，6 小时后 ClearCare 和 AOSept 对棘阿米巴的包囊仍具有抗菌活性。而多效化学消毒液在 6 小时后对包囊已无任何作用。上述结果表明，过氧化氢法对于依从性差的佩戴者非常有保护作用。正如之前提到的，新一代的化学消毒液，如 RevitaLens，Opti-Free PureMoist 及 Biotrue 阻断细菌、真菌、棘阿米巴的作用更强。生产商正在尝试生产对依从性差的患者更有效的消毒液。从业者可以通过彻底、反复的患者教育来加强正确的护理规范。

如果将日常清洁剂添加到过氧化氢中，在消毒前应该确保将清洁剂从镜片上彻底清洗干净。过氧化氢溶液和催化剂的化学反应能够增加残余清洁剂的泡沫反应，导致过氧化氢溶液从孔中溢出，镜片在空瓶中无法得到彻底的消毒。

3% 过氧化氢一般柜台均有售，棕色瓶装、非眼科用途。这种溶液与接触镜专用消毒液相比花费较少，虽然和接触镜消毒液类似，但它达不到眼科级别的纯度，可能含有廉价的稳定剂或重金属，从而引起镜片脱色。此外，由于容器开口较大，溶液更容易受到污染，相反，窄口的容器可以降低接触镜受污染的风险。目前市面上的氧化消毒液见表 12-2。

品牌名称	制造商	方法（中和）	推荐长期存储时间
表 12-2 氧化消毒系统			
Oxysept	AMO	片剂	7 天
ClearCare	Alcon	白金圆盘	7 天
Sauflon One Step	Sauflon USA	中和盘	24 小时

*AOSept (Alcon) will be discontinued

3. 硅水凝胶的消毒与护理 硅水凝胶与水凝胶材料不同，不是所有溶液都适用于硅水凝胶镜片。FDA 通过的适用于硅水凝胶镜片的溶液包括 ClearCare，Opti-Free RepleniSH，Opti-Free Express，Opti-Free PureMoist（Alcon），Biotrue（Bausch+Lomb）和 RevitaLens（AMO）。此外，硅水凝胶材质由于其疏水性更容易形成脂质沉淀物，因此，消毒前对镜片进行揉搓十分重要。如果无法彻底揉搓，或经常更换镜片，使用日常清洁剂如 Sereine Extra Strength Daily Cleaner（Optikem International）可以去除脂质沉淀。在 IER Matrix 研究中，PureVision 镜片与其他硅水凝胶材质相比，使用 Opti-Free RepleniSH，Opti-Free Express 后更容易引起角膜染色阳性。在 IER 和 Andrasko 研究中，ClearCare 更适合 PureVision 材质。

4. 混合型镜片的消毒与护理 混合型镜片的中央是硬性透气性材质，周边是软性水凝胶材质，目前，SynergEyes 拥有唯一一款混合型镜片，除了 Duette 镜片，过氧化氢溶液适用于其余 SynergEyes 镜片材质。对于 Duette 材质，推荐用 Biotrue（Bausch+Lomb）溶液。过氧化氢溶液不适用于 Duette 材质，因为，有些患者在佩戴 4～6 个月后在周边部形成混浊环，混浊环虽然无害但是是永久性的。Opti-Free PureMoist（Alcon）可用于 Duette 镜片，但会在镜片上形成薄膜，薄膜经过盐水揉搓 10～15 秒后可以去除（J.Sevier，Personal Communication，2012.6.14.）。

5. 热消毒 短期戴用镜片后，热消毒是最经济最有效的一种消毒方式；然而加热的方式并不能清除镜片上的沉积物，同时还会缩短镜

片的使用寿命并引起巨乳头性结膜炎或因镜片沉淀物而加重红眼反应。作为一种消毒方法，热消毒对所有类型的细菌都是有效的，高温消毒对所有的细菌如假单胞菌、棘阿米巴原虫的包囊、HIV 病毒均有效。高温消毒也不含防腐剂，适用于对防腐剂过敏的人群。尽管有这些优势，热消毒的方法由于电子设备的出现和加热的时长问题已经不被角膜接触镜的佩戴者普遍使用。另外，含水量超过 55% 的镜片禁忌高温加热，当患者由其他消毒法换成高温消毒法时要特别注意，因为不是所有的消毒方式之间都是可以互换的。由于某些私人原因，生产商不再支持高温消毒法。玻璃瓶中镜片的诊室内消毒可以使用高温消毒法，方法同上述。

另一种有效的消毒方法是紫外线消毒法。

6. 诊室内消毒 大部分诊断性软性接触镜是一次性镜片和抛弃型镜片。这是诊断性镜片使用中最被接受的方法。因为镜片被包装在无菌容器中可避免患者发生直接眼部交叉感染。目前，一些诊断性镜片在消毒后重复使用，这些镜片不是无菌的镜片。氧化消毒中，镜片在一个特制容器中，将被消毒的镜片转换到一个玻璃小瓶中，在转换的过程中镜片可能被污染，或者小瓶可能被污染。将镜片储存在化学消毒液中是一种减少污染的方法。另外，根据研究结果，要求诊断性镜片至少每个月用氧化消毒法或化学消毒法消毒一次避免污染。

除外一次性诊断性软性接触镜，诊室内消毒最好的方式是两种消毒方法的结合。患者戴用的任何镜片在消毒前将被彻底清洁和冲洗干净，在过氧化氢溶液中消毒 2～12 小时，直

至中和后储存在小瓶中的化学消毒液中。从业者必须注意护理系统的局限性。任何被已确诊的艾滋病患者佩戴过或暴露于棘阿米巴的镜片都将被处理，不再重复使用。

高压灭菌可使镜片保持无菌状态 1 年。高压灭菌的过程包括每日用清洁液清洁镜片，用等渗溶液进行漂洗，并将镜片保持在小玻璃瓶中的等渗液中。玻璃瓶将被密封并被置放在高压灭菌器中。此法作为最终的方法可确保镜片无菌。

二、盐水

生理盐水几乎已从市场中消失。盐水是无菌溶液，对眼睛无任何毒性，适用于镜片的清洗，无须任何介质及清洁剂。此外，在医院内，它是很好的清洗液，或用于湿润荧光素条。尽管医师都知道盐水无法单独用于镜片消毒，但由于与患者交流不充分，导致患者可以在护理镜片中仅使用盐水而无任何消毒液，可能造成视力损害等严重后果，这些并发症通过简单的培训及定期随访都可以避免。

当给予患者过氧化氢或多效护理液时，医师应该建议其使用盐水清洗镜片。尽管使用盐水清洗没有任何不良反应，但它使得患者对护理规范的依从性变差，盐水并不是必需的，但有时患者更容易使用盐水保存镜片，而不是常规使用消毒液。同时，单包装法中配搭盐水通常具有不正确的误导，中和后的过氧化氢溶液在玻璃瓶中是无防腐剂的盐水，对于清晨对镜片的清洗、佩戴已经足够，无须额外的盐水。表 12-3 列举了市面上出售的盐水。

表 12-3　市面上出售的盐水一览表

品牌名称	制造商	防腐剂
敏感眼生理盐水	Bausch+Lomb	山梨酸和依地酸二钠
敏感眼加生理盐水	Bausch+Lomb	聚氨丙基双胍和依地酸二钠
尤那素	Alcon	无
Purlens 护理液	Purlens/Lifestyl	无

根据有无防腐剂，盐水可分两种。第一代盐水用硫柳汞做防腐剂，因其可引起过敏反应，毒性更低的防腐剂如山梨酸、山梨酸钾、聚氨丙基双胍等陆续被使用。目前市面上的盐水均不含硫柳汞，或不含任何防腐剂。不含防腐剂的盐水以气溶胶的形式置于 118ml（4 盎司）的瓶中（可使用 2 周）。气溶胶形式盐水的优点是无菌、不含防腐剂，可降低过敏反应的发生。但如果在盐水用完前推动剂耗竭就会出现问题：无法使用容器中剩余的盐水。以下方法可以防止盐水未用完而推动剂耗竭：①将喷嘴对准容器顶部的红点；②容器不要在水平位置以下倾斜。

三、沉淀物

软性接触镜诱发的并发症最常见的是角膜水肿或沉淀物。日抛、1～2 周抛或定期更换软性接触镜的普及可以减少角膜沉淀物的发生。传统镜片在使用过程中，适当的镜片护理有助于维持镜片表面的清洁；然而，由于镜片的亲水表面，患者的泪液膜、环境和镜片表面的处理等因素，即使进行常规镜片护理，软性镜片仍有形成沉淀物的倾向。被沉淀物污染的镜片的抗污性、氧传导性、表面湿润性将降低，影响视力并减少戴镜时间。另外，患者也处于 GPC、红眼反应或角膜溃疡的风险之中。硅水凝胶镜片比水凝胶镜片更易于吸附脂质沉淀物，因此，消毒之前揉搓镜片对于去除镜片上的沉淀物是非常重要的。

软性接触镜沉淀物的种类可以通过沉淀物的颜色、形态区分，或分为有机沉淀物、无机沉淀物。最常见的两种有机沉淀物是蛋白质和脂质，前者会在镜片表面留下白色印迹，后者形态呈油脂污点。其余有机沉淀物包括色素和微生物菌落，前者由泪液中的黑色素聚合物形成，高温消毒可导致色素增加。后者表现为丝状、不同色彩的真菌/酵母集落。

胶状沉淀物是无机沉淀物中最常见的类型；它们更容易出现在过夜佩戴的镜片上。胶状沉淀物因其特征性外观而命名（图 12-2）。胶状沉淀物的主要成分包括钙、脂类、胆固醇等，钙形成了沉淀物的白色基底，上覆油脂层，外层是黏蛋白。胶状沉淀物是镜片基底的一部分，去除后会在镜片表面形成凸凹。随着胶状沉淀物数目、尺寸的增加，患者会有视力下降及不适感。如果在日抛或定期更换的镜片上发现胶状沉淀物，说明患者执行护理计划的依从性较差。

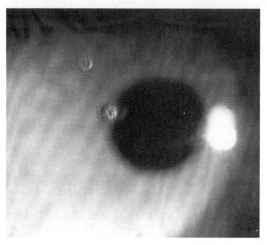

图 12-2　在水凝胶镜片上的果冻状隆起物

另一种类型的无机沉淀物是锈斑。锈斑通常是圆形橙色的沉积物。当锈斑出现时，从业者应立即询问患者是否使用过自来水清洁镜片。当锈斑被发现时，患者教育是必需的。另一个导致锈斑出现的可能是环境或金属异物。文后案例所示的是异物一直存在于眼内、眼睑或角膜接触镜上。因此，必须用裂隙灯显微镜认真仔细地检查。

最后一种类型的无机沉淀物是出现在软性接触镜上的化妆品，包括睫毛膏、发胶，剃须后的润肤膏、肥皂或防晒油。这些沉淀物外观是闪着虹彩色的薄膜或油脂。患者教育有助于防止上述沉淀物的产生。操作前简单地洗手将大大减少此类污染。

四、表面清洁剂

彻底、定期地清洁镜片可阻止镜片沉淀物

的生成，化学消毒剂含有清洁成分，如果患者佩戴常规型镜片，很容易形成沉淀物，患者可能要求使用一种特殊的表面活性清洁剂。然而，表面活性清洁剂已逐渐退出市场。清洁剂无论是与护理液联合使用还是单独使用，其作用都是去除蛋白、脂质沉淀物和一些微生物污染。将角膜接触镜置于掌心滴几滴护理液或者单独的表面活性清洁剂轻柔地揉搓正反面 20～30 秒。前后揉搓比环状揉搓镜片破损的风险低。

认真清洗后，在镜片消毒前要进行彻底的冲洗，原因：第一，通过清洁和冲洗的方式杀菌是非常有效的；第二，通过杀菌的过程残留在镜片上的清洁剂将被冲洗得更干净，患者戴镜后更舒适。最后，当沉淀物附着于镜片表面时，越早越易于清除。另外，患者应注意避免"左镜片综合征"的坏习惯。起初，右镜被彻底清洁，患者就减少了左镜的护理时间，导致左镜更多的污染。

Opti-Free 日常清洁剂（Alcon）是一种含有 Ployquad 的摩擦型清洁剂，与 Alcon 之前的摩擦型清洗剂相比，该清洁剂中含有较少的摩擦颗粒，因此，镜片上的清洁剂更容易被清除，佩戴常规型镜片或有形成沉淀物倾向的患者更适合使用摩擦型清洁剂。

MiraFlow（Ciba Vision 出品）已 经停产，Sereine 加强型日常清洁剂（Optikem International）是其替代物，包含异丙醇成分。因异丙醇的广谱抗菌性降低了防腐剂使用的必要性，Sereine 是一款优良的清洁剂，因其脂溶性更适用于易形成脂质沉淀物的人群。

五、酶清洁剂

绝大多数抛弃型或频繁更换型镜片的角膜接触镜佩戴者几乎已经不再使用酶清洁剂。而且许多多功能护理液中均含有可以去除蛋白质的成分。通常，酶清洁剂主要针对佩戴传统型镜片的患者。对于此类患者，每周使用一次蛋白清洁剂，可以破坏蛋白的肽链，通过物理方式去除蛋白。当用酶清洁剂清洁软性镜片时护理顺序是清洁、揉搓和冲洗，酶清洁和消毒镜片。酶清洁剂的有效作用列入表 12-4。

表 12-4　酶清洁剂和日常蛋白清洁剂

品牌名称	制造商
Opti-Free Supraclens 日常蛋白清洁剂	Alcon
酵素酶清洁剂	AMO

SupraClens（Alcon）是每日蛋白清洁剂。直接滴一滴在 2 个镜盒里的 Opti-Free 护理液中。这种清洁剂的优势在于为患者的日常使用提供了方便。

六、镜片润滑 / 保湿

护理接触镜可选择接触镜润滑液或湿润剂，对于具有干眼、异物感、刺激感及过夜佩戴接触镜的患者更加有益。无论戴镜与否，镜片润滑液都可以直接滴眼。

患者不应将人工泪液、硬性透气接触镜润滑液或眼科药水作为软性接触镜润滑液，因为防腐剂与软性接触镜材质不匹配，可能造成镜片褪色和毒性反应。Blink-N-Clean，Opti-Free RepleniSH，Rewetting Drop 和 Clerz Plus Lens Drops 润滑液可帮助清洁镜片，Blink Contacts，Refresh Contacts 和 TheraTears Contact Lens Comfort Drops 不含防腐剂可减轻过敏反应。

有干燥症状的角膜接触镜佩戴者受益于镜片润滑液。镜片润滑液最初与护理液与生理盐水相似，没有太大的价值，但是如今严格按照配方生产的润滑液保护、润滑眼睛。不使用防腐剂避免了眼睛对防腐剂的过敏反应（高硼酸钠可作用于氧和水，用滴注法氧氯化合物可转化为氯化钠和水）。防腐剂暴露于光线时将被分解，成为无防腐剂的滴剂。湿润剂锁住水分有助于瞬目过程中泪液的再分布。另外，可以使泪膜持续更长的时间。透明质酸是在人体内发现的有黏弹性的物质。它被用于润滑液中以延长泪膜破裂时间。因此，提高了镜片的舒适度。这些新材质能够对抗干眼症状被积极应用于润滑 / 保湿液中。

有效的镜片润滑液或保湿液及其制造商列于表 12-5。

表 12-5　镜片润滑剂 / 润眼液

品牌名称	制造商	防腐剂	表面活性 / 润湿因子
Clerz Plus&Opti-Free RepleniSH 润眼液	Alcon	polyquad	Tetronic 1304 RLM-100
完全瞬目清洁	AMO	盐酸聚六亚甲基胍	氨丁三醇，四丁酚醛羟丙基甲基纤维素
瞬目接触	AMO	Ocupure	玻璃酸钠
干眼角膜接触镜舒适液	Advanced Vision Research	过硼酸钠	羟甲基纤维素
更新接触	Auergan	碳酸钠或无防腐剂	羟甲基纤维素
敏感眼，多功能护理液润眼液	Bausch+Lomb	依地酸二钠和山梨酸	聚维酮

七、患者教育和保健

1. 教育环境　培训患者如何佩戴、摘取、护理软性接触镜与成功舒适地佩戴软性接触镜一样十分重要，患者依从性差或缺乏知识是导致软性接触镜并发症的主要原因。可能由于患者对护理知识缺乏关注或从业者缺乏严肃性或者两者兼而有之。当患者教育变得次要，被缺乏知识并且缺乏重点的从业人员教育时，患者会将错误的观点带入镜片的日常护理中。4 个医学因素导致患者的依从性差：错误指导，缺乏指导，错误示范及在处理流程中给患者超负荷的信息。每个诊室都应该给患者提供有关佩戴、摘取、护理镜片的文字指导。可在 www.aocle.org 网站上打印由 AOCLE 提供的软性接触镜健康使用指南。对私人诊所而言，个性化、有吸引力的患者手册也是一个不错的选择。除了佩戴、摘取镜片的方法外，佩戴规范、紧急电话、依从性差的严重后果等也要包括在教育内容中，由于依从性差导致接触镜并发症（如巨乳头性结膜炎、溃疡、镜片沉淀、棘阿米巴角膜炎）的图片、壁报可以挂在检查室，不会对患者佩戴软性接触镜造成恐慌，反而会让患者牢牢谨记正确佩戴、护理镜片的重要性。

　　诊所的环境应该为患者提供良好的范例。所提供的可供患者进行接触镜摘戴操作的理想环境应有充足的照明，加盖的未过期的护理液，较大的台面空间，以及可开关的水槽和水管。诊室内错误的示范会造成家庭护理中出现同样的错误，因此，医师在处理接触镜时要对患者进行正确的示范，在接触镜片前医师应该在患者面前清洁双手，以加强患者对洗手步骤的重视。

　　最后一步是加强患者对护理流程的理解，患者教育应该是一个持续的过程，每一次复查都要常规进行，以免形成不良习惯。患者在戴着镜片回家之前应掌握镜片的摘戴和护理方法；然而，部分患者需要不止一次的随访以学会怎样佩戴、摘取和护理镜片。重点突出的书面指导更有保障，一旦出现任何问题，应鼓励患者致电诊室咨询。

　　有经验的人员在专门的场所才能提供良好的患者教育。这一场地内应该包含足够的用于讲解的镜子，一个与患者座位邻近的大的台面，以及视听辅助设备。这些均对工作人员和患者进行培训时有帮助。工作人员在指导患者进行镜片护理和操作之前，其自身应接受过镜片护理方面的良好培训。表 12-6 有助于确保没有信息被遗漏。此外，工作人员应该有参加学术会议的机会，这些会议在接触镜相关论题如患者教育和镜片护理方面对工作人员有帮助。

表 12-6　患者教育清单
患者是否已接受如下任务的培训？
处理镜片前洗手 ＿＿＿＿＿
镜片戴入 ＿＿＿＿＿＿
镜片摘取 ＿＿＿＿＿＿
Taco 测试或其他方法确定镜片正反面 ＿＿＿＿
怎样打开吸塑包装 ＿＿＿＿＿
患者是否已被告知如下镜片护理程序？
怎样揉搓／清洁镜片 ＿＿＿＿＿
怎样给镜片消毒 ＿＿＿＿＿
怎样使用盐溶液（眼部）＿＿＿＿＿
怎样使用润眼液 ＿＿＿＿＿
以下情况是否已讨论？
用眼卫生 ＿＿＿＿＿
戴镜游泳 ＿＿＿＿＿
戴镜洗澡 ＿＿＿＿＿
戴镜睡觉 ＿＿＿＿＿
可用及不可用的镜片护理产品 ＿＿＿＿＿
化妆品 ＿＿＿＿＿
镜盒更换及清洁 ＿＿＿＿＿
镜片更换时间表 ＿＿＿＿＿
正常及异常适应症状
违规操作的风险 ＿＿＿＿＿
紧急联系电话 ＿＿＿＿＿
是否已提醒患者有任何相关症状或镜片护理的问题时都要给诊所打电话？ ＿＿＿＿＿
是否已提醒患者戴镜后定期复查？ ＿＿＿＿＿

　　初次佩戴者需要接触镜护理和操作方面的训练，医师绝不能认为当前的接触镜佩戴者能完成所有正确镜片护理的所有步骤。当前佩戴者应当被要求口头说明其目前的镜片护理方案。医师应该同患者讨论正确的镜片护理。为保持正确的镜片护理习惯，医师应该在每次随访都持续进行护理方面的讨论。镜片更换和佩戴时间的检查也很重要，由于依从性差的部分患者可能存在超时佩戴的问题，也有些错误习惯与过去不充分或不准确的培训有关。

　　2. 患者依从性　很多因素会影响患者的依

从性，有些因素和镜片护理流程有关，如流程太过复杂、耗时太久或花费太多，改变护理流程可以改善患者的依从性。制造商可以通过不断努力开发镜片护理系统使其简单、有效、廉价，从而在改善不良依从性方面有所帮助。如果患者养成走捷径、轻率、懒惰的习惯，同样会造成依从性差。这类患者最危险，需要进行培训。患者可能不恰当地使用消毒液或替代护理流程。患者在更换护理液前应该谨慎咨询自己的医师。如果对医师建议更改不恰当的消毒液有疑惑，需要提供给医师软性接触镜的相关信息。每次复查时，需要对医师或工作人员重述自己常规的护理流程，以确保正确性。尽管有替代品，患者可能无意识地中断该步骤。

依从性差常引起镰刀菌性角膜炎、棘阿米巴性角膜炎的暴发。尽管大多数护理规程已经重新恢复了消毒之前揉搓镜片的建议，但是"免揉搓"的概念已经造成镜片佩戴者相信无须揉搓、直接漂洗将镜片放入消毒液是没问题的，为了帮助患者了解揉搓镜片的重要性，工作人员可以使用对比脏盘子经过揉搓、漂洗，以及仅仅漂洗的干净度的例子，帮助患者加深理解消毒过程中揉搓镜片的重要性。

之前关于消费者护理液消费量评估的研究估算，患者实际使用的护理液量不到按照说明书指示进行操作使用的护理液量的 25%。这项减少护理液用量的调查结果是患者依从性差的证据。当被问及其镜片护理规程时，患者走捷径的现象多见。一项研究发现，82% 的 2 周抛和 53% 的周抛患者佩戴时间长于推荐佩戴时间。另一项调查发现，7% 的患者从未清洁过镜盒且 48% 的人一年或者更久才更换镜盒。关于护理液的使用情况，一项研究发现，近 22% 的患者会盖上镜盒盖，而 41% 的人几乎从未揉搓过他们的镜片。一项调查发现，23% 的人利用自来水浸泡或冲洗镜片，而 12% 的人使用镜盒以外的物品储存镜片。

自有品牌的护理液是令接触镜佩戴者困惑和不依从的另一个原因。在 2011 年，自有品牌约占到消毒护理液销售量的 27%。接触镜佩戴者认为自己以一个较低的价格得到了完全相同的护理液，这种想法是不正确的。这些护理液不只是与新一代的护理液不相同，许多时候其配方还源自几代以前。技术的重大进步已经能提供温和、与眼表相容的护理液，并且有为硅水凝胶镜片特殊配制的新型的护理液。自有品牌护理液存在的另一个问题是，当前购买的是一种配方，而 6 个月后购买的可能是一种完全不同的配方。自有品牌护理液引起的并发症可能令戴镜者在不知道真正的问题源自护理液而不是镜片或自己眼睛的情况下放弃佩戴。一项研究发现，相较于使用 Opti-Free Repleni SH（Alcon）每眼 0.5 种并发症的最低值，使用非专利无商标护理液的软性接触镜佩戴者并发症为每眼 1.11 种。引起并发症增加的确切原因很难确定。最可能的原因有 3 个，也可能是 3 种因素综合作用的结果。原因可能是患者依从性，如上文提及的自行停用医师推荐的护理液产品，也可能是无商标的护理液与镜片材料不相容或增加了角膜染色的风险。

可增加患者依从性的 10 种共同规范见表 12-7。

表 12-7 患者依从性的 10 种共同规范
1. 用肥皂和水洗手，接触镜片前将手彻底晾干
2. 使用推荐的消毒护理液储存镜片，且每次摘下镜片后都要进行消毒
3. 消毒镜片前要对镜片进行揉搓和冲洗
4. 按照规定的时间表佩戴镜片（即按照推荐的镜片更换时间表处置镜片，日戴镜片不要戴镜睡觉，长戴镜片戴镜睡觉不要超过规定的时长）
5. 按时丢弃已使用的护理液并换用新鲜护理液（未开封的）
6. 镜片戴入眼睛后，倒掉镜盒中的护理液，用消毒护理液冲洗镜盒并在空气中晾干。1 周用消毒护理液进行 1～2 次数字式地揉搓以去掉所有的生物膜，护理液冲洗镜片后，使其自然晾干。镜盒至少 3 个月更换 1 次
7. 不要对镜片使用自来水
8. 戴镜时不可游泳和洗澡，除非已采取适当的预防措施
9. 如果对当前使用的护理液不满意，请与医师讨论护理规程，不可自行购买不同种类的护理液以防引起防腐剂过敏
10. 护理液在陈旧、过期、不加盖或者用无菌容器重装后都会受到污染

令人惊讶的是，医师没有观察到与患者非依从性有关的更多的并发症；然而，当患者的非依从性被发现时，他们往往已经尝到了一定的甜头，这也加强了其认为坏习惯可以继续下去的认知。不幸的是，当问题发生时，通常影响视力，而且此时想通过简单地恢复正确的镜片护理顺利解决问题已经太迟了。解决非依从性问题的最好答案是好的、密集耐心的患者教育，每次随访中反复加强培训，以及频繁的镜片佩戴监控评估。

3. 镜片摘戴　软性接触镜的戴入有以下两种方法。第一种方法是将镜片放在示指上。示指必须保持干燥，以防镜片由于示指太湿而附着在手指而不是眼睛上。当眼睑被双手中指分开后，患者向上看，镜片被放于巩膜上（图 12-3A）。第二种方法和第一种近似，不同之处在于令患者面向镜子向前看，镜片被直接放在角膜上（图 12-3B）。建议患者总是先戴入和摘下同一只镜片。例如，患者总是先戴上右眼镜片和先摘下右眼镜片。

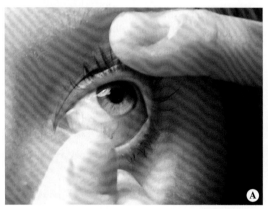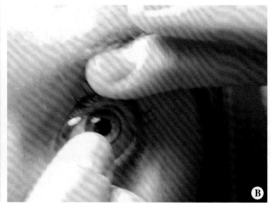

图 12-3　A. 镜片戴在巩膜上；B. 镜片戴在角膜上

患者将镜片放在示指后，戴镜前要确认镜片是正面还是反面。镜片正面呈（边缘内收的）碗状（图 12-4A），翻转后（反面）则更像边缘外张的碟子（图 12-4B）。如果该方法无法帮助患者分清正反面，则可用"墨西哥玉米卷测试

（Taco）"确认镜片是否是翻转的。将镜片边缘推挤起来。如果两边边缘如墨西哥玉米卷一样相向卷曲，说明镜片位置正确（图 12-4C）。另一方面，如果两边边缘向外卷曲，说明镜片反转（图 12-4D）。通常，镜片反转（戴入后）会

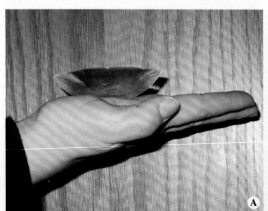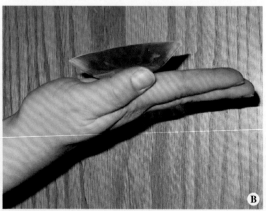

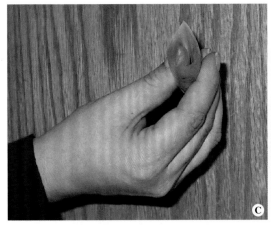
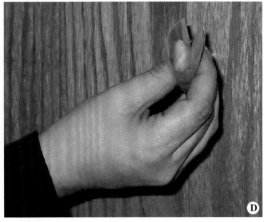

图 12-4　A. 大的示范镜片显示镜片正面；B. 大的示范镜片显示镜片反面；C. Taco 测试显示正确的镜片方向（使用大的示范镜片）；D. Taco 测试显示翻转后的镜片方向（使用大的示范镜片）

引起轻度不适感，视力稍下降，过度的镜片运动，或者镜片边缘离开巩膜。如果患者注意到有以上任何症状，即有镜片戴反的可能性。患者应该尝试将镜片翻转至另一个方向重新戴入以确定能否改善上述症状。可向患者保证软性接触镜戴反不会对眼睛造成任何伤害。另外，一些制造商还提供了反转的指示标志来帮助患者确定正确的佩戴位置。

　　软性接触镜的摘出：双手中指分开固定眼睑，患者向上看，示指直接接触角膜，将镜片滑至巩膜。以拇指和示指指腹轻轻将镜片夹出（图 12-5）。要注意镜片不能直接从角膜上夹出以免引起角膜划伤。另外，由于指甲可能撕破镜片中央部分，故不能用指甲夹出镜片。一般情况下，经过练习之后，患者能够掌握在不用镜子和不打开上下眼睑的情况下戴上和摘下镜片。

　　4. 卫生　即使是最干净、最整洁的患者仍然需要接触脏的办公室、脏的护理液瓶，以及被其手上的物质弄脏的镜片。操作镜片之前，使用不含羊毛脂、乳脂和油的肥皂进行简单的手部清洁，可以防止细菌迁移和镜片环境污染物（化妆品、防晒乳液）的沾染。任何不含香味剂、乳霜脂、羊毛脂和油的温和型肥皂均可使用。

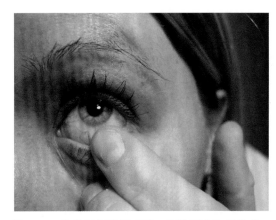

图 12-5　镜片已经滑至巩膜，可从眼内取出镜片。拇指尚未就位至可夹出镜片的位置

　　多年来，镜盒问题相对被忽略了。镜盒不能长期使用。它们不仅需要经常被清洁；生物膜会在镜盒内的小舱中生成并留存。这种生物膜难以去除，其为微生物提供了理想环境。一项研究发现，其研究对象的接触镜镜盒中有 27 种不同种类的细菌和真菌。其他研究也表明，镜盒使用 270 天后污染率为 80.95%，70% 污染来自细菌、真菌、酵母菌和变形虫。至少要在每 3 个月的定期随访中给患者发放新的镜盒，或者制造商一直将镜盒纳入护理液套装以鼓励频繁更换镜盒。医师、制造商和 FDA 推荐的镜盒更换频率为 1～6 个月。在镜盒未更换期间，每次戴入镜片后都应清空镜盒，用消毒护

理液冲洗镜盒后使其自然晾干。

1 周内需要对镜盒进行 1 次或 2 次的彻底刷洗以去除生物膜，而生物膜可以在 7 天内再次生成。这可以通过使用消毒护理液进行数字式地擦洗并使镜盒自然晾干来实现。由于有生成棘阿米巴包囊的风险，故不推荐使用自来水冲洗镜盒。镜盒可以定期置于水中煮沸或微波 3 分钟进行消毒。Alcon 有一种名为 Pro-Guard 的镜盒，其将银和一种无机抗菌剂加入镜盒中以减少微生物污染。Amcon 有一种相似产品，名为 I-Clean 镜盒。

微生物污染的另一个环境是护理液瓶。护理液最初可提供消毒的效果；但是，如果放置护理液时不加盖，瓶口与手指或镜片接触，护理液陈旧、过期，或者将护理液倒入另一个容器时，微生物污染即可发生。一些制造商已经设计了新型的护理液瓶盖，这种盖子更容易打开、关闭，并且患者在操作瓶盖时更不容易污染护理液顶部。新型的、可完全覆盖瓶子顶端的闭合式瓶盖，使护理液瓶顶端的生物负载更小。

5. 化妆品　总是与女性联系在一起。不过，化妆品还可能包括防晒乳液、须后水、痤疮药物、洗发水和香体剂。当讨论的是广义的化妆品时，所有患者包括男性、女性和青少年，都在使用化妆品。在常规患者教育过程中必须提及该方面内容。操作镜片之前先洗手可以防止接触镜表面被油脂和乳膏等污染。水溶性化妆品由于能够从镜片表面去除故可使用。接触镜佩戴者通常也可使用低过敏性化妆品。化妆品随着时间推移可能变为污染物；因此，建议每 3 ～ 6 个月更换化妆品。此外，任何化妆品特别是眼妆都不可共用，以防增加眼部感染扩散的风险。眼部应用化妆品时应谨慎以免阻塞腺体开口，要避免其进入眼睛，避免化妆棒或化妆品颗粒造成擦伤。应先戴镜片再化妆以避免化妆品对镜片表面的污染。发胶需要在戴镜之前使用，如果要在戴镜后使用，在使用过程中需紧闭双眼，直到患者进入远离发胶使用地点的另一个房间。喷涂香水也是不可以的。

6. 其他提示　频繁更换镜片（每天，每 1 ～ 2 周，每个月，或每季度）可以减少由于镜片老化、不洁镜片导致的并发症。这是保证镜片护理效果的首选方法。镜片越老旧，沉淀物越容易积聚，又可导致角膜氧供下降，视力下降，以及眼部并发症的发生。患者往往超出医师建议的佩戴时间而延长佩戴；因此，强调的重点应放在教育患者完全遵守更换镜片的时间表方面。通常患者更容易记住每天或每个月更换镜片。在教育 2 周抛镜片的佩戴者时，笔者发现让患者每个月 15 号及 30 号更换镜片有助于帮助患者在镜片需要更换时记得更换。技术设备也能提供帮助患者记得更换镜片的多种方法；记录病例、短信和电话应用程序都能提醒患者定期更换镜片。

使用日戴型软性接触镜允许偶尔小睡（1 ～ 2 小时），然而通常存在患者睡眠的时间比预期长的风险。硅水凝胶镜片为眼睛提供了更多的氧气，尤其是对可能戴接触镜睡觉或小睡的患者。当患者醒来时，镜片可能有一定程度的脱水，在摘除镜片前建议先滴几滴润眼液防止角膜擦伤。同样，任何一款软性接触镜脱水时，都应该浸泡在护理液中还原镜片的水合状态，戴镜片前建议先消毒。长时间脱水的镜片可能不能完全恢复到以前的状态。软性接触镜脱水时会变得非常脆弱、容易损坏。

如果出于某种原因，患者停戴一段时间（2 周以上），当再次使用镜片时，需要逐渐增加佩戴时间。硅水凝胶镜片材料可以不遵循这种逐渐增加佩戴时间的规则。虽然许多化学消毒机可存储镜片 30 天，但建议把备用或库存镜片放置在深的镜盒中，并且频繁更换保存液。这些镜片应在佩戴前 24 小时之内消毒。软性接触镜的长期储存取决于护理液的使用（表 12-1，表 12-2）。

应该避免那些已经明确的或潜在的不适合佩戴接触镜的情况，如使用自来水，硬性透气接触镜镜片护理液，戴接触镜时使用眼药水、镜片变薄的情况、戴接触镜游泳。使用自来水和戴接触镜游泳，患者存在患棘阿米巴性角膜炎的风险。眼科药物和硬性透气接触镜护理液包含防腐剂和某些成分，这些物质进入镜片可污染镜片或引起毒性反应。镜盒关闭时镜片常受损，尤其是较浅的专门用于存放硬性透气接触镜镜片的镜盒。

患者应仔细阅读接触镜护理液瓶上的使用说明，一些硬性透气接触镜护理液与软性接触镜护理液看起来非常相似。此外，向货架上摆放货品的人对眼科药水可能并不了解。因此，人工泪液可能与润眼液混淆，硬性透气接触镜护理液可能和软性接触镜护理液混淆，过氧化氢护理液可能与生理盐水混淆。瓶上有关于使用范围的明显标识，一定要阅读标签。当然，如果患者购买专业验配人员建议的护理液即可避免选错，所以通常验配人员会在其工作室提供护理液。

八、总结

软性接触镜患者的教育和镜片的护理是成功佩戴接触镜的关键。强调医师教育和镜片护理，有助于患者意识到镜片佩戴护理的重要性。镜片护理和患者教育模式图见图 12-6。

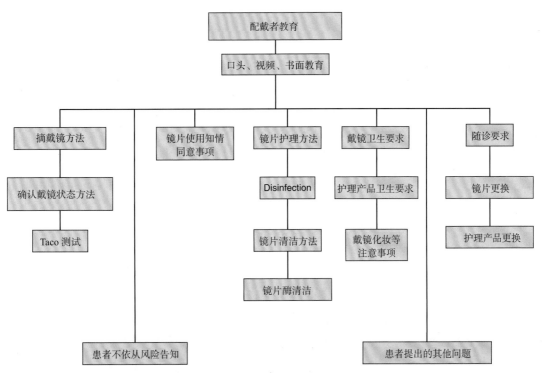

图 12-6　镜片护理和患者教育模式图

临床病例

【病例 1】

一位佩戴每月更换型镜片的患者，右眼的镜片戴了 4 个月，左眼的镜片戴了 1 个月。他佩戴的方式是日戴，按预约进行 1 年的复查。患者来复查的时间晚于约定时间，患者也承认，这是由于他有多余的左眼镜片。患者主诉，右眼的镜片佩戴后好像有沙子或其他异物，通过摘掉和清洗镜片不能改善。

解决方案：经过显微镜观察右眼镜片，上面已经有 3 个果冻状的凸起。要求患者换新镜片，并且教导患者必须按照规定的时间 1 个月进行一次更换，在每个月的第 1 天进行更换，可以更好地记住更换的时间。

【病例 2】

一位软性接触镜初戴者，到诊所进行第 1 个月随访。主诉镜片和视力都不错，但患者认为有镜片引起的轻度过敏的反应，主要是左眼镜片，有一些轻度刺激性。裂隙灯检查时发现左侧镜片中央有 2 个浅的裂缝。摘掉镜片进行荧光素检查时，在看到裂缝的角膜中央区域有表浅的角膜染色。

解决方案：患者的指甲掐破了镜片，并且穿透镜片刺激到相应区域的角膜。在患者做摘镜示范时发现，其使用指甲摘掉镜片。为患者再次示范，用指肚摘镜片。如果患者指甲过长，应剪掉或剪短，以防止再次发生同样的问题。对于角膜染色的治疗需考虑病情严重的程度。大多数病例，染色较浅患者可以佩戴接触镜，患者只需停止戴镜12～24小时，使用润眼液使眼睛更舒适，并在停戴期间进行治疗。

【病例 3】

一位戴软性接触镜 8 年的患者，来诊所随访，患者现在佩戴的镜片是 3 个月前的，检查镜片时发现镜片上有一个小的圆形橙色斑。

解决方案：该患者镜片上有一个锈斑，首先想到的应该是，患者清洗镜片时是否使用了自来水。该锈斑可能是频繁使用自来水的结果，如冲洗清洁镜片。应该警告患者有关自来水清洗的危害，并教育患者不要再用自来水护理镜片。将此次发现记录在患者的病历中。如果患者没有使用自来水清洗镜片，则应检查金属异物嵌入眼睛的可能。此镜片需要更换。

【病例 4】

一位患者佩戴日抛型软性镜片。患者主诉，有时某一只镜片有轻度不适。

解决方案：最有可能是患者把镜片正反面戴错了。软性接触镜，特别是一些日抛型镜片非常薄，经常难以确定是否反戴。该患者戴镜时未检查镜片的正反。应告知患者，如何判断镜片是否戴反。例如，进行"Taco 测试"，或观察镜片看起来像碗或碟。如果患者不能确定镜片是否反戴，出现轻度不适时，应该取下镜片，并尝试换一个面佩戴，是否更舒适。

【病例 5】

一位患者在后续教育时被问到关于使用的护理液，其不确定护理液的名称，但认为自己记得护理液瓶。

解决方案：患者有时会不确定自己所使用的护理液的名称，但其能向医师描述出护理液瓶。有两点很重要，一是如果不确定护理液的名称，医师必须确定其购买的护理液是适合她的；二是如果医师和销售人员在诊室内放有最新的护理液或护理液的试用品，可以帮助患者确定哪个护理液是其使用的。确定哪些是患者正在使用的护理液之后，为患者提供合适的镜片护理知识的再教育。此外，医师可能会发现，在诊室内直接为患者指定护理液可以提高患者的依从性，也可以解决患者的需求，便于患者在商店找到适当的护理液或合适的价格。

【病例 6】

某患者主诉眼睛有轻度的刺痛感，没有任何异物感，有干燥感，由于戴镜不适减少了戴镜时间。停戴 2 天症状有所改善，然而，重新戴镜后刺痛感仍存在。泪膜破裂时间之前的记录为双眼 12 秒，有轻度弥漫性点状染色。

解决方案：该患者可能存在防腐剂过敏，怀疑与其目前正在使用的护理液有关。镜片可能需要更换。患者应该更换一种新的护理液，如不含防腐剂的护理液，或使用不需要护理液的日戴镜片。

【病例 7】

患者，女，35 岁，想更换接触镜。患者 2 年来一直戴软性接触镜，在另一个诊所配戴。现在的镜片已使用 6 个月。该患者化有浓妆，如眼线、睫毛膏、眼影。裂隙灯下检查显示镜片表面沉淀物和色素斑点，泪液层还有许多残留物。患者眼睑边缘的眼线膏很明显地脱落进入眼睛。患者承认有使用睫毛刷刷长睫毛，且使用的化妆品已 1 年或更长时间，有频繁的灼烧感和不适感，感觉有异物在镜片下。

解决方案：要进行患者教育，以避免严重的并发症。角膜擦伤常由于残留在镜片下的睫毛膏造成的。化妆品会带来污染，明智的患者会每 3 个月更换一次化妆品。如果污染物再次进入眼睛，眼部感染或角膜溃疡可能复发，这时患者需要非常小心谨慎。戴镜前应彻底清洗干净双手，要在化妆前戴镜，眼线不要画在非常靠近眼球的眼睑边缘，镜片要正确清洁和消毒，清洗掉残留在镜片上的化妆品。全面的教育和选择抛弃或频繁更换型镜片，对该患者很有好处。

【病例 8】

一位老年患者前来复诊，主诉戴镜时间减少和镜片模糊。患者失访 2 年，在这段时间内，患者承认延长佩戴镜片 4～6 个月。护理镜片用的是非正规厂家生产的护理液。

解决方案：与患者讨论关于镜片的更换规划，

患者同意每个月更换镜片，且接受所提供的新的镜片护理方法。关于护理方法和更换时间都进行了深入讨论，并提醒患者坚持的重要性。患者似乎怀疑镜片的更换计划和护理产品，但也同意在接下来的2个月内遵循医师的建议。在随后2个月的随访中，患者对镜片佩戴的舒适度和时间都很满意。患者承认每月更换镜片和新的护理方法是导致变化的原因。

【病例 9】

患者因急症第一次就诊，其左眼有刺激和痒的症状，患者自述戴镜睡觉已 7 ~ 10 天，但其佩戴的镜片并非日夜佩戴型。患者护理镜片使用的是纯化水和海盐，因其不喜欢在眼睛里用化学品。

解决方案：首先需要处理最紧急问题。患者由于使用自制盐水可能存在棘阿米巴角膜炎的风险。该患者可能不再适合佩戴接触镜，需参考其左眼的诊断状况，以及患者是否会遵从正确的镜片佩戴和护理规范。如果该患者继续戴镜，必须要进行一次关于日戴和长戴镜片的全面的教育，然后建议接受护理液的原则和正确使用指导。有些患者依从性太差，有些可能是没有得到正确的指导。这个患者的依从性差，是否能够再次佩戴接触镜，需参考导致其依从性差的原因，当然，首先考虑左眼的诊断和恢复情况。

【病例 10】

一位大学生前来就诊，患者很担心镜片的刺激和干眼的症状。患者 12 岁开始戴镜，直到前几个月一直佩戴状况良好。患者多年来一直使用多功能的化学消毒系统，并且戴同一个品牌的镜片已 2 年。

解决方案：在使用裂隙灯检查时，右眼可见弥漫性点状染色。患者戴镜时感觉眼干和泛红时会使用"Visine"滴眼液。为患者配适一副新的镜片和接触镜润眼液。建议其继续使用之前的护理方案，并要求患者只能使用处方中的润眼液。患者之后随访检查时，主诉对镜片很满意，裂隙灯下检查无明显的角膜染色。告知患者只能使用指定的护理液，不确定时需要到医院就诊确认后再更换护理液。佩戴软性接触镜建议不使用滴眼液，因为可能有些成分不兼容或其中的防腐剂成分可能导致角膜染色。

【病例 11】

患者，女，50 岁，有眼干燥症病史，自述镜片在眼睛内开裂。

解决方案：该患者的泪膜破裂时间较低，适合佩戴更适合干眼患者的镜片材料。另外，干眼是佩戴一段时间才发生的，所以不太可能是镜片材料的问题。变换材料时要保证找到一种更适合该患者的镜片材料。为了让患者的镜片佩戴成功还需要为患者提供一些其他方面的建议。首先，该患者在摘镜片前需要滴润滑液，以确保镜片在摘掉之前是含水的，并能在眼睛上移动。患者需要使用深的镜盒或装镜片的小瓶，当盖盒盖时，要确定镜片不在盖子上。镜片戴入前要进行检查，确保镜片没有裂缝。镜片裂开的最可能的原因是，由于镜片脱水，在摘镜片时被患者撕裂。其用指甲损坏了镜片，损坏也可能是由于操作或镜盒。镜片在眼睛内破裂几乎是不可能的，除非镜片之前就是损坏的。所以怀疑镜片由于上述原因，在戴入眼睛之前已经损坏，镜片的破裂多发生在操作和眨眼的过程。镜片护理方面认真的教导与建议，将纠正该患者的问题。

临床判断掌握相关技术项目备忘一览表

- 一般提供的是一瓶多功能护理液，并让患者按照要求操作。然而，消毒前揉搓和冲洗镜片，仍然是对抗细菌、真菌、棘阿米巴最好的方法。
- 过氧化氢消毒是一种非常有效的消毒方法，特别适合容易对防腐剂过敏的患者。
- 镜片消毒前应进行清洁和冲洗。
- 患者教育的价值不可低估。应教会患者摘戴镜片的方法，镜片的护理和操作，以及不正确操作的风险。
- 应该告诉患者有任何问题应随时与他们的眼保健医师联系。
- 达到灭菌效果的最好的方法是选择抛弃型镜片。
- 应教会患者基本的卫生要求，使用肥皂水洗手，在佩戴镜片前擦干手。
- 频繁地更换镜盒有助于防止生物膜和镜盒污染。
- 频繁更换镜片可防止软性接触镜沉淀物如胶状物、脂质和蛋白质沉淀，以及可能导致的并发症。
- 自来水不应用于软性接触镜，因为存在患棘阿米巴角膜炎的风险。
- 软性接触镜并发症多由于不正确操作佩戴引起，为了防止并发症，需要医师在诊所进行患者教育和做好示范。

（吕燕云　王国芳　译）

第13章 软性接触镜相关问题解决方案

J.Bart Campbell，Vinita Allee Henry，Stephanie Woo

软性接触镜领域的两个重大进展极大地提高了临床医师解决软性接触镜问题的能力：现代抛弃型镜片的发展（特别是日抛型镜片）和硅水凝胶镜片的发展。在20世纪90年代，抛弃型镜片很快成为大多数水凝胶镜片佩戴者初配和复配的选择。这种接触镜佩戴方式的变化已经被公众感知和关注，也使从业者在接触镜验配和处理并发症方面发生了变化。

然而，很多抛弃型镜片使用的是和最初用于传统型镜片一样的水凝胶材料。因此，在眼睛和镜片相互作用方面没有本质的区别。即便如此，水凝胶抛弃型镜片在控制蛋白沉淀相关的并发症方面确实效果显著。实际上，当抛弃型镜片使用得当时，这种蛋白沉淀相关的并发症应该可以避免。最近引入的硅水凝胶日抛型镜片，将会同时具有日抛型镜片和高透氧的优点。

抛弃型镜片同时也促进生产商开发新一代的护理系统，着重强调使用多功能护理液（MPS）的便利性。这些护理系统使用时，应该加强患者的依从性，当患者不按照说明使用时，它们不能达到消毒和清洁的功效。

在20世纪90年代末，硅水凝胶镜片的出现解决了一个水凝胶抛弃型镜片没有解决的主要问题：透氧性（Dk/t）。与传统的水凝胶材料相比，使用硅水凝胶材料生产的镜片极大地提高了Dk/t值。这种特性，联合现有的抛弃型佩戴模式，帮助临床医师解决了软性接触镜的两大问题：镜片沉淀物和角膜缺氧。但是，患者的依从性仍然是避免并发症的一个关键因素。上述事实，以及对硅水凝胶镜片有连续30天佩戴的需求，导致即使硅水凝胶镜片也有并发症发生。

虽然少见，还是有少数传统型镜片佩戴者存在并发症。通常这些患者有极高的屈光不正，大量的散光，以及其他特殊条件，所以在需要的参数范围内可用的镜片较少。佩戴镜片不更换 > 1～3个月常见于依从性差的患者，他们不按照建议更换抛弃型镜片。患有非沉淀物相关并发症的患者，让从业者有足够的理由继续关注软性接触镜相关问题的解决方案。

一、专业术语

从业者称作"抛弃型"的大多数镜片并没有真正满足FDA关于抛弃型镜片的标准。要满足FDA的标准，一只镜片必须只使用一次然后丢弃。只有日抛型镜片采用的是这种佩戴方式。从业者通常将每7～14天更换的镜片称作"抛弃型"。更复杂的术语是"定期更换型""频繁更换型"或"按规划更换型"的镜片。这些镜片的更换周期通常是1～3个月。

二、症状

（一）视力下降

由于佩戴接触镜而引起的视力下降有多种原因（图13-1）。详细的了解有关视力下降的病史，对于寻找视力下降的原因非常重要。临床医师应该确定视力下降发生的时间、持续时间，以及戴框架眼镜时视力是否下降。接触镜相关的视力下降的原因可能包括镜片污染，未矫正的屈光不正，镜片材料缺陷，镜片和角膜配适关系不良，镜片脱水，以及过度流泪。针孔镜可以帮助医师判断视力下降是否由于未矫正的屈光不正引起。佩戴接触镜和框架眼镜都出现视力下降，可能是由于角膜异常，包括角膜水肿、角膜擦伤、点状角膜炎、感染性角膜炎。眼内异常引起的视力下降也应该考虑，而且所有的接触镜佩戴者均应该定期进行眼部综合检查。

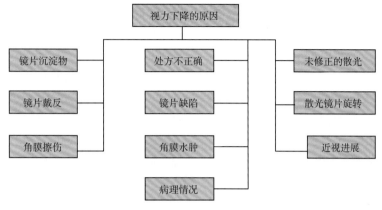

图 13-1 视力下降原因

1. 镜片沉淀物 表面沉淀物通常被认为是由于镜片清洁不充分引起的。黏蛋白膜主要由溶菌酶组成，通常是导致视力下降的主要因素。患者常主诉"雾视"或"朦胧"的视力，伴变形，特别是在强光环境下。摘除镜片后症状消失。如果摘除镜片后症状仍存在，应考虑到角膜水肿的可能性。脂质沉淀物和钙脂质复合物（如胶冻块），以及其他的有机和无机碎片，也可导致视力下降。但是它们主要影响的是镜片的舒适性。通过使用裂隙灯戴镜检查镜片可进行诊断，过多的沉淀物不用放大也能观察到。

镜片沉淀物的处理通常取决于沉淀物的类型。如果在大量积聚出现之前观察到蛋白膜，因为它们位置表浅，可以通过蛋白酶清洁去除。如果镜片蛋白沉淀中度覆盖，可能需要连续 2 ~ 3 次蛋白酶清洁来充分去除蛋白沉淀，每周 1 次的蛋白酶清洁对于大部分患者应该是足够的。每日蛋白清除剂使用时混入多功能护理液的或者单独的溶液如 SupraClens（Alcon Laboratories），都是有益的。除推荐的每日清洁之外，将酶片用 MPS 或生理盐水、清洁剂溶解，放入镜片浸泡，然后揉搓镜片，对清除残余蛋白沉淀有益。镜片表面出现胶冻块需要更换镜片，因为蛋白已深入镜片基质。去除胶冻块可导致镜片表面小孔或者凹陷，致使镜片不能继续佩戴。现行的处理方法是为患者重新验配抛弃型镜片，避免了使用一些不必要的方法来挽救一个受污染的镜片。对软性接触镜的定期基础护理（每日、每 2 周，或每个月），几乎可以消除与沉淀物相关的问题，也可以减少额外的表面活性剂及酶清洁剂的使用。

2. 错误处方 如果患者佩戴错误的镜片处方，可出现 Snellen 视力的降低。因为材料的特性，很难核实软性接触镜的屈光力。但是如果发现矫正视力不足，此项检查也是必要的。如果可能，最好能在配发镜片时在患者眼睛上做戴镜评估，即可很容易地发现不正确的处方，可见的镜片瑕疵，以及不舒适的镜片。但这种评估不可能在任何情况下都做，而且也不可能用于每个抛弃型镜片。在这种情况下，患者必须接受彻底的教育，感知由镜片缺陷引起的症状，然后停戴受影响的镜片。除了制造商的误差外，也要考虑镜片戴反或不正确的处方等问题的可能性。判断视力下降的原因是屈光性的还是病理性的，可选择针孔试验。戴镜验光也可以判断患者是佩戴不正确的处方或者镜片左右眼戴反。如果两眼屈光不正相差不大，患者可能注意不到镜片左右眼戴反。如果处方不正确，新镜片应该按照正确的处方预订，如果镜片左右眼戴反，每个镜片都应该放在正确的眼睛上。

3. 未修正的散光 另外一个导致软性接触镜佩戴者视力下降的原因是未修正的散光。软性接触镜固有的弹性限制了它们有效矫正角膜散光的能力。约16%的散光由镜后泪液补偿，表明软性接触镜完全贴合角膜表面，不能矫正角膜散光。有0.75～1.00D散光的患者佩戴球面软性接触镜时可能开始感受到视力下降的症状。某些有小量散光（0.50～1.00D）的患者中，非球面设计的软性接触镜可以提供好的视力。非球面设计的软性接触镜没有矫正散光，但是通过减少球面像差提高了视觉质量，因此患者可能感觉到视力提高。忍受小量视觉模糊的能力主要取决于视觉意识及接触镜佩戴者从事的活动。佩戴者如果长期从事近距离工作，涉及小的细节，可能需要散光镜片来矫正。在综合验光仪上用适当的柱镜进行片上验光可以提高视力，允许患者决定是否可以接受妥协视力。散光的矫正可以通过散光软性接触镜或硬性透气接触镜实现。

4. 散光镜片的旋转 每次瞬目之后或由于镜片定位错误导致的散光软性接触镜的旋转，是导致散光患者视力下降的主要原因。患者如果是斜轴散光，镜片旋转的倾向比顺规散光和逆规散光更大。散光镜片的轴位和眼睛散光轴向之间发生异位导致患者视力下降。近距离工作时由于会聚导致的眼球旋转可引起散光镜片旋转，从而影响近距离工作。软性接触镜会向鼻上方旋转，而且可能需要在轴位选择上进行补偿，特别是老视和内斜患者。老视患者佩戴散光接触镜一只眼矫正视远一只眼矫正视近（单眼视），这种问题更加明显。裂隙灯检查散光软性接触镜可以判断镜片是否稳定，中心定位是否良好且有适当的移动度，还是每次瞬目后镜片有过度的旋转。患者佩戴现有接触镜或诊断性镜片的屈光表现，有利于为患者选择合适的处方光度和轴位。这对于散光大于3.00D的患者尤其明显，小量的镜片旋转即可对视力

产生显著的难以评估的影响。过多的镜片移动度需要一个稍陡峭的基弧来减少镜片旋转，增加稳定性，提高视力。换一种不同的设计（如削薄、薄区设计）也可能有帮助。在一些疑难病例中，也可以考虑选择重新验配球面硬性透气接触镜，特别是当患者散光主要来源于角膜散光时。

5. 镜片缺陷 特征包括镜片擦伤（划痕、裂纹、缺口、破孔）或者光学性能不佳，都有可能导致刺激、不适、视力下降。在初次佩戴期间，镜片擦伤是镜片更换的最常见原因。尽管缺陷本身可能并不总能导致视力下降，但镜片划痕或裂纹区的沉淀物积聚可能影响视力。镜片生产环节出问题可能导致光学性能不佳，从而导致镜片需要更换。镜片缺陷刺激睑结膜，继而导致泪液分泌增加和黏性分泌物的产生，也会导致视力下降。裂隙灯可以查明问题的来源，是否存在镜片擦伤。仔细检查镜片边缘对于定位缺口或小的撕裂是必要的，常被从业者遗漏。片上验光不能提高视力，可能表示光学性能不佳，需要更换镜片。小的周边撕裂，如果没有刺激患者，可能在临床上是可以忍受的，但是在后续操作过程中撕裂肯定会增大。更换镜片毋庸置疑的是处理有缺陷的镜片最有效的方法。

当没有可见的镜片缺陷时，患者可能主诉不适或镜片存在感加强。如果只有一只眼出现症状，简单的交换左右眼镜片可以判断不适与镜片有关或仍然在最初受影响的眼睛。如果症状跟随镜片，最好的解决方案是更换镜片。如果症状仍然只存在最初受影响的眼，需要进一步检查眼睛。即使没有发现临床可见的导致不适的原因，更换镜片可能也是唯一减轻患者症状的办法。

软性接触镜偶尔发生生产误差。可能发现在一个镜片浸泡包装盒中2片镜片粘在一起。有时由于镜片设计薄，可能看起来是一只镜片，而将2只镜片同时戴入眼睛。患者可能主诉视物模糊或舒适度下降。如果视力或者舒适度下降，应该教育接触镜佩戴者取出接触镜进行揉

搓冲洗。如果问题仍然存在，应更换新的镜片。如果更换镜片没有解决问题，需要对患者进行检查。

6. 镜片戴反　难以区分镜片正反面，是比较常见的问题，特别是对于软性接触镜初戴者。佩戴薄镜片的患者常表示镜片在戴入眼睛之前难以区分镜片的方向是否正确（如镜片戴反）。由于镜片移动度增加可能出现轻微的刺激。戴反的球面镜片可能导致视力下降。用裂隙灯检查镜片边缘，可以显示其与球结膜的关系，以及过度的移动。有些镜片制造商将商品名或其他标志印在镜片周边，帮助区分镜片的正反面。应熟悉每种设计，因为不同制造商之间没有一致性。Taco 试验可以帮助患者将镜片正确地戴入眼睛（参见第 12 章）。摘除镜片，同时纠正方向，可以解决视力下降或刺激感。应该先告知患者戴反的镜片不会损伤眼睛，如果患者不确定镜片是否戴反，可以摘掉镜片换一面再戴。

7. 戴接触镜和框架眼镜视力下降　戴接触镜和框架眼镜均出现视力下降，可能表明有更严重的并发症。有必要摘除接触镜，检查角膜和结膜判断导致视力下降的原因。一些可能影响软性接触镜矫正视力的生理性因素如下。

（1）镜片戴入和摘除、镜片配适不良、表面缺陷，或者异物引起的角膜擦伤。

（2）物理配适、含水量，或处方引起的角膜水肿。

（3）镜片配适不良、护理液过敏、表面缺陷、湿润不充分、泪液交换差，或聚集的碎片引起的角膜中央点状染色。

（4）巨乳头性结膜炎（GPC）引起的黏性分泌物增加。

（5）角膜水肿引起的"近视进展"。

（6）角膜炎或其他原因引起的角膜不规则散光或角膜变形。

（7）与接触镜佩戴无关的，影响眼前段和后段的病理情况。

（二）不适

当一个软性接触镜佩戴者感觉不适时，应该立即摘除镜片。如果不适持续存在，应该教育患者立即联系从业者。病史对于判断不适的原因非常重要（图 13-2）。可以通过将不适分成 4 种来进行鉴别诊断。判断不适是发生在镜片戴入时或镜片摘除后，以及疼痛是立即的还是迟发的很重要。应该判断不适的持续性（如短暂的，持续性的或间歇性的）。戴镜及摘镜之后对角膜进行进一步的裂隙灯检查，可以帮助判断不适的原因。另外，用荧光素钠评估角膜染色也很重要。

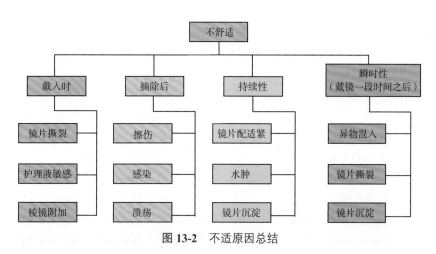

图 13-2　不适原因总结

1. 镜片戴入时不适　如果不适发生在镜片戴入时，原因很有可能是镜片撕裂、对使用的护理液过敏、镜片上的杂质，或（如果适用的话）散光镜片的附加棱镜。镜片撕裂可以通过裂隙灯仔细地检查整个镜片的表面和边缘发现。应该翻起上眼睑评估镜片上部分的边缘。镜片撕裂可能难以发现。应该在瞬目时仔细检查镜片，更容易观察撕裂。撕裂可能实际上是镜片上的一个破孔或缺口，或者很像是擦伤或黏附的杂质碎片。瞬目时，表面积聚的不能清除的杂质很像镜片缺陷。撕裂的镜片应该马上更换。

如果患者使用不合适的护理液滴眼或护理镜片（如双氧水或硬性透气接触镜护理液），或对护理液中的防腐剂过敏，可立即出现烧灼感、刺痛感。摘除镜片可以改善不适，但仍然存在轻到中度的表浅点状角膜炎。因此仍然存在轻度不适和充血。通过询问患者使用的护理液和使用裂隙灯评估角膜和结膜，从业者可以判断不适的原因是否是对防腐剂过敏。典型的护理液过敏可导致弥散的表浅点状角膜炎染色图案。如果从业者仍然不确定，可以让患者使用另外一种护理系统。在使用新的护理系统之前，最好更换一个全新的、无菌的镜片和全新的镜盒，可以防止之前使用的护理液造成的任何污染。如果更换护理液系统之后不适的症状消失，原因极有可能是对护理液过敏。严重的情况可能需要停戴镜片直到主观不适的症状减轻。可能需要几个小时或数天。建议使用人工泪液来改善患者的舒适度。

一个比较少见的导致不适的原因是散光软性接触镜的棱镜附加。偶尔患者主诉由镜片棱镜附加区厚度变化引起的不适。如果没有发现其他引起不适的原因，改变一种散光镜片的设计（如使用偏心的透镜光栅，双薄区设计）可能减轻镜片的感觉。

佩戴之前从未戴过的镜片的不适不同于之前佩戴舒服的镜片出现的不适。如果镜片是新的而且患者之前佩戴这种设计的镜片很满意，出现不适的原因可能是在镜片戴入时镜片下混入了杂质。戴入前镜片表面的杂质是导致不适的常见原因。可能包括来自纸巾或毛巾的碎屑，一小段头发或其他肉眼观察不到的小碎屑。只要摘除镜片冲洗即可解除不适。如果仍然不适，而且原因不可见，可能是镜片本身有常见的检

查设备不能发现的缺陷。最好的做法是更换镜片。如果佩戴之前没有不适的镜片现在出现不适，最可能的原因是镜片受损。应该摘除镜片并检查镜片。如果没有发现损伤，可以冲洗镜片再次戴入，确定不适是否继续存在。

2. 镜片摘除后不适　摘除镜片后出现疼痛或不适，常见的原因是角膜。镜片摘除后疼痛持续存在是眼科紧急情况，应该在诊室立即对患者进行检查。角膜擦伤、眼部感染、角膜溃疡，或其他眼部问题可能导致疼痛。荧光素钠染色检查对于判断角膜病变的范围和程度很重要。摘除软性接触镜后不适和疼痛仍然存在，应该严肃对待，直到作出其他诊断。

3. 戴软性接触镜期间持续不适　不适的原因可能是配适不良、角膜水肿，以及和水肿相关的症状（如微囊），或镜片沉淀。裂隙灯和荧光素钠染色评价对于判断原因很重要。摘镜之后角膜缘区域出现压迫环表示镜片配适过紧。高弹性模量的硅水凝胶镜片配适太平坦可出现边缘翘起，导致不适。改变镜片参数之后，改变基弧或直径，症状即可消失。对于有水肿相关症状的患者，换成 Dk/t 值较高的硅水凝胶镜片是有帮助的。

另外一个导致戴镜持续不适的原因是镜片沉淀。沉淀物在裂隙灯下是可以观察到的。沉淀物可能是由于镜片疏于护理、镜片老化，或者镜片受发胶或洗涤剂污染。硅水凝胶镜片相对于水凝胶镜片更容易吸附脂质沉淀。尽管使用宣称"免揉搓"的护理液，硅水凝胶镜片也应该在摘除之后揉搓以去除脂质沉淀。本文建议教育所有软性接触镜佩戴者揉搓冲洗镜片以保证镜片清洁和舒适度。更换新的干净的镜片可以减轻症状。

4. 镜片佩戴一段时间之后突然出现不适患者可能在镜片佩戴数小时后突然出现不适。最常见的原因是异物，如灰尘或化妆品颗粒。摘除镜片，用护理液冲洗可以消除不适。大的异物可以导致角膜擦伤，因此，如果疼痛持续存在，在诊室对患者进行检查很重要。一个有沉淀物的镜片，特别是胶冻块沉淀物，或一个

受污染的镜片可导致不适随着佩戴时间延长而增强。撕裂的镜片也有可能导致立即出现不适，但是典型的症状是在镜片戴入时出现不适。对异物的处理办法是去除异物。如果镜片没有被破坏，没有沉淀，或没有撕裂，可以重新佩戴。相反，被破坏的镜片应该更换。在有异物的情况下，应该对角膜、结膜和眼睑进行检查以确保异物没有嵌入。

5. 烧灼感或刺痛感 通常与护理液过敏有关（如对防腐剂过敏或护理液使用不当）。每次随访应加强对镜片正确护理的教育，有利于维持患者的依从性和避免不必要的刺激。持续使用化学消毒系统出现刺激，可能表明对防腐剂或添加的表面活性剂出现过敏或毒性反应。患者感受到的不适通常是最小限度的，因为护理液中防腐剂的浓度低。症状可能是干燥感，而不是烧灼感。广泛的点状染色表明毒性反应或过敏反应，比较严重的患者可能出现流泪和畏光及视力下降。患者出现这种问题可以通过使用不含防腐剂的双氧水消毒系统或使用不需要护理的日抛型镜片解决。

双氧水不完全中和或使用老的铂金环（超过 90 天或 100 次）可导致烧灼感和刺痛感。消毒后低 pH（4.0），以及控制 pH 的缓冲系统也可导致刺激。尽管大部分患者不再使用分开的日清洁剂或酶清洁剂护理软性接触镜，在戴入之前使用日清洁剂或清洁之后对镜片冲洗不充分可能引起烧灼感。酶清洁之后镜片上残余的清洁剂也可引起不适。综合的病史有利于判断眼部刺激的原因。在每次回访时回顾清洁和消毒的过程，可帮助缓解由护理技术不当引起的不适。清洁和消毒过程的使用说明和图解，可以帮助维持患者的依从性。多功能护理液的出现使得判断哪种成分引起的刺激变得困难，因为大多数产品包含表面活性剂和其他成分（图 13-3）。

（三）畏光

1. 定义 畏光经常用来描述由接触镜佩戴引起的刺激和不适。当此术语应用比较严谨时，

畏光被认为是一种病理情况，即光线进入眼睛导致疼痛。畏光与刺眼不同，刺眼是过多的光线导致的不适的感觉，通常不伴有疼痛。从暗环境到亮环境时眼睛没有充分适应会经历短暂的刺眼的感觉。而且刺眼不同于畏光，不会伴随眼睑痉挛和流泪。影响眼前节的病理情况通常伴随畏光。通常角膜病变越表浅，畏光症状越严重，因为角膜上皮有神经分布。切记畏光是眼部出现问题的一个症状，合理的处理这种症状的办法是判断并且治疗导致畏光的原因。

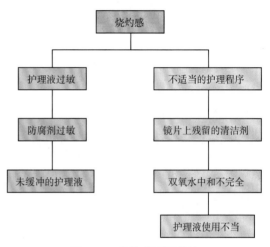

图 13-3 烧灼感原因总结

2. 病因 在接触镜佩戴者中可发现上皮擦伤，严重的情况，可能引起畏光。表浅的角膜擦伤可由接触镜缺陷（包括撕裂和划痕），中度镜片"过度使用"，轻度外伤，碎片积聚，以及不平滑的表面引起。通常表面的缺陷不能被患者察觉，但是可能导致轻度不适和刺激。较深的擦伤可导致更严重的疼痛，包括流泪、眼睑痉挛和畏光。整个角膜上皮层的脱落通常是由钝挫伤（如手、拇指，或球进入眼睛），接触镜戴入或摘除不当，或镜片下的异物引起。

除擦伤之外，畏光还可由其他原因引起。接触镜佩戴初期适应时可出现畏光，这是正常的，除非畏光症状持续几周。未矫正的屈光不正和残余散光也可导致畏光反应。

3. 判断畏光的原因 彻底地了解病史有利于发现畏光的原因。对接触镜和角膜进行裂隙

灯检查可以排除导致畏光的恶劣缺陷和病变。出现分泌物，以及流泪和眼睑痉挛，表明可能存在感染。在判断可能的病因时，应该考虑分泌物的类型（如黏液脓性的、水样的、黏稠的）。荧光素染色有利于判断擦伤的形态、位置和深度。染色图案的外形可能暗示某些病因（如撕裂、划痕、异物、镜片沉淀）。在放大镜下观察镜片可以进一步判断镜片缺陷的位置。

4. 对畏光病因的治疗　表浅擦伤的非手术治疗包括摘除接触镜，以确保自愈。角膜上皮细胞覆盖擦伤通常在 24 小时完成。尽管通常不必使用抗生素治疗，但是如果患者眼睑卫生不良，镜片被沉淀物包裹，依从性不好，也有必要考虑使用抗生素。较深的角膜擦伤需要采取更积极的治疗，包括镜片摘除，和在有感染威胁的情况下使用抗生素。然而药物中的防腐剂会减慢自愈的进程。因为发展成假单胞菌感染的风险增加，对于一个存在角膜擦伤的接触镜佩戴者，使用绷带镜是不合适的。对于不佩戴接触镜的患者，角膜擦伤可使用绷带镜治疗。

感染需要停戴接触镜，并且进行适当的抗生素治疗（见第 23 章）。微生物性角膜炎（microbial keratitis，MK）是一种严重感染，主要见于接触镜过夜佩戴。更多关于 MK 的信息见第 16 章。直到临床医师确定感染已经解决，才能重新开始佩戴接触镜。

（四）干燥

在软性接触镜佩戴者中，干眼症状非常常见。这可能是由于患者泪液的质量不佳，或接触镜本身对泪膜的影响。泪膜由三层组成：水样层、脂质层和黏液层。较新的理论描述泪膜像一个由这些成分组成的有许多层的胶状结构。其中任何一种成分不足，都会影响接触镜佩戴。

给角膜佩戴接触镜会置换掉一部分泪液量，从而改变并破坏角膜前的泪膜厚度。接触镜戴入后，正常的角膜前泪膜厚度减少到一半。另外，在正常人，佩戴接触镜时泪膜破裂时间比不佩戴接触镜时缩短。需要约每 5 秒进行一次完全瞬目将泪膜分布到整个角膜。不完全或部分瞬目会导致角膜部分区域干燥。瞬目训练可解决这种情况下的干燥。其他导致软性接触镜佩戴干眼症状的因素有环境、药物、使用电脑和妊娠。

个人及环境因素：彻底了解病史对于得出可能导致干燥的原因很重要。此外，应该询问患者的医疗情况，如 Stevens–Johnson 综合征（黏蛋白不足），妊娠（泪液黏度增加），或 Sjögren 综合征（液体分泌不足）。可以改变泪膜的药物包括抗组胺药、抗胆碱能药、抗焦虑药、吩噻嗪类和口服避孕药。

职业环境（如离暖气和空调通风口近）可加剧干燥症状。机动车排气孔排出的循环空气也可引起不适。使用通风口塞改变从通风口出来的空气方向或改变机动车排气孔的角度可以减轻干燥。长期使用电脑可引起瞬目频率下降，从而导致干燥症状。可以通过休息时眨眼来缓解。同样的方法对其他情况也有帮助，如学生，他们花大量的时间阅读。乘坐飞机的旅客也会感到干燥，特别是行程长的时候，因为在高空，飞机客舱内相对湿度低（图 13-4）。

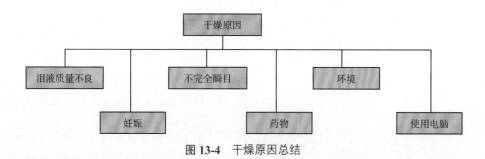

图 13-4　干燥原因总结

为患者重新验配不同材料的镜片有利于减轻干燥的症状。据报道，含有磷酰胆碱的镜片可增加舒适度。此外，一些制造商在生产过程中混合一些成分到镜片里，如聚乙烯吡咯烷酮（PVP）和聚乙烯醇，试图提高舒适度和镜片锁水性。

有报道硅水凝胶镜片可提高舒适度。这可能在某种程度上归功于硅水凝胶材料的低含水，可降低镜片脱水性。除此之外，也有证据表明硅水凝胶材料提高了透氧性，可降低眼部炎症反应，而这些可在较低透氧性的水凝胶材料中发现。这种炎症反应可能是由于眼表和泪腺受到损伤引起的，可引起眼部干燥。因此硅水凝胶材料消除了这种损伤，以及由此导致的干燥。其他对眼部干燥的治疗见第 23 章。

（五）镜片过度移动

1. 镜片沉淀　相对于传统型镜片，表面沉淀在抛弃型镜片中较少发生。传统软性接触镜或其他超期使用的镜片可形成过多沉淀，并表现出过多的移动度。当眼睛移动时，患者可感到镜片偏心的症状，或自述镜片容易从眼睛滑出。通过裂隙灯观察，可以明显看到软性接触镜有沉淀。这些沉淀物可以是膜状的覆盖，或是凸起于镜片表面。对镜片沉淀最常见和有效的处理办法是为患者验配抛弃型镜片。如果患者已经佩戴了抛弃型镜片，建议教育患者依从镜片更换说明。

除此之外，患者如果表现出干眼的信号或症状，因为镜片脱水，也可能会感到镜片偏心或滑出眼睛。使用推荐用于干眼的软性接触镜，或使用镜片润滑液，可以缓解干燥感。

2. 镜片戴反　另外一个导致镜片过度移动或容易滑出眼睛的原因是镜片戴反。在镜片配发时应该教育患者怎样区分镜片正反面。但是对于有些镜片类型和有些患者，比较难以区分。肉眼区分镜片正反面的方法前文已述（参见第 12 章）。反复演示这两种方法可以帮助患者区分镜片正反。演示镜片正反面的图形和照片也可起到帮助。当用裂隙灯观察镜片时，可表现出过度移动和边缘翘起。除此之外，视力也可能下降。如果患者很难通过肉眼判断镜片的正反面，而且感受到视力下降，镜片过度移动，轻微的不适，或镜片滑出，应该怀疑镜片戴反，然后尝试从另外一面戴入镜片。

3. 镜片配适平坦　镜片移动过度也可见于软性接触镜的基弧太平坦。用裂隙灯评估一个配适太平坦的镜片可能表现出以下一种或几种情况：患者看向正前方时镜片中心定位差，镜片移动时角膜暴露，边缘翘起，向下看时镜片向上偏位，或瞬目时镜片移动度大于 1.5mm。换成一个稍陡的基弧或稍大的镜片直径可以改善软性接触镜和角膜的配适关系（图 13-5）。

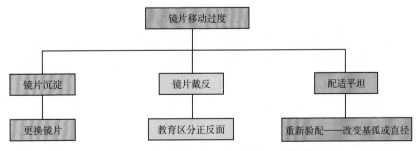

图 13-5　镜片移动过度原因和处理总结

（六）雾视 / 视物模糊

1. 诊断　戴软性接触镜出现雾视或视物模糊可能由于镜片沉淀物包裹、角膜水肿或干眼。患者一般感受到的症状可能是周边有光晕或明亮的点状光源发生变形。裂隙灯下可观察到镜片污染或角膜水肿的临床体征。判断视力下降的原因，应该询问患者清洁的频率、消毒方法（化学、双氧水），日清洁剂的使用，每周酶的使用，操作镜片前双手的清洁，含有保湿剂的手部清洁剂或肥皂的使用，镜片使用了多长时间。由于"超时佩戴"引起的角膜上皮水肿很少出现在软性接触镜佩戴者中，但是可在佩戴厚的、低含水的水凝胶镜片的佩戴者中观察到。佩戴较长一段时间后症状更普遍。患者由于眼干引起的雾视，通过使用不含防腐剂的人工泪液可以改善。

2. 治疗　对于镜片受污染或被沉淀物包裹的情况，更换新的镜片视力可得到提高。如果患者只能选择传统型镜片，他们可能需要使用表面活性剂或酶清洁剂，更频繁地更换接触镜，或换成硬性透气材料。教育患者正确的清洁和消毒方法可以帮助延长接触镜的使用寿命。

摘除接触镜，让角膜暴露在空气中，可减轻角膜上皮水肿。高渗溶液可用于水肿严重的情况，尽管对于水凝胶接触镜佩戴者出现的角膜上皮水肿无须使用高渗溶液。让患者更换一种更高 Dk/t 值的材料（如硅水凝胶），让患者使用日戴的佩戴方式，可以帮助减少或消除水肿。同样的，那些为了舒适度佩戴低含水接触镜的患者（如干眼患者），可重新配适硅水凝胶接触镜来缓解上皮水肿。

三、临床体征

从业者可以通过裂隙灯检查患者的眼前节发现临床体征。分级量表和图解的使用有利于监控和评估本部分讨论到的各种情况的改变。个别的从业者可能升级了分级量表，或使用当前出版的分级量表。无论使用哪种，典型的量表基于数字分级。

0= 没有表现出
1= 极轻微的
2= 轻度的
3= 中度的
4= 严重的

当应用于明确的临床体征时，这种分级量表更具有描述性（如水肿、充血）。为临床体征划分等级可以帮助保存精确的记录，以及便于进一步的检查。除此之外，图示检查结果（浸润、染色、血管增生）可以使从业者对比每次随访的发现，从而判断是否发生改变。

（一）染色

使用荧光素是一种有效的监测由接触镜佩戴引起的角膜完整性变化的方法。从业者通常在日常检查中不使用荧光素，因为对佩戴水凝胶镜片的患者不方便（如镜片变色）。使用荧光素之后，应该用生理盐水冲洗眼睛，或告诉患者在染料滴入后约 2 小时不要戴入镜片。手持紫外线灯有利于检查残留的荧光素。高分子量荧光素（钙黄绿素）的引入，以及将其用于软性接触镜的戴镜检查，帮助扩大了荧光素作为一种诊断工具在评估角膜对水凝胶接触镜佩戴的反应中的应用。然而应该注意的是，相对于荧光素试纸，此型荧光素表现出较少的荧光特性。从笔者的经验来看，硅水凝胶镜片相对不容易被荧光素染料染色（见第 10 章）。

角膜点状染色的外形可用于鉴别原因（图13-6）。感染、机械外伤、混入的碎片、干燥、缺氧、不适当的角膜压迫，以及护理液过敏是一些比较常见的导致角膜完整性下降的原因。

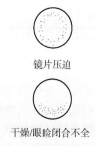
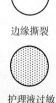
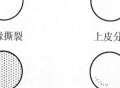
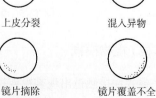

镜片压迫　边缘撕裂　上皮分裂　混入异物

干燥/眼睑闭合不全　护理液过敏　镜片摘除　镜片覆盖不全

图 13-6　戴软性接触镜的染色图案图解

因为感染性角膜炎本身比较严重，所以对于表现出角膜染色的患者需要考虑到这种可能性。综合的病史，以及对患者症状的评估有利于判断感染的可能性。

机械性外伤可因角膜承受接触镜过度的压力引起。镜片的中央和边缘是最常见的受压区域。一个环状的染色可由镜片中央受挤压区域的周边边缘与角膜之间的接触引起。更多的孤立区域的染色可由镜片撕裂或划痕引起。镜片戴在眼睛上用裂隙灯检查最容易评估镜片的受损程度。荧光素的聚集是上皮受损的证据，而且与接触镜受损的图案相似。

翻起上眼睑显示出弧形的染色图案，是由上皮裂开引起的，又名上缘上皮弧形损伤（superior epithelial arcuate lesion，SEAL）。这种现象的原因本质上是机械性的。患者通常没有症状，因此有必要进行适当的角膜上缘检查来发现。处理方法包括摘除镜片直到痊愈。弹性模量较高的硅水凝胶镜片与这种体征有关。更换为不同设计的镜片通常可以缓解（见第 16 章）。

线状角膜染色可由于镜片下混入异物引起。这种"追踪"的外观可由于瞬目时镜片移动引起。摘除镜片并对镜片进行适当的清洁，冲洗眼睛可帮助去除所有异物颗粒。镜片沉淀物和聚集的上皮碎屑可导致散在的点状染色。除了使用抛弃型或定期更换型的接触镜之外，保持眼睑和镜片卫生可帮助缓解。

在水凝胶镜片佩戴者中，镜片脱水也可能是点状染色的原因。硅水凝胶镜片含水量较低，所以不太容易脱水。典型的干燥通常发生在睑裂区，因为该区域的角膜受泪液润滑最少。不完全瞬目也可导致轻微的点状染色。佩戴薄的、高含水的水凝胶镜片，有这种染色倾向的患者，更换为低含水的、稍厚的水凝胶或硅水凝胶镜片有帮助。频繁使用润滑液也可帮助缓解角膜干燥。

对护理液中的化学防腐剂过敏可出现广泛的表浅点状染色。这种情况通常是双向的，当去除引起刺激的物质后症状会消失。患者有异物感，严重情况下可出现畏光。更换镜片和护理盒，并更换不同防腐剂或不含防腐剂的护理液，可以阻止进一步的反应。在严重情况下冷敷可帮助缓解不适。

弥漫点状染色也发生在硅水凝胶镜片材料联合使用多功能护理系统时。此时需要更换一种不同的 MPS 或双氧水护理系统，或更换硅水凝胶材料。

在软性接触镜佩戴者中，如果直接从角膜上摘镜，而不是将镜片滑到下方结膜再摘，会出现由摘镜引起的角膜外伤。使用指甲而不是指腹可以导致中周边的染色图案，与捏镜片的区域一致。此区域的染色典型表现是弧形或 V 形。如果出现此区域的染色，从业者可观察患者的摘镜手法来确认原因。

软性接触镜覆盖不全或偏位可导致靠近角巩膜缘的荧光素染色。通常此区域也会出现充血。重新配适一个较大直径的镜片，或有较好中心定位和覆盖度的镜片可缓解该问题。

（二）角膜水肿

1. 临床评价　有幸的是，硅水凝胶镜片材料的引入降低了角膜水肿发生率，以及相关的症状和体征。由传统型水凝胶镜片佩戴引起的角膜水肿的临床体征通常只出现在严重的情况下（表 13-1）。约出现 6% 的角膜水肿才会开始出现临床可见的角膜结构的改变。水凝胶镜片佩戴者不存在曲率半径的显著改变及影像模糊的问题，可归因于整个上皮水肿的对称性。水凝胶镜片佩戴者中存在普遍性上皮水肿，可在一部分程度上导致近视的进行性加深（近视"蠕变"或近视转变）。硅水凝胶镜片材料对角膜的透氧率是传统水凝胶镜片的 8 倍。

在评价水肿所导致的角膜结构改变时，裂隙灯和测厚仪均是可接受的临床仪器，尽管裂隙灯在临床实践中使用更为频繁。角膜增厚达 4%～6% 时可观察到初始的条纹和上皮水肿。水肿达约 7% 时可出现后弹力层的轻度皱褶，而水肿超过 15% 时可出现较大的皱褶。

表 13-1 角膜水肿的体征和症状

视力下降

雾视 / 视物模糊

近视加深

角膜透明度普遍下降

条纹

微囊

后弹力层皱褶

内皮改变

角膜曲率可能变陡

主要改变通常在上皮内较为明显，其可通过将显微镜聚焦于角膜平面并将照明光源指向角膜缘而观察到。必须采用最少 25 倍放大倍数来观察。上皮水肿也可联合存在垂直条纹，垂直条纹通常更易于鉴别。在较深的基质层内可观察到垂直条纹，并可采用较窄的平行六面体进行检测。在评估条纹过程中，必须与角膜神经进行区分。条纹类似白线，通常出现在角膜的瞳孔区内。它们通常长 1 ~ 6mm 并且很少分叉。角膜神经分叉并延伸至周边角膜缘。当条纹分叉时，所形成的角度远远小于角膜神经分叉所观察到的角度。

2. 角膜肿胀 角膜接触镜在眼球上的放置可导致角膜可获得的氧气量下降。与眼球睁开的状态相比，眼睑闭合进一步降低了角膜接触镜前表面的氧气张力。有关过夜使用传统型水凝胶角膜接触镜的角膜水肿反应的间接内皮功能研究证实，过夜佩戴之后角膜水肿比例为 8% ~ 15%，而在非镜片佩戴对照组中水肿率则为 4%。由于个体对获得氧气量降低的反应不同，因此水肿的水平比例也存在明显的差异。临床上可观察到的继发于水凝胶镜片佩戴的水肿提示水肿水平较为显著，当前的角膜接触镜管理必须进行适当改变。

与传统水凝胶相比，研究发现，硅水凝胶导致的过夜角膜水肿与未戴角膜接触镜的闭合眼球的情况相似。对于日戴或过夜佩戴，硅水凝胶镜片的使用几乎可消除大多数患者的角膜

组织缺氧。

3. 上皮水肿 主要原因之一可能是角膜暴露于低渗溶液中。液体的细胞间渗透使得上皮细胞之间的间隔增大，连接复合体疏松，从而导致角膜的脆性增大。由于角膜在这种状态下的易损性，其易于受到磨损的程度显著增高。角膜屏障渗透性的消除也可能是由于创伤引起的。上皮表面的"粗糙化"使得泪液聚集在磨损区域内，同时也可导致周围细胞水肿。

荧光素的使用可显著增强磨损附近水肿的表现。由于泪液在磨损区域内的聚集，将出现一个绿色的中央区域染色带，由于损伤周围的上皮细胞"堆积"，其边缘呈灰色。因此，灰绿色为周围水肿的边界。普遍水肿最好通过后照法进行观察，而荧光素的加入可描绘出绿色斑状染色外观。由于上皮和水的折射指数存在差异，当采用白光进行观察时，上皮水肿也将产生"耀眼的"外观。

4. 微囊 上皮微囊是水凝胶镜片日戴和长期佩戴的并发症，可通过裂隙灯进行观察。微囊通常出现在角膜中周部，可通过反向照明来表征，并且在传统水凝胶镜片长期佩戴开始之后 3 周至 6 个月变得较明显。其直径可为 15 ~ 50μm，表现为上皮全层内弥散的球形。目前认为这些小囊是由于杂乱的上皮生长而不是液体组成的，是由角膜组织缺氧过程中的异常代谢导致的。尚未发现佩戴时间的减少可成功导致微囊数量减少。镜片取出通常可导致第一周内微囊数量的增加，但是在 5 ~ 10 周的周期内将逐渐减少。微囊的表面可形成荧光素点状染色。应当中止佩戴水凝胶接触镜并为患者重新配制硅水凝胶镜片。

5. 管理 目前在这种情况下应为患者重新配制硅水凝胶镜片。对于不能选择这种方式的患者，较薄的、含水量更高的镜片中心将使到达角膜的氧的水平最大化。在水凝胶镜片中，含水量和镜片中心厚度的组合决定了角膜的 Dk/t 水平。平均镜片厚度是比中心厚度更准确的中心角膜水肿的决定因素。相同材质、相同中心厚度的高焦度镜片比低焦度镜片可导致更

高程度的中央角膜水肿。

6. 紧镜综合征　角膜水肿可能继发于在临床上认为"过紧"的镜片，但也可能并非由此原因所致。在放大后未表现出移动的软性镜片通常可认为是"过紧镜片"。软性镜片下泪液的交换与硬性透气接触镜下泪液的交换相比极小。因此，镜片与角膜配适方面的变化几乎不能通过改变镜片下泪液的流动来避免角膜水肿。水凝胶镜片的厚度是决定角膜水肿量的参数。硅水凝胶镜片具有较高的 Dk 值。即使在考虑了厚度的情况下，Dk/t（其中 t 是厚度，Dk/t 是透氧率）较高，使得大多数材料的透氧率超过了推荐的 Dk/t，即 125×10^{-9}（$cm \times ml\ O_2$）/（$s/ml \times mmHg$）（参见第 10 章和第 16 章）。

角膜上极小或无镜片移动可能导致角膜缘血管碰撞进而引起结膜充血。角膜缘血管压迫可由陡峭的配适所致的镜片向眼球的"吸入"而引起。裂隙灯检查可揭示镜片边缘之后角膜缘血管的充血，以及镜片边缘之前血管的发白。也可观察到眨眼时结膜的移动；称作结膜拖拽。如果镜片配适不当导致结膜压迫，则基弧应当更扁平或直径应当减少以便产生更好的移动。角膜水肿的存在既可能伴有，也可能不伴有这种情况。通过更换为硅水凝胶材料镜片即可解决。在长戴或连续佩戴中主要发现的其他水肿相关的病症参见第 16 章。

（三）充血

1. 普遍性充血　软性接触镜镜片和硬性透气接触镜镜片佩戴时均可能出现的症状和临床体征是结膜充血（患者通常表述为"发红"）。软性接触镜佩戴者中发现的普遍性充血的原因有许多种，可能与角膜接触镜佩戴相关，但也可能不相关（表 13-2）。通常，如果是由软性镜片引起的，则充血是由角膜组织缺氧、镜片过紧、护理液过敏、异物、沉淀物、镜片缺陷、过夜佩戴的炎症反应［如角膜接触镜急性红眼病（contact lens acute red eye，CLARE）］，或者这些病症的眼球并发症引起的。充血也可能是由于与镜片不相关的病症导致的，如过敏性、

病毒性，或细菌性结膜炎或其他眼球和全身病症。为了鉴别充血的原因，一份全面的病史应包括以下问题：首次观察到充血的时间是什么时候？摘除镜片之后充血是否持续？充血是最近发病的还是慢性的？眼睛是否有刺激、烧灼感或瘙痒感？是否有分泌物，如果有，是什么类型的分泌物——黏液性、水性，还是黏稠性？发生充血有没有相关诱因，如更换护理液、游泳、缺乏睡眠、生病、外伤或异物？根据病史、致病因素的消除，以及利用裂隙灯进行全面评估，做出诊断。

表 13-2　导致充血的因素

与角膜接触镜相关	与角膜接触镜无关
镜片损坏	异物
水肿	结膜炎
护理液过敏	眼球病变
镜片过紧	创伤
镜片沉淀物	吸烟
镜片污染	含氯泳池内游泳
异物陷入	缺乏睡眠
镜片配适较差	饮料中乙醇过度
护理液使用不当	过敏
CLARE	干燥

CLARE，角膜接触镜急性红眼病。

（1）镜片相关的普遍性充血：将充血的诊断缩小为角膜接触镜相关的原因，如症状、镜片的配适、镜片情况和佩戴时间。在任何时间眼球中度至重度的充血均应当作为眼球急症进行处理，因为其存在角膜溃疡和感染的风险。一些患者存在各种因素（如环境、干燥）导致的轻度充血；但是，如果充血是急性的且原因不明，则有必要进行全面评估以排除严重疾病。

1）症状：镜片相关的充血通常在戴入镜片时或镜片佩戴之后出现，在中止佩戴镜片之后可得到改善。戴入时立即出现的充血及烧灼感很可能与护理液过敏有关。防腐剂如硫柳汞、氯己定、苯扎氯铵的高浓度使用或者长期使用可导致患者过敏。MPS 配方中发现的较新的防

腐剂更易于导致过敏症状。症状可能为干燥、佩戴时间减少，或轻微不适。立即出现的不适和充血也可能是由于软性镜片护理液的不当使用所导致，包括在戴入之前使用每日清洁剂而未进行彻底冲洗、未充分中和过氧化氢消毒液，以及使用不相容的护理液。防腐剂导致的充血的处理要求更换为含有不同防腐剂的护理液配方，更换为不含防腐剂的系统（如采用不含防腐剂的护理液进行过氧化氢消毒），或者更换为不含护理液的镜片（如日抛型角膜接触镜）。

由于佩戴日戴型镜片时间增加超过 1 天或者佩戴长戴型镜片超过数天时间，角膜组织缺氧、镜片过紧、镜片沉淀物或损坏均可导致普遍性充血。通过裂隙灯对镜片和眼球进行评估，充血的原因可以确定。消除充血需要将镜片更换为新的镜片或者重新配制镜片来改善镜片的配适关系或镜片的 Dk/t。

2）镜片配适关系：如前文所述，配适过紧的镜片可影响角膜缘血管，导致充血。当对镜片移动进行评估时，即使采用"上推试验"也观察不到任何移动（"上推试验"是指利用下眼睑操纵软性镜片，将镜片向上推）。当利用下眼睑上推镜片时，配适过紧的镜片将阻止镜片移动，而未附着的镜片在此方法中表现为可移动。另外，镜片应当充分覆盖角膜并延伸至巩膜之上。太小的镜片可导致未被充分覆盖的区域充血或者受镜片影响的角膜缘区域充血。改变软性镜片的参数来实现更好的移动和覆盖，进而可消除这种形式的充血。

3）镜片情况：陈旧的、有沉淀物的、污染的，或损坏的软性镜片可能导致普遍性充血。当镜片从眼球上摘除时，充血应缓解，除非出现进一步的角膜受损。采用裂隙灯进行评估可揭示镜片的情况。在摘除镜片之后应当对角膜进行评估以确保角膜未受影响。简单地将软性镜片更换为一个新的干净的镜片即可缓解该症状。另外，有必要对患者进行正确护理和处理，以及镜片更换时间方面的再教育。如有可能，为患者重新配适一个更换更频繁的镜片可避免此类问题的再次发生。

4）佩戴时间：与过度或过夜佩戴相关的急性红眼病应当格外谨慎地进行治疗。一项大规模研究发现，过夜佩戴传统水凝胶镜片的夜戴患者出现溃疡性角膜炎的风险比不过夜佩戴镜片的患者高 10 ～ 15 倍。幸运的是，夜戴时传统水凝胶材料的使用已经更换为硅水凝胶材料，可在过夜佩戴时为角膜提供更多的氧。

CLARE，以长戴型镜片佩戴者觉醒时出现发红、湿润的眼球为特征，是一种在过夜佩戴软性接触镜时出现的炎性反应。在水凝胶和硅水凝胶镜片中均可观察到这种炎性反应。有关 CLARE 和其他主要在过夜佩戴后出现的并发症（如角膜接触镜周边溃疡、浸润）的更多的信息将在第 16 章中讨论。

对于急性红眼病，应当在采用和不采用荧光素的条件下对角膜进行检查以便发现水肿、溃疡形成，或其他损害健康的体征。如果角膜上皮完整，则有必要中止佩戴镜片，使用眼球润滑剂，并频繁监测直至充血消失。重新进行过夜佩戴主要取决于患者对佩戴说明的依从性。佩戴角膜接触镜的时间比推荐的佩戴计划更长可能导致角膜受损。依从性好的患者可为其配适具有更高 Dk/t 的硅水凝胶镜片。佩戴时间可根据需要而减少。以弹性佩戴（flexible wear，FW）的方式或者以日戴方式佩戴的连续佩戴型或长戴型软性镜片，或者硬性透气接触镜镜片也可提高患者镜片佩戴的成功率。在任何情况下，均应当对患者进行有关发生充血的原因，以及遵守佩戴计划说明的重要性的教育。

（2）与角膜接触镜佩戴无关的充血：医师可能很难确定充血是否与镜片无关。如果软性镜片验配正确，采用了不含防腐剂的护理液，镜片干净且新，并且镜片佩戴中止之后充血继续存在，则可以假设针对其他致病因素对眼球进行评估。简单的病史可引出病因，如过敏、干燥、缺乏睡眠、创伤，或吸烟。在使用和不使用荧光素的情况下用裂隙灯进行进一步的评估有助于诊断该问题。一些患者持续存在轻度充血，在使用镜片润滑剂冲洗镜片之后，冲洗眼球并阻止眼球暴露于游泳池中的氯和烟草烟雾之后，以及使镜片再润湿并缓解干眼之后，充血可得到缓解。

2. 扇形充血　位于眼球特定区域的充血通常提示该区域内存在刺激。佩戴软性接触镜时，通常是由位于充血区域内的镜片撕裂或沉淀物所导致的。任何损坏的镜片均应当更换，充血将消失。

另一种形式的扇形充血有时在镜片影响睑裂斑时出现。如果观察到镜片可刺激睑裂斑，则应当重新验配一个具有更大或更小直径的镜片，从而在更大程度上覆盖睑裂斑或者不与睑裂斑接触。硬性透气接触镜镜片可能需要重新验配以避免角膜接触镜与睑裂斑之间的接触。

巩膜外层炎是一种与角膜接触镜无关的病症，其通常表现为扇形充血。充血通常是单侧的且易复发，并伴随不同程度的不适。巩膜外层炎是一种自限性疾病，可采用局部类固醇或局部 NSAID 进行治疗。

（四）角膜血管化

1. 概述　正常情况下无血管的角膜出现血管化是水凝胶角膜接触镜佩戴的严重并发症。涉及视力下降和角膜半透明的严重病例通常发生在手术之后或是由病变引起。角膜接触镜佩戴发生的血管反应，不论涉及角膜缘毛细血管灌注还是"真正的"角膜血管化，均提示存在角膜接触镜不耐受。这种不耐受通常是镜片配适过紧、角膜缘压迫、角膜水肿，或者患者过度佩戴所致。角膜血管化在长戴型水凝胶镜片佩戴者中比在日戴型水凝胶镜片佩戴者中常见。角膜缘毛细血管的灌注是水凝胶镜片每日佩戴者中出现的常见的血管反应，长期充血可能导致新的血管生长。已经证明，硅水凝胶材料可降低之前日戴或过夜佩戴的镜片佩戴者的角膜缘充血和角膜血管化，并且不会引起新佩戴者出现血管化。为有症状的水凝胶患者重新验配硅水凝胶镜片之后，可在短期之内观察到角膜血管化和角膜缘充血的显著降低。

2. 正常与异常　角膜 - 角膜缘连接处的解

剖结构的改变可导致难以界定急性新生血管与毛细血管充血。确定用于衡量血管反应的角膜缘处的解剖参考点时也有困难。血管化的半透明覆盖层由结膜和结膜下组织组成，可延伸到角膜之上，其宽度各不相同，取决于 Bowman 膜的周边界线。覆盖层的延伸在上方角膜缘处最多（多达 2.5mm），在鼻侧和颞侧最少。在尝试确定异常血管生长或回路的存在时，该区域的血管性质可能引起误解。角膜缘血管穿透超过覆盖层的前缘则可认为角膜接触镜不耐受，但是由于渗出物渗漏到周围组织使其难以评估，进而可导致正常情况下透明的角膜变为半透明。巩膜胶原纤维之间的狭窄间隔在正常情况下可抑制血管从角膜缘向前超过 1mm。基质的水肿改变可导致胶原纤维之间的间隔增大，促使角膜缘血管向视轴的延伸并导致视力下降。

3. 外观　血管反应的外观各不相同，取决于角膜刺激的持续时间和病变的类型。角膜基质的高度组织化结构的失代偿将导致穿透性血管的弯曲，而基质均性和紧密性维持将使血管更直。继发于水凝胶角膜接触镜佩戴的周边角膜水肿可使组织更易于出现血管穿透。具有较厚边缘的高负度数且有棱镜压载镜片（如软性散光矫正型镜片）更可能引起该反应。浅表血管化通常是不均匀且不规则的，并且可能含有个别"钉"，在更高分辨率下，可能与静脉反流相连接。血管之间形成的回路比正常角膜缘中观察到的血管吻合处更加狭窄。

4. 起始因素　角膜血管反应不是由单一机制导致的。角膜接触镜诱发的血管化中最重要的诱发因素包括厌氧代谢、角膜内的炎性细胞，以及上皮细胞的损害或紊乱。缺氧状态可导致乳酸堆积，不能清除结膜静脉回流受影响而产生的代谢废物和碎屑，以及角膜上皮的刺激性或损害，上述因素均可促发血管刺激物质的释放，进而导致血管化。角膜接触镜配适不当而向角膜迁移的炎性细胞也可引起血管反应。

5. 发展阶段　继发于角膜接触镜佩戴的角膜血管化过程包括三个阶段。第一阶段包括已有的角膜缘毛细血管丛的灌注。第二阶段涉及新的血管以从角膜缘拱向中央角膜延伸的内皮"钉"或"芽"的形式生长。第三阶段，这些"芽"形成小管，在角膜内的任一深度形成真正的血管。这种异常血管生长网络可形成新的血管拱。停戴角膜接触镜将导致患者新生血管内的血液被排空。可能发生真正的新生血管回退，但是这取决于血管存在的时间长度，进而可导致一个关键的生长周期，超出该周期则不会出现新生血管回退。剩余的空血管，或者"影子血管"表现为细的白线，并以未分化线性形式向中央角膜延伸。

6. 处理和治疗　角膜血管化的处理可从消除眼球刺激的诱因开始。找出任何明显的血管化原因并不困难，但是通常存在各种作用因素妨碍成功处理。在每种情况下均有必要确定最主要的诱因以便尝试消除任何可能的血管生长原因。其他病理情况，包括眼干燥症、睑缘炎、玫瑰痤疮、季节性过敏，以及对护理液防腐剂过敏，均可导致血管反应，必须将其消除。血管处于不成熟状态时的血管化检测应考虑到毛细血管"钉"的全部回退和已灌注的角膜缘血管拱的排空。

过紧的镜片 – 角膜配适关系可引起静脉回流受限，因此需要对其进行疏通。角膜周边受压，表现为镜片摘除时出现在角膜缘的明显的环形压痕，也可采用荧光素染色进行观察。

控制血管化的最有效的方法之一是为患者验配硅水凝胶镜片，正如前文提到的，该材料可为角膜提供比水凝胶镜片材料多达8倍的氧。如果该方法无效，则应减少佩戴时间，比如减少过夜佩戴镜片的次数或者仅佩戴日戴镜片，可利用硅水凝胶镜片材料处理血管化。在必须中止角膜接触镜佩戴的情况下，有必要佩戴框架眼镜。如果框架眼镜令患者对个人形态感到满意且处方是最新的，则患者将更可能佩戴框架眼镜。

越来越多的散光矫正型、多焦点、日抛型和订制设计的硅水凝胶镜片可供选择来满足各种患者的需求。这些产品为需要高负度数、高正度数或者棱镜压载的散光矫正型镜片的患者提供了更高的透氧率，而过去此类镜片可能导致角膜血管化。

角膜血管化的存在通常被患者认为是无关紧要的，但它却是医师判定角膜接触镜不耐受的主要指标。通常，改变患者的佩戴计划或者镜片设计来提高镜片耐受性有助于消除血管反应并使患者成功佩戴角膜接触镜。可借此对患者进行有关硅水凝胶相对于水凝胶镜片的优点的教育，并使患者转变为一个更健康的佩戴形式。

（五）巨乳头性结膜炎

1. 临床体征和症状　巨乳头性结膜炎（GPC）是影响软性接触镜和硬性透气接触镜佩戴者的并发症。该病于1974年由Spring首次描述并尝试将该病与其他形式的过敏性结膜病变进行鉴别，后来由Allansmith等进行了进一步描述。

GPC多与角膜接触镜佩戴相关，由眼球修复，以及穿透性角膜移植术和白内障摘除之后暴露的缝线线头所引起的刺激也可导致GPC的发展。该病症常见的临床体征包括结膜充血、过多黏液、上睑结膜上的巨乳头，以及角膜接触镜移动增大。在硬性透气接触镜和软性接触镜佩戴者中均已观察到GPC的发展，在软性镜片佩戴者中其发生得更早。这种并发症的症状在重新佩戴硅水凝胶镜片之后不会得到改善。硅在天然条件下是疏水的并且易于沉积；另外，硅水凝胶材料倾向于具有增大的镜片模量，上述因素均可导致GPC（参见第16章）。具有更低的模量的更新的设计可减少引起GPC的机械刺激。

由于尺寸和材料的差异，软性镜片和硬性镜片佩戴者之间的乳头状外观存在差异。在记录乳头反应位置时，可将上睑结膜分为三个区域：1区代表睑板的上1/3，2区为中1/3，3区为靠近睑缘的下1/3。软性镜片佩戴者的乳头通常在开始时出现在1区，并随着该病症的进展而向下发展（图13-7）。

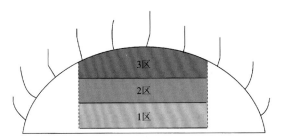

图 13-7　表示上睑结膜各区域的图示

上睑结膜的轻度充血通常是 GPC 中观察到的初始临床体征，并且可伴有小股黏液。睑外翻伴随荧光染色，在 GPC 的早期诊断中是基本体征，在佩戴之前，以及每次后续随访时应当对所有角膜接触镜患者进行荧光染色检查。轻度镜片涂层、巨乳头形成，以及黏液产生增多（阶段 1）等初始体征可进展为过多黏液产生、巨乳头和红斑存在，以及厚重的镜片涂层（阶段 4）（表 13-3）。为了对不佩戴角膜接触镜的人群中发现的乳头与患有 GPC 的患者中发现的乳头进行鉴别，将上睑结膜的外观分为四种类型：具有无乳头的光滑表面且纹理呈缎子状的结膜，均匀的乳头性反应（4～8个/mm），不均匀的乳头性反应（大小为0.4～0.8mm），以及乳头直径最少 1mm 的巨乳头性外观。

尽管在 GPC 中乳头是最常见的炎性体征，但是在结膜活动性炎症中也可观察到滤泡。医师在鉴别这两种体征时通常会出现混淆。滤泡，或者淋巴样升高，通常位于下方结膜和穹窿部。它们呈半透明状并表现出浅表血管图案。乳头由中央血管丛或血管蒂组成，在稍后阶段中由于胶原结疤而表现为白色"尖部"。它们更常出现在上睑结膜内。

在 GPC 中，患者症状通常先于客观体征而出现。除了客观体征，如巨乳头、结膜增厚，以及红斑以外，通常可注意到早晨鼻侧眼角存在黏液，以及镜片摘除之后出现瘙痒（阶段 1）。在稍后的阶段（阶段 4）症状可进展为极度的角膜接触镜不耐受，显著的充血、中度至重度瘙痒，以及导致觉醒时眼睑粘连的过多的黏液

表 13-3　巨乳头性结膜炎的阶段	
症状	体征
阶段 1	
小股黏液	无
轻度瘙痒	
阶段 2	
较少黏液	轻度镜片涂层
中度瘙痒	正常乳头升高
轻度镜片存在感	潜在的巨乳头开始出现
佩戴镜片时视力轻度下降	轻度充血
乳头上轻度片状覆盖物	
阶段 3	
中度至重度黏液	中度至重度镜片涂层
中度至重度瘙痒	乳头的数量、大小和高度增大
瞬目增多伴间歇性视物模糊	多变的充血和水肿
轻度镜片移动	厚重的黏液
阶段 4	
重度黏液伴眼睑粘连	黏液过多
中度至重度瘙痒	具有扁平顶部的巨乳头
极度的镜片存在感，疼痛	显著的充血和水肿
视物模糊	厚重的镜片涂层
过度的镜片移动	

产生。随着乳头反应的发展，角膜接触镜移动更加剧烈，导致患者不适，以及佩戴时间的减少。在一些患者中也报告存在假性上睑下垂。

在 GPC 中，上睑结膜的乳头反应最常归因于对角膜接触镜上表面沉淀物的免疫反应，以及表面沉淀物所引起的机械刺激。部分病例可见皮肤嗜碱性粒细胞超敏反应（包括 1 型 IgE 介导的反应和多种 4 型迟发型反应）有所涉及。过敏反应可导致镜片表面出现抗应原（如蛋白质、脂质）。忽略了适当且频繁的清洁，以及未频繁更换角膜接触镜可导致疾病过程的开始和加重。

2. 治疗　许多 GPC 病例可通过早期干预得到缓解。摘除角膜接触镜将使疾病病程减慢并

最终停止。然而，许多患者对长期中止镜片佩戴并不满意。治疗的目标是控制 GPC 的临床体征和症状，同时在保证给患者带来的干扰极小的情况下允许角膜接触镜佩戴者继续佩戴。

存在 GPC 的患者应当按照推荐的更换计划更换镜片，理想情况是日抛或不超过月抛。将更换计划更改得更加频繁有助于消除 GPC 的症状。目前大多数屈光不正均可使用最长周期在月抛型以内的镜片进行矫正。应当对患者进行有关定期更换镜片的必要性的教育。一次性镜片作为佩戴软性镜片的佩戴者首选镜片的出现，最重要的贡献是实现了角膜接触镜佩戴者 GPC 发病率的降低。

对于那些屈光不正仅能采用传统镜片材料（6～12 个月更换）进行矫正的患者，提供以下建议：在 GPC 的早期阶段，定期使用表面活性剂和酶清洗可缓解大多数症状。表面活性剂清洗对于去除沉淀物，尤其是脂质来说尤为重要，应当每日进行或者在每次摘除镜片之后进行。如果采用每日清洗后症状仍然持续，则推荐采用磨砂清洁剂或者进行更频繁地清洗。每周一次酶清洗去除变性蛋白质（主要是溶菌酶）对于维持相对无沉淀物的表面至关重要；在 GPC 病例中，如有可能，进行 2 周一次或者更频繁地清洗将是非常有益的。使用过氧化氢消毒系统并在需要时同时使用无防腐剂的盐溶液有助于降低可能暴露于眼球表面的抗原的数量。

更为频繁地更换传统型镜片，如 3～6 个月，将降低 GPC 的发病率。低含水量、非离子型材料对这些病例是有利的，因为这些材料比高含水量、离子型材料具有更高的抗沉积性。更换镜片材料或镜片设计或者转换为硬性透气接触镜镜片均是可提高继续佩戴镜片可能性的可选方法。

中止镜片佩戴，除严重病症以外，将使症状在镜片摘除之后约 5 天内消失。在患有重度 GPC（阶段 3 或阶段 4）的患者中，中止镜片佩戴对于终止病症的进展通常是有必要的。在充血、过度黏液产生和瘙痒缓解之后，尽管巨乳头可能

持续存在数月至数年，但是仍可重新佩戴镜片。

治疗中度至重度 GPC 的最有效的方法是根据用药剂量在戴入镜片之前及镜片摘除之后每日 1 次或 2 次使用抗组胺剂/肥大细胞稳定剂组合（参见第 23 章）。这种药物组合结合干净的新镜片在大多数病例中是有效的。重度 GPC 病例可能需要中止镜片佩戴并使用局部类固醇治疗。短期应用 0.10% 氟米龙或 0.5% 氯替泼诺（每只眼一滴，每日 4 次，持续 1 周，逐渐减少为每周一滴，持续 3 周）对于减轻该病症的临床体征和症状方面是有效的。一旦患者病情稳定，则可使用抗组胺剂/肥大细胞稳定剂并同时逐渐减少类固醇的使用。局部使用类固醇的保守方法在避免并发症（如青光眼和白内障）方面是有必要的。有研究报道，一次性镜片和肥大细胞稳定剂的使用在 93% 的 GPC 患者的治疗中获得了成功。

四、总结

彻底的、不断进行的患者护理可避免软性接触镜佩戴相关的并发症。在病史中患者描述的症状，以及采用裂隙灯观察到的临床体征可提示角膜接触镜相关的病症，应当在病症发展为重度之前予以消除或进行监测。一次性/频繁更换的软性镜片及硅水凝胶镜片对患者是有益的，并且可在降低软性接触镜并发症方面发挥作用。推荐进行频繁的随访评估来进行监控，对于日戴型患者，建议每 6 个月随访一次，对于长戴/连续佩戴患者建议每 3 个月随访一次。角膜接触镜不是美容用品，而是医疗器械，因此需要由眼科保健医师进行评估来确保成功佩戴。

临床病例

【病例 1】

1 位首次佩戴镜片的患者由于舒适性较差和干燥感而不能佩戴软性镜片。患者在不能达到较长的佩戴时间且存在"干眼"之后中止佩戴其在另一个

诊所验配的镜片。在病史中，患者佩戴 2 周更换的角膜接触镜 2～3 个月，由于干燥和轻微的烧灼感，每天的佩戴时间不超过 8 小时。患者报告遵守了护理方案和更换计划。该患者之前使用了两种 MPS 护理方案。其泪膜破裂时间是 10 秒，所有结果均正常。

解决方案：怀疑是防腐剂过敏。为患者验配日抛型镜片并指导其在必要时使用不含防腐剂的盐水护理液。该患者能够实现全天佩戴并获得了良好的舒适性。

【病例 2】

患者仅左眼出现视力下降和轻度烧灼感。患者是一名长期软性镜片佩戴者。患者自述某日早上有"东西""卡"在其左镜片后，并且有一段时间不能摘除镜片。患者注意到视力在摘除角膜接触镜之后佩戴框架眼镜时仍然下降。检查时，患者的最佳矫正视力为右眼 20/20，左眼 20/80。采用裂隙灯进行评估发现中央合并染色区。

解决方案：该患者患有中央角膜擦伤。擦伤的治疗取决于其严重程度。目前的镜片佩戴应当中止，直至擦伤区域愈合。轻度擦伤仅需监测。在更严重的病例中，可能需要预防性使用广谱抗生素。另外，可以给予睫状肌麻痹剂。对角膜接触镜诱导的擦伤禁止采用眼罩覆盖或放置绷带角膜接触镜，因为镜片可能已经将细菌引入眼球，在眼罩形成的温暖潮湿环境下这些细菌可能旺盛生长。应当对患者进行频繁监测（如擦伤后 24 小时，3 天，1 周）直至该区域完全愈合。应当对擦伤的原因进行确认以便使该病症不再发生。擦伤可能是由于损坏的镜片、过紧的镜片、护理液误用、用指甲摘除镜片，或者异物引起的。这可能需要重新验配镜片或对患者进行有关护理和操作的再教育。

【病例 3】

患者佩戴长戴型水凝胶镜片，在摘除之前已佩戴镜片 5 天。患者主诉视物模糊。应当进行什么检查？

解决方案：对角膜进行水肿体征（条纹、微囊）的评估。同时也应当进行角膜曲率检查和主观验光来检测水肿导致的改变（如角膜曲率度数变陡，近视增加）。如果确定存在水肿，则应当为患者验配一个具有更高 Dk/t 的镜片（如硅水凝胶）。如果不能进行重新验配，则应当中止长戴。

【病例 4】

患者佩戴日抛型角膜接触镜，陈述有时候一侧或两侧镜片会出现轻度不适并且佩戴当天越来越严

重。可能的原因是什么？

解决方案：该镜片很可能是戴反了。软性镜片非常薄，很难确定镜片是否戴反。有时，戴反的镜片可能导致更低的舒适性、视力下降，以及更大的移动，但是利用更新的设计，即使镜片戴反也可获得良好的视力。摘除镜片，检查其是否处于正确的位置并重新戴入，患者应当发现症状消失。

【病例 5】

患者重新佩戴了硅水凝胶镜片进行 30 天连续佩戴。该患者已经佩戴水凝胶镜片达 7 天 6 晚，持续约 2 年。当患者进行 1 周随访时，中止了硅水凝胶镜片的佩戴，因为其认为镜片不如之前的镜片舒适。

解决方案：该患者很可能在佩戴之前的水凝胶角膜接触镜时存在角膜水肿。随着她的角膜在佩戴硅水凝胶镜片时重新恢复，其角膜变得更敏感。除了更健康的角膜，30 天镜片的更高的模量也可导致更高的镜片敏感性。通常，如果对患者进行这方面的教育并要求其佩戴硅水凝胶镜片最少 2 周（日戴或连续佩戴），则患者将在佩戴新镜片时感到舒适。如果未能改善其镜片的舒适性，则可以尝试佩戴具有更低模量的硅水凝胶镜片。大多数患者在接受教育并耐心接受适应过程之后能够很好地适应硅水凝胶镜片。

【病例 6】

某患者主诉右眼视力下降。过矫为右眼 −0.50D，左眼 +0.50D。对该患者处置以下参数：

右眼：BCR 8.6mm，总直径 14.5mm，Rx−3.75D

左眼：BCR 8.6mm，总直径 14.5mm，Rx−3.00D

问题是什么？

解决方案：该患者互换了镜片。镜片应当换回至正确的眼球，并对患者进行有关首先摘除右侧镜片再摘除左侧镜片的再教育，以避免将两个镜片弄混。

【病例 7】

1 例患者出现上方 2mm 和下方 1.5mm 角膜血管化。他已经超过一年没有进行随访评估。血管化的原因可能是什么？

解决方案：应当向该患者询问其佩戴计划。患者很可能过度佩戴角膜接触镜，或者还有一种较小的可能，即该患者的角膜氧需求比目前镜片所提供的大。应当对该患者进行有关正确佩戴计划和常规随访评估的重要性的教育。为患者重新验配可向角膜提供更多氧的硅水凝胶镜片。

【病例 8】

一位软性镜片长期佩戴者来到诊所进行年度检查。患者约1周2次佩戴水凝胶镜片睡觉。镜片的配适较好，该患者对目前的镜片品牌表示满意，但是在裂隙灯检查时观察到角膜缘充血和下方新生血管形成。

解决方案：为该患者重新验配了可佩戴7天6晚长戴的硅水凝胶镜片。该患者想要继续目前的约每周2晚过夜佩戴的佩戴计划。在2周随访检查时，角膜缘区域变白并且透明，新生血管出现回退。新的镜片可向角膜提供更多的氧，因此可改善眼球健康。

【病例 9】

患者已经佩戴目前的镜片达3周。患者主诉镜片戴入后立即出现不适。摘除镜片后进行的荧光素评估揭示鼻侧周边部出现浅表染色图形。患者不适的原因是什么？

解决方案：在眼球上对镜片进行评估时，很可能发现镜片存在损坏。应当更换镜片并对患者进行有关护理和操作软性镜片的教育。应当提醒患者不要佩戴引起不适的镜片。根据染色的严重程度，该患者可能必须中止镜片佩戴直至角膜愈合。

【病例 10】

患者主诉眼睛干燥和镜片不耐受越来越严重。患者在4月收到镜片，现在是11月。其护理方案一直保持不变。她发现症状在工作时恶化。问题是什么？

解决方案：两个最可能的原因是工作时由于加热系统导致的环境干燥，或者是抗组胺剂的使用。季节性过敏和鼻窦病症通常在春季和秋季发生，需要服用抗组胺剂。在该患者的工作地点可能打开了加热系统，从而形成了一个干燥的环境。患者应当检查工作区域的通风口以避免空气朝向自己，尤其是头部。镜片润滑剂的使用或许可以在使用抗组胺剂的同时中止佩戴镜片。女性患者的另一个可能致病因素是妊娠。如果患者最近妊娠，可导致之前未注意到的眼球干燥。另外，更换更适合干眼的镜片材料（如 Proclear、Proclear 1 Day、Biofinity-CooperVision、1 Day Acuvue Moist、AcuvueTruEye、AcuvueOasys-Vistakon、Dailies Aquacomfort Plus、Dailies Total 1、Air Optix Aqua-Alcon、PureVision 2、BiotrueOneday-Bausch+Lomb，或其他未列出的硅水凝胶镜片）也可使该患者获益。

【病例 11】

患者佩戴软性镜片达1年。患者承认未按计划更换一次性镜片并且已忘记上一次更换镜片的时间。患者出现了轻度瘙痒和觉醒时黏液分泌物增多。裂隙灯评估提示2级乳头，镜片中度涂层。

解决方案：该患者患有GPC。患者镜片应当予以更换并对该患者进行有关正确护理软性镜片的再教育。如果佩戴新镜片且增加清洁不能缓解GPC，则该患者可能需要中止镜片佩戴直至GPC改善。患者应选择日抛型镜片。

临床判断掌握相关技术项目备忘一览表

- 日抛型、一次性，以及频繁更换镜片可为患者提供相对健康舒适的佩戴体验。
- 用于诊断与软性角膜接触镜佩戴相关的并发症的两个最有价值的工具是病史和裂隙灯。
- 频繁评估，对于日戴型患者为每6个月一次，对于长戴患者为每3个月一次，有助于降低可能由软性镜片佩戴所引起的严重并发症。
- 佩戴角膜接触镜和框架眼镜时视力下降可能归因于需要立即重视的角膜异常。
- 佩戴软性镜片时出现不适是不正常的，需要对患者和镜片进行评估。通常，可发现镜片存在损坏或沉淀；但是，也可观察到角膜的异常，如擦伤或溃疡。
- 最近发病的佩戴镜片时干燥通常是由于抗组胺剂的使用、环境干燥、护理液过敏，或妊娠引起的。
- 烧灼感通常与护理液过敏或护理液使用不当有关。
- 镜片摘除之后角膜的荧光素评估应当是任何软性镜片评估的一个常规部分。
- 角膜增厚4%～6%时可见条纹和上皮水肿。
- 过紧的镜片可能与结膜"拖拽"有关，在此情况下可观察到结膜在眨眼时随软性镜片移动。
- 硅水凝胶镜片可通过向角膜提供更大的透氧率来减少由于组织缺氧所引起的并发症。
- GPC可通过遵守一次性镜片更换计划并在摘除时采用护理液揉搓镜片来避免。对于GPC的治疗，使用一次性软性镜片和抗组胺剂/肥大细胞稳定剂是有益的。

（肖会芝　田　欣　译）

第四部分

特殊或疑难病例处理

第 14 章 散光矫正

Edward S. Bennett，Kimberly A. Layfield，Dawn Lam，Vinita Allee Henry

本章的目的是探讨为患者验配散光角膜接触镜的方法。散光患者对于眼视光师是个挑战，而且为他们成功验配并让他们乐于佩戴角膜接触镜对眼视光师的能力有较高要求。本文对使用硬性透气接触镜矫正残余散光和高散光，以及使用散光软性接触镜矫正散光的原理做了综述。

一、透气接触镜的应用

（一）矫正残余散光

残余散光是指用角膜接触镜矫正散光性屈光不正后仍存在的散光。球镜矫正屈光不正后，残余散光近似等于眼睛总散光与角膜散光之差。

残余散光可分为诱发性的及生理性的。诱发性残余散光与镜片应用有关，可由镜片翘起、弯曲、偏心，镜片前表面或后表面是环曲面引起。本章主要讨论生理性残余散光，通常来源于角膜后表面和晶状体。

1. 预测残余散光和实际残余散光 预测残余散光（CRA）可以认为是佩戴球面硬性透气接触镜后仍存在的散光量。它可以通过用角膜总散光减去患者的中央角膜前表面散光量（通过角膜曲率计测得）直接获得。以下示例说明了预测残余散光的确定。在这些示例中，TRA 指的是总散光，ΔK 指的是两条主子午线上的角膜曲率之差。

【示例 1】

如果：框架眼镜处方 = −1.00/− 2.00×90
角膜曲率计读数 = 42.00 @ 90/43.00 @ 180

则：CRA = TRA − ΔK
= −2.00×90 − (−1.00×90)
= −1.00×90

【示例 2】

如果：框架眼镜处方 = −2.00/− 1.50×180
角膜曲率计读数 = 41.00 @ 180/44.00 @ 90

则：CRA = TRA − ΔK
= −1.50×180 − (−3.00×180)
= +1.50×180

或者 = +1.50−1.50×90
= −1.50×90

【示例 3】

如果：框架眼镜处方 = +3.00/− 3.50×180
角膜曲率计读数 = 40.00 @ 180/43.00 @ 90

则：CRA = TRA − ΔK
= −3.50×180 − (−3.00×180)
= −0.50×180

【示例 4】

如果：框架眼镜处方 = −8.00/− 2.50×180
角膜曲率计读数 = 42.50 @ 180/45.00 @ 90
角膜顶点换算 F（90）= −10.50/1−0.012 (−10.50) = −9.33D

F（180）= −8.00/1−0.012 (-8.00) = −7.30D
硬性透气接触镜处方（角膜平面）= −7.25/−2.00×180

则：CRA = TRA − ΔK
= −2.00×180 − (−2.50×180)
= +0.50×180

或转化为 = +0.50−0.50×90
= −0.50×90

【示例5】

如果：框架眼镜处方 =+13.50/−3.00×10

角膜曲率计读数 =41.00 @ 10/44.00 @ 100

角膜顶点换算 F（10）=+13.50/1−0.012×（+13.50）=+16.11D

F（100）=+10.50/1−0.012×（+10.50）=+12.01D

硬性透气接触镜处方（角膜平面）=+16.00D/−4.00×10

则：CRA = TRA−ΔK

$$= -4.00 \times 10 - (-3.00 \times 10)$$

$$= -1.00 \times 10$$

在示例4和示例5中，患者的焦度需要进行角膜顶点距离换算。在这两种情况下，如果忽略角膜顶点距离，CRA 将等于零。

如果采用标准厚度的球面硬性透气接触镜（以减小或消除弯曲的影响）用于诊断试戴验配，则预计的球柱屈光力差（OR）可以通过使用以下准则计算：

（1）列出框架眼镜处方和角膜曲率计读数。

（2）应在角膜平面确定有效屈光力（如果有提示）。

（3）通过镜片的 BCR 确定的泪液镜屈光力（LLP）。

（4）将接触镜、泪液镜的屈光力和角膜曲率计上两条主子午线的角膜屈光力之差相加。

（5）使用以下公式，从框架眼镜处方中减去步骤4中获得的值，以获得 OR：

点到角 OR= Rx−（CLP+LLP+ΔK）

以下示例说明了此原则：

【示例6】

（1）框架眼镜处方 =−2.00/−2.50×180

角膜曲率计读数 =43.00@180/45.00@90

诊断试戴镜片 =−3.00D；43.25D BCR

（2）角膜顶点换算 =−2.00/−2.25×180

（3）LLP= 43，25−43.00=+0.25

（4）CLP+LLP+ΔK= LLP+ΔK=（−3.00+（+）0.25）+（−）2.00×180

$$= -2.75 - 2.00 \times 180$$

（5）OR= 框架眼镜处方−（CLP+LLP+ΔK）

$$= -2.00/-2.25 \times 180 - (-2.75/-2.00 \times 180)$$

$$= +0.75 - 0.25 \times 180$$

CRA 与诊断试戴片应用后实际获得的残余散光（即实际残余散光或 ARA）有一定的相关性，尽管 ARA 通常略低。在一项研究中，有超过400只眼佩戴球面硬性透气接触镜，平均 CRA 值为 −0.51D×90，而平均 ARA 值为 −0.23D×90。CRA 和 ARA 值之间的差异可能是由许多因素引起的，包括用于确定角膜前表面曲率的角膜曲率计的不准确性（即它仅评估角膜旁中央的几个点）。此外，检查者在进行焦度和角膜曲率测量时的检查误差也可能导致两个散光值之间的差异。

当患者的屈光和角膜散光柱镜轴差别大于15°时，可以认为散光轴是不相等的，并且使用传统的交叉柱镜方法是确定 CRA 所必需的。由于时间原因，除非有适当的表格或计算机辅助角膜接触镜设计程序，否则建议使用硬性透气接触镜、球面诊断性试戴片来确定残余散光。

2. 校正残余散光的方法 残余散光可导致佩戴硬性透气接触镜的患者视敏度（VA）下降，甚至超过患者的可接受范围。下降量取决于残余散光的大小、患者的屈光不正及临界视力的需求范围。高度屈光不正的患者可能接受比低度屈光不正更大量的残余散光。因此，个体差异是由不恰当使用球面硬性透气接触镜所产生的残余散光量决定的。然而，残余散光＞0.75D 的患者常有视力受损的感受。校正残余散光的方法包括球面硬性透气接触镜、球面软性接触镜、环曲面软性接触镜和前环曲面硬性透气接触镜。

（1）球面硬性角膜接触镜：如果存在以下任何一种情况，球面硬性透气接触镜适用于存在残余散光的患者：

1）ARA 与 CRA 的值不同。例如，预测 CRA 为 −1.00×90，但 OR 值为 −0.50×90，复核角膜曲率或主觉验光可能确定误差来源。然而，可能存在较低的 ARA 值，所以不能凭借 CRA 值来决定不使用球面硬性透气接触镜。

2）镜片可以在眼睛上弯曲变形以减少残余散光。一般情况下，硬性透气接触镜在眼睛上弯曲或弯折都会增加现有的残余散光。但还存在另一种情况，这种弯曲将减少或完全校正残余散光。经发现，当角膜环曲率与此相符并且残余散光与此不符时，更薄的球面硬性透气接触镜的弯曲变形可减少残余散光量。

【示例 7】

如果：框架眼镜处方 $=-2.00/-1.00 \times 180$

角膜曲率计读数 $=41.00 @ 180/43.00 @ 90$

则：$CRA = TRA - \Delta K$

$\quad\quad = -1.00 \times 180 - (-2.00 \times 180)$

$\quad\quad = +1.00 \times 180$

或转化为 $= +1.00 - 1.00 \times 090$

这种情况下，一个薄镜片弯曲变形后可用于矫正 $-0.25 \sim -0.50D$ 的残余散光，理论上，使用一种薄而大直径设计的透氧性硬性接触镜进行"比平坦 K 值更陡峭"的方式验配时，可以矫正更大的残余散光（如 Menicon Z 镜片的薄设计）。

3）对最佳视力要求不高。

4）患者的 VA 值没有降到不可接受的水平。

（2）球面软性接触镜：当该患者的框架眼镜处方中没有或仅有很小的散光时，可使用球面软性接触镜，球面软性接触镜可以提供可接受的 VA 值。

【示例 8】

如果：框架眼镜处方 $=-4.00/-0.25 \times 180$

角膜曲率计读数 $=43.00 @ 180/44.50 @ 90$

则：$CRA = TRA - \Delta K$

$\quad\quad = -0.25 \times 180 - (-1.50 \times 180)$

$\quad\quad = +1.25 \times 180$

或转化为 $= +1.25 - 1.25 \times 90$

球面软性接触镜的另一个优势是避免了复杂且价高的设计。

（3）环曲面软性接触镜：前表面环曲面硬性透气接触镜镜片不太常用的原因有光学质量、镜片参数制作困难和抛弃型散光软性接触

镜的使用。少数例外，ARA 值 $> 0.75D$ 的患者，可成功佩戴前环曲面软性接触镜。通过使用较多试戴镜片（包括许多散光矫正），前环曲面软性接触镜更容易成为患者的选择。示例 9、示例 10 说明了前环曲面软性接触镜在大的残余散光量患者中的应用。

【示例 9】

如果：框架眼镜处方 $=-2.50/-1.25 \times 180$

角膜曲率读数 $=43.00DS$

则：$CRA = TRA - \Delta K$

$\quad\quad = -1.25 \times 180 - 0$

$\quad\quad = -1.25 \times 180$

【示例 10】

如果：框架眼镜处方 $=-2.50/-1.25 \times 180$

角膜曲率计读数 $=43.00 @ 180/45.50 @ 90$

则：$CRA = TRA - \Delta K$

$\quad\quad = -1.25 \times 180 - (-2.50 \times 180)$

$\quad\quad = +1.25 \times 180$

或转化为 $= +1.25 - 1.25 \times 90$

在示例 9 和示例 10 中，患者没有明显的角膜散光，但是他们都非常适合使用环曲面软性接触镜。如果散光为 $-0.75 \sim -2.00D$ 并且不是斜轴散光，那么环曲面软性接触镜就是最好的选择。原因：

1）大多数环曲面软性接触镜很容易验配，而高散光定制镜片价格高很多。

2）大多数试戴镜片和库存的镜片都符合该参数范围。

3）在高散光中，镜片随着眨眼而发生的转动可降低视力。

4）斜轴散光患者眨眼时眼睑挤压镜片边缘；可能导致旋转引起不稳定。

（4）前环曲面硬性透气接触镜：在环曲面软性接触镜广泛使用前，矫正患者残余散光的最常用方法是前表面环曲面硬性透气接触镜镜片。在某些案例中它仍然是可推荐的，包括想通过佩戴硬性透气接触镜获得较好的视觉效果的患者，以及对软性接触镜有不良反应（水肿、巨乳头结膜炎）的患者，有三种稳定佩戴的方

法：棱镜稳定法、棱镜加截边法、周边稳定法。

1）棱镜稳定法：用于稳定镜片的棱镜可以加在硬性透气接触镜中，并通过前环曲面矫正患者的残余散光。眼睑的作用可能引起镜片旋转，棱镜可以稳定镜片，使旋转的镜片恢复原位置。当患者眼睑在角膜缘或低于角膜缘，或睑裂大并且眼睑松散，以及佩戴截边法镜片不舒适时，建议使用棱镜稳定法。

镜片设计中加入的棱镜使用能保持稳定性的最小量，并且取决于镜片的度数。棱镜稳定的量推荐 0.75 对应 1 个棱镜度（中，高度负镜），1.25 对应 1.5 个棱镜度（低度负镜，正镜）。在这些设计中，由于边缘较薄，棱镜更多用正度数镜片。

相比于球镜设计，由于这些镜片中心厚度更厚，所以推荐使用高 Dk 值（＞50）材料，推荐最小总 OAD 为 8.8mm 的镜片，既可以有效地加入棱镜，还可以从一个较重的、潜在的向下偏心镜片设计中抵消可能有的眩光影响。估计垂重棱镜镜片的 CT 值，可以使用以下公式：

$$CT \times 100 = 棱镜焦度 \times OAD$$

因此，如果使用 1Δ 来稳定一个最小外径 9.0mm 的镜片，则需要将 0.09mm 添加到相同度数下的传统球面镜片设计（更多加子午线）中，以获得在垂重棱镜中的 CT 值。如果传统的球镜 CT 值对于更高度数子午线上的焦度而言是 0.15mm，那么在垂重棱镜下 CT 等于 0.15+0.09 或 0.24mm。

最终确定度数和轴向的最准确的方法，是确定带有垂重棱镜的球镜度数，并标记实验记号和基线。如果确诊镜片佩戴合适，应选择略"陡于平坦 K"基弧的镜片。由于镜片的重心偏前面，镜片后面正镜形状的泪液透镜有助于保持镜片居中。如果眨眼后镜片移动很少或没有移动，最后在处方上应该加一个边缘负透镜载体设计。一个佩戴合适的镜片在每次眨眼时会略向上运动，但很少或没有旋转（直接在垂直方向上运动）。评价镜片眨眼后的旋转程度非常重要。旋转会因眼睑的结构、位置、紧密程度和眨眼的力度等因素而有所不同。由于上眼睑自然贴合和对称性，眼睑对镜片有向鼻侧或向外旋转的倾向作用。因此，眼睑紧张或过于用力地眨眼对于前表面环曲面设计可能是禁忌。如果棱镜底的方向在诊断性试戴镜片上标记出，旋转的量可以通过以下几种方式进行评估。

- 试镜架：在患者佩戴试镜架后，给予一个低度数并带有旋转判断标记的柱镜片（图 14-1）。试镜架上的标记既可与棱镜底对准，也可与光学部分对准，而且可以直接在试镜架上读取转动的角度。
- 裂隙灯：现在许多裂隙灯允许使用者旋转裂隙光线，使其对准棱镜底的位置。旋转量可以直接从裂隙灯的刻度上读出。
- 大致估量：最常用（也是最方便）的方法是简单地估计眨眼后的旋转量。因为转动量很容易被低估，通常把镜片看作一个时钟，每小时等于 30°。如果棱镜底约在 6 点 30 分（不是 6 点），棱镜底旋转 15°。在本章关于环面软性接触镜部分中，进一步讨论了正确评价旋转量和稳定性的重要性。

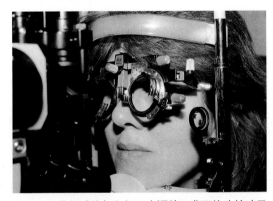

图 14-1 使用试镜架和标记来评估环曲面镜头转动量

使用上述方法之一确定旋转量后，CLP 必须相应地进行调整。观察镜片时，右侧镜片会向鼻侧旋转 15°（向观察者的右侧），左侧向鼻侧旋转 15°（向观察者的右侧），然后采用 LARS（左加右减）原理（图 14-2）。在此情况下，右镜的最终柱镜轴下降 15°，左边轴增加 15°。一般来说，垂重棱镜倾向于向鼻侧旋转 10° ～ 15°。

当镜片 - 角膜的配适已经达理想状态，并且戴镜验光完成后，可以订制镜片。如果诊断性镜片配适不理想（通常情况下），戴镜验光度数高于最合适的球镜度数有助于决定最终的镜片度数。示例 11 说明了为得到最终参数所需要的计算。

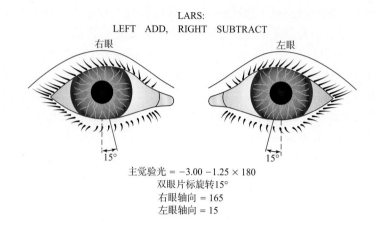

$$主觉验光 = -3.00 -1.25 \times 180$$
双眼片标旋转15°
右眼轴向 = 165
左眼轴向 = 15

图 14-2　LARS（左加，右减）原理

【示例 11】

	OD	OS
框架处方	$-1.50-1.00\times090$	$-2.50-1.25\times090$
角膜曲率	43.25DS	43.00 @ 090；43.25 @ 180
诊断镜片	43.50DS，-3.00D	43.25DS，-3.00D
裂隙灯	Good centration OU	
戴镜验光	$+1.25-1.50\times090$	$+0.25-1.00\times090$
最终度数	$-1.75-1.50\times090$	$-2.75-1.00\times090$

LLP 等于框架眼镜的焦度数减去接触镜的度数和戴镜验光的度数之和，上述的戴镜验光的度数实际上等于预测值，可以通过以下计算得到。

OD

LLP 　=Spectacle Rx－（CLP ＋ OR）

　　　=$[-1.50-1.00\times090]$
　　　　$-[-3.00+(+)1.25-1.50\times090]$
　　　=$[-1.50-1.00\times090]$
　　　　$-[(-)1.75-1.50\times090]$
　　　=$+0.25+0.50\times090$

OS

　　　$[-2.50-1.25\times090]$
　　　$-[(-3.00)+(+)0.25-1.00\times090]$
　　　$[-2.50-1.25\times090]$
　　　$-[(-)2.75-1.00\times090]$
　　　$+0.25-0.25+090$

CLP 可以通过从眼镜处方中减去 LLP 得到

OD

CLP 　=Spectacle Rx－LLP

　　　=$[-1.50-1.00\times090]$

OS

　　　$[-2.50-1.25\times090]$

$$[+0.25+0.50\times090] \qquad -(+)0.25-0.25\times090$$
$$=-1.75-1.50\times090 \qquad -2.75-1.00\times090$$

由于柱镜将以正柱形透镜方式加入到透镜前表面，因此 CLP 被转换为：

OD	OS
$-3.25+1.50\times180$	$-3.75+1.00\times180$

由于经常需要对镜片旋转进行补偿，CLP 可能成为：

OD	OS
$-3.25+1.50\times165$	$-3.75+1.00\times015$

角膜接触镜的订单书写如下：

参数	OD	OS
BCR	43.50（7.76）	43.50（7.76）
CLP	$-3.25+1.50\times165$	$-3.75+1.00\times015$
OAD	9.0	9.0
Optical zone diameter（OZD）	7.8	7.8
Secondary curve radius/width（SCR/W）（=BCR+1mm）	8.8/.3	8.8/.3
Peripheral curve radius/width（PCR/W）（=SCR+2mm）	10.8/.3	10.8/.3
CT	0.26	0.25
Prism	1Δ, double dot base	1Δ, dot base
Material	Fluoroperm 60	Fluoroperm 60
Add. information	Minus carrier	Minus carrier

2）棱镜稳定法和截边法：在大多数情况下，前环曲面硬性透气接触镜镜片选择棱镜稳定法设计。截边的添加有助于提供良好的旋转稳定性。

很多只有棱镜垂重设计的镜片的主要设计和验配特点在于镜片和棱镜垂重之间的关系，主要区别在于最小外径、棱镜和下边缘的形状。通常，垂直直径为 8.7～9.2mm，而水平直径通常要大 0.4～0.5mm 或更多，截边棱镜可减少负镜片的棱镜垂重量，增加正镜片的棱镜垂重量。因此，尤其是在高负度数镜片中，为保持与更低的眼睑相适应，需要更多的棱镜垂重稳定；推荐 1.25D 对应 1.5Δ 的棱镜量，而在低度数正负透镜需要一个更小的量。最后，截边的形状也相当重要，因为截边应该均匀地靠在下眼睑，所以边缘应该平放，以增加透镜压力分布，尽可能靠在更多面积的眼睑上。镜片前边缘变薄导致截边容易滑倒在下睑下；镜片后边缘变薄可能导致感觉不适。通常棱镜基底容易向鼻侧旋转，推荐截边在颞侧方向上约 15° 到基部 - 顶点线的位置。回顾示例 11，一个棱镜稳定的截边设计可能与下述类似。

Parameter	OD	OS
BCR	43.50（7.76）	43.50（7.76）
CLP	$-3.25+1.50\times165$	$-3.75+1.00\times015$
OAD	9.4/8.9	9.4/8.9
OZD	7.8（decentered 0.5mm）	UP 7.8（same as OD）

SCR/W	8.8/0.3	8.8/0.3
PCR/W	10.8/0.3	10.8/0.3
CT	0.26	0.25
Prism	1.25 Δ	1.25 Δ
Material	Fluoroperm 60	Fluoroperm 60
Add. information	Double dot base	Dot base
	Truncation 15°temp OU	

以上示例假设没有使用诊断性试戴镜片。如果使用诊断透镜，成功率更高。表 14-1 是推荐的试戴方案。

表 14-1　稳定棱镜试戴镜片（10 片）

基弧	总直径 / 光学中心	接触镜度数	第二弧曲率 / 宽度	周边弧曲率 / 宽度
1. 40.50（8.33）	9.2/8.0	−3.00	9.30/0.3	11.30/0.3
2. 41.50（8.13）	9.2/8.0	−3.00	9.10/0.3	11.10/0.3
3. 42.00（8.04）	9.2/8.0	−3.00	9.00/0.3	11.00/0.3
4. 42.50（7.94）	9.0/7.8	−3.00	8.90/0.3	10.90/0.3
5. 43.00（7.85）	9.0/7.8	−3.00	8.90/0.3	10.90/0.3
6. 43.50（7.76）	9.0/7.8	−3.00	8.80/0.3	10.80/0.3
7. 44.00（7.67）	9.0/7.8	−3.00	8.70/0.3	10.70/0.3
8. 44.50（7.58）	8.8/7.8	−3.00	8.60/0.3	10.60/0.3
9. 45.00（7.50）	8.8/7.8	−3.00	8.50/0.3	10.50/0.3
10. 46.00（7.34）	8.8/7.8	−3.00	8.30/0.3	10.30/0.3

前表面环曲面透镜的棱镜稳定设计，无论是截边或非截边的，都存在一些限制其使用的问题：

- 视物模糊。
- 来自棱镜、截边或两者都有的不适感。
- 视觉质量不稳定。
- 向下偏心引起眩光，可能导致角膜干燥。
- 无法修改镜片前表面。
- 如果是单侧的，垂直的不平衡可能造成视疲劳，虽然低棱镜（即 0.75 -1Δ）通常可以忍受。
- 如果使用低 Dk 值硬性透气接触镜镜片材料，可能导致角膜水肿。

可以直接测量出镜片的前表面环曲面，将镜片的后表面紧贴放置在焦度计上旋转，旋转目标图像显示棱镜底朝下（轴 90°）时停止。例如，若左镜片轴 105°，棱镜的底应旋转到鼻侧 15°，获得在此子午线的屈光力。然后将镜片旋转 90° 以获得另一条子午线的屈光力。如果柱镜在镜片的前表面，当用焦度计测量时，柱镜片的屈光力在眼睛上与在空气中测量是相等的。如果订制的镜片参数是 −3.25+1.25×75，这应该是焦度计的读数。

3）周边稳定法：周边稳定的设计方法是用高度负镜片载体设计对镜片两边进行削薄。有两种有效的透镜设计形式，一种设计中，最终的镜片在顶部没有边缘，整个 1.0 ～ 1.3mm 的边缘都留在了底部，以此获得稳定。在另一种设计中，在透镜的顶部制造一小部分凸出的边缘，可以提供负镜片效应。

周边稳定法减少了棱镜稳定法引起的问题，其优点包括光学质量好、设计薄、保持垂直平衡。而且，由于旋转不稳定和凸缘引起不适的情况很少发生。

（二）高度散光

将 ≥ 2.50D 的角膜散光定义为高度散光，它的矫正和残余散光的矫正不同。大多数情况下，选择合适的球镜或双环曲面镜片矫正患者散光有很高的成功率。通常更推荐后一个设计，该设计很容易配适和评估。其他备选方案包括非球面设计、软环曲面接触镜和后表面环曲面透气接触镜。

1. 球面透气接触镜　虽然球面设计在高散光中的优点包括镜片设计简单、花费少，但在大多数情况下，基于以下原因，选择这种镜片并不能配适良好：偏心导致的眩光，周边间隙过大导致角膜干燥，镜片变形导致视力波动，镜片摩擦导致角膜点染。此外，不论角膜散光多少，均能获得良好的定位。由于角膜不规则，这些镜片容易对角膜施加过大的压力（如压迫区），可能导致角膜变形。如果定位不佳，变形会加重。然而，即使是散光 2.00 ～ 2.50D，角膜散光位于角膜中央区（即没有边到边的散光），球面的镜片也可以成功验配。

许多情况下，使用球面镜片作为初始诊断试戴镜片确定度数、评估视力、查看角膜形态和定位情况不失为一个好办法。选择一种 Dk 值相对较低的材料（即 25 ～ 50）可以尽量减少镜片变形并且容易制作。镜片基弧应选择比平坦 K 值陡峭 1/3 散光值的数值，从而实现良好的居中的眼睑间配适关系。负镜片的中心厚度应为 0.02 ～ 0.04mm，比低度数散光的镜片更厚，以尽量减少镜片变形。戴镜测量曲率可以用来衡量镜片的变形度。如果戴镜测曲率法测得的环曲面程度 > 0.50D，可以考虑更平坦的基弧或使用双环曲面镜片设计。

2. 非球镜设计　对比球镜，非球面设计可以提供更好的中心定位和更均匀的荧光图案。特别是椭圆形后表面的设计（即改进的"双非球面设计"），被证明在具有 2.00 ～ 3.00D 角膜散光患者有良好的中心定位（图 14-3）。但设计中必须有良好的中心定位，才能尽量减少视觉眩光。

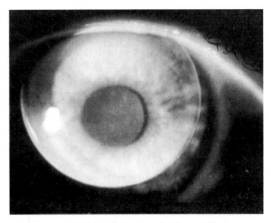

图 14-3　与球镜设计相比，非球面透镜（Boston Envision）能提供更好的中心和略模糊的"球形"荧光素模式

3. 软性环曲面　环曲面软性镜片可以作为改进质量控制、提高视力、增强氧的传导性的选择，目前没有证据显示高散光患者角膜变形是由软性接触镜导致的。此外，许多公司可以订制几乎任何轴向和焦度数的软性环曲面镜片，并且边缘设计的改进带来了比上一代更好的主观舒适度。而且计算机辅助的镜片设计程序有助于交叉柱镜的确定，目前正在被从业人员和制造商使用。这种类型的程序能够根据患者的屈光数据、诊断试戴片参数，以及在眼睛内的旋转量确定柱镜轴位和焦度。

环曲面软性镜片具有良好的质量控制，并能够稳定在眼睛上；因为对于角膜散光超过 3.00D 的患者，即使只有几度的旋转也会明显影响视觉质量。如果存在角膜变形或不规则散光，通过硬性透气接触镜镜片可以获得更好的视觉效果。并不是一定要达到厂家要求的配适良好及精确性，只要患者能接受，针对规则散光，且对远视力的需求不是很大时，软性环曲面镜片是很值得推荐的。

4. 后表面环曲面镜片　后表面环曲面透镜设计可使镜片后表面与角膜贴合更精确，可有更好的中心定位。且镜片弯曲、摇晃和眩光等问题被最小化。

后表面（即后表面或双面设计）基弧曲率的确定有许多理念。表 14-2 中提供了 Mandell-

Moore 确定 BCR 的方法。为了实现镜片和角膜之间的贴合，环曲面外周曲线也有帮助。要确定合适的 PCRs，可以参考下述方法。

表 14-2 Mandell Moore 配适因素		
角膜散光	平坦子午线	陡峭子午线
2.0	与 K 值相等	平坦 0.50D
2.5	平坦 0.25 D	平坦 0.50D
3.0	平坦 0.25 D	平坦 0.75D
3.5	平坦 0.25 D	平坦 0.75D
4.0	平坦 0.25 D	平坦 0.75D
5.0	平坦 0.25 D	平坦 0.75D

Reprinted with permission from Mandell RB, Moore CF. A bitoric lens guide that really is simple. Contact Lens Spectrum. 1988; 3（11):83-85.

第二曲率半径（SCR）=BCR 平坦 1.0mm［例如，如果 BCR 为 41.00D（8.23mm）和 44.00D（7.67mm），则 SCR 为 9.23/8.67mm 或四舍五入为 9.2/ 8.7mm］。

PCR=BCR 平坦 3.0mm；在上述情况下，它们将等于 11.2/ 10.7mm。

如果需要球形外周曲率，只需在平均 BCR 上加 1.0mm 即可确定 SCR，加上 3.0mm 可确定 PCR。在上例中，41.00D 和 44.00D 的平均值是 42.50D（7.94mm）；SCR 等于（约）8.9mm，PCR 等于 10.9mm。

当确定 BCR 时，泪液层的焦度将导致焦度数的改变。为确定这些值，可以用 Sarver 公式：

$$Fs = Ff+Kf-Ks$$

Fs = 角膜接触镜在较陡的主子午线（在空气中）的后顶点度数；Ff = 角膜接触镜在平坦主子午线上的后顶点度数；Ks = 角膜接触镜在较陡主子午线上的 BCR；Kf = 角膜接触镜在平坦主子午线上的 BCR。

【示例 12】

镜片处方：+0.50/-4.00×180

角膜曲率计：40.50 @ 180；44.50 @ 90

尝试使用 BCR 为 41.50D 的球面诊断试戴镜片。然而，这种镜片导致了镜片向下偏位和一些镜片弯曲引起的未经矫正的角膜散光，可通过对佩戴镜片后再进行曲率测量来获得数值。然后，采用 Mandell-Moore 曲线原理，对后表面扭转透镜的设计进行了排序，这些参数可以从下式获得：

$$Kf = 40.50+（-）0.25 = 40.25D$$
$$Ks = 44.50-0.75 = 43.75D$$
$$Ff =+0.50+（0.25）（LLP）=+0.75D$$
$$Fs =+0.75+（40.25-43.75）=-2.75D$$

外周曲率可以确定如下：

平均 BCR=（40.25+43.75）/2=42.00D（8.04mm）

SCR= 8.00mm（8.04 四舍五入）+1.00 = 9.00mm

PCR= 8.00+3.00 = 11.00mm

最后的处方（经验性）：

BCR（mm）	Power（D）	SCR/W（mm）	PCR/W（mm）	OAD（mm）
40.25/43.75	0.75	9.00/.3	11.00/.3	9.2
（8.38）（7.71）				

因为诱发散光的问题，大多数高散光患者无法从后表面复曲面设计中获得最佳 VA。后表面环曲面硬性透气接触镜在光学系统（接触镜 - 泪液透镜）设计中使柱镜以此纠正屈光不正。负柱镜是角膜接触镜折射率（大多数 n=1.47-1.49）与泪液透镜折射率（n=1.336）之间的差异的结果。确切的度数将是后表面环曲面程度的 0.456 倍。负柱镜轴将沿着角膜接触镜的环曲面后表面的更平坦的主子午线的位置放置。此种情况引起的柱镜很少被纠正，有时还会增加残余散光。

在确定由后表面环曲面角膜接触镜引起

的度数变化时，以下角膜接触镜转换因子很重要。

（1）镜片后表面环曲面程度（用角膜曲率计测量）和接触镜在空气中的柱镜度数（用焦度计测量）的差值乘以 1.452（或约 1.5）。

（2）镜片后表面环曲面程度（用角膜曲率计测量）与在液体（戴在眼睛上或镜片引出的散光）中测量的角膜接触镜散光度数差值乘以 0.456（或约 0.5）。

（3）接触镜在空气中的散光度数（用焦度计测量）和在液体（戴在眼睛上或镜片引出的散光）中测量的角膜接触镜散光度数差值乘以 0.314（或约 1/3）。

（4）液体（戴在眼睛上或镜片引出的散光）中测量的角膜接触镜散光度数与接触镜在空气中的散光度数（用焦度计测量）的差值乘以 3.19（或约 3）。

本质上，这个概念可以简化为 1：2：3 的原则（图 14-4）。这将代表一个分数部分，其中如果已知一个部分，则可以很容易地确定另外两个部分。如果"2"等于用眼镜曲率半径测量验证的基弧环曲面程度，"1"等于 1/2 的基弧曲率，"3"等于"1"值的 3 倍或基弧曲率的 3/2 倍。当基弧曲率为 3.00D 时，镜片佩戴预测出柱镜度数为该值的一半或 1.50D；用焦度计验证的值为 4.50D 或用镜片曲率半径测量的 3/2 倍。

再参照示例 12，诱导散光量约为 $0.5 \times \Delta K$（后表面或 -3.5×180）$= -1.75 \times 180$。在前表面施加相同度数和轴向的校正柱镜；在此情况下，$+1.75D \times 180$ 是前表面柱镜度数。将产生 -3.50×180 的柱镜度数，同时产生球镜度数的效应（即镜片可以在不影响视力的情况下随眼睛转动）；将在后文讨论。

验证后表面环曲面透镜时需要考虑的另一个因素是当没有校正诱发的散光时，用焦度计验证度数，将读取约后表面环曲面（眼镜曲率半径测量柱镜）的 1.5 倍的值。在前面的例子中，用焦度计记录的柱镜度数

是 $-3.50 \times 1.5 = -5.25D \times 180$。后表面环曲程度与双环曲面透镜是不同的，因为双环曲面设计的镜片在前表面矫正散光的度数（除非一个重要的预留散光被合并到透镜中）是用角膜曲率计测得的角膜散光和验光测得的散光差值。

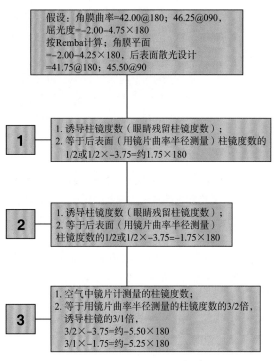

图 14-4　1：2：3 原则

要强调的事实是，前文所述不是真正的"1：2：3"关系，特别是患者适合低折射率材料的情况。例如，如果患者适合具有镜片基弧为 2.00D 且材料折射率为 1.485 的镜片，则焦度计焦度数将等于 22.87D（即 1.485 $-1.00/1.3375-1.00 \times 2$）。如果适合折射率为 1.415 的镜片材料，使用相同的等式，则镜片的柱镜度数等于 $-2.45D$。

总的来说，双环曲面透镜可以获得良好的定位和视力。当角膜散光不规则，残余散光约是镜片后表面散光（用眼镜曲率半径测量测量）的 0.5 倍时，后表面环曲面设计镜片将提供较好的校正视力。

5. 双曲面镜片的设计　一般情况下，面对

高度角膜散光，建议使用双环曲面镜片设计。通常情况下，它们适用于角膜散光≥2.50D的患者；但是，如果存在角膜缘散光，它们也可以适用于散光小于1.50D的患者。图14-5展现了良好的配适，如果镜片设计好并制造出来，可以给人以满意的视力效果。

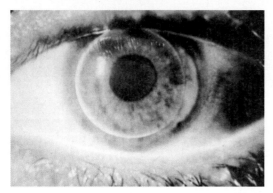

图 14-5　高度散光的角膜上佩戴的中心定位良好的双环曲面透镜

前文提到过，如果泪液前表面的环曲面引起的散光能被矫正，则需要球面去矫正。换句话说，如果这个前表面是个球面，是相对于基弧的主子午线方向上的矫正，镜片旋转不会影响矫正，当只矫正残余散光时，双曲面镜片将产生球面效应。如图14-6所示，产生90°旋转的极端情况。结果表明，泪液层将起到补偿作用，前表面依旧能矫正残余散光度数和轴位。

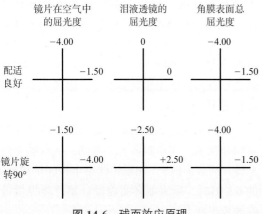

图 14-6　球面效应原理

验配方法：传统观点认为，双环曲面镜片很难验配，但是最近的研究并不认同此观点。在美国眼科学会（AAO）角膜和接触镜科的一项调查中，约90%的人认为，双环曲面镜片可以从容易接受到非常容易验配。这些镜片可根据经验或通过双环曲面诊断性镜片进行确定。

（1）经验验配方法：由于镜片设计、制造质量和首次验配成功率的改进，可采用经验法成功验配后表面环曲面镜片。在最近的一项研究中，19例患者通过经验性验配，佩戴双环曲面透镜1个月和软性环曲面镜片1个月。其中10例是软性环曲面镜片佩戴者，而7例是框架眼镜佩戴者（即不再佩戴角膜接触镜者），2例是硬性环曲面眼镜佩戴者。他们散光平均−3.62D。然而，在研究结束时，14/19的人更喜欢硬性透气接触镜，11/19选择保持这种方式。

任何后表面或双环曲面镜片设计的镜片度数和基弧值都可以通过多种方法来确定，包括前文演示的计算方法，示例13显示了如何通过计算和光学十字方法为双环曲面镜片设计确定各值。

【示例 13】

角膜曲率值：42.50 @180；45.50 @90

焦度（角膜平面）：−6.00−3.00×180

1）计算方法

计算残余散光：眼镜与角膜散光度数差值 =−3.00×180−(−)3.00×180=0

Mandell-Moore 测量的可选择性基弧：

K_f=42.50−(+)0.25=42.25D 或 7.99mm

K_s=45.50−(+)0.75=44.75D 或 7.54mm

计算后顶点焦度：

F_f= −6.00+(+)0.25=−5.75D

$F_s = F_f + (K_f - K_s)$ =−5.75+(42.25−44.75) =−8.25D

空气中镜片度数 =−5.75−2.50×180

2）光学十字方法

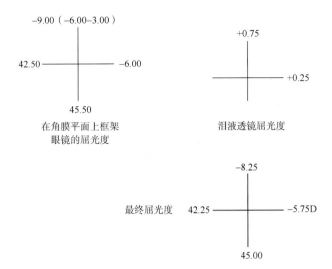

双环曲面镜片矫正：-5.75/-8.25 42.25（7.99mm）/44.75（7.46mm）

实验中要理解用焦度计测得的数值。因此，焦度应该代表在前表面引起的残余散光校正的补偿值。在这种情况下，约0.50×-2.50（后表面柱镜度数）=-1.25D×180，需要在前表面加上+1.25D×180，才能达到-5.75/-8.25的最终镜片度数。

正如光学十字法所说明的，没有必要使用公式来确定最终的镜片度数。特别是，当计算泪液透镜度数时，可以将双曲面透镜设计认为是两种球面设计。在本例中，在水平子午线中选择了一个比K平坦0.25D的基弧值。采用SAM-FAP理论（即陡峭加减/平加），子午线焦度数增+0.25D或者是-5.75D，在陡直子午线上BCR值选择比K平坦的0.75D；因此，最终的透镜度数为+0.75D或-8.25D。

需要强调的是，大多数学者都建议使用平坦的基弧，平坦基弧可以与平坦"K"相同，也可以比"K"更平坦0.25D，而陡峭基弧约比陡峭"K"更平坦0.75D。这种设计产生了少量的规则性散光，有助于用于规则散光矫正时镜片的垂直运动。

3）Mandell-Moore双焦镜片指南：另一种确定双环曲面镜片规格的计算方法是Mandell-Moore双焦耳透镜指南。在指南中输入角膜曲率计测量和焦度数信息，并使用推荐的BCR导出最终值。这是一个很好的通过经验确定焦度和基弧值的方法，其中没有必要计算泪液透镜影响。与诊断性验配适合的双环面曲率透镜相比，可以有较好的成功率。图14-7中提供了此法的一个示例。表格可从硬性眼镜协会网站（www.gpli.info）中下载。此网站还有一个计算仪可执行计算。

4）GPLI环曲面和球面透镜计算仪：计算仪不仅可确定BCR，而且可以确定后表面和双环面曲率透镜设计的其他参数，可从硬性接触镜研究所网站上查阅：www.gpli.info，输入焦度数和角膜曲率计测量值后，计算仪将推荐一种特定的设计（即球面、后表面环曲面设计，或双环曲面设计）。这个程序是由TomQuinn.博士开发的，它动态显示泪液透镜的焦度数，并显示推荐的BCR值和"镜片"度数（图14-8）。此外，它还将提供其他镜片参数，以及由此设计产生的建议或预防措施。

5）Newman环曲面硬性透气接触镜验配指南：由Clarke Newman博士开发，可以在www.gpli.info上找到。它是一种可下载的形式，具有所有基弧选择、基弧度数和曲率转换、顶点转换和镜头设计选择信息，供从业者设计一个双环曲面透镜。

硬性透气接触镜临床教育：
Mandell-Moore散光环曲面镜片指导
单击此处获取空白指南，然后您可以打印到办公室。

Mandell-Moore bitoric镜片指南-每只眼睛

1. 角膜曲率

43.00 @ 180		46.50 @ 090

2. 眼镜处方（最小微光形式）

−40.00 − 4.00 x 180

	平坦K	球镜度数	陡峭K	球镜+柱镜度数
3. 输入K	43.00		46.50	
4. 输入眼镜度数		−4.00		−8.00
5. 顶点调整到第4行		−3.75		−7.25
6. 插入配适因素添加行	(−) 0.25	(+) 0.25	(−) 0.75	(+) 0.75
	3&8	5&8	3&8	5&8
7. 最终接触镜处方	42.75	−3.50	45.75	−6.50
	基弧	度数	基弧	度数

双环曲面镜片配适因素

角膜散光	平坦子午线	陡峭子午线
2.0	和K值一样	平坦0.50D
2.5	平坦0.25D	平坦0.50D
3.0	平坦0.25D	平坦0.75D
3.5	平坦0.25D	平坦0.75D
4.0	平坦0.25D	平坦0.75D
5.0	平坦0.25D	平坦0.75D

图 14-7　Mandell-Moore 双环曲面指南

（2）球镜度数的双环曲面诊断性试戴镜片：双环曲面诊断性试戴镜片是适用于这些患者的首选方法。大多数 CLMA 成员实验室都有可用于借用和购买的双环曲面诊断性镜片装置。通过使用 Polycon II SPE bitoric 诊断性镜片（此前可从 Ciba Vision Corp. 获得），用于高度散光患者时成功率很高。事实上，在前面提到的 AAO 认证的调查中，Mandell-Moore 经验性配适指南是最常用的经验性配适方法，Polycon II SPE 设计是最常用的双环曲面镜片配适装置。该设计将双环曲面设计设想为简单的球面镜片设计，让许多患者获得等于或优于其最佳眼镜矫正所达到的视力。

由于这种镜片设计不再可用，实验室提供了一种相似的设计。建议使用具有 3.00D 后表面的环曲面的镜片。如表 14-3 所示，它可以包括 10 个镜片组，其 BCR 范围为 40.50/43.50 ～ 45.00/ 48.00，每 0.50D 一个等级，所有度数均为 pl/−3.00D。残余散光矫正已经包含在镜片中。

最初的球面诊断性试戴镜片平坦基弧应比平坦 K 更平坦 0.12 ～ 0.50D。由于诊断性镜片设计为 0.50D 一个档位，因此应该只有一个镜片符合此标准。最终镜片度数的确定分为两步：

1）在选定的球面诊断性镜片上进行戴镜验光。

2）将戴镜验光度数添加到诊断性镜片的平坦和陡峭的子午线上。

示例 14 显示了如何在诊断配适过程中使用等效球镜概念。

Ⅰ.矫正残余散光

| 前表面环曲面硬性透气接触镜 | 1. 很少指出：软性接触镜镜片禁忌时使用
2. 例如，角膜曲率=42.00@180；43.25@090
　　　屈光度数=-1.00-2.75×180 |

| 球面硬性透气接触镜 | 1. 可弯曲以减少诱导散光
2. 例如，角膜曲率=41.00@180；43.00@090
　　　屈光度数=-2.00-1.00×180 |

| 球面软性接触镜 | 1. 散光度数低，角膜散光中等或偏高
2. 例如，角膜曲率=42.00@180；43.50@090
　　　屈光度数=-5.00-0.25×180 |

| 环曲面软性接触镜 | 1. 散光为1.00～2.00，而且残余散光存在
2. 例如，角膜曲率=43.00 DS
　　　屈光度数=-3.00-1.50×090 |

Ⅱ.矫正高度散光

| 球面硬性透气接触镜 | 1. 角膜散光＜3.00D或斜轴散光，特别是ATR散光
　　例如，角膜曲率=42.00@145；46.00@055
　　　屈光度数=-2.50-4.50×162
2. 角膜散光特别是ATR散光，采用2.00～3.00D的非球面设计 |

| 环曲面软性接触镜 | 适用于任何规则散光的散光性屈光不正患者，并且鼓励
　他们使用软性接触镜 |

| 后表面环曲面镜片 | 1. 当时ATR角膜散光，而且残余散光=0.5×角膜散光，否则
　　后表面环曲面是不建议使用的
2. 例如，角膜曲率=42.25@090；45.00@180
　　　屈光度数=-1.00-4.50×090
　　　后表面=-41.50@090；44.50@180 |

| 双环曲面 | 1. ≥3.00D的规则性角膜散光
2. 例如，角膜曲率=41.00@180；45.00@090
　　　屈光度数=-3.00-4.75×180
　　　（角膜平面）-3.00-4.00×180
可采用两种方式：
a. 经验性确定度数：基弧40.75/44.25，屈光度-2.75/-6.25
b. 球镜度数效应：
　选择40.50/43.50的基弧，p1/-3.00D屈光度的镜片度戴
　预测戴镜验光=-2.50 DS
最后预测镜片设计=40.50/43.50-2.50/-5.50 |

图14-8　环曲面硬性透气接触镜验配指南

表 14.3　双环曲面球镜组 10 片镜片

基弧曲率（mm）	度数（D）	直径（mm）
8.33/7.76	Pl/−3.00	9.0
8.23/7.67	Pl/−3.00	9.0
8.13/7.58	Pl/−3.00	9.0
8.04/7.50	Pl/−3.00	9.0
7.95/7.42	Pl/−3.00	9.0
7.85/7.34	Pl/−3.00	9.0
7.76/7.26	Pl/−3.00	9.0
7.67/7.18	Pl/−3.00	9.0
7.59/7.11	Pl/−3.00	9.0
7.50/7.03	Pl/−3.00	9.0

【示例 14】

框架眼镜处方：+2.00−3.00×180

角膜曲率：41.50 @ 180；44.50 @ 090

诊断性镜片参数：

基弧 = 41.00/44.00

度数：pl/−3.00

裂隙灯下评估：中心定位好；匹配的荧光配适图

戴镜验光：+2.50DS（视力 5 20/20）

最终处方：基弧 = 41.00（8.23mm）/44.00（7.67mm）

焦度 =+2.50/−0.50

Boston ES 双环曲面镜片

在示例 14 中，考虑所需的度数，建议使用更高 Dk 值的透镜材料（＞ 50）。由于没有预测残余散光，并且假设视力仅用球形戴镜验光可接受，可以得出结论，它可以忽略不计。在大多数情况下，如果残余散光＜ 0.75D，则不必将其纳入镜片校正的度数中。然而，如果患者的视力显著降低（通常在最小处，一条子午线上的度数比最佳校正度数更低），如果仅使用球面度数戴镜验光，最佳矫正时残余散光仍存在，提示需要使用双环曲面镜片散光镜片（CPE）。该设计结合了表面和残余散光（用球面度数双环曲面诊断性镜片确定）。以下步骤总结了散光镜片配适过程：

①选择推荐的球面诊断性镜片。

②执行球面度数戴镜验光；如果视力不佳，则进行球柱镜戴镜验光。

③使用 Silbert 规则确定最终镜片的度数："如果轴位于最初角膜子午线处或附近，将合适的度数添加到诊断性镜片中的相应子午线中，然后下处方。"

示例 15 和示例 16 是散光双环曲面验配的代表性实例。

【示例 15】

角膜曲率：41.50 @ 180；44.50 @ 090

眼镜处方：−0.75−4.00×180

诊断试戴镜片：41.00/44.00

焦度：pl/−3.00

戴镜验光（球面）：−0.25DS 20/30+2

戴镜验光（球 - 柱）：−0.25−1.00×180 20/20

将戴镜验光的度数加在最终的诊断试戴镜片的度数上：

180 子午线：−0.25+pl =−0.25D

090 子午线：（−0.25+−1.00）+（−）3.00 =44.25D

最终处方：41.00（8.23mm）/44.00（7.67mm）−0.25/−4.25

品牌：Fluoroperm 30 双环曲面

【示例 16A】

角膜曲率：41.50 @ 180；44.50 @ 090

眼镜处方：−0.75−2.00×180

诊断性试戴镜片：41.00/44.00

度数：pl/−3.00

戴镜验光（球面）：−0.25DS 20/25−2

戴镜验光（球 - 柱）：+0.75−1.00×090 20/20

将戴镜验光的度数加在最终的诊断试戴镜片的度数上

180 子午线：−0.25+pl =−0.25D

090 子午线：+0.75+（−）3.00 =−2.25D

最终处方 r: 41.00（8.23mm）/44.00（7.67mm）−0.25/−2.25

Fluoroperm 30 bitoric

由于 Polycon II 镜片具有较低的 Dk 值，

因此应该订购上 2 个例子中的高 Dk 值材料。此外，残余散光矫正有时不太适合球面镜片，而散光环曲面镜片的旋转也可能影响视力。然而，在高度散光的角膜上，双环曲面镜片设计通常在眼睛上定位好并且能有令人满意的视力。

要验证双环曲面镜片设计（或后环曲面）基弧曲率，旋转镜片底部，直到一个图像聚焦并记录该值。然后转动聚焦旋钮，直到 90° 的图像聚焦并记录该值。基本上，双环曲面镜片将具有与弯曲镜片相同的半径外观。使用焦度计直接验证度数是否正确。对于球面和 CPE 两种透镜，在空气中的度数应与处方相同（即对于球面透镜，柱镜度数应等于用半径镜测量的环曲面度数）。如果订购了后环曲面透镜，则空气中的柱镜度数应该是眼镜曲率半径测量的约 1.5 倍。

（3）其他注意事项：在配适双环曲面硬性透气接触镜镜片时要考虑的其他因素包括中心厚度、周边曲率、过高的角膜散光和不规则散光。

1）中心厚度。双环曲面镜片是薄镜片设计，镜片的中央厚度等于最大正透镜的球镜中心厚度。例如，在示例 16A 中，如果 -0.25D 的镜片推荐中心厚度是 0.19mm，则该双环曲面镜片的推荐中心厚度即 0.19mm。

2）周边曲率。球镜或环曲面镜的周边曲率都是可以定制的。但是，由于制造技术的改进，配合数字车床可以创建精确的环曲面周边曲率，易变形镜片不再多见。笔者主要的理念是样品周边曲率使得环曲面第二弧曲率比环曲面基弧平坦 1mm，并且环曲面周边曲率比环曲面第二弧曲率平坦 2mm。在示例 16A 中，基弧为 41.00（8.23mm）/44.00（7.67mm）。第二弧曲率半径是 9.2/ 8.7mm（四舍五入），周边曲率半径等于 11.2/10.7mm。最终的顺序如下。

【示例 16B】

基弧：41.00（8.23mm）/44.00（7.67mm）

度数：-0.25/-2.25

总直径 / 光学区直径：9.4/8.2mm

中央厚度：0.19mm

第二弧曲率半径 / 宽度：9.2/8.7mm @ 0.3mm

周边曲率半径 / 宽度：11.2/10.7mm @ 0.3mm

Fluoroperm 30 双环曲面镜片

3）过高的角膜散光：散光非常高的患者是可以用更小的环曲面镜片进行诊断性试戴验配。得到的荧光染色图不是平行配适，但实际在外观上与散光相似。在这种情况下，配合操作应如示例 14 至示例 16。进行戴镜验光并将其添加到诊断性镜片的度数上获得镜片度数。接下来，可以使陡峭的基弧曲率变陡以改善配适关系，并且该子午线中的屈光力在负值上增加相同的量。

【示例 17】

眼镜处方：+2.00-5.50×180

角膜曲率：41.00 @ 180；46.50 @ 090

诊断性镜片参数：基弧 5 40.50/43.50

度数：pl/-3.00

裂隙灯评估：良好的中央定位；水平方向中等接触；垂直方向上过多的充盈

戴镜验光：+2.50DS（视力 = 20/20）

试验性处方：41.00（8.23mm）+2.50D/44.00（7.67mm）-0.50D

使垂直子午线 1.50D 陡峭以改善配适关系并在该子午线上增加 -1.50D

最终处方：41.00（8.23mm）+2.50D/45.50（7.42mm）-2.00D

周边环曲面曲率：第二弧 = 基弧 +1mm；周边弧 = 第二弧 +2mm

第二弧 = 8.2/7.4+1mm = 9.2/8.4mm

周边弧 = 9.2/8.4+2mm = 11.2/10.4mm

Fluorex 700 双环曲面镜片

4）不规则散光：在某些情况下，双环曲面镜片也不能得到良好的配适，这是由于缺氧、创伤、手术或其他因素导致角膜曲率轴向与眼镜轴向相差较大（通常为 15° 或更大）。在这种情况下，可能优先选择球面硬性透气接触镜设计。从陡峭和平坦的角度来看，角膜的最大和最小子午线相隔 90°，双环曲面镜片在配适和视觉方面最容易成功。关于是否使用双环曲面镜片取决于角膜地形图。如果地形图呈现出对称图案，特别是，散光是角膜缘到角膜缘（称为"全局"散光），双环曲面镜片更容易成功配适。

环曲面镜片配适指南参见图 14-8。

任何环曲面镜片最重要的问题都是医师不能确定是否使用它。关于设计的复杂性，而且关于配适难度、费用（特别是如果发生了大量改变）、所涉及的时间等的评论并不少见。甚至许多能力出色的从业者更认可配适硬性透气接触镜镜片而很少选择环曲面镜片，但实际上球面设计即使不是最好的，也会起作用。当然，一个具有良好光学质量的环曲面镜片的实验室对成功至关重要。好消息是，由于制造技术方面的改进，现今双环曲面镜片的质量都非常好并且非常一致。有关双环曲面镜片的设计和配适的众多教育资源可从硬性接触镜研究所寻求（表 14-4）。

表 14-4　硬性接触镜研究所提供的有关双环曲面镜片的教学资源（www. gpli. info）
1. Mandell-Moore 双环曲面镜片计算仪和指南
2. 硬性透气接触镜镜片管理指南
3. GP Lens Grand Rounds Troubleshooting Guide
4. 硬性透气接触镜在线网络研讨会
5. GPLI Toric 和球面镜片计算仪
6. Newman 环曲面硬镜指南

二、水凝胶和硅水凝胶软性接触镜的应用

据估计，约 45% 的需佩戴角膜接触镜的患者有 ≥ 0.75D 的散光需要矫正，而 35% 的患者有 ≥ 1.00D 的散光需要矫正，如果严重散光的标准为 0.75D，那么约 40% 戴框架眼镜的人需要戴软性接触镜矫正散光，显然，对于矫正散光的角膜接触镜有相当大的需求，尤其是选择软性镜片时。随着制造商继续开发和改进环曲面透镜，这一需求目前在美国已得到满足。下文将介绍环曲面透镜技术及其临床应用的概述

和更新，并将讨论成功配适这些镜片所需的技术。

（一）患者选择和适应证

影响软性环曲面镜片的成功配适的因素有良好的物理和生理性能，以及其他视觉方面的考虑，包括以下几点。

- 在各个方向都有良好的视野。
- 视力稳定，受眼睑动作影响最小。
- 持续视觉（即干眼或基弧改变对子午线方向影响最小）。

软环曲面透镜对于散光 −0.75 ～ −1.00D 患者最有利。临床研究表明，戴环曲面软性接触镜比戴球面软性接触镜具有更好的视力。虽然屈光散光 ≥ 0.75D 的患者的比例远远大于目前 23% 的软性接触镜佩戴者，但戴软性接触镜的人数在逐渐增加。仔细选择患者并正确选择透镜类型或品牌可以最大限度地提高成功率。散光 ≥ −0.75D 的患者只戴球面软性接触镜矫正，可在综合验光仪中看到球镜和球柱镜之间的视觉差异，发现环曲面镜的好处。应该考虑以下患者特点。

1. 病史　首先，患者必须适合佩戴软性接触镜。软性接触镜佩戴的常用禁忌也适用于环曲面透镜。由于不适或边缘异物感未能适应硬性透气接触镜的患者更倾向于舒适的软性接触镜。散光患者佩戴硬性透气接触镜并表现出长期的 3、9 点钟位染色、光学区和周边区曲线连接处的眩光、眩光的不良反应，镜片移动过度、不足，或润湿性差，这些患者通常都能成功配适软性接触镜。首次使用角膜接触镜者，临床医师和患者的想法将决定选择硬性透气接触镜或软性接触镜。两者都可以有效地纠正所有类型的散光。对目前佩戴的镜片进行诊断评估仍然是确定镜片是否合适的最佳方法，还有助于设计镜片规格。

2. 散光量　对于低球面屈光不正的患者来说，未矫正的散光 ≥ 0.75D 是不可耐受的。在这些情况下，最佳矫正视力通常非常好，并且患者对使用球面软性镜片可能发生的任何损害

的耐受性较差。相反，具有较大球面屈光不正的患者通常可以更好地耐受未矫正的散光。有学者建议，在散光度数＜球镜度数的25%的患者中，应首先尝试使用球面软性透镜。研究发现，用球面软性接触镜测量矫正散光效果，结果很小或没有临床意义，据说有的非球面镜片可以改善某些散光患者的视力，尽管没有证据证明柱面镜的实际矫正效果，大多数的中度散光 −1.25～−2.25D 现用抛弃型软性环面镜片矫正。一些一次性水凝胶环面透镜设计有散光度数（＞2.25D），有利于高度散光患者，但患者可能仍然对轴旋转或错位敏感，可能需要定制环曲面透镜。定制的环曲面透镜具有大范围的散光度数，可用于任何轴的高散光的矫正。

3. 散光的轴向　根据矫正散光的轴向设计的镜片变厚，可影响环曲面镜片旋转的位置。斜轴散光更可能被镜片旋转影响定位。其他研究表明，柱镜的度数和轴位与旋转位置之间不存在相关性。或许透镜的稳定机制抵消了透镜厚度形状的变化，因为镜片不同的边缘厚度与眼睑的相互作用影响了透镜的位置旋转。然而，现在的软性环曲面透镜在镜片的整个圆周上具有均匀的边缘厚度，最大限度地减少了这个问题的可能性。

4. 散光的类型　当需要使用环曲面透镜时，对比角膜环曲面和散光度数是有帮助的。屈光或总散光是角膜和透镜散光的总和。角膜散光，或角膜环曲面在角膜的2个主要子午线上呈现不同的弧度。当球面硬性透气接触镜镜片放置在眼睛上时，角膜散光被矫正但残余散光的存在可能导致戴镜验光有散光出现。如果残余散光明显，首选软性环面透镜。前环曲面或者双环曲面设计的合适的硬性透气接触镜可以矫正眼内散光，并且不需要复杂的棱镜稳定装置。眼内散光最常见于球形角膜或适度不规则的角膜，表现为 90°±15° 的轴位，以及 −0.75～−1.50D 的度数范围。

一般来说，如果散光小于角膜散光度数，则硬性透气接触镜是最好的选择。如果散光大于角膜的散光度数，通常选择软性环曲面镜片。

如果主子午线和眼镜的轴线不一致，则优选硬性透气接触镜镜片。硬性透气接触镜镜片避免了软环曲面镜片产生的交叉柱镜的情况，它倾向于对准子午线的位置而不是散光轴。

确定软环曲面透镜中的散光度数时，仅需要考虑总散光度数。镜片表面和角膜之间的关系不会像硬性透气接触镜镜片那样产生明显的泪液透镜。然而，软性接触镜的旋转效果可能影响最终处方并需要镜片度数或轴位补偿。不规则散光和圆锥角膜患者需要硬性透气接触镜镜片矫正以获得最佳视力，无法配适硬性透气接触镜镜片时可以尝试使用软环曲面透镜。在圆锥角膜中，软性镜片被认为是最后的选择，因为硬性透气接触镜镜片的视觉性能远优于软性接触镜镜片，而且软性接触镜的视觉性能与框架眼镜相似。

5. 眼睑结构和解剖学　由于眼睑上下运动是镜片错位和不良旋转的主要原因之一，因此在配适环曲面透镜时要考虑眼睑解剖和功能。眼睑解剖、眼睑张力、眼睑孔径大小、眼睑闭合动力学、矫正的焦度数和镜片参数在镜片稳定性中都发挥着作用。理想的眼睛有一个相对宽的睑裂，正常的眼睑张力，完全闭合时眼睑下缘低，没有凸起的结膜组织。异常紧绷的眼睑或眼睑较小的眼睛通常会在镜片上产生过大的力，导致不可预测的方向上的偏移。然而，一项研究发现，小睑裂的眼睛往往具有更好的镜片稳定性，这可能与镜片设计有关（棱镜稳定，后表面环曲面软性接触镜）。当眼睑下缘位于角膜缘上方2mm以上或者与水平面成锐角时，通常会产生不理想的轴性错位。不完全的眨眼导致的局部眼干和在镜片下部区域沉淀物聚集会对环面透镜产生不利影响。泪液总量的减少或泪膜不稳定也可能导致镜片在佩戴期间的干眼而导致不理想的镜片旋转，随后镜片容易对角膜形成黏附。

6. 职业考虑　对轻微处方调整不耐受的患者或在工作中对视力有较高要求的人，软环面透镜不是好的选择。患有早期老视的患者需要特别注意，在向下凝视时镜片轴移位可以影响视力并且增加已经疲劳的调节系统的压力。软性环曲面透镜可以成功用于单眼远视患者，但可能需要一些优化改善。对于仅需要轻微矫正散光并且将舒适度作为主要考虑因素的患者，软性环曲面透镜可能是最佳选择，因为这些镜片不仅舒适度与球面软性接触镜相同，而且通常可以获得相同的视力。有几种水凝胶环面多焦点设计，可以为这些患者提供不同的角膜接触镜选择（表 14-5）。

表 14-5 软性环曲面多焦镜片	
镜片	制造商
清除渐进复曲面	敏锐一号
智能波多焦曲面	艺术光学
基本软曲面多焦	布兰查德隐形眼镜
55 足副多焦复曲面	加州光学
Proclear Multifocal Toric	库博
Triton® 声波风廓线仪平移双焦曲面	美国 Gelflex
协同平移双焦曲面	美国 Gelflex
几何复曲面	确定的 Metro 光学
几何复曲面	城域光学
饱和眼多焦复曲面	城域光学
OCU-FLEX 55 复曲面多焦	眼放松 / 选择
Aqua-Ease 复曲面多焦点	眼放松 / 选择
HDX 复曲面渐进式	分配
SpecialEyes 54 多焦曲面	特殊眼
C-VUE 高级复曲面多焦	Unilens 公司
C-VUE Hydra Vue 复曲面多灶性	Unilens 公司
C-VUE 55 复曲面多焦点	Unilens 公司
MVT 多焦复曲面	Unilens 公司
UCL 多焦复曲面	联合隐形眼镜
UCL Sonic View 复曲面	联合隐形眼镜
Horizon 55 双曲面	威斯康隐形眼镜

（二）镜片设计和稳定技术

稳定镜片的方法包括棱镜稳定法、截边法、双边动态稳定法、周边棱镜稳定法、偏心透镜法、后表面环曲面法，以及以上几种方法的结合。无论选择何种稳定方法，都可以通过沿透镜的上部、中部和下部的厚度差来实现。

1. 棱镜稳定法　采用 0.75 ～ 2.00D 的基底向下棱镜可以稳定软性接触镜并使其抵抗旋转力。棱镜稳定的一般原理：平衡作用在透镜上的各种力以获得稳定性。有学者认为棱镜通过降低镜片的重心来稳定镜片，研究已经表明增加棱镜的数量并不会增加旋转稳定性，西瓜籽原理更精确地解释了棱镜的稳定性。如果挤压一个潮湿的楔子，所产生的作用是使楔子在远离楔形顶点的方向上被挤出。因此，眼睑压力将镜片向下挤压，这一原理与棱镜和非棱镜环面透镜的原理类似。非棱镜透镜在上部和下部（双薄区域）具有较薄的区域，并且在中心具有较大的厚度，从而产生双棱镜效应，其中基部沿着透镜中心的水平面连接。已经发现，当佩戴者将头部垂直（90°）旋转到垂直方向时，有棱镜载体的镜片明显远离其基准位置旋转。

2. 截边法　棱镜稳定法有时会与截边法相结合，并且已被发现是合理且成功的，特别是当用于边缘较厚的镜片时。截边软性接触镜是通过从镜片下缘移除 0.4 ～ 1.5mm 的镜片材料区域而得到的，较大的截边与较大的 OAD 一起使用。截边法通过辅助下部镜片定位在下眼睑边缘附近，提供了稳定性的支撑。虽然截边法提高了镜片的重心，但由于重力的微小作用，定向的稳定性不会降低。截边镜片在维持镜片稳定性方面取得了一些成功，但它导致了角膜暴露，从而导致患者不适。现在的软环面透镜被设计成圆形、非截边的镜片，不会失去稳定性，因此具有更高的舒适性。

3. 动态稳定和双薄区　使镜片的上部和下部变薄导致镜片的最厚部分位于镜片的中心。顶部和底部的薄区域被眼睑覆盖，并且由于前文描述的西瓜籽原理，透镜的较厚中心在眼睑之间水平定位。这些稳定区均为斜面或双斜面，透镜为非棱柱形。这种设计通常被称为"双斜面""薄区"或"反向棱镜"，是软环面透镜最常用的稳定方法之一。当水平和垂直剖面的厚度差异最大时，这种薄区设计最成功，如在高度近视或违反规则的圆柱体校正中，因为此时楔形效应是最大的。镜片度数较低时，旋转稳定性不如此设计。此设计中的加大镜头最初稳定性较差；然而，在添加薄区之前，设计变化已经包含负镜片，这允许增加的厚度差异以与负环面透镜大致相同的方式起作用。薄区设计通常提供良好的舒适性，良好的光学性能，有时不可预测的轴位置，但相当好的稳定性。如果在一只眼睛上安装环面透镜可能出现由棱镜平衡产生的垂直不平衡的视觉效果，不包含棱镜的双薄区设计是非常有帮助的。值得注意的是，在实践中，即使一只眼睛与环面棱镜镜片配合，垂直不平衡，继发于棱镜压载软环面透镜也很少有问题。角膜接触镜在眼睛上的有效棱镜与视轴相对于其几何中心的位置及其屈光力有关，因此，棱镜角膜接触镜的有效折射度数沿其垂直子午线变化。棱镜的有效性取决于周围介质的折射率。此外，一种特殊的设计具有独立的光学区域，以减少不同透镜屈光力的稳定性不一致。

4. 加速稳定 这种设计利用4个区域，在镜片的中间位置放置较厚的截面，以最大限度地减少镜片旋转。镜片的较薄部分位于眼睑下方。镜片的"活动"部分具有加速的厚度斜率，位于睑裂内，以配合眼睑动力学，以便在镜片错位时快速重新定位镜片。

5. 周边棱镜稳定法 周边棱镜稳定法与三棱镜稳定法的不同之处在于它的棱镜没有在镜片的光学部分，仅存在于周边。通过减薄或去除高负透镜载体的上部来制造透镜，减少了透镜边缘相互作用并在透镜的下部产生外围棱镜稳定。消除光学区域中的棱镜可以减少中央厚度，提高光学质量。

6. 偏心透镜法 是一种前表面偏心设计，偏心在棱镜顶点方向上的透镜状切口，类似于压边。去除前表面的多余材料益处很多，包括减小边缘厚度的差异，增加稳定性和舒适度，减少镜片重量，使其表现类似于球面软透镜，更好的角膜缘巩膜覆盖，并最大限度地减少巩膜结膜的压迫。

偏心透镜特征在前环曲面透镜结构中尤其重要，其边缘厚度可发生显著变化。这种稳定性的增强在斜向散光矫正中表现得尤为明显，其中眼睑边缘闭合时首先以倾斜角度与镜片的较厚部分相遇，常导致扭转错位。偏心透镜形成了上下两层薄透镜，在整个透镜外围的厚度几乎相等。棱镜仅保留在镜头中央的2/3处。许多制作软环面角膜接触镜的实验室都在其镜片中加入了偏心镜片。

7. 后表面环曲面法 一些使用环面透镜的临床医师推测后表面柱镜结构可能有助于镜片的稳定性，特别是对于角膜屈光 > 3.00D 的患者。似乎合乎逻辑的是期望与背面环面硬性透气接触性镜片存在观察到的效果类似。并可增强软环面透镜定向的稳定性。然而，单独的后表面环曲面不足以稳定旋转，它通常与另一种镜片稳定性设计结合使用。许多第二代环曲面透镜和大多数定制软性环曲面透镜均采用背面环面制成，并且环面区域仅限于中心光学区域。局限于中心光学区域的环面曲线减小了边缘厚度的差异，从而最大限度地减少了与眨眼相关的扭转效应。无论是设计还是制造偏好，背面复曲面结构在可预测的位置和非旋转方面都能很好地发挥作用，但只有在与棱镜压载相结合时才能发挥作用。在软环面透镜的光学性能方面，正面或背面环面结构没有区别或优势，与硬性透气环面透镜相同。

（三）配适原则和问题解决

1. 镜片选择 环面角膜接触镜有多种替换方式，包括每日一次性，2周，1个月，3个月和每年的更换时间表。频繁更换和一次性软环面透镜的日益普及使得从业者能够从库存中获得常见参数的镜片。许多制造商生产的角膜接触镜圆柱度数为 20.75～22.25D，轴以5°或10°为距，通常为0°～180°。扩展度数范围也可用于频繁更换模式，用于更高的圆柱校正，通常1°轴从0°～180°。此外，硅水凝胶镜片材料的出现使得散光患者可以选择夜间佩戴镜片，因为该材料的透氧性增强。所有可用的硅水凝胶环面透镜都能满足睁眼条件下角膜的氧气需求，在闭眼环境中，角膜肿胀区域可能与镜片的厚区域相对应；但比水凝胶镜片要少得多，图 14-9 中显示较厚的区域面积较小。

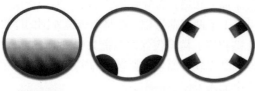

传统的棱镜　　　Air Optix方法　　　Oasys方法
稳定法　　　　　用于矫正散光　　　用于矫正散光

图 14-9　与传统的棱镜压载相比，一些较新的设计修改了较厚的区域 [Reprinted with permission from Jackson JM. Back to basics：soft lenses for astigmatism. Contact Lens Spectrum 2012；27（6）：28-32.]

一次性镜片使得患者可以随时获得备用镜片，并且最小化沉淀物相关问题的发生率。例如 GPC，特别是日常使用的一次性镜片，可提供许多益处，尤其对于有活力的年轻人，他们需要业余时间佩戴或容易不遵守护理规则。此外，这些设计的参数范围正在扩大。

随着软环面透镜的材料和参数不断扩大，传统替代镜片的定制需求也在减少，尽管常有患者需要超出上述范围的矫正。最近，革命性材料（Contamac）的引入为医师提供了一种可加工的定制硅水凝胶材料，这种材料可以成功地应用于严重散光的患者，可从 Art Optical，Metro Optics，Unilens 和 X-Cel 获得。

2. 轴位置和方向　影响镜片方向的主要因素是眨眼期间眼睑的扭转力。在眨眼过程中由上眼睑产生的颞鼻运动导致向鼻上方的旋转，通常见于硬性透气接触镜镜片。已发现的影响镜片方向的患者因素包括间隙角、近视度数和睑裂大小，如外眦较高的眼睑容易形成下颞旋转，而内眦较高的眼睑容易形成下鼻旋转。大多数环面透镜将在零位的 5° 和 10° 范围内稳定，大多数会在戴入后 10 分钟内稳定。然而，由于不同的设计，独特的与眼睑的相互作用方式，并非所有的设计都会定位在给定眼睛的相同位置，下文提到的许多物理和生理变量使预测方向有困难，尤其是在软透镜的情况下。

造成轴错位的镜片旋转是导致软环面透镜性能不足的另一个因素，并且可导致视力的下降。镜片旋转本身不是问题，但镜片的稳定性和错位的一致性很重要。眨眼引起旋转或摇摆通常是由于配适过松、个别镜片特征或不够稳定造成的。散光的大小、摇摆的程度，以及镜片在眨眼或改变注视后恢复其静止位置时的恢复速度导致镜片不稳定都会引起较低的知觉质量。选择更陡峭的 BCR（如果有）或另一种软性环曲面镜片通常可以解决不稳定或摇摆问题，更好的是，最近引入的软性环曲面设计比原来的水凝胶镜片更稳定。

3. 试戴镜片的应用　尽管经验验配（即没有应用试戴镜片）可能获得成功，但在考虑使用软性环曲面镜片时，特别是在有频繁更换和使用一次性软性环曲面接触镜的可能时，强烈推荐使用试戴镜片进行评估。环曲面镜片中心厚度的剖面形式、焦度、柱镜轴向与患者头部位置均可影响镜片的朝向。以下建议可最大限度地减少环曲面镜片的旋转及轴向的异位。

首先，试戴片在球面和柱面的焦度、散光的轴向应与要验配的眼睛（±20°与 ±1.00D）接近。其次，应佩戴试戴片 15 ～ 20 分钟使镜片达到稳定的平衡后再进行评估。最后，准确地确定佩戴在眼睛上镜片的轴向。只有中心定位好，镜片自由活动时才能准确确定轴位异位的校正数值。前环曲面硬性透气接触镜镜片确定轴位的方法：面对患者，以镜片的中线为参考，如果镜片的轴向偏移到中线的左侧（即镜片顺时针旋转），则使用加法即轴向为原轴位加矫正轴向。相反，如果轴向偏移到右侧（镜片逆时针旋转），则使用减法（即 LARS）。一旦轴向异位得到补偿，新的透镜即移位到相同的位置，否则补偿无效（图 14-2）。

使用下列方法可以测量或估计镜片轴向异位的量。旋转裂隙灯显微镜的窄光束，使其与镜片的标记一致，从裂隙灯显微镜底座的轴向刻度盘上读出读数。还可使用粗略估计法，以镜片为钟盘，镜片每旋转一小时（如从 5 点到 6 点，从 6 点到 7 点）相当于 30°。这种"估测"

方法的作用是有限的，对于 ≥ 2.00D 的柱镜的验配应谨慎使用。这对于高度数散光尤为重要，因为透镜旋转越多（无补偿），产生的残余散光越大（表 14-6）。

表 14-6 镜片旋转对残余散光的影响

柱镜度数（DC）	轴向转动 10° 后残余散光（DC）
−0.75	−0.25
−1.25	−0.42
−1.75	−0.58
−2.25	−0.75
−2.75	−0.92

在确定定制镜片的焦度时，球柱镜的戴镜验光是非常重要的。如果高度数的散光仍存在小量的镜片轴向的异位，戴镜验光的球柱镜结果应与换算成空气中试戴片的值进行交叉柱镜计算，以确定下一片试戴片或矫正片的规格，可以使用一些厂家提供的基于简单的交叉柱镜的公式的查询表确定。交叉柱镜计算器程序的在线来源见表 14-7。球柱镜的戴镜验光对确定镜片焦度很重要，但明确的戴镜验光终点和晶状体的稳定性对于确保这项技术的临床成功也非常重要。

表 14-7 软性环曲面镜片计算器

http://ecp.acuvue.com/en_US/practice-resources-fitting.jsp

http://coopervision.com/practitioner/fitting-tips-and-tools/toric-support/toritrack-calculator

http://virtualconsultant.cibavision.com/toric_lens.jsp

http://www.aoa.org/x4783.xml

http://www.eyedock.com

Opticalc（iPhone app）

软环曲面镜片上的标记用作评估镜片旋转的参考点并不代表镜片的柱镜轴向，指南见图 14-10。

4. 评估环曲面镜片性能的其他建议 应确定由过紧配适的镜片引起的任何错位。配适较陡，镜片将固定在不可预见的方向上；配适合适时，镜片将自由活动，并通过定向的力量使镜片稳定；配适较松时，镜片将因瞬目产生变化不定的旋转，稳定镜片的力量不能发挥作用。

通过镜片的边缘检查镜片的旋转速度，即镜片在定向不佳时恢复和重新定向的速度。有意旋转镜片 45°，然后放开，在正常瞬目的情况下镜片应该在 15 秒内恢复到原来的朝向。过紧配适的镜片移动度小，将缓慢返回到原来的朝向，而过松配适的镜片将有不同的朝向。镜片位置的迅速恢复是理想的状态，对于从事对视力要求较高的运动或职业的患者尤为重要。

大部分类型的镜片 20 分钟均可获得稳定平衡，以提供可靠的验配评估。含水量较低的镜片需要稳定的时间相对较短。如果镜片稳定平衡后，表现为不能确定的旋转或轴向的异位大于 30°，应考虑改变基弧、增大直径或使用其他设计的稳定方法的环曲面镜片。大多数患者可接受小度数的轴向异位或摇摆（0°～5°），尤其是柱镜度数 ≤ 2.00D。

异位的量必须在柱镜的轴上进行矫正。柱镜异位的结果是球柱镜戴镜验光的结果，其中所得柱镜的度数等于球镜焦度数的 2 倍，但符号相反。部分临床医师建议对柱镜进行校正，因为患者对轴的移位和交叉柱镜的视觉变化不太敏感。此外，记住顶点的折射率有助于选择正确的角膜接触镜球镜和柱镜的屈光力。球柱镜戴镜验光是非常重要的，这是预见软性环曲面镜片验配成功的准确方法，也可判断矫正视力不佳是由于镜片的配适还是镜片的光学质量太差。

旋转试验是另一种评估软性环曲面镜片成功与否的方法，患者在综合验光仪上达到最佳矫正视力后进行。嘱患者注视视力表，缓慢旋转柱镜的轴，当患者注意到视力表上原清晰的视标变模糊时，记录旋转的度数。如果旋转度数 > 20°，无论散光的轴位和度数是多少，只需要一次验配，成功率高于 90%；如果旋转度数为 15°，需要二次验配，成功率达 90%；若旋转度数为 10°，需要三次验配，成功率只有 70%；如果旋转度数 < 5°，则成功率取决于患者接受可变视力的程度。这种方法只是简单地确定患者对柱镜轴向旋转的耐受程度。

软性环曲面透镜识别指南

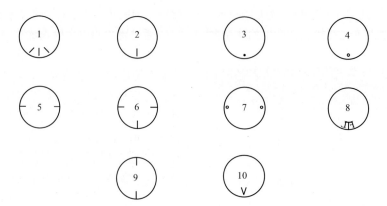

1. • Purevision Toric (Bausch + Lomb) marks at
     5,6,7 o'clock
   • Optima Toric (Bausch + Lomb) marks at
     5,6,7 o'clock
   • Soflens Toric (Bausch + Lomb) marks at
     5,6,7 o'clock
   • Proclear Toric (Coopervision) 3 laser marks
   • Metrofocal Toric Definitive (Metro Optics)
     3 lines 6 o'clock
   • Revitaleyes Toric Definitive (Metro Optics)
     3 lines 6 o'clock
   • Metrosoft Toric (Metro Optics) 3 lines 6 o'clock &
     10° both sides
   • Satureyes Lite Toric (Metro Optics) 3 lines
     6 o'clock & 10° both sides
   • Extreme H2O Toric LC & MC (Hydrogel Vision)
     marks at 6 o'clock & 20° either side
   • HD-T Toric (PolyVue) 3 scribe lines: 5,6,7 o'clock

2. • Biocurve Toric (Biocurve)
   • Biofinity Toric (CooperVision)
   • Avaira Toric (CooperVision)
   • Biomedics Toric (CooperVision)
   • Frequency 55 Toric and XR(CooperVision)
   • Hydrasoft Toric (CooperVision)
   • Preference Toric and XR (CooperVision)
   • Proclear Toric XR (CooperVision)
   • Vertex Toric and XR (CooperVision)
   • PureVision 2 for Astigmatism (Bausch + Lomb)
   • Clearsight 1 Day Toric (Coopervision)
   • Preferred T (Preferred Vision Group)
   • C-Vue 55 Custom Toric (Unilens)
   • C-Vue Advanced Custom Toric (Unilens)
   • C-Vue HydraVUE Custom Toric (Unilens)
   • Eyedia Precise (clearLab)
   • Ocu-Ease Elite Toric (OcuEase)
   • Tresoft Toric (United Contact Lens)
   • UCL Toric (United Contact Lens)
   • Alden Classic 38 Toric (Alden Optical)
   • Alden Classic 55 Toric (Alden Optical)

3. • Synergy (Gelflex) OD: 1 dot 6 o'clock, OS:
     2 dots 6 o'clock

4. • CO Soft 55 Toric (California Optics)

5. • Focus Dailies Toric (Alcon)
   • Fresh Look Toric (Alcon)
   • Alden HP49 Toric (Alden Optical)
   • Alden HP54 Toric (Alden Optical)
   • Alden HP59 Toric (Alden Optical)
   • Proclear Multifocal Toric (CooperVision)

6. • Air Optix for Astigmatism (Alcon Vision Care)

7. • SpecialEyes 59 & 54 Toric (SpecialEyes, LLC)

8. • Freshlook Color Blends Toric (Alcon)

9. • Acuvue Advance for Astigmatism (Vistakon)
   • Acuvue Oasys for Astigmatism (Vistakon)
   • 1 Day Acuvue Moist for Astigmatism (Vistakon)

10. • Flexlens Toric (X-Cel Contacts)

图 14-10　软性环曲面透镜识别指南

5. 视力不佳的处理　软性环曲面镜片即使在最佳配适的状态下，患者的视觉质量及视力也可能低于佩戴框架眼镜。必须事先向患者解释，否则患者的期望将是不现实的。现在可用的镜片应该能使患者的视力保持在 20/20 的水平，并且大多数的视觉反应都可以被处理。在早期配适阶段视力较差的常见原因包括轴向的异位、球镜或柱镜焦度数不正确、镜片的中心定位不良、镜片稳定性差、晶状体脱水及光学质量问题（图14-11）。

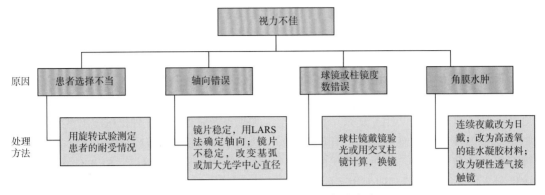

图 14-11　软性环曲面镜片问题解决方法

下列诊断测试可以用来区分导致视力下降的因素。首先，应通过将角膜接触镜基弧重新定位或拨到其稳定位置的任一侧来验证正确的轴位置。当镜片离开轴并返回其原始位置时，应注意其对视力的影响。如果任一侧轻微的轴外运动即可引起视力显著降低，可以确定轴位正确。如果轴位置正确且一致，则应进行球柱镜戴镜验光。如果等效的球镜是平光，则环曲面镜片的焦度数是正确的。如果戴镜验光的轴与环曲面镜片的轴相匹配，说明患者可接受软性环曲面镜片的散光度数。如果柱镜的轴偏离90°，则患者不可以接受环曲面镜片的散光度数且表明软性环曲面镜片中的散光度数太大。如果戴镜验光的轴处于倾斜角度，则说明柱镜片的轴产生异位。戴镜验光的柱镜屈光力也可以评估镜片的异位量，如果在戴镜验光中显示出100%的环曲面镜片屈光力，可以预测镜片向左或向右旋转30°。

通常，我们建议用标准验光法对可疑或表现不佳的软性环曲面镜片进行验光，以识别软性环曲面镜片中有问题的因素。为此，镜片需有一个可用棉签擦干的印记。然后，镜片应位于镜片测量计的中心，凸面朝上，棱镜底或镜片标记定位于底向下90°的位置。镜片测量计上安装较小的光圈（3～4mm）有助于减少周边像差，使镜片的焦度数和轴更加准确。大多数镜片测量计均有这种装置。测量镜片眼表面向下（后顶点）的距离可确定真正的轴、球镜及柱镜度数。如果镜头放在凸面上在孔径光阑上，测量的轴将是互补的或镜像反转的（即轴80°将被读为轴100°）。目前，角膜接触镜技术产生了更多可复制的镜片，如果怀疑一个镜片是异常的，通常可以从试戴镜片中找到第二个诊断性镜片。试戴镜片通常被丢弃，因此，镜片错误/错误标记的风险要小得多。

使用视网膜反射有助于评估镜片的光学质量。异常的视网膜反射可提示基弧不正确（通常太陡）或镜片不规则包裹中央角膜周围的后表面。瞬目时眼睑遮挡镜片可使视力发生改变，这种现象也可通过角膜曲率测定法观察，即在眨眼之后立即注意沼泽的形状和清晰度的变化。最合适的镜片是镜片平坦配适，可以在中央角膜上进行良好的包裹，无边缘翘起。

一般散光为角膜散光的患者用后环曲面镜片进行矫正，而没有或角膜散光较小的则用前环曲面镜片进行矫正。然而，由于软性环曲面镜片设计的稳定性得到改善，前、后环曲面镜片的区别变得模糊。柔软的镜片弯曲将柔韧性从背面转移到前表面，从而在眼睛上形成一种立体形状。理论上，良好垂直的环曲面镜片在原位不会引起明显的屈光力改变。

6. 前后环曲面镜片　目前的软性环曲面镜片设计较薄，有 0.75 ~ 2.50D 的柱镜度数（通常为 0.50D 级）。前表面或后表面环曲面结构似乎没有任何优点。软性环曲面镜片覆盖在角膜上时呈现一种立体构型，且如果处方得当，可在眼睛上产生球镜效应，即无论镜片如何旋转，都不影响视力。软性环曲面透镜的环曲面在原位从一个表面转移到另一个表面。从制造的角度来看，前环曲面设计不复杂。后环曲面制作需要更多步骤，但是镜片可有更高的柱镜度数且度数较准确。然而，现代的环曲面镜片制造技术简化了后环曲面镜片的制造。镜片制造技术的趋势正朝着后环曲面设计的方向发展。

有学者提出，后环曲面镜片可以在环形角膜中提供更好的包裹和稳定性，相反，前复曲面构造可以在近似球形角膜上表现更好。这似乎是合理的，球形角膜在前环曲面设计中效果最佳，显著环性角膜（散光 2.00D）最适合后环曲面设计。如果在满足所有其他标准的情况下，前后软性环曲面镜片都不能产生可接受的视觉质量，那么最好使用硬性透气接触镜来实现最佳视力。

7. 生理结构变化　软性环曲面镜片必须与球面软性镜片有相同的生理标准。由于增加了柱镜和棱镜，环曲面镜片的厚度在中心和周边区域都有所增加。虽然这些镜片比球面软性接触镜镜片厚，但在镜片设计上的改进使大多数软环曲面镜片的总厚度减小。整个晶状体中氧气的平均传输决定了角膜所能利用的氧气，以及缺氧可能发生的生理变化。与非棱镜相比，棱镜引起的角膜肿胀反应增加。软性镜片的增厚和重量增加使球面软性镜片更容易损害正常的角膜代谢。因此，应监测生物显微镜检测到的生理变化。有机硅水凝胶材料的使用减少了软环曲面镜片相关的生理问题。这种材料可以增加整个镜片的氧气传输，从而使眼睛更加健康。

浅层点状角膜炎（superficial punctate keratitis，SPK）：佩戴环曲面镜片的患者病变通常在下角膜。下方角膜也可有水肿，与晶状体厚度区域相关。除局限性低氧水肿外，SPK 的另一个可能原因是镜片局部脱水，脱水在下部区域更常见，表明在该区域有形成表面沉淀物的趋势。这种问题在频繁眨眼的患者中更常见。

镜片老化可使镜片变大，边缘翘起增加，配适度太紧或基弧变陡，将导致镜片边缘对结膜与巩膜的压力增大，使结膜与巩膜向内凹陷。如果不及时处理，这种机械压迫可导致角膜周边充血、角膜缘肿胀或急性红眼反应。

浅表上皮弧形病变（SEAL）通常发生在上角膜缘附近，可能由镜片在周围上角膜的机械压力或摩擦造成。虽然这些病变可以发生在任何类型的软性接触镜上，但在高透氧性或有机硅水凝胶材料的镜片中发病率更高。通常通过短期内停戴一段时间或改变镜片的基弧解决。

镜片中心厚度增加可导致角膜上皮水肿，尤其是含水量较低或轮廓较厚的镜片。研究表明，在佩戴软性环曲面镜片 3 小时后，角膜肿胀发生率可达 2.6% ~ 4.9%。虽然大多数患者在遵循合理的日戴时间表后可以很好地耐受镜片，但我们更趋向于将镜片换为高透氧性硅水凝胶软性环曲面镜片。

缺氧、机械刺激、感染、过敏或毒素介导的疾病等均可引起新血管的形成。镜片越厚，氧气供应减少，形成新生血管的概率越大。据报道，长期佩戴水凝胶环曲面镜片者，由于机械刺激和缺氧，角膜血管化较差。当软性环曲面镜片磨损导致角膜缺氧时，可以用硅水凝胶材料、较薄的镜片设计或硬性透气接触镜镜片实现更好的氧合。

较高含水量的水凝胶材料（55%）曾经是最佳的软性接触镜选择，适用于角膜需要增加氧合作用的夜间佩戴镜片的患者。随着长戴型胶水凝胶镜片的引入，水凝胶镜片在最好的情况下应该考虑弹性磨损。硅水凝胶镜片含水量低于水凝胶镜片，但 Dk 值较高，可允许更多的氧气透入角膜，并可提高患者的耐受性和长戴方案的安全性。

三、总结

成功验配环曲面角膜接触镜是区分专家与新手的一个方面。环曲面镜片的成功验配需要一定的接触镜知识及临床经验，包括角膜接触镜的评估和配适状态评估；熟悉简单的光学原理、产品设计和可用性；并最终对眼睛的镜片行为有感觉。所有这些技能都可以由角膜接触镜临床医师快速开发。

临床病例

【病例 1】

患者强烈希望重新验配硬性透气接触镜。1年前医师为患者配适软性镜片，由于镜片表面沉淀和指甲撕裂，患者出现视物模糊并频繁更换镜片。检查结果如下。

	OD	OS
角膜曲率：	42.25 @ 180；44.25 @ 090	42.50 @ 180；44.25 @ 090
焦度：	−2.00−0.75×180	−1.50−0.75×180
预测残余散光：	−1.25×90	−1.00×90

该患者应佩戴什么材料的镜片？

解决方案：由于角膜散光是规则的而残余散光是不规则的，因此需佩戴高透氧性硬性透气接触镜镜片以充分减少残余散光。例如，Menicon Z 是一种采用薄透镜设计制造的超薄高透氧材料。另外，如果镜片的配适比 K 值稍陡，则几乎所有残余散光都将通过镜片的作用（硬性透气接触镜镜片随瞬目可发生少许弯曲，倾向于中和逆规残余散光）补偿。

【病例 2】

一位从未戴过角膜接触镜，也没有镜片材质偏好的患者正在接受检查，评估是否可戴角膜接触镜。检查结果如下。

	OD	OS
角膜曲率：	44.00 @ 180；44.25 @ 09	43.50 @ 180；44.00 @ 090
焦度：	−3.25−1.25×180	−3.00−1.25×180
预测残余散光：	−1.00×180	−0.75×180

假设所有的检查结果显示患者适合佩戴角膜接触镜，你会选择哪种镜片材料？

解决方案：由于患者对镜片材料没有偏好，建议佩戴软性环曲面镜片。由于该患者为低度数规则散光，佩戴软性环曲面镜片的成功率较高。

【病例 3】

一位患者由于佩戴软性接触镜导致巨乳头性结膜炎，2 年前改为球面硬性透气接触镜，虽然患者自觉镜片较之前的软性接触镜更润湿、易护理、更舒适和耐用，但自觉视力从未好转，视物依然很模糊。检查结果如下。

	OD	OS
角膜曲率：	43.25 @ 010；44.25 @ 100	43.75 @ 170；44.25 @ 080
焦度：	+2.00−2.25×10	+1.25−1.75×170
测残余散光：	−1.25×10	−1.25×170

对现有的眼镜进行评估：

	OD	OS
视力：	20/25-2	20/25-1

戴镜验光：	pl−1.25×10　20/20+2	+0.25−1.00×170　20/20+1
裂隙灯评估：好的中心定位和滞后量		好的中心定位和滞后量
镜片参数：		
基弧：	43.50D（7.76mm）	43.75D（7.71mm）
焦度：	+2.00D	+1.00D
光学中心直径：	9.4mm	9.4mm
中心厚度：	0.24mm	0.22mm
边缘：	负透镜状	负透镜状

该患者应佩戴哪种眼镜？

解决方案： 由于该患者还想继续佩戴硬性透气接触镜，推荐使用前环曲面镜片。根据经验，镜片参数如下。

	OD	OS
基弧：	43.50D（7.76mm）	43.75D（7.71mm）
焦度：	+2.00−1.25×175 或	+1.25−1.00×5 或
	+0.75+1.25×85	+0.25+1.00×95

这些数值是通过对球面硬性透气接触镜进行戴镜验光来确定的，并对可能的旋转效应进行了15°的补偿。

	OD	OS
光学中心直径：	9.4/9.0mm	9.4/9.0mm
中心厚度：	0.24+0.11（1.25×9.0）=0.35mm	0.22+0.11=0.33mm
边缘：	负透镜状	负透镜状
棱镜：	1.25Δ	1.25Δ

棱镜度太高将产生较重的边缘，以至于不能耐受，故不需要更高的棱镜度。

镜片： 由于环曲面硬性透气接触镜的中心厚度较大，为此，镜片常采用高透氧性材料（Dk 值＞50）。

【病例 4】

患者由于不能耐受硬性透气接触镜，想换为软性接触镜。屈光检查结果如下。

OD：−4.00−3.00×175

OS：−4.25−3.25×5

假设眼部正常，无其他疾病，所有检查都适合佩戴角膜接触镜，该患者需要配角膜接触镜吗？

　　解决方案： 随着光学质量的提高伴随着众多的定制的环曲面软性镜片设计，可以为患者验配软性接触镜。如果患者有很强烈的愿望佩戴环曲面软性接触镜且对视力要求不高，环曲面软性接触镜（镜片稳定或旋转度较小）非常适合该患者。但是，如果患者对视力要求很高或有不稳定的镜片旋转，则建议使用双环曲面硬性透气接触镜镜片。

【病例 5】

患者于 6 个月前佩戴"硬性散光性接触镜"，但由于佩戴镜片后视力较差，已有 2 个月没有戴镜，今想对以前的眼镜进行评估并换一副镜片。

	OD	OS
视力：	20/30+1	20/25−2
戴镜验光：	pl−1.50×180　20/20	pl−1.25×180　20/20
裂隙灯评估	良好的中心定/好的	良好的中心定/好的
荧光染色情况：	荧光染色情况	
镜片参数：		
基弧：	41.50（8.13mm）/44.50（7.58mm）	42.00（8.04mm）/44.50（7.58mm）

焦度：   −1.50/−6.00   −2.00/−5.75

之前的眼镜是哪种镜片？应该如何处理这位患者？

解决方案：原镜片是后环曲面硬性透气接触镜，这个信息完全符合 1∶2∶3 的原则。残余散光在后环曲面被分为两部分进行中和，即平坦曲率加上 1/3 残余角膜散光，而弯曲率减去 1/2 角膜散光。该患者应该使用双环曲面镜片。在这种特殊情况下，当诱导性柱镜等于 −1.50×180 OD 和 −1.25×180 OS 时，可以通过在相应的镜片上增加 +1.50×180 OD 和 +1.25×180 OS 来补偿，以达到球镜效应。假设后环曲面镜片与角膜配适良好，可以简单地将诱导柱镜校正添加到后环曲面透镜的相应子午线来获得最终屈光力。最终的镜片处方为：

OD：−1.50/−4.50   OS：−2.00/−4.50。

应通过戴镜验光进一步确定该处方。

【病例 6A】

患者第一次戴角膜接触镜，对镜片材料没有偏好。眼部检查正常。屈光检查如下。

	OD	OS
角膜曲率：	41.50 @ 180；45.75 @ 90	41.00 @ 180；44.50 @ 90
焦度：	−4.25−4.75×180	−3.50−4.00×180
顶点距离换算：	−4.00−4.25×18	−3.50−3.50×180

该患者适合佩戴何种镜片？

解决方案：患者对镜片材料无特殊偏好，双环曲面镜片比较适合。此外，镜片的后环曲面设计将诱导大量的散光，如果无法使用环曲面镜片，则可以佩戴球面镜片以评估患者对角膜接触镜佩戴的反应和镜片与角膜的配适关系。初始基弧为 K 值 +1/4 总散光量（42.50D OD；41.75D OS），然而，即使中心定位良好，镜片与角膜的接触弧（荧光素特征染色）也有可能因镜片过度压迫角膜导致角膜染色，最终可能使角膜曲率发生改变，甚至角膜扭曲、变形。因此，建议使用双环曲面镜片以改善对角膜的压迫。获得镜片屈光力的两种方法：

方法 1：计算法

基弧：

OD	OS
41.25（8.18mm）/45.00（7.50mm）	40.75（8.28mm）/43.75（7.71mm）
Ff=−4.00+（泪液镜矫正）	Ff=−3.50+（泪液镜矫正）
=−4.00+（+）0.25	=−3.50+（+）0.25
=−3.75D	=−3.25D
Fs= Ff+Kf−Ks	Fs= Ff+Kf−Ks
=−3.75+（41.25−45.00）	=−3.25+（40.75−43.75）
=−7.50D	=−6.25D

方法 2：考虑使用两个球面镜片设计

基弧：

OD	OS
41.25（8.18mm）/45.00（7.50mm）	40.75（8.28mm）/43.75（7.71mm）
使用 SAM-FAP，水平子午线的屈光 0.25D，垂直子午线的屈光度数增加 0.75D。	使用 SAM-FAP，水平子午线的屈光度数增加 0.25D，垂直子午线的屈光度数增加 0.75D。

$$-4.00+（+）0.25=-3.75D \qquad -3.50+（+）0.25=-3.25D$$
$$-8.25+（+）0.75=-7.50D \qquad -7.00+（+）0.75=-6.25D$$

由于此设计没有预测残余散光，因此在前表面加上诱导柱镜校正将引起球面环曲面设计的结果。诱导柱镜度数等于后环曲面度数的一半。

OD

OS

$IC=0.5\times-3.75\times180$　　　　　　$IC=0.5\times-3.00\times180$

$=（approx.）-1.75D\times180+1.75D\times180=-1.50D\times180+1.50D\times180$

应该添加到前环曲面　　　　　应该添加到前环曲面

最终设计：

OD

OS

基弧：41.25（8.18mm）/45.00（7.50mm）　　　40.75（8.28mm）/43.75（7.71mm）

焦度：−3.75D/−7.50D　　　　　　　　−3.25D/−6.25D

光学中心直径：9.2mm　　　　　　　　9.2mm

第二弧：9.20/8.50mm　　　　　　　　9.30/8.70mm

周边弧：11.20/10.50mm　　　　　　　11.30/10.70mm

中心厚度：0.14mm　　　　　　　　　0.15mm

材料是 Boston ES bitoric

【病例 6B】

如果在上述病例 6A 中使用球面双环曲面镜片诊断性试戴，预测最终环曲面镜片设计是怎样的?

OD

OS

角膜曲率：41.50 @ 180；45.75 @ 090　　　41.00 @ 180；44.50 @ 090

焦度（顶点处）：−4.00−4.25×180　　　−3.50−3.50×180

基弧度数选择比平坦 K

小 0.12～0.50D：41.00（8.23mm）/44.00　　　40.50（8.33mm）/43.50

（7.67mm）　　　　　　　　　　　（7.76mm）

pl/23.00　　　　　　　　　　　　pl/23.00

焦度（水平子午线）：

−4.00+（+）0.50D　　　　　　　　−3.50+（+）0.50D

$=-3.50D$　　　　　　　　　　　−3.00D

解决方案：因为诊断性镜片在水平子午线中有较低的度数，而且在这种情况下残余散光不是影响因素，所以预测戴镜验光度数只有球镜度数即可，而且等于预测的度数。

　　　　　　　　　　　　OD　　　OS

（1）预测诊断性验光度数：　　−3.50DS　　−3.00DS

（2）最终预测的度数 = 诊断性验光度数 + 戴镜验光度数

　　　　　=PL+（−）3.50=−3.50　　　=PL+（−）3.00=−3.00

　　　　　=−3.00+（−）3.50=−6.50　　=−3.00+（−）3.00=−6.00

（3）最终处方（如果获得良好的配适关系并且镜片度数等于预测值）

基弧度数：41.00（8.23mm）/44.00　　　40.50（8.33mm）/43.50

　　　　　（7.67mm）　　　　　　　（7.76mm）

度数：　　−3.50D/−6.50D　　　　　−3.00D/−6.00D

中心厚度：0.14mm　　　　　　　　0.14mm

| SCR/W: | 9.20/8.70 @ 0.3mm | 9.30/8.80 @ 0.3mm |
| PCR/W: | 11.20/10.70 @ 0.3mm | 11.30/10.80 @ 0.3mm |

材料是 Paragon HDS bitoric

【病例7】

除了屈光之外，病例7的主诉与病例6相同。检查结果如下。

	OD	OS
角膜曲率	41.50@180；45.75@090	41.00@180；44.50@090
焦度	$-4.25/-5.75\times180$	$-3.50/-5.00\times180$
焦度（顶点距换算）	$-4.00/-5.00\times180$	$-3.50/-4.25\times180$

如何为该患者选择接触镜的材料/方案？

解决方案：与病例6相同，可能会选择球面硬性透气接触镜；但是，如果环曲面设计符合诊断，其可以作为该病例的配镜选择。为了得到最终预期配镜参数，应使用与病例6B相同的诊断性接触镜：

	OD	OS
BCR	41.00（8.23mm）/44.00（7.67mm）	40.50（8.33mm）/43.50（7.76mm）
	pl/-3.00	pl/-3.00

为了得到最终预期验光度数，进行泪液透镜的计算：

焦度（水平子午线）$=-4.00+(+)0.50D=-3.50D$（即该子午线焦度较 K 平坦 0.5D）

$\qquad\qquad\qquad\qquad =-3.50+(+)0.50$

$\qquad\qquad\qquad\qquad =-3.00D$（即该子午线焦度较 K 平坦 0.5D）

焦度（垂直子午线）$=-9.00+(+)1.75=-7.25D$（即该子午线焦度较 K 陡 1.75D）

$\qquad\qquad\qquad\qquad =-7.75+(+)1.00$

$\qquad\qquad\qquad\qquad =-6.75D$（即该子午线焦度较 K 陡 0.50D）

（1）戴镜验光度数

$-3.50/-3.75\times180$　　　　　　　　　　$-3.00/-3.75\times180$

（2）最终预期验光度数＝诊断性验光度数＋戴镜验光度数；因此，预期戴镜验光度数＝最终预期验光度数－诊断性验光度数

$=(-3.50/-3.75\times180)-(pl/-3.00\times180)$　　$=(-3.00/-3.75\times180)-(pl/-3.00\times180)$

$=-3.50/-0.75\times180$　　　　　　　　　　$=-3.00/-0.75\times180$

如果这是接触镜实际的戴镜验光度数，则 Silbert 规律可用于决定最终焦度：

水平焦度：增加 $-3.50D$ 至 pl$=-3.50D$　　　增加 $-3.00D$ 至 pl$=-3.00D$

垂直焦度：增加 $-4.25D$ 至 $-3.00D=-7.25D$　　增加 $-3.75D$ 至 $-3.00D=-6.75D$

可见，这是另一个简单的方法，得到了与前相同的值。最终处方（如果能够良好适应，且最终焦度与预测值相同）：

	OD	OS
基弧	41.00（8.23mm）/44.00（7.67mm）	40.50（8.33mm）/43.50（7.76mm）
焦度	$-3.50/-7.25$	$-3.00/-6.75$

需要指出的是 0.75D 残余散光是决定环曲面设计与否的临界值。显然，这取决于一些因素，如患者的视觉要求，用双环曲面诊断性接触镜测得的最佳球镜戴镜验光度数（非球柱镜）可获得的视力。

【病例8】

患者是双环曲面硬性透气接触镜的受试者。屈光数据如下。

	OD	OS
框架眼镜处方	$-2.00/-6.00\times180$	$-1.50/-5.00\times180$
等效接触镜处方	$-2.00/-5.25\times180$	$-1.50/-4.50\times180$
角膜曲率	42.00 @ 180；47.25 @ 090	41.50 @ 180；46.00 @ 090

你将如何为患者选择双环曲面接触镜的材料及方案？

解决方案：实际上，如果 3D 双环曲面是唯一的选择，下方的接触镜可适配，且补偿垂直子午线可获得更好的适应，同样推荐环曲面周边曲线。

	OD	OS
接触镜	基弧曲率 =41.50/44.50	41.00/44.00
	焦度：pl/-3.00	焦度：pl/-3.00

SLE：良好的浓度，轻度水平位接触，双眼过度垂直充盈

戴镜验光度数	-1.50DS（20/20）	-1.00DS（20/20）
试验性处方	41.50（8.13mm）-1.50D/	41.00（8.23mm）-1.00D/
	44.50（7.58mm）-4.50D	44.00（7.67mm）-4.00D
	陡峭垂直子午线 1.50D，增加 -1.50D 至改子午线焦度	
	陡峭垂直子午线 1.00D，增加 -1.00D 至改子午线焦度	
最终处方	41.50（8.13mm）-1.50D/	41.00（8.23mm）-1.00D/
	46.00（7.34mm）-6.00D	45.00（7.50mm）-5.00D

环曲面周边曲线：第二弧 = 基弧曲率 +1mm；周边弧 = 第二弧 +2mm

第二弧 =8.1/7.3+1mm=9.1/8.3	8.2/7.5+1mm=9.2/8.5
周边弧 =11.1/10.3mm	11.2/10.5mm

材料：最佳的经典型双环曲面。

【病例 9A】

患者是软性环曲面接触镜的良好受试者。屈光数据如下。

	OD	OS
角膜曲率	42.25 @ 180；43.50 @ 090	42.50 @ 180；43.25 @ 090
焦度	$-2.50/-1.25\times180$	$-2.75/-0.75\times180$

诊断性软性环曲面接触镜数据如下。

基弧	8.6mm	8.6mm
焦度	$-3.00/-1.25\times180$	$-3.00/-0.75\times180$

通过裂隙灯观察，估计右眼接触镜中间激光标识向右偏移 10°，左眼接触镜中间激光标识向左偏移 20°。

新的诊断性接触镜如何确定新的轴位？如果患者已经获得了一个良好且稳定的适应，应如何确定预期戴镜验光度数和最终验光度数？

解决方案：应用 LARS 规则，可将右眼镜片散光轴向减 10°，左眼镜片加 20°。新的诊断性接触镜焦度如下。

OD：$-3.00/-1.25\times170$ OS：$-3.00/-1.25\times020$

如果上述接触镜可获得良好适应及旋转稳定性，则预期戴镜验光度数等于焦度与诊断性验光度数的差值：

OD：（$-2.50/-1.25$）$-$（$-3.00/-1.25$）$=+0.50$DS

OS：（$-2.75/-0.75$）$-$（$-3.00/-1.25$）$=+0.25$DS

最终预期配镜处方：

OD：基弧曲率 = 8.6mm   焦度 =$-2.50/-1.25\times170$

OS：基弧曲率 = 8.6mm   焦度 = −2.75/−0.75×020

【病例 9B】

在上述病例中，如果右眼接触镜表现出较差的旋转稳定性，即接触镜旋转过度且无法回到原来的位置，你将如何改变镜片？

解决方案：建议选择更加陡峭的基弧度数（即如果可行，8.3mm）。其他可行方案包括选择更大的镜片直径或更高的棱镜度数（如果合适）。因为此问题只存在于一只镜片，所以这些方法很有可能成功解决问题。但如果双侧镜片均表现出旋转的不稳定，这些方法则无法解决问题。如果出现此情况，可尝试选择另一种环曲面软性接触镜（即可选择三棱镜稳定法，如果原来的镜片无棱镜稳定，反之亦然）。如果上述方法失败，建议选择硬性透气接触镜。

【病例 10】

近期为一位患者配适一副软性环曲面接触镜，屈光信息如下。

	OD	OS
焦度	−2.50/−2.75×170	−2.00/−2.25×010
角膜曲率	42.50 @ 170；45.50 @ 080	42.75 @ 010；45.25 @ 100
目前镜片参数		
基弧	8.6mm	8.6mm
焦度	−2.50/−2.25×160	−2.00/−2.00×020
设计	前环曲面	前环曲面

在随访期间，患者诉间歇性视物模糊，且裂隙灯评估中表现出较差的旋转稳定性。另外，患者难以适应佩戴接触镜，1周后复诊。此检查也出现了同样的症状及体征。应如何处理这些问题？

解决方案：因为患者的角膜散光度数高，后环曲面设计可能获得良好的旋转稳定。建议行诊断性后环曲面镜片试戴来确定是否可获得良好的稳定性。如果上述设计失败，可选择球面或双环曲面硬性透气接触镜。

【病例 11】

近期为一位患者配了一副环曲面软性接触镜，屈光信息如下。

	OD	OS
焦度	−5.50/−1.75×180	−6.00/−1.75×180
角膜曲率	43.00 @ 180；44.50 @ 090	42.50 @ 180；44.00 @ 090

因为没有可用的诊断性接触镜，所以根据经验给出如下配镜处方。

基弧	8.6mm	8.6mm
焦度	−5.25/−2.00×180	−5.75/−2.00×180

在1周随访期间，患者诉右眼视力较差。在良好旋转稳定性时，造成该问题的可能原因是什么？

解决方案：应从戴镜验光度数方面解决该问题。接触镜材料只有 −1.25D 及 −2.00D 的柱镜焦度，这个经验性处方给了了 −2.00D，因为更接近 −1.75D 的散光度数，另外，通过减少 −0.25D 补偿了球镜度数。但是，该病例忽略了顶点距离。顶点换算后，右眼柱镜度数应为 −1.25×180。

【病例 12】

一位 26 岁男性，目前佩戴的是一次性球面软性接触镜，对现有视觉清晰度较满意。其接触镜为日抛型，偶尔过夜佩戴。戴镜视力：

OD   20/25−   OR：+0.25/−0.75×180 =20/20+
OS   20/25−   OR：+0.25/−0.75×180 =20/20+

戴镜后生物显微镜观察：双眼接触镜中心定位良好，眨眼时镜片滞后较好。

显性度数：

OD　　　　−3.00/−0.75×180 ＝20/20+

OS　　　　−3.50/−0.75×180 ＝20/20+

角膜曲率：

OD　　　　44.00 @ 180；44.75 @ 090

OS　　　　44.00 @ 180；44.75 @ 090

解决方案：应用软性环曲面接触镜矫正散光。最好选择可矫正柱镜度数并且无佩戴时间要求的接触镜。患者适合下述接触镜。

OD　　　　BCR：8.6　　焦度：−3.00/−0.75×180 ＝20/20+

Air Optix for Astigmatism（Alcon）

OS　　　　BCR：8.6　　焦度：−3.50/−0.75×180 ＝20/20+

Air Optix for Astigmatism（Ciba Vision）

戴镜后生物显微镜观察：双眼中心定位良好，眨眼时镜片滞后量较好。

上述接触镜适用于日戴，可偶尔过夜佩戴。

【病例 13】

一位 23 岁女性患者想佩戴接触镜。之前有一些医师认为患者不适合佩戴接触镜。患者曾尝试佩戴硬性透气接触镜，但是失败了。

显性焦度：

OD　　　　+4.50/−6.00×010 ＝20/30+

OS　　　　+3.75/−5.50×180 ＝20/25+

角膜曲率：

OD　　　　46.00 @ 010；50.00 @ 100

OS　　　　46.00 @ 180；51.00 @ 090

解决方案：环曲面软性接触镜一般由公司软件或个人数字化助手——基于交叉柱镜软件计算设计。输入顶点换算后镜片 Rx，可得到如下定制的水凝胶散光长戴（CooperVision）接触镜。

OD　　　　BCR 8.6mm　　　OAD 15.0mm　　　Rx+6.00/−6.00×010

OS　　　　BCR 8.6mm　　　OAD 15.0mm　　　Rx+4.75/−5.50×180

试戴上述镜片，并在 1 周和 3 周后复查。尽管患者无明显症状且对视力较满意，在 3 周复查时，右眼镜片逆时针旋转 6°（即 6 点位标记转至右侧），左眼镜片顺时针旋转 5°（即 6 点位标记转至左侧）。

戴镜视力：

OD　　　　20/50（稳定）　　　OR−0.50/−0.50×127 ＝20/25+

OS　　　　20/30（稳定）　　　OR−0.25/−0.75×043 ＝20/25+

戴镜后生物显微镜观察：

双眼眨眼时镜片可有良好的中心定位和移动性。

根据 LARS 规则，右眼散光轴向需调整 5°，左眼需调整 175°。但是，更加精确、简便、快捷的算法需导入软件或个人数字化助手。应用编写入程序的交叉柱镜公式得出合成焦度。试戴接触镜及视力如下。

OD　　　　+5.00/−5.50×007 ＝20/25

OS　　　　+4.25/−5.50×003 ＝20/25

需注意的是，Proclear XR Toric 是由 CooperVision 生产的一款接触镜，适用于上述至 −5.75D 的相加焦度及柱镜焦度，以 0.50D 及 5° 为一档进行调节。如果能够适应 −5.25×005 的度数，患者可以每个月 6 副的频率更换，可减少开销。

【病例 14】

患者,女,50岁,宝石学家,佩戴环曲面软性接触镜16年,因为视力原因,患者对佩戴接触镜的效果不满意。在工作中,患者通常会使用宝石放大镜辅助观察珠宝。虽然能够接受单眼视,但是患者再也不愿意只视近或视远。在工作和日常生活中,患者希望远视力、中间视力及近视力都清晰。由于戴眼镜对女士的妆容有影响,且患者现在的配镜处方不合适,所以不能选择框架眼镜。由于沉淀物的形成,患者每18个月更换一次接触镜。患者每天白天佩戴接触镜,用 Clear Care(Alcon)消毒配方清洁和消毒接触镜。近期患者没有接受过药物治疗。患者进行视力检查的主要原因是想通过佩戴日戴型环曲面软性接触镜提高远、近视力。

生物显微镜观察:

翻开眼睑可见轻度的睑结膜充血,未见乳头和滤泡,这是由于接触镜表面特点引起的。按压睑缘、睑板腺时可分泌正常量的内容物。眼睑轻度松弛,50岁女性常见。下方泪湖高度足够支撑接触镜。荧光染色显示接触镜完整无损坏。双眼均无新生血管或水肿。可见1度的球结膜充血。

显性焦度:

OD	+1.75/−2.50×100 =20/20	近附加 +1.50 =20/20　主视眼
OS	+1.75/−2.00×= 70 20/20	近附加 +1.50 =20/20

角膜曲率:

OD	42.87 @ 180; 44.62 @ 090
OS	42.62 @ 180; 44.37 @ 090

无表面麻醉下泪液分泌试验:

OD	26mm/5 分钟
OS	24mm/5 分钟

泪膜破裂时间:OD 10 秒;OS 10 秒

解决方案:患者决定继续佩戴软性接触镜,不想佩戴硬性透气接触镜。非球面多焦环曲面软性接触镜适用于该患者。对工作时间的要求及多个软性接触镜处方能够让患者意识到达到其视力需求较困难。由于患者在工作和日常生活中有多点视力需求,根据经验非球面多焦点环曲面接触镜能够满足其需要。

CooperVision 提供的接触镜参数如下。

Proclear Multifocal Toric

基弧:8.8mm(OD);8.8mm(OS)

直径:14.4mm(OD);14.4mm(OS)

焦度:+1.75/−2.00×100	近附加 +1.50(OD)远用镜
+1.75/−2.00×70	近附加 +1.50(OS)近用镜

患者试戴了该多焦点环曲面软性接触镜,并告知了沉淀物形成等表现。视力及戴镜验光度数如下。

OD	20/25−(远近视力)	0.00/−0.50×100
OS	20/20(远近视力)	−0.25/−0.25×70

戴镜后生物显微镜观察:

接触镜居中良好,眨眼时有0.5mm的滞后量。散光标记在3点及9点钟位,眨眼时轻微向颞侧旋转后迅速复位。接触镜表面清洁、湿润。1周复查时确定患者是否适应这幅镜片。右眼给予了新处方以获得更好的视力。

【病例 15】

患者,男,32岁,某经营良好的餐厅的管理者之一。患者的睡眠时间十分不稳定,因无法适应硬性透气接触镜而来,想配一副软性接触镜。患者认为框架眼镜十分麻烦,特别是在温暖的环境中。患者此次检查的主要目的是了解自己是否能配一副长戴型软性接触镜。

生物显微镜检查：

翻开眼睑可见睑结膜无异常，未见乳头和滤泡。荧光染色见接触镜完整无损坏。双眼均未见新生血管或水肿。结膜和巩膜未见炎症和充血。泪湖正常。

检影：

OD	−3.00/−1.50×180 =20/20−2
OS	−2.50/−1.00×180 =20/20

显性焦度：

OD	−3.25/−1.75×165 =20/20
OS	−2.50/−1.25×180 =20/20

角膜曲率：

OD	40.00 @ 180；41.75 @ 090
OS	40.00 @ 180；41.50 @ 090

泪膜破裂时间：OD 12 秒；OS 11 秒。

解决方案：需要矫正患者的混合性近视散光。考虑到视觉要求、睡眠时间不稳定、长期佩戴等因素，选择月抛型 PureVision Toric（Bausch + Lomb）接触镜。建议患者每月更换接触镜。

接触镜参数	OD	OS
基弧	8.7	8.7
直径	14.0	14.0
焦度	−3.00/−1.75×180	

−2.50/−1.00×180

戴镜视力：

	OD	OS
远视力	20/20	20/20
近视力	J1	J1

戴镜验光度数：双眼平光。

戴镜生物显微镜检查：

双眼接触镜中心定位良好，眨眼时接触镜移动良好。6 点钟位散光标记轻微向鼻侧旋转，迅速恢复。

临床判断掌握相关技术项目备忘一览表

- CRA 等于验光散光减去角膜散光，与戴硬性透气接触镜时的预期散光。
- 因 ARA 有时与计算性残留散光有差异，建议初次选择球面硬性透气接触镜时进行诊断。
- 在一些特定病例中，高残余散光建议选择软性接触镜。如果验光散光度很小或没有，球面接触镜即可适应。如果是 −1.00 ～ −2.00D 的非斜轴散光，建议选择环曲面软性接触镜。

- 应用棱镜垂重（环曲面接触镜前表面设计）时，应使用高 Dk 值（＞45）的接触镜材料、最小为 8.8mm 的 OAD、较 K 值稍高的 BCR、高负度数接触镜预留 0.75-1Δ 调整量、低负度数和正度数接触镜预留 1.25 ～ 1.50Δ 的调整量。
- 即使中心定位良好，高散光（≥2.50D）也极少使用球面接触镜。接触镜与角膜不良的配适可导致着染、角膜变形、视力下降等。
- 用 Remba 理念等可较容易地选择后表面或双环曲面接触镜的 BCR。通过计算各条子午线的泪液透镜焦度可决定各子午线焦度（相当于同时戴两副球面镜）。
- 单后表面双环曲面硬性透气接触镜的主要问题是造成了相当于 1/2 后表面散光的柱镜度数（晶状体半径测量仪测量）。焦度计（空气中的焦度）测量的值为晶状体半径测量仪的 3/2 倍，是真实值的 3 倍，即 1：2：3 原则。
- 矫正附加柱镜的方法是在接触镜前表面加上度数相同但符号相反的柱镜度数。例如，如果附加柱镜为 −1.75×180（即由晶状体半径测量仪的测量值约 −3.50×180），在前表面需加上 +1.75×180 的度数。加此附加柱镜，即产生 SPE 双环曲面接触镜。此类接触镜可以向任意方向旋转而不影响视力。
- 应用 SPE 双环曲面进行诊断性试戴是有必要的。选择合适的接触镜后，检查戴镜验光度数，然后与诊断性验光度数相加得到最终的焦度。如果视力低于最佳视力，需应用 Silbert 规则及计算球柱镜验光度数（即在各子午线诊断性焦度上加上同一子午线戴镜验光度数）。
- 散光是接触镜的适应证，有意愿戴软接触镜的初次佩戴者或因不适，慢性 3、9 点钟位着染，不适应等原因导致的硬性透气接触镜佩戴失败是软性环曲面接触镜的适应证。
- 稳定环曲面软性接触镜有许多方法。过去有截边、棱镜垂重、前垂重等方法，目前动力性稳定（使接触镜的顶端和基底变薄）和反向双凸透镜（在棱镜轴的方向进行前表面非中心切削，类似于前垂重）等方法应用更为广泛。
- 如果患者能够适应软性环曲面接触镜，应使试戴验光度数与患者的球镜度数、柱镜度数及轴向接近（±1.00D，±25°）。如果接触镜佩戴时出现旋转，应用 LARS 规律。例如，如果接触镜向右侧旋转 10°，显性焦度的柱镜轴向为 180°，应给予（180-10）即 170°。

• 一个用于预测环曲面软性接触镜是否成功验配的方法：将主觉验光度数输入验光仪中，让患者在此基础上分别向两个方向旋转棱镜按钮，如果 VA 图出现模糊或退化，且扭曲程度小于 5°，则成功的概率很低。

• 软性环曲面接触镜可引起的生理问题包括 SPK、角膜水肿、巩膜压痕和新生血管形成。对于较敏感或更需氧的角膜患者，应考虑硅水凝胶环曲面镜片或硬性透气接触镜。

（毛欣杰 译）

第15章 多焦点角膜接触镜

Edward S.Bennett，Vinita Allee Henry

一、简介

在日益增长的老视矫正市场，角膜接触镜业务有巨大的潜力。老视人群目前已经是人口比重中最大的部分，并且仍在迅速增长。在角膜接触镜市场尚未开发的部分中，老视人群所占比例最大。一项国际调查显示，老视角膜接触镜的处方严重不足。婴儿潮一代的7800万人口（1946～1964年出生在美国的人），现在进入了老视年龄，因此有一大批潜在的多焦点角膜接触镜佩戴者。显然，接触镜可以提供更自然的视觉效果这一特点可以吸引他们。35～55岁的角膜接触镜佩戴者中，超过90%的人大部分时间都通过佩戴角膜接触镜矫正屈光不正，他们愿意继续佩戴角膜接触镜。未来10年，眼科医师或视光专业人员将为更多的50岁以上的老年人验配角膜接触镜，因为此年龄段的人可能占据角膜接触镜佩戴者的28%左右。这个相对年长的群体（年龄为45～54岁）正处于收入高峰期，他们愿意为他们认为有价值的事物或服务支付费用。因此，随着多焦点角膜接触镜向爱美的人群提供更好的自然视觉、双眼视觉和美容效果，多焦点角膜接触镜市场在未来10年将有很大的潜力。虽然部分学者将这种形式的角膜接触镜称为"多焦点"，但大多数设计提供了超过两种距离的矫正，因此描述为"多焦点"更恰当。其他形式的老视矫正方法还有单光角膜接触镜联合老视单光框架眼镜，以及单眼视矫正（一只眼睛矫正为视远清晰，另一只眼睛矫正为视近清晰）。现在的主要问题是眼科医师或视光专业人员会为老视患者选择老视角膜接触镜吗？

在美国，只有18%的软性角膜接触镜用于矫正老视，其中45%为多焦点接触镜，25%选择了单眼视矫正。在全球范围内，选择老视角膜接触镜的比例更小，佩戴者中只有11%接受了矫正老视处方，其中的41%选择多焦点接触镜，12%选择单眼视矫正。

佩戴老视角膜接触镜的比例正在稳步上升，多焦点角膜接触镜已经成为老视角膜接触镜佩戴者的标准矫正方式。为什么戴接触镜的人数不多呢？原因是多方面的，包括从业者的验配焦虑。当患者被问及多焦点角膜接触镜时，常会听到这样的回答，"我从来不知道有多焦点角膜接触镜"或"我听说过它们，但我以前的医师说它们不起作用"。多焦点角膜接触镜只有用于适合佩戴它的患者时才会成功。Jones等所做的一项研究可证实。将受试者分为"被动组"（即在戴镜之初角膜接触镜不是患者的选择）和"主动组"（即在戴镜之初，角膜接触镜作为一个可行的验配选择被积极讨论）。结果显示，"主动组"80名受试者中有46名适合戴角膜接触镜，包括33名老视患者中的21名，而"被动组"80名受试者中只有9名适合戴角膜接触镜。

佩戴多焦点角膜接触镜的患者不仅具有双眼视觉的优势和更自然的视觉，还会被积极佩戴者推荐给其他人，视光师可建立自己的角膜接触镜临床实践。被告知没有多焦点角膜接触镜的选择，或多焦点角膜接触镜不成功，或自动适应单眼视的患者其实都没有得到妥善处理。上述患者都应该被推荐给验配多焦点角膜接触镜的医师。

有关多焦点角膜接触镜应用的有限性的解释是有价值的。虽然转换（translating）多焦点硬性透气接触镜设计在远距离和近距离有渐进多焦点框架眼镜（progressive addition spectacle lense，PAL），可能有更良好的视力，但大多数角膜接触镜的双焦点 / 多焦点设计确实存在视力折中。大多数设计都是在瞳孔前方同时进行多次视觉矫正，称为"同时视"设计。虽然在某些设计中，视力上的折中可能是轻微的，但我们必须为有较高视力要求的患者考虑到这一点。此外，由于大量的宣传旨在展示当今时尚框架的魅力，框架眼镜市场也获得了相当大的成功。

然而，如果老视患者感兴趣，其应该有接受佩戴多焦点角膜接触镜宣教的机会。但这些特殊的角膜接触镜并不适合每个人，这将在本章后文讨论。然而，由于最近的设计进展，消费者对其兴趣正在持续增加，进展包括以下几点：①软性抛弃型的多焦点和双焦点设计允许老视患者最大限度地避免沉淀物相关的问题，能够让验配者在较短的时间内（通常是 1 周）试验一副镜片是否合适并做出相应调整；②硅水凝胶材料用于老视软性接触镜和 Hybrid 设计，可满足需要高透氧性的角膜接触镜人群的需求；③高近附加非球面多焦点硬性透气接触镜设计可以让老视度数高的患者通过非球面设计看清所有距离的物体；④ GP- 分段 - 转换设计满足了高视觉需求的进展性老视者在所有距离上的视觉需求。此外，这些人群非常热爱运动，使得框架矫正成为视觉自由的一个不太理想的选择。由于 PAL 通常需要患者的多次头部运动才能找到使用计算机和其他中距离任务的最佳位置，但任何眼球运动都会改变佩戴者获得的屈光矫正度数，因此，PAL 所提供的视力也是一种折中的视力。而且，正如本章所强调的，上述配适及镜片设计问题的解决并不复杂。随着婴儿潮一代逐渐出现老视，向老视患者提供多焦点软性接触镜矫正方式是很有意义的。

二、患者选择与评估

（一）实践的推广

获得成功的第一个重要步骤是向潜在的多焦点角膜接触镜患者推广此类角膜接触镜。可以在接待室和检查室展示患者手册。使患者在检查前有充分的机会浏览材料，向其介绍多焦点角膜接触镜。显然，新闻刊物、网站、Facebook 和其他社交媒体可以被用来向当前和未来潜在的患者宣传多焦点角膜接触镜。在患者有老视之前，应该让他们了解到可以佩戴多焦点角膜接触镜，当他们老视时，应该再次强调。

（二）全面的初步评价

1. 老年性变化　为了确定患者是否是一个好的候选人，理解眼睛随着年龄发生的正常变化是很重要的。泪液的产生和泪膜的稳定性均随年龄的增长而下降，使患者更易眼干，影响角膜接触镜的湿润性和舒适度。事实上，有研究发现，28% 的老视患者表示在戴角膜接触镜前感到干燥；68% 的老视患者表示在戴角膜接触镜 6 个月后感到干燥。年龄更大的患者更有可能出现睑裂斑和翼状胬肉，会进一步破坏泪膜，降低角膜接触镜的舒适性。在整个生命周期中，内皮细胞的丢失使角膜更容易水肿，而且由于大多数双焦点角膜接触镜本身较普通接触镜更厚，因此在选择材料时必须考虑到透氧性。与此同时，由于晶状体会随着年龄发生改变，晶状体透光性、视网膜敏感度、对比度敏感度等均会降低。眼睑紧张度会随着年龄的增长而松弛，从而佩戴转换多焦点角膜接触镜时出现相应问题。

2. 所需的检查　对不适合佩戴的患者进行多焦点角膜接触镜的验配几乎都会失败，并且为这类患者验配时需要更久的时间，因此建议在开始佩戴之前需要将不适应的患者排除在外（表 15-1）。

表 15-1	潜在的老视角膜接触镜患者的初步评估测试
1. 既往史：用药史、手术、视力要求、职业环境、目标	
2. 外部表现：垂直裂缝大小、眼睑位置及紧张性、瞳孔大小（正常房间照度；暗照明）、瞬目频率 / 质量	
3. 泪水的量和质	
4. 角膜的完整性	
5. 屈光：近距离和远距离的最佳矫正视力；近附加	
6. 角膜散光 / 角膜地形图	
7. 优势眼	

（1）既往史：应进行全面的病史询问，以确定患者的目标、动机（有待讨论）、药物史、手术史（尤其是整容手术）、视力要求和职业要求。询问患者是否正在服用任何药物并记录所有正在使用的药物是很重要的。许多药物（包括抗组胺药、布洛芬、雌激素、三环类抗抑郁药、抗胆碱能药和东莨菪碱贴片）可以减少泪液量。询问患者做过哪些手术是很重要的。随着眼睑整容手术的日益普及，我们需要考虑到眼睑术后可能引起眨眼时镜片过度抬升而影响硬性透气多焦点镜片的定位。

（2）视觉要求：需要仔细评估患者的视力要求。如果要取得验配成功，医师和患者之间关于生活和工作方式的公开讨论是必需的（将在后文进一步讨论）。

（3）解剖测量：如测量垂直睑裂大小、水平可见虹膜直径、瞳孔直径等数据对之后的验配有帮助。确定瞳孔大小应分别检查正常的室内照明和昏暗的灯光下的瞳孔直径。佩戴"同时视"设计镜片的患者会受到瞳孔直径变化与光照变化的影响。虽然下面的情况在老视人群中相对少见，但是需要注意瞳孔较大的患者（正常室内照度时 > 5mm）是非球面硬性透气接触镜设计的禁忌证，因为此类患者在低照度条件下佩戴此类镜片会产生眩光和重影。此外，"低"下眼睑者（即下睑缘比下角巩膜缘低 1mm 以上）不是转换多焦点硬性透气接触镜的良好候选人，因为这类患者的下眼睑不能截断或者不能很好地截断硬性透气接触镜镜片（视近时，

镜片位置过低导致近附加不能上移至瞳孔区）。同理，如果眼睑紧张性或弹性（如太松）较差也不适合转换设计的镜片。

（4）泪膜评估：患者应完全、频繁地眨眼（至少每 5 秒 1 次）。验配者需评估泪新月，并对泪膜质量（泪膜破裂时间）和泪膜量（即 Zone-Quick 或 Schirmer 试验）进行常规检测。泪膜破裂时间 10 秒或更久的患者可成功全天佩戴，应注意泪膜破裂时间短的患者，通常无法全天佩戴。特别是泪膜破裂时间为 6 ～ 9 秒时，应告知患者不能全天佩戴，并且不建议长期佩戴。此类患者可通过使用一次性硅水凝胶角膜接触镜或硬性透气接触镜优化其佩戴期。定期清洗镜片，频繁使用润滑液也有助于改善泪膜。泪膜破裂时间 5 秒或更短的患者通常禁止佩戴角膜接触镜，特别是多次测量泪膜破裂时间均小于或等于 5 秒者。

（5）裂隙灯检查：仔细的裂隙灯评估是重要的，以排除角膜干燥斑或其他原因引起的角膜染色。眼睑翻开检查对于确保没有明显的结膜乳头肥大是很重要的。

（6）焦度检查：有助于确定佩戴动机。多焦点角膜接触镜的最佳候选近视度数应为 1.00D 以上或 1.25D 以上。低度远视者在老视之前不需要框架眼镜，老视后，他们选择多焦点角膜接触镜的主要目的是提高远、近视力，但多焦点接触镜会有能力折中，往往不能为他们提供满意的视力，所以低度远视的老视患者不是多焦点接触镜的良好候选人。进入老视的低度近视和正视的患者也很难达到理想配适，因为他们通常可以在没有任何矫正的情况下近距离看得很清楚。但是，如果上述患者实际上是有动机的，则不应被排除。此类患者可能喜欢只戴一个远视镜（如果表现为低度近视），或者一只眼戴一个软的多焦点镜片（如果是正视镜）。如果患者弱视，除非能达到最佳的多焦点转换配适，否则由于视力可能进一步下降，多焦点角膜接触镜对于弱视患者通常是禁忌的。

（7）角膜地形图：最后，角膜地形图的评估有助于确定患者是否适合多焦点角膜接触

镜，以及需要什么样的特殊镜片设计。虽然在给老视患者验配角膜接触镜时，角膜地形图评估并不是必不可少的，但它有助于确定角膜顶点的大小和位置、角膜的偏心度，在一些情况有助于确定设计参数。特别是，当硬性透气镜片是验配首选时，一个居中的顶点适合非球面设计，而偏下的顶点适合分段设计。圆锥角膜或其他形式的不规则角膜患者往往是较差的候选人，因为可能导致多焦点角膜接触镜远距离视力的损失。

表 15-2　列出了适合和不适合多焦点角膜接触镜的候选人。

表 15-2　适合和不适合佩戴多焦点角膜接触镜的患者	
适合	不适合
有动机的老视患者（不想戴框架眼镜）	无动机的老视患者
正常的眼睑张力	视力要求严格
眼睛健康状况好	弱视
好的泪液质量（泪膜破裂时间 > 10 秒）和体积	泪液质量（≤ 5s）和体积差角膜不规则

3. 患者宣教　可能是多焦点角膜接触镜验配成功的最重要因素。鼓励多焦点角膜接触镜患者合理地护理角膜接触镜，并应在验配之前充分意识到预期的视觉质量水平。一个全面的宣教计划是非常有价值的，因为它有助于多焦点角膜接触镜佩戴者对戴镜视力建立乐观且符合实际的预期。应充分告知患者实情。

患者的动机是什么？是戴框架眼镜不美观吗？如果患者大部分时间都在执行重要的近距离任务，那么多焦点角膜接触镜很可能会出现问题。表 15-3 中提出的关于生活方式 / 视觉需求的问题可以提问潜在的老视多焦点角膜接触镜佩戴者。

在配镜时，我们需要先询问者是否对角膜接触镜感兴趣。如果不提及多焦点角膜接触镜，他们可能都不知道还可以验配角膜接触镜。患者可能认为多焦点框架眼镜是唯一的选择。简单地询问患者是否愿意尝试多焦点角膜接触

镜可能显著改变其生活质量；然而，有研究发现，只有 20% 戴框架眼镜的患者被医师询问过是否有兴趣戴角膜接触镜。如果患者表现出兴趣并适合佩戴，则可以告知患者如果放弃框架眼镜，多焦点角膜接触镜几乎可以提高所有患者的生活质量。抛弃型多焦点角膜接触镜的出现使医师有更多的机会尝试为好的软性角膜接触镜候选者开处方。

表 15-3　多焦点角膜接触镜的潜在患者		
	良好的候选者	不一定合适的候选者
1. 花在公众面前的时间？		
A 很多	×	
B 非常少		×
2. 在公众场合戴眼镜不可取吗？		
A 是的	×	
B 不是		×
3. 你花多少时间做像会计这样精细的工作？		
A 非常少	×	
B 很多		×
4. 你每天花多少时间做高强度阅读？		
A 非常少	×	
B 很多		×
5. 在你的运动和休闲活动中戴眼镜是否令你烦恼？		
A 是的	×	
B 不是		×
6. 你不喜欢眼镜吗？		
A 是的	×	
B 不是		×

From Friant RJ.When bifocal lenses are most likely to succeed.Contact Lens Spectrum.1986；1（6）：14-23.

确定患者戴角膜接触镜的目的非常重要，特别是患者最需要看清楚的距离。医师需要知道患者的休闲娱乐活动，哪些视觉任务是特别重要且耗时的（如使用电脑、驾驶、阅读等），应满足患者的最主要视觉需求。医师不应向患者保证，如果他们适合佩戴老视角膜接触镜则不需要戴框架眼镜，因为他们需要框架矫正眼镜作为角膜接触镜的备份，如在早上或晚上戴框架眼镜或角膜接触镜发生镜片损失或眼部感

染时。还需要鼓励单眼视矫正患者应该在完成极限距离任务时佩戴全框架眼镜，尤其是在驾驶时。一些非球面多焦点角膜接触镜佩戴者在阅读小字时（特别是在昏暗的照明条件下）需要近附加阅读镜，他们在晚上开车时可能需要一些负度数的附加来满足远视力。

　　一个积极、乐观但符合现实的验配方法是最好的。对适合戴角膜接触镜的老视患者进行宣教时，医师"少许诺、多付出"尤为重要。患者需要意识到可能的视觉折中，以及患者没有青少年一般的调节能力。即使有最好的技术，多焦点角膜接触镜也不能满足患者所有的视觉需求。患者需要认识到多焦点角膜接触镜与框架眼镜不同，佩戴多焦点角膜接触镜时的视力可能没有戴框架眼镜时的视力好。角膜接触镜是一种动态装置，可以直接戴在眼睛上，而不像框架眼镜，只需将眼睛向下通过光学近用区看就可以获得良好的近距离视力。如果患者对框架眼镜的佩戴非常满意，或者非常担心视力可能受到损害，多焦点角膜接触镜可能不是最佳选择。以上方法可评估患者的动机。相反，有些患者为了体验戴角膜接触镜的好处，会接受合理的视觉折中。"20/Happy"是常用的一个短语，它可用来描述经历了视力表视力轻微下降（通常是 20/25～20/30）但对多焦点角膜接触镜非常满意的患者。

　　最后，与患者一起讨论所有的角膜接触镜矫正方案。第一种方案是单焦点角膜接触镜配合阅读镜。这种选择可以为患者提供良好的远、近视力。但需要认识到有些人不喜欢频繁地摘戴框架眼镜来获得良好的远、近视力。第二种方案是单眼视。有相当多的患者听说过此选择，但是需要向患者解释清楚单眼视是一只眼睛在远处看得最清楚，而另一只眼睛在近处看得很清楚。需要告诉患者在视物时，总会有一只眼睛有些模糊，在需要精细视觉时，他们需要另外补充的屈光矫正（如可能需要换一副远距离角膜接触镜或"驾驶"眼镜），以应对重要的视力任务。最后一种方案是多焦点角膜接触镜。这种选择使患者具有视觉自由和双眼视觉的优

点。但需要告知患者这种方案经济成本较高（价格通常是常规配镜方式的 1.5～2 倍），以及获得镜片最佳配适前一般需要 1～2 次的镜片调换（尽管患者很少在此期间停止佩戴镜片），如果患者仍然有耐心和动力，那么多焦点接触镜配适成功的可能性很大。

　　本书的原作者已经达到了老视的阶段，正享受着多焦点角膜接触镜的好处（一人佩戴硬性透气接触镜，一人佩戴软性角膜接触镜），已经对角膜接触镜的好处、角膜接触镜教育有新的认识。老视医师在描述多焦点角膜接触镜的好处时是有优势的。患者往往对验配医师正成功佩戴的接触镜设计类型反应良好。成功的验配案例，以及客户感言会让新佩戴者相信自己也能获得成功，并增加他们对获得成功验配过程的耐心。年轻的医师可以讲述其他患者的成功故事，鼓励新患者适应新环境，并体验新发现的好处。

三、软性多焦点角膜接触镜

　　老视软性接触镜于 20 世纪 80 年代问世。第一批镜片制造价格高，而且是定制的，因此患者的费用很高。再加上软性接触镜固有的沉淀物和易破损特性，缺乏成功的镜片设计，以及产品停产，使得老视软性角膜接触镜对于医师和患者都不是理想的产品。转换硬性透气接触镜镜片的设计有利于提高近距离视力，但这种设计用在软性接触镜上并不成功。大多数用于老视的软性接触镜是"同时视"设计的。"同时视"设计不能提供与框架眼镜同样的清晰度，尽管这种设计可能导致视力轻微下降，但许多患者对其视力仍感到满意。视网膜上同时存在聚焦图像和失焦图像可致视网膜图像质量下降。尽管如此，许多患者在佩戴"同时视"设计的角膜接触镜时仍能获得满意的视力。

　　抛弃型/频繁更换的水凝胶软性接触镜和硅水凝胶角膜接触镜的引入，提高了软性多焦点角膜接触镜的普及和成功率。随着婴儿潮一

代人口的增多及他们对终身佩戴角膜接触镜的渴望的增加，多焦点角膜接触镜的使用呈上升趋势。双焦点 / 多焦点角膜接触镜片使用趋势上升的主要原因：抛弃型镜片透气性增加，用来改善干眼患者状态镜片材料的使用配发和多发试用镜片的便利性。

（一）患者选择

动机是此类患者验配成功的关键因素。对需要进行老视矫正的单眼视软性接触镜佩戴者强调动机的重要性，对他们继续终身佩戴角膜接触镜是有益的。虽然镜片的配适过程比过去简单，但医师和患者的热情会影响患者的动力。

耐心的宣教是验配成功的另一个关键因素。这就需要医师对老视可能发生的情况，以及矫正老视的方法进行全面的解释，包括框架眼镜、单眼视眼镜和多焦点角膜接触镜。患者需要知道，这些镜片比较复杂，可能需要一些视力折中，但只要有动力和耐心，是可以获得成功验配的。全面的宣教可以让患者感受到自己是验配过程中的一分子，也让患者更容易理解此过程。患者的投入对验配成功至关重要。

正常的年龄变化可能影响患者成功佩戴软性双焦点角膜接触镜的能力。眼睛干燥可能是一个干扰因素，但它可以通过改变镜片材料解决。更复杂的年龄相关性变化，如白内障和黄斑变性，可能导致患者不能接受戴镜视力。

良好的软性多焦点接触镜候选患者包括成功的单光软性接触镜佩戴者、对单眼视不满意的患者、少量散光（除非适合多焦点环曲面镜片的较高度数散光）、中度近视和远视，以及角膜和泪液健康的患者。患者可能不得不接受一些视力折中，但视力折中往往只表现在某一个距离段，如远距离、中间距离或近距离（表 15-4）。

表 15-4　软性多焦点角膜接触镜患者的选择
• 有配镜动机
• 成功佩戴普通软性接触镜的患者
• 电脑使用者（可以提供中间视觉）
• 不满意的单眼视矫正者
• 健康的角膜、眼睑、泪膜
• 低度散光（除非佩戴环曲面多焦点镜片）
• 中度的近视和远视
• 健康的角膜和泪膜

（二）镜片设计

1. 中 - 近设计　许多软性多焦点角膜接触镜是非球面的，具有中心 - 近距的矫正。抛弃型 / 频繁更换的中心 - 近距的多焦点角膜接触镜列于表 15-5。下文将讨论中心 - 近距的设计。

表 15-5　抛弃型 / 频繁更换的老视软性接触镜（中心 - 近距设计）	
名称	制造商
Focus Dailies Progressive，Air Optix Aqua Multifocal	Alcon
Soflens Multi-Focal，PureVision Multi-Focal，PV2 for Presbyopia	Bausch+Lomb
Quattro	Blanchard
Proclear 1 day multifocal，Proclear，Proclear XR，Biofinity and Proclear Toric Multifocal（N lenses）	Cooper Vision
C-Vue 55 & Toric Multifocal，C-Vue Hydravue & Toric Multifocal，C-Vue Advanced and Toric Multifocal	Unilens
EMA Multifocal，Unilens 38，Softsite	Unilens
SpecialEyes and SpecialEyes Toric Multifocals	SpecialEyes

Air Optix Aqua Multifocal（Alcon）是一种中心 - 近距设计，通过扩展焦点深度提供远距离和近距离的清晰视觉，弥补了患者的调节缺失（图 15-1）。它提供了近、中、远距离屈光

力之间的平滑转换。这是一款硅水凝胶月抛型镜片，有3种近附加度数（Lo、Med、Hi）和一种基弧（8.6mm）可供选择。这种镜片材料具有高透气性和Aqua Moisture系统的湿润性。

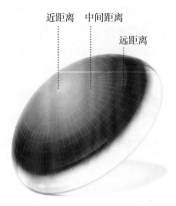

图 15-1　Air Optix Aqua Multifocal（由 Alcon 提供）

在验配 Air Optix Aqua 多焦点角膜接触镜时，框架眼镜近附加低于 +1.25D 时选择 Lo 附加，框架眼镜近附加为 +1.50 ～ +2.00D 时选择 Med 附加，在框架眼镜近附加为 +2.25 ～ +2.50D 时选择 Hi 附加（表 15-6）。在验配此类镜片时，为了获得成功的镜片配适，遵循验配指南是非常重要的。

表 15-6　Air Optix Aqua Multifocal 的近附加选择	
初始角膜接触镜近附加	框架眼镜近附加
Lo	0 ～ +1.25
Med	+1.50 ～ +2.00
Hi	+2.25 ～ +2.50

多焦点 Soflens 和多焦点 PureVision 镜片（Bausch+Lomb）是非球面的、中心 - 近距的设计。前表面为非球面，后表面为球面双曲面。Soflens 多焦点镜片有两款基弧（8.5mm 和 8.8mm）可供选择，是一款 2 周抛的镜片。多焦点 PureVision 镜片是一种硅水凝胶镜片，只有一个基弧（8.6mm）可以使用，并且是每个月更换的。

验配 PureVision 多焦点镜片时，使用 8.6mm 基弧。这种镜片有两种近附加，Lo 和 Hi。如果患者的框架近附加 ≤ +1.25D，那么建议双眼给予 Lo 附加。如果近附加为 +1.50 ～ +1.75D，则建议双眼给予 Hi 附加（远距离处方过矫 –0.25 ～ –0.50D）或混合附加（优势眼给予 Lo，非优势眼给予 Hi）。对于框架眼镜附加 > +1.75D，建议双眼给予 Hi 附加（表 15-7）。

表 15-7　PureVisionMultifoca 的近附加选择	
初始角膜接触镜近附加	框架眼镜近附加
Lo	0 ～ +1.25
Hi（远距离处方过矫 –0.25 ～ 0.50D）	+1.50 ～ +1.75
Hi	> +1.75

矫正老视的 PureVision 2（PV2）（Bausch+Lomb）是一款每个月更换一次的硅水凝胶多焦点镜片，旨在提供近、中、远距离的视觉，具有独特的非球面屈光力轮廓。这款角膜接触镜有两种近附加，低和高附加。

Bausch+Lomb 对当前非球面多焦点透镜进行的 shack - hartmann 分析表明，近、中、远距离 3 种情况下可用的屈光力是不一致的。对于老视，PV2 for Presbyopia 设计对近距离和中间区域具有一致的附加屈光力，所有该类镜片具有精确的远距离屈光力。此外，与 PureVision 多焦点镜片相比，该设计提供了更高的可用附加屈光力（低和高附加）和更宽的中间视觉区域（图 15-2）。Bausch+Lomb 报道称，与 PureVision 多焦点镜片及其他流行的软性多焦点镜片相比，该镜片提供了更好的近、中视觉和良好的远距离视觉，提高了验配的可预测性（Merchea M.Personal communication，2012-10-26.）。

C-Vue 55 和 EMA 多焦点镜片（Unilens Corp.）是两种非球面中心 - 近距设计，有高、低两种附加，类似于 Bausch+Lomb 的镜片设计。Quattro（Blanchard）是一款非球面中心 - 近距设计，有两款基弧（8.4mm 和 8.8mm）可供选择。它可以矫正高达 +2.50D 的近附加屈光力。验配该镜片时，球面屈光力是根据远距离等效球镜度计算的（表 15-8）。如果患者近附加 < +1.25D，建议优势眼佩戴远距离球镜度，

非优势眼佩戴相同的远距球镜度（等效球镜度，顶点）加上 +1.25D 的近附加。例如，一位患者双眼近视 –2.50D 和 +1.00D 近附加，右眼为优势眼，应该在右眼佩戴 –2.50D，左眼佩戴 –1.25D Quattro 镜片。角膜直径 14.2mm，角膜曲率计读数 ≥ 44.50D 的眼选择 8.4mm 基弧，角膜直径 14.5mm，角膜曲率计读数 ≤ 44.25D 的眼睛选择 8.8mm 基弧。

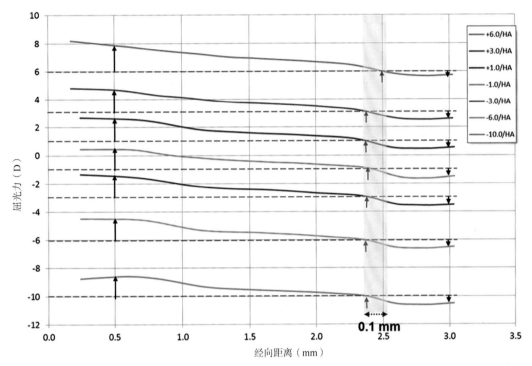

图 15-2　老视高近附加 PureVision 2 的屈光力分布图，显示每一个远距镜片屈光力（ +6.00D ～ –10.00D），也显示近附加屈光力具有的一致性（见 0.5mm 半径的箭头），较宽的中间区域，以及准确的远距屈光力（ Bausch+Lomb 提供）

表 15-8　Quattro 的屈光力选择		
近附加 *（患者年龄）	优势眼近附加处方	非优势眼近附加处方
+1.25（≤ 46 岁）	1.0	1.25
+1.50（47 ～ 48 岁）	1.0	1.25
+1.75（49 ～ 50 岁）	1.25	1.50
+2.00（51 ～ 52 岁）	1.50	1.75
+2.25（53 ～ 54 岁）	1.75	2.00
+2.50（≥ 55 岁）	1.75	2.25

*添加到远距离镜眼顶点距离换算后等效球镜度处方上

Focus Dailies Progressive 镜片（Alcon）是一种非球面的，中心 - 近距的设计，可矫正到 +3.00D 的附加屈光力。用公式确定要选择的远距离处方。公式是将患者的一半附加屈光力加到患者的等效球镜度，镜眼顶点距离修正的远距离处方。例如，患者的框架眼镜处方是 –3.00D，+1.00D 的近附加，则需要：

$$–3.00+（0.50）=–2.50D$$

镜片上只标注了远距离处方。此法简化了验配过程，但限制了患者的选择。如果患者不能接受远视力，那么减少在远视力处方上的近附加量，特别是减少视远眼的近附加量有助于提高远视力。日抛型多焦点镜片市场最近又增加了一个新产品 Proclear 1 day multifocal lens（CooperVision）。它是由 Proclear 材料制成的，在眼干燥症患者中非常成功。这是一个渐进过渡的非球面中心 - 近距设计，一个近附加，一个基弧（8.7mm）。如果近附加为

+1.00～+1.25D，那么双眼佩戴远距处方的等效球镜度数。对于高度数近附加，优势眼的屈光力保持不变，非优势眼需要给予一个"近距加强（near boost）"（例如，如果近附加是+1.50～+1.75D，非优势眼额外增加+0.75D；如果近附加是+2.00～+2.25D，那么非优势眼额外增加+0.75～+1.00D）（表15-9）。日抛型一次性多焦点角膜接触镜非常方便，对于偶尔佩戴者、经常出差者和过敏者都是非常有利的。

表 15-9 Proclear 日抛型多焦屈光力选择

远距离角膜接触镜处方	框架眼镜近附加度数
远距离处方等效球镜	+1.00～+1.25
优势眼用远距处方等效球镜 / 非优势眼再加上 +0.75D 近附加	+1.50～+1.75
优势眼用远距处方等效球镜 / 非优势眼再加上 +0.75～+1.00D 近附加	+2.00～+2.25

Flexlens 多焦点镜片（X-Cel 接触）是一种非球面设计，提供近、远距离视觉。它只适合于非优势眼，而优势眼佩戴球面设计 Flexlens。

很少有实验室为老视患者生产高屈光力的镜片（球镜度数 ≤ 20.00D）和高散光的环面镜片。Intelliwave 镜片（Art Optical）是满足这一需求的一种镜片，它可以作为多焦点镜片在中心 - 近距设计中的季抛镜片中应用。它是由 Definitive 硅水凝胶材料（Contamac）制造的。Intelliwave 使用波前技术来控制像差。Alden Optical 将 Astera Multifocal Toric 镜片做成中心 - 近距设计。它有多种基弧和直径可供选择。这是一个季抛水凝胶镜片。

也有传统的可替换的（6～12 个月）中心 - 近距设计的镜片，与上述镜片类似。由于传统的中心 - 近距镜片数量较多，不在本章单独讨论。

2. 中心 - 远距设计　目前可用的抛弃型 / 频繁更换中心 - 远距镜片见表15-10。

表 15-10 抛弃型 / 频繁更换型老视软性接触镜（中心 - 远距设计）

名　称	厂商
Proclear EP	Cooper Vision
Proclear，Proclear XR，Biofinity and Proclear toric Multifocals（D lens）	Cooper Vision
Acuvue Bifocal，Acuvue Oasys for Presbyopia	Vistakon
UCL 多焦点	United Contact Lens
SaturEyes and SaturEyes Toric Multifocals，Metrofocal and Metrofocal Toric and Metrofocal and Metrofocal Toric Definitive	Metro Optics
SpecialEyes and SpecialEyes Toric Multifocals	SpecialEyes

Acuvue Bifocal（Vistakon）是一种 2 周抛的同心圆镜片，具有 5 个交替的同心圆环和 4 个近附加屈光力（+1.00、+1.50、+2.00 和 +2.50D）。中心是一个 2mm 的视远区域，周边环绕着视近区域，交替变换的视远和视近区域的总宽度为 8mm。根据患者的年龄选择近附加。

与非球面设计相比，此类镜片对瞳孔大小的依赖性较小，因为其瞳孔大小范围内的交替区域提供了相等的视远、视近区域面积。一项研究发现，与在不同亮度下渐进性近附加框架眼镜相比，Acuvue 多焦点角膜接触镜具有类似的近距离成像性能。

Acuvue Oasys for Presbyopia（Vistakon）改进了 Acuvue 双焦点镜片，提供了 2 周更换硅水凝胶材料来增加氧气，它具有非球面分区设计［立体精度技术（图 15-3）］。该技术将同心圆区（较小的瞳孔大小依赖性）与非球面技术相结合，提供了清晰、平衡的视觉效果。

Acuvue Oasys for Presbyopia 有三种近附加度数（低、中、高），基弧为 8.4mm。验配这

种镜片时，近附加≤ +1.25D 的患者选择 Lo 附加，近附加为 +1.50 ～ +1.75D 的患者选择 Mid 附加。如果患者的近附加为 +2.00 ～ +2.50D，试着在优势眼增加 Mid 附加，在非优势眼加 Hi 附加。对于早期老视者，为优势眼佩戴球面 Acuvue Oasys 镜片，为非优势眼佩戴 Lo 附加可能效果更好（表 15-11）。

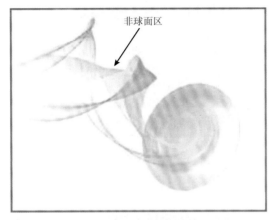

图 15-3　老视的 Acvue Oasys 镜片（Vistakon 提供）

表 15-11　Acuvue Oasys 镜片的近附加选择	
最初的接触镜近附加	框架近附加
Lo（可以考虑优势眼给予球面 Acuvue Oasys 镜片）	≤ +1.25
Mid	+1.5 ～ +1.75
Mid 给优势眼，Hi 给非优势眼	+2.0 ～ +2.5

Proclear EP（CooperVision）是一款为早期老视患者设计的镜片，它有一个中心远距离球面视觉区和一个渐进的中间和近视距离视觉的非球面区（图 15-4）。本设计类似于其他 CooperVision 多焦点的 D 镜片。由于基弧只有一个，而且镜片的屈光力是根据患者的远距离框架眼镜处方来选择的，所以这种镜片很容易验配。这款镜片可以提供的最大近附加为 +1.50D。由于所有镜片都是一样的，所以镜片包装上没有记录近附加度数。该镜片由 omafilcon A（Proclear material）制作，此材料可推荐给眼干燥症患者使用，对有干眼症状的老视患者是有益的。

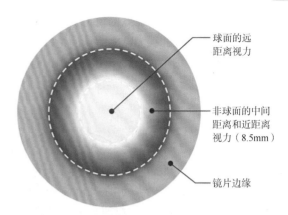

图 15-4　Proclear EP（由 CooperVision 提供）

Proclear 和 Biofinity 多焦点角膜接触镜（CooperVision）有一个独特的设计，允许创造性地满足患者的视觉需求。这些镜片有 1 个基弧和 4 个近附加值（+1.00、+1.50、+2.00 和 +2.50D）。Proclear XR Multifocal 的参数有了扩展，远距屈光力范围为 ±20.00D，近附加屈光力为 +0.75 ～ +4.00D，0.50D 为一档。不论患者的框架眼镜度数是多少，几乎为每位患者创造了一个广泛的多焦点镜片选择。Biofinity 多焦点镜片是 1 个月抛的高 Dk/t 硅水凝胶材料镜片。

这些多焦点镜片有一个 D 镜片，它适合于优势眼，有一个中心 - 远距球面区域，由一个非球面渐进中间区域和一个球面设计近距离周边区。N 镜片则适合非优势眼，具有球面的中心 - 近距区，周围环境非球面中间视觉渐进区和球面远距离周边区。这种设计被称为平衡渐进技术（图 15-5）。

验配这种设计的镜片时，初始屈光力是基于当前处方的等效球镜度（镜眼顶点换算后）得到的，而近附加值应与框架眼镜近附加值相等。如果框架近附加值介于软性接触镜可提供的两种近附加值之间，应该选择较低的近附加。如近附加为 +1.00 ～ +1.50D，建议患者先戴 2 个 D 镜片。如果佩戴后近距离视力较差，非优势眼应改用 N 镜片。如框架眼镜的近附加为 +2.00D 或 +2.50D，应在优势眼使用 D 镜片，在非优势眼使用 N 镜片。制造商建议视近和视远都要达到 20/20 的视力。使用 D 镜片的单眼视觉应在远距离达到 20/20 的视力，而近距离达到 20/40 或更好的视力。N 镜片的情况正好相反，远距离视敏度（VA）应该是 20/40 或更好，近距离达到 20/20。如果矫正视力不符合标准，则需要进行单眼的戴镜验光来提高视力（表 15-12）。

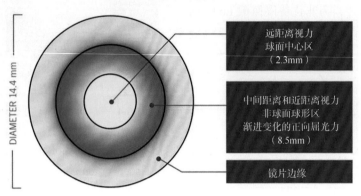

D 镜片：优势眼

远距离视力
球面中心区
（2.3mm）

中间距离和近距离视力
非球面球形区
渐进变化的正向屈光力
（8.5mm）

镜片边缘

DIAMETER 14.4 mm

A

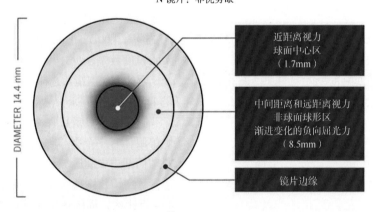

N 镜片：非优势眼

近距离视力
球面中心区
（1.7mm）

中间距离和远距离视力
非球面球形区
渐进变化的负向屈光力
（8.5mm）

镜片边缘

DIAMETER 14.4 mm

B

图 15-5　A，B. Proclear and Biofinity 多焦点镜片使用一个视远中心（A 图中的"D"）和一个视近中心（B 图中的"N"）

表 15-12　Biofinity 多焦点镜片近附加的选择	
初始接触镜近附加	框架眼镜近附加
双眼 D 镜片	+1.0 ～ +1.5
优势眼 D 镜片，非优势眼 N 镜片	+2.0 ～ +2.5
优势眼 D 镜片加 +2.00D 附加，非优势眼 N 镜片加 +2.50 附加	+2.25

其他可供季度更换的中心 - 远距设计是 Satureyes 多焦点镜片和 Metrofocal（Metro Optics）。此外，还有 Metrofocal Definitive 材料，这是一种来自 Metro 光学的硅水凝胶材料。SpecialEyes 54 多焦点球面软性接触镜（SpecialEyes）是一个同心圆设计的有 D 镜片和 N 镜片的一款多焦点软性接触镜。传统的中心 - 远距离设计的镜片材料有 4Vue 和 XTRA（Unilens Corp.）。

3. 转换设计　Triton translation Bifocal（Gelflex）是目前市场上唯一在售的转换设计的软性镜片。多焦点软性接触镜比多焦点硬性透气接触镜更具有挑战性，但可以提供比同时视设计更好的视觉。较厚的下边缘可能引起更强的镜片存在感。Triton 镜片有球面和环曲面的传统更换镜片。它是后表面设计,通过双棱镜和截断来稳定和定位镜片。水平直径为 14.5mm 和 15.0mm,垂直直径为 11.4 ~ 13.9mm。视近段位于几何中心下方 1mm 处。在镜片的 3 点钟位和 9 点钟位有点标记来标记镜片的几何中心,帮助医师调整镜片垂直大小,从而调整镜片配适。

(三)环曲面多焦点软性角膜接触镜

一些制造商生产环曲面多焦点软性镜片,增加了可以矫正的屈光不正范围。镜片采用抛弃型 / 频繁更换镜片和硅胶水凝材料之前,这种镜片的使用受到限制,但目前这种镜片的种类仍然每年都有增加。目前多片包装的频繁更换的环曲面多焦点软性接触镜有月抛的 Proclear 多焦点镜片(CooperVision)及季抛镜片:C-Vue 55 多焦点镜片(Unilens Corp.),Intelliwave Definitive Toric Multifocal(Art Optical),SaturEyes,Metrofocal,Metrofocal Definitive toric multifocals(Metro)optics 及 SpecialEyes54 多焦点镜片(SpecialEyes)。这些设计与球面镜片的设计类似。Proclear XR、C-Vue 和 Intelliwave 都有 ±20.00D 的范围,并且具有大范围的散光度数和全轴向范围。此外,还有本书未提及的传统的环曲面多焦点软性接触镜。

(四)验配

1. 初步检查　多焦点角膜接触镜的验配过程对其佩戴的成功至关重要。验配角膜接触镜前应进行的检查程序包括当前的屈光不正检查、近附加检查、角膜曲率测量、优势眼测定、瞳孔大小、泪膜破裂时间,以及与患者视觉需求有关的讨论。测量当前的屈光不正和近附加,在选择初始诊断性镜片时有重要的作用。在必须凭经验订购镜片的情况下,焦度的误差可导致患者和医师情绪沮丧,并增加验配时间。因为许多镜片只提供一个基弧,所以角膜曲率测量不是对每种镜片配适都重要。然而,对特别陡峭或平坦的角膜,或者可以有多个基弧的镜片,测量角膜曲率有助于对镜片的验配。

下文介绍几种确定优势眼的方法。最常见的方法之一是双手臂向前伸直,两手掌靠近形成一个圆形洞,患者通过双手之间的空隙睁大双眼看视力表上 20/30 或 20/40 字母。闭上右眼后,询问字母是否仍然可见。左眼重复同样的动作。字母在闭眼时消失的眼睛是优势眼。医师通过观察患者使用的眼睛来确认。另一种常见的方法是在两眼前均放上正透镜,用双筒望远镜观察视力表来确定优势眼。在综合验光仪或患者的双眼前分别放置一个试验透镜(+1.00 ~ +2.00D),模糊程度更大的眼睛是优势眼。最后一种方法是给患者一个相机,患者拿着相机的取景器对着眼睛,就像要照相一样。通常情况下,患者会用优势眼看相机,该方法可以用来验证前两种方法。

对于同时视设计的镜片,瞳孔大小可能在最终的视觉效果中发挥关键作用。小瞳孔会影响佩戴中心 - 近距离设计镜片时的远视力或佩戴中心 - 远距离设计镜片时的近视力。瞳孔大可能导致眩光和降低图像质量。在白天配适成功的镜片,晚上可能并不令人满意。如果瞳孔大小影响视力,应尝试其他类型的镜片设计。

成功的软性接触镜佩戴者应该选择与他们之前所佩戴的软性接触镜材料类似的多焦点软性接触镜。之前没有戴过角膜接触镜或佩戴角膜接触镜失败的患者,戴多焦点角膜接触镜可能遇到类似的问题。与佩戴任何角膜接触镜的患者一样,健康的眼表和良好的泪液质量有助于成功佩戴多焦点角膜接触镜。由于眼睛干涩与年龄增长,所以消除环境问题,鼓励患者多喝水,治疗睑缘炎或睑板腺功能障碍可能对验配有益。应使用过氧化氢溶液或多功能溶液来清洁镜片,特别是为提高润湿性而配制的溶液来清洁镜片。此外,使用如 omafilcon 或硅水凝胶等镜片材料可以增加患者的舒适度。医师还应鼓励患者使用润眼液并进行眨眼练习。

医师还应询问患者在工作中对视觉的日常需求和爱好。患者主要从事远距离、近距离还是中间距离工作？患者花了多少时间来完成这些工作？整天在电脑前工作的患者与卡车司机或会计有不同的需求。医师可能需要视远和视近都有 20/20 的视力，但计算机使用者可能不希望或不要求近视力达到 20/20。近视力表用于模拟每天的阅读任务是有效的，如报纸、电话簿、地图、音乐、菜单等（图 15-6）。如果患者有一个特殊的近距离任务需要看清楚，应该鼓励其带着近视力表测试视力。必要时患者可以在办公室的电脑上评估其中间视力。现在所有的手持电子设备都能让患者很容易地用"真实世界"的视觉任务测试视力。应鼓励患者使用良好的照明并调整工作距离，以获得最佳的清晰度。抛弃型多焦点软性接触镜的优点是可以让患者在日常环境中试用几天。参加体育活动的佩戴者可能希望偶尔佩戴 1 副或 2 副只能远视的角膜接触镜。

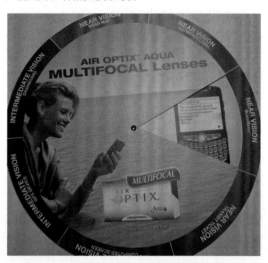

图 15-6 用于多焦点镜片的近视力表示例

2. 诊断性镜片 选择诊断性镜片时，不论是球面或环曲面镜片，都要将当前的焦度转换成等效球镜度（经验镜眼距离转换后）。远距离屈光力应是患者能够接受的"最少负镜""最多正镜"。近附加应按处方选择，如果近附加值介于可选择的近附加值之间，应使用较低的附加。通常，如果有 2 个基弧可用，应首先选择更陡的基弧，除非制造商的验配指南另有规定。验配指南和制造商计算器可以帮助选择最

初的诊断性镜片和解决问题。表 15-13 列出了关于在线试戴指南和角膜接触镜计算器的网站信息。

需要注意的是，多焦点软性接触镜有许多不同的设计。诊断性镜片的设计应该与将要订购的镜片相同。在大多数情况下，这些镜片的设计是不可互换的，所以如果医师认为自己可以对一种设计进行过矫，却订购另一种设计的镜片，此行为并不可取。如果想要的诊断性镜片没有库存，最好使用合适的指南，联系实验室顾问或使用实验室计算器根据经验选择一种镜片，而不是尝试使用不同的设计。

另一个重要的技巧是使用适合的指南为特定的镜片选择设计。验配指南是制造商以无数患者的经历为依据，用来帮助判断镜片设计作用于眼睛的效果的。因此，在某种意义上，验配指南类似于用数百个以前的患者的情况帮助验配。当医师第一次验配一种镜片时，验配指南帮助其获的成功验配的作用不可低估，因为验配指南是由之前的验配经验做支持的。

一旦选择了诊断性镜片，患者立即戴上镜片，静坐 10 ～ 20 分钟后再评估远近视力。在这段时间内，因为镜片还未稳定，应提醒患者在此时不要判断自己的视力。患者可能想散步，初步评估一下他们的镜片。如果患者选择在角膜接触镜稳定之前阅读，他们可能因为近距离视力差而感到气馁，会认为角膜接触镜验配不会成功。笔者会鼓励患者试用角膜接触镜几周，因为随着患者对新视力的适应，视力通常会有所改善。应该鼓励患者不要太早放弃。充分的宣教和鼓励有助于患者取得成功。

在检查视力之前应该评估镜片的配适。多

焦点角膜接触镜镜片的配适与普通球面软性接触镜的配适类似。镜片应居中并随眨眼移动，或 push-ups 试验阳性。若镜片配适不理想，基弧无法更改，则应取下镜片，选择另一种设计的镜片。

戴镜视力应在正常照明下，使用试镜架或翻转片（flippers）（±0.25D 和 ±0.50D 翻转片）进行检查。在做戴镜验光时，0.25D 的调整对视力都会产生显著变化；因此，验配者应该谨慎地做较大的焦度调整。应该鼓励进行双眼注视时的单眼戴镜验光。任何戴镜验光都要在远距离和近距离处进行检查，以免为了获得良好的远视力而损害近视力，或为了获得良好的近视力而损害远视力。如果视力下降，应检查单眼视力和戴镜验光，决定是否需要对焦度数做出调整。应鼓励患者用双眼而不是单眼评估视力。测试近视力的视力表应该包括要阅读的段落，而不是单独的字母，并且应该有新闻印刷、音乐、地图、电话簿和其他日常阅读材料的例子。许多制造商制造类似的近视力卡，但如果没有近视力卡，验配者可以为多焦点镜片验配保留不同阅读材料的样品。

（五）改良的单眼视矫正

一些患者将受益于创造性的镜片组合，包括根据是否为优势眼增强远视力或近视力（将在后文详细讨论），使用不相等近附加，结合两种不同的双焦点镜片设计，或为优势眼配适球面或环曲面镜片而为非优势眼睛验配多焦点镜片。

上述组合都可能是增强双焦点镜片验配的一种形式，在优势眼使用球面镜片，在非优势眼使用多焦点镜片是改良单眼视的一个例子。对于需要良好的远视能力和很少需要近距离视觉任务的患者，或者远距离几乎不需要矫正的患者，这种方法通常是成功的。抛弃型/频繁更换的多焦点镜片使此法成为一种更容易的选择，因为患者可以在两只眼睛上佩戴相同的材料和相同更换时间的镜片，只是有一个镜片只用于远距离，另一个是多焦点镜片。如前所述，

通常在角膜接触镜中提供的远距离处方被放置在优势眼上，而多焦点镜片放置在非优势眼上。应调整多焦点镜片使其戴镜远视力与近视力尽量好，但需优先考虑近视力。

（六）随访和解决问题

患者在验配初始诊断性镜片后，如果远距离视力略有下降，应检查单眼视力，确保单眼远距离矫正视力至少为 20/40 或更好。如果单眼视力不到 20/40，那么应该在视力下降的镜片上进行戴镜验光。如果两个眼睛都有好于 20/40 的远视力，那么为优势眼前增加 -0.25D 试镜片或反转拍镜。如果戴镜验光 > -0.50D，此时降低优势眼的近附加可能是最好的选择。通常情况下，如果视远模糊，可以按以下顺序调整镜片度数。

1. 以 -0.25D 为一档逐步增加优势眼的远距处方。

2. 减少优势眼的近附加。

3. 增加双眼远距处方的负镜度数。

例如：

OD 镜片 -3.00D，近附加 +1.50D 优势眼

OS 镜片 -3.00D，近附加 +1.50D

如果此患者远距离视力不佳，第一步是为右眼添加 -0.25D，变成 -3.25D。如果需要 > -0.50D 改善远距离视力，则右眼镜片的近附加需要减少到 +1.00D，而不是增加负镜片的度数。

当患者出现视近模糊时，通常通过在非优势眼的远距离处方中添加正透镜（+0.25D）来解决。如果近处的戴镜验光大于等于 +0.50D，那么应该增加非优势眼的近附加。调整的顺序如下。

1. 非优势眼远距处方加 +0.25D。

2. 增加非优势眼的近附加。

例如：

OD 镜片 -3.00D，近附加 +1.50D，优势眼

OS 镜片 -3.00D，近附加 +1.50D

如果该患者近视力不佳，第一步是左眼添加 +0.25D，变成 -2.75D。如果需要 > +0.50D

改善近视力，那么添加在左眼的近附加度数应该增加到 +2.00D，而不是增加远处方的正镜片度数。

如果远视力和近视力均模糊，首先要纠正远距离视力。如果已经更换多个镜片，视力仍不满意，则需要更换镜片设计。当视力达到 20/20 或视力满意时，患者应佩戴角膜接触镜回家，在自然环境中试用。患者应将佩戴角膜接触镜后出现的视觉问题记录下来，以便在随访时（通常是 7～14 天）告知医师哪些视觉任务是满意的，哪些是不满意的。在下次随访中，可以对镜片的屈光力、验配或设计进行更改。

此类角膜接触镜的保养和处理与其他软性接触镜相同（见第 12 章）。如果患者是新佩戴者，他可能在处理镜片时遇到更大的困难（尤其是戴入镜片），因为患者很难近距离看到镜片，而且其手的灵活性已下降。改善湿润性或不含防腐剂的护理方案可能对眼干燥症患者有帮助。验配要点见表 15-14。

表 15-14　多焦点软性角接触镜的验配要点
• 选择诊断性镜片时参考厂商的验配指南来解决问题
• 如果有多种基弧，从更陡峭基弧开始试戴
• 从当前的焦度和近附加开始
• 告诉患者有良好的光照并且调整工作距离来适应最佳距离
• 如果患者的远视力和近视力均有下降，先调整远视力
• 使用正常的室内照明
• 在评估镜片前试戴镜片 10～20 分钟
• 评估双眼视力
• 使用试镜架或翻转拍进行戴镜验光
• 戴镜验光以 0.25D 为阶梯
• 在双眼睁开的情况下行单眼的戴镜验光，确认远视力和近视力的戴镜验光
• 评估近视力时使用日常阅读材料
• 在患者有视力需求的距离下进行视力测试（如电脑使用者需要较好的中间视力并能接受较差的近视力）
• 避免减少近附加
• 使用不相等的近附加也是可接受的

四、硬性透气接触镜镜片设计

传统上，多焦点硬性透气接触镜镜片和双焦点镜片设计比软性镜片设计更成功。刚性镜片获得的光学质量，以及实现平移的能力是获得成功的重要因素。硬性透气接触镜镜片设计可以分为非球面多焦点设计和转换设计。

（一）设计种类

1. 非球面多焦点设计　非球面透镜的设计是根据圆锥截面的几何形状，沿其中一个表面（前表面或后表面）的曲率逐渐变化的。镜片表面的离心率或变平速率大于单焦点镜片设计，因此从镜片中心到周边，正镜度数逐渐增加。虽然这类设计多采用后表面非球面设计，但目前也有一些前表面为非球面设计的镜片。非球面多焦点硬性透气镜片与软性镜片设计不同，通常具有非常好的光学质量，而且与软性镜片都相对容易验配。这些非球面设计都属于薄透镜设计，验配时要选择比 K 更陡的镜片，以努力达到最佳中心定位，以及眨眼是较少的镜片活动（镜片活动通常约 1mm）。据报道这些镜片的验配成功率很高，通常 ＞ 75%。

（1）患者的选择：非球面设计利用了同时视原理，在瞳孔前方同时进行近距离和远距离的屈光矫正，因此，轻度到中度的老视是其最佳选择。一些较新的设计已经能够通过修改前表面，将更高的近附加纳入镜片；因此，高近附加患者不应被此类镜片排除在外。对于有高的中间距离视觉要求的人，包括会计、电工、水管工及机械工程人员，尤其是对花费大量时间在电脑前的人而言，非球面多焦点硬性透气接触镜镜片是一个很好的选择。非球面多焦点硬性透气接触镜已经被推荐用于花费 1/3 以上的清醒时间在电脑前的人。目前正在佩戴硬性透气接触镜的早期老视者也倾向于从一个薄的球面设计过渡到一个相对薄的非球面设计。验配这类镜片的患者其瞳孔大小需要较小或中等大小（如在房间照明情况下＜ 5mm）。因为旁中心和中周边正镜的作用，大瞳孔的人佩戴此类镜片时在晚上更容易出现眩光和鬼影。尽管当镜片配适良好时，早期老视患者的视力通常是非常令人满意的，但是有严格远距离或近距离视觉需求的患者选择转换镜片设计会获得更大的益处。原因之一可能是佩戴转换设计镜片后，戴镜者向下凝视时镜片的轻微移动或转换可明显改善视力。热爱运动的患者是非球面镜片的理想人选，因为非球面设计镜片移位率很低。由于位置不佳或下眼睑松弛而不适合转换多焦点镜片的患者通常是优秀的非球面镜片候选者。表 15-15 总结了非球面多焦点镜片的良好候选患者。

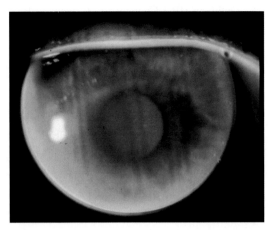

图 15-7　配适良好的非球面多焦点硬性透气接触镜镜片

表 15-15　非球面多焦点硬性透气接触镜镜片的良好候选患者

- 轻中度老视
- 电脑使用者
- 目前的单光硬性透气接触镜使用者
- 小到中等大小的瞳孔
- 很低或松弛的下睑

（2）镜片设计 / 验配：直到最近，大多数非球面设计的镜片都具有很高的偏心率，以至于制造商建议选择比 K 值陡峭 3.00D 的基弧。Conforma 的 VFL 3 镜片就是此类设计。然而，大多数常用的镜片设计（尽管偏心比单视镜片高）基弧通常选择比 K 值陡峭约 1.00D。

1）低偏心率后表面设计：目前有大量的后表面设计，它们具有较低的后表面扁平度，适合更传统的验配（与偏心率较高的设计相比）。正如在前文镜片设计部分所提，这些镜片需要中心定位（或略偏上方），在眨眼时镜片的活动在有限范围，约 1mm 的活动是最佳的。尽管它们比角膜 K 值陡峭约 1.00D，但由于后表面的几何形状，荧光素图应该显示出一种平行或近平行的图样（图 15-7）。市场上有许多此类设计，可以在 www.gpli.info 网站找到不同制造商的设计。

ESSentials multifocal from Blanchard 是一个后表面非球面镜设计、低偏心的典型例子。该设计有 3 个系列的近附加度数，该设计通过减小中心远距离视觉区的度数，增加了近附加度数。系列 I 是针对初发老视患者的，系列 II 针对早期中度老视，系列 III 针对中度到高度老视。然而，对于进展性老视，尤其是瞳孔较小的老视，常需要额外的近附加。ESSential CSA 设计，可以在镜片前表面的中心区（直径为 4.0 ～ 4.6mm）周围的同心环上放置更多的近附加度数（图 15-8）。例如，如果患者佩戴的是 II 系列的镜片，但需要额外增加 +0.75D 的近附加，那么该镜片可以按照相同的参数订购，但需要使用 +0.75D 的 CSA。这种设计属于可以提供更高的近附加度数的非球面多焦点设计中的一种。

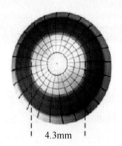

4.3mm

图 15-8　基本 CSA 镜片设计。来自 Blanchard 角膜接触镜，红色区域表示前表面放置额外近附加的区域

Optimum HR（Contamac）和 Paragon HDS HI（Paragon Vision Sciences）是高折射率材料，可以满足在镜片前表面加入更高的近附加的需要。这些材料由于镜片质量比传统材料小，因此可以优化镜片的中心定位。

2）高偏心率后表面设计：虽然高偏心率设计不及低偏心率设计受欢迎，但如 VFL 3 透镜（Conforma）这样的非常高的离心率设计也是存在的。这种高偏心率、后非球面镜片的设计可用于 Fluoroperm 30 和 Boston ES 镜片材料，并可以控制像差。Paragon HDS 材料可用于制作高清晰、先进的、结合稍高近附加的老视（HD-AP）镜片。它的基弧通常比 K 值陡峭多个 D。此外，此镜片最适合的患者是早期到中度的老视患者，高度老视患者虽然可以通过更陡峭的基弧来获得高近附加，但"远距离"区会减少，远视力可能受到损害。通常情况下，因为基弧陡峭且没有棱镜效应，因此这类设计可以获得良好的中心定位（这是必不可少的）。可以观察到轻微的顶点荧光堆积（图 15-9）。镜片在眨眼时移动不应超过 1.0～1.5mm，因此这种设计的镜片用于平坦的角膜上常失败，因为眨眼时镜片往往过度滞后。

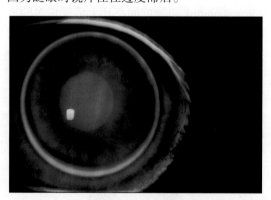

图 15-9　VFL 3 非球面多焦镜片的最佳拟合

3）前表面非球面设计：多个实验室都有前表面非球面镜片设计，包括 Naturalens Progressive（Advanced Vision Technologies）和 Renovation Multifocal（Art Optical）。虽然这些设计所产生的近附加是有限的，但是对于下述情况也是一种可行的选择：佩戴后表面非球

面设计的镜片有中心偏位，从而继发角膜平坦化或角膜变形时可选择前表面非球面设计。上述情况很有可能是由于镜片向下倾斜或黏附于角膜或镜片移动极小导致的。改良后的多焦点前表面设计镜片具有减少球面像差的额外优点。

（3）解决方案：这些设计可能存在的问题包括中心偏位和由于近距离近附加不足导致的模糊。如果镜片随眨眼过度移动，向下偏位，应将基弧变陡，一般为 0.50D。如果镜片向上过度偏位导致角膜形状发生不良变化，应改为前表面非球面设计，或将基弧变更陡也可能有所帮助。如果存在镜片侧向偏位，可以尝试更大直径的镜片，但如果镜片偏位是由于角膜顶端偏心，则建议使用另一种镜片设计或材料。

在某些情况下，由于这些设计提供的近附加不足，患者会感到近视物模糊。如前所述，目前有更高的近附加设计可用来解决此问题。此外，还可以通过使用不相等的两眼近附加或"改进的双焦点方法"使其中一个镜片是少量的过正（如 0.25～0.50D），这个问题就很容易解决了。

（4）结论：非球面多焦点镜片验配和问题解决实际上是相当简单和直接的。在选择合适的患者后，获得最小限度的镜片活动度的良好配适即可。至少有一种制造商可以帮助医师管理患者佩戴的镜片设计。

2. 转换（Translating）双焦点设计　Transling/Alternating 双焦点镜片是一种棱镜式的，有时是截断的镜片设计。镜片设计利用下眼睑作为一个停止板，当患者向下转动眼睛阅读时，镜片落在下眼睑上，镜片被向上推，使患者通过镜片下方的部分阅读。通过这种方法，在适当的配合下，可以获得良好的远近视力。下文列举了常见类型的框架双光镜片设计，包括 executive、新月形和 D 形等。此外，还有一些具有向上偏心的远距离区的环形或同心圆的转换双焦点设计。此类设计的典型例子包括 executive（切线条纹，密苏里州的 fusion

Kontacts；Solitaire，Truform，Euless，TX），crescent（Solutions，X-Cel，Duluth，GA；Metro-seg，Metro Optics，Austin，TX）和同心圆（Mandell Seamless，abb-Alameda，CA）。

　　虽然这些镜片可能需要更多的初始验配时间来适应，但并不难验配。事实上，由于获得了良好的视力，此类镜片往往是许多验配者验配多焦点角膜接触镜时的选择。BiExpert（Art Optical and Essilor）是一种分段转换（segmented，translating）镜片，通过屈光力、水平可见虹膜直径、瞳孔大小、下眼睑到下瞳孔距离、睑裂高度、下眼睑与下方角巩膜缘的距离、眼睑张力等参数进行经验设计。因为镜片的边缘很薄，而且眨眼时镜片活动度很有限，所以最初的舒适感相当好。事实上，由于非球面多焦点和分段转换设计都不应该随眨眼而移动，因此这些设计的初始舒适性可以与球面单焦硬性透气设计相媲美，甚至略好于后者。本章讲述的镜片配适和解决问题的指导方针有助于镜片的成功验配。

　　（1）患者选择：如前文所述，希望获得良好视力或有挑剔视力需求的患者是这类多焦点镜片的理想人选。此外，这类镜片能够组合任何额外的近附加，对非球面软性接触镜近视力不满意的中高度老视患者是一个很好的选择。虽然提供中间视力的分段转换设计越来越多，但转换多焦点镜片的一个限制是不能提供中间视力，限制了它们在有中间距离视力需求患者中的使用（除非要求患者在阅读或中间工作时戴框架眼镜）。当非球面设计镜片不能有良好的中心定位或有限的镜片活动，或者患者瞳孔较大时，选择转换设计的镜片通常可验配成功，但是患者的下眼睑应该在下方角膜缘 1mm 内。相反，如果睑裂高度太小，镜片的位置过于偏向角膜上方，在向前注视时，镜片子片（segment）可能位于瞳孔前。具体地说，如果下眼睑位于下方角膜缘上方 > 1.5mm 的位置，则可能难以提供足够的子片高度以满足近视力。为了实现镜片转换，眼睑的张力应适中至紧密。适合转换双焦点设计硬性透气接触

镜片的患者见表 15-16。

表 15-16　适合转换双焦点硬性透气镜片的患者
• 所有近附加度数
• 挑剔的视觉需求
• 任何瞳孔大小
• 下睑的位置接近或在下方角巩膜缘上方
• 中度到较紧的眼睑张力
• 角膜顶点偏下方

　　（2）验配：考虑到下加棱镜（prism-ballasted）设计的厚度，此类镜片材料通常可用于高或超高 Dk 值材料。大多数实验室都有保修项目，推荐新手医师选择这些项目，因为这可以让你以更高的整体费用更换镜片。诊断性验配对于转换多焦点硬性透气接触镜镜片的成功验配至关重要。无论使用什么样的镜片设计，在基弧选择和镜片评估方面，制造商的验配指南通常都是简单和直接的。至少还要准备一套诊断用的合适的镜片。如有疑问，请与本地 CLMA 会员实验室联络。

　　为了定位或接近下眼睑，此类镜片通常包含 1△ ～ 3△ 棱镜。同样的，镜片配适比 K 值稍平一些，可以增加镜片快速落在下眼睑的可能性，并且眨眼时镜片移动不超过 1mm。在正常室内照明条件下，垂直向前观察瞳孔与子片顶点的位置是非常重要的。除少数病例外，子片顶点应位于或接近瞳孔下缘。如果患者视线略高或略低，将影响子片顶点与瞳孔的相对位置，可能导致不正确的子片高度。下眼睑略低的患者（即下眼睑位于角巩膜缘 0.5 ～ 1mm 以下）可选择相对大的镜片直径和子片高度，下眼睑在下方角膜缘以上 1 ～ 1.5mm 的患者则可选择相对小的镜片直径和低的子片高度。

　　转换设计也需要进行配适评估。裂隙灯评估中，当患者向下看、上眼睑向后退时，医师注视前方应该观察到镜片被下眼睑向上推，使至少一半的瞳孔被子片覆盖。另外，也可以让患者向下看，戴镜验光时，需要使用试镜架或反转拍来进行。

（3）典型实例

1）下加棱镜 / 截断［切线条纹（Tangent Streak）］：属于下加棱镜往往是截断的一体式转换多焦点镜片设计。它几乎可以使用任何镜片材料。该镜片有一个 executive 样的子片位于或略低于瞳孔下边缘（图 15-10）。

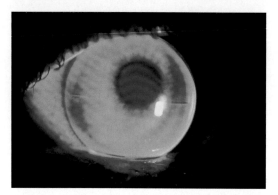

图 15-10　最佳拟合切线条纹平移设计多焦点硬性透气接触镜

该设计有一套由 20 只镜片组成的试戴镜组合。该套试戴镜的基弧以 0.50D 为一档，并且有 +2.00D 和 −2.00D 两种远距离镜片度数。该镜片可以提供任何度数的子片，但试戴片子片的度数是 +2.00D。镜片直径为 9.4mm（横向）/9.0mm（垂直），子片高度为 4.2mm 和 2△ 底向下棱镜。根据诊断性验配结果，可以预定任意直径、子片高度及棱镜度数的镜片。对于球形角膜，建议基弧比 K 值平坦 1.00D；对于0.50D 的角膜散光，基弧应比 K 值平坦 0.50D；对于 > 1.00D 的角膜散光，可以选择 "On-K"到稍微陡一点的基弧。

2）仅棱镜压载：镜片的子片为新月形，其试戴片与配适原则与下加棱镜 / 截断类似（图 15-11）。该镜片有低、中、高棱镜，以及 5 种高度，以 0.5mm 为一档增量。由于可以选择的镜片有限并且没有棱镜效应，该设计更容易验配。

3）同心（环形）交替设计：也属于棱镜压载、有直径约 4mm 的中心远视力区的镜片设计。此类镜片的定位通常略偏上方，使戴镜者直视前方时，镜片的下缘尽可能地靠近下眼睑，当戴镜者向下看时，可以实现转换。镜片的周边部为同心圆设计。增加中心远视力区可以改善视远，但会影响近视力，反之亦然。这些设计就像分段设计一样，基弧通常比 K 值略平坦。

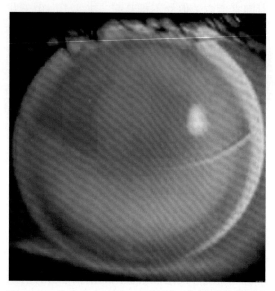

图 15-11　Solutions Bifocal（X-Cel）的最佳位置和荧光图样

4）中间距离矫正的分段转换设计：目前有三焦点的镜片设计，如 Tangon Streak Trifocal（Fused Kontacts） 和 Llevations 透镜设计等；中间距离为非球面设计的镜片，如 Presbylite（Lens Dynamics），以及后表面为非球面，子片位于镜片前表面的设计，如 ESSential Solutions（X-Cel）和 EZEyes 多焦点镜片（Essilor）。Truform Optics 有很多此类设计，事实上，它是美国有最多类型的子片、转换设计的公司。对于那些渴望获得关键距离或近距离的视觉，每天在电脑前花费大量时间的患者来说，这种设计是一种更好的替代方案，即在电脑前工作时佩戴双焦点设计镜片并配以框架眼镜。

（4）解决方案：转换镜片设计常见问题可分为 5 类：镜片随眨眼过度转动；镜片位置偏上；镜片转换差；远视力差；近视力差。

过度的眨眼旋转通常是由于镜片基弧太

陡造成的。由于顶点充盈配适导致镜片处于更中心的位置，而不是下方位置（图15-12），因此，镜片更容易受到上眼睑的影响。选择基弧平坦0.50D的镜片可以减少或消除这个问题。另一个过度旋转的原因是下眼睑轮廓上斜（图15-13）。

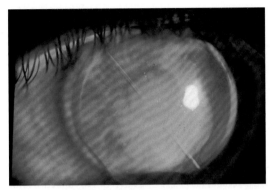

图 15-12　切线条纹多焦点镜片过度旋转，镜片基弧比 K 值陡 1.00D

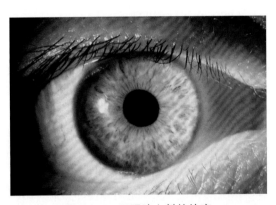

图 15-13　下眼睑上斜的轮廓

当镜片因下眼睑轮廓过度旋转时，如果镜片可以截断，可以使用 RALS（右加左减）来确定轴。例如，如果由于下眼睑的形状导致旋转，两个镜片都向鼻侧旋转15°，那么棱镜可以定在右眼105°和左眼75°。

当镜片因眨眼而抬得太高时，镜片的子片会出现在瞳孔视远区，此时增加棱镜量（0.50△）可降低镜片位置（图15-14）。另外，将镜片边弧变平也可改善镜片定位。

当眨眼出现停顿或无转换时，应增加镜片边弧的宽度（图15-15），可以通过放平基弧轻松实现。同样，也可以将边弧变平从而使边弧变宽。另一种选择是增加棱镜度数或截断。如果镜片仍不转换，则需要选择非球面设计。

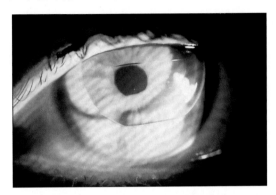

图 15-14　转换多焦点镜片向上偏心

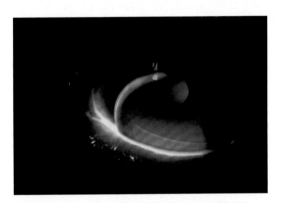

图 15-15　分段多焦点设计镜片中转换缺失

如果远视力差，通常是由以下原因造成的：①镜片过高/移动过度（增加棱镜）；②镜片没有足够充分地覆盖瞳孔（增加镜片总直径）；③子片高度过高（重新预定较小的子片高度）。如果出现近视力差，通常由以下原因造成：①子片高度过低（增加节段）；②镜片未转换（增加边弧宽度）；③旋转过度（将基弧调平坦）；④患者在阅读时低头，而不是眼睛向下转（再教育患者）。

转换多焦点硬性透气接触镜问题解决方案见表15-17。

表 15-17　转换双焦点硬性透气接触镜镜片问题的解决方案	
问题	解决方案
过度旋转	1. 基弧调平 0.50D 2. 改变棱镜轴向
镜片位置偏上	1. 增加棱镜 0.5△
镜片转换较差	1. 增加边弧宽度（平坦 BCR 或 PCR） 2. 增加棱镜量或者截断
视远模糊	1. 增加棱镜（如果太高） 2. 增加直径（如果覆盖瞳孔太少） 3. 降低子片高度（如果太高）
视近模糊	1. 增高子片（如果太低） 2. 增加边弧宽度（如果转换较差） 3. 患者再宣教（如果阅读时低头而不是向下转眼球） 4. 平坦基弧（如果旋转过度）

（二）不规则角膜设计

过去适合高度散光、圆锥角膜和角膜手术后患者的镜片设计非常困难。一些实验室正在生产满足此类患者需求的镜片。Reclaim HD（Blanchard）具有前表面多焦点光学特点，有一个环曲后表面，可以为圆锥角膜患者提供 Rose K 设计和为手术后患者提供 RSS 镜片设计（屈光手术特异性）。另一家为屈光手术患者提供具有前表面多焦点的反向几何后表面镜片的公司是 LasikNear（Valley Contax）。

（三）巩膜镜设计

巩膜镜的设计为患者提供了新的选择。最初的舒适感与多焦点设计的结合可能帮助部分患者验配成功。So₂Clear Progressive（Dakota Sciences/Art Optical/Metro Optics）采用标准 So₂Clear 设计，采用中心 - 近距的老视镜片。无论是 Digiform 还是 Digiform 18 lens（Truform Optics）都可以提供一个可调的中心 - 近距设计与各种近附加的镜片，或中心 - 远距设计包围一个视近区的镜片。Dyna 半巩膜镜（直径 13.5～16mm）和 Dyna 巩膜镜（直径 17～19mm）（Lens Dynamics）均采用前表面非球面设计。如有需要，可增加 Quad Sym 边缘设计或前非球面设计。来自 Blanchard 的

前非球面中心 - 近距离设计和 Advanced Vision Technologies 后表面非球面中心 - 远距反向曲线设计也即将问世。

（四）Hybrid 设计

SynergEyes 为老视患者提供了一种 Hybrid 选择，即 Duette Multifocal。Duette Multifocal 的中心区（8.4mm）是由采用 130Dk 材料制作的硬性透气接触镜，周边区由 84Dk 硅水凝材料制作。镜片的直径是 14.5mm。镜片是一个中心 - 近距的设计，并有两个大小的近附加。该设计的配适方法与 Duette 相同，只多了一个选择近附加区域的步骤，它为远距离、中间距离和近距离都提供了最佳的视觉效果。

（五）硬性透气接触镜多焦点和双焦点学习资源

对于想要验配老视设计硬性透气接触镜的医师，最重要的学习资源是实验室顾问。实验室顾问不仅可以提供有关镜片设计的有用信息和试戴镜片，还可以协助镜片设计、验配和解决验配问题。此外，硬性接触镜研究所及教育部门的 CLMA 也开发了许多有用的资源，包括题为 "Rx for Success" 的为医师、其他工作人员及患者提供了向老视戴镜者进行宣教的综合资源，以及有关硬性透气接触镜的其他资源。

这些资源可以在 http：//www.gpli.info 找到。

五、其他形式的矫正老视的角膜接触镜

其他可供老视患者选择的角膜接触镜方案包括单光角膜接触镜结合阅读眼镜或单眼视。

（一）单光角膜接触镜 / 阅读眼镜

使用单光镜片（软或硬）与阅读眼镜相结合的方案，验配简单，并且可以提供远、近最佳视觉，且费用较低。然而，从事不同的近距离任务的患者因频繁地摘除眼镜而给工作带来不便。尽管许多患者希望角膜接触镜能避免佩戴框架眼镜，但对于所有潜在的老视患者来说，单光角膜接触镜结合阅读镜的组合是非常重要的。部分患者会选择从此组合开始，之后开始选择老视角膜接触镜。

（二）单眼视

单眼视矫正在 20 世纪 60 年代首次被报道为老视角膜接触镜矫正的一种形式。多年来，它一直是老视最流行的角膜接触镜矫正方式；然而，在过去的几年里，它已经被多焦点软性接触镜超越（简称"多焦点"），现在多焦点角膜接触镜被认为是老视矫正的新标准。

过去的一年，多焦点软性接触镜矫正老视的比例为 37%，其中软性单眼视角膜接触镜矫正 30%，软性接触镜结合框架眼镜矫正 19%，双焦点 / 多焦点硬性透气接触镜矫正 5%，硬性透气接触镜单眼视矫正 4%，Hybrid/ 多焦点巩膜镜矫正约 1%。目前虽然 67% 验配者更倾向于使用多焦点，23% 更喜欢单眼视，但在实际应用中，42% 的患者验配了多焦点，37% 的患者配了单眼视。可能是由于患者认为多焦点不起作用并且费用较高，或者患者认为一旦损坏不能修复。新的镜片设计正在改变这些看法。在国际上，多焦点验配在增多，而单眼视觉验配在减少。

将单眼视角膜接触镜与软性或硬性透气接触镜多焦点角膜接触镜进行直接比较的几项研究发现，68% ～ 76% 的佩戴者更喜欢多焦点角膜接触镜，而不是单眼视角膜接触镜。另一项研究比较了 4 种不同老视矫正方式的高、低对比度视力和对比敏感度（渐进框架眼镜，多焦点硬性透气镜片，多焦点软性镜片，单眼视镜片）。结果显示单眼视镜片在所有矫正方式中表现最差。多焦点镜片比单眼视镜片更受欢迎的原因似乎与"现实世界"视觉有关。研究发现，虽然单眼视角膜接触镜在检查室的环境下表现更好，但佩戴多焦点软性接触镜的人不仅在临床测试中，在日常工作中（如白天和晚上开车，中间距离视力，看电视，看电视上的细节）也更喜欢多焦点角膜接触镜。

综上所述，虽然单眼视的成功率一直为 70% ～ 76%，但单眼视力要成功，大脑必须抑制来自非对焦眼造成的模糊。曾发生过一起因飞行员采用单眼视进行矫正，造成 3 名乘客受伤的航空事故，这大大加深了消费者对单眼视矫正的认识。

单眼视的优点：①易于验配；②每只眼睛的视力保持连续；③仅需要单焦点接触镜佩戴者更换一个镜片；④减少患者和医师的开支；⑤避免多焦点角膜接触镜的问题，包括虚像和由于瞳孔大小变化而造成的视力波动。

1. 缺点 / 问题　单眼视的一个主要问题是立体视觉的减少。当受试者从单眼视角膜接触镜改为多焦点角膜接触镜时，立体视从 150 秒变成了 37 秒。多项研究表明，随着单眼视近附加的增加，立体视敏度会随之下降。随着近附加的增加，一些单眼模糊的抑制也会发生。接受单眼视矫正的受试者在特定的距离视觉任务上表现出对比敏感度下降，有时还会出现视力折中。此外研究发现，29% 的单眼视矫正者屈光参差增加≥ 0.50D，有的患者甚至高达 1.25D。

佩戴单眼视镜片开车可增加老年人在夜间开车所遇到的问题。多达 80% 的单眼视力患者报告夜间驾驶有问题。有眩光问题的患者尤其如此。人们还发现，戴单眼视眼镜的人在夜间开车时很难抑制前灯，1/3 的人在夜间开车时受到强光照射。有趣的是，在模拟白天驾驶任务时，对于平时习惯单眼视矫正的受试者，比较他们采用单眼视与矫正远距离屈光不正的状态，两者驾驶性能上没有差异。然而，仍然建议单眼视患者在适应单眼视后的前 2～3 周内避免驾驶或操作危险机械。

2. 患者的选择　笔者认为多焦点是老视患者的首要选择。对于无法选择多焦点的患者，以下信息可能有助于验配单眼视。

患者的年龄和近附加度数是成功的预测因素，低近附加患者（+1.25～+2.00D）比高近附加患者更容易成功。在考虑单眼视时，必须评估患者的视觉需求和生活方式。如果需要长时间的关键距离视觉，不推荐单眼视。同样的，如果深度感知对某职业很重要，如对于建筑工人，不推荐单眼视。从事教学、表演艺术、公共演讲和销售等职业的人，如果希望能够不断改变观看距离，同时仍能保持专注，可以从佩戴单眼视镜片中获益。

内隐斜倾向、视远内隐斜、近视力下降或立体视下降均提示单眼视的预后不良。患者的个性对单眼视矫正的成功很重要。研究发现戴镜初始阶段的负面反应与不成功的单眼视觉之间有显著的相关性。此外，研究还发现，性格内向的男性最容易拒绝单眼视，而最成功的患者则是懒散和乐观的患者。

3. 镜片的选择和适合的验配　硬性透气接触镜镜片和硅水凝胶 / 水凝胶镜片材料的视觉性能、透氧性和润湿性良好，非常适合单眼视觉。如果患者更倾向于佩戴软性接触镜，由于软性接触镜出现干燥及镜面沉淀的可能性大，所以选择抛弃型（每天到每月抛弃）镜片是获得长期成功的关键。

选择哪只眼睛用来视近需要考虑以下因素。研究发现，在 95% 的病例中，视近眼是非优势眼。提倡做一种"摆动正镜片"试验，患者只拿一个正镜片放在一只眼镜前在房间里走动，镜片的度数等于患者需要的近附加度数，

在另一只眼睛上重复这一过程。这也有助于模拟单眼视可能对他们的视觉质量产生的影响。患者认为近附加更适应的眼睛是视近的眼睛。通常医师需要给予远处方及近附加处方。如果视远眼被给予过多的正球镜或视近眼被给予过少的正球镜，都会使患者的某一距离或者远近视力受损，而且还可能减少对模糊眼的抑制，影响单眼视的成败。建议进行双眼视觉测试，以确定单眼视觉对立体视觉的影响。如前所述，强烈鼓励（如果不需要）患者戴框架眼镜，以便在开车时使用，也可用于任何其他关键的视远任务。虽然完全适应单眼视可能只需要 2～3 周，但应告知患者可能需要 4～6 周。如果患者在适应时有困难（如头痛、眼睛疲劳、视物模糊），应考虑交换眼睛的远、近距离矫正。影响单眼视镜片成功佩戴的重要因素见表 15-18。

表 15-18　影响单眼视验配与处方的重要因素

1. 应进行双眼视力测试，以确定单眼视力对立体视力的影响

2. 应选择适合视近距离的眼睛。它是非优势眼和（或）视力相对于另一只眼睛下降的眼睛

3. 应告知患者所用的近附加，以便其获得对模糊的真实印象

4. 建议足矫，避免在近距离矫正的眼睛上减少正镜，或者在远距离矫正的角膜接触镜上增加正镜

5. 如无需要，应鼓励患者佩戴框架眼镜（即在驾驶或任何其他重要的远距离任务中佩戴）

6. 虽然大多数患者在 2 周内适应，但应告知患者，完全适应单眼视需要 6 周

Modified from Bennett ES, Jurkus JM. Presbyopic correction. In: Bennett ES, Weissman BA, eds. Clinical Contact Lens Practice. 2nd ed. Philadelphia, PA: Lippincott Williams and Wilkins; 2005; 531-548.

4. 解决问题　多种单眼视导致的问题及临床解决方式如下所述。

（1）视疲劳：如果患者报告频繁或长期的弱视症状，应检查镜片的光学和度数，并进行戴镜验光。通常是由于光学差，度数不合适，或散光没有矫正造成的。对于散光 0.75D 的单眼视镜片佩戴者，通常需要验配环曲面软性镜片。

（2）视远不清：如果患者的主诉是视远差，

首先要进行屈光检查。此时可能需要完全纠正视远散光。也可能是因为在低近附加的情况下，患者的近用眼没有在视远时被抑制。

（3）中间距离不清：对中间视力有要求最好选择多焦点镜片，另一种选择可能需要使用一种改良的单眼视系统，即在视近眼佩戴同时视多焦点镜片，在另一只眼佩戴视远镜片。单独的多焦点可以提供足够的中间视力，或者多焦点镜片的远距离区配合适当的近附加也可以提供中间距离视力。

（4）视近不清：确定模糊是固定的还是特定于某种任务时出现非常重要。如果模糊是恒定的，应该调整近附加。然后进行戴镜验光，在视近眼上加正片，直到获得清晰的视觉。如果不能获得清晰的视觉，应评估近镜片的光学质量。如果模糊只发生于某一特定任务（如在高强度的工作中最明显），可能需要一副戴在接触镜外面的框架眼镜。

（5）疲劳和闪光：在进行大量的近距离工作时，单眼视患者常主诉眼睛紧张或疲劳。应为患者配一副单光眼镜，视远眼配正镜，视近眼配平光镜，通常可以缓解症状。

造成单眼视闪光的原因是镜片的光学区域太小而不能满足暗视条件下的视力。此时应分别在昏暗和正常的室内照明条件下，对患者进行检查。可将镜片光学区直径调整为在昏暗光照下所测量的瞳孔直径加 2mm。

（6）头痛：一些早期的老视会剩余一定的调节量，只需要一个非常小的近附加，但其视近处方可能加了过多的正镜片。患者试图通过调节使得他们的视远眼在近处时能看清，结果使他们的视近眼在视近时调节过度。如果此时将近附加增加到 1.25 或 1.50D 也不能缓解症状，则应推迟给予近附加，直到患者需要更高近附加时再给近附加。远视患者在戴镜第一年常不需要通过单眼视矫正，因为仅佩戴单焦点角膜接触镜即可改善其视力。

（7）眼睛不自觉的切换：患者注意到，尤其是在视觉压力下，他们会瞬间转换眼睛。例如，一个以优势眼视远的单眼视患者，专注于看预算时，其优势眼会试图看到近处的文本，此时眼镜会不自觉地切换。这些通常是单眼视适应过程中暂时出现的插曲。如果在佩戴镜片的第 1 周后眼睛仍在转动，则说明眼睛的视物功能不合适，原视近眼应重新被调整为视远眼，反之亦然。

（8）持续模糊或朦胧：如果在佩戴单眼视镜片 2 周后，与角膜接触镜验配无关的模糊和朦胧仍然存在，则需要进行调整。医师必须首先确保模糊不是由于镜片不合适所引起的角膜水肿。如果镜片有问题，应在采取任何其他步骤之前进行调整。如果不是镜片配适的原因，应该确定模糊或朦胧的持续时间。

如果模糊是恒定的，应该评估镜片的光学性能，并进行戴镜验光。如果问题是由光学性能引起的，新的镜片应该可以解决这个问题。如果模糊与镜片的光学或屈光力无关，则应检查近附加。

在低近附加（ > 1.00D）的情况下，模糊可能是由于没有足够的刺激使患者学会选择性抑制。增加 0.50D 的近附加量可成功缓解症状。

如果近附加超过 2.00D，患者可能不适合单眼视。在某些情况下，可将近附加量减少0.50D，但大多数患者不会接受这种方法造成的模糊。最好的解决方案是放弃多焦点矫正的单眼视力验配。如果近附加值为 1.00 ~ 2.00D且模糊持续，则应该更换镜片。通常，这种症状反映了眼睛远距离视力矫正不适合。

（9）轻微或间歇性模糊 / 朦胧：大多数单眼视患者在佩戴眼镜的最初几周的某个时间会出现这种正常的适应症状。它最常见的情况是在暗视觉条件下需要视觉集中，如在昏暗的房间里看电视。如果模糊或朦胧是轻微的、间歇性的、短暂的，应告知患者无须纠正。如果可能，患者应该在单眼视镜片佩戴的第 1 周尽量避免上述情况。医师应警惕因角膜接触镜不合适而引起的模糊或朦胧，并在必要时采取措施。如果模糊或朦胧持续存在，需要就诊。

（10）不适引起的非特异性主诉：大多数非特异性的主诉可以通过交换双眼配适来缓

解：即优势眼没有被用来做主要的视觉任务。这种情况常见于无法在医师办公室明确优势眼时。在绝大多数情况下，仅在两眼之间切换眼睛功能就能缓解所有症状，患者可验配成功。

六、总结

本章概述了多焦点角膜接触镜设计中重要的验配和解决问题的注意事项。希望这些信息有助于确定好的候选人，以及什么样的镜片材料最有益。多焦点角膜接触镜可能是最大的角膜接触镜市场。新的和改进的设计和材料使多焦点角膜接触镜成为每一个对其感兴趣和适合的老视患者的一个可行的选择。

临床病例

【病例 1】

患者，女，56 岁，在医师办公室接受眼科检查。检查过程中，该患者"询问"角膜接触镜，表现出轻微的兴趣。患者屈光检查结果如下。

OD +0.5−0.25×180=20/20

OS +0.25−0.25×180=20/20

Add+2.25D

双眼 TBUT 都是 4 秒。

解决方案：戴角膜接触镜似乎是该患者的禁忌证。患者犹豫不决的动机，以及泪膜质量差和远距离屈光力小，很可能导致验配失败。经过对费用、镜片设计和护理、眼干等方面的全面教育，如果患者动机良好，可能只适合非优势眼的多焦点镜片。由于其 TBUT 值较低，建议使用 Proclear 或硅水凝胶材料。

【病例 2】

患者，女，46 岁，对多焦点角膜接触镜有强烈的兴趣。患者是第一次戴角膜接触镜，对软性接触镜特别感兴趣。其屈光力如下。

OD −3.75−0.25×180=20/20

OS −3.50−0.25×180=20/20

近附加：+1.00D

角膜曲率计读数：

OD 42.00 @ 180；42.50 @ 090

OS 42.25 @ 180；42.50 @ 090

优势眼：右眼。

初步评估显示存在位置较低的下眼睑（在角膜缘下 1mm）。所有其他检查显示患者是一个很好的多焦点角膜接触镜候选人。

解决方案：该患者似乎是任何可用的软性多焦点镜片设计的一个好候选人。应向患者解释所有的矫正方案，如果患者仍然感兴趣，每一种设计均可被用于诊断性试戴。

如果选择 Acvue Oasys 治疗老视，试验镜片：

OD BCR 8.4mm，Rx−3.75D Add Lo

OS BCR 8.4mm，Rx−3.50D Add Lo

患者远处见双眼 20/25，近处见双眼 20/20。右眼戴镜验光加 0.25D 可提高远距离视力至双眼 20/20，不影响近距离视力。患者回家使用以下试用镜片 1 ～ 2 周。

OD BCR 8.4mm，Rx−4.00D Add Lo

OS BCR 8.4mm，Rx−3.50D Add Lo

另一个选择可能是 Proclear EP。

如果选择 Proclear EP 镜片，最初的诊断性镜片是：

OD BCR 8.7mm，Rx−3.75D

OS BCR 8.7mm，Rx−3.50D

【病例 3】

患者，女，53 岁，对戴软性多焦点角膜接触镜有强烈的兴趣。在老视出现之前，患者戴过球面软性镜片。然后患者尝试了单眼视，但失败了，因为其不喜欢失去立体视。患者目前佩戴视远软性接触镜镜片和阅读镜，但希望不戴框架眼镜。患者屈光检查结果如下。

OD −3.00−0.25×090=20/20

OS −2.75DS=20/20

近附加 +2.00D

角膜曲率计读数：

OD 43.00 @ 180；43.25 @ 090

OS 43.50DS

优势眼：右眼

患者 TBUT 是 10 秒。

患者下眼睑略高于角膜边缘（0.5mm）。所有其他研究结果表明，患者是一个很好的多焦点角膜接触镜候选人。

解决方案：该患者是任何可提供 +2.00D 近附加的多焦点软性接触镜设计的理想人选。如果该患者符合 Biofinity Multifocal，将选择以下试用镜片。

OD BCR 8.6mm，Rx−3.00D Add+2.00 D lens

OS BCR 8.6mm，Rx−2.75D Add+2.00 N lens

通过这些镜片，患者的远视视力为双眼 20/30，近视视力为 OU 20/20。然后应检查单眼视力。右眼单眼远视力为 20/30，近视力为 20/25，左眼单眼远视力为 OS 20/30，近视力为 20/20。右眼一个 −0.25D 的试戴镜片可以将单眼距离的视力提高到 20/20。患者带着以下镜片回家：

OD BCR 8.6mm，Rx−3.25D Add+2.00 D lens

OS BCR 8.6mm，Rx−2.75D Add+2.00 N lens

双眼远、近视力均为 20/20。患者将在 1～2 周后返回进行随访。

【病例 4】

患者，男，48 岁，长期佩戴软性镜片。患者最近注意到其近视力较前变差。患者现佩戴 Air Optix Night and Day。患者的检查结果如下。

OD −4.50D=20/20

OS −5.00D=20/20

Add+1.50D

角膜曲率计读数：

OD 42.00 @ 180；42.25 @ 090

OS 42.50DS

优势眼：左眼。

患者 TBUT 是 10 秒。

解决方案：该患者是戴多焦点角膜接触镜的理想人选。本例患者适用于多焦点 Air Optix Aqua。为该患者选择的诊断性镜片是：

OD BCR 8.6mm，Rx−4.25D Add Med

OS BCR 8.6mm，Rx−4.75D Add Med

试戴镜片视力很好。患者可以戴着试戴镜片回家，并在 1～2 周进行随访。笔者建议随访时间为 2 周。

【病例 5】

患者，男，长期佩戴单眼视环面软性接触镜，想尝试多焦点角膜接触镜。患者每个月更换一次角膜接触镜。其眼镜 Rx 是：

OD −2.50−1.25×180 VA 20/20

OS −2.00−1.75×180 VA 20/20

Add+1.50D

优势眼：右眼。

角膜曲率计读数：

OD 43.00 @ 180；44.00 @ 090

OS 43.00 @ 180；44.25 @ 090

患者的 TBUT 是 9 秒。

解决方案：该患者将是 Proclear 多焦点环曲面角膜接触镜一个很好的候选人。可以为患者订购试戴镜片。对于该患者，不需要进行镜眼距离度数调整，可以订购与框架眼镜处方相同的角膜接触镜度数，并使用相同的近附加。根据最新的验配指南，两只眼睛都要从 D 型镜片开始。在随访时，可接受的视力是双眼远视力和近视力为 20/20，或者右眼近视力为 20/40 或更好，或者左眼远视力为 20/40 或更好。该镜片为月抛型，适用于泪液质量不理想的情况。理想情况下，患者的泪液质量＞ 10 秒。如果验配时视力在可接受范围内，患者应试戴角膜接触镜，并在 1～2 周随访。

【病例 6】

患者，女，46 岁，从 15 岁起一直戴软性接触镜。在过去的几年里，患者目前的软性镜片并不合适，因为在近距离工作时，需要在软性接触镜前再戴一个阅读镜。患者现在戴的是 PureVision 角膜接触镜，想尝试多焦点角膜接触镜。患者不想总是依赖阅读镜，因为阅读经常破损。患者现在的屈光力是：

OD −3.50DS Add+1.50D 优势眼

OS −3.25DS Add+1.50D

角膜曲率计读数：

42.00 @ 180；42.50 @ 90 OU

解决方案：患者适合使用 PureVision 多焦点镜片。其诊断性镜片是：

OD BCR 8.6mm−3.75D Add Hi

OS BCR 8.6mm−3.50D Add Hi

患者远视力 20/20，近视力 20/30。左眼增加正球镜可对其远视力造成轻微影响，患者更喜欢尝试目前的试戴镜片。在 2 周的随访中，患者对新镜片相当满意。患者发现，约 90% 的时间可以很好地在驾驶、电脑和近距离的工作时看清楚。当患者缝纫或阅读较小的印刷材料时，很难获得清晰的视力。患者购买了一对 +1.00D 的阅读镜，以备需要时使用。

虽然患者偶尔需要戴老视镜，但大部分时间没有框架眼镜也可以正常生活。

【病例 7】

患者，男，45 岁，目前是硬性透气接触镜佩戴者，最近患者视近物开始出现问题。患者喜欢打壁球和篮球。患者的屈光力如下。

OD：+4.00−1.00×180=20/20

OS：+4.50−1.25×005=20/20

Add+1.00D

瞳孔大小正常（4.5mm），下眼睑位于角膜缘下 1mm 处。所有其他结果表明，该患者是一个很好的多焦点角膜接触镜候选人。

解决方案：所有的老视角膜接触镜的选择均需向该患者介绍。如果患者接受多焦点设计，可以考虑非球面设计，因为患者是早期老视。下眼睑的位置和屈光不正可能是交替、转换设计的禁忌证。另外，患者热爱运动，因此，非球面镜片比转换设计更不容易偏位。

【病例 8】

患者，男，44 岁，长期佩戴球面硬性透气接触镜，最近将其改为后表面非球面硬性透气接触镜。患者对所有距离的视力和镜片的舒适性都感到满意。然而，尽管基弧和直径都做了变化，但镜片仍然向上偏位，并且在眨眼时几乎没有移动。取下硬性透气接触镜后，角膜地形图显示上方角膜变平坦（距角膜中心上方 2.5mm 处约改变 2.25D，距中心下方 3mm 处约陡 3D）。此外，还有轻微的角膜变形现象。

解决方案：这是使用前表面非球面硬性透气设计的案例。前表面非球面硬性透气接触镜可改善镜片的中央定位，并且可减少由后表面非球面设计所导致的角膜变化。

【病例 9】

患者，女，50 岁，使用了 7 年的 ESSential 多焦点镜片设计（Blanchard）。最近，当患者进行重要的近距离工作时，尤其是阅读时，视物模糊。患者的屈光力结果如下。

OD：−6.50−1.50×172=20/20

OS：−6.25−1.50×006=20/20

Add+2.00D

角膜曲率计读数：

OD：43.00 @ 180；44.25 @ 090

OS：43.25 @ 180；44.50 @ 090

患者的解剖学测量如下。

下眼睑位置：在角膜边缘下 1mm

瞳孔：3.5mm

患者戴的是改良的双焦点镜片。

OD：ESSentials 系列 II：BCR：7.67mm

OAD：9.5mm 度数：−7.00D

OS：ESSentials 系列 III：BCR：7.63mm

OAD：9.5mm 度数：−6.50D

视力：右眼、左眼和双眼的远视力均为 20/20；右眼近视力 20/40，左眼 20/30+2。右眼 +1.00D 时近视力 20/20，左眼 +0.75D 时近视 20/20。

两种镜片都显示出良好的中心定位，并且在眨眼时约有 1mm 的移动延迟。

解决方案：双眼重新预定镜片系列 II，用相同的镜片参数，但双眼预定一个在前面的 +1.00D CSA。由于瞳孔直径小，该患者比大多数老视患者更早需要更高的近附加。也可推荐一个 4.0mm 的中心 - 远距区域，通过向下凝视时镜片的轻微平移来优化近距离视力。

【病例 10】

患者，男，49 岁，曾是一名硬性透气接触镜佩戴者，2 年前因无法获得足够好的远近视力而停止佩戴角膜接触镜。目前，患者戴的是渐进式框架眼镜，但其处方使患者有动力重新佩戴角膜接触镜。患者的屈光力和角膜测量如下。

OD：−5.00−1.00×005=20/20

OS：−4.50−1.50×175=20/20

Add+1.75D

角膜曲率计读数：

OD：42.00 @ 180；43.00 @ 090

OS：42.50 @ 180；44.00 @ 090

患者的解剖测量如下。

下眼睑位置：距角膜缘上 0.5mm

瞳孔大小：5.5mm

所有其他结果表明，该患者是一个很好的双焦点角膜接触镜候选人。

解决方案：一旦将所有的选择都解释给该患者，很可能适合转换设计，如切线条纹。根据验配指南，患者的试戴镜片可能选择：

	OD	OS
BCR	8.08mm	7.94mm
OAD	9.4/9.0mm	9.4/9.0mm
Power	−2.00/+2.00D Add	−2.00/+2.00D Add

如果镜片配适符合预测，戴镜验光等于预测值，且子片位置在瞳孔下缘或附近，则可以进行以下镜片设计：

	OD	OS
BCR	8.08mm	7.94mm
OAD	9.4/9.0（11−22）mm	9.4/9.0（11−22）mm
Power	−4.50/+1.75D Add（the−4.50 results from vertexing the −5.00D sphere to −4.75 and adding the+0.25D tear lens power compensation）	−4.25/+1.75D Add（the−4.25 results from vertexing the −4.50D sphere to−4.25）
Seg height	4.2mm	4.2mm
Prism	2.00 PD	2.00 PD

【病例 11】

Solitaire lens（Truform Optics）可以尝试性地用于具有验配动机并且右眼眨眼后镜片过度运动和旋转的合格的候选人。患者屈光、角膜测量和镜片设计信息如下。

屈光力：−2.00−0.75×170=20/20

近附加：+2.00D

角膜曲率计读数：43.00@180；43.75@090

镜片设计：

BCR：7.85mm（4.00D）

度数：−2.00/+2.00D 近附加

棱镜：standard

解决方案：应选择较平基弧的镜片，如 42.50D（更改设计会出现明显变化）。如果仍然存在过度旋转，则应考虑增加棱镜。

【病例 12】

患者，女，53 岁，多焦点镜片 Solutions Bifocal（X-Cel）的佩戴者。患者在电脑前工作时，是否有办法通过角膜接触镜获得更好的视力。患者每天花费几个小时在电脑前，在过去的 2 年里，患者一直佩戴一副 +1.0D 的老视镜。

解决方案：随着带有中间矫正的转换设计数量的增加，该患者将受益于这些设计中的任何一种。因为患者已经戴上了 Solutions 多焦点镜片，所以建议改成 Essential Solutions。非球面后表面将提供一个中间距离矫正，而分段新月形前表面设计将继续为患者提供远、近距离的矫正。

【病例 13】

患者，女，单眼视佩戴者，长时间近距离工作时会出现疲劳症状。这些症状在患者换了一份需要长时间高强度近距离的工作后出现。

解决方案：建议配适一副用于目前接触镜前的阅读眼镜处方。正球镜适用于视远眼，平光镜适用于视近眼，以缓解单眼视矫正引起的视觉疲劳。

一个更好的选择是在试戴期间重新为该患者验配多焦点软性镜片。有迹象表明，已经适应了单眼视矫正的患者，可能需要更长的时间来适应多焦点镜片。但是至少应该和患者讨论多焦点软性接触镜的潜在选择。

临床判断掌握相关技术项目备忘一览表

- 多焦点角膜接触镜越来越受欢迎，新技术带来了更好的镜片设计和成功的验配。多焦点角膜接触镜比单眼视角膜接触镜更受青睐。

- 多焦点角膜接触镜矫正的最佳人选包括动机积极，有良好的泪液质量，以及 > 1.00D 屈光不正的患者。应排除泪液质量差、眼疾、弱视或动机差的患者。

- 有许多同时视设计多焦点软性接触镜（患者通过镜片同时视远视近），包括中心 - 近距离或中心 - 远距离，非球面或同心设计，以及转换设计。

- 软性多焦点设计的日益流行可以归功于抛弃型 / 频繁更换镜片、硅水凝胶材料和环形多焦点镜片的出现。抛弃型 / 频繁更换镜片允许医师从库存中验配镜片，并让患者试用镜片。此外，由于定期更换镜片和备用镜片，沉淀物相关的问题和镜片破损也不再困扰。
- 目前有几种同步视觉多焦点硬性透气镜片设计，包括非球面和中心 - 远距设计，以及中心 - 近距的同心设计。非球面设计的主要优点是为早期老视和需要良好中间视力的人提供良好的视力。主要的局限性包括需要良好的镜片中心定位，并且进展性老视需要更高的近附加，以及在瞳孔较大的情况下远距离视力会下降。
- 交互视觉双焦点设计包括整体"无跳像"分割设计、融合分割设计和交互远距 - 中心同心圆设计。
- 分割、转换设计验配成功可能性很大，特别是对晚期老视患者。如果镜片是验配和转换良好的，患者将在视远时通过远距离区，在视近时通过近距离区，成功的可能性很大。下眼睑位置低（低于下角膜缘 1mm 或以上），下眼睑张力差，或紧张的眼睑（造成过度的镜片旋转）等情况都不适合验配此镜片。

- 在验配分段硬性透气多焦点设计时，仔细测量患者的瞳孔大小、角膜直径，以及从下眼睑到瞳孔中心的距离非常重要。
- 单眼视患者，应选择湿润的角膜接触镜材料，并需要进行双眼视功能测试以确定单眼视对立体视的影响。需要选择合适的眼睛视近（通常是非优势眼；如果有屈光参差，则应该是眼睛视力下降或在屈光参差中近视度数更高的眼），并鼓励戴"驾驶"框架眼镜或另外一副远距离角膜接触镜。
- 另一种适合老视患者的角膜接触镜选择是在一个球形（仅限远距离）的角膜接触镜处方上使用老视眼镜。虽然这种选择提供了舒适性、最佳的远近视野和较少的费用，但大多数患者会对频繁摘除眼镜感到不满。

（姜　珺　王菲芙　译）

第 16 章 过夜佩戴角膜接触镜

Kathy Dumbleton，Lyndon Jones

一、简介

虽然大多数患者选择白天佩戴镜片，在睡觉前结束佩戴，但这种方式并不能使许多接触镜佩戴者拥有永久矫正视力。因此，日夜佩戴型镜片从一开始就吸引着接触镜佩戴者。这种接触镜佩戴方式称为长戴（最多连续 6 个晚上）或连续（连续 30 天）佩戴。过夜镜片的佩戴在约 35 年前第一次成为现实，但在这段时间里，它受欢迎的程度和成功的比例变化很大。

历来过夜佩戴角膜接触镜发生并发症的概率很高，因此，从业者和患者都开始关注长戴方式潜在的安全问题。低透氧性（Dk）材料常见角膜氧供不足引起的缺氧相关并发症。幸运的是，随着硅水凝胶材料和高 Dk 值硬性透氧性材料的广泛应用，这些并发症现在已经相当罕见。但过夜佩戴角膜接触镜的主要问题——角膜感染仍然存在。

过夜镜片佩戴方式如果要成功，接触镜不仅要方便，而且要安全舒适。虽然微生物性角膜炎（MK）仍然是过夜镜片佩戴相关风险的主要来源，但舒适性和干燥性也是期望佩戴这种镜片的患者的主要限制因素。

二、延长佩戴方式的历史

20 世纪 70 年代和 20 世纪 80 年代初，制造商发布了多种以过夜佩戴为目的的材料。这些早期材料常一次使用长达 1 个月而不移除，取得了巨大的商业成功。约翰·德·卡尔（John de Carle）报道，在 20 世纪 70 年代初，他成功地治疗了 2000 多名患者，其他学者也报

道，直到 80 年代中期，这些材料的临床成功程度同样很高。由于这些积极的数据，FDA 在 1981 年批准了将长戴方式增加到 30 天，导致了大量患者在夜间佩戴接触镜。然而，不久之后，有关角膜溃疡并导致严重视力丧失的报道开始出现，过夜佩戴的安全性在同行评审期刊和非专业媒体上都受到质疑。硬性接触镜研究所赞助了一项研究，以调查传染性角膜炎的相对风险和发病率。这些研究的结果于 1989 年公布，并清楚地证明，过夜戴镜片角膜感染的风险显著增加。其结果是，FDA 将批准的过夜佩戴时间从 30 天缩短到 7 天。

在 20 世纪 80 年代中期，人们认为夜间佩戴接触镜引起角膜感染的原因可能是卫生和依从性差，因为患者重新戴入消毒不彻底的镜片。假设在一次性或频繁更换的基础上使用接触镜，即接触镜只戴入一次，取出后丢弃，可降低感染率。1987 年，随着一次性长戴型镜片的引入，这一概念成为现实。第一次发表的大规模研究似乎支持此概念，但不久之后，感染性角膜炎的报道开始出现。最后的证据是 1999 年发表的一篇论文，表明在抛弃型接触镜普及之前，溃疡性角膜炎的发生率与 10 年前在美国发现的完全一致。该文章清楚地表明，不应该在夜间使用传统的软性接触镜材料，因为这种方式可增加患者患损害视力的角膜炎的风险。

尽管如此，患者仍然在寻找方法摆脱框架眼镜，尽管存在已知的风险，屈光手术仍非常流行。即使在被告知不要戴接触镜的情况下，患者仍会在夜间佩戴接触镜。据估计，美国有 32% 的患者称，他们偶尔、频繁或几乎每晚都

戴接触镜睡觉。很明显，一些患者仍然希望有一种可以整夜佩戴的接触镜，尽管医师不认可，甚至患者承认戴接触镜睡觉可能导致"感染"，患者仍愿意接受整夜佩戴的接触镜。要确定夜间佩戴材料的潜在安全性，至少从缺氧的角度来看，需要详细了解角膜对氧气的需求。

三、角膜氧需求和氧传导性

角膜是无血管的，大部分氧气来自大气。任何接触镜都是氧气输送的潜在障碍，而一种材料通过接触镜输送氧气的能力是决定该材料临床成功与否的一个重要因素。

氧气通过镜片输送到角膜取决于材料的 Dk 值和镜片的厚度（t）。传统水凝胶的 Dk 值与聚合物能容纳的含水量直接相关，因为氧气溶解到材料的水分中，并通过镜片从镜片前表面扩散到镜片后表面。Dk 值随材料含水量的增加呈对数增长，并可根据含水量，采用任意一种非边缘校正的 Fatt 公式进行测定（Dk $=2.0 \times 10^{-11} e^{0.0411WC}$）或边界和边缘校正的摩根和埃夫隆公式（Dk $=1.67 \times 10^{-11} e^{0.0397WC}$），其中"WC"为所述材料的含水量。Dk 的单位为 10^{-9}（cm^2/s）（$mlO_2/ml \times mmHg$）或者"barrer"。Dk/t 一词描述了镜片的氧传导性，给出了定量的指标表示通过佩戴镜片眼的氧气量，是一个比 Dk 值更有临床意义的数量，这并没有显示透镜厚度或透镜设计的影响。Dk/t 的单位是 10^{-9}（cm/s）（$mlO_2/ml \times mmHg$）。

防止角膜水肿的最小可接受氧临界水平是决定患者镜片临床疗效的关键因素。用 Dk/t 确定隔夜佩戴的最低氧水平的研究，计算出透镜的 Dk/t，在个人角膜上放置不同透氧率的镜片，然后使用某种生理标记来确定角膜的氧气水平的反应。最常用的标志是角膜水肿。在一项里程碑式的研究中，霍顿和默茨确定 Dk/t 为 87×10^{-9} 将限制夜间角膜肿胀 4%，这是一个与没有佩戴镜片水平类似的角膜水肿比例。然而，当时没有水凝胶镜片能够满足这一标准来长戴。因此，根据研究中角膜肿胀与 Dk/t 的

关系，霍顿和默茨认为，Dk/t 为 34 个单位是适合长戴的折中方案，因为 34 是"平均值"，而患者的角膜代谢要求也有很大的个体差异。

另一种确定最低需氧量的方法是使用模型 AP-proach，在该模型中，建立了角膜的计算模型来计算理论值。Fatt 开创了角膜氧分布研究的先导，通过将角膜视为单层，提供了镜片下角膜氧分布的早期模型。后来，Harvitt 和 Bonanno 将 Fatt 模型更新为镜下角膜氧张力分布的五层数学模型，包括接触镜佩戴引起的酸化对角膜氧消耗模型的影响。他们确定 125 单位的 Dk/t 是防止整个角膜缺氧的平均要求。Brennan 描述了 Harvitt 和 Bonanno 模型的不足之处，包括在预测零氧分压时允许的理论耗氧量的问题，低估平均角膜厚度和高估平均泪液厚度，导致高估所需的镜片透氧率。Brennan 提出了角膜接触镜佩戴过程中角膜氧合的八层模型，修正了 Harvitt 和 Bonanno 模型的不足。利用该模型，他设计了一种基于角膜总耗氧量的数学方法，并估算出 Dk/t 仅为 50 单位的长戴镜片可满足要求。

计算出镜片的 Dk/t，并且认识到这种镜片的配比和设计将为角膜提供合适的透氧率，这个问题主要与患者是否能安全夜间佩戴有关。

四、过夜镜片的患者选择

在任何佩戴方式的接触镜处方中，患者的选择都是成功的关键，但对长戴和连续佩戴尤其重要。医师有各种各样的接触镜设计和材料，几乎每位患者都能成功地戴上接触镜。不过，仍须小心选择适合佩戴过夜镜片的患者，然后根据患者的光学、生理、职业及专业列出最合适的镜片类型选择。

了解完整的病史是必要的，不仅要评估患者的动机和原因，也要评估患者身体的一般状况和眼睛健康。全身性疾病、药物、过敏、眼睛干涩，以及既往的炎症或感染可能是佩戴接触镜的禁忌，有关患者职业、工作环境和休闲爱好的信息也很重要。

（一）合适人选

虽然这一评估并不全面，但有很多很好的理由来考虑使用夜戴模式。一个明显的候选群体是高度屈光不正的患者，在不使用视觉辅助工具时他们很容易受伤，因为他们没有好的视觉能力。如果患者在任何时候都能看得清楚，特别是在夜间行走时，这对他们有很大的好处。其他潜在的患者包括有特殊职业的患者，对他们来说眼镜佩戴是危险的或不切实际的。这些群体包括应急工作人员，如消防员警察等，他们经常在无法预测的时间从事轮班工作。长戴或连续佩戴对于那些需要在醒来后几秒钟内、白天和夜晚进行功能性视力检查的幼儿家长也是有益的。但是夜戴镜片也可能存在卫生问题，患者由于位置原因，无法每天以卫生方式消毒或处理接触镜，如户外爱好者和军事人员。值得注意的是，夜间使用镜片的患者中男性比例过高，这可能反映了他们对夜间佩戴方式所提供便利的偏好。

过夜佩戴方式也可用于多种治疗、药物输送和绷带镜应用，在某种双眼同视状态下，弱视眼的矫正视力将随着持续视觉矫正而提高视力的机会也更大。正在考虑进行屈光手术的患者也是长戴或连续佩戴的潜在候选人。这些镜片佩戴方式使患者可以 24 小时进行视力矫正（短期内），或者作为不可逆手术的替代。此外，如前所述，许多目前佩戴接触镜的患者承认偶尔或经常在佩戴接触镜时睡觉，在适当的时候，患者可以接受长戴和连续佩戴的建议。基于这些原因，医师继续为约 9% 的患者配适软性长戴镜片。

（二）不合适的候选人

由于患者的生活方式、一般健康状况或眼部外观，并非所有潜在的长戴和连续佩戴候选人都适合。首先排除有不遵守佩戴时间、更换频率和镜片护理规定的病史的患者，因为夜间佩戴镜片时不遵守规定的后果可能高于日戴模式，据报道，此类患者也有更高的感染、炎

症和其他并发症的风险。许多研究也报道了吸烟者患浸润性并发症的发病率较高，虽然吸烟严格来说并不是夜间佩戴的禁忌证，但是患者应该被告知这一危险因素。另一项报道指出，与镜片佩戴者并发症风险较高的相关活动是游泳，因此，游泳运动员应避免长戴和连续佩戴。一般健康状况也是一个考虑因素，患有与加重炎症或愈合反应较慢相关的全身性疾病的个体可能更适合日戴模式。

部分眼部情况可以作为接触镜夜间佩戴的禁忌。患有慢性睑缘炎或睑板腺功能障碍的患者，通常眼部有较高的细菌负荷（尤其是革兰氏阳性菌），增加角膜感染或炎症的风险。有严重症状的眼干燥症患者也应该避免延长佩戴和连续佩戴，因为他们成功佩戴的机会不大，慢性干燥角膜染色的患者使用日戴模式可能更好，因为上皮屏障的破裂可能导致角膜感染。患者是否有炎症史决定了最有可能导致浸润的原因。角膜瘢痕应该被高度怀疑是否适合延长佩戴和连续佩戴，如果角膜具有典型的圆形外观，表明角膜接触镜周围溃疡或接触镜周边溃疡（contact lens peripheral ulcer，CLPU）已经消退（图 16-1）。一旦发生了一次角膜炎症反应事件，患者发生进一步炎症事件的风险就会高得多，而且应该避免过夜佩戴，或者密切随访患者。

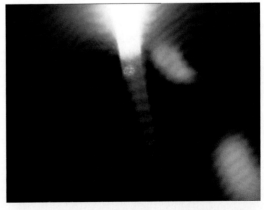

图 16-1　接触镜周边溃疡（CLPU）遗留的瘢痕

一旦决定在夜间佩戴接触镜，那么接触镜材料的选择就成为下一个要考虑的重要问题。

五、延长佩戴和连续佩戴的材料选择

目前,有四种材料可满足过夜佩戴的患者。

(一)常规水凝胶材料

如前所述,氧气通过传统水凝胶材料通过水相扩散方式。不幸的是,由于水的 Dk 值只有 80,因此,依靠水来最大限度地提高 Dk 值严重限制了用于夜戴的水凝胶的发展。因此,氧气通过镜片的扩散是有限的。使用 Morgan 和 Efron 公式可见,最基本的软性接触镜材料聚合物聚羟乙基甲基丙烯酸酯(HEMA)的 Dk 值只有 9 ~ 10。为了将常规水凝胶接触镜材料的 Dk 值增加到超过 HEMA 的 Dk 值,有必要将更多水结合到聚合物中的单体。这些含水量较高的材料通常使用 HEMA 或甲基丙烯酸甲酯(MMA)作为"主链"单体,更亲水的单体如 N- 乙烯基吡咯烷酮(NVP)或甲基丙烯酸(MA)将含水量增加到 60% ~ 70%,提供接近 30 的 Dk 值。表 16-1 报告了使用 Morgan 和 Efron 公式,从公布的 23.00D 镜片的含水量和中心厚度中导出 Dk。由于此透镜设计中固有的增加的透镜厚度,对于正度数透镜和高负度数透镜,Dk/t 将会更低。

表 16-1　普通常规水凝胶接触镜材料

产品名称	制造商	含水量	Dk 值(边缘和边界校正)	CT	Dk/t
Frequency　38(polymacon)	CooperVision	38.0	8	0.07	11
SofLens　38(polymacon)	Bausch+Lomb	38.0	8	0.035	22
Preference Sphere(tetrafilcon A)	CooperVision	42.5	9	0.07	13
Biomedics 55(ocufilcon D)	CooperVision	55.0	15	0.07	21
Acuvue 2(etafilcon A)	Vistakon	58.0	17	0.084	20
SofLens daily disposable(hilafilcon B)	Bausch+Lomb	59.0	17	0.09	19
Proclear(omafilcon A)	CooperVision	62.0	20	0.065	30
Focus Dailies(nelfilcon A)	Alcon	69.0	26	0.10	26

Dk,透氧性;CT,中心厚度;Dk/t,氧传导性

表 16-1 表明,常规水凝胶镜片材料不能对安全、无水肿的夜间佩戴需求提供充分的 Dk 值,由于上述夜间佩戴需要更高的 Dk/t。传统水凝胶材料缺点的认识推动了新型材料的发展,新型材料将为角膜表面提供更多的氧气。

(二)硅胶材料

首先出现的增强氧传输的材料是以硅胶为基础的,硅胶材料在 20 世纪 70 年代初开始在临床上应用。镜片传输足够的氧气到眼睛表面而过夜佩戴 Dk 值> 300,多年来,它们被用于眼科疾病治疗和儿科。然而,尽管其特殊的氧气传输性能和耐用性,仍有限制其在临床实践中使用的因素。液体无法通过硅胶流动,导致镜片频繁地与眼表结合,镜片表面具有极强的疏水性,导致明显的脂质沉积,但硅胶材料(Silsoft,Bausch+Lomb)仍然可用。不过由于成本高、参数有限和表面润湿性差,其临床应用率非常低。

(三)透气性材料

在 20 世纪 60 年代和 70 年代初,唯一可用的硬性透气接触镜材料是聚甲基丙烯酸甲酯(PMMA)。尽管 PMMA 透镜成本低,生物相容性好,但由于缺乏 Dk,它们逐渐失去了流行性,1978 年,第一种真正的硬性透气接

触镜材料（Boston 1）被引入，这种材料包含称为 TRIS 的含硅单体，导致 Dk 值显著增高。此后 10 年里，高分子化学家开始增加刚性硬性透气接触镜镜片的硅含量，试图增加 Dk 值。这种策略运作良好，到 20 世纪 50 年代中期达到一定的 Dk 值，此时的材料硅氧烷含量非常高，表面获得了少量但显著的静电电荷。这种负电荷吸引了患者泪膜中带正电荷的溶菌酶，在佩戴几个月后，黏附在镜片表面的蛋白质沉淀，阻止了镜片表面的适当润湿，并在一些患者引发炎症变化。此外，这些材料往往表现出较差的尺寸稳定性，相对易碎，容易引起划伤，偶尔还会出现镜片"开裂"现象，原因是不良或可变的聚合过程。

为了减少表面沉淀，但保持透气性，制造商在 20 世纪 80 年代后期开始生产氟硅 / 丙烯酸酯（F-S/A），其中添加了氟以增加氟的含量。润湿性和 Dk 值高于硅酮 / 丙烯酸酯（S/A）水平。研究表明，F-S/A 沉积的蛋白质比 S/A 少，同时保持高水平的氧气传输。

S/A 硬性透气隔夜佩戴材料最初应用于 20 世纪 80 年代初，并证明是相对成功的。然而，有些患者在长时间戴眼镜时仍出现低氧并发症。改进的制造方法导致了许多先进的硬性透气接触镜材料的发展，这些材料的 Dk 值在 100 以上（表 16-2），这些材料提供了足够的氧气。可以过夜佩戴在大多数患者身上。其中，Menicon Z 材料是 FDA 批准的最长 30 晚连续使用的唯一硬性透气材料，并且已经证明以这种方式佩戴是成功的。

表 16-2　常用硬性透气接触镜材料

品名	材料类型	制造商 Dk 值	Dk/t
Boston II	S/A	12	8
Boston IV	S/A	19	13
Boston Equalens	F-S/A	47	31
Boston EO	F-S/A	58	39
Boston Equalens II	F-S/A	85	57
Boston XO	F-S/A	100	67
Boston XO$_2$	F-S/A	141	94
Fluoroperm 30	F-S/A	30	20
Fluoroperm 60	F-S/A	60	40
Fluoroperm 92	F-S/A	92	61
Fluoroperm 151	F-S/A	151	101
Menicon Z	Siloxanylstyrene-based fluoromethacrylate	163	125*
Paragon HDS	F-S/A	58	39
Paragon HDS 100	F-S/A	100	67

Dk\t，"标准"中心厚度为 0.15mm 的镜片的氧传导性

* 制造商：Dk/t-3.00D 镜片

尽管硬性透气接触镜镜片从生理角度看是成功的，但与镜片结合有关的问题仍然存在。尽管硬性透气材料被广泛应用于过夜佩戴的角膜塑形镜基础上，获得性上睑下垂和周围角膜染色仍限制了其临床使用，第 22 章中有详细的描述。

（四）硅水凝胶材料

S/A 硬性透气接触镜和硅氧烷弹性软性接触镜材料的发展以来，从氧传导角度来看，将硅氧烷基团结合到接触镜材料中的优点已经众所周知。自 20 世纪 70 年代末以来，制造商一直试图将硅酮掺入传统 HEMA 基水凝胶材料中，以开发高 Dk 值水凝胶。然而，成功实现这一目标所需的化学成分非常复杂，直到 20 世纪 90 年代末，才成为可能。

目前有几种获准过夜佩戴的硅水凝胶镜片

（适用于长戴和连续佩戴），其主要特征总结在表 16-3 中。如上所述，将硅氧烷基团结合到水凝胶材料中的过程是复杂的，因为硅氧烷本身是疏水性的，并且与降低表面润湿性、增加脂质相互作用和增强之前在硅氧烷弹性体中发现的透镜结合有关，对硅氧烷水凝胶透镜的发展构成巨大阻碍。

为了使硅水凝胶接触镜镜片的表面更加亲水、更容易润湿，人们开发了将等离子体引入镜片表面的技术。最近的技术是将亲水性单体加入有助于表面润湿的镜片材料中。目的是从泪膜上掩盖疏水性硅氧烷，增加材料的表面润湿性并减少脂质沉积。除了由不良表面润湿性引起的并发症之外，硅氧烷的引入导致镜片材料的模量或"硬度"增加，导致硅氧烷水凝胶材料比常规水凝胶材料明显"更硬"。

尽管各公司未完全公开所使用材料的具体参数，但生产厂家不同，材料确实有差异。因此将通过目前已批准可在市场上买到过夜佩戴镜片的公司来提供镜片的简要概述。

1. Bausch+Lomb　Bausch+Lomb 的 PureVision 材料 balafilcon A 是含硅单体聚二甲基硅氧烷［三甲基硅氧基硅烷（TRIS）的乙烯基氨基甲酸酯衍生物］与亲水水凝胶单体 NVP 共聚的均匀组合。PureVision 镜片在反应气体等离子体室中进行表面处理，反应气体等离子体室将镜片表面的硅氧烷组分转化成亲水性硅酸盐化合物，产生玻璃状、不连续的硅酸盐"岛"，以及转化表面区域的亲水性在底层 balanfilcon A 材料上"桥接"。PureVision 只有两种软性镜片被批准用于长达 30 天的连续佩戴和临床试验，其中一已经显示出有效性。它还被批准用作治疗性绷带镜片，多项研究已经证明了以此种方式使用时的价值。

2. Alcon　有两种硅水凝胶材料，可在夜间使用。Lotrafilcon A 材料（AIR OPTIX Night & Day AQUA）采用一种连续的双相或双通道分子结构，在这种结构中，两个相从透镜的前向后表面持续存在。Lotrafilcon B（O$_2$OPTIX/Air Optix AQUA）基于非常相似的技术。两种材料的表面在气体等离子体室中使用三甲基硅烷、氧气和甲烷的混合物进行永久改性，以产生永久的超薄（25nm）、高折射率、连续的亲水表面。Lotrafilcon A 材料被批准用于长达 30 夜的连续佩戴，并且已经报道了以这种方式使用的透镜的成功结果，它也被批准用作治疗性镜片。在日戴的基础上，两种 lotrafilcon 材料已被证明在临床上是成功的。

3. CooperVision　提供两种硅水凝胶材料，comfilcon A（Biofinity）和 enfilcon A（Avaira），后者只被批准用于日戴。据报道，这两种材料的 Dk 值都比预计高，意味着它们的化学性质与其他有机硅水凝胶不同。Comfilcon A 可用于长戴，enfilcon A 含有紫外线（UV）阻滞剂。到目前为止，几乎没有一种镜片的临床数据被发表，但是 comfilcon A 的性能在一夜之间与其他硅水凝胶相比显得比较复杂。

4. Vistakon　有两种硅水凝胶材料被批准可重复使用。其中一种用的是 Acuvue Advanced 材料。其使用的 galyfilcon A 与其他硅水凝胶材料（47%）相比，含水量相对较高，因此 Dk 值相对较低，且仅用于日戴。它含有紫外线阻滞剂，有报道其第一类紫外线保护可阻断 > 90% 的 UVA 和 > 99% 的 UVB。而 Acuvue OASYS 材料制作的 senofilcon A 还具有第 1 类紫外线阻挡能力。Acuvue Advanced 镜片材料是第一个未经表面处理的硅水凝胶，紧随其后使用的是 Acvue OASYS。Senofilcon A 用于制造 Acuvue OASYS 透镜的材料基于类似于 Acuvue Advanced 中 Galyfilcon A 材料的化学成分。这两种材料都包含基于聚乙烯吡咯烷酮（PVP）的长链高分子内润湿剂，降低了硅氧烷水凝胶表面常见的疏水性。Acuvue Advanced 镜片内部润湿剂被称为 Hydraclear，用于 OASYS 镜片的润湿剂是 Hydraclear Plus，这意味着可能会加入更多 PVP。OASYS 镜片在研究接触镜片引起干燥症状的受试者方面非常成功。

表 16-3　批准用于夜间佩戴的硅水凝胶材料

商品名称	AIR OPTIX NIGHT & DAY AQUA	O₂ OPTIX OR AIR OPTIX AQUA	PUREVISION	ACUVUE OASYS	BIOFINITY	MENICON PREMIO
美国采用的名称	lotrafilcon A	lotrafilcon B	balafilcon A	senofilcon A	comfilcon A	asmofilcon A
制造商	Alcon	Alcon	Bausch+Lomb	Vistakon	CooperVision	Menicon
CT (@-3.00 D) mm	0.08	0.08	0.09	0.07	0.08	0.08
含水量（%）	24	33	36	38	48	40
Dk (×10^{-11})	140	110	91	103	128	129
Dk/t (×10^{-9})	175	138	101	147	160	161
系数（MPa）	1.4	1.0	1.1	0.72	0.75	0.9
表面处理	25nm 高折射率等离子体涂层	25nm 高折射率等离子体涂层	等离子体氧化过程	没有表面处理。内湿润剂（PVP）	无	等离子体氧化
主单体	DMA+TRIS+硅氧烷大分子	DMA+TRIS+硅氧烷大分子	NVP+TPVC+NVA+PBVC	mPDMS+DMA+HEMA+硅氧烷大分子+TEGDMA+PVP	FM0411M; HOB; IBM; M3U; NVP; TAIC; VMA	机密

DMA, （N,N-dimethylacrylamide）; FM0411M, （α-Methacryloyloxyethyl iminocarboxyethyl iminocarboxyethyl iminocarboxyethyl iminocarboxyethyloxypropyl-poly （dimethylsiloxy）-butyldimethylsilane）; HEMA, （poly-2-hydroxyethyl methacrylate）; HOB, 2-Hydroxybutyl methacrylate）; IBM, （Isobornyl methacrylate）; M3U, （α ω-Bis （methacryloyloxyethyl iminocarboxy ethyloxypropyl）-poly （dimethylsiloxane）-poly （trifluoropropylmethylsiloxane）-poly （ω-2methoxy-poly （ethyleneglycol）propyl methylsiloxane））; mPDMS, （monofunctional polydimethylsiloxane）; NVA, N-vinyl aminobutyric acid; NVP, （N-vinyl pyrrolidone）; PBVC, （poly [dimethylsiloxy] di [silylbutanol] bis[vinyl carbamate]）; PVP, （polyvinyl pyrrolidone）; TAIC, （1,3,5-Triallyl-1,3,5-triazine-2,4,6 （1H,3H,5H）-trione）; TEGDMA, （tetraethyleneglycol dimethacrylate）; TPVC, （tris- （trimethylsiloxysilyl） propylvinyl carbamate）; TRIS, （trimethylsiloxy silane）; VMA, （N-Vinyl-N-methylacetamide）.

5. Menicon　硅水凝胶材料，如 asmofilcon A（PremiO），只能在有限数量的市场上使用，且已经发表的关于其临床表现的数据有限。该透镜使用专利聚合系统将硅氧烷和亲水性单体（Menisilk）结合起来，且使用新型等离子体表面处理，menicon 的处理结合了两种等离子体涂层的优点（如 Alcon 公司的 lottrailcon A 和 lottrailcon B 材料中使用的产品）及等离子体氧化（如用于 Bausch+Lomb ballafilcon A 材料的表面处理过程）。

六、软性接触镜材料夜间佩戴的临床应用

缺氧和酸中毒可能是夜间佩戴的任何软性镜片面临的最大挑战。酸中毒是由高碳酸血症（二氧化碳增加）引起的，常与缺氧有关。此外，氧气流动和二氧化碳废物的释放受到接触镜的阻碍，所有因素均显著地影响角膜健康。

最近的数据表明，虽然高透氧性硅水凝胶现在主要应用在长戴镜片，但是约25%的长戴镜片采用了水凝胶材料，尽管它们的 Dk/t 较低。来自39个国家的近7500个长戴有关数据显示了5年间（2006～2010年）全球长戴患者所用材料的最新信息。研究表明，28%的新装和改装成长戴形式的产品都没有使用水凝胶材料。然而，在长戴的佩戴方式下，一些国家（如中国和埃及）使用水凝胶材料者近90%，而其他国家（如澳大利亚和加拿大）只对5%的长戴患者使用水凝胶。

表16-4总结了与上述材料夜间佩戴相关的潜在并发症，详情如下。

（一）常规水凝胶材料的潜在并发症

HEMA 材料过夜佩戴引起的主要并发症是由于其为角膜提供的氧气不足。

1. 条纹和褶皱　角膜基质内的缺氧导致乳酸积聚，随后从前房流入液体，导致水肿和角膜厚度的增加。这是角膜对缺氧的急性反应，

通常没有轻微水肿的症状，但在极端情况下，可出现视力下降、眩光、光晕和畏光。对于低 Dk 值常规水凝胶镜片材料的夜间佩戴，角膜水肿在白天发生率为1%～5%，夜间增加到约10%。角膜厚度的测量是用一个测厚仪进行的。临床上，角膜水肿可观察到条纹和褶皱的出现，这是角膜水肿的直接结果。条纹是垂直的，灰白色，在基质中可见平行六面体，当水肿超过5%时出现。褶皱在德塞梅的膜中表现为物理"屈曲"，被认为是黑色的深槽，用直接照明法观察，当水肿达到或 > 10% 时可以观察到。这些急性反应在睁眼时是可逆的，但是用传统的接触镜重复过夜佩戴已经证明会对角膜结构和功能造成有害影响。消除角膜水肿所需的氧气量，估计在夜间佩戴期间，87～125 Dk/t 单位是必要的。传统的镜片显然远远达不到此要求（表16-1），因此，对于大多数夜间佩戴的患者来说，可能出现水肿。对于高透氧性硬性透气和硅水凝胶镜片来说，情况并非如此（表16-2，表16-3），如果存在，则此类患者中很少观察到条纹和褶皱。

表16-4　HEMA 水凝胶和硅水凝胶的潜在并发症

HEMA 基水凝胶	硅水凝胶	水凝胶
间质纹	黏蛋白球	接触镜急性红眼
间质褶皱	上皮弓状病变	接触镜周围性溃疡
上皮微囊	结膜瓣	浸润性角膜炎
内皮细胞多发性肥大	角膜糜烂	微生物角膜炎
边缘充血	乳头性结膜炎	
基质新生血管		
降低角膜敏感度		
上皮厚度减少		
基质变薄		

2. 上皮微囊　除了对缺氧的急性反应，角膜对慢性缺氧也有反应。一种常见的慢性反应是上皮微囊，表现为位于上皮中的小内含物或点（5～30mm）。在没有佩戴镜片的情况下，可能出现少量微囊，也可能出现在过夜佩戴常规水凝胶镜片时，但很少出现在佩戴硅水凝胶镜片的

患者。它们由坏死的细胞组织或碎片组成，这些组织或碎片具有相对较高的折射率，后照明法可观察到。有上皮微囊的患者通常没有症状。微囊通常发生在约 2 个月的慢性缺氧后，并且在接下来的 2～4 个月数量增加，之后数量稳定。微囊起源于上皮的深层，并向前迁移。如果它们到达表面，就会突破上皮细胞，造成染色，偶尔轻微干扰视力。治疗方法是停止镜片过夜佩戴或用更高 Dk/t 的接触镜重新佩戴。恢复通常需要 4～6 周，随着角膜氧量突然充足，通常还会出现微囊数量的暂时增加，随后在 2～3 个月的时间里，微囊的数量逐渐减少，直至消失。

3. 内皮细胞多形性改变 内皮也显示出慢性缺氧引起的形态变化。细胞多形性增大在 30 年前首次报道，并且描述了当佩戴低 Dk/t 镜片时内皮细胞大小的变化。虽然这种情况最初没有症状，但患者最终可能对接触镜佩戴表现出不耐受。患者整夜佩戴高透气性硬性透气接触镜片或佩戴聚硅氧烷水凝胶材料的镜片不会出现此现象。

4. 角膜缘充血 使用常规水凝胶过夜佩戴镜片经常导致角膜缘充血。当佩戴传统镜片材料时，角膜缘发红的现象很快出现，即使是在日戴基础上，在镜片插入后的几个小时内就可以看到明显的差异。缺氧已被证明是角膜缘充血的主要促成因素，特别是在比较硅水凝胶镜片和传统水凝胶镜片之间角膜缘反应的研究中，短期和长期都可以看到变化。此外，现在有非常好的证据支持角膜缘充血与晶状体材料 Dk/t 直接相关的理论。当患者佩戴硅水凝胶镜片时，即使是过夜佩戴，角膜缘发红现象也会迅速减少（图 16-2）。

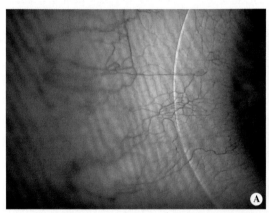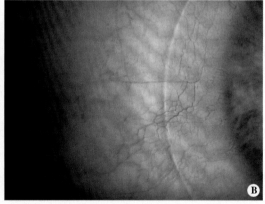

图 16-2 A. 角膜缘充血是常规水凝胶镜片长期佩戴的结果；B. 当用硅水凝胶镜片改装以延长佩戴时间时，与 A 相同眼睛的角膜缘充血减少

5. 新生血管形成 除了与常规水凝胶镜片的长戴相关的角膜缘充血外，慢性新生血管的形成也经常发生。这种"新生血管形成"被定义为毛细血管形成并延伸到先前无血管的角膜区域。研究表明，在长戴基础上使用传统水凝胶镜片的患者中，高达 65 % 显示出一定程度的新生血管。相比之下，使用硅水凝胶镜片材料的患者没有新血管形成的证据。显示新生血管的患者在用硅水凝胶改装后，在短短 1 个月内就显示出血管反应的消退（图 16-3）。新的血管不是消失了，而是作为"幽灵血管"依然存在，并且如果再次受到缺氧刺激，这些"幽灵血管"可以迅速填充。

6. 其他慢性角膜变化 长戴引起的缺氧经常导致角膜的其他变化，但是这些变化对眼科医师来说可能不明显，包括角膜敏感度降低，上皮对氧气的吸收减少，上皮厚度减少，或许最令人担忧的是使细菌黏附力更强。此外，虽然急性缺氧已知会导致角膜肿胀，但慢性缺氧会导致长期基质变薄。

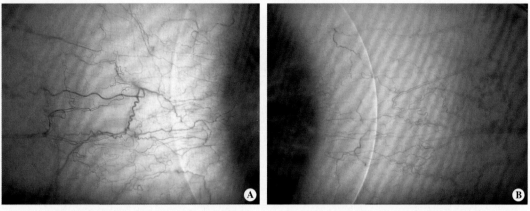

图 16-3　A.新生血管形成（常规低透氧性镜片的长期佩戴）；B.用长期佩戴的硅水凝胶镜片改装后 1 个月，A 眼新生血管的消退

7.近视偏移　慢性缺氧也是近视偏移的假设原因，可能发生在戴传统水凝胶镜片的长戴患者身上。类似于对缺氧的其他慢性反应，当用硅水凝胶镜片时，患者可能出现远视改变。如果边缘老视患者佩戴，可能会有临床意义。重新佩戴后约 1 个月，所有患者都应该小心过矫，因为患者佩戴的镜片可能过度使用或使用不足，导致近视度数偏移问题。

8.角膜染色　常规水凝胶镜片长戴时观察到的常见并发症是角膜染色，也称为表面点状染色（superficial punctate staining，SPS）或 SPK。病变呈现小点状斑点到大的、密集的、汇合的斑点。染色的一个可能原因是缺氧，监测长戴和连续佩戴者的染色尤为重要，因为染色代表上皮屏障的断裂，也可能成为细菌进入的后续入口。

与硅水凝胶相比，HEMA 材料夜间佩戴的缺点与镜片提供的氧气水平非常低，以及当镜片被过夜佩戴时所报告的并发症的增加有关。

（二）硅水凝胶材料的潜在并发症

硅水凝胶镜片的主要优点是良好的透氧能力，消除了前文描述的低氧并发症。尽管戴硅胶水凝胶镜片时角膜有较高的氧气含量，但仍会出现机械性、炎症性和感染性并发症。当硅水凝胶首次被引入时，参数可用性的限制阻止了每一个潜在患者实现夜间佩戴，但是在当前的焦度范围、基本曲线和镜片设计下，现在很少有人不能适应此类镜片。

如硅胶水凝胶材料一节所述，其主要缺点是其相对疏水的表面和较高的弹性模量。第一批两种硅胶水凝胶镜片（lotrafilcon A 和 balafilcon A）与 HEMA 基水凝胶相比，具有非常高的弹性模量值，因为它们主要用于过夜佩戴，因此氧传导是关键。导致透镜具有高硅氧烷含量（提供非常高的 Dk 值），但是相应地具有非常高的弹性模量值。虽然这种增加有利于镜片的处理，但它肯定与各种机械并发症有关，并发症最初是在这些镜片上看到的，尤其是当它们以连续佩戴为基础时。随后被引入市场的硅氧烷水凝胶更多地针对日戴市场，因此具有较低的 Dk/t 值和较低的硅氧烷量，倾向于具有较低的模量值（图 16-4）。因此，临床医师倾向于使用新材料减少机械并发症。此外，制造商也逐渐习惯了在较高弹性模量的硅胶水凝胶镜片上进行设计，并迅速对第一代材料进行了重新设计，以降低其厚度，提供了更多的基本设计，并对后表面进行了重新设计，即使是上述原始的高弹性模量材料，也减少了机械并发症。

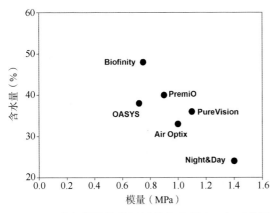

图 16-4 硅水凝胶镜片材料的含水量（％）对模量的曲线图

硅水凝胶接触镜在夜间佩戴时，炎症和感染并发症仍然令人担忧，而且似乎有更多的临床趋势存在。下文将简要回顾硅水凝胶材料可能出现的并发症。

1. 黏蛋白球 镜片撕脱后碎片通常发生在夜间佩戴的镜片，特别是硅水凝胶镜片。最常见的碎片为黏蛋白球。黏蛋白球是珍珠般半透明的，在接触镜的背面和角膜之间观察到的 20～100μm 的球形颗粒（图 16-5），且已经证明它们是由黏液和脂质组成的。当相对较硬的镜片材料"剪切"泪膜并从泪膜上卷起黏蛋白和脂质的小球时即可发生。当移除镜片时，上皮细胞中留下短暂的凹陷，其与荧光素汇合。在大多数情况下，患者没有症状，几个小时内可完全恢复。黏蛋白球与任何临床并发症没有直接联系，尽管两项研究表明黏蛋白球的存在与角膜炎症事件的发生率降低有关。假设黏蛋白球的存在意味着角膜表面黏液层更加集中或黏稠，从而阻止了针对细菌配体的免疫反应的上调。

2. 上皮弓状病变 所有水凝胶镜片都可能出现的另一个机械并发症是上皮弓状病变（SEAL），但更常见于较硬的材料。SEAL 通常在离角膜缘约 1mm 的上皮中呈弧形断裂；然而，在一些硅水凝胶镜片佩戴者中，损伤可能更靠近中央角膜。边缘可以是不规则的、粗糙的或加厚的，特别是 SEAL 与扩散或焦点渗

透相关联时。SEAL 通常没有症状，但在摘除镜片后可能有轻微的异物感。SEAL 出现的原因很多，但最可能的是硅水凝胶材料的硬度或它们的不灵活性，为符合边缘，造成机械压力的增加。此时应要求暂时停止佩戴镜片 1～2 天。应该提醒患者，他们的症状可能在初期加重，并且可以给予眼部润滑剂来缓解不适。在复发的情况下，可以用不同的设计或材料验配。本章最后的病例 1 为硅水凝胶镜片佩戴者 SEAL 的例子。

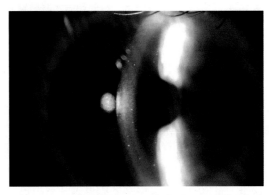

图 16-5 硅水凝胶镜片后表面与角膜之间的黏蛋白球

3. 球结膜破裂改变 所有软性镜片都会出现结膜组织的凹陷和轻度染色，如果没有主观不适和相关的不良影响，通常不会太在意。一项影响与硅水凝胶镜片相关的球结膜的相对新的临床发现已被报道，特别是在长戴或连续佩戴时，称为镜片诱导的上皮瓣或结膜上皮瓣（conjunctival epithelial flaps，CEF）。这些术语用于描述结膜上皮与下层组织分离的区域。使用荧光素和黄色滤光片可以更好地观察到。"瓣片"通常在镜片边缘上方或下方 1mm 处观察到，并具有粗糙或锯齿状的外观（图 16-6）。最近的印模细胞学研究表明，CEF 似乎是由健康的上皮细胞和杯状细胞形成的，这些细胞由于镜片边缘而偏离了结膜表面的正常位置。该区域似乎没有任何炎症迹象，并且镜片佩戴者没有症状。虽然这种情况看起来是良性的，但如果持续存在，临床医师可能会选择用替代的镜片设计或材料重新为患者验配。

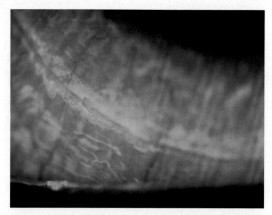

图 16-6　如荧光素染色所示，在使用硅水凝胶镜片时，出现上皮瓣，持续佩戴后，结膜破裂

4. 角膜擦伤和糜烂　可发生在所有类型的镜片。病因是异物进入镜片下并磨损表面上皮细胞，或接触镜"结合"到上皮细胞上并在细胞恢复活动时干扰细胞。与日常镜片佩戴相比，夜间镜片佩戴更有可能出现此情况，并且与其相关的症状的严重程度差别很大。上皮细胞被破坏（图 16-7），受影响区域被荧光素染色。可以使用眼部润滑剂，但在大多数情况下不需要用药。严重病例可能要预防性使用局部抗生素、镇痛药或散瞳剂。

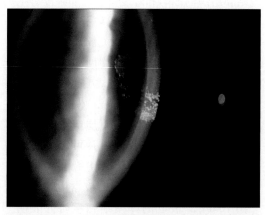

图 16-7　连续佩戴硅水凝胶镜片的患者出现角膜糜烂

5. 接触镜乳头状结膜炎　接触镜乳头状结膜炎，又称为 GPC，被认为是机械性和免疫性的。自从引入频繁更换镜片以来，GPC 已经成为常规水凝胶镜片长戴的相对罕见的并发症，

但是连续佩戴的硅水凝胶镜片的引入导致此情况的重现，与透镜中的硬度增加和边缘设计的结合是有关联的，但是较新的设计和较低模量的硅水凝胶材料似乎再次降低了患病率。GPC 表现为眼睑结膜的改变，包括充血和乳头分泌增多。乳头可能弥漫性地出现在整个眼睑交界处，也可能位于局部区域。硅水凝胶佩戴者的症状通常发作迅速，包括异物感或不适、瘙痒、黏液分泌过多或黏稠，在某些情况下，尤其是在睡眠期间，镜片位置不当。起源于机械性原因的 GPC 病例通常可以快速解决，只要停止佩戴镜片，戴框架眼镜或日常一次性镜片约 2 周。局部抗组胺剂 / 肥大细胞稳定剂也可用于治疗GPC。可能需要改变佩戴时间表、镜片设计和材料，以防止复发。本章末尾的病例 2 描述了硅水凝胶镜片佩戴者中出现的 GPC。

（三）所有水凝胶材料相关的潜在并发症

虽然前两部分集中讨论了与常规水凝胶或硅水凝胶镜片相关的并发症，但要强调，长戴和连续佩戴可能导致所有水凝胶镜片的许多并发症，下文将讨论。

1. 角膜接触镜急性红眼病（CLARE）是一种单侧急性炎症性疾病，是长戴和连续佩戴对革兰氏阴性生物（如假单胞菌属）的反应。在镜片上定居并释放内毒素。CLARE 在上呼吸道感染的患者中发病率较高，可能是由于其他革兰阴性菌的存在，如流感嗜血杆菌。CLARE 患者通常在清晨因中度疼痛（异物感）的红眼惊醒，伴有溢泪和畏光。局灶性或弥漫性上皮下浸润常见于靠近角膜缘的角膜中央边缘。浸润物很少染色，溶解迅速。CLARE 在摘除接触镜后可自愈。因此，一般在急性期暂时停用镜片并应用眼部润滑剂。

2. 接触镜周边溃疡（CLPU）　是一种炎症反应，导致"无菌溃疡"。病因是对致病菌释放的外毒素（通常是革兰氏阳性）的过敏反应。表现为前基质中单一的、小的、圆形的、周边的或中间周边的灰白色、灰色病变。

症状包括轻度至中度疼痛（异物感）、轻度流泪和轻度畏光。出现急性表现后，上皮细胞在几天内再生。病变周围可能出现弥漫性浸润。一个非常清晰的圆形"瘢痕"仍然存在，随着时间的推移逐渐消失，但在事件发生几个月后仍然存在。MK 的鉴别诊断极其重要。章末的病例 3 描述了硅水凝胶镜片佩戴者中发生的 CLPU。

3. 浸润性角膜炎（IK）　是一个用于描述角膜内炎症事件的通用术语。所有 IK 病例都显示角膜内存在浸润，浸润可以位于任何部位，但通常位于角膜缘区域的外围，常伴有角膜缘充血。许多 IK 病例在眼睑边缘发现革兰氏阳性外毒素。症状包括轻度到中度的刺激（通常是异物不适），轻度发红，流泪，畏光，偶尔有轻度分泌物。IK 相关症状的严重程度有很大的可变性，在某些情况下，没有与浸润相关的症状，称为无症状浸润性角膜炎（asymptomatic infiltrative keratitis，AIK），原因常未知。暂时停止佩戴眼镜，通常可在数天内完全消除临床症状。在大多数情况下，不需要额外的治疗，也可使用眼药水来缓解症状。

4. 炎症并发症的发生率　根据研究设计和报告浸润的标准不同，角膜浸润的报告百分比差异很大，因此很难准确报告炎症情况的发生率。

现已明确，夜间佩戴不仅会增加 MK 的风险，还会增加接触镜佩戴者的炎症风险，最近的预测表明，长戴角膜浸润风险增加 2 ～ 8 倍。20 世纪 90 年代后期，当硅水凝胶镜片开始上市时，它们主要用于夜间镜片佩戴，最长持续时间为 1 个月。因此，大多数用于研究硅胶水凝胶镜片炎症事件发生率的临床试验主要报道的是夜间佩戴方式。这些研究报道了无菌性角膜炎的发病率，常规水凝胶镜片为每 100 位患者 1.3 ～ 5.5 例 / 年，硅水凝胶镜片为每 100 位患者 2.9 ～ 6.7 例 / 年。Szczotka-Flynn 和 Diaz 进行了荟萃分析，以评估硅胶水凝胶和低 Dk/t 水凝胶长戴镜片使用者角膜炎症事件的风险。他们报道了硅胶水凝胶佩戴者每 100 人的发病率为 14.4，传统水凝胶佩戴者每 100 人的发病率为 7.7，表明与佩戴 7 天长戴的低 Dk/t 镜片相比，在长戴基础上佩戴长达 30 天的硅水凝胶镜片的患者发生角膜浸润的风险约高 2 倍。然而，从这一发现中还不清楚，材料或夜间佩戴的长短，或者两者的结合，是造成风险明显增加的原因。另外 3 项研究也证实了使用硅水凝胶会使 IK 风险增加 2 倍。原因仍不清楚，但溶液相互作用、模量、泪膜成分的沉积，以及润湿性降低等因素都被认为是潜在的相关因素。对患者炎症发病率的临床研究发现，10% ～ 25% 的长戴和连续佩戴患者经历了复发。对于经历过多次炎症的患者，建议其换一种更好更健康的佩戴方式，或者只是偶尔夜间佩戴镜片。

5. 微生物性角膜炎（MK）　是与接触镜佩戴相关的最严重的并发症，也是传统水凝胶镜片长戴的最大问题。幸运的是，MK 在普通人群中的患病率非常低，部分原因是眼球表面的特殊防御机制。在接触镜佩戴者中，最常见的与 MK 相关的微生物是假单胞菌（主要是铜绿假单胞菌），但从接触镜患者 MK 病例中培养出许多不同种类的微生物。MK 的主要危险因素包括夜间佩戴、不合格的镜片卫生情况、上皮损伤、吸烟、男性及佩戴镜片游泳。传统水凝胶镜片日戴患者中 MK 的年发生率是每 10 000 名佩戴者中有 4 人，据报道长戴将这一风险增加了约 5 倍。虽然最初希望连续佩戴的硅水凝胶的风险会更低，但研究结果表明，风险水平与传统 HEMA 材料相似。

MK 患者通常会经历剧烈疼痛、流泪、充血和畏光。角膜的任何区域都可能受到影响，临床表现通常是单个不规则的浸润性病变，可侵犯上皮、鲍曼层和基质层。前房反应和眼睑水肿也很常见，视力可能下降。在本章末尾的病例 4 中描述了传统水凝胶镜片佩戴者中出现的 MK。

MK 被认为是眼部紧急情况，必须立即进行治疗，以达到最佳效果。由于接触镜佩戴者中 MK 的大多数病因是细菌，除非存在其他预后迹象，否则应使用抗生素进行治疗。最初的治疗通常采用氟喹诺酮单药治疗，并根据需要补充睫状肌麻痹剂和镇痛剂。在严重的情况下，也可以使用强化抗生素。大多数患者的预后良好，大多数病例在没有视力丧失的情况下痊愈，部分病例留下瘢痕，但这取决于致病生物。梭菌性角膜炎的病例和棘阿米巴角膜炎与镜片佩戴相关的症状通常更严重，并且经常导致最佳矫正视力的显著丧失，并且在许多情况下，可能需要角膜移植。

七、患者教育

接触镜过夜佩戴是一种独特的挑战，对佩戴常规和使用这些特殊接触镜的患者的管理等问题需要进一步讨论。适当的患者教育对夜间佩戴方式的成功及风险防控起关键作用。

（一）知情同意或患者协议

强烈建议从业人员制定知情同意书，清楚地说明要佩戴的接触镜、夜间佩戴模式（长戴或连续佩戴）、此模式的风险和优点、如何避免并发症，以及如果怀疑发生并发症应采取哪些措施。可以使用多个单独的文档，也可以将信息合并成一个文档。

（二）舒适与适应

为了提供最佳的患者舒适度和最低的机械引起的不良反应的风险，合适的镜片是至关重要的。试戴镜片应始终在夜间接触镜佩戴开始前进行，如果发现任何试戴问题或报告有明显不适，应尝试替代设计或产品。试戴期间的初始舒适度极大地影响了患者对接触镜的感知，并可能对他们的最终成功产生影响。

应该避免偏心或提供未完全覆盖角膜的镜片，因为可能导致角膜干燥或角膜缘擦伤。如前所述，一些硅水凝胶镜片的高热结节使其更坚硬，因此物理镜片与角膜曲率关系对成功配适更关键。因此，与传统软性接触镜相比，硅水凝胶镜片更经常观察到的现象是镜片"弯曲"，通常给患者带来类似异物的不适。不幸的是，沟槽不会随着磨损的增加而减少，如果观察到，必须评估弧度或设计是否合理。

对适合夜间佩戴的接触镜的适应应该是迅速的。然而，有法律建议新接触镜片的患者应该适应日戴至少1周，主要是为了确保患者能够在开始长戴或连续佩戴之前佩戴、处理和护理接触镜。当为已适应的佩戴者开具长戴或连续佩戴处方时，应指示患者立即开始夜戴。对于高透气性硅水凝胶材料，镜片佩戴第一夜后的随访是不必要的，因为这次随访的唯一原因是评估任何可能的急性缺氧反应。约1周后，当患者适应夜间佩戴方式后，评估更合适。然而，讨论患者在戴镜片时醒来时的感觉是非常重要的。一夜之间泪膜的变化可能导致轻微的干涩和视物模糊，可通过眨眼来解决，但也可以通过再润湿液滴来缓解。如果患者在安排第一次随访前遇到任何问题，必须联系眼科医师。

第一周之后，所有佩戴者都应该接受初次随访，以确保镜片舒适，患者能够适应夜戴。随后的随访应该在开始长戴或连续佩戴后2～3周，再3个月后复查。重要的是，由传统水凝胶材料变更成硅水凝胶镜片的患者，评估长戴者的前几周内的状况更为重要。另外，要注意的是从慢性缺氧中恢复有关的变化可能在镜片佩戴的第1个月左右发生，包括先前近视的可能逆转和微小气泡的短暂出现。因此，对视力和屈光过度的评估，以及仔细的裂隙灯显微镜检查在每次访问时都会用到。在为患者订购镜片之前，可以改变镜片参数。后续随访应安排每隔3～6个月进行1次。

（三）佩戴时间表

佩戴时间表由许多因素决定。其中包括目前监管机构（如FDA、欧盟的产品安全认证等）对佩戴时间的批准。有些镜片只能戴6个晚上（长戴），有些镜片只能戴30个晚上（连续佩戴）。即便如此，这些批准也是推荐的最长佩戴时间。应根据个人情况考虑每位患者连续使用的最佳天数，并应强调，如果患者愿意，可以在较短的时间内摘除镜片。所以必须强调佩戴时间表的灵活性。如果接触镜佩戴时间较短，必须在重新佩戴前用适当的护理系统清洗和消毒。无论佩戴时间表如何，患者都应被告知，永远不要再次佩戴曾经不适的镜片，也不要在疼痛或红眼时佩戴镜片。

每 6 晚或 30 晚夜间佩戴一次，之后停止佩戴一个晚上，镜片应该丢弃，或者如果镜片被批准使用 6 晚，可以对其进行清洁和消毒，再重新佩戴 6 晚，前提是监管机构和镜片情况允许。很重要的是，所有患者都要按照推荐的时间表更换镜片。一些从业者建议在 1 个月的开始或结束时提醒更换每月抛弃镜片，以提高合规性。部分公司使用短信和电子邮件提醒患者应该何时更换镜片。

（四）清洗液和再湿润液

患者必须选择一种护理方案，他们可以在定期或不定期取下镜片时使用护理方案。一般来说，多用途的护理方案由于使用方便和成本较低使用率高，但应注意确保镜片材料和系统之间的兼容性。强烈建议使用揉搓和冲洗的步骤，即使是无揉搓护理方案，特别是对于易发生脂质沉积的患者，也要揉搓。也可以使用过氧化氢护理系统。向所有长戴和连续佩戴患者提供润滑液也很重要。这些对缓解眼睛干涩非常有用。如果需要，也可以在晚上使用，并且应该推荐给表现出大量黏蛋白球的患者，据报道在睡觉前经常使用润滑液会降低黏蛋白球的出现频率。理想情况下，滴眼液应该具有相对较低的黏度，以防止滴入后眼睛模糊。表面活性剂和润滑剂已经证明可以改善硅水凝胶接触镜的临床性能，对脂质沉积的患者可能有帮助。使用含有表面活性剂的护理方案，通过摩擦和冲洗定期摘除的镜片，也可能对趋向有脂质积聚的佩戴者有帮助。

（五）紧急事件

如果患者感到身体不适，应建议患者摘除

长戴或连续佩戴镜片，因为在此期间，患者通常容易发生不良事件。最重要的是，他们应该被告知严禁佩戴不舒服的镜片睡觉，或者眼睛疼痛或发红，每天早上醒来时必须检查眼睛，以确保自己看起来"好"，感觉"好"，并且他们能看得清楚，每天早上都应该进行上述安全检查。如果患者有任何顾虑，必须摘下镜片并紧急联系医师，因为 MK 患者的延迟治疗对最终的预后和康复有重大影响，应向患者提供紧急联系号码，其中必须包括 24 小时紧急联系号码。部分机构可能会安排一个随叫随到的系统，在这个系统中，从业人员轮流履行这一职责。

办公室工作人员在长戴和连续佩戴患者的潜在紧急情况管理中发挥着至关重要的作用。只有在进行某种程度的在职培训的情况下才能发挥作用，而且从临床和法律的角度来看，这种培训是非常值得的。紧急情况下，工作人员迅速安排有潜在不良反应的患者，或者在必要时安排外部紧急预约。应定期对知情同意书进行修订和更新。

（六）随访护理

接触镜随访对长戴和连续佩戴患者极其重要，是避免并发症或发现问题原因的最佳方法。要强调对患者进行随访的重要性，无论患者是否遇到问题。应该让患者意识到可能的症状，但也必须解释，在最初阶段，某些并发症可能在没有任何相关症状的情况下发生。

访问应该从彻底的病史开始，最好是以患者讨论的形式进行，建议采用"开放式"而不是"封闭式"的问题。例如，"你来描述一下你的接触镜佩戴情况吧"或者"你的接触镜 / 眼睛 / 视力有什么主要问题？"视力的测量是极其重要的，特别是如果怀疑或观察到并发症，并且在有或没有镜片的情况下完整记录最佳矫正视力水平对于确定视力是否已经发生暂时或永久损失是至关重要的。

在所有随访中，应进行彻底的裂隙灯检查。评估镜片表面特性和润湿性尤为重要。摘除镜片后，应使用适当的照明技术检查眼睑、睫毛、角膜边缘、结膜和角膜。翻转眼皮和荧光素染色（使用额外的黄色滤光片）必须在所有访问中都执行。重新戴入镜片前，可以用生理盐水冲洗眼睛，建议患者在再次戴镜片过夜之前对镜片进行消毒处理。

全面的记录、保存对于患者至关重要。所有发现、口头交流和指示必须清楚地记录。强烈建议使用分级量表来评估眼部发现的严重程度。摄影和录像也越来越多地被用作记录的手段。

八、总结

接触镜的夜戴方式当然不是每个人都适合，但对于许多患者来说，确实比日戴优势更大。当与患者讨论长戴或连续佩戴时，提供一个客观的观点是很重要的。患者喜欢了解潜在的缺点，以及积极的方面。彻底的随访检查对于夜间戴镜的患者的成功至关重要。虽然较新

的硬性透气和硅水凝胶材料似乎已经解决了大多数选择夜戴镜片的患者的缺氧问题，但是一些患者会经历炎症和机械并发症，当这些并发症发生时，医师必须处理好这些并发症。当然，既往研究中也提出了许多降低患者并发症风险的策略。对于易发生炎症反应的患者，也建议采取积极的卫生措施。尽管新材料比老一代材料有了巨大的改进，但对镜片设计和表面处理的进一步改进对于夜戴模式的持续成功至关重要。

临床病例

【病例 1】

患者，女，23 岁，亚洲人，佩戴 AIR OPTIX 日夜 AQUA（Alcon）镜片（23.00D OU），连续 3 个月每月更换 1 次。患者进行例行随访，没有任何症状。视力为 20/ 20 OD 和 OS。裂隙灯检查显示，从 12 点到 1 点有一个弓形病变（图 16-8A）。摘下镜片后，患者主诉眼睑下有轻微不适。荧光素染色观察到的病变见图 16-8B。

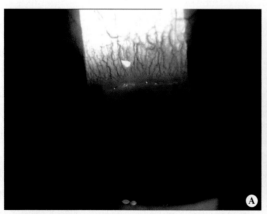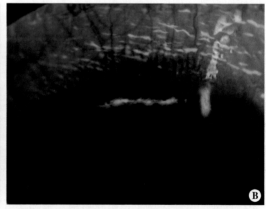

图 16-8　A. 硅水凝胶连续磨损后上皮弓状病变（SEAL）；B. 与荧光素染色观察到的病变相同

解决方案：诊断为 SEAL。使用眼部润滑剂，左眼用药每隔 1 小时一次，暂时停止佩戴接触镜。患者于次日随访，无症状，病变部位上皮完整。患者用 AIR OPTIX AQUA 镜片 OU 改为长戴，每周摘除一次，没有进一步的并发症。此病例强调了定期检查所有长戴和连续佩戴患者的重要性，即使患者没有报告任何问题。

【病例 2】

患者，男，27 岁，高加索人，佩戴 Pure Vision（Bausch + Lomb）镜片（24.00D OU），连续 1 个月。患者报告有不适、黏液和瘙痒，并怀疑季节性过敏。视力为 20/ 15 OD 和 OS。裂隙灯检查角膜和球结膜无异常。眼睑外翻显示充血，在靠近眼睑边缘的中央区域有一个大的乳头状凸起区域（图 16-9）。

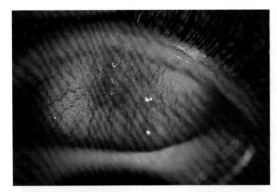

图 16-9 硅水凝胶连续佩戴后局部接触镜相关性乳头状结膜炎（CLPC）

解决方案：诊断为 CLPC。PureVision CW 镜片

已经停产，给予患者日抛型镜片仅用于体育活动。在 2 周后的随访中，睑板结膜光滑，没有任何症状。患者意识到日常一次性镜片的便利性，并选择保留此方式。

【病例 3】

患者，女，31 岁，高加索人，佩戴 PureVision（Bausch+Lomb）镜片（OD 22.75D，OS 23.50D），连续 3 年。患者报告疼痛、畏光、流泪，以及前一天开始的异物感。立即复查，视力为 20/15 OD 和 OS。裂隙灯检查显示，10 点位置中央旁角膜有一个小的（0.3mm）圆形病变，鼻上部有扇形球部和边缘充血（图 16-10A）。该区域的上皮被荧光素染色（图 16-10B）。

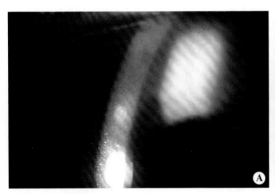
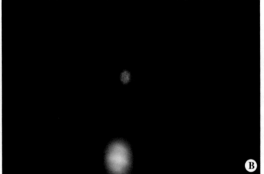

图 16-10 A. 接触镜周边溃疡（CLPU），发生在 30 晚硅水凝胶镜片佩戴后；B. 与荧光素染色观察到的溃疡相同

解决方案：初步诊断 CLPU。要求患者停止佩戴镜片，并给予新一代氟喹诺酮滴眼液每天 1 次预防，眼部润滑剂。当天晚上晚些时候，患者报告症状有了明显的改善，第二天随访时，已无症状，只是在病变区域显示轻微的上皮紊乱。患者继续抗生素治疗 3 天，在下一次随访中，上皮完整，治疗停止。在为期 3 周的随访中，患者渴望恢复镜片佩戴，建议仅从日戴开始。6 个月后，患者重新改回连续佩戴，经历了第二次 CLPU 事件。连续佩戴已经停止，建议每日 / 弹性佩戴。

【病例 4】

患者，男，19 岁，高加索人，佩戴 Acuvue 2（Vistakon）镜片（22.50D OU），以日戴为基础，每个月更换 1 次。患者报告，前一天晚上戴镜片打盹，但是夜间摘下镜片，当天醒来，右眼明显疼痛、畏光和发红（图 16-11A）。视力为 20/20 OD 和 20/15 OS。裂隙灯检查显示，中央周边在 7 点钟位置有一个不规则的椭圆形小病灶（图 16-11B）。上皮被荧光素染色，基质迅速渗漏。前房检查显示 3 级细胞和扩张。

解决方案：诊断为可能的微生物性角膜炎，患者接受了酸莫西沙星 HCL（0.5%）治疗。症状在 4 天内完全消失，第 5 天表皮完好无损。留下一个小瘢痕，但是视力为 20/15 OD。这一案例表明，即使日戴患者戴镜偶尔小睡，也会出现严重的并发症。所以谨慎的咨询至关重要。

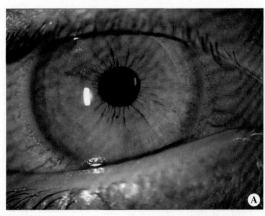
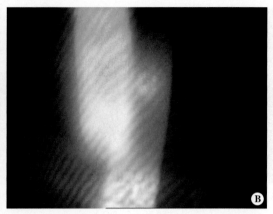

图 16-11　A. 与微生物性角膜炎相关的球部和角膜缘充血；B. 在佩戴接触镜时打盹之后，出现与微生物性角膜炎相关的溃疡

【病例 5】

　　患者，男，38 岁，高加索人，佩戴 AIR OPTIX 日夜 AQUA（Alcon）镜片（OD 26.00D，OS 26.50D），连续 2 年。患者是一名志愿消防员、幼儿之父和户外爱好者。

　　解决方案：患者最初在临床试验中开始连续佩戴，随后眼科医师继续以这种方式治疗。患者对镜片非常满意，当患者必须在晚上起床接打紧急电话或照顾孩子时，可立即恢复视力，而不必找眼镜或戴接触镜。但当患者更换镜片时，必须一夜间隔不戴镜片，但他总会被叫起来，小概率事件总会发生。

【病例 6】

　　患者，男，22 岁，高加索人，使用 Renu Multipus（Bausch+Lomb）时成功戴上了 FDA Ⅳ 组 Acuvue（Vistakon）镜片，但显示角膜缘充血的迹象。患者

改为 PureVision（Bausch+Lomb）镜片，并希望连续佩戴 30 天。然而，7～8 天后，镜片持续呈现"油腻"感，患者舒适度和视力下降。患者主诉烧灼感和睫毛轻微结痂。对眼睑边缘的检查显示，睑板腺堵塞，分泌物半透明。

　　解决方案：患者有睑板腺功能障碍。建议每 5 天取出一次镜片，用 Renu Multipus 擦拭并冲洗，浸泡一夜，第二天再戴 5～6 晚。此外，给予人工润滑剂和眼睑擦洗，使用热敷和眼睑按摩治疗眼睑擦伤症（不戴眼镜时）。上述方法解决了问题，现在患者成功佩戴长戴型眼镜，没有任何主诉。这种情况相当典型，因为眼睑疾病，患者泪膜质量差，希望连续使用镜片。图 16-12 A 显示下眼睑轻度睑板腺脱落，图 16-12 B 显示上眼睑没有睑板腺脱落。与硅水凝胶透镜相比，Acuvue 透镜脂质沉淀非常少，可能会

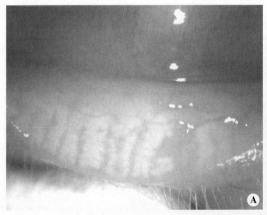
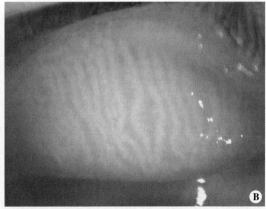

图 16-12　上眼睑和下眼睑外翻，使用 OCULUS 角膜地形图（Wetzlar，德国）拍摄睑板腺的图像。A. 下眼睑的睑板图显示轻度睑板腺脱落；B. 上眼睑的睑板图显示睑板腺没有损失（Dr. Sruthi Srinivasan, CCLR, University of Waterloo.）

由于更换镜片后硅水凝胶材料的沉淀而导致症状。在不移除的情况下恢复到了较短的磨损期，并使用摩擦和冲洗工艺有助于控制镜片沉淀。这也表明，并非所有希望佩戴镜片30晚的患者都能成功。

【病例 7】

患者，女，54 岁，佩戴软性接触镜已经超过30 年。患者 1 周 7 天，每天 17 个小时佩戴镜片，最后 5～6 小时因为干燥的症状而略感不适。患者白天经常戴着接触镜小睡。患者佩戴一种单眼视模式的 Acvue 2（vistakon）镜片，（OD 看近），双眼矫正视力 20/40- 和 0.8M，处方是 OD-17.50-2.00×130（20/40-），S-10.25-2.25×010（20/40），有 +1.50D。角膜 K 值 OD 45.75D×47.50D 和 OS 46.25D×48.25D，水平可见虹膜直径为 12mm。裂隙灯检查显示，因为慢性缺氧可见广泛的角膜缘充血、明显的新血管形成、基质纹和内皮多发性肥大（OD＞OS）。

解决方案：患者验配了多焦点环曲面镜片。该镜片是完全定制设计的镜片，由公司提供的通用硅水凝胶材料制成，每月更换一次。根据角膜曲率，她最初适合的多焦点环曲面处方如下。

OD -14.50-1.25×130+1.50DADD，

BC8.3mm，DIA14.5mm

OS -9.00-1.75×010+1.50DADD，

BC8.3mm，DIA14.5mm

最初的适配有困难，因为在 20/40- 和 1.0M 时，患者无法接受双眼距离和近视力。对两个镜片的检查显示两个镜片都处于良好的中心位置，并且有足够的运动；然而，OS 镜在稳定后逆时针旋转 20°。右眼上方保持 +0.25° 的双眼松动镜片比例过高，大大改善了近视。患者保持高度的主动性以继续镜片装配过程，因此订购了一对新镜片：

OD -14.25-1.25×130+1.50DADD，

BC8.3mm，DIA14.5mm

OS -9.00-1.75×170+1.50DADD，

BC8.3mm，DIA14.5mm

新的镜片更受青睐，双眼远、近视力分别为 20/30+2 和 0.80M。

在为期 1 周的随访中，患者的远视力为 20/20，视力轻松达到了 0.63 M。没有间质纹出现，角膜缘血管出现明显不同，角膜缘充血和新生血管明

显减少。患者的佩戴时间仍然是 17 小时，尽管告知患者此材料只被批准用于日戴，但患者仍然每天乘公共交通工具回家时戴着眼镜小睡。此外，患者白天干燥症状有了显著改善。在接下来的 3 周中，患者的眼部外观继续改善，在 1 个月的随访中，所有慢性缺氧的迹象（除了内皮细胞多发性肥大，预计不会明显恢复）都消失了。

临床判断掌握相关技术项目备忘一览表

- 并非建议所有接触镜患者使用长戴型和连续佩戴型镜片，但这些模式可以为许多患者提供令人难以置信的便利。

- 与日戴一样，夜间佩戴会出现并发症，但连续过夜佩戴、连续佩戴镜片发生并发症的概率会降低，在缺氧的情况下，可用现有接触镜材料消除。

- 除非没有其他替代物，否则只应规定高 Dk/t 硬性透气材料和硅水凝胶材料过夜佩戴。

- 对于高 Dk/ t 硬性透气材料和硅水凝胶材料，最佳的镜片适配特性是成功的关键。

- 适当的患者选择是过夜佩戴的关键。有不良依从性病史和既往并发症史的患者应避免或精心咨询。

- 当用高 Dk/ t 材料重新验配长戴型或连续佩戴型的低 Dk/t 镜片时，可能发生某些变化，包括短暂的微囊反应和反弹性远视处方变化。

- 通常可以通过改变镜片设计或材料来减少机械并发症。

- 炎症并发症的发现通常取决于患者主诉。如果出现炎症，请密切关注眼睑相关疾病，如睑缘炎或睑板腺疾病。

- 炎症和感染性并发症的鉴别诊断至关重要。不确定的时候，可按感染性病例处理。建议在角膜病毒科医师指导下进行规范诊疗。

- 健康状况不佳或压力大时，可以通过暂停过夜佩戴来预防炎症。

- 即使镜片被"批准"连续佩戴 6 晚或 30 晚，也建议灵活地更改佩戴时间表。

- 通过避免在佩戴接触镜时游泳，或者至少在游泳和热水浴缸使用后，过夜佩戴接触镜之前清洁和消毒接触镜，可以降低炎症和感染的风险。
- 小心和适当地使用接触镜护理产品，并遵循佩戴时间表和镜片更换说明，可以减少炎症和感染。
- 完整详尽地记录、保存至关重要。

- 应该告诉所有患者，怀疑有炎症等并发症时应该取出镜片。

特别鸣谢

　　感谢 Sruthi Srinivasan 博士和 Alex Hui 博士对病例 6 和病例 7 的帮助。

（金婉卿　译）

第 **17** 章 无晶状体眼

Dennis Burger，Larry J.Davis

一、简介

白内障摘除术患者的数量持续攀升，20世纪80年代中叶以来，术后无晶状体眼患者的数量却不断下降。这种现象与人工晶状体的品质改善，以及晶状体植入术安全系数的大幅提升有关。从整体上看，无晶状体眼患者的数量在下降，但临床上并没有解决白内障患者的所有问题。对于部分刚刚经历过创伤或者接受复杂眼内手术，年龄相对较小，尤其是婴幼儿患者，人工晶状体植入术是有一定风险的。

或许只有无晶状体眼患者才能切身感受到接触镜带来的好处。佩戴框架眼镜矫正的无晶状体眼患者必须佩戴厚重的框架镜片（通常为+12.00D～+16.00D），此镜片可带来30%以上的物像放大，限制患者的视野范围，镜片的棱镜效应导致周边环形盲区。尽管特殊透镜设计可显著降低镜片的厚度和重量，但可用光学区的缩小也使者视野受限，患者只能通过转头扫视来补偿视野受限。与框架眼镜相比，接触镜则表现为物像放大率更小，视野更广，视觉质量更好等优点。另外，接触镜取代了厚重的框架眼镜，为患者还原了美丽的眼睛（参见附录1）。

二、无晶状体成人患者

（一）患者的选择

所有接触镜佩戴者必须遵从镜片的护理步骤，以保持视力清晰且避免镜片的污染。对于年龄太大或太小的接触镜佩戴者，需将接触镜

相关护理事宜告知其监护人。接触镜验配的考虑因素包括对矫正视力的具体需求、最佳可矫正视力、患者的动手能力、护理镜片的意愿和能力，以及是否有社会援助体系。

理想状态下，患者的角膜散光度数不应超过2.00D，以确保接触镜良好的匹配。大多数情况下（除无晶状体眼患儿以外）医师会在首次手术4～6周后，再为患者验配接触镜。术后伤口缝合过松或伤口开裂可能引起角膜逆规散光，使接触镜验配流程更复杂。因此医师在尽力降低角膜散光的同时，可保留一定量的顺规散光，尽量避免角膜逆规散光。对于钝挫性或穿透性外伤需摘除晶状体的病例，为减少眼内炎症，一般术后4～6周眼科医师不会放置人工晶状体，有些案例等待恢复的时间可能更长。对于已经度过危险期并排除屈光性弱视，且另一眼视力较好的患者，人工晶状体的植入时间没有特别规定。无晶状体眼患儿的视力矫正刻不容缓，一般在初次术后5天之内便可进行。若在白内障术中采用微小切口，因所需的愈合时间短且术后散光小，患者更应该尽早矫正视力。

（二）验配原则

接触镜的顶点焦度比框架眼镜大，镜片在眼内的动态情况很难预估，因此诊断性试戴是非常关键的步骤。验配接触镜前，除了要测量角膜曲率、屈光状态、视力、泪液质量和眼外疾病之外，还需要评估未矫正的散光。大部分患者的最佳矫正视力低于20/40，残余散光可能并不影响最佳视力。建议用高度数的正镜片作诊断性试戴片，可减少镜眼距换算产生的偏

差，提高初次验配处方的准确度。另外，诊断性试戴时评估镜片的移动度和定位情况也非常重要。当验配硬性透气接触镜时，经常会出现镜片偏离角膜中央位置的情况，提示需要用荧光素染色进行配适评估。对于软性接触镜，仍需认真进行镜片的配适评估，因为适度移动可有效减少配适过紧引起的并发症。

（三）镜片材质

1.硬性透气接触镜镜片

（1）适用场合：对于适合接触镜的案例，视光师需要决定选择软性接触镜还是硬性透气接触镜。无接触镜佩戴史的患者适合硬性透气接触镜。角膜曲率低于 43.00D 和顺规散光

2.00D 以内的患者，上眼睑位于或略低于上方角膜缘的患者，尤其适合佩戴硬性透气接触镜。角膜逆规散光不是硬性透气接触镜的适应证，逆规散光患者佩戴硬性透气接触镜后镜片中心定位不太好。硬性透气接触镜比软性接触镜有更多优势（图 17-1），但有软性接触镜经验的佩戴者可能不太接受硬性透气接触镜。如果硬性透气接触镜的配适结果不好或佩戴者感觉不舒适，则可为其更换成软性接触镜。而有软性接触镜的并发症，如紧镜综合征、角膜炎或巨乳头性结膜炎的患者更适合硬性透气接触镜。虽然硬性透气接触镜比软性接触镜带来的不良反应少，但患者必须能接受镜片硬引起的眼睑感知、镜片移动及护理操作方面和软性接触镜的差异。

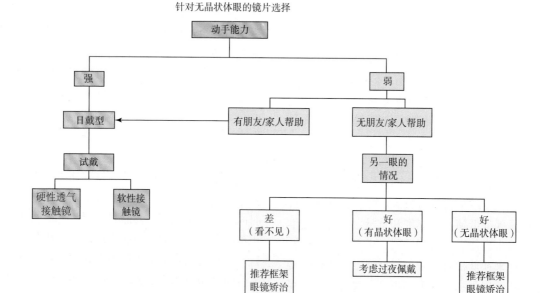

针对无晶状体眼的镜片选择

图 17-1　无晶状体眼患者首选的镜片类型

（2）镜片设计：用高度数的凸透镜矫正无晶状体眼。因凸透镜镜片的中心厚度较厚，所以视光师为患者验配硬性透气接触镜时需熟知不同硬性透气接触镜的设计特点，这样既可提高验配的成功率，也可改善患者的佩戴体验。很多情况需要采用特殊透镜设计，既可使镜片中心厚度变薄、减轻重量，也可使镜片重心靠后，有利于镜片定位。接触镜的特殊透镜边缘

设计不仅可使镜片边缘增厚以促进镜片与眼睑的摩擦，增加镜片的移动度，而且镜片的光学区也不易偏离人眼的瞳孔。每个实验室对镜片进行特殊透镜边缘设计时做法不同，视光师有必要了解每种镜片的不同设计，以保证临床效果和验配的一致性。生产过程中也需要考虑镜片的边缘弧和前光学区设计（图 17-2）以保证验配效果。平坦的边缘弧可提升镜片和角膜之

间的匹配，但可能导致异物感增强。建议镜片的边缘弧曲率半径比 BCR 扁平 1.0 ～ 2.0mm。例如，订购镜片的 BCR 为 45.00D（7.50mm），该镜片的边缘弧曲率为 8.5 ～ 9.5mm。极个别案例显示，镜片的前光学区和后光学区的直径相等。表 17-1 中附有适用于无晶状体眼的特殊透镜设计的试戴镜组合列表。本章末尾附录 A 和附录 B 分别提供有效焦度和顶点度数的信息。

　　例如，角膜曲率为 45.00D 的患者可尝试验配小直径、单削设计（single-cut design）的接触镜。验配时需要在原曲率 K 值基础上至少陡峭 1D，以改善镜片的中心定位。表 17-2 列举了无晶状体眼的单削式试戴镜片组合。考虑这类镜片的中心厚度较厚，建议无晶状体眼患者接触镜采用透氧性（Dk）中到高度的材质。透氧系数超过 100 的接触镜，在无晶状体眼患

者的眼内稳定性仍然非常好。目前市场上已有的适合无晶状体眼的接触镜包括球镜、前弧散光、双散光、双焦和多焦点镜片。

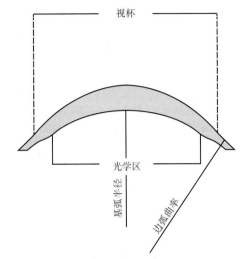

图 17-2　无晶状体眼接触镜的负载体设计

表 17-1　适用无晶状体眼的特殊边缘设计试戴镜片组合（PMMA 材质或低透氧性材质）

基弧	总直径	光学区直径	后顶点度数	第二曲率半径	周边曲率半径	中心厚度	边缘弧度
39.00	9.50	8.0	+13.00	BCR+1.0mm/.4	SCR+1.5/.35	0.44	BCR+1.50mm
40.00	9.50	8.0	+13.00	BCR+1.0mm/.4	SCR+1.5/.35	0.44	BCR+1.50mm
40.50	9.50	8.0	+13.00	BCR+1.0mm/.4	SCR+1.5/.35	0.44	BCR+1.50mm
41.00	9.50	8.0	+13.00	BCR+1.0mm/.4	SCR+1.5/.35	0.44	BCR+1.50mm
41.50	9.50	8.0	+13.00	BCR+1.0mm/.4	SCR+1.5/.35	0.44	BCR+1.50mm
42.00	9.50	8.0	+13.00	BCR+1.0mm/.4	SCR+1.5/.35	0.44	BCR+1.50mm
42.50	9.50	8.0	+13.00	BCR+1.0mm/.4	SCR+1.5/.35	0.44	BCR+1.50mm
43.00	9.30	7.8	+13.00	BCR+1.0mm/.4	SCR+1.5/.35	0.42	BCR+1.50mm
43.50	9.30	7.8	+13.00	BCR+1.0mm/.4	SCR+1.5/.35	0.42	BCR+1.50mm
44.00	9.30	7.8	+13.00	BCR+1.0mm/.4	SCR+1.5/.35	0.42	BCR+1.50mm
44.50	9.30	7.8	+13.00	BCR+1.0mm/.4	SCR+1.5/.35	0.42	BCR+1.50mm
45.00	9.00	7.6	+13.00	BCR+1.0mm/.4	SCR+1.5/.3	0.40	BCR+1.50mm
45.50	9.00	7.6	+13.00	BCR+1.0mm/.4	SCR+1.5/.3	0.40	BCR+1.50mm
46.00	9.00	7.6	+13.00	BCR+1.0mm/.4	SCR+1.5/.3	0.40	BCR+1.50mm
47.00	9.00	7.6	+13.00	BCR+1.0mm/.4	SCR+1.5/.3	0.40	BCR+1.50mm
48.00	9.00	7.6	+13.00	BCR+1.0mm/.4	SCR+1.5/.3	0.40	BCR+1.50mm

　　BCR，基弧曲率半径；PMMA，聚甲基丙烯酸甲酯

　　From Davis LJ，Bergin C，Bennett ES.Aphakia.In：Bennett ES，Weissman BA，eds.Clinical Contact Lens Practice.Philadelphia，PA：Lippincott Williams & Wilkins；2005：595-604.

　　2. 软性接触镜（水凝胶和硅水凝胶）

　　（1）适用场合：软性接触镜在某些方面比硬性透气接触镜更有优势，其中最显著的优势是初戴的舒适度。另外软性接触镜的配适结果

都不错，对于硬性透气接触镜配适结果不好的案例，可更换成软性接触镜。另外低度散光的患者也适合软性接触镜，如果残余散光导致患者视力不好，可以将柱镜度数换算成框架眼镜

表 17-2			单削式无晶状体眼试戴镜片组合				
基弧	OAD	OZD	后顶点度数	SCR/W	PCR/W	中心厚度
45.00	9.00	7.6	+13.00	BCR+1.0mm/.4	SCR+1.5/.3	0.40
45.50	9.00	7.6	+13.00	BCR+1.0mm/.4	SCR+1.5/.3	0.40
46.00	9.00	7.6	+13.00	BCR+1.0mm/.4	SCR+1.5/.3	0.40
46.50	9.00	7.6	+13.00	BCR+1.0mm/.4	SCR+1.5/.3	0.40
47.00	9.00	7.6	+13.00	BCR+1.0mm/.4	SCR+1.5/.3	0.40
48.00	9.00	7.6	+13.00	BCR+1.0mm/.4	SCR+1.5/.3	0.40

BCR，基弧曲率半径；PCR/W，周边曲率半径/宽度；OAD，镜片总直径；OZD，光学区直径；SCR/W，第二曲率半径/宽度
From Davis LJ，Bergin C，Bennett ES.Aphakia.In：Bennett ES，Weissman BA，eds.Clinical Contact Lens Practice.Philadelphia，PA：Lippincott Williams & Wilkins；2005：595–604.

度数，联合使用框架眼镜和接触镜。库存软性接触镜的参数范围很广，高度数也有现成的镜片，患者无须再因镜片不慎丢失或损坏而停戴接触镜。因眼部创伤继发的无晶状体眼患者，因虹膜缺损常伴有瞳孔异位或大瞳孔，使用着染深暗色的水凝胶接触镜以产生人工瞳孔和虹膜的效果，有效削弱入眼的光线。软性接触镜包覆的角膜面大，中心定位好，镜片移动小，因此彩色水凝胶软性接触镜更适合上述病例。

（2）镜片设计：目前无晶状体眼矫正用的接触镜已经有多种软性接触镜供选择。鉴于很多无晶体状眼患者年龄偏大，以及长戴带来的好处，目前市场已有多款长戴型（即戴镜睡觉）无晶状体眼接触镜。有的采用特殊透镜设计以减少镜片的厚度，有的用高含水材质来提高镜片的透氧性能，也有同时采用上述两种办法的镜片。据调查，将新型水凝胶接触镜材质或改良设计应用到长戴型无晶状体眼接触镜已历时多年。目前很多硅水凝胶材质、球镜、散光和多焦点设计的更换型模式均已应用于无晶状体眼接触镜，表 17-3 详细列举了这些镜片的设计。

表 17-3	用于无晶状体眼矫正的水凝胶与硅水凝胶更换型镜片	
公司	品牌	规格
	Ⅰ 硅水凝胶	
ABB Optical	Concise Definitive & toric	4 片装
Gelflex USA	Synergy SiHy & toric	1+3 片装
Metro Optics	Metrosoft Definitive	4 片装
Unilens	C VUE HydraVUE[a]	6 片装
	Ⅱ 水凝胶	
A. 球镜		
Alden Optical	Alden HP49	4/6 片装
Alden Optical	Alden HP54	4/6 片装
Alden Optical	Alden HP59	4/6 片装
Alden Optical	Alden Classic 38 or 55	4/6 片装
Coopor Vision	Proclear/Hydrasoft	4/6 片装
Gelflex USA	Synergy	1+3 片装
Metro Optics	Metrosoft Ⅱ	4 片装
Metro Optics	Metrolite	4 片装

续表

公司	品牌	规格
Metro Optics	Metrotint	4 片装
Ocu-Ease	Ocu-Flex 55	4 片装
SpecialEyes	SpecialEyes 54 & 59 Sphere	4/6 片装
United Contact Lens	UCL-55	4 片装
United Contact Lens	Tresoft	4 片装
X-Cel Contacts	Flexlens	1+3 片装
X-Cel Contacts	成人无晶状体眼	1+3 片装
B. 散光		
Advanced Ultra Vision	CO Soft 55 Toric	6 片装
Alden Optical	Alden HP49, 54, & 59 Toric	4/6 片装
Alden Optical	Alden Classic 38 & 55 Toric	4/6 片装
California Optics	CO Soft 55 Toric	4 片装
Gelflex USA	Synergy 季抛 Toric	1+3 片装
United Contact Lens	UCL Toric	4 片装
X-Cel Contacts	FlexlensToric	1+3 片装
C. 双焦与多焦		
ABB optical	Concise MF & MF Toric	4 片装
CooperVision	Proclear Multifocal XR	6 片装
CooperVision	Proclear Multifocal Toric	6 片装
Gelflex USA	Synergy Translating Bifocal	1+3 片装
Gelflex USA	Synergy Bifocal Toric	1+3 片装
SpecialEyes	SpecialEyes 54 Multifocal	4 片装
SpecialEyes	SpecialEyes Multifocal Toric	4 片装
United Contact Lens	UCL Sonic View Multifocal	4 片装
United Contact Lens	UCL Sonic View MF Toric	4 片装

a 可选择散光、多焦点和多焦点散光透镜

MF，Multifocal，多焦点镜片；Bifocal，双焦点镜片；Toric，环曲面，散光片

Form Thompson TT.Tyler's Quarterly. 2012；29（2）：28-56.

（四）并发症

矫正无晶状体眼的接触镜厚度较厚，为角膜营造了低氧的环境。普遍认为接触镜相关并发症（如角膜浸润、角膜新生血管、角膜水肿），以及更严重的感染性角膜溃疡，和接触镜引起的相对缺氧有一定关系。老年患者的致病因素也包括泪液分泌减少、睑板腺功能障碍、眼睑炎及免疫功能下降。建议患者定期随访复查，至少每 6 个月一次。部分案例发现水凝胶镜片在年龄偏大的患者眼中出现配适紧的情况。为了减少急性紧镜综合征，建议患者每年或每 6 个月更换镜片。资料证实，睡觉前摘取镜片能降低严重的接触镜并发症的发生概率，建议无晶状体眼患者不要佩戴接触镜过夜。

有的患者无能力或者不愿护理镜片，有的患者因动手能力差无法顺利摘戴镜片，还有患者受心理因素影响不愿意遵从镜片操作和护理步骤。针对以上情况，患者的朋友或家

人可帮助其摘除和护理镜片，也可向视光专业人士求助。

三、无晶状体眼患儿

无晶状体眼儿童的人数不多，适合用接触镜矫正其视力。给无晶状体眼患儿验配接触镜虽然很困难，但却非常有价值。白内障可能是先天或后天性，可单眼或双眼发病。据估算，每1万个新生儿中有1.4～2.3个单眼或双眼患有先天性白内障。尽管患病率较低，但如果不尽早进行妥善治疗，将给患儿带来很严重的视觉并发症（图17-3）。

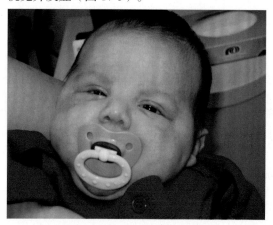

图 17-3　两周大的无晶状体眼患儿

先天性白内障的治疗方式包括在患儿出生4个月即进行早期白内障摘除术、接触镜矫正及弱视治疗，以使患眼达到预期的视力。

（一）治疗方案

无晶状体眼患儿的治疗方案包括佩戴框架眼镜、人工晶状体植入及接触镜。框架眼镜可同时矫正无晶状体的双眼，但也带来了明显的问题，如视野缩小、图像放大变形（放大30%），另外婴幼儿患者也难配到合适大小的镜框（图17-4）。

单眼无晶状体会引起双眼屈光参差，框架眼镜不是最合适的矫正方式。单眼无晶状体眼患儿看东西时几乎不可能同时使用双眼，

患眼因长期不用很可能变成弱视。双眼无晶状体眼患儿的情况稍好，因双眼屈光状态类似，屈光参差的发生概率较低。

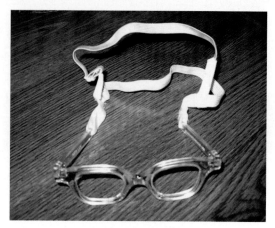

图 17-4　头戴式框架

对于植入人工晶状体治疗无晶状体眼患儿仍存有争议，因为患儿在0～4岁眼轴的长度随着发育会发生明显变化。1个月大婴儿角膜面的屈光均值为 +31.00D，而4岁大的患儿则降至 +16.00D。由于患儿焦度的变化，为正确矫正患儿的视力，植入的人工晶状体需进行多次调整或采用额外的视力矫正方法。表明人工晶状体植入术更适合4岁以上的无晶状体眼患儿。

就目前而言，接触镜是无晶状体眼患儿的最佳矫正方式。随着患儿眼睛发育随时可调整镜片度数或调整配适。接触镜用于单眼无晶状体眼患儿也大大减少了屈光参差带来的问题。目前适用于无晶状体眼患儿的接触镜种类较多，包括软性接触镜、硬性透气接触镜镜片及硅胶镜片。

软性接触镜常用于成人或儿童群体。硅水凝胶等新型材质可让患者长时间戴镜而降低并发症发生概率，定期更换模式让患者不用再为镜片丢失而烦恼。然而软性接触镜在无晶状体眼患儿的应用并不多。用于无晶状体眼患儿的接触镜度数一般大于 +20.00D，很多软性接触镜都需要定制（表17-4）。不足1岁的婴幼儿所需的矫正度数为 +25.00D～+32.00D。无晶状体眼的接

触镜厚度一般为 1mm 左右，另外软性接触镜的 Dk 值较低，一般为 15～24，因此此类镜片较厚且材料 Dk 值低。透氧性能低下的镜片可能带来急性红眼反应。如果无晶状体眼患儿佩戴软性接触镜，建议采用日戴而不是长戴方式（戴接触镜过夜）戴镜。与硬性透气接触镜比较，患儿父母为其佩戴软性接触镜的难度稍大，软性接触镜的视力也相对略差。

表 17-4　无晶状体眼患儿矫正的镜片					
公司	品牌	基弧	直径	度数	透氧系数
Acuity One	Clearion Custom	5.8～11.0	8.0～16.0	平光～+50.00D	15
Advanced Vision Tech	AVT	8.3～8.9	14.5	+10.25D 及以上	15
Alden Optical	HP49，HP54，HP59，Classic 38，Classic 55	6.5～9.7	10～16	+10.25～+30.00D	15 21 24 8.4 18.80
Bausch+Lomb	SilSoft	7.50～8.30	11.30～12.50（低于 +20）	+11.50～+32.00	340
Biocurve	Biocurve 无晶状体眼	8.00～9.50	13.00～15.50	+10.25～+25.00D	18.80
California Optics	CO Soft	8.30～9.20	13.00～15.00	平光～+30.00D	18.80
Continental	儿童无晶状体眼	5.80～10.40	8.50～14.00	平光～+40.00D	18.10
Gelflex USA	Synergy 硅水凝胶	8.00～9.20	14.30～15.30	任意度数	60
Ocu-Ease	儿童无晶状体眼	6.00～8.60	8.00～16.00	+10.00D +40.00D	18.10
SpecialEyes	Special Eyes49，54，59	6.90～9.50	12.50～16.00	平光～+25.00D	15 23 24
Visionary Optics	XP	3.50～35.00	4.00～17.00	平光～+50.00D	21
Westcon Contact Lens	Horizon 55 Custom	6.00～11.00	10～18	平光～+50.00D	18.80
X-Cel	儿童无晶状体眼	5.00～11.00	8.00～16.00	平光～+50.00D	17
任一品牌	硬性透气接触镜	不定	不定	不定	最高 163

硬性透气接触镜可作为无晶状体眼患儿的另一种矫正方式。与软性接触镜相比，硬性透气接触镜的优势包括操作容易、透氧好、视物清晰、度数选择范围广、成本低、很耐用。但同时也有一定的不足，包括不适、镜片易丢失、镜片需要定制及验配难度高。硬性透气接触镜的验配难度较大，很难拿到患儿的角膜曲率数值、需诊断性试戴，有时候甚至需在手术室全身麻醉配合度很差的患儿等。

最后一种矫正方式是高弹力的硅胶镜片——Silsoft 接触镜。Silsoft 接触镜的优点包括材料的透氧系数很高（Dk 值 =340），可作为长戴型镜片使用，佩戴舒适度好，库存镜片参数范围广，镜片在眼内稳定，比软性接触镜更易摘戴，可用荧光素染色镜片等。其中不足之处在于花费最多，度数选择范围有限（度数间隔 3D），脂质容易沉淀、需频繁更换，容易吸附眼球引起佩戴过紧的问题。尽管存在上述不足，但 Silsoft 接触镜仍然是无晶状体眼患儿主要的矫正方式。此类接触镜氧传导性（Dk/t）高、舒适度高、在眼内稳定，与软性接触镜相比，可用于长戴，对家长而言更方便，而且长戴使用时发生并发症的概率更低。相较于硬性透气接触镜，Silsoft 接触镜引起不适的概率更低。

（二）解剖学

视光师一定要铭记，儿童和成人的眼部结构在以下方面不同：眼轴长度、角膜直径、角膜曲率、睑裂及瞳孔大小。为儿童验配接触镜前必须了解以上重要特点。

眼轴长度对屈光状态的影响很大，它是最重要的眼部参数之一。新生儿的眼轴一般为 17mm，而成人则达到 24mm。短的眼轴表现为高度数的屈光不正。1 个月婴儿的无晶状体眼焦度数为 +31.00D，当其长至 4 岁时，度数已经降至 +17.00D。婴幼儿的角膜直径平均值远低于成人，婴幼儿的角膜直径一般为 9.80mm，而成人则为 11.50～12.50mm。人类在出生后 1 年内角膜也会经历巨大变化。早产儿的角膜曲率平均为 49.50D，1～2 个月的婴儿为 47.00D，4 岁则变为 43.00～44.00D。另外，婴幼儿的睑裂小于成人，眼睑的张力高于成人，为婴幼儿戴接触镜的难度加大。婴幼儿的瞳孔直径也远远小于成人，前者的瞳孔大小均值仅为 2mm。上述因素直接影响验配结果。接触镜设计需和婴幼儿眼睛特征匹配，直径相对较小以保证能戴入，镜片较陡峭以保证镜片中心定位，镜片度数高以矫正高度屈光不正。无晶状体眼患儿的接触镜可能作为长戴方式使用，建议镜片采用高透氧的材质。

（三）接触镜验配

1. 确定镜片参数　在接触镜验配的所有工作内容中，为婴幼儿验配接触镜是最有挑战性的。不同年龄段的患儿需要使用不同的验配方法，婴儿、幼童或儿童验配也需要使用不同的策略。一般来说，为 4～5 岁以下儿童测量角膜曲率几乎是不可能的。因无法得到主观的反馈，电脑验光仪只适合年龄稍大的孩子。因此视光师需要很熟练地使用检影镜，由检影验光结果决定接触镜度数。为无晶状体眼患儿验光时需注意，婴儿屈光不正的度数非常高，患儿

年龄越小，屈光不正度数越高。

由于患儿的配合度低，判定初始度数比较困难。可通过不同的方式来操作检影镜，使用试镜箱的散片，检影镜，或度数很高的远视镜片。在使用试镜箱的镜片时，视光师将镜片放在患儿的眼前，观察光带的移动情况来更换不同的镜片。最大的挑战是检查一段时间后患儿已经失去兴趣而视光师还需要更换镜片。使用检影镜情况略好，但孩子会用手抓排镜的棒子。有一个简单的办法来判断度数，即用一高度数的远视镜片（如 +20.00D），将镜片从眼前向远离眼睛的方向移动，直到观察到中和现象（图 17-5）。这时测量从镜片的位置到角膜平面的距离，患者度数可以通过以下公式计算：$P_c = P_s / 1 - dP_s$，其中 P_c 是角膜面的焦度数，P_s 是镜片面的屈光不正度数。由此确定接触镜的初始度数。视光师要留意屈光不正度数会随着患儿年龄的增长而变化，新生儿有 +32.00D 的屈光不正度数和 4 岁患者有 +17.00D 的焦度数是很常见的。所有案例中，第一只诊断试戴镜片是基于经验给予的，随后使用检影镜对患者进行片上验光来判定最后的处方度数。

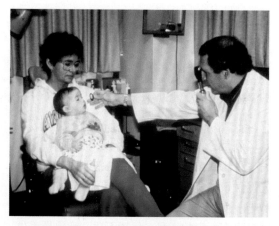

图 17-5　手持远视镜片验光技术

2. 评估镜片与角膜匹配度　接触镜戴入眼后均需要进行配适评估。用检影镜片上验光可以得知是否已经接近最终处方。通常婴儿和幼儿都会被过度矫正 3.00D，因为考虑到婴儿与幼儿的活动距离都比较近，如他们在离

眼睛很近的地方拿物品。随着年龄的增长，矫正度数需要改变，直到患者完全矫正远距离的视力，而视近时使用阅读附加或用双焦镜。

需评估镜片的配适情况。不向 5 岁以内的无晶状体眼患儿推荐软性接触镜。可将荧光素钠染色用于硬性透气接触镜或硅胶软性接触镜镜片评估验配情况，定位和活动度都应该很好，荧光素图案应该为少量的顶点充盈。对于硬性透气接触镜，需要使用直径稍大的镜片以保证居中。如果可能，最好使用裂隙灯评估镜片和角膜之间的关系，裂隙灯检查也适用于幼儿（图 17-6）。

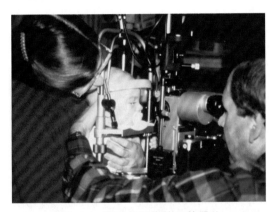

图 17-6　裂隙灯显微镜下的婴儿

需要注意观察可能存在的角膜染色与镜片粘连，一旦发现，需马上采取措施解决问题。也需要评估镜片的表面情况，硅胶软性接触镜镜片由疏水材料制成，表面镀膜处理改善了亲水性，但由此带来的问题是镀膜易吸引脂质，需定期更换镜片以清除积累的脂质沉积。

（四）镜片的操作及护理

1. 操作

（1）为婴儿戴入镜片：为小于 1 岁的婴儿佩戴接触镜既困难又很有成就感。先选择镜片的种类、焦度、OAD 和 BCR。选择合适的镜片后，再将该镜片戴入患儿的眼内。戴镜的技巧是让母亲将孩子抱在胸前，母亲用手臂固定孩子使其不能移动（图 17-7）。

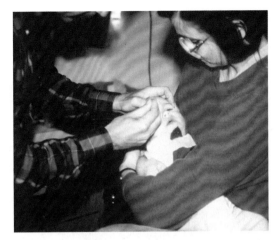

图 17-7　为婴儿戴入接触镜

验配师将患者的眼睑扳大并将镜片放入眼中。当婴儿的眼睑非常紧而无法充分分开上下眼睑时，则需要使用开睑器分开并固定上下眼睑，再将镜片戴入眼中（图 17-8）。

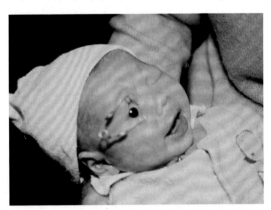

图 17-8　婴儿的开睑器

取出开睑器时要非常谨慎，避免取出开睑器时引起接触镜偏位和（或）掉出眼睑之外。虽然用开睑器会使患儿感到很奇怪并且不舒服，但却能为原本佩戴很困难的婴儿迅速地戴上接触镜。

（2）为幼童戴入接触镜：为 1.5～4 岁的幼童戴入接触镜是最困难的，此年龄段患儿好动，他们知道想要什么和不要什么。帮不配合的幼童佩戴接触镜尤为困难，他们会转动头部，用力挤闭眼睛，动手挥打，而且经常抵抗。有的视光师会使用某些约束装置使幼童无法移动以辅助戴镜。常用的约束装置有幼儿板或粘扣带（图 17-9）。

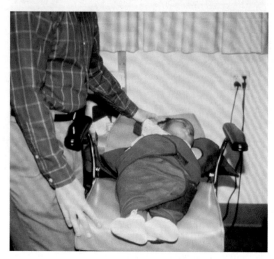

图 17-9　幼儿板上的幼童

用毯子或床单包裹和固定幼童同样有效。让幼童躺在地面上，将幼童卷进毯子，或用毯子包住幼童，保证其手臂与腿均牢牢地固定在毯子中（图 17-10）。在给幼童佩戴接触镜时，让幼童尽量不动，视光师双手都可以灵活使用，戴镜更容易。有些视光师可能需用开睑器辅助戴镜，开睑器一般不会损伤到幼童，整个戴接触镜过程可以看作一场"耗时极长的战役"。无晶状体眼接触镜镜片很厚很重，在手指上不易成形，摘戴的难度都很大。戴镜时最好使用两只手指夹起镜片，可将镜片对准角膜中央的位置直接戴进去。如果无法将镜片直接戴

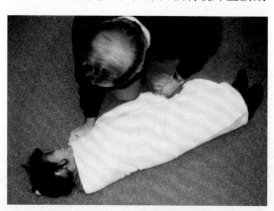

图 17-10　毯子包裹法

到角膜中央，也可以先将镜片放到上眼睑下方使镜片慢慢滑到眼表。以上戴镜技巧适用于所有年龄段患者。视光师应牢记目标是将用于治疗目的的接触镜成功戴入无晶状体眼患者的眼中。

（3）为儿童戴接触镜：为 5 岁以上的儿童验配接触镜相对容易。此年龄段的儿童配合度好，可用角膜曲率计、电脑验光仪和主觉验光法检查。以下是笔者用过的方法。与患儿讨论接触镜后，给他看接触镜的实物（图 17-11），鼓励触碰镜片来体验（图 17-12），将镜片放在患儿身体部位，如脸颊、鼻子或手。这时笔者将镜片戴入患者的一只眼睛，询问是否可以接受，然后将另一只镜片也戴入眼内（图 17-13）。戴镜成功后给予儿童小奖励，如贴纸、惊喜果盒或果冻糖等。

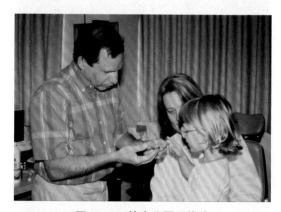

图 17-11　给患儿展示镜片

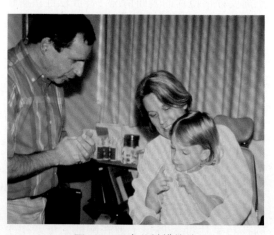

图 17-12　患儿触摸镜片

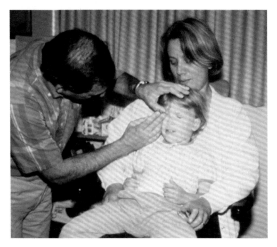

图 17-13　为患儿戴入接触镜

（4）取出镜片：所有年龄段患者取出镜片的方法相同，将上下眼睑扳开，用双手将镜片挤出（图 17-14）。将双手的手指放在上下眼睑缘处，轻压眼睑借助睑缘挤压眼球，当上下眼睑被挤推在一起时，需小心不要将眼睑翻过来。此时若操作得当，镜片可被挤压出来。此法同样适用于硅胶镜片、硬性透气接触镜甚至软性接触镜。硅胶镜片和软性接触镜应使用软性接触镜护理液，硬性透气接触镜应使用硬性透气接触镜专用的护理液。

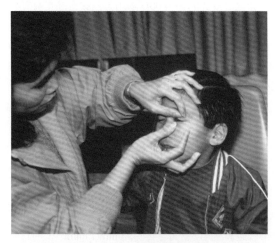

图 17-14　双手挤压法

2. 护理

（1）佩戴时间表：接触镜的佩戴时间和无晶状体眼患儿的年龄，以及接触镜的种类有关。

如果使用软性接触镜，因材料 Dk 值低和镜片中心厚度较厚不可以过夜佩戴，必须每日摘戴。高 Dk 值的硬性透气接触镜可在睡眠时佩戴，笔者建议白天小睡时无须摘镜，不可以戴镜过夜。硅胶镜片因透氧高，佩戴方式很灵活，可根据视光师的建议用于日戴或过夜佩戴，或用于长戴，可以连续佩戴 1 周甚至更久的时间。视光师可根据情况来决定连续佩戴的天数。不论日戴还是长戴，取下镜片后需要用护理液清洁和消毒接触镜。

（2）随访复查：视光师需密切监测患儿的戴镜情况。镜片分发后的第 1 天，需评估患者对镜片的耐受度，对长戴方式的患儿更要谨慎跟进。戴镜后的 1 周、1 个月需要跟进检查，随后每 2 ～ 3 个月随访复查来评估镜片和视觉情况。

（五）潜在的问题

所有接触镜都有潜在的风险，儿童患者因无法主动描述，问题不易被发现。最多见的情况就是红眼。患儿的父母应当了解正常或不正常反应的体征。红眼问题需要引起注意，它可能继发于擦伤、感染或接触镜配适过紧。一旦发现红眼，患者父母需第一时间带患儿到医疗机构就诊，视光师根据引发红眼的病因进行正确的治疗。其他潜在的小问题包括镜片丢失和镜片老化。儿童患者容易丢失镜片，建议家中留有备用镜片。硅胶镜片因表面镀膜，随着使用时间延长会磨损，频繁摘镜、定期清洁可防止镜片老化。

（六）患儿父母需要掌握的注意事项

无晶状体眼患儿能否成功验配接触镜与患儿家长息息相关。需要和家长沟通患儿目前的情况、治疗方案、预后及随访护理方案。接触镜的佩戴、摘取和清洁护理环节都需要患儿家长的积极参与。教育家长要及时了解孩子的情况，引导家长主动学习接触镜摘戴护理相关的知识和技能。患儿家长必须能发现接触镜使用后眼部问题或副作用引起的异常情况，了解接触镜治疗相关的费用。笔者的经验是每个无晶状体眼患儿每年每只眼平均使用 6 只镜片。更换接触镜的原因可能是镜片丢失、破损或处方有变化。家长需要知道接触镜是一个长期的治疗方案，而不是一个短期的选择，要意识到不仅需要用接触镜矫正视力，而且有可能需要治疗弱视，并用健眼遮盖法提高患眼的矫正视力。在和家长的沟通中，确保家长遵从医嘱非常重要，要保证他们能熟练地佩戴、取出、清洁和护理接触镜。若家长不能完成上述任务，则可能导致患儿无法成功佩戴接触镜。在验配接触镜的无晶状体眼患儿中，绝大多数患儿的配合度不好，但必须通过某种方法将镜片戴入眼睛并护理镜片，在患儿不合作的情况下，要有足够的耐心。为无晶状体眼患儿佩戴接触镜虽然很有难度，但成功验配后的回报是很令人鼓舞的。

四、总结

无晶状体眼患者迫切需要改善视力，接触镜是有效提升视力的矫正方式之一。患者对接触镜失望的原因归纳如下：对方便性和最佳矫正视力有过高的期望；单眼无晶状体患者佩戴接触镜出现眩光；不愿护理，无法熟练佩戴和摘取镜片；持续的不适感也可导致对接触镜的不满。在验配前提前告知接触镜相关护理与操作很有必要。视光师最终可以根据情况，为患者验配矫正视力最佳、舒适度良好，并与眼睛匹配很好的接触镜。

特别鸣谢

作者感谢视光博士 Amy Langford 贡献本章节的内容。

<hr>临床病例<hr>

【病例 1】

患者，男，46 岁。右眼穿通伤、伴发白内障

术后，右眼无晶状体，右眼角膜周边区瘢痕。主觉验光结果：

　　右眼：+12.50−0.75×145 20/25

　　左眼：−4.00−0.75×180 20/20

角膜曲率度数：

　　右眼：41.75 @ 150；43.00 @ 60

　　左眼：41.00 @ 180；42.00 @ 90

解决方案：考虑该患者角膜曲率相对平坦，年龄较轻，佩戴硬性透气接触镜的效果应该不错。

第一试戴选择：

选择较大直径试戴片（直径 =9.50mm）。试戴片基弧选择与角膜平坦 K 值相同（基弧 =41.75D= 8.80mm）。

镜片的边缘设计非常重要，可使镜片获得良好的中心定位。预测镜片的设计如下：

　　基弧：41.75D（8.08mm）

　　度数：+14.75D（顶点距离 =12mm）

　　直径：9.50mm

　　光学区：8.0mm

　　边弧曲率 / 前光学区：9.50mm/8.0mm

　　周边弧曲率 / 宽度：9.0/0.4mm，12.0/0.35mm

另外需考虑该患者另外一眼是近视眼，无晶状体眼戴接触镜后有 3%～5% 物像放大，以及左眼框架镜带来的图像缩小效果，可能引起物像大小不等相关的视疲劳或复视（附录 C）。因此，为无晶状体眼过矫 3.00～4.00D 以平衡框架眼镜度数可以解决问题。双眼均佩戴接触镜可以减少物像放大率的影响。如果角膜曲率读数显示更加陡峭（如 45.00 @150；46.00 @ 60），则应该使用更小直径的镜片。若使用 9.0mm 直径的镜片，初次试戴镜片建议比角膜平坦曲率陡峭 0.50D。当上眼睑位于或低于上侧角巩膜缘时，应当使用特殊透镜边缘设计的接触镜。预测镜片的设计如下所示：

　　基弧：45.50（7.42mm）

　　度数：+14.25D（顶点距离 =12mm）

　　直径：9.0mm

　　光学区：7.6mm

　　边弧曲率 / 前光学区：9.0mm/7.6mm

　　周边曲率 / 宽度：8.5/0.4mm，11.0/0.3mm

【病例 2】

患者，73 岁，左眼无晶状体，左眼佩戴水凝胶接触镜 5 年，采用每周摘镜的戴镜方式。现主诉眼部不适 1 天，没有眼睛分泌物。受影响的眼睛视力

下降到 20/50，片上验光时加 +2.00D 透镜后视力可提高到 20/30。3 个月前最好的视力在不附加其他度数的情况下可达到 20/30。裂隙灯检查显示水凝胶镜片中心定位好，但镜片不移动。结膜充血，角膜基质层水肿伴有很多条纹，没有角膜炎症细胞。荧光素钠染色后角膜上皮层呈现弥散的点状染色。

解决方案：上述表现与急性紧镜综合征一致。软性接触镜脱水后，镜片参数改变导致配适过紧。另外由于过夜佩戴角膜水肿导致的曲率变平，镜片黏附在眼表。无晶状体眼接触镜的含水量一般为中度到高度，镜片容易脱水，脱水后镜片移动会滞后 1.0～1.5mm。解决办法包括更加频繁摘出和护理镜片、镜片更换周期更短（至少缩短到每 6 个月更换一次），或选择基弧更平坦或直径更小的镜片使配适更松，也可以换为硬性透气接触镜。

【病例 3】

患者，男，36 岁。右眼角膜穿通伤晶状体摘除术后，伴有大面积的虹膜缺损。患者主诉眩光，周边区角膜瘢痕，右眼 +14.00D 框架眼镜矫正，视力 20/40，加小孔镜视力无提高。另一眼为正视眼，视力 20/20。

解决方案：该患者的视觉矫正需考虑两方面因素，一是无晶状体眼的屈光矫正，二是虹膜缺损的处理方法。可选择两种方法，第一种方法，使用透明接触镜矫正屈光问题，在户外活动时佩戴深色太阳镜可提高主观舒适度；第二种方法，如果患者在室内眩光仍然严重，建议佩戴深色的无晶状体眼水凝胶镜片，镜片深色区域像不透明的虹膜，中央有约 3mm 直径的透明瞳孔区，起人造瞳孔作用。

【病例 4】

患者，男，65 岁。右眼佩戴硬性透气接触镜。3～4 天前感觉眼睛不适以至于无法忍受镜片。检查发现镜片边缘很薄，边缘有 2～3 处破损。

解决方案：薄的边缘设计导致镜片容易破损，破损后异物感明显。本案例需更换稍厚边缘设计的镜片，可简单地通过增加镜片中心厚度来提高边缘厚度。但需要稍微调整镜片细节设计，因增加厚度可导致镜片过重以至于向下方偏位。该患者原佩戴的镜片边缘非常薄，未采用特殊透镜边缘设计。大部分情况下笔者推荐特殊镜片边缘设计的镜片，增加边缘厚度的同时降低中心厚度，并保持镜片的中心定位良好。

【病例 5】

患者，女，73 岁。无晶状体眼，过夜佩戴水凝胶接触镜 3 个月。患者每周摘下镜片后再护理，最近一次摘镜是 5 天前。检查时片上验光追加 +1.50D 后最佳视力为 20/30。摘下镜片后，角膜曲率检查发现角膜两条垂直子午线上的曲率同步变平坦。裂隙灯检查显示，角膜中央有 2～3 条较大的后弹力层褶皱。与以前检查结果类似，角膜显示点状 / 指纹状的上皮基质层改变。眨眼后接触镜滞后 1～2mm，镜片配适良好。

解决方案：检查结果显示，患者是由于角膜缺氧引起的继发性角膜水肿。通常情况下，配适非常好的镜片也会发生角膜缺氧，缺氧后角膜曲率和焦度数均发生变化。如果患者继续佩戴原来的镜片并保持长戴方式则会引起更严重的不良反应。患者同时有玻璃体脱出触及角膜内皮层，更容易引起角膜水肿。建议减少佩戴时长，或更换硅水凝胶镜片（见表 17-3）。硅水凝胶镜片透氧性好，可以降低相关不良反应发生率。高透氧的硬性透气接触镜因矫正视力稳定，也是不错的选择，也可以考虑为该患者植入人工晶状体。

【病例 6】

患者，男，65 岁。因无晶状体眼佩戴水凝胶接触镜。过去 12 个月中多次复发巨乳头性结膜炎（GPC），镜片很脏，有明显的镜片知觉。患者因帕金森病双手颤抖，无法自行护理镜片。患者的妻子帮助患者每周摘除、清洁、消毒镜片一次。

解决方案：该患者患有 GPC 伴有泪膜质量不佳和眼睑炎症。虽然有人帮患者护理镜片，但每周一次的镜片清洁，使镜片上累积大量沉淀物而导致严重 GPC。因此该患者需要频繁更换镜片。因其泪膜质量不佳也无法舒适佩戴水凝胶镜片。

该病例可以尝试使用硬性透气接触镜。硬性透气接触镜的沉淀物在清洁时容易被除去，镜片比较干净。一种新型硬性透气接触镜材料的 Dk 值已超过 70×10^{11}，可以过夜佩戴。考虑到该患者的眼睑炎及泪膜质量不好，可以使用热敷、抗生素眼药水和人工泪液。在过夜戴镜 1～2 天后，戴镜舒适度会越来越好。如果患者想继续佩戴软性接触镜，推荐使用频繁更换型硅水凝胶镜片。也可以考虑为该患者植入人工晶状体。

【病例 7】

无晶状体眼患者，佩戴硬性透气接触镜没有主诉。检查时发现眨眼后镜片不动，固定在眼球下方。

摘下镜片后，观察到 3～9 点角膜染色，角膜曲率计检查时发现影像扭曲。

解决方案：无晶状体眼硬性透气接触镜偏移下方的原因可能是镜片比角膜陡峭，镜片边缘过薄，镜片过于厚重或上眼睑过度松弛。建议使用特殊设计的镜片，降低中心厚度的同时增加边缘厚度。

如果已经采用了特殊设计的镜片，则可以放平周边弧的曲率或增加整体直径来增强镜片与上眼睑的接触，使镜片稍微向上移动（图 17-15）。如果镜片定位偏下、角膜染色和影像扭曲的情况都没有改观，可考虑换成水凝胶镜片。若有需要，可以联合使用软性接触镜和矫正散光的框架眼镜。

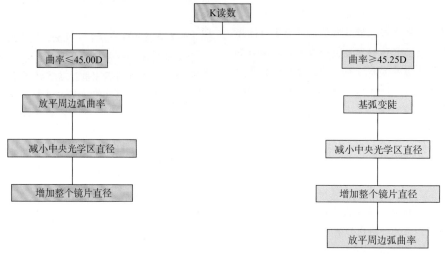

图 17-15　无晶状体眼硬性透气接触镜从原来下方位置向上移

【病例 8】

患者，女，9 岁。马方综合征，晶状体半脱位摘除术后无晶状体眼。此次因接触镜随访复查就诊。患者白天佩戴接触镜，没有主诉。

如下为其佩戴的镜片：

右眼：BCR：8.30mm；Dia：13.80mm；Rx：+15.00D；VA：20/80

左眼：BCR：8.30mm；Dia：13.80mm；Rx：+14.50D；VA：20/60-1

使用 FlexLens，ReNu 护理镜片。

角膜曲率计的结果：

右眼：42.50 @ 090；42.75 @ 180

左眼：40.00 @ 090；42.75 @ 180

水平可见虹膜直径（HVID）：11.5mm

主觉验光结果：

右眼：+12.75-2.75×25 VA：20/25

左眼：+12.50-2.00×150 VA：20/30

裂隙灯检查：角膜新生血管，角膜微囊和表层点状角膜炎，镜片沉淀严重。

解决方案：基于眼前节裂隙灯检查结果，为该患者重新验配硅水凝胶镜片以提供更好的透氧性。

第一只试戴镜的参数：

右眼：BCR：8.3mm；OAD：+14.00mm；Rx：+15.00-2.75×25；

远用视力：20/25；近用视力：20/50

左眼：BCR：8.3mm；OAD：+14.0mm；Rx：+14.50-2.00×150；

远用视力：20/30；近用视力：20/50

片上验光：

右眼：+1.25-2.25×15；远用视力：20/25；近用视力：20/50

左眼：+0.50-2.00×165；远用视力：20/30；近用视力：20/50

片上验光双眼再增加+1.00D，患者视远时更清。近用视力有 20/30。视近时建议在接触镜基础上再佩戴近附加的框架眼镜。

【病例 9】

患者，4 岁。左眼先天性白内障晶状体摘除术后无晶状体眼。1 岁前做了晶状体摘除术，术后开始佩戴硅胶无晶状体眼接触镜，3 岁时无法耐受硅胶镜，随后成功佩戴水凝胶镜片（基弧：8.3mm，直径：13.0mm，焦度：+20.00D）。佩戴水凝胶镜片 4 个月后，患者开始感觉不适并且镜片偏位，其母亲表示想要尝试新镜片。

解决方案：患者尝试硅水凝胶镜片（见表 17-3）。

镜片相关参数如下：

右眼：平光，最佳矫正视力 20/20

左眼：+15.00，最佳矫正视力 20/60

水平可见虹膜直径：10mm

角膜曲率计读数：因患儿年龄太小无法配合完成角膜曲率测量。

很多无晶状体眼患儿的角膜曲率检测结果不准确，因此一定要进行诊断性试戴，专业人士为第一只试戴镜者提供咨询服务。

左眼新的镜片参数：

基弧：8.30mm，直径：13.00mm，焦度：+20.00D。（选择该焦度是为了故意将患者变为近视状态，使其没有调节的无晶状体眼也可以看清近处的物体。）

随后复查时，检查结果：

视力：右眼 OD 20/20；左眼 OS 20/100。

左眼戴镜验光：+4.00−1.00×180，视力：20/100。

镜片中央定位良好，为治疗弱视继续遮盖右眼。3 个月的弱视治疗后，佩戴接触镜的左眼视力提高到 20/40，戴镜验光结果为 −0.50+2.00×135，视力为 20/30。于是患者重新预定新镜片，除了焦度数变为 +16.00D 以外，镜片的其余参数均保持不变。新的镜片定位好，配适良好。

临床判断掌握相关技术项目备忘一览表

- 为无晶状体眼患者提供诊断性试戴很重要，试戴既可以得到准确处方，又可以动态评估镜片和眼睛的匹配情况。
- 理论上应该给接触镜初戴者验配高透氧的硬性透气接触镜或硅水凝胶镜片，并保证镜片配适优良。
- 用特殊透镜设计来改良镜片边缘的轮廓对于验配厚度薄和配适好的无晶状体眼硬性透气接触镜至关重要。
- 对于单眼无晶状体患者，需考虑其健眼的屈光不正度来平衡框架眼镜处方，也可考虑双眼同时佩戴接触镜或使用双焦框架眼镜。先对无晶状体眼进行验配，调整接触镜焦度来平衡框架眼镜的处方。

- 需定期更换无晶状体眼的软性接触镜以减少参数改变，以及镜片过脏导致的不良反应。
- 含水量 45% 左右的无晶状体眼水凝胶接触镜在验配时需要有足够大的镜片滞后（1.5 ～ 2.0mm），来减少由于镜片配适过紧而导致的不良反应。
- 前顶点焦度和后顶点焦度的差异可能影响最终的镜片处方。
- 无晶状体眼佩戴水凝胶接触镜可能出现严重的角膜水肿，尤其是患者玻璃体脱离触碰角膜内皮层时角膜水肿更常见。可减少戴镜时长，用硅水凝胶镜片或高透氧性硬性透气接触镜来减少角膜水肿。
- 向无晶状体眼患儿推荐软性接触镜或大直径硬性透气接触镜及硅胶接触镜，后两种镜片尤其适合 5 岁以内的患儿。
- 患儿年龄越小，屈光不正度数越高。新生儿的屈光不正度可达 +32.00D，4 岁时度数可能减少到 +17.00D。
- 测量晶状体眼患儿焦度的最简便的方法是检影验光，手持 +20.00D 镜片从患儿眼前向远处移动，直至观察到中和现象。
- 为婴儿戴接触镜时，建议患者母亲抱着患儿，禁止其活动。可以用幼童板固定幼童避免其移动。

无晶状体眼需要考虑的光学因素

附录 A：有效焦度

将镜片从框架眼镜平面移动到角膜平面时，其偏折光线的效果发生了改变。因此对于同一无晶状体眼，位于 12mm 处的框架眼镜与角膜接触镜的焦度数不同。离角膜越近，所需镜片的正度数越高。

可以通过下式计算有效焦度。

$$Fe = \frac{F}{1 - dF}$$

其中，Fe 为有效焦度（D）；F 为镜片的后顶点焦度（D）；d 为顶点距离（m 取负值），或镜片移动的距离（m）；若镜片向眼睛移动则记为负值，若向远离眼镜方向移动则记正值。

例如，+12.00D 镜片在距离角膜前表面 12mm 的位置移到角膜面后，需要的焦度：

$$Fe = \frac{+12}{1-0.012(12)} = +14.02D$$

因此 +14.00D 的角膜接触和在框架平面上 +12.00D 镜片的屈光作用是等同的。

注意角膜散光的增加。

附录 B：顶点度数

框架眼镜及接触镜的焦度是从沿着视轴的屈光表面测量得来的。焦度是光线通过厚透镜表面某点后发生折射效果的程度。因为镜片的形状为新月形（前表面为正度数，后表面为负度数），从前表面或后表面某点测量到的顶点度数可能不同。顶点度数受镜片中心厚度的影响，可通过下列公式进行计算：

$$\text{Front Vertex Power (Fv)} = \frac{F_2}{1-t/nF_2} + F_1$$

$$\text{Back Vertex Power (Fv)} = \frac{F_1}{1-t/nF_1} + F_2$$

其中，F_1 为镜片前表面焦度；F_2 为镜片后表面焦度；t 为镜片中心厚度（单位 m）；n 为折射率。

例如，计算以下无晶状体眼接触镜的前后表面焦度：

$$F_1 \text{ (air)} = +76.00 \ (r_1 = 6.32mm)$$
$$F_2 \text{ (air)} = -264.00D \ (r_1 = 7.50mm)$$
$$n \text{ (air)} = 1.48$$
$$CT = 0.50mm \ (0.0005m)$$

$$Fv' = \frac{+76.00}{1-\frac{0.0005}{1.48}+(76.00)} + -64.00 = +14.00D$$

$$Fv = \frac{+76.00 + -64.00}{1-\frac{0.0005}{1.48}(-64.00)} = +13.35D$$

该例前后顶点焦度有 0.65D 差异。镜片焦度越大或镜片越厚，前后顶点焦度差别越明显。

附录 C：放大率

无晶状体眼若通过框架眼镜矫正，看到的物像约放大 30%。物像影响可用下方公式计算：

$$SM = \frac{1}{1-t/nF_1} \times \frac{1}{1-dFv'}$$

其中，F_1 为镜片前表面焦度；Fv' 为镜片后表面焦度；t 为镜片的厚度（单位 m）；n 为折射率；d 为从镜片后表面到入射光瞳的距离（单位 m）

用 +12.00D 框架眼镜及 +14.00D 无晶状体眼患者接触镜举例（顶点距离为 12mm）：

$$\text{框架眼镜的放大率} \quad \frac{1}{1-\frac{0.007}{1.49}(+15.00)} \times \frac{1}{1-0.015(12)}$$

$F_1 = +15.00$

$Fv' = +12.00$

$t = 7.0mm$

$n = 1.49$（塑料）

$d = 12+3 = 15mm$

$1.076 \times 1.219 = 1.31$

或 31% 放大率

$$\text{放大率：接触镜} \quad \frac{1}{1-\frac{0.0005}{1.48}(+76.00)} \times \frac{1}{1-0.003(14)}$$

$F_1 = +76.00$

$Fv' = +14.00$

$t = 0.50mm$

$n = 1.48$

$d = 3mm$

$(1.026) \times 1.043 = 1.07$

或 7% 放大率

上述例子说明在矫正无晶状体眼时，接触镜产生的物像放大率仅为框架眼镜的 1/4。若用人工晶状体植入以矫正无晶状体眼，物像放大率会缩小到接触镜矫正时的 1/2。

（王华崇　迟　蕙　译）

第18章 儿童与接触镜

Jeffrey J. Walline，Marjorie J. Rah，Christine W. Sindt，Edward S. Bennett

一、简介

父母和儿童常见的一个问题是，"几岁开始可以佩戴接触镜"？他们经常被告知接触镜直到某个特定的年龄段（通常为 8 ～ 12 岁），才能开始戴。实际上，许多有远视眼、边缘性干眼和散光的儿童，都是接触镜的良好适应者。本章的目的：①回答关于适合儿童佩戴接触镜的年龄，以及如何选择合适的佩戴者，配适过程和后续护理问题；②儿童控制近视的多种选择。小儿无晶状体眼患者只作简要说明，具体内容见第 17 章。

（一）为儿童佩戴接触镜的原因

儿童佩戴接触镜有很多益处，甚至能显著改善生活质量（表 18-1）。由于无晶状体、弱视、眼外伤或屈光不正等原因，儿童可能需要佩戴接触镜。医学上必要的治疗措施已在其他章节讨论，本章重点阐述选择接触镜矫正儿童的屈光不正相关内容。

表 18-1　接触镜对儿童的益处
1.最大限度地减少或消除框架眼镜引起的问题(即周边视觉，像差和棱镜效应)
2.在所有的体育活动中受益
3.生活质量提高；特别是对外貌，体育运动的能力和社会接受度
4.通过配适夜戴型角膜塑形镜，白天可能不需要矫正视力
5.通过配适夜戴型角膜塑形镜可能控制近视
6.在医学方面受益，如无晶体眼、创伤或弱视

佩戴过框架眼镜的儿童，通常会产生佩戴接触镜的想法。框架眼镜的局限性很多，包括对周边视力的限制，远离光学中心视物时产生像差和棱镜效应，以及过度放大和缩小物像等。如果孩子没有角膜接触镜佩戴的限制，由框架眼镜产生的问题都可以通过佩戴接触镜得到最大程度的减轻。佩戴框架眼镜还会引起其他负面影响，如眼部变形、缺乏吸引力，甚至产生羞怯、内向及缺乏社交动力等情绪和问题。儿童都有活跃的生活方式，但是由于镜片和镜架的限制，佩戴框架眼镜会限制他们参加体育活动的能力，甚至运动的意愿。此外，儿童在体育活动期间佩戴框架眼镜时可能会受伤。例如，如果球撞击到框架眼镜上，镜片被推向脸部，可能导致眼睛、眼眶和脸部的划伤，以及其他创伤并发症。

与框架眼镜相比，接触镜显然具有增加自信心和提高生活质量的益处。青少年和儿童健康鼓励视力增强（ACHIEVE）研究是一项随机、单盲临床试验，随机分配 8 ～ 11 岁的近视儿童戴框架眼镜或软性接触镜 3 年。研究的结论是，接触镜能显著提升孩子们对于外表的自我评价、运动能力，以及在同伴中的接受度。即使他们不介意戴框架眼镜，他们对于外貌的感知可能会随着接触镜的佩戴而改善。如果他们最初不喜欢戴框架眼镜，接触镜甚至会让儿童对他们的学习表现更加自信。

接触镜与框架眼镜相比的另一个益处是，感知与视觉有关的生活质量。ACHIEVE 研究受试者分别在基线、1 个月和每 6 个月，连续 3 年时间接受屈光不正的检查。研究显示，相比于传统框架眼镜，年龄低于 12 岁的近视儿童通过戴接触镜能获得更好的视力，以及更好的生活质量。年龄较大的儿童，有戴接触镜意愿的儿童，参与娱乐活动的儿童，以及不喜欢戴框架眼镜的儿童受益最多。

接触镜与框架眼镜相比的另一个重要优势是夜戴型角膜塑形镜控制近视的可能性。这种特殊设计的接触镜仅适用于夜间佩戴，可让适配的儿童在白天看得清楚，而无须其他任何手段矫正白天的视力。夜戴型角膜塑形镜将在本章后文更详细地描述。

（二）没有向儿童更多地推荐接触镜的原因

许多眼健康从业人员（ECP）由于多种原因不倾向为儿童验配接触镜，其中包括戴镜安全/不良反应事件，增加戴镜过程的时间，戴镜动机、镜片期限和卫生情况。然而，已经发现，年仅8岁的儿童能够佩戴软性接触镜、硬性透气接触镜和夜戴型角膜塑形镜。在 ACHIEVE 研究中，小年龄的（＜10岁）接触镜佩戴者的镜片佩戴时间短于框架眼镜佩戴时间，但平均每天佩戴接触镜时间也有10小时。接触镜和框架眼镜都可以作为8～11岁近视儿童的主要视力矫正手段，因为他们可以独立完成镜片护理。在儿科（CLIP）研究中发现，8～12岁儿童需要的佩戴过程仅比13～17岁的青少年多15分钟。这种差异来自指导镜片佩戴护理时需要的更长培训时间，而这项工作通常由专门的人员负责，因此并不会加重医师已经很繁重的工作任务。

ECP 常持有的看法是儿童佩戴角膜接触镜感染严重并发症的风险较高。然而，似乎没有任何科学依据表明儿童佩戴接触镜的风险较高。而显而易见的是，年龄为8岁的儿童已经足够成熟，可以独立使用接触镜，并且几乎没有因为佩戴接触镜而带来不利影响。已经发现，儿童的软性接触镜与青少年或年轻人相比，浸润性反应的风险较低。同样，接触镜诱发角膜点染的发生率在儿童中低于成人。部分原因是儿童与成人相比，眼部健康状况更好，包括泪液量更多，角膜更清晰，结膜充血更少，睑板炎症更少。因此，只要强调适当的镜片护理和依从性，儿童佩戴接触镜比成人接触镜并发症发生率更低。

接触镜要在儿童身上取得成功，很大程度上取决于儿童及其父母的主动性。《好管家》（杂志）读者咨询委员会对家长关于儿童视力保健的态度和看法进行的调查结果显示，66%的人认为，眼科医师建议佩戴接触镜是孩子视力矫正的正确选择，因此，即使年仅8岁的儿童，ECP 也应该常规考虑将接触镜作为治疗选择。

二、患者选择

（一）儿童可以戴接触镜的年龄

传统上，接触镜并不常见于儿童和青少年的眼科处方。过去儿童（及其父母）被告知，儿童必须等到其眼睛停止增长才能佩戴接触镜，尽管佩戴角膜接触镜可能改变一个儿童的生活。然而近些年，接触镜正在转向成为屈光矫正的主要模式。AOA 研究和信息中心开展的一项旨在评估8～17岁儿童接触镜配方最新趋势的研究调查显示，尽管参与研究的验光师通常愿意针对8～9岁（51%）和10～12岁（71%）的儿童把框架眼镜作为矫正视力的主要方法，但比起一年前，有21%的验光师表示他们更倾向于为10～12岁的儿童佩戴接触镜。近50%的受访者表示，他们首先为13～14岁的儿童佩戴接触镜，66%的人建议，接触镜是15～17岁青少年视力矫正的主要方式。影响儿童配适的因素包括日抛型镜片的适用性（30%），改良的接触镜材料（23%），儿童或父母的要求（19%），以及儿童参与活动和运动（10%）。

如前所述，8岁及以上的儿童可以佩戴接触镜并且能够处理镜片并适应镜片的佩戴。还有人建议，如果可以配适接触镜，同时得到父母的支持，并且有必要的预防措施和护理措施，接触镜的佩戴没有最低年龄限制。

（二）患者选择的其他重要因素

除了年龄之外，在考虑接触镜处方时，父母、儿童和临床工作者有 8 个重要因素需要考虑。表 18-2 中列出按照 AOA 研究结果的重要性排名（前 7 位）。

表 18-2　在处方接触镜之前，父母、儿童和医师需要考虑的重要因素
1. 兴趣和动机
2. 成熟度
3. 独立护理镜片的能力
4. 个人卫生习惯
5. 运动
6. 处方要求
7. 自尊
8. 已经存在的健康问题

1. 兴趣和动机　在上述的 AOA 调查中，几乎所有的受访者都表示，儿童对佩戴接触镜的兴趣和动机是最重要的考虑因素。但是，应该在儿童试戴接触镜后再判断动机。许多儿童最初都很担心，因为他们认为放入眼中的任何东西都像输液。如果儿童在短时间内试戴接触镜后仍然极度犹豫，那么这样的儿童可能不适合佩戴接触镜。许多验光师和家长认为，需要佩戴框架眼镜的儿童不戴或只是间歇地佩戴，也不是合适的接触镜候选人。但实际上这些儿童可能更适合使用接触镜作为屈光矫正手段。因为他们不喜欢佩戴框架眼镜，而不是因为他们无法承担矫正视力的责任。另一个需要考虑的因素是父母的态度。事实上，儿童在试戴接触镜后，缺乏口头和非言语暗示时，坚持孩子需要佩戴接触镜的父母是很重要的，参与但不专横的家长是成功的关键。

很显然，一些儿童对触摸眼睛或滴眼药水有抵抗力，这表明儿童没有准备好佩戴接触镜，但并不是绝对说明这样的儿童不能成功佩戴。有时，儿童需要额外的时间和耐心来学习处理接触镜镜片，但他们最终会成功。如果儿童在佩戴 1～2 周后不能独立取出接触镜，并且看起来几乎没有动力，那么接触镜的佩戴应推迟到孩子对接触镜护理感觉舒适的时候。

2. 成熟度　AOA 研究的第二个最重要的因素是儿童的成熟度。成熟度可以通过家长的意见，也可以通过在考察期间对儿童的观察来确定。一个轻松交谈的孩子，可以接受新的体验，并且在其他领域有良好的表现（即功课、活动），那么他就具备了可以成功佩戴接触镜的成熟程度。

3. 能独立护理镜片　幸运的是，儿童可以有比青少年佩戴眼镜稍长的时间。但如果他们在镜片护理指导课程中无法掌握镜片处理，表明他们可能没有准备好，并且可能没有足够的动机选择佩戴接触镜。

4. 个人卫生习惯　尽管家长的意见很重要，但在检查过程中，个人卫生（头发梳理、干净的手等），以及儿童如何进行自我检查，可以说明他们是否具有正确护理接触镜的潜力。

5. 运动　医师询问儿童的活动，包括运动，这对他们佩戴接触镜很重要。询问活动可以起到双重目的：①确定他们是否佩戴框架眼镜，他们在活动中对佩戴框架眼镜（如果佩戴）的满意程度如何；②如果儿童被认为是合适的人选，可能有助于确定需要何种类型的接触镜。如前所述，可以向孩子父母提及，接触镜往往会让儿童感觉可以更好地参与体育运动。

6. 处方要求　很明显，处方要求对确定是否是一个好的接触镜候选人非常重要。佩戴接触镜，可以为远视（除必要的棱镜效应）和近视的儿童提供更广阔的视野（field of view, FOV），并且不会出现过度放大或缩小的图像。儿童进展性近视还可以受益于夜戴型角膜塑形镜或多焦点软性接触镜提供的近视控制效果。

一个潜在的问题可能发生在正视儿童佩戴平光有色接触镜中，平光有色接触镜可导致威胁视力的并发症，因为消费者无须处方且没有适当指导的情况下即可获得这种镜片，并且商家可能还向其他儿童提供（即"交换镜片"）。2005 年，FDA 对所有接触镜进行了分类，无论接触镜用于矫正视力还是仅用于美容目的，如果没有有效的处方商家不能提供给患者。尽管如此，接触镜仍然可以通过互联网购买，使得个体可能出现危险，已发现细菌性角膜炎（MK）的风险增加了 4 倍。这可能与没有良好的卫生习惯，没有清洁或正确使用护理产品有关，如戴镜睡觉，没有按照健康的时间表更换镜片，以及与其他人共用镜片等因素。最近有 13 名美容镜片佩戴者发生过 MK 的相关报道，其中 7 人是从无证的框架眼镜店购买的镜片，5 人与朋友和亲属共用镜片，另 1 人使用在垃圾箱中发现的镜片。假单胞菌是 7 例病例中的致病生物，8 只眼有 ≥ 5mm 的溃疡，相应视力低于或等于 6/24。

当然，越来越多的装饰性接触镜（如"万圣节设计""环形镜片"）的引入带来了其他问题。当 Lady Gaga 佩戴所谓的"环形镜片"让虹膜看上去更大时，引起了一股热潮，青少年开始通过互联网从外国网站直接购买此类镜片。事实上，这些镜片是在没有 ECP 验配和指导的情况下获得的，由此提醒我们，必须告知儿童及其父母，接触镜是一种医疗设备，并且美容性染色镜片可能带来很多问题。

7. 已经存在的健康问题　如同任何年龄的潜在接触镜佩戴者，重要的是要确定是否存在任何可能不适合或者延迟角膜接触镜佩戴的健康问题。与成人患者一样，在佩戴接触镜之前，治疗潜在的疾病，如过敏、睑缘炎和睑板腺功能障碍非常重要。

值得庆幸的是，在儿童中干眼是一种罕见的问题，发生在儿童中干眼的比例比成人少得多。事实上，已发现只有 4% 的小儿接触镜佩戴者被诊断为干眼患者，而超过 50% 的成人接触镜佩戴者几乎都是干眼患者。

（三）与父母讨论相关问题

儿童佩戴接触镜的建议必须首先提交给其父母。如果儿童是一个很好的候选人并且其父母同意，那么父母和儿童都必须接受关于近视（如果有）的教育。随着年龄的进展，以及接触镜对儿童在学校和体育运动中表现的影响，儿童及其父母还应该了解接触镜的优缺点及可

能的风险。夜戴型角膜塑形镜尤其重要，因为其严重并发症的风险高于日戴镜片。应该强调，如果儿童符合标准，同时可以严格遵守 ECP 提供的佩戴时间表和镜片护理说明，接触镜将是一种非常安全的方式。

三、接触镜检查和配镜

（一）检查

佩戴前的检查可以帮助确定患者是否是良好的佩戴接触镜候选人，以及判断哪种类型的镜片是最合适的。检查与成人相同，特别注意患者对眼压测量、眼睑外翻和滴注等测试做出的反应。在决定试戴角膜接触镜的时候，也需要告知儿童佩戴接触镜是很好的选择。否则，儿童会产生试戴前的焦虑。

（二）软性接触镜或硬性透气接触镜：决策过程

镜片是否合适取决于多个因素。对于儿童运动员来说，如果软性接触镜，特别是日抛型镜片处方与可用的镜片参数一致，它是一种理想的选择。因为日抛型镜片无须每日清洁，有些儿童可能不必每天都佩戴（即可能仅用于运动或其他课外活动），日常使用的一次性镜片甚至可以更经济、实惠、有效。但如果由于价格或处方等因素，不能选择日抛型镜片时，通常会选用 2 周抛或月抛的软性接触镜，他们可能会戴此类镜片数十年，所以可推荐使用 2 周或每月更换的硅水凝胶材料镜片。

硬性透气接触镜镜片是一些儿童的选择。可以告知患者和家长，高度散光的儿童可以体会到硬性透气接触镜镜片带来的良好的视觉效果。但应解释镜片的尺寸较小并且会在眼睛上移动的事实，以便他们能够理解并建立初步的意识，适应佩戴可能需要 2 周的时间。然而，约 80% 的儿童最初就能适应佩戴硬性透气接触镜，接近成人的佩戴适应率。如果患者对视力要求更高并对传统硬性透气接触镜设计有担

心，角巩膜和半巩膜镜片设计提供了越来越多的选择。对于年轻的进展性近视患者，夜戴型角膜塑形镜或多焦点软性接触镜（待讨论）的选择，以及当今受互联网影响的父母和孩子的选择是有参考意义的，所以此类接触镜常作为可能的选择之一。

（三）佩戴软性接触镜

儿童试戴软性接触镜与成人相似。他们对接触镜的初次使用感到担忧是可以理解的。所以在使用接触镜进行初步评估之前，可以让儿童先接触镜片。告知儿童，镜片像一大滴水触及眼睛，镜片在眼睛上，可能有"痒"的感觉，但很快会消失，他们会喜欢不必戴框架眼镜但能够看得清楚（或黑板、棒球等）的感觉。

（四）佩戴透气性镜片

第一步是向患者解释，镜片实际上很容易放在眼睛里。如果 ECP 或工作人员可以自己戴上镜片示范，将更有助于减轻患者的焦虑。患者应该被告知能够感知眼睛里移动的小镜片，上眼睑也能感受到这样的移动，但这种感觉过段时间会减轻。使用局部麻醉剂可以通过降低初始感觉来改善适应性及提高佩戴成功率。麻醉效应消散后，儿童会逐渐感受到眼睛里的镜片。在试戴和评估的时间里，尽量鼓励儿童向下看以减少镜片与眼睑的摩擦。镜片评估与成人镜片评估一样，如采用超薄设计和双凸透镜（如所有正透镜和非常低的负透镜，以及用于所有高负透镜设计的正透镜等）将优化初始佩戴接触镜的舒适度。同样，经验拟合将使儿童体验到硬性透气接触镜镜片的主要好处，这样良好的视力自然减少了眼睑的异常感觉。

关于无晶状体眼，第 17 章已更详细地讨论婴儿的适配。然而，笔者更喜欢使用硬性透气接触镜镜片治疗婴儿，如果为婴儿验配硬性透气接触镜，要注意以下重要操作指南：当试戴镜片时，最好知道根据不同年龄预测的角膜曲率计数值，特别是不能用角膜曲率计检查的时候。此外，有必要扩大儿童的瞳孔，使检影更容易。散瞳有助于了解眼睛最真实的情况，排除调节的作用。大部分眼睛的生长变化都集中在出生后第一年。建议尽量保证婴幼儿戴硬性透气接触镜的足够活动度并增加舒适度。一个很好的经验法则是透镜的直径较眼睛的可视虹膜直径减小 1mm。如果不能使用手动角膜曲率计或地形图仪，那么应该使用上述角膜曲率测量指南中的方法，并使用荧光素钠染色评估需要改变（如果有的话）的地方。来自 Inova（Emmisive Energy Corp.）的 5-LED 钴蓝色手电筒可提供很亮的照明，往往比裂隙灯更亮，并且便于携带，可以使婴儿硬性透气接触镜试配更容易。平行适配是非常必要的。随着眼睛的生长，镜片可能出现偏位或脱离。可能是由于透镜可能开始出现陡峭配适关系，以及伴随着角膜直径增大，出现更平坦的角膜曲率半径。变化预计出现在 6～8 周，4～6 个月，1 年后，以及 2～3 岁。

四、患者教育和随访护理

实际上在教育儿童和成人方面有许多相似之处。如前所述，儿童的教育时间只比青少年时间略长。尽管与成人一样，儿童可能会对镜片护理容易产生自满，但他们实际上比成人更容易接受教育，因为他们更愿意倾听、学习，好奇心更强，适当的镜片护理指导能保证接触镜成功摘戴，在每次随访中，通过对儿童和家长进行强化护理程序的辅助，可以获得成功的佩戴。

（一）镜片处理

1. 儿童何时可以独立处理镜片　儿童 4～5 岁时估计能够移除镜片，6～8 岁时能戴入镜片，10～12 岁时可以完成镜片的清洁和镜片护理。当然，也取决于儿童的灵巧和成熟度，而一般 11 岁以下的儿童通常需要家长在护理和处理过程中的帮助。对于第一次接触镜佩戴者来说，摘除接触镜的能力比戴入接触镜的能力更重要。如果儿童不能戴入接触镜，则不会伤害到自己的眼睛。但是，无法取下镜片则可能造成伤害。在选择佩戴接触镜之前，儿童应该证明他们至少可以独立取下接触镜两次。

2. 镜片操作说明　让儿童处理镜片是有好处的，一是让他们感知镜片在手指上的感觉，二是让指导人员判断儿童处理镜片的难易程度和他们是否可以舒适自信地处理镜片。然后，向儿童和家长示范正确的洗手方法，洗手后要用干净的毛巾或纸巾擦干，强调戴镜片前擦干手。儿童戴入镜片与成人一样，关键是用不持镜片的另一只手的中指（非眼睛侧）将上睫毛向上拉，戴镜手的中指将下睫毛向下拉。同样，为了取出镜片，关键点是将眼睑边缘固定。为了获得成功，操作手法与戴入类似（即将单个眼睑向上拉时使用该眼对侧的手；而拉动固定下眼睑则使用该眼同侧的手），便于暂时或垂直地拉动眼睑以推出镜片。

（二）护理和依从说明

1. 讲解结束后可以让儿童复述讲解内容　患者合格掌握镜片处理后，最重要的是随时检查镜片护理的情况。包括每晚取出镜片，置于掌中，使用推荐的溶液进行清洁（除日抛型镜片），放入清洁的空盒子，然后装满规定的消毒溶液。早上，将镜片取出并滴入适当的润湿溶液。戴入镜片后，应用生理盐水冲洗镜盒、擦干镜盒，然后倒空风干。解释清楚这一点，对儿童来说至关重要，至少要保证儿童的父母能够重复这些程序。此外，在每两年一次的例行访问中向儿童询问这些问题也很重要，以确保他们终身保持良好的镜片卫生。

2. 奖励成功　在儿童掌握了相关处理和护理之后，可以适当奖励儿童。

3. 注意症状　如果眼睛变红，刺激感强或看不清的时候，强调此时要让患儿和家长去除镜片。他们应该被告知，如果这些问题在镜片摘除后仍然存在，患儿应该让父母帮他们打电话给 ECP。

4. 如果可能，选择日戴型镜片　日戴型镜片推荐给儿童的理由有很多，尤其在适应的过程中：①儿童在日常工作中会做得更好；②儿童和父母都能熟练操作镜片；③镜片如能保持清洁，可使夜间眼睛获得更好的氧气，可维持更好的舒适感，更少的感染和更好的视力。

5. 镜片接触水时的佩戴 / 护理　应该告诉孩子在游泳时不要戴镜片。理想情况下，建议不要在淋浴时或在桑拿浴室佩戴，因为有患棘阿米巴角膜炎的可能性。可以向父母提及 FDA 建议接触镜不要接触任何形式的水，如果戴镜片游泳，要滴入盐水以帮助松解镜片，然后将其取出完成处置或消毒。还要告诫儿童及其父母不要使用自来水或让唾液与镜片接触。

6. 准备时间表和后续复查时间表　时间表依赖于镜片选择和从业人员的偏好。建议的佩戴时间表是第一天 6～8 小时，第二天 10 小时，然后是所有清醒时间佩戴镜片。最重要的后续访问的第一次，第一次复查通常约在佩戴镜片 1 周以后。进一步访问可以安排在 1 个月、3 个月和每 6 个月后。强调儿童和家长要重视，坚持规定的摘戴方法和执行随访时间表。

7. 备用框架眼镜　使用以接触镜为主的儿童，也应该配备一副框架眼镜作为备用，以便减少接触镜过度佩戴的风险。

8. 其他重要因素　应建议患者在就寝前约 1 小时摘除接触镜，以尽量减少因戴接触镜而感到疲倦和戴镜入睡的风险。此外，在儿童的桌子或储物柜里放一小瓶护理液也是一个好办法，特别是当他们适应了镜片佩戴以后。

9. 接触镜知情同意书 / 同意表格　为了帮助孩子和父母了解并让他们对发生的问题承担更多的责任，解释接触镜佩戴的所有潜在风险，讲明患者失败可能导致的情况、应遵守的建议、佩戴的时间表和护理问题，这对避免意外发生非常有益。在试配时，家长需要签署知情同意书。另一个方法是通过让儿童签署一份表格（表 18-3）。

10. 有用的网站　有几个方便消费者的网站可以提供接触镜佩戴和护理指南，关于安全佩戴接触镜的重要提示，以及如何处理镜片的视频见表 18-4。

（三）后续访问

后续访问是非常重要的，是检查依从性、强调护理的机会。应该询问患者他们在处理镜片的感受如何，或者是否需要进一步的指导。还应该询问患者在去除镜片时如何清洁镜片（除日抛型），并确认患者所使用的解决方案是最初规定的。询问患者每天戴多少小时接触镜，确保他们不会过度佩戴。当患者 6 个月后返回来进行评估时，可以参照表 18-5 进行依从性测试。

表 18-4　接触镜护理和处理消费者网站
Allaboutvision：http：//www.allaboutvision.com/contacts/contact_lenses.htm#wearandcare
Bausch+Lomb：http：//www.bausch.com/en/Eye-concerns/Wearing-Contact-Lenses/Wearing-and-Caring-for -Contact-Lenses.
Contactlenses.org：www.contactlenses.org
Contactlenssafety.org：www.contactlenssafety.org
Menicon：http：//www.meniconamerica.com/consumer/lens-care-dos-and-donts

表 18-5　依从性测试样本			
T	F	1.	应该每隔 2 周扔掉接触镜
T	F	2.	每次取出镜片后都应该清洗接触镜
T	F	3.	应该清洗接触镜共 20 秒
T	F	4.	如果眼睛变红，应该继续佩戴镜片
T	F	5.	镜片戴在眼睛上时，就应该倒掉盒子里的护理液
T	F	6.	应该每天晚上在水槽里用水冲洗你的镜片
T	F	7.	应该每晚取出接触镜
T	F	8.	如果卸下镜片后眼睛仍疼痛，应该打电话给医师
T	F	9.	可以把接触镜放在嘴里冲洗

测验答案：1（T），2（T），3（T），4（F），5（T），6（F），7（T），8（T），9（F）

Reprinted form Walline JJ，Rah MJ. Emphasizing lens care. Contact Lens Spectram. 2008；23（1）：51.

当儿童发生接触镜并发症时，应使用经 FDA 批准并适合他们特定年龄的药物。用于控制年轻接触镜佩戴者并发症的两种常用的药物是抗过敏药和抗生素类。FDA 批准的药物及其最低年龄见表 18-6 和表 18-7。根据指南，只有在该年龄没有批准使用的药物时，才能使用其他适当的药物。

表 18-6　FDA 批准的过敏药物 / 最小年龄		
品牌	通用名	年龄
Acular	0.5% 酮咯酸氨丁三醇	3 岁
Alamast	0.1% 吡嘧司特钾	3 岁
Alocril	2% 奈多罗米钠	3 岁

续表

品牌	通用名	年龄
Alomide	0.1% 环氧乙胺氨丁三醇	2 岁
Alrex	0.2% 氯替泼诺	12 岁
Crolom/Opticrom	4% 色甘酸钠	4 岁
Elestat	0.05% 盐酸依匹斯汀	3 岁
Emadine	0.05% 艾美斯汀富马酸盐	3 岁
Optivar	0.05% 盐酸氮䓬司汀	3 岁
Pataday	0.2% 盐酸奥洛他定	3 岁
Patanol	0.1% 盐酸奥洛他定	3 岁
Zaditor/ Alaway/Refresh	0.025% 富马酸酮替芬	3 岁

Reprinted form Walline JJ, Rah MJ.Lens complications：allergy and antibiotic medications. Contact Lens Spectrum.2009；24（5）：49.

表 18-7　FDA 批准的抗生素药物 / 最小年龄

品牌	通用名	年龄
AK-Tracin	500 单位克杆菌肽	未建立
AzaSite	1% 阿奇霉素	1 岁
Ciloxan	0.3% 环丙沙星	1 岁
Genoptic	0.3% 庆大霉素	1 个月
Ilotycin	0.5% 红霉素	2 个月
Iquix	1.5% 左氧氟沙星	6 岁
Neosporin	多黏菌素 B/ 新霉素 / 短杆菌肽	未建立
Ocuflox	0.3% 的氧氟沙星	1 岁
Polysporin	多黏菌素 B/ 杆菌肽	未建立
Polytrim	多黏菌素 B/ 甲氧苄啶	2 个月
Quixin	0.5% 左氧氟沙星	1 岁
Tobrex	0.3% 妥布霉素	2 个月
Vigmox	0.5% 莫西沙星	1 岁
Zymar	0.3% 加替沙星	1 岁

Reprinted form Walline JJ, Rah MJ. Lens complications：allergy and antibiotic medications.Contact Lens Spectrum.2009；24（5）：49.

五、近视控制

儿童应用接触镜是一个发展迅速和令人兴奋的领域，可能有减缓眼睛过度生长和近视控制的作用。下文强调夜戴型角膜塑形镜的使用方法。

（一）近视发展

很明显，近视在美国和世界上其他国家变得越来越普遍。研究人员报告，美国近视的患病率从 1971 ～ 1972 年的 25% 上升到 1999 ～ 2004 年的 41.5%。

正常眼球生长与近视发展的关系：在 1989 年 Orinda 近视眼纵向研究（OLSM）中首次分析了学龄前儿童。发现眼球逐渐向正规化发展，从 6 岁时焦度平均 0.73D 到 12 岁时平均 +0.50D。种族和屈光不正的合作队列研究（CLEERE）表明，父母双方都近视的孩子更容易发生近视。因此，这项研究证实了近视进展中遗传 / 解剖关系的存在。也有可能导致近视发展的其他因素，包括近距离工作、城市场所、教育程度及户外时间较少。

对近视控制的利益和需求有长期显著的意义，将带来巨大的潜在好处。近视产生许多花费，如光学矫正产生的费用，更不用说可能出现治疗。接触镜并发症的费用及手术矫正产生的费用。高度近视发生的轴向长度增加可增加青光眼、白内障和特发性视网膜脉络膜病变的发生率，高度近视也是导致永久性视力障碍的主要原因。此外，高度近视患者的屈光手术效果较差，且视觉质量较差。

什么是临床上有意义的近视控制？美国近视儿童的近视发展平均进展速率约为 –0.50D/年，如果儿童在 8 岁时具有 –1.00D 的屈光不正，并且焦度线性发展，直到 16 岁停止，将变为近视 –5.00D（表 18-8）。因此，近视的进展至少减缓 50% 才对临床有意义。

表 18-8　近视进展

近视进展缓慢率（%）	最终的近视的度数
0	–5.00
25	–4.00
50	–3.00
75	–2.00
100	–1.00

Reprinted from Walline JJ.Current and future developments in myopia control.Contact Lens Spectrum. 2012；27（10）：34.

（二）旨在控制近视的非接触式镜

多位学者已经尝试了多种方法来减缓近视的进展（表 18-9）。如果将临床上有意义的近视发展缓慢定义为 50% 或更高，则不符合该标准的方法很多，包括欠矫正、平行配适的硬性透气接触镜、双焦点或多焦点框架眼镜、周边离焦的框架眼镜和哌仑西平。阿托品已被证明是减缓近视发展的有效方法。然而，ECP 很少使用阿托品来减缓近视的进展，主要是因为他们认为阿托品的不良反应，瞳孔散大和睫状肌麻痹使儿童不适。然而有争议的是，因为近视眼控制研究的中途退出率显著低于大多数平行配适日戴型硬性透气接触镜近视控制研究的中途退出率。

表 18-9　通过近视控制剂分类的受控近视对照研究显示近视进展的百分比降低			
形态	作者（YR）	减少（%）[a]	整体平均[b]
欠矫	Adler（'06）	−16	−19
	Chung（'02）	−22	
平行配适的硬性透气接触镜镜片	Katz（'03）	−5	−7
	Walline（'04）	−8	
双焦点或多焦点框架眼镜	Edwards（'02）	3.1	18
	Fulk（'00）	20	
	Gwiazda（'03）	16	
	COMET2（'11）	24	
	Cheng（'10）	32	
	Yang（'09）	14	
	Hesebe（'05）	18	
周边离焦框架眼镜	Sankaridurg（'10）	30	30
哌仑西平	Siatkowski（'08）	30	35
	Tan（'05）	39	
角膜塑形	Cho（'05）	44	46
	Kakita（'12）	36	
	Walline（'09）	58	
多焦点软性接触镜	Sankaridurg（'11）	34	51
	Aller（'06）	79	
	Walline（'11）	40	
	Anstice（'11）	50	
阿托品	Chua（'06）	77	81
	Shih（'99）	96	
	Yen（'89）	76	
	Fang（'10）	76	

[a] 负数表示近视发展有所增加

[b] 总体平均数是每项研究的简单数学平均值，未经样本量或任何其他考虑因素加权

Reprinted from Walline JJ. Current and future developments in myopia control. Contact Lens Spectrum. 2012；27（10）：34.

（三）接触镜和近视控制

1. 传统的日常佩戴接触镜　有趣的是，多年来的观念是传统的日戴型硬性透气接触镜镜片导致近视发展缓慢。两项随机临床试验的结果发现，硬性透气接触镜镜片并未显著减缓眼轴的增长。表明这些镜片没有永久效果。传统的软性接触镜设计同样没有对近视进展产生任何影响。

2. 夜戴型角膜塑形镜

（1）什么是角膜塑形术？如第 22 章所述，角膜塑形术被定义为（近视眼）使用特殊设计的硬性透气接触镜改变角膜中央，临时矫正近视和散光，又称为"角膜重塑""角膜屈光治疗"和"视力塑形治疗"，现在此类镜片主要在夜间佩戴。因此，夜戴型角膜塑形镜的好处很多。佩戴此类镜片非常自由，并且可能改变儿童的生活习惯，特别是对于参与游泳、其他运动的活跃儿童而言。此外，许多儿童的框架眼镜材料硬，经常因损坏或丢失而需要更换。

某项对儿童的研究发现，一般只需要 1 周，首次佩戴成功率＞ 80%。但是，兴趣（尤其是父母）在夜戴型角膜塑形镜控制近视中起到主要作用。在三个不同大陆的最近几项研究中，美国、中国和澳大利亚都证实了夜戴型角膜塑形镜对儿童眼轴轴向长度有显著影响。角膜塑形和近视年度观察（CRAYON）研究对比以前的研究比较了眼轴生长，该研究评估了与软性接触镜和常规日戴型硬性透气接触镜镜片佩戴后的相似结果。儿童角膜塑形镜队列研究（LORIC）比较了儿童佩戴框架眼镜和夜戴型角膜塑形镜两项研究，发现夜戴型角膜塑形镜与其他方式（图 18-1）相比眼球增长和玻璃体腔增长显著减少。事实上，相比软性接触镜，传统硬性透气接触镜镜片和框架眼镜，佩戴角膜塑形镜的儿童轴向增长减慢约 57%。Swarbrick 最近的数据显示，相比平行佩戴硬性透气接触镜的对侧眼睛，佩戴角膜塑形镜的眼睛生长缓慢。

（2）夜戴型角膜塑形镜如何影响近视控

制？与其他矫正方式相比，上述夜戴型角膜塑形通过减缓眼轴增长而减慢近视。所以下一个问题是"为什么夜戴型角膜塑形镜在控制近视方面表现出显著效果"？答案可能与外周的视网膜变化有关。原则上视网膜向着光线聚焦的位置发展是正视化过程，为了获得清晰的视觉，眼睛响应远视离焦时生长得更快，应对近视离焦时生长较慢。中央视网膜曾被认为专门负责正视化发展过程，最近的动物研究表明，周边视网膜比最初认为的更重要。只有周边视网膜出现远视性离焦可导致眼睛变得更长，如果外周远视离焦被消除，即使中心凹因消融而不再起作用，眼睛也会恢复正视。

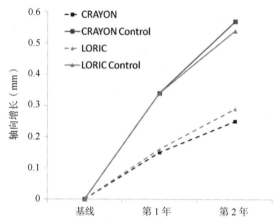

图 18-1　LORIC 和 CRAYON 研究中轴向长度变化的比较

许多研究发现，近视眼通常具有远视性周边离焦，而正视眼和远视眼具有相对近视性的周边离焦。因此，周边远视性离焦可能是导致近视发展的原因而不是结果，可以通过夜戴型角膜塑形镜实施控制。有人提出，角膜陡峭的中周边环或在角膜中陡峭的中周边环未经治疗的外周角膜可能导致周边视网膜发生近视散焦，进而可能减缓近视发展的速度。也有人提出，角膜塑形镜佩戴引起的高阶像差可能减缓眼轴发展，因此，尽管目前还不清楚夜戴型角膜塑形镜进展的确切机制，但该模式可用于诱导近视儿童外周近视离焦，从而为近视控制提供潜在机制。

（3）夜戴型角膜塑形镜安全性怎么样? 关于儿童夜戴型角膜塑形镜最大的担忧是微生物性角膜炎（MK）的潜在风险。文献报道角膜塑形镜佩戴者角膜溃疡的报道很多，主要影响儿童。大部分报道病例来自亚洲国家，主要是中国，可能代表最有可能配备夜戴型角膜塑形镜片的人群，以及由大量棘阿米巴为致病有机体的早期病例。但总的来说，MK 或不良事件的风险总体上不高于任何其他夜戴接触镜，并且在儿童中发生率可能不高于 12 岁以上的个体。

3. 多焦点软性接触镜　几项关于多焦点软性接触镜设计的研究显示，在减少近视进展方面产生了平均 50% 的控制效果。最近，使用硅水凝胶材料设计新型镜片，通过减少相对的远视性周边离焦来控制近视发展。这种设计，在中央区有远视力的矫正。在中心区域之外，每距离中心 2mm 逐渐增加 1D 的透镜。通过提供与夜戴型角膜塑形镜设计类似的外周光学特点，具有视远中心的软双焦 / 多焦镜片是有效的。因此，理论上它们也应该可以减缓眼睛的生长（图 18-2）。

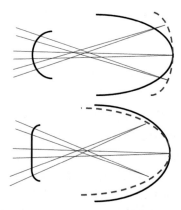

图 18-2　由标准设计引起的角膜重塑和一些双焦软性接触镜设计对周边视网膜正视化（下图）与周边视网膜远视的影响（上图）

4. 决定选择的重要因素　关于是否让儿童选择角膜重塑或多焦点软性接触镜以减缓近视进展，应在 ECP 与儿童和父母双方讨论后确定。虽然 ECP 不能保证夜戴型角膜塑形镜或多焦点软性接触镜可控制近视发展，但可以讨论接触镜佩戴的好处，并将近视控制纳入其中，作为可能的有益副作用。需要考虑的重要因素包括 ECP 在选择每种模式时的舒适度，儿童感知接触镜的能力，以及患者对任何一种接触镜的舒适度。只需要偶尔佩戴镜片的儿童或佩戴软性接触镜父母的儿童可以用软性接触镜片来矫正（尽管近视控制效果可能会更小）。定期游泳或有父母不希望其孩子在外面戴着接触镜的人应该考虑夜戴型角膜塑形镜。

5. 近视控制的未来　未来的研究将包括研究矫正周边离焦的夜戴型角膜塑形镜和双焦点软性接触镜的优化和根据周边离焦来预测儿童易发生近视的概率。然而，即使研究人员确认了向周边视网膜呈现的近视离焦减缓近视发展的事实，他们仍然需要确定是什么优化了这种信号来减缓眼睛生长并据此设计镜片。

六、总结

很明显，大多数 8 岁或以上的儿童是接触镜的良好候选者，接触镜应作为主要视力矫正方法提供。在儿童佩戴方面没有大的挑战。提出正确的问题并通过适当的检查来确定儿童是否合格并有动力佩戴接触镜非常重要。无论是用软性接触镜，传统硬性透气接触镜镜片，巩膜镜片还是角膜塑形镜设计，为儿童做出的不同选择都可以持续其一生。

临床病例

【病例 1】

患儿，女，8 岁，对接触镜感兴趣。患儿戴了两年框架眼镜，不喜欢戴着框架眼镜在学校及参与运动（患儿踢足球和垒球）。患儿的焦度：

OD：$-2.00-0.75\times175$ 20/20^{+2}

OS：$-2.25-0.50\times006$ 20/20

患儿的父母都是高度近视，很担心孩子近视的发展。

解决方案：要注意的是，患儿是框架眼镜佩戴者，而且她（不仅其父母）有动力佩戴接触镜。该患儿有两种可行的选择：

1. 日戴型硬性透气接触镜镜片　硬性透气方式可能减慢其近视的进展。设计此类镜片使其具有较大的总直径（≥10mm）和较小的边缘间隙以减少体育活动期间的移位和丢失风险。

2. 夜戴型角膜塑形镜　患儿将成为夜戴型角膜塑形镜的优秀候选人，将在第20章讨论。

【病例2】

患儿，女，9岁，进行年度眼科检查。患儿主诉远视力不佳，并逐渐下降，没有其他的视觉或弱视问题。患儿在两年前验配了第一副框架眼镜，并且每年都需要一副新框架眼镜。患儿框架眼镜：

OD	−2.2−0.50×175	20/30−2
OS	−2.50−0.25×015	20/40
OU	在33cm	20/15

在这次访问中的主观验光：

OD	−3.2−0.25×180	20/40
OS	−3.25−0.25×010	20/30−2
OU	在33cm	20/15

患儿的父母都患有严重的近视，他们询问如何让孩子不像自己一样近视。与家长讨论具有视远焦点的多焦点软性接触镜设计和角膜塑形镜。父母选择让其女儿适应角膜塑形镜。角膜曲率计测量的读数：

OD 43.25/ 43.87 @ 090m clear

OS 43.37/ 44.12 @ 090m clear

解决方案：规定了具有以下参数的角膜屈光治疗（CRT）接触镜：

	OD	OS
基弧曲线半径（mm）	8.6	8.6
反转深度（μm）	550	550
着陆区角度（°）	33	33

1年后，患者复诊，报告无视觉或弱视问题，并且每晚都佩戴她最初验配的CRT接触镜。未矫正的视力为20/20　1 OD和20/15⁻¹ OS。右眼片上验光是−0.25，左眼平光达到20/15。眼睛是健康的，角膜地形图分析显示每只眼睛的瞳孔中央有一个3.75mm的治疗区。CRT接触镜连续佩戴，并要求

患者在6个月内复诊以进行接触镜检查。父母被告知，由于近视度数增加，可能需要在下次就诊时使用新的接触镜，但近年来出现的近视度数变化明显低于前两年佩戴框架眼镜时。患者和父母都对CRT接触镜佩戴后的效果非常满意。

在戴框架眼镜时，该患者在1年内（−1.00D OD和−0.75D OS）经历了更大的近视进展，比预期的−0.50D进展更快。其父母患有明显近视，增加了患儿患高度近视的风险。这些因素带来近视控制的讨论，也促进角膜塑形镜佩戴的配合。该患者在戴角膜塑形镜1年后，一只眼中只出现−0.25D近视发展。虽然角膜塑形镜片减缓近视发展43%，但是该患者在佩戴角膜塑形镜一年以后，近视发展停止。父母不应该期望在很长一段时间内完全停止近视发展。角膜重塑镜为孩子提供全天清晰的视力，还可以减缓近视的进展，因此它们可以作为近视控制的选项提供给患者。

临床判断掌握相关技术项目备忘一览表

- 与框架眼镜相比，接触镜在儿童中的好处包括他们在积极的生活方式中获得的好处，改善他们身体外观的感知，以及近视控制的可能。
- 一些研究发现，8岁的儿童能够戴软性接触镜、硬性透气接触镜和夜戴型角膜塑形镜。还发现，对于小一点的儿童来说，适应、接受教育和随访的时间只比年长的儿童略长。
- 考虑让儿童佩戴接触镜的重要因素：①兴趣和动机；②成熟度；③护理镜片的能力；④个人卫生习惯；⑤运动；⑥处方要求；⑦预先存在的医疗状况。但是，单靠年龄不应该确定一个孩子是否是一个好的接触镜候选人。
- 应告知儿童及其父母，所有接触镜（包括用于美容目的的非处方色素镜片）均为医疗器械，不应与其他人分享或非法购买，且要定期复查。
- 日抛型镜片可推荐给希望偶尔佩戴的患者，尤其是年轻运动员。硬性透气接触镜镜片推荐用于高度散光和其他希望获得足够好的视觉质量的儿童，以及考虑夜戴型角膜塑形镜潜在控制近视的作用儿童。

- 最近，已经发现接触镜引起的近视控制可能是在近视眼中诱导近视性周边散焦导致眼睛生长减慢的结果。

- 新的角膜塑形术和软性双焦点 / 多焦点设计也正在开发研究，以优化周边视网膜的光线焦点并减缓眼睛的生长。

（吴晋芳　译）

第 19 章　圆锥角膜

Edward S.Bennett，Joseph T.Barr，Loretta Szczotka-Flynn

圆锥角膜是一种以角膜逐渐变陡峭、扭曲、顶点薄化及角膜膨出为特征，通常为双眼非对称发病的角膜疾病。尽管圆锥角膜像是基因疾病，但实际上病因不明。绝大部分圆锥角膜使用特殊设计的硬性透气接触镜镜片来治疗，但严重患者需要手术，如穿透性角膜移植术（penetrating keratoplasty，PKP）或深板层角膜移植术（deep anterior lamellar keratoplasty，DALK）。

一项最大的多中心协作的观察圆锥角膜的纵向队列研究（CLEK），旨在描述圆锥角膜的病程与其视觉和生理表现之间的关联。这项研究描述了圆锥角膜的病程，以及与圆锥角膜患者的视觉、进展、角膜瘢痕形成相关的因素。1995～1996 年，共有 15 个临床研究中心参与并招募了 1209 例圆锥角膜患者，进行了为期 8 年（直到 2004 年年中）的随访观察。本章内容参考 CLEK 研究结果。

一、圆锥角膜特征

圆锥角膜中约 96% 的病例是双侧发病的。通常，一只眼比另一只眼诊断和进展更早。通常在青少年期十余岁到二十余岁诊断出来，40 岁左右停止进展，可能是因为年龄相关的角膜胶原交联，形成更大的角膜刚度和更小的角膜扩张所致。同样的原因，圆锥角膜不太可能出现在 40 岁以后。圆锥角膜的发病率在性别和眼别之间似乎没有显著差异。

流行病学：圆锥角膜的发病率为 1/2000，即在 2.7 亿美国人中，有 135 000 名美国人可能被诊断为圆锥角膜。然而，明尼苏达州奥姆斯特德县梅奥诊所 1935～1982 年只确诊 64 例圆锥角膜患者，以此估算圆锥角膜的发病率和患病率。而病例确诊完全基于回顾病历中记录的检眼镜或检影期间观察到的不规则反光，或角膜曲率检查到的不规则环。Kennedy 等估计总体平均年发病率约为 2/100 000，人群的患病率为 55/100 000。鉴于目前的诊断技术，如角膜地形图等，上述估计值很可能较低。其他研究中，丹麦的圆锥角膜患病率高达 86/100 000，并且有近亲结婚传统的人群发病率则为 25/100 000。较高的发病率提示遗传因素在病因中具有重要影响。

二、病因

尽管有报道在角膜组织中有代谢或化学改变，但圆锥角膜的病因尚不清楚。然而，本病已证实与特应性疾病、结缔组织病、揉眼、佩戴接触镜及遗传相关。

（一）组织学变化

目前尚不清楚圆锥角膜发生角膜病变的原因。已观察到 3 种典型病理改变：①角膜基质层变薄；②前弹力层断裂；③角膜上皮基底层的铁质沉积。

显然，上皮细胞的变性紧随前弹力层断裂。特别是，前弹力层断裂可能造成降解酶产生和抗氧化剂减少，从而引起圆锥角膜的早期改变。角膜上皮中出现的异常酶引起过量的胶原酶和还原蛋白酶抑制剂，最有可能导致角膜细胞死亡，增加的胶原酶活化可能逐渐破坏基质胶原，导致基质层变薄。代谢研究表明，角膜蛋白质总量在减少。胶原纤维病理学显示有异常的低数量的胶原蛋白薄层，现已表明，胶原酶薄层已从层间的附着处或前弹力层中游离，可以自由滑动，随着角膜胶原溶解而薄化。

最近的研究暗示疾病的起源可能是角膜上皮，同时也发现，从组织学上看，圆锥角膜是一种前角膜疾病，即使严重的病例也不会影响到角膜后部。这也表明疾病对角膜前界膜和前基质层的影响程度比我们以前认为得大。前界膜是使角膜上皮紧密连接的基础，如果该结构受损害，角膜上皮将不规则且结构不良。

（二）与过敏的关系

迹象显示，特应性疾病（如湿疹、花粉症、哮喘）和圆锥角膜之间似乎存在关联，因为约有50%的圆锥角膜患者有某种形式的过敏症状。痒感是过敏的主要症状，大多数圆锥角膜患者频繁揉眼，尽管这种因果关系尚未得到证实。Korb等发现当用手指关节揉眼时，圆锥角膜患者比非圆锥角膜的人使用更大的力量。猜测角膜凹进（纤维失稳）和代偿性曲率改变，以及高眼压引起的角膜突然向邻近的凹陷膨胀，是揉眼时高组织压力反应机制。用力地揉眼睛在圆锥角膜病因学中起一定作用，因此建议有过敏症、圆锥角膜家族史的人，或已经确诊为圆锥角膜的人不要揉眼睛。

（三）基因和遗传

一些研究表明，圆锥角膜是遗传性疾病，可能为不同区域染色体基因连锁遗传。也有早期文献报道了来自单生子和双生子的家庭研究报告，6%～16%的圆锥角膜患者有家族史。因为该疾病的严重程度从无临床症状到严重瘢痕，需要角膜移植，真实的发病率、患病率和家族聚集性难以确定。然而，无临床症状期的圆锥角膜，只有经过精密的仪器如视频角膜地形图才有可能检测到。已有研究证实，不低于50%～60%的圆锥角膜患者的家庭成员中有疑似圆锥角膜的细微的地形图异常改变。圆锥角膜与一些罕见的遗传综合征相关，

如Woodhouse Sakati综合征、Down综合征，这更加支持了基因遗传的假说。

（四）接触镜

研究报道，硬性透气接触镜由于机械压力和缺氧等原因可能导致圆锥角膜。一项研究显示，27%的圆锥角膜患者曾是角膜接触镜佩戴者，其在配镜时均未被诊断为圆锥角膜。结果发现，该人群确诊时年龄较大，有中央（与偏心）锥体，并有一种趋于平坦的角膜曲率。然而，同样地，很难确定接触镜佩戴者中圆锥角膜的发病率比预期的更高是否存在因果关系。圆锥角膜被诊断前，可能更早是作为近视眼来矫正。其中一位研究者的1例病例报告显示，支持缺氧是其致病原因，一名长期佩戴硬性透气接触镜者在丢失了一只硬性透气接触镜镜片后戴回原来的聚甲基丙烯酸甲酯（PMMA）镜8年，佩戴PMMA镜片导致眼发生了圆锥角膜病变，而硬性透气接触镜佩戴眼则不受影响。

（五）"级联假说"

上文提到的许多致病因子可通过Kenney提出的"级联假说"联系在一起。根据这一理论，发生了一系列事件，最终导致圆锥角膜。很显然，许多不同的染色体与圆锥角膜有关联，更有可能的是，有多个基因参与，最终通过共同的称为"氧化应激途径"的方式产生作用。年轻患者的角膜组织中可能产生高水平的活性氧物质（ROS或自由基）。这些自由基通常通过超氧化物歧化酶ALDH3和其他酶清除，阻止这些潜在的有害物质的积累。在这个理论中，细胞凋亡的发生是由于易感个体对活性氧和活性氮不能产生保护健康的酶。此前的线粒体DNA损伤，能量产生减少；因此，自由基的积累，导致角膜结构完整性受损等一系列影响，受损的角膜变薄、变弱，曲率变得陡峭。最近证实，线粒体复合体1序列变异似乎是大量活性氧升高的主要原因。由于暴露于紫外线（UV-B）可产生自由基，因此使用配适的镜片保护眼睛很重要。反之，不合适的接触镜或

通过揉眼等机械应力可引起活性氧增加。此时，需要避免揉眼并且建议对过敏和致敏性条件做适当的处理。抗氧化治疗是目前应用在视网膜疾病治疗上的方法，可能是未来的一个选择。

（六）联合防护

有趣的是，研究发现，吸烟可能是降低圆锥角膜发病率的因素，原理可能是通过增加胶原交联来降低风险。糖尿病的高血糖也会增加胶原交联，故糖尿病患者不会出现太严重的圆锥角膜。

三、诊断和评估

患者越早诊断为患有或可能患有圆锥角膜，医师能越早制订适当的治疗方案，并对患者进行充分的教育。医师应充分了解圆锥角膜的症状和临床表现，并鼓励密切的随访以监控病情进展。

（一）早期症状和临床体征

诊断的基础是全面、完整的病史。因为早期圆锥角膜的症状多种多样并且常有心理上的困惑，所以医师必须正确询问、良好倾听。通常患者有难以解释的实际问题。单眼复视或"鬼影"、图像模糊是常见症状，但医师未必能引导患者正确描述出他们所看到的图像的模糊情况。视觉实际上可能不是模糊而是扭曲；患者可能看不清楚字母，部分字母可能丢失或变形。因此，医师应该询问患者是否曾经一只眼睛视物变形。此外，如果这种情况之前没有得到确诊，患者可能拥有几副眼镜，但没有一副是令人满意的。最后，视力差、复视、畏光和光晕都可能出现。

视力逐渐下降往往是圆锥角膜的最初的临床表现。一只眼的视力会先于另一只眼受到影响，而且视远视近均模糊。患者可以通过眯眼或将物体拿到眼前来提高视物清晰度。对比敏感度同样也会降低。另外，由于锥体变形，

圆锥角膜的早期临床表现是检影法时可以观察到"剪刀状"运动。在早期阶段，主觉验光往往会获得令人满意的视力，然而后期出现近视、规则或不规则散光的风险可能会增加。用视频角膜地形图检查时通常可以观察到角膜表面同心环的断裂和角膜局部曲率变陡峭（有待讨论）。随着病情的进展，在验光时球镜和圆柱镜往往需要做很大的改动。在一些病例中，Jackson 交叉柱镜（JCC）翻转两面时无明显的区别，建议使用手持 ±1.00D JCC 交叉柱镜和综合验光仪试镜架。晚期圆锥角膜，无法获得一个有意义的焦度。在这种情况下，使用硬性透气接触镜诊断性试戴片并进行追加矫正能获得更多对患者最佳矫正视力有益的信息。

视力和对比敏感度的早期变化明显是伴随着高阶像差增加的，圆锥角膜患者的彗差有明显的升高。

（二）角膜曲率变化

角膜曲率对圆锥角膜的诊断和监测是有益的。然而，角膜曲率只测量角膜有限的几个中心点，所以早期诊断有困难，尤其是当患者有一个偏心的圆锥时。

角膜地形图观察到的早期圆锥角膜常表现为角膜的同心环有缺失。环有扭曲，且一个环与另一个环有部分重叠，出现角膜散光增强而且轴位转向斜轴，可以观察到逐渐变陡峭的角膜曲率。如果是发病初期，角膜曲率为 43.00 ~ 48.00D。一旦病情进展，患者的曲率值超出了角膜曲率仪所能测量的范围，11.25D 镜片可以戴在患眼，增加约 8.00D 的角膜曲率计读数（附录 1）。12.25D 镜片可将读数扩大到 16.00D。

（三）视频角膜地形图

视频角膜地形图已经是诊断和监测圆锥角膜的常用的工具。圆锥顶点的位置和病情的进展可以通过地形图的色彩评估观察。陡峭区域可以通过彩色地形图观察到（图 19-1）。

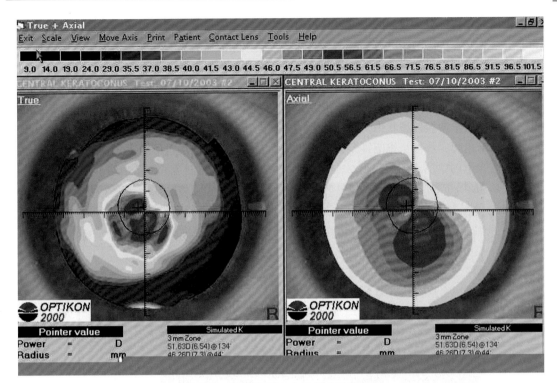

图 19-1 圆锥角膜患者的代表性地形图

虽然圆锥角膜不能在裂隙灯或检影镜缺失的情况下确诊，但是疑似圆锥角膜仍然可以通过地形图的颜色确认。角膜地形图可监测患者以确定病情是否有进展并且可以诊断。此外，通过角膜地形图反射出 Placido 环，环的挤压区表示受影响区域。此外，由于不受影响的角膜区域（通常是上方）不会改变，可出现上下屈光不对称。

受影响的区域或圆锥传统上被分为乳头形、椭圆形（即下垂）或球形。乳头形圆锥比其他两种类型更小、更居中。椭圆形圆锥更靠下，而球形圆锥直径比较大。McMahon 在 CLEK 研究中报告，受影响的区域分为乳头形（图 19-2A）、椭圆形（图 19-2B）、球形（图 19-2C）和边缘形（图 19-1），最后一个为非圆非椭圆形圆锥，位于角膜周边（常在下方）。如表 19-1 所示，大部分圆锥可描述为乳头形或椭圆形。另据报道，有 12.2% 的圆锥超过水平位的锥尖，平均位于 262°（颞下侧）。

一些视频角膜地形图系统已经开发出筛查诊断圆锥角膜的应用程序。

屈光手术的禁忌证包括圆锥角膜，但已发现 5% ～ 7% 的屈光手术的候选人有高亚临床期圆锥角膜。

在研究诊所，只利用地形图参数已经可以定义圆锥角膜。视频角膜地形图的读数和角膜形状的差异已被用于诊断圆锥角膜。Mandell 使顶点与视频角膜地形图的光学系统相吻合，确定一个真正的顶点焦度，可以在监测圆锥角膜时与正常范围对比。得出的结论是，如果顶点是 48.00 ～ 49.00D，患者应被视为可疑圆锥角膜。对于 49.00 ～ 50.00D，圆锥角膜的可能性非常高，50.00D 以上可以确诊。改进的 Rabinowitz–McDonnell 法使用下列准则：如果中央角膜屈光力 > 47.20D 或者上下边缘角膜区域之间的差异（即 I–S 值）> 1.40D，为可疑圆锥角膜。如果中央角膜屈光力 > 48.70D 或 I–S 值 > 1.40D，定为圆锥角膜。Rabinowitz 等还研究了 KISA 指数，该指数对有无圆锥角膜进行了分级。虽然该指数有确定疾病严重程度的潜力，研究者只将其分为普通眼、可疑圆锥角膜和确定圆锥角膜三类。KISA 指数已被用来监测单眼圆锥角膜患者正常眼的变化，遗传筛查中用 KISA 指数区分圆锥角膜患者和正常人。

仅使用地形图来诊断圆锥角膜的难点在于地形图显示的是早期顿挫型状态，可能永远不会发展为圆锥角膜，却被当作圆锥角膜而使患者承受不必要的担心。角膜地形图能作为避免圆锥角膜患者施行屈光手术的强有力的证据，无症状的患者除了定期检测外不需要其他的特殊治疗。因此，一个圆锥角膜明确的临床诊断通常需要疾病的裂隙灯体征辅助（见下文讨论），圆锥角膜可能引起焦度和视力变化，或者角膜前表面反射环的扭曲。

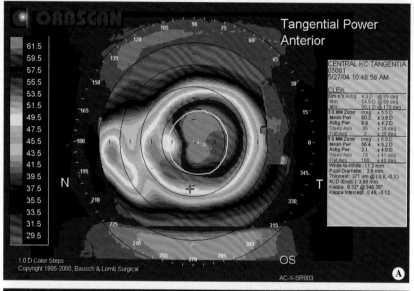

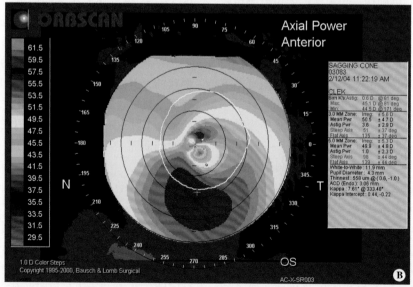

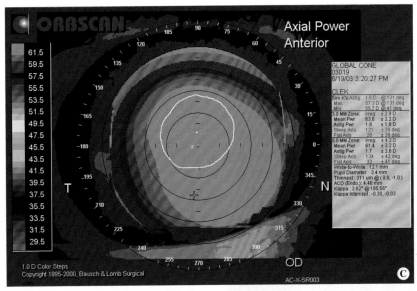

图 19-2　圆锥角膜类型
A. 乳头形；B. 椭圆形或下垂形；C. 球形

表 19-1　圆锥角膜分类和患病率	
锥形	患病率（%）
乳头	28.7
椭圆	44.3
弧面	6.7
边缘	5.6
其他	11.0
PK	3.7

From McMahon TT.Collabrroative longitudinal evaluation of keratoconus update. Presented at：Annual Meeting of the American Academy of Optomertry；December 2006；Denver，CO.

（四）裂隙灯表现

裂隙灯是诊断圆锥角膜的一项必需检查。检查者只能通过生物显微镜才能发现发生在角膜的细微改变。圆锥角膜的临床标志性表现包括 Vogt 条纹、Fleischer 环和瘢痕，这些特征在大多数已确诊的病例中都有体现。Vogt 条纹是一系列存在于角膜后基质层或后弹力膜的垂直或斜向的线（图 19-3）。它们很可能是角膜层受牵拉的结果。上睑向整个眼球暂时施压时 Vogt 纹可暂时消失。约 50% 的已确诊的圆锥角膜病例中可见 Fleischer 环。

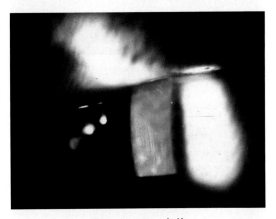

图 19-3　Vogt 条纹

它是一个环绕圆锥基底从黄棕到橄榄绿变色的非连续的环（图 19-4）。它大概勾勒出圆锥的基底轮廓，代表含铁血黄素在深上皮层接近 Bowman 膜处的沉积。随着圆锥的进展，不规则的表面瘢痕在锥顶形成，起初是存在于 Bowman 膜的散在的点；纤维结缔组织侵入混浊的空间，逐渐增长，使角膜变得模糊（图 19-5）。

通过光学横切扫描可以发现圆锥区域的角膜变薄。在角巩膜缘可发现可视神经纤维增加，表现为角巩膜缘密度的改变。在部分严重的患者，由于后弹力层的破裂，房水从前房通过受损的角膜内皮，然后通过断裂的后弹力层进入角膜基质层，引发角膜积水，进而引起角膜水肿，最终形成瘢痕。CLEK 的一项研究发现至少 65% 的圆锥角膜患者单眼存在 Vogt 纹，30% 的患者双眼均存在 Vogt 纹；至少 86% 的圆锥角膜患者单眼存在 Fleischer 环，56% 的患者双眼均存在 Fleischer 环；至少 53% 的圆锥角膜患者单眼存在角膜瘢痕，22% 的患者双眼均存在角膜瘢痕。

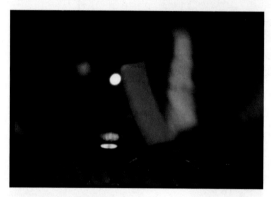

图 19-4　Fleischer 环

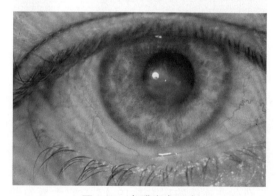

图 19-5　角膜瘢痕形成

其他症状包括 Munson 征和 Rizzuti 现象。在晚期病例，眼睑的形态由于圆锥的前凸而发生改变，表现为 Munson 征。可以通过让患者向下看直到下眼睑位于圆锥的赤道部观察。根据 Rizzuti 的观点，当用笔灯从角膜颞侧照亮角膜，聚焦在虹膜前时，光线即整齐地聚焦在鼻侧缘的颞侧。

（五）检眼镜

检眼镜检查可以发现一个圆形的、椭圆形的或哑铃形的阴影，看起来像是大的模糊的白内障把中心和周边分开。进一步分析认为，此现象可以看作角膜在局部的投影。眼底细节很难观察清楚。眼前节照相诊断仪在诊断和监测晚期或严重的圆锥的大小、形态和位置方面很有效。在该技术中，圆锥的图像看起来是与红色的眼底反光相悖的。瞳孔放大，观察者在距离眼睛 61cm（2ft）的位置用直接检眼镜观察角膜。在晚期病例中（角膜曲率大于 50.00D），逆着眼底红光反射圆锥很容易被看到（图 19-6）。图像也可以被装有高度压缩透镜的眼底照相机记录到。圆锥角膜的临床特征汇总见表 19-2。

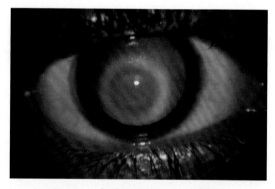

图 19-6　角膜圆锥的光学诊断表现

表 19-2　圆锥角膜的临床特征
体征
Munson 征
Rizzuti 现象
屈光表现
检影可见剪刀影
进展性近视
不规则散光增加
角膜曲率计表现
平行环的缺失
角膜反光环的扭曲
不规则散光增加

续表

视频角膜镜表现

　病变区域反光环受压

　彩色地形图显示圆锥区域屈光力孤立增加

　上方 - 下方焦度的不对称

裂隙灯、生物显微镜表现

　Vogt 条纹

　Fleischer 环

　瘢痕

　可视神经纤维的增加

　角膜变薄

　积水

检眼镜检查

（六）X 线断层摄像术的应用

光学相干断层成像（OCT）在角膜接触镜验配中的应用明显增多。OCT 测量能够提供眼前节的二维的横断面图像。图像分辨率很高，可以用于角膜各层的细节分析。此检查在诊断和监测眼前段的改变方面非常有益。当然，此检查在接触镜的设计和配适方面，尤其是巩膜镜的设计方面有明显的优势。

Scheimplug 成像系统基于旋转相机和单色裂隙光源同时旋转。在其他众多设备中，它是用 X 线断层摄像术测量角膜后表面高度和全角膜厚度、与扩张角膜相关的一系列特殊的指数，异常情况也都可以被探测、量化和监控。Oculus 公司的 Pentacam 地形图是最广泛地应用此设备提供 Scheimplug 图像的仪器。

四、鉴别诊断

诊断圆锥角膜时，应排除其他一些相似的疾病，如角膜翘曲综合征（佩戴硬性透气接触镜后的角膜变形）、球形角膜和透明角膜边缘变性等。

（一）角膜翘曲综合征

结合病史和广泛的临床检查，包括视频角膜镜，很容易鉴别出圆锥角膜和角膜翘曲。角膜翘曲综合征的患者通常都有长期角膜接触镜佩戴史。通常是角膜水肿和接触镜的机械摩擦共同作用的结果。尽管软性接触镜和高透氧硬性透气接触镜均可导致角膜翘曲，但是后者由于存在不良的镜片 - 角膜配适关系，因此，佩戴 P MMA 硬性镜片的患者常被报道出现角膜翘曲。尽管角膜扭曲和剪刀样检影在圆锥角膜和角膜翘曲患者均可出现，但是角膜翘曲患者通常有角膜水肿表现，而水肿很少出现在角膜陡峭曲率大于 50.00D 的患者。另外，角膜表面反射光线的不规则或错位在圆锥角膜中更常见，而在角膜翘曲中则很少见到。视频角膜镜检查可在圆锥角膜中发现一局限的角膜变陡，而在角膜翘曲综合征中却不一定出现。圆锥角膜常可通过综合的生物显微镜检查被鉴别。圆锥角膜的临床特征如角膜变薄、Fleischer 环、Vogt 纹，在中至重度圆锥角膜病例出现的角膜瘢痕，仅限于角膜轮廓改变的角膜翘曲综合征患者则不会出现。圆锥角膜患者受累的角膜区域是有限的，常形态各异，包括（并非局限于）中央和下方区域，可以通过照相诊断技术证实。圆锥角膜与角膜翘曲综合征不同，是一个逐步进展的过程，典型病例经过 5 ～ 10 年，常出现一个凸出的圆锥区域，这种凸出现象在晚期阶段可以通过 Munson 征观察到。相反，角膜翘曲是可以治疗的，它常可以通过停止佩戴或改为高透氧材料配适良好的角膜接触镜康复。圆锥角膜和角膜翘曲的区别见表 19-3。

（二）佩戴硬性透气接触镜

一个假性的圆锥角膜地形图可能来自于硬性透气接触镜严重偏心佩戴者。这种配适导致上方角膜变平坦同时下方变陡峭，因此，很像圆锥角膜的地形图。与角膜翘曲综合征相同，没有圆锥角膜典型的裂隙灯表现。此外，一旦硬性透气接触镜停戴 7 ～ 14 天，下方角膜将会变平坦，甚至回到戴镜前的起始状态。

表19-3	角膜翘曲综合征与圆锥角膜的鉴别诊断	
	角膜翘曲综合征	圆锥角膜
病史	长期硬性镜片磨损：常用 PMMA 材料或低透氧性硬性透气材料	不限于硬性接触镜磨损，常为特应性病史
裂缝灯评估	角膜缺氧可能 镜片偏心	受影响区域的角膜变薄 Fleischer 环 Vogt 纹 瘢痕（后期）
角膜地形图	很少比 50.00D 更陡 反射光线不规则性通常较轻，并且随着接触镜磨损的中断或改装成更高的透氧性材料而改善 VKG 表现出不规则性；位置不限；如果陡峭的地区在下方，需要排除高位偏心	在锥形顶点处通常比 50.00D 更陡；随着反射光线不规则性的增加和受影响区域的加剧而继续进展 最陡峭区域的位置往往较差

PMMA，聚甲基丙烯酸甲酯；VKG，视频角膜地形图

（三）透明角膜边缘变性

像圆锥角膜一样，透明角膜边缘变性（PMD）是一种累及双眼的进展性紊乱。然而，它的典型特征是在下方角膜 4 ～ 8 钟位范围内距离角巩膜缘 1 ～ 2mm 处可见一带状变薄。裂隙灯评估在鉴别圆锥角膜和 PMD 的变薄区域方面是很有优势的。另外，在 PMD，角膜镜呈现一典型的蝴蝶结样，提示存在大量的逆规散光。许多人认为圆锥角膜和 PMD 是相似的，存在同样的病因学和病理生理学基础，然而，角膜的受累区域是不同的。

（四）球形角膜

与圆锥角膜局限性变薄相反，球形角膜是整个角膜均变薄、近角巩膜缘处变薄最明显的一种疾病。尽管球形角膜像圆锥角膜一样是双眼发病，但是，它是从出生时就存在的，基本不发展。

五、分类和进展

尽管圆锥角膜没有被普遍接受的单一的分类标准，但是其存在各种各样的分类标准。一种综合的分类标准见表 19-4，包括视觉症状、典型的裂隙灯表现和角膜曲率值（用于区分不同严重程度），表 19-5 的分类标准基于裂隙灯表现，角膜地形图特征和两个比较容易鉴别的地形图指标：平均角膜屈光力（ACP）和角膜前表面高阶像差 RMS 值（HORMSE）。

顶点瘢痕可以用来更好地描绘中至重度疾病，因为角膜瘢痕与较严重的病情相关。随着高阶 RMS 的引入，彗差成为圆锥角膜和正常角膜的较好的鉴别点，更容易从可疑病例中筛选出正常角膜。

刚被诊断为圆锥角膜的患者通常想知道疾病的进展和视力丧失的程度。临床医师希望能够预知进展的速度，能够筛选出将会进展至严重圆锥角膜的病例。然而，每一个患者的疾病进展速度是不可预测的。一些患者病情快速进展 6 个月至 1 年，然后停止发展，不再有更大的改变。通常也会有一些患者，先经历几个月的快速发展阶段，紧接着是几个月至几年的稳定阶段，然后可能是另一个快速改变期。然而，圆锥角膜典型的发展阶段是 3 ～ 8 年，在 CLEK 的研究中，平 k 改变的斜率大概是每年 0.20D；经过 7 年可变陡 1.44D，其中一眼变陡达到 3.00D 或更多的概率为 23%。

表 19-4　圆锥角膜分级

第一阶段

1. 能用框架眼镜完全矫正

2. 散光轻微增加

3. 轻度或无角膜的扭曲

4. 正常的角膜曲率计读数

5. 视频角膜地形图显示中度陡峭

6. 检影可见中度剪刀影

7. 诊断困难

第二阶段

1. 角膜曲率计和视频角膜地形图可见有限的角膜畸形和不规则散光

2. 近视和散光进一步增长

3. 角膜曲率计呈现 1 ～ 4.00D 的陡峭

第三阶段

1. 最佳矫正视力明显下降

2. 由于表面反光失真，很难获得准确的角膜曲率计读数

3. 角膜曲率变陡 5 ～ 10.00D

4. 不规则散光增加，通常增加 2 ～ 8.00D

5. 常存在裂隙灯下异常表现，包括角膜变薄、可视神经纤维增加、Vogt 纹、Fleischer 环，可能的瘢痕等

第四阶段

1. 上述体征更加明显，角膜陡峭大于 55.00D

2. 顶点处可见瘢痕

3. Munson 征出现

表 19-5　圆锥角膜严重程度分级

原则：依据以下内容进行 0 ～ 1 级的分级，在每类中所有参数必须包含在内。确定所有等级，楷体字的特征必须包括在内。最差的特征占有最多的比例，然后评估剩下最差的特征

（只需楷体字部分的特征满足）

0　不受影响的——角膜地形图正常

　　绝对没有瘢痕

　　没有圆锥角膜的裂隙灯表现

　　典型的轴向图

　　ACP < 47.75D；高阶像差 RMS < 0.65

1　不受影响的——不典型的角膜地形图

　　绝对没有瘢痕

　　没有圆锥角膜的裂隙灯表现

　　不典型的轴向图

　　　不规则形

　　　非对称的上方领结

　　　非对称的下方领结

　　　下方或上方变陡不超过 ACP 3.00D

　　　ACP < 48.00D；高阶 RMS < 1.00D

续表

2	可疑的角膜地形图
	完全没有瘢痕或可能没有瘢痕
	没有圆锥角膜的裂隙灯表现
	轴向图可见孤立的变陡区域
	下方陡峭型
	上方陡峭型
	中心陡峭型
	ACP < 49.00D；或者高阶像差 1.00 < RMS < 1.50
3	受影响的——轻度疾病
	轴向图与圆锥角膜一致
	可能有部分阳性的裂隙灯表现
	没有与圆锥角膜一致的角膜瘢痕
	ACP < 49.00D 或者高阶像差 RMS 1.51 ~ 3.50
4	受影响的——中度疾病
	轴向图与圆锥角膜一致
	必须有阳性的裂隙灯表现
	ACP > 52.01D，< 56.00D 或者高阶像差 RMS 3.51 ~ 5.75，或者角膜瘢痕达到 3 级
5	受影响的——重度疾病
	轴向图与圆锥角膜一致
	必须有阳性的裂隙灯表现
	ACP > 56.01D；或者高阶像差 RMS > 5.75，或者角膜瘢痕达到 3.5 级或更高

ACP，平均角膜屈光力；RMS，均方根

六、患者咨询

患者应该尽可能地被告知诊断（或者可能的诊断）。虽然大多数患者不需要角膜移植，但是应该告知患者疾病的发展过程，以及存在角膜移植的可能性，并且患者想了解其现在的情况，希望获得更多的信息。网络是获得信息的一个好的来源，但是患者非常担心搜索到的信息是错误的或者与其疾病没有关系。国家圆锥角膜基金的网站"http：//www.nkcf.org"就是非常好的信息的来源。圆锥角膜患者可以从该网站上查到大量的有关信息，以及找到常见问题的答案。同时，医师们也使用该网站的信息。另外，一些城市有圆锥角膜患者团体，让圆锥角膜患者有机会和其他患者分享自己的经验。

随访患者时，关注患者生活质量可能发生的改变非常重要。典型的圆锥角膜在幼年发作——即通常所说的发育期。CLEK 研究中，圆锥角膜受试者平均年龄为 39 岁。因此，圆锥角膜是一种长期的慢性疾病，会影响患者工作和抚养孩子，报道与一些负面心理有关。Giedd 通过圆锥角膜名录在互联网上征求受试者填写一份标准化的问卷（Milton 行为健康调查或 MBHI），以此获得相关信息。结果显示 96% 的参与者表示圆锥角膜至少在某种程度上影响他们的生活；40% 的受试者表明此影响是中度甚至重度的。圆锥角膜患者在尊重感相关的评分上得分较低。这可能意味着圆锥角膜患者较少尊重从业者，缺少从业者的合作，导致从业者对他们的态度不友好。CLEK 的研究中视力低于 20/40 的患者与更低的生活质量评分相关。角膜曲率超过 52.00D 的圆锥角膜患者与心理健康、角色困难、驾驶、独立性和眼球疼痛等方面的低评分相关。圆锥角膜患者的评分除整体健康方面高于年龄相关性黄斑变性（age-related macular degeneration，AMD）患者和眼球疼痛方面低于 AMD 患者外，其他方面的评分都介于 AMD 3 级和 4 级之间。随着时间的推移，视觉相关的生活质量持续显著降低。另外，视力持续降低和角膜曲率持续增加的患者 7 年间 NEI-VFQ 评分降低了 10 分。虽然圆锥角膜很少导致盲，但是对比进展期黄斑变性患者，圆锥角膜影响更年轻的群体，对公众健康的巨大影响与所报道的发病率和临床严重性不符。

另外，一个个性化问卷调查的研究对比了正常对照患者、圆锥角膜患者和非圆锥角膜的年龄相关疾病患者的生活质量。在圆锥角膜和眼部慢性疾病的患者心理问题有相同的表现（冷漠 - 暴力、偏执、轻度狂躁、混乱的思维模式、药物滥用）。事实上已经有报道，圆锥角膜患者有较高的睡眠呼吸暂停综合征的发病率，眼睑下垂综合征也明显存在圆锥角膜患者中。

七、框架眼镜矫正

框架眼镜矫正圆锥角膜并不普遍。CLEK 的研究发现，16% 诊断为圆锥角膜的患者选择框架眼镜作为其视远矫正的最初的方式。由于角膜不规则性的逐渐增加，框架眼镜只在疾病的早期阶段较接触镜有更好的应用。框架眼镜不能影响角膜曲率的不规则特性。另外，由于疾病的进展会引起屈光不正状态发生改变，在疾病发展过程中患侧眼和对侧眼之间会表现为屈光参差。

八、接触镜矫正

（一）硬性透气接触镜验配

圆锥角膜最好的矫正方式是硬性透气接触镜。在疾病的早期阶段，框架眼镜还能作为一

种矫正方式时，硬性透气接触镜相对通用的软性复曲面镜片也是最好的方式，可以矫正由于角膜不规则引起的不规则散光和继发像差。在镜片的配适过程中，医师会发现由于锥顶的过度偏心，很难获得好的配适。在一些向下偏心数毫米的案例中，镜片通常定位于角膜较陡的区域。

CLEK 研究表明，65% 的患者双眼佩戴硬性透气接触镜获得最佳矫正，8% 单眼获得最佳矫正。此结果与 CLKE 试验性研究结果 75% 的圆锥角膜患者佩戴硬性透气接触镜结果相似，也和其他研究报告接近。

硬性透气接触镜镜片能抵消角膜前表面变形引起的光学像差，视力表检查视力也可以提高几行。然而，即使硬性透气接触镜矫正后视力表检查的视力正常，大多数患者视觉质量还是有不同程度下降。对比度阈值测量显示，在低空间频率（0.25c/deg）有视觉损伤，并且不会因接触镜的佩戴而提高。因此，虽然硬性透气接触镜能显著提高圆锥角膜患者视力，但是仍然有视觉功能的丧失。

1. 镜片 - 角膜配适关系 圆锥角膜的 3 种常见的硬性镜片 - 角膜配适关系包括顶点接触、顶点间隙和三点接触。

（1）顶点接触：之前对于圆锥角膜的配适原理是通过大直径、平基弧的镜片试图放缓或阻止疾病的进展。理论上可以提高视力和其他配适关系。由此产生的荧光模式表现为过量的中心接触伴随中周部和周边荧光素充盈（图 19-7）。

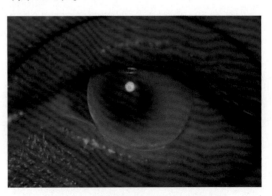

图 19-7 圆锥角膜中的顶点接触配适

虽然有报道，较平 BCR 设计的镜片能减少高阶像差，但是这种方法现今存在争议并且很少使用，因为镜片对角膜较薄和脆弱部位产生过度的压力，造成扭曲和顶点瘢痕。可能是因为这种配适关系通常会被观察到在圆锥角膜的锥顶造成涡状着色。Korb 等比较了角膜的完整性与大直径、平基弧镜片形成的顶点接触配适和小直径、陡基弧镜片形成的顶点间隙配适之间的关系。7 个没有角膜瘢痕的圆锥角膜患者随机分配一眼配适为顶点间隙，另一眼配适为顶点接触。1 年以后，7 只顶点接触配适眼中有 4 只眼出现瘢痕，而顶点间隙配适的眼中没有出现角膜瘢痕。

（2）顶点间隙：为了尝试避免顶点接触，一些医师推荐一种顶点间隙设计的小直径、陡峭的镜片。这种形式的配适关系，能最小化镜片诱导出的角膜顶点的改变。本质上来说，小直径、陡峭基弧的镜片表现出顶点间隙的荧光模式（图 19-8）。

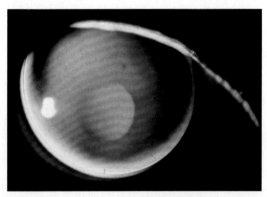

图 19-8　顶点间隙配适关系

在 CLEK 研究中，此原理的可行性可以佩戴后通过裂隙灯检查来评价：①中度上皮点染；②中度角膜中央糜烂；③角膜水肿；④接触镜镜片印痕；⑤角膜中央瘢痕的发展。研究人员给 30 只眼配适了顶点间隙设计的镜片，用 CLEK 研究的诊断标准评估（如下所述）。所有的 OAD 为 8.6mm，光学区为 6.5mm。初次选择的诊断性镜片的 BCR 为陡峭的角膜曲率值。荧光素染色评估后，改变镜片的参数直到首次明确获得顶点间隙配适的镜片（the first

definite apical clearance lens，FDACL），即使最平的镜片也不能认为是顶点接触配适。所有 30 只眼佩戴较陡峭的镜片 12 个月，镜片的 BCR 比 FDACL 弧度陡峭 0.20mm。结果发现，12 个月内平均佩戴时间增加，从基线的每天 10.5 小时增加到 13.7 小时。此外，视力并没有较基线值递减。仅一只 22 号眼完成研究后出现瘢痕。然而，如果应用此配适原则，应当对荧光素染色模式进行密切观察，以保证外周封闭且绝不能发生镜片和角膜的粘连。

（3）三点接触：对于圆锥角膜患者，普遍使用的是三点接触式的镜片 - 镜片的配适关系。目标是通过诊断性试戴，实现温和或轻度镜片和圆锥角膜顶端的接触，至少其他两个接触的地区为顶点至赤道部约 180° 处。荧光素评价时此轻触式的顶点接触和赤道部接触会显现一个牛眼图案。四区的图形显现：轻微的顶点接触、旁间隙、中周部接触和周围间隙（图 19-9）。在此设计中，镜片的压力平均分布在角膜，不会压在特定区域。理论上，轻度顶端接触式配适关系将使对应区域的角膜前表面更加规则，与顶点间隙的配适关系相比更可能改善视力。此配适关系是成功的，有微小的镜片滑动，并且允许镜片下泪液交换。此外，要检查患者以保证顶点接触不会过度，不会导致前文所述的顶点接触配适造成的角膜并发症的发生。

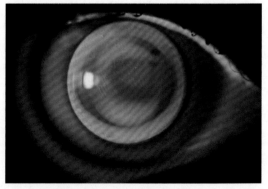

图 19-9　三点接触配适关系

2. 角膜地形图和硬性透气接触镜镜片配适　验配圆锥角膜患者时，无论是考虑采用哪种设计的镜片或者预测此镜片和角膜的配适关系上，对角膜前表面曲率半径的测量都是非常重要的。如果配适时充分考虑锥顶的位置，以及角膜的形状和不规则性，配适过程可能更有效并获成功。例如，一个小的中央的乳头形圆锥往往能用任何一种小直径设计的镜片配适成功；而较大的椭圆形、球形或偏心锥通常最好采用较大直径设计的硬性透气接触镜镜片、骑背式组合或混合镜片。一些角膜地形图能提供角膜高度图，优势在于能预测硬性透气接触镜镜片潜在的配适接触的区域或间隙过大的区域。很多角膜地形图自带接触镜软件，部分软件带有针对圆锥角膜的特殊设计，通过这些软件，医师可以创建出一个荧光染色图。调整设计参数以改变荧光染色图，从而选择最接近此配适状态的诊断性镜片。虽然诊断性配适仍然是配适不规则角膜的金标准，但这种技术能更有效地配适经验性设计的硬性透气接触镜镜片。事实上，关于圆锥角膜的虚拟配适研究中，真实的配适荧光染色图与角膜地形图预测的荧光素染色图比较，在绝大多数眼睛上两者是等同的（即 74%，但是如果能从 Placido 盘获得较好反射环，则可增加到 95%）。

3. 硬性透气接触镜镜片设计　许多硬性透气接触镜镜片已经发展到为圆锥角膜患者进行特殊设计。对于圆锥角膜适用的设计可以在 www.gpli.info/labs/ 查到。通常，由小直径、陡

的 BCR 组成的镜片是球面或非球面弧度设计。范围从传统的设计如 Soper 锥和 McGuire 镜片到最新的设计如 Rose K/Rose K2、ComfortKone、Dyna Z Cone、CLEK 和 I-Kone，以及缘内设计的 DIL 和 RoseK2 IC。这些设计背后的理论及 author 的设计将在下文讨论；详细参数介绍及选择，请参考制造商的验配指南。

（1）小直径的镜片设计：许多不同的设计适用于圆锥角膜患者，包括小直径、缘内设计、巩膜镜设计、定制的软性接触镜、骑背式组合设计和混合型设计。近 10 年，OAD 在 8.0～9.8mm 范围的小直径镜片才用于圆锥角膜。现今仍被普遍应用，尤其适用于位于中心的小圆锥。硬性透气接触镜圆锥角膜的设计，车间通常有诊断性试戴片，可以用来配适此类患者。可以在 www.gpli.info 查到车间和圆锥角膜的设计。有一些小直径的设计在下文阐述。

1）author 设计和配适原则：author 之一（Bennett）采用的方法包含了许多其他医师使用的原则。目的是用球面设计的硬性透气接触镜诊断性镜片实现一个三点接触荧光素染色模式，设计的镜片随着患病程度而改变。

· 配适过程：如前所述，诊断性试戴片在硬性透气接触镜镜片配适圆锥角膜患者时是非常重要的。表 19-6 是第一个 author 诊断性试戴片的参数。

表 19-6　圆锥角膜诊断镜片配件套装（Bennett）

镜片	OAD/OZD（mm）	BCR（mm）	SCR/W（mm）	ICR/W（mm）	PCR/W（mm）	焦度（D）
1	9.0/7.2	7.3	8.4/.3	10.2/.3	12.3/.3	-3.00
2	9.0/7.2	7.2	8.3/.3	9.9/.3	12.2/.3	-3.00
3	9.0/7.2	7.1	8.1/.3	9.7/.3	12.1/.3	-3.00
4	8.8/7.0	7.0	8.0/.3	9.6/.3	12.0/.3	-4.00
5	8.8/7.0	6.9	7.9/.3	9.5/.3	11.9/.3	-4.00
6	8.8/7.0	6.8	7.8/.3	9.4/.3	11.8/.3	-5.00
7	8.6/6.8	6.7	7.7/.3	9.3/.3	11.7/.3	-5.00
8	8.6/6.8	6.6	7.6/.3	9.2/.3	11.6/.3	-6.00
9	8.6/6.8	6.5	7.5/.3	9.1/.3	11.5/.3	-6.00
10	8.4/6.6	6.4	7.3/.3	9.0/.3	11.4/.3	-7.00

镜片	OAD/OZD（mm）	BCR（mm）	SCR/W（mm）	ICR/W（mm）	PCR/W（mm）	焦度（D）
11	8.4/6.6	6.3	7.2/.3	8.8/.3	11.3/.3	−7.00
12	8.4/6.6	6.2	7.1/.3	8.7/.3	11.2/.3	−8.00
13	8.2/6.4	6.1	6.9/.3	8.5/.3	11.1/.3	−8.00
14	8.2/6.4	6.0	6.8/.3	8.4/.3	11.0/.3	−9.00
15	8.2/6.4	5.9	6.7/.3	8.3/.3	10.9/.3	−9.00

BCR，基弧曲率半径；ICR/ W，中间曲率半径 / 宽度；OAD，直径；OZD，光学区直径；PCR/ W，周边曲率半径 / 宽度；SCR/ W，第二曲和率半径 / 宽度

当验配圆锥角膜患者时，表面麻醉药物是非常有用的。圆锥角膜患者对于初戴镜片非常敏感。表面麻醉药物的使用能最小化患者对镜片的反应并减少适应时间。后者尤其重要，因为可能需要试戴多只镜片，以尝试获得最佳的配适关系。CLEK 研究发现，平均来说 FDACL 镜片的 BCR 约等于较陡的角膜曲率，所以初次选择试戴片时选择 BCR 等于角膜曲率仪读出的陡峭值。用荧光素后不能立即观察染色情况，因为此时可能出现错误的顶点间隙的染色图，但事实上，经过多次眨眼后，正确的染色图为顶点接触。裂隙灯检查时配合钴蓝光源和 Wratten 或 Tiffen 滤光片能观察到 BCR 的改变。通常显现轻微的顶点间隙配适关系。然后放平基弧从 0.50D 到 1.00D 直到顶点接触被观察到。此时，一个三点接触或牛眼的配适关系出现。仔细评估外围荧光素染色图对于确保不出现外周闭锁也是非常重要的。圆锥设计的镜片上不会出现平行染色的荧光素图形，但需要适宜的中心定位。如果由于角膜顶点的偏心导致镜片向下偏位，那么需要采用大直径设计的镜片提供更好的中心定位或采用本章提及的其他类圆锥角膜设计的镜片。伯顿灯有更大的视野能让视光医师更容易观察到三点接触配适关系的出现，在评估圆锥角膜患者荧光素染色图时有极大的价值。

• 镜片设计：一旦获得三点接触配适，则设计镜片使其与角膜地形图的变化相一致是非常重要的。通常情况下，因为泪河新月的减少和气泡形成的最小化，OZD 应该随着 BCR 的变陡而变小以保证好的中心定位镜片。因此，OZD 通常应与 BCR 的毫米数相同。例如，BCR 为 7.0mm，OZD 也应该是 7.0mm。显然，OZD 还取决于其他因素，如瞳孔直径、睑裂大小和镜片位置。

对应角膜中周和周边部快速变平的趋势，多弧设计的镜片是非常必要的，通常为 3 ～ 4 弧。镜片周边弧度较传统设计更加平和宽，以提供较大的边缘间隙防止周边封闭，预防镜片和角膜的黏附。

大多数镜片都是负度数，如果不是高度的负度数，镜片中心厚度较传统设计厚 0.02 ～ 0.03mm，以减少弹性。＞ −5.00D 的镜片应该定制为边缘正透镜或相似的周边设计以最小化边缘厚度。

• 镜片材料：虽然镜片的设计对于圆锥角膜非常关键，但是镜片的材料也同样重要。现在低 Dk 值（＜ 25）的材料仍然在使用，由于它能很好地矫正散光，并且通常能提供好的湿润性，但是选择一种不会持续损伤角膜透氧性的材料是非常重要的。事实上圆锥角膜镜片设计大多数为负透镜，并且较薄，为含氟有机硅 / 丙烯酸酯镜片材料，Dk 值至少为 30，通常可以提供令人满意的氧传导性（Dk/ t），同时也提供足够的硬度以减少变形。高 Dk 值和超高 Dk 值的材料已研制成功，并能极大减少受损角膜佩戴接触镜引起的并发症。然而，必须注意变形，特别是薄的镜片设计。然而，考虑到圆锥角膜患者通常不能佩戴框架眼镜，因此很可能超长佩戴接触镜。禁止圆锥角膜过度

佩戴，因为可能进一步损伤受损的角膜。

2）Soper 和 McGuire 设计：趋向于匹配圆锥角膜的顶点，因此比传统的硬性透气设计镜片更陡和更小。出于追溯历史的目的，两种主要用于 20 世纪 80 年代的经典的设计，它们现在仍然适用。

Soper 设计时以顶点间隙配适方式完成，此方式支持和耐受了从角膜顶点到旁中心角膜的配适。镜片的设计对于小锥顶的圆锥角膜非常有效，同时非常适用于圆锥中心轻微偏位于视轴下方的患者。Soper 圆锥设计是双曲面镜片设计。后表面的两个曲率是由一个能容纳角膜顶点的陡峭的中心弧和一个能平行配适周边正常角膜的较平坦的周边弧构成。第二个弧通常为 7.5mm 或 45.00D，这是 Soper 设计的一个

局限性。恒定 BCR 的大直径镜片导致镜片的矢高增加，从而变紧。一个配适良好的 Soper 圆锥镜片可以很好地容纳角膜中央，并且表现出轻微的周边接触。

应用于许多 CLMA 成员车间的代表性的 Soper 圆锥角膜诊断性试戴片见表 19-7。OAD 和 OZD 的选择取决于圆锥角膜的程度。轻度圆锥角膜，7.4/6.0mm 的镜片适用；中度圆锥角膜，8.5/7.0mm 的镜片适用，重度圆锥角膜可选择 9.5/8.0mm 的镜片。如果最初的镜片配适为过度的顶点间隙和中央气泡，则逐渐放平镜片、降低矢高，直到中央气泡变得非常小。如果最初镜片是顶点接触配适，则将镜片 BCR 变陡，增加矢高，直到顶点接触消失或者小的气泡出现。

表 19-7　Soper 圆锥角膜诊断镜头组

BCR/ SCR（D）	BCR/ SCR（mm）	焦度（D）	OAD（mm）	OZD（mm）	CT（mm）	矢状深度（mm）
48.00/43.00	7.03/7.85	-4.50	7.50	6.0	0.10	0.68
52.00/45.00	6.49/7.50	-8.50	7.50	6.0	0.10	0.73
56.00/45.00	6.03/7.50	-12.50	7.50	6.0	0.10	0.80
60.00/45.00	5.62/7.50	-16.50	7.50	6.0	0.10	0.87
52.00/45.00	6.49/7.50	-8.50	8.50	7.0	0.10	1.00
56.00/45.00	6.03/7.50	-12.50	8.50	7.0	0.10	1.12
60.00/45.00	5.62/7.50	-16.50	8.50	7.0	0.10	1.22
52.00/45.00	5.62/7.50	-8.50	9.50	8.0	0.10	1.37
56.00/45.00	6.03/7.50	-12.50	9.50	8.0	0.10	1.52
60.00/45.00	5.62/7.50	-16.50	9.50	8.0	0.10	1.67

BCR，基弧曲率半径；SCR，第二曲率半径；OAD，直径；OZD，光学区直径；CT，中心厚度

另一个经典的、历史上的圆锥角膜镜片设计 McGuire 镜片现在仍然在许多车间应用。这是另一个顶点间隙或平行配适关系的镜片。镜片设计为中央陡峭的、周边四个逐渐变平的曲率半径（PCR）。PCR 较 BCR 平 3.00D、9.00D、17.00D、27.00D。三个内弧 0.3mm 宽，周边弧是 0.4mm 宽。三个 OAD/OZD 取决于患者圆锥的形态是乳头型（8.1/5.5mm）、椭圆形（8.6/6.0mm）还是圆形（9.1/6.5mm）（表 19-8）。配适

McGuire 镜片和 Soper 镜片相似。相对 Soper 镜片来说，McGuire 镜片的优势是有较多的边缘间隙和移动度。

还有更多的当代设计，小直径的角膜镜片设计包括 Rose K 和 Rose K2 镜片（Blanchard Contact Lenses，Manchester，NH），舒适 Z 区设计（ABBA Optical，Stone Mountain，GA），Dyna Z 设计（Lens Dynamics，Golden，Colorado）和 CLEK 设计（Conforma，Norfolk，VA）。这

些设计是多重设计，意味着 PCR 是非球面的，从基弧到最后的周边弧持续变平。这些设计不同于以上两种设计，它们周边弧的设计医师不了解，属于专利。通常这些设计对周边几何特点的描述为标准、平坦和陡峭。最好的配适此设计的方式：标准周边弧度适用于中晚期圆锥角膜，陡峭的周边弧镜片适用于更进一步的圆锥角膜，平坦的周边弧镜片适用于中度或早期圆锥角膜。

表 19-8　Mcguire 锥体试验一览表

BCR（D/mm）	焦度（D）	OAD（mm）	OZD（mm）	PCR/W（mm）
A. 乳头形圆锥				
50.00/6.75	−8.00	8.6	6.0	7.25/.3 8.28/.3 9.75/.3 11.75/.4
51.00/6.62	−9.00	8.6	6.0	7.10/.3 8.10/.3 9.60/.3 11.60/.4
52.00/6.49	−10.00	8.6	6.0	7.00/.3 8.00/.3 9.50/.3 11.50/.4
53.00/6.37	−11.00	8.6	6.0	6.85/.3 7.85/.3 9.35/.3 11.35/.4
54.00/6.24	−12.00	8.6	6.0	6.75/.3 7.75/.3 9.25/.3 11.25/.4
55.00/6.14	−13.00	8.6	6.0	6.65/.3 7.65/.3 9.15/.3 11.15/.4
B. 椭圆形圆锥				
50.00/6.75	−8.00	9.1	6.5	7.25/.3 8.28/.3 9.75/.3 11.75/.4
51.00/6.62	−8.00	9.1	6.5	7.10/.3 8.10/.3 9.60/.3 11.60/.4
52.00/6.49	−10.00	9.1	6.5	7.00/.3 8.00/.3 9.50/.3 11.50/.4
53.00/6.37	−10.00	9.1	6.5	6.85/.3 7.85/.3 9.35/.3 11.35/.4
54.00/6.24	−12.00	9.1	6.5	6.75/.3 7.75/.3 9.25/.3 11.25/.4
55.00/6.14	−12.00	9.1	6.5	6.65/.3 7.65/.3 9.15/.3 11.15/.4
56.00/6.03	−14.00	9.1	6.5	6.50/.3 7.50/.3 9.00/.3 11.00/.4
57.00/5.92	−14.00	9.1	6.5	6.40/.3 7.40/.3 8.90/.3 10.90/.4
58.00/5.82	−16.00	9.1	6.5	6.30/.3 7.30/.3 8.80/.3 10.80/.4
59.00/5.72	−16.00	9.1	6.5	6.20/.3 7.20/.3 8.70/.3 10.70/.4
60.00/5.63	−18.00	9.1	6.5	6.10/.3 7.10/.3 8.60/.3 10.60/.4
C. 圆形圆锥				
50.00/6.75	−8.00	9.6	7.0	7.25/.3 8.28/.3 9.75/.3 11.75/.4
51.00/6.62	−9.00	9.6	7.0	7.10/.3 8.10/.3 9.60/.3 11.60/.4
52.00/6.49	−10.00	9.6	7.0	7.00/.3 8.00/.3 9.50/.3 11.50/.4
53.00/6.37	−11.00	9.6	7.0	6.85/.3 7.85/.3 9.35/.3 11.35/.4
54.00/6.24	−12.00	9.6	7.0	6.75/.3 7.75/.3 9.25/.3 11.25/.4
55.00/6.14	−13.00	9.6	7.0	6.65/.3 7.65/.3 9.15/.3 11.15/.4

BCR，基弧曲率半径；OAD，直径；OZD，光学区直径；PCR/W，外围曲率半径/宽度

3）Rose K 和 Rose K2 设计（Blanchard）：这种流行的设计采用较平均值小的 OZD 来减少镜片中周部对于圆锥基底部造成的冲击，如形成泪池或气泡。光学区的范围从 4.0mm 到 6.5mm，5.10mm 的 BCR 为 4.0mm，7.6mm 的 BCR 为 6.5mm OZD。周边镜片的设计组成为 5～6 条计算机控制的球面曲率半径，来平行于中周部和周边部角膜。这些不同的曲率半径

的弧线融合成一个连续的非球面弧线。Rose K2 镜片设计尽量让镜片前后的弧度改变非常小，试图让光线从瞳孔区以单一的点的方式通过镜片，以达到最小化像差的目的。

正像所有其他设计的镜片，在配适患者时有自己的诊断性试戴片是非常重要的。这套 26 片的试戴片 BCR 从 5.10mm 到 7.60mm，标准 OAD 为 8.7mm，边缘翘起为中度或标准设计。

表 19-9 列出了一套诊断性试戴片的参数。推荐选择基弧等于角膜曲率两个读数的平均值的镜片作为首次试戴片。希望得到一个轻微的顶点接触式配适。虽然 8.7mm 是标准的直径，但是一些更小的直径如 8.1 ～ 8.3mm 的镜片更适合用在一些严重的病例，除非是球形圆锥或者锥顶在下方偏位的圆锥角膜。

表 19-9 Rose K 诊断配件套件 [a]				
BCR（mm）	焦度（D）	OAD（mm）	外围曲线	中心厚度（mm）
5.10	−20.75	8.7	标准	0.10
5.20	−22.00	8.7	标准	0.11
5.30	−20.75	8.7	标准	0.12
5.40	−20.75	8.7	标准	0.10
5.50	−19.25	8.7	标准	0.11
5.60	−18.50	8.7	标准	0.11
5.70	−17.25	8.7	标准	0.12
5.80	−16.00	8.7	标准	0.13
5.90	−15.00	8.7	标准	0.10
6.00	−14.25	8.7	标准	0.13
6.10	−13.00	8.7	标准	0.14
6.20	−12.00	8.7	标准	0.14
6.30	−11.00	8.7	标准	0.14
6.40	−10.12	8.7	标准	0.14
6.50	−9.00	8.7	标准	0.15
6.60	−8.00	8.7	标准	0.16
6.70	−6.87	8.7	标准	0.17
6.80	−5.87	8.7	标准	0.18
6.90	−5.00	8.7	标准	0.19
7.00	−4.12	8.7	标准	0.19
7.10	−3.00	8.7	标准	0.20
7.20	−3.00	8.7	标准	0.19
7.30	−3.00	8.7	标准	0.20
7.40	−2.00	8.7	标准	0.20
7.50	−2.00	8.7	标准	0.19

BCR，基弧曲率半径；OAD，镜片直径

a 光学区直径为 4.0 ～ 6.8mm

4）CLEK 设计：CLEK 研究的一个方面就是设计和标准化硬性透气接触镜诊断性试戴片。这套试戴片因简化针对轻中度圆锥角膜患者的配适原则而被开发和测试。推荐使用的诊断性试戴片和配适方法可以让医师使用廉价的诊断性试戴片来简单地遵循配适原则进行配适。

CLEK 的诊断性试戴片的参数见表 19-10。

表 19-10　圆锥角膜诊断装置的协同纵向评估			
BCR（D/mm）	焦度（D）	OAD/OZD（mm）	SCR（mm）
8.00/42.19	−3.00	8.6/6.5	9.00
7.90/42.72	−3.00	8.6/6.5	9.00
7.80/43.27	−4.00	8.6/6.5	9.00
7.70/43.83	−4.00	8.6/6.5	9.00
7.60/44.41	−4.00	8.6/6.5	8.50
7.50/45.00	−4.00	8.6/6.5	8.50
7.40/45.61	−6.00	8.6/6.5	8.50
7.30/46.23	−5.00	8.6/6.5	8.50
7.20/46.87	−5.00	8.6/6.5	8.50
7.10/47.54	−7.00	8.6/6.5	8.50
7.00/48.21	−6.00	8.6/6.5	8.50
6.90/48.91	−6.00	8.6/6.5	8.50
6.80/49.63	−8.00	8.6/6.5	8.50
6.70/50.37	−7.00	8.6/6.5	8.50
6.60/51.14	−6.00	8.6/6.5	8.50
6.50/51.92	−8.00	8.6/6.5	8.50
6.40/52.73	−8.00	8.6/6.5	8.50
6.30/53.37	−7.00	8.6/6.5	8.50
6.20/54.44	−9.00	8.6/6.5	8.50
6.10/55.33	−8.00	8.6/6.5	8.50
6.00/56.25	−7.00	8.6/6.5	8.50
5.90/57.20	−9.00	8.6/6.5	8.50
5.80/58.19	−8.00	8.6/6.5	8.50
5.70/59.21	−7.00	8.6/6.5	8.50
5.60/60.27	−9.00	8.6/6.5	8.50
5.50/61.36	−8.00	8.6/6.5	8.50
5.40/62.50	−8.00	8.6/6.5	8.50
5.30/63.68	−8.00	8.6/6.5	8.50
5.20/64.90	−8.00	8.6/6.5	8.50
5.10/66.18	−8.00	8.6/6.5	8.50
5.00/67.50	−10.00	8.6/6.5	8.50

所有诊断性镜片均为 PMMA，第三曲率半径为 11.00mm，第三曲线宽度为 0.2mm。镜片轻微混合，CT 为 0.13mm

From Edrington TB，Szczotka LB，Barr JT，et al.Rigid contact lens fitting relationships in keratoconus. Optom Vis Sci. 1999；76：692-699.

OAD 是 8.6mm 时, OZD 是 6.5mm。第二曲率半径是 8.50mm 或 9.0mm, PCR 是 11.00mm。随着基弧变陡, 接触镜镜片的负度逐渐增加。诊断性试戴片采用 PMMA 材料制成, 因为这种材料耐久、尺寸稳定、价格低廉。如前所述, 选择基弧等于角膜陡峭曲率半径的镜片作为好的开始。以荧光素染色图为依据, 调换镜片直到最先出现顶点间隙染色。

5)I-Kone 设计(Valley Contax): 由 Rob Breece 博士发明, 前表面非球面设计以减少像差引起的视觉问题, 后表面设计最小化压力点。后表面有四个弧区; 拱顶角膜的中央第一和第二区将压力分散到大的面积来控制角膜的膨隆。第三和第四弧区组成周边弧区, 与周边无膨隆的角膜形成平行配适关系。与现在的一些设计一样, 最佳的配适关系是形成轻微荧光间隙的顶点接触。标准的 14 片的诊断性试戴片均是 9.6mm 的 OAD, 较小的 8.8mm 和较大的 10.4mm 直径的试戴片也可使用。诊断性试戴片的 BCR 为 44.00 ~ 70.00D, 2.00D 一档。首个试戴片选择时应该选择 BCR 等于陡 K 或 simK 的数值。

6)非球面镜片设计: 后表面非球面设计的镜片在验配圆锥角膜时经常使用, 相对于球面镜片, 更能提供好的配适关系并增加成功率。许多镜片的设计是渐进非球面的, 从镜片的中央到周边逐渐变平, 为高度延展的膨隆的角膜提供更好的平行配适关系。通常情况下, 中心角膜有一个平均的离心率, e 值为 0.45, 大多数角膜为 0 ~ 1.0。非球面设计的硬性透气接触镜镜片除非轻度的圆锥角膜适合, 对于非圆锥角膜眼通常不合适。然而, 非球面的后表面设计的镜片矫正远视眼, 通常有接近 1.0 的离心率, 适合圆锥角膜患者。非球面的接触镜, 随着变平趋势的增加, 非球面的程度和离心率的值也增大。e 值 0.4 ~ 0.6 为椭圆形, 大多适用于轻度或乳头形圆锥角膜, 而 e 值为 1.0, 是抛物线或双曲线的形状, 更适合中度进展期圆锥和椭圆形圆锥。

应用于圆锥角膜眼的非球面设计的镜片包括 ABBA 光学设计的 ABBA-Kone 镜片(Stone Mountain, GA), 艺术光学设计的 AKS, Apex 的非球面圆锥设计(X-Cel Contacts, Duluth, GA)和 Conforma-K 镜片(Conforma Laboratories, Norfolk, VA)。平坦的、标准的和陡峭的周边几何特点的非球面镜片设计相应地适用于中期、中晚期和晚期圆锥角膜。历史上, 非球面镜片虽然不是专为圆锥角膜设计的, 但却取得了成功, 包括 VFL-II 和 Ellip-See-Con(Conforma, Norfolk, VA)。

最后, 有一些镜片的球面的中心 / 非球面的周边设计是为圆锥角膜设计的。其中一种镜片是 ComfortKone(Metro Optics, Austin, Texas)。此镜片有球面 4.0mm 的 OZD 来配适锥峰。周边有三个非球面弧度能最大化地使镜片和角膜平行匹配。非球面的边缘逐渐变平为非球面 A 曲线。A 值是镜片的配适曲线, 描述了从中央基弧到周边配适区的改变速率。A 值越大, 说明从基弧到周边配适弧的改变越大。

(2)缘内硬性透气设计镜片: 新近出现的高 Dk/t 的硬性透气镜片聚合体可以不考虑缺氧引起的并发症验配大直径的镜片。本章后文将讨论大的 OAD 角膜镜片, 或者缘内镜片(因为可以边对边配适)直径为 10.0 ~ 12.8mm。这些设计的镜片既有传统的周边又有反几何设计适用于较扁的圆锥或手术后的角膜, 如 DIL 设计、Rose K2 IC 和 G.B.L 镜片。

由于更大的压力分布在中周部或周边部角膜, 缘内设计的镜片相对小直径镜片的优点是中心定位更好。另外, 通常情况下, 由于好的中心定位的特点和眨眼时滑动度小于小直径镜片, 缘内设计的镜片相对小直径镜片有更好的舒适度。通常此类镜片有一个大的光学区, 可以使镜片弥补由于偏位造成的视觉功能损伤。对于大的椭圆形、球形和偏心圆锥角膜的患者尤其重要。此设计的镜片能达到三点接触或最小的顶点间隙配适关系。然而由于大的直径和陡的基弧, 镜片的矢高很大, 气泡很容易环绕堆积在圆锥的基底部。如果出现这种情况, 可以通过较少光学区直径或放平基弧来减少矢高。

另外，因为大的光学区直径，基弧可能需要比预期达到锥顶角膜间隙配适的基弧更加平坦。

1）Dyna 缘内设计：DIL 镜片来源于 Dynamics 镜片。标准的镜片直径是 11.2mm，但是镜片的直径范围为 10.0～12.0mm。有一些试戴片可以使用，表 19-11 列出了两套试戴片的参数，包括标准的传统周边设计和反几何设计。选择 BCR 时，推荐使用比平均 K 值或

simK 值平 0.2mm 的镜片。因此，如果角膜曲率读数为 46.00 @ 165；50.00 @ 069，平均 K 值应该是 48.00D（7.04mm），那么平 0.2mm 即为 7.24mm（或者相近的 7.20mm）。推荐的配适状态为眨眼后镜片滞后活动 0.5～1.0mm，荧光素染色图应为轻羽毛式顶点接触配适。此类镜片在边缘设计上也是可变的（陡到平），也适用于 Quad Sym PC 设计镜片。

表 19-11　Dyna 肢内诊断装置

标准（Elite 系列）

直径（mm）	镜片数量	BCR（mm）
10.8, 11.2, 11.6, 12.0	14	6.49, 6.62, 6.75, 6.89, 7.03, 7.18, 7.34, 7.50
		7.67, 7.85, 8.04, 8.23
		8.44, 8.65

反向几何

直径（mm）	镜片数量	BCR（mm）
10.8, 11.2, 11.6	18（A, B, C）[a]	8.04, 8.23, 8.44, 8.65
	18（D, E, F）[a]	8.88, 9.12

BCR，基弧曲率半径
[a] 反向曲线的陡峭量

2）Rose K2 IC：Blanchard 接触镜公司设计的 Rose K2 IC 镜片直径为 9.4～12.0mm，标准片为 11.2mm。通常采用 Boston XO 材质，也可以定制其他材料。BCR 范围，6.00～9.00mm（1mm 一档）。表 19-12 显示了标准的 14 个镜片的诊断性试戴片参数。镜片都可以订制为不同的陡峭程度到平的边缘翘起，如果下方的翘起过高，可应用不对称角膜技术（ACT）设计镜片。应用波前像差引导的非球面光学技术提高视力。最初试戴片的 BCR 选择比陡 K 平坦 3.00D。希望看到一个轻度顶点接触式的荧光素染色图。

3）G.B.L：镜片来源于 ABB 简化，标准片为直径 11.2mm，但是可以定制直径范围 10.6～11.6mm。OZD 的范围为 8.2～9.2mm，通常 11.2mm 的镜片光学区为 8.8mm。如果使用角膜曲率仪，那初次选择的诊断性试戴片的 BCR

表 19-12　Rose K2 IC 诊断性试载片参数

镜头号在集	BCR（mm/D）	直径（mm）	焦度（D）
1	6.50/52.00	11.2	−11.00
2	6.62/51.00	11.2	−10.00
3	6.75/50.00	11.2	−9.00
4	6.89/49.00	11.2	−8.00
5	7.03/48.00	11.2	−7.00
6	7.18/47.00	11.2	−6.00
7	7.34/46.00	11.2	−5.00
8	7.50/45.00	11.2	−4.00
9	7.67/44.00	11.2	−3.00
10	7.85/43.00	11.2	−2.00
11	8.04/42.00	11.2	−1.00
12	8.23/41.00	11.2	−1.00
13	8.44/40.00	11.2	−1.00
14	8.65/39.00	11.2	−1.00

应该等于平均 K 值。如果使用角膜地形图，那么 BCR 应该选择比陡 simK 平坦 2 ～ 3.00D。

（3）双环曲面镜片的应用：虽然圆锥角膜患者的角膜通常有高度的曲面性，理论上更适合环曲面镜片，但后表面环曲面设计的镜片很少应用于圆锥角膜。在后表面或复曲面的镜片，环曲面的曲率和相应的矫正度数分离 90°，通常不是圆锥角膜的不规则散光，特别是在中晚期圆锥角膜。如果圆锥的顶点是偏心的，很难实现成功配适。当锥顶偏心 1mm 时，角膜环曲面偏差 0 ～ 3.00D，偏心 2mm 时环曲面偏差 0 ～ 6.00D。

如果锥顶位于中心位置，散光相对对称，如果圆锥角膜不严重，可能成功配适环曲面镜片。然而，如果病情继续进展，有可能使用其他的设计。通常，角膜地形图对决定散光是否对称、环曲面镜片能否成功配适是非常有价值的。

4. 疑难问题解答　配适硬性透气镜片的目的并不仅是需要获得恰当的荧光素染色图，更是为了获得充足时间的舒适佩戴，获得最佳视力的同时组织损伤最小。表 19-13 列出常见的并发症及解决问题的通用原则。

表 19-13　圆锥角膜问题及其解决方案	
问题	处理
角膜上皮剥脱 / 涡状着色	停止佩戴接触镜使擦伤处恢复，然后清洁镜片后表面或考虑使用 –0.50D 抛弃型镜片作为临时绷带镜；如果基弧过平，更换为陡一些的基弧
边缘性浸润	最有可能是因为陡峭镜片的尖锐连接；调整周边弧的连接
周边封闭	放平 / 放宽周边弧
镜片固着	放平 / 放宽周边弧；也可以将基弧变平或减小光学区直径
过度边缘翘起	收紧基弧
视力不佳	选择更平坦的基弧
闪烁感	更换光学区直径更大的镜片
中心定位不良	增加镜片直径，基弧变陡，或使用骑背式镜片设计
舒适度差	确保边缘足够薄；如果需要使用镜片；考虑骑背式镜片设计；排除角膜擦伤的可能性

由于角膜的不规则性和薄弱性，对圆锥角膜患者进行定期检查是很重要的。幸运的是，圆锥角膜经常复查，为保证病情得到控制。当病情进展时，患者应至少每 6 个月进行一次检查。病情稳定时，应每年进行一次检查。

患者角膜着色的情况非常普遍，尤其在薄弱的圆锥区域。根据圆锥角膜的发病机制，轻微的擦伤和上皮破损并不少见，硬性镜片佩戴时的机械性摩擦，可能加重擦伤和破损。通过简单的监控可在损伤前发现。如果损伤导致患者出现症状或出现严重着色，必须停止佩戴镜片直到着色消失（图 19-10）。在恢复期间，必要时可以在硬性透气接触镜镜片下加入软性接触镜，即骑背式方式。根据实际情况，可对镜片后表面进行清洁和抛光，在日常护理中加入酶处理。如果因为镜片配适过平而出现角膜着色，需要将镜片的基弧变陡。如果镜片配适过紧造成旁中心的糜烂，可以对中周边进行打磨。在配适可接受的情况下，还可以让患者佩戴原有硬性透气接触镜片。由于圆锥角膜患者佩戴框架眼镜的视力不佳，常较长时间佩戴接触镜。如果同时还存在其他的疾病、过敏等因素也可能引起短暂的干眼、缺氧或明显的角膜着色。

其他镜片与角膜的配适关系造成的问题：如存在周边封闭（图 19-11），需要把周边弧放平或加宽以增加边缘间隙。如果存在镜片黏着，放平／加宽周边弧、选择更平的基弧或者减小镜片光学区直径，都可以增加眨眼时镜片活动度。如果下缘过度翘起，可选择将基弧变陡（图 19-12）。目前更好的设计即某些车间的新型车床可加工的按象限做周边弧变陡的特殊设计，可解决此类常见问题。代表性的设计包括 Lens Dynamics 的 steep–flat、Blanchard 的 ACT 及 TruForm Optics 的 Quadra-Kone 设计，设计的优点见图 19-13，佩戴重定的在各个子午线有不同周边偏心率的 Quadra-Kone 镜片，配适情况有改善。

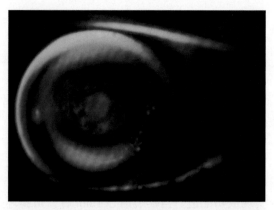

图 19-11　极小的边缘间隙（感谢 Dr.Larry Davis 提供帮助）

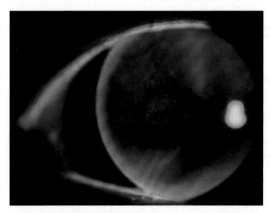

图 19-10　角膜中央着色（感谢 Craig Norman 帮助提供）

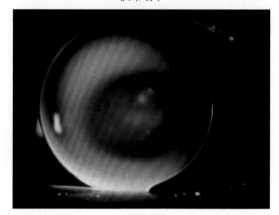

图 19-12　过大的边缘间隙（感谢 Craig Norman 提供帮助）

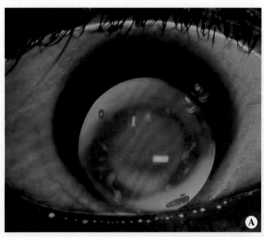

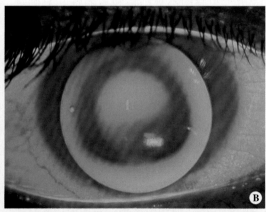

图 19-13　A. 硬性透气接触镜镜片在圆锥角膜上偏心，并且在周边一部分区域边缘过度翘起，另一部分封闭；B. 同一个患者佩戴 Quadra-Kone 设计形成了均匀的周边染色图形

Quad Sym（Lens Dynamics/Firestone） 是最早在欧洲成功使用的依四象限设计技术。这种设计可应用于基弧及周边弧。通过电脑扫描及数据分析技术研发的软件可加工完成此设计，需要的焦度由切削出的前表面曲率联合不同的后表面曲率来完成。The Quad Sym 的基弧使镜片可以有四个独立的基弧（图 19-14）。The Quad Sym 的周边弧的选择使视光师可以在四个象限做不同的放松或收紧处理，以配合角膜周边区。最好将角膜地形图、诊断性镜片的参数及荧光染色的照片或视频传送给车间，以助于镜片加工。

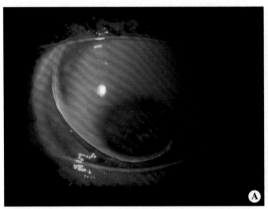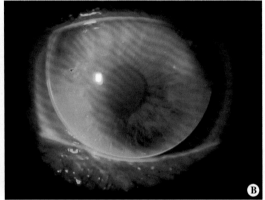

图 19-14　使用 Quad Sym 设计后（A）及 2 周后（B）

Reprduced with permission from Bennett ES，Hill S，Grohe RM.Optimizing Success with irregular Cornea Patients，Part 2.Contact Lens Spectrum.2008；23（8）.

5. 半巩膜镜和巩膜镜　半巩膜镜镜片可获得舒适感和良好的中心定位，改善了大量角膜不规则的患者的生活。在过去 10 年，技术的普及得益于巩膜镜培训协会（www.sclerallens.org）在市场教育、推广和技能训练所做的工作。据报道，成功率可达 90% 或更高，并且此设计如果配适良好，和其他设计的镜片相比能在角膜上形成拱顶，降低角膜擦伤的危险性。相比其他方式，这项设计能成功并有效提高矫正视力，被认为是中到晚期圆锥角膜必要的治疗方法。

由于高透氧材料的使用可以使镜片直径更大，如角膜缘内设计和半巩膜设计，不受氧供问题的限制。通常半巩膜镜片的最小直径为 13.8mm，甚至到 18.5mm。按照直径的大小可以分类为角巩膜镜、半巩膜镜和小巩膜镜。与直径范围为 21 ～ 28mm 的巩膜镜（haptic）有所不同。半巩膜镜使用硬性透气材料，纽扣毛坯大小可变，常见的材料包括 Boston XO、Boston XO2、Tyro 97 及 Equalens II。例如，半巩膜镜（ABBA Optical）、So$_2$Clear 镜片（Art Optical/Dakota Sciences）、Jupiter 镜片（Essilor）及 msd，One Fit Cone 和 Rose K semi-scleral 设计（Blanchard）。

出乎意料的是，大直径的半巩膜镜在配适良好时舒适度很好，因为直径大可以减少镜片移动及镜片与眼睑的摩擦。另外，由巩膜来承受镜片的附着，镜片没有必要像小镜片设计一样必须与角膜高度吻合。临床表明，不规则角膜患者佩戴更大更平的光学区设计时可以获得好的视力。

一些患者认为大直径镜片的刺激性强而不愿接受。由于镜片和巩膜表面产生的负压，摘取镜片也困难。在佩戴传统镜片不耐受或不舒适的病例，选择半巩膜镜可以延缓或替代手术治疗。第 20 章将介绍有关适应证、验配方法、护理方法及疑难处理。

由 PMMA 材料制成的巩膜镜，是历史上第一种接触镜。这种大直径的镜片直径为 21 ～ 28mm，佩戴的目的是形成圆锥角膜拱顶。巩膜镜主要的缺点是验配时费时、对技术要求高及镜片花费高。在美国只有少数验配中心能够熟练地验配此镜片。以往此镜片使用牙科模具制造患者眼睛的阴性模具，再据此制作PMMA材料的阳性模具。然后车削光学区、后表面曲率及焦度。

现代的巩膜镜是用高透氧硬性透气材料制成的，这种材料不是热塑性的材料，因此不能像PMMA按照以上方法制成模具。验配时需要从已经制作好的硬性巩膜镜试戴盒中选出适合的参数，如Gelflex Laboratories（Donald Ezekial，Perth，Australia）或Innovative Sclerals，Ltd（Kenneth Pullum，Hertford，UK）。在美国，Boston视力基金会（Boston，MA）的创始人Perry Rosenthal博士在国内几个中心建立了小型的关于巩膜镜验配的网络，服务于进展期圆锥角膜患者和需要手术的圆锥角膜患者验配合适的巩膜镜。

（二）软性接触镜

球面和散光软性接触镜很少在圆锥角膜中应用，在轻度圆锥角膜患者，尚未出现明显不规则散光之前，可采用软性接触镜设计、硬性透气镜片，或与硬性透气镜片混合使用（如骑背式镜片）可很好地矫正角膜的不规则性，并获得不错的矫正视力。最近出现的个性设计车削软性接触镜，尤其是使用了硅水凝胶的高透氧材料，采用改良设计，成为处理圆锥角膜时必不可少的一种方法。另外，消像差光学设计应用于软性圆锥角膜镜片，可提高视觉质量。研究表明，眼不能耐受镜片或配适极差患者，重新验配特殊圆锥角膜软性接触镜，91%矫正视力达到或超过20/40。周边地形显示出360°同心的乳头形或球形圆锥是最佳适应证，其他如较大的偏下方的圆锥可能并不适合，因为下方角膜陡峭可造成镜片下方边缘翘起，很多设计市场都有供应（表19-14）。

1. 软性接触镜设计推荐

（1）KeraSoft（Bausch +Lomb）：镜片由Art Optical等车间生产，优势在于采用最权威

的Contamac公司的硅水凝胶材料，此材料具有74%的含水量及60的透氧系数。这种新型设计，具有前表面非球面或非球面散光的控制厚度的标准配适参数（Bausch+Lomb），诊断拟合的设计参数见表19-15和图19-15。

表 19-14　针对圆锥角膜的软性接触镜

生产商	镜片名称
ABB Concise	Concise K
	Soft K
Advanced Vision Technologies	Eni-Eye Soft K（水凝胶 含水量67%）
	Eni-Eye Soft K（Definitive 硅水凝胶材料）
Alden Optical	NovaKone
Bausch+Lomb	Kerasoft IC
Continental SL	Continental Cone
Gelflex USA	Keratoconus Lens
Ocu-Ease	Ocu-Flex K
Orion Vision	Bioperm
SLIC	Solus Soft K Lens
United Contact Lens	UCL-55
X-Cel Contacts	Tricurve Keratoconus
Visionary Optics	Hydrokone

表 19-15　KeraSoft IC ST 配适设计数据

BCR（mm）	直径（mm）	周边弧	焦度
7.80	14.5	STD	平光
8.00	14.5	STD	平光
8.20	14.5	STD	平光
8.40	14.5	STD	平光
8.60	14.5	STD	平光
8.80	14.5	STD	平光
8.20	14.5	FLT2	平光
8.60	14.5	STD2	平光

设计数据：

BCR：7.40～9.40mm（0.20mm一档）

直径：14.50mm（标准）；可提供14.00mm、15.00mm和15.50mm

周边弧选择：标准、陡峭弧1、陡峭弧2、陡峭弧3、陡峭弧4、平坦弧1、平坦弧2、平坦弧3、平坦弧4

焦度：球镜：−20.00～+20.00D；柱镜：−12.00～−0.50D（步距0.25D）；轴位：1°～180°（1°一档）

材料：Efrofilcon A，74%含水量（材料来自Contamac）；Dk=60

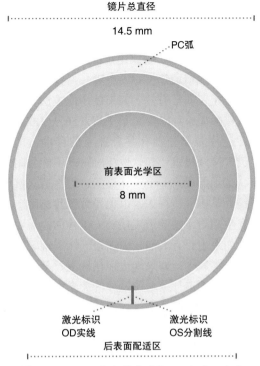

镜片总直径
14.5 mm
PC弧
前表面光学区
8 mm
激光标识 OD实线
激光标识 OS分割线
后表面配适区

图 19-15 KeraSoft 镜片（Bausch+Lomb）

（2）NovaKone（Alden Optical）：是另一个近来用于治疗圆锥角膜的软性接触镜是 NovaKone 设计。类似 KeraSoft，依象限设计可矫正高度散光（达到 10.00D）。该设计用 54% 含水量的 Benz G4X 材料制成的唯一设计。根据平均 K 值选择基弧，与基弧相邻的是更平坦的配适弧，可与周边的角膜和结膜匹配。此曲率可以不依赖于中心的基弧独立替换。中心厚度也可变，用来矫正圆锥角膜患者角膜的不规则。诊断配适和设计参数见表 19-16，图 19-16。

（3）HydroKone（Visionary Optics）： 是个性化设计，可由两种不同水凝胶材料制作，一种是 59% 含水量（Hioxifilcon，Dk=24），另一种是 55% 含水量（Methafilcon，Dk=18）。镜片后表面由陡峭的中心弧、较平坦的旁中心弧及周边弧组成，所有弧都是非球面设计，且中心弧似有更大的矢深。双曲线可以改变直径、球镜焦度和柱镜焦度。除标准设计外，还有球形设计，用于更大锥体的高矢深，以及用于边缘角膜变性和下方圆锥的逆几何设计。

表 19-16 NovaKone 配适系统设计

18 片试戴镜片盒（Alden 光学）

BCR（mm）	配适弧（mm）	球镜焦度（D）	I.T. 因素
8.6	8.6	−4.00	0, 1, 2
8.2	8.6	−5.00	0, 1, 2
7.8	8.4	−6.00	0, 1, 2
7.4	8.4	−6.00	0, 1, 2
7.0	8.2	−8.00	0, 1, 2
6.6	8.2	−9.00	0, 1, 2

设计数据

BCR：5.40 ～ 8.60（0.40mm 一档；还可提供 0.10mm 一档）

直径：15.00mm（标准）；还可提供 0.1mm 一档

配适弧：8.2，8.4 和 8.6mmm 为标准，还提供 0.1mm 一档）

焦度：球镜：−30.00 ～ +30.00D；柱镜：−10.00 ～ −0.25D（−0.25D 一档）；轴：1° ～ 180°（1° 一档）

材料：Benz G4X，含水量 54%，Hioxifilcon

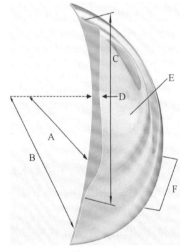

图 19-16 NovaKone 镜片（Alden Optical）

A，镜片后表面；B，配适弧；C，非球面前表面中心光学部分；D，中心厚度；E，前表面柱镜；F，双椭圆稳定

诊断配适和设计参数见表 19-17。

2. 骑背式镜片 是硬性透气接触镜放置于软性接触镜之上组合或通过其他形式将硬性透气接触镜结合到软性接触镜载体上的设计。对于不能忍耐硬性透气接触镜镜片或不能达到镜片与角膜良好配适的患者是切实可行的。下述水凝胶镜片可以改善耐受性和保护角膜，而硬

性透气接触镜镜片提供了最佳视力。软性接触镜为角膜提供保护。讨论两种形式骑背式镜片：①传统型骑背式镜片设计；②硬性透气接触镜镜片埋入软性接触镜载体式设计。

表 19-17 Hydrokon 配适设计数据
试戴片设置（VISIONARY OPTICS）
三种不同设计的设置：
1. 标准：中心陡峭区域（轻到中度圆锥角膜）
2. 球形：矢深大（大部分角膜前凸）
3. 边缘型：逆几何（角膜大面积前凸）
诊断性镜片：直径 14.8mm；周边配适弧 8.6mm
1.9 镜片诊断盒：5.3 ～ 8.5mm 基弧，梯度 0.4mm
2.6 镜片诊断盒：6.5mm 基弧，梯度 0.4mm

设计信息

BCR：4.1 ～ 9.3mm

直径：12.0 ～ 17.0

焦度：球镜 -75.00 ～ +50.00D（梯度 0.25D）；柱镜 -15.00 ～ -0.25D（梯度 0.25D）；轴位 1° ～ 180°（梯度 1°）

材料（标准）：Hioxifilcon A，含水量 59%（Dk=24）

材料：Methafilcon A，含水量 55%（Dk=18）

（1）传统型骑背式镜片设计：这种设计在开始时佩戴高透氧的软性接触镜可达到良好的活动度及中心定位。推荐使用抛弃型镜片、硅水凝胶。日抛型镜片可以免去传统的清洁软性接触镜的步骤。生产商生产如 KeraSoft 的陡基弧软性接触镜，用于库存抛弃型镜片边缘不匹配时。

有两种不同的佩戴骑背式镜片系统的方法。最常见的是硬性透气接触镜镜片不成功者，在此情况下，低度近视（如 -0.50D）硅水凝胶镜片放在硬性透气接触镜镜片下。在初配时，可先戴软性接触镜，如果配适理想，测量软性接触镜前表面的曲率半径。高透氧的硬性透气接触镜镜片需边缘窄、中心较薄，以保证良好的配适和中心定位并减少眼睑异物感，重点是由于软性接触镜存在使硬性透气接触镜离开了角膜。在软性接触镜焦度选择上有多种方式。一些验配者倾向于用小光度（±0.50D），然后像没有佩戴软性接触镜一样验配硬性透气接触镜。此方法特别有效的是，用于患者为了舒适度间断使用骑背式镜片或为了适应硬性透气接触镜后停戴软性接触镜的情况。中度正镜镜片（如约 +6.00D）建议用于锥顶在下方并且硬性透气接触镜镜片偏心的患者，对镜片趋于达到中心定位非常有效。如果使用此方法，硬性透气接触镜通常比陡 K 值平坦 0.50 ～ 1.00D。

镜片需要分别有各自独立的移动，即硬性透气接触镜镜片和软性接触镜既不能黏附角膜，也不能成为一个整体移动，硬性透气接触镜镜片不能配适得太紧以免导致镜片黏附。如果发生黏附，硬性透气接触镜镜片周边需要放平；如果中心有气泡，硬性透气接触镜镜片的基弧需要放平；如果周边存在气泡，基弧需要变陡。硬性透气接触镜镜片的荧光素染色能够用在硅水凝胶镜片上进行评估，因为这种软性接触镜不会吸附荧光素分子。传统水凝胶镜片需要大分子的荧光素。

如果角膜的顶点不偏心，因为不用附加焦度，则骑背式镜片的焦度在硬性透气接触镜镜片上。事实上，由软性接触镜产生的有效焦度相当于镜片标注焦度的平均 20% ～ 25%。例如，焦度 -3.00D 基弧 7.00mm 的软性接触镜，在骑背式镜片系统里有效焦度为 -0.65D。

能用于硬性透气接触镜镜片和软性接触镜的双护理系统更加方便（如 Clear Care，Alcon）。然而，如果需要保湿，硬性透气接触镜镜片可以使用相应的硬性透气接触镜镜片清洁剂，并且储存在硬性透气接触镜镜片储存液中。最重要的是，硬性透气接触镜镜片在嵌到软性接触镜上之前需要用软性接触镜护理液冲洗（不能用水）。需要告知患者佩戴时先戴软性接触镜，但取出时先取硬性透气接触镜镜片。

（2）硬性透气接触镜埋入软性接触镜载体式设计

1）Flexlens 骑背式镜片系统（X-Cel Contacts/Walman Optical）：在20世纪70年代首次提出，在水凝胶镜片中心剪下部分来放置硬性透气接触镜镜片。可以使用 45% 含水量的 hefilcon A 或 55% 含水量的 methafilcon A。软性接触镜的镜片直径是 14.5mm，通常剪下部分的直径是 10.2mm。标准薄设计的硬性透气接触镜镜片小 1.0mm（9.2mm），放在镜片剪出的位置（图 19-17）。Flexlens 骑背式镜片主要的目的是协助硬性透气接触镜镜片进行中心定位。此镜片的最大缺点是低透氧亲水材料和非抛弃式产品。

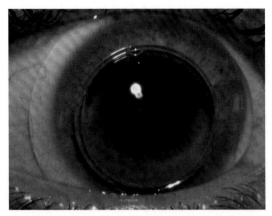

图 19-17　Flexlens（X-Cel 接触镜 /Walman 光学）

2）枕形镜片：是由 EyeVis Eye 及 Vision Technologies 联合的 Fusion Technologies 生产的。与 Flexlens 相似，硬性透气接触镜镜片放在凹处或定制的厚的软性接触镜的枕形的载体中。该系统创造了一种视力矫正的方式，软性接触镜做出枕形的凹处来放置硬性透气接触镜镜片来矫正视力（图 19-18）。

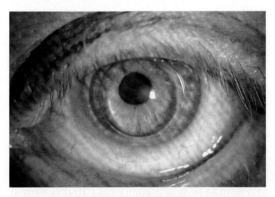

图 19-18　枕形镜片

（3）软性接触镜及硬性透气接触镜镜片的像差控制：硬性透气接触镜镜片能够塑形和矫正不规则角膜的前表面角膜散光，减少角膜像

差，通常可以在 Snellen 视力表提升几行视力，使其成为更有效的屈光矫正方式。但是，将硬性透气接触镜镜片放在高度不规则的圆锥角膜上的影响是有争议的。第一，通常圆锥角膜的角膜不规则位于角膜后表面，不能被放在前表面的镜片矫正，可能限制了患者的视力提高。第二，由于硬性透气接触镜镜片前表面是球面的，在镜片的移动和旋转中也会增加像差，并且硬性透气接触镜镜片在不规则角膜上的移动可产生不对称的屈光表面，以及增加彗差。特别是在低的高阶像差（HOA）的圆锥角膜眼中，硬性透气接触镜镜片导致高阶像差的增加，主要是彗差的增加；在高的高阶像差的眼中，高阶像差会降低。在两组中，佩戴硬性透气接触镜镜片改变了垂直彗差的方向。当然，前表面非球面光学性对减少像差是有益的；如果镜片偏心，则引起彗差，可消除对像差的控制作用。总体来说，由于上述因素存在，圆锥角膜的硬性透气接触镜镜片佩戴眼的视觉表现受限于视力矫正能力不足，甚至此病例可能还会增加已有的显著的高阶像差。

上述结论证明，需要提供一种定制的矫正像差的软性接触镜，可稳定地在眼睛上改善视觉质量。研究表明，使用波前像差引导的，定制像差矫正软性接触镜可显著改善视觉品质。Marsack 等发现在一个小样本中，3 名圆锥角膜硬性透气接触镜镜片佩戴者重新配适定制的波前像差引导的软性接触镜，所有人都达到相当于或更高于其佩戴硬性透气接触镜镜片时的高对比度视力。尽管不是所有对比定制软性接触镜和硬性透气接触镜镜片的研究时都一致，但很明显，波前像差引导下定制的软性接触镜将是矫正圆锥角膜患者的重要工具。

（三）混合型镜片

混合型镜片是由硬性透气接触镜镜片的中心和软性接触镜的周边联合而成的一片式系统，具有比骑背式镜片更多的优点，如护理简便、操作少，并且由于周边不是硬性透气接触镜镜片，舒适感更强。上几代的中心硬性透气接触镜和周边软性接触镜材料为低透氧材料，这种设计的问题有黏附、相对低透氧两种材料造成的角膜缺氧，以及在硬性透气接触镜镜片 - 软性接触镜连接处的泪液堆积。

SynergEyes 镜片（SynergEyes，Ins）被很多验配师认为是一种解决原低透氧镜片的缺氧并发症的方法。最早面市的 SynergEyes 镜片采用的是由中心 8.2mm Paragon HDS 100 材料制作的硬性透气接触镜镜片和 14.5mm 非离子 27% 含水

的亲水材料边缘，中央是高透氧硬性透气接触镜，以及更耐用的软性接触镜 - 硬性透气接触镜连接，益处是可以减少原来的混合型设计中与缺氧及泪液堆积相关的并发症。目前有 4 类设计，包括一般屈光不正（SynergEyes A）、圆锥片（SynergEyes keratoconus）、多焦点（SynergEyes M）和扁圆术后片（SynergEyes PS）。

推荐使用试戴片配适此镜片。SynergEyes 的 K 值参数及设计信息见表 19-18。

表 19-18　SynergEyes KC 镜片试戴设置和镜片参数

试戴片设置

非球面基弧曲率半径（mm/D）	焦度（D）	平边弧（mm）	平均边弧（mm）	陡边弧（mm）
5.7/59.00	−14.00	8.5	8.2	7.9
5.9/57.00	−14.00	8.5	8.2	7.9
6.1/55.50	−12.00	8.5	8.2	7.9
6.3/53.50	−10.00	8.8	8.5	8.2
6.5/52.00	−8.00	8.8	8.5	8.2
6.7/50.50	−6.00	8.8	8.5	8.2
6.9/49.00	−5.00	8.8	8.5	8.2
7.1/47.50	−4.00	9.1	8.8	8.5

镜片参数：
定单
直径：14.5mm
基弧：5.7 ～ 7.1mm，0.2mm 一档
球镜焦度：−16.00 ～ +4.00D，0.50D 一档
边弧曲率半径：陡，中间，平
设计定制：
直径：14.5mm
基弧：5.7 ～ 7.1mm，0.2mm 一档
球镜焦度：+4.50 ～ +20.00D，0.50D 一档
　　　　　−20.00 -16.50D，0.50D 一档
边弧曲率半径：陡，中间，平

建议此镜片采用顶点间隙方式，在硬性透气接触镜镜片下有泪液流动以防止黏附和角膜受累（图 19-19）。有多种裙边半径以确保镜片的中心定位及移动度。在中心不应有气泡存在，硬性透气接触镜 - 软性接触镜连接处有轻接触。镜片应该由软的裙边平稳地附着，同时没有压迫或边缘皱褶，在眨眼或上推试验中需要有镜片移动。使用 OCT 有益于确保达到适合

的配适。佩戴镜片时，需要在镜片内表面填满无防腐剂的生理盐水，同时在镜片内表面滴入大分子荧光素。推荐将镜片戴到角膜下方，然后立即把镜片推到角膜的上方，使液体覆盖整个表面，迫使镜片和角膜之间没有气泡。在评价镜片和角膜配适关系前应佩戴镜片 3 ～ 5 分钟。

SynergEyes KC 镜片是专为中度圆锥角膜设计的，也有用于早期圆锥角膜设计的标准 A

值。此设计适合中央乳头形圆锥或中央扁长的角膜。SynergEyes 在 2009 年引入了 ClearKone 镜片用于椭圆形圆锥和偏心圆锥。ClearKone 镜片是一个基于角膜弧度的逆几何设计，镜片中心平行配适而硬性透气接触镜镜片周边更陡，此设计不适用于锥体范围过大，或在晚期 PMD 观察到极不规则的荧光模式的情况。尽管更适合术后患者，Synerg Eyes PS 镜片还可用于扁平圆锥角膜。

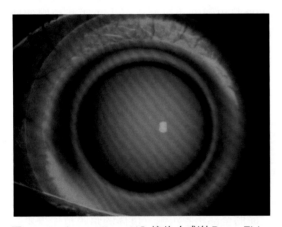

图 19-19　SynergEyes KC 镜片（感谢 Barry Eiden 医师提供帮助）

最近，SynergEyes 推出 Duette 和 UltraHealth 镜片。该设计有高透氧防紫外线中心硬性透气接触镜及低弹性模量高透氧的硅水凝胶裙边。虽然 Duette 镜片没有陡基弧可用，但可用在早期圆锥角膜。UltraHealth 镜片与 Clear Cone 设计相似，可用于圆锥角膜患者。

总的来说，SynergEyes 可在其他设计不成功时获得成功。但是，镜片配适紧的问题会造成患者停戴镜片，或短期的水肿或在镜片佩戴数月后出现镜片过紧的问题。

（四）接触镜选择

很明显，为圆锥角膜患者验配接触镜时有很多因素要考虑，包括圆锥的类型及病情严重程度。幸运的是，多种方法均可用于确保几乎每一名圆锥角膜的患者都可以成功验配特殊的定制接触镜（表 19-19）。

表 19-19　圆锥角膜的接触镜选择	
圆锥类型	推荐的设计
乳头形	小 OAD/OAD 圆锥设计
	个性化定制软性接触镜设计
椭圆形	角膜缘内硬性透气接触镜
	小 OAD/OAD 圆锥设计（大椭圆形除外）
	个性化定制软性接触镜设计
	软硬混合镜
球形	角膜缘内硬性透气接触镜
	微小 - 巩膜镜
	软硬混合镜或骑背式镜片
边缘型	同球形
进展程度	推荐的设计
轻度	小 OAD/OAD 圆锥设计
	个性化定制软性接触镜设计
	软硬混合镜
中度	角膜缘内硬性透气接触镜
	小 OAD/OAD 圆锥设计（如为乳头形）
	微小 - 巩膜镜（"1"或"2"级偏心 / 舒适度差）
重度	角膜缘内硬性透气接触镜
	微小 - 巩膜镜（"1"级偏心 / 舒适度差）
	骑背式镜片
	软硬混合镜

九、治疗方式

（一）主要的手术方式

圆锥角膜患者作为一个群体，最常见的临床表现为角膜不规则地进行性变薄，常需要角膜移植，在美国的一项研究中，约 16% 的病例进行了角膜移植手术。全球 10% ～ 22% 确诊为圆锥角膜的患者需要进行角膜移植手术。主要的手术指征：无法获得稳定的接触镜配适状态，或者无法耐受，或者存在广泛的视轴区的角膜瘢痕导致无法接受的视力下降，以及严重的角膜变薄。最终需要手术的高危因素：①发病年龄小（< 20 岁）；②角膜曲率 > 55.00D；③最佳矫正视力 < 20/40；④顶点区瘢痕。然而，研究证实，绝大多数病例可以通

过佩戴接触镜而推迟或免于接受角膜手术。在考虑手术治疗之前，努力尝试获得成功的接触镜验配是非常重要的。特别是现今随着半巩膜镜、软硬镜组合和软性接触镜设计的引进，已经把以往认为极具挑战的镜片不耐受、较差的镜片配适状态等情况的发生降至最低，因此，在不久的将来，手术指征将明显减少。现在主要的手术方式为穿透性角膜移植术和深板层角膜移植术。

1. 穿透性角膜移植术（PKP）　如果确定需要手术治疗，角膜全层移植或 PKP 为主要的手术方式。CLEK 研究报道，9.8% 的患者在基线时进行了单眼的 PKP，该数据低于实际接受手术的人数，因为该研究不包括双眼进行手术的患者。在这项为期 8 年的研究中，有 12% 的患者在研究开始时两眼均未进行手术，在研究期间单眼或双眼接受了手术治疗。

到目前为止，对于绝大多数需要手术治疗的圆锥角膜患者，PKP 为首选的手术方式。PKP 的优点有许多，包括经历近一个世纪的临床实践已经取得很好疗效。文献报道的植片透明的成功率近 96%，可能在某种程度上与周边角膜的完整性有关。PKP 的手术操作没有其他手术复杂，如果患者无法施行全身麻醉，也可以在球后麻醉下进行手术。

PKP 也面临许多挑战，以至于近年来出现了深板层角膜移植术等其他手术方式。由于全层角膜移植术术中需要"开放天空"，即将眼睛的剩余组织完全暴露于外界，增加了威胁视力的两项并发症的风险：感染和术中渗出性脉络膜出血。实际上徒手缝合 PKP 移植片经常导致术后残留较大的散光。研究表明，虽然有 73% 的患者获得了大于 20/40 的最佳矫正视力，但有 15% ～ 31% 的 PKP 患者术后角膜散光大于 5.00D。绝大部分 PKP 患者需要术后进行屈光矫正，有大于 30% 的患者佩戴框架眼镜，47% 的患者佩戴接触镜。PKP 术后前 4 年存在快速的内皮细胞丢失。

近年来，准分子激光被应用于供体植片的边缘及对应受体植床形状的切割。因此淘汰了机械式环锯，有利于角膜的康复和更为精准的屈光矫正。机械式环锯的一个并发症是内皮细胞的丢失，而且视力的恢复也会更慢。

随着时间的流逝，有可能发生植片的排斥反应，年轻的移植患者在其一生中可能需要一个或多个移植片。有研究表明，在最初的 15 年内圆锥角膜患者的植片存活率要高于总体的存活率（如 5 年存活率 97% vs 总体 90%，10 年存活率 92% vs 总体 82%）。一项包括超过 4800 只因圆锥角膜而进行了角膜移植眼的回顾性研究显示，首片移植片 10 年的存活率为 89%，20 年为 49%，23 年为 17%，15 年后植片存活率与因其他原因进行 PKP 的存活率无明显差异。

2. 深板层角膜移植术（DALK）　由于全层角膜移植术存在一些潜在的负面影响，许多外科医师选择其他手术方式，尤其是 DALK。不同医师手术的确切步骤存在较大的差异。从本质上讲，手术包括移除 Descemet 膜及内皮层前的全部角膜组织。供体的角膜植片需要去除 Descemet 膜和内皮层后移植到受体的角膜缺损部位。通常 DALK 的手术操作包括使用过滤的空气将下面的 Descemet 膜和内皮细胞层与角膜基质层分离，此操作称为 Anwar "大泡"技术。由于圆锥角膜是基质层的扩张，而非内皮细胞的营养不良，因此无须移除患者的内皮层来矫正不规则的散光。同样可以减少由于"开窗"技术引起的潜在的并发症。DALK 还可以消除内皮排斥，手术后 5 年内内皮细胞的丢失可以减少 50%。总之，绝大多数的研究显示 DALK 的并发症的发生率小于 PKP，但一小部分研究认为两者无明显差异。此外，如果 DALK 失败，患者仍可以接受 PKP。最新的证据表明，移植片存活期 DALK 长于 PKP。一项包括了 660 只接受了 DALK 眼的研究显示，74% 的患者为圆锥角膜，术后 9 年移植片存活率为 99.3%。

然而，DALK 也同样面临一些挑战。术后视力与 PKP 基本相当，但也可能低于 PKP。如果发生视力下降，可能是由于不透明，以及

光线在受体 - 供体交界面发生散射。此外，手术本身需要较高的技术，操作较难。有接近 10% 的 DALK 眼可能发生 Descemet 膜的穿孔，虽然多数是微穿孔，但这些眼中的部分眼也必须进行 PKP。

由于可比较的术后视力，较好地保持了眼球的完整性，减少了并发症的发生，减少了内皮细胞的丢失，以及从本质上排除了内皮层的移植排斥反应。因此，总体来说，DALK 和其他类似的板层角膜移植术仍然被认为是圆锥角膜患者首选的手术方式。此外，自动化的微型角膜刀辅助的板层角膜移植术和准分子激光辅助的板层角膜移植术可以代替手工操作，将带来更加准确的屈光矫正。使用改良的技术如"小泡"技术分离 Descemet 膜和后基质层，可以提高术后效果。

（二）其他手术方式

1. 角膜基质环植入术（intrastromal corneal ring segments，Intacs）　Intacs 是弧状的。PMMA 材料的角膜基质内的片段，需要手术植入角膜深基质层内。2004 年获得 FDA 批准，2010 年 FDA 批准扩大使用范围。Intacs 可以手工植入角膜，现在更多采用飞秒激光辅助制作植入通道。对于圆锥角膜，Intacs 可以用于平坦扩张的角膜的圆锥化，当然，视力也会提升。在手术操作过程中，角膜隧道位于角膜厚度 70% 的部位，在切口的每一边均做一个角膜袋。Intacs 段随后被植入各自的角膜袋中，随后缝合切口。Intacs 通常有多种形状，如 Intacs 是六边形的，Ferrara 环是三角形的，Bisantis 节段是椭圆形的。Intacs 可以提高裸眼视力和最佳矫正视力，减少屈光不正，使角膜曲率在任意方向上平坦 2.00 ～ 4.00D。

Intacs 的理想适应证：轻至中度的圆锥角膜患者，其陡 K 值不高于 -50.00D（mid-50s），等效球镜度低于 5.00D，需要植入 Intacs 部位的最小角膜厚度不少于 450μm。此外，在满足上述标准的情况下，如果患者不耐受隐形眼镜或者不希望进行角膜移植，通常是 Intacs 的理想适应证。研究表明，Intacs 对于重度圆锥角膜并无益处，反而可能出现最佳矫正视力的丧失。

5 年的观察结果显示，Intacs 在屈光不正度数、视力及角膜的稳固性等方面均具有积极的影响。然而通常会残留明显的屈光不正，仍需要其他的矫正方式（最常见的是硬性透气接触镜，其次是软性接触镜或框架眼镜）。另外，约 10% 的 Intacs 患者需要进行调整手术。Intacs 潜在的并发症包括基质环的挤出、基质环的迁移、上皮损伤、感染、光晕、眩光（大瞳孔者多见）和基质变薄，以及由于基质环植入过浅造成的角膜软化（溶解）。研究表明，飞秒激光的应用可以减少上述并发症。

Intacs 是一种可逆的过程，可能使圆锥角膜停止进展，大于 5 年的随访发现，93% 的 Intacs 患者的圆锥角膜没有发展。虽然它不如侵袭性的操作如 DALK 具有非常明显的效果，但它可以作为使圆锥角膜停止进展的一种治疗性选择，而且也许可以使一部分患者免于进行角膜移植。

2. 胶原交联（CXL）　Spoerl 等介绍了一项技术，通过基质角膜胶原交联来减少圆锥角膜的通道，增加角膜的坚硬度。交联通过增加分子的结合来增强组织的机械力量。交联可以通过酶诱导，活体实验表明，紫外线辐射和核黄素是最有效的、最小副作用的方式。核黄素，即维生素 B_2，是应用于交联的主要的光敏剂，核黄素分子吸收紫外线辐射，并引起氧的分裂，氧的分裂引起组织交联。交联的增加，增强了组织的力量。CXL 增加了胶原薄片的生物力学硬度和胶原纤维的直径，因此，可以阻止角膜扩张的进展。该技术的目的就是增加角膜基质的坚硬度，从而使角膜的形态稳定。

在操作过程中，应用局部麻醉，手术医师移除大于 7mm 直径的角膜上皮，滴加 0.1% 的核黄素涂抹于基质层并确保吸收。随后，角膜充分暴露在紫外线 UVA 波段下辐射 30 分钟，以增加胶原纤维的厚度，并使前半部分角膜更加坚硬。

许多研究表明，CXL 通过增强角膜的坚硬度来稳定圆锥角膜的发展，而且会使近视焦度减低和角膜曲率变平坦，通常有 2.00 ～ 3.00D 的改变。角膜波前像差的减低可以证实这种角膜形态的改善。患者的主观视功能也会得到改善，如夜晚开车时的视觉问题、阅读困难、复视、眩光、光晕、星芒和异物感等症状的减轻。

手术操作似乎是安全的，较少有并发症报道。由于手术过程中上皮层移除的原因，传统的 CXL 必须要求最小的角膜厚度 > 400μm。在薄角膜上施行 CXL，有报道出现如角膜后表面膨隆和内皮细胞密度降低等问题。个别患者发生轻度的角膜混浊，但通常 6 个月后消失。一项研究报道，术后 1 年有 3 只眼出现持续的角膜瘢痕。现在通常认为 CXL 有可能造成眼内压升高。此外 CXL 术后角膜对表面用药的渗透性降低。

近来，手术操作无须进行上皮清创术。为了克服对薄角膜无法进行 CXL 的问题，以及为使手术过程更舒适，经上皮的交联手术（TE-CXL 或 "epi-on"）应运而生。较薄的角膜（360 ～ 400μm）也可施行，而且减少了感染的风险。然而此方法也会延长手术时间，因为需要更多的时间来保证进入到角膜基质中足够的核黄素的量。

近来，许多研究报道了将 CXL 与其他治疗方法相结合可能取得显著的疗效。因为 CXL 可以加固基质的胶原，使角膜更坚硬，屈光手术可以对 CXL 术后低风险角膜扩张的患者实施光性屈光性角膜切削术（photorefractive keratectomy，PRK）或激光原位角膜磨镶术（laser-assisted in-situ keratomileusis，LASIK）。至今，疗效肯定。接受 Intacs 的患者再进行 CXL 也可以取得成功。研究表明，CXL 可以提高 Intacs 的疗效，因此，CXL 可以作为增强或稳定的手段。

但现在美国很少开展 CXL。尽管欧洲现在超过 300 个中心可以开展 CXL，有 150 个中心已经申请进行研究，但 FDA 仅批准了 3 个临床试验。

十、编码和报销

对于首次验配、重新验配及正在解决圆锥角膜患者问题的从业者来说，面临的一个普遍问题是如何恰当地为即将发生的赔偿事件进行编码。对于圆锥角膜患者，相对于框架眼镜，佩戴接触镜通常可以明显提升视力。但在医疗的过程中应强调三方计划书。许多第三方提供者，如在传统并不认为圆锥角膜为医疗状态，具有明显例外的是视力服务计划（vsp）。国家圆锥角膜基金会（www.nkcf.org）有许多有用的资源，包括发送给第三方计划的可获得的保险赔偿表格，关于接触镜指定的医疗须知小册子和 Carla. Mark 撰写的关于"如何编码"的文章。

我们关于如何登记和编码圆锥角膜的理解，绝大多数来自 John Rumpakis、Clarke Newman 和 Carla Mark 等专家的观点。表 19-20 列出了重要的圆锥角膜诊断编码。

表 19-20 圆锥角膜诊断编码	
编码	状态
370.60	圆锥角膜，未指明的
370.61	圆锥角膜，稳定状态
370.62	圆锥角膜，急性水肿
368.8	视物模糊
368.15	单眼复视
367.22	不规则散光
368.13	畏光
371.00	角膜瘢痕
371.32	角膜条纹
371.10	Fleischer 环

上文提到的均为圆锥角膜的诊断要点，并可以通过角膜地形图（CPT92025）和角膜测厚（CPT76514）确诊。一旦决定为患者验配接触镜，可以使用相对新的编码，如 CPT92072 或"为治疗圆锥角膜而验配接触镜，初配"，

此编码可以代替圆锥角膜 9231X 编码的使用。值得注意的是，编码 92072 仅用于初次验配，任何随后的验配或复诊可以被恰当地编码为 9921X 或 9201X。也可以附加一个 RT 或 LT 的前缀，因为它是一个单边的编码。使用恰当的 Ⅱ 级 HCPCS-V- 编码分别登记镜片材料也同样很重要，例如：

（1）V2510，接触镜，硬性透气接触镜，球面的，每片镜片。

（2）V2531，接触镜，硬性透气接触镜，巩膜镜，每片镜片。

（3）V2511，接触镜，硬性透气接触镜，环曲面，棱镜稳定，每片镜片。

（4）V2520，接触镜，亲水的，球面的，每片镜片。

（5）99070，接触镜材料供给。

验配的费用应被看作全球性的。每年的费用用来提供无限次的无投诉的服务。圆锥角膜患者换镜验配常见，如果不是简单的镜片的附加修订，则应该恰当地登记为另一个 9921X 或 9201X 编码，还应该附加恰当的镜片材料的 V- 编码。如果是关于并发症的复诊，则应创建患者的诊断和治疗编码（9921X），并谨记为所追踪到的患者状况进行恰当的诊断编码。

十一、资源

国家圆锥角膜基金会（www.nkcf.org）为患者及从业者提供了很多的资源，此外，来自 Dr.Christine Sindt 的分 4 部分讲述圆锥角膜的幻灯系列可以在 www.gpli.info 上找到。它包括圆锥角膜的病因和诊断、角膜地形图、镜片设计和验配及问题解决的介绍。此外，GPLI 还有许多其他资源，包括一个在线的病例连载丛书、初诊临床指导和每月一次的以不规则角膜的接触镜治疗为主题的在线研讨会。

接触镜实验室顾问是额外的资源。他们更了解自己的个性化的特殊设计，每天接受有关极具挑战性的不规则角膜的案例的咨询。尤其是，如果他们可以得到尽可能多的信息（试戴镜片参数、角膜地形图、图像或视频），他们可以在设计和问题解答上给予协助，因此，他们有可能成为圆锥角膜患者最后成功验配的最宝贵的资源。他们还可以为指定的患者提供诊断，试戴片组，包括借用镜片组。

十二、总结

圆锥角膜必须保证采用适当的治疗方法，并同时保持密切的随诊。许多病例可以通过佩戴接触镜而延迟或避免接受手术治疗。最成功的选择是验配硬性透气接触镜。然而，必要时也可以选择其他方式，包括框架眼镜、软性接触镜（早期病例）和骑背式或裙边式软硬混合镜，或半巩膜设计（晚期病例）。

临床病例

【病例 1】

患者，16 岁，第一次就诊，主诉为轻度的视力下降和轻微的视物重影。只是简单地希望更换眼镜。检查结果显示：

主觉验光：

OD：−3.75−1.75×162　20/25

OS：−2.00−0.75×006　20/20

角膜曲率：

OD：44.12@165；46.00@075（采集质量轻度失真）

OS：43.25@180；44.25@090（采集质量好）

检影：剪动反射 OD

裂隙灯生物显微镜：Vogt 条纹 OD

视频角膜地形图：角膜中心下方 1 ～ 2mm 区域局限性变陡（最陡的区域平均 49.00D）

解决方案：根据 Vogt 条纹，检影可见剪动，以及旁中心局部 49.00D，诊断该患者患有圆锥角膜。此外，仅有一只眼有不规则的散光，证实了圆锥角膜的诊断，因为圆锥角膜通常是一只眼进展早于另一只眼。

【病例 2】

患者主诉戴框架眼镜视物不清，有 20 年佩戴硬性透气接触镜史（戴 PMMA 10 年后，戴 Dk=12 材料的接触镜 10 年）。检查结果显示：

主观验光：

OD：−4.75−1.25×022　20/25⁻

OS：−5.00−2.25×162　20/30

角膜曲率：

OD：42.12 @ 025；44.00 @ 118（图像轻微变形）

OS：42.25 @ 160；44.75 @ 071（图像轻微变形）

裂隙灯检查：

戴镜检查：上方偏位 OU

摘镜检查：中央区角膜轻度水肿 OU

视频角膜地形图：上方平坦伴下方陡峭，并有图像轻微变形 OU

解决方案：此患者应诊断为角膜翘曲综合征（CWS），但患者缺乏典型的裂隙灯指征（如 Vogt 线、Fleischer 环、角膜瘢痕），而且患者还伴有接触镜相关的角膜缺氧。角膜地形图显示为假性的圆锥角膜形态，是由于偏上方的镜片与角膜接触后导致下方变陡峭。证实的方法：让患者停戴数小时（或数天）后重新测量角膜地形图，会出现上方区变陡峭及下方区域变平坦。

【病例 3】

患者，男，18 岁，3 年前诊断为圆锥角膜，此前一直佩戴框架眼镜，但是视力下降，患者想尝试佩戴接触镜来提高视力。检查结果显示：

主观验光：

OD：−4.75−2.50×159　20/30⁻

OS：−4.00−1.25×010　20/25⁺¹

角膜曲率（模拟）：

OD：47.12 @ 155；50.00 @ 039（图像轻微变形）

顶点（旁中央；轻微颞下方）

OS：45.25 @ 012；46.75 @ 105（图像轻微变形）

顶点：同右眼

瞳孔大小：4mm（正常光照）OU

解决方案：该患者非常适合戴硬性透气接触镜，选择试戴片的基弧与陡 K 值相等。例如，右眼选择基弧 6.75mm 的试戴片，试戴前可先使用表面麻醉药，如果荧光素钠染色显示顶部荧光堆积，可以选择更加平坦的试戴片进行配适评估；如果选择基弧 6.89mm 的试戴片，角膜中央配适评估良好且片上追加球镜度数与验光度数匹配，则处方定制如下：

基弧 6.89mm

第二曲率半径 / 宽度（SCR/W）：8.00/0.3mm

中间曲率半径 / 宽度（ICR/W）：9.60/0.3mm

周边曲率半径 / 宽度（PCR/W）：12.00/0.3mm

直径 / 光学区直径（OAD/OZD）：8.8/7.0mm

焦度：−6.50D

Paragon HDS

【病例 4】

患者 6 年前发现圆锥角膜，佩戴硬性透气接触镜 4 年，近 1 年来镜片异物感加重，并且出现明显的视力波动，检查结果显示：

角膜地形图：

OD：46.12 @ 015；48.00 @ 108（轻度图形变形）

OS：50.25 @ 152；54.75 @ 071（中度图形变形）

裂隙灯检查：

戴镜检查：下方偏位，眨眼后镜片滞后 3mm OU

视频角膜地形图：双眼下方圆锥（距角膜中央 2.0 ～ 2.5mm）

解决方案：患者适合选择下方圆锥设计的硬性透气接触镜。首先选择角膜缘内设计的试戴片进行配适评估，如果此次试戴显示下方翘起明显，则在定制镜片时根据加工的要求收紧下方边翘（如"steep-flat""ACT""Quadra-Kone"等）；如果此次配适不成功，则选择混合式（如 SynergEyes）、骑背式或半巩膜设计的镜片。

【病例 5】

一位进展期患者主诉在过去的 6 个月中左眼镜片异物感加重。检查结果显示：

裂隙灯检查：

戴镜检查：左眼镜片黏着，荧光素钠染色显示角膜中央轻度荧光堆积和边缘压迫；摘镜检查：可见角膜中央着色和外周压痕。

镜片设计：

左眼：BCR 7.00mm；SCR 8.00/0.4mm；PCR 10.00/0.3mm；OAD/OZD 9.2/7.8mm

解决方案：对于该病例，首先我们要选择平坦的周边翘起（如 12.00mm），另外可减小 OZD（如从 7.8mm 减小到 7.2mm 或 7.0mm）。将镜片后表面进行抛光，可以移除杂质嵌入导致的角膜黏附。

【病例 6】

一圆锥角膜进展期患者主诉出现不能耐受硬性透气镜片的情况，在过去 3 年戴过多种镜片，但是都有不适感。患者非常希望通过佩戴合适的接触镜来获得良好的视力。检查结果显示：

裂隙灯检查：

戴镜检查：镜片下方偏位；摘镜检查：角膜中央轻度着色。

解决方案：此患者适合佩戴骑背式或混合式（如SynergEyes）镜片。佩戴舒适性及镜片的中央定位是每一个病例需要权衡的问题，骑背式或改进的骑背式镜片是很好的选择。骑背式镜片的好处之一是可以很快地判断是否佩戴成功（如使用合适弧度的软性接触镜和硬性透气接触镜），强调的是使用硅水凝胶材质的软性接触镜和高透氧硬性透气接触镜的组合。抛弃型镜片方便骑背式试戴，如果患者已经佩戴了高透氧性硬性透气接触镜，可以选择佩戴硅水凝胶的软性接触镜结合患者的旧镜进行试戴，观察其组合戴镜后舒适度是否改善。

【病例7】（由 LACEY HAINES，OD 提供）

患者，男，31岁，计算机程序员，左眼圆锥角膜4年，病情稳定。初次佩戴硬性透气接触镜镜片运动时，对镜片造成的不舒适性和镜片移动感不满意，希望尝试软性接触镜来矫正。

主观验光：

OD：−2.25−0.75×085 20/15$^+$

OS：−1.50−1.75×107 20/20$^-$

裂隙灯检查：双眼轻度睑板腺功能障碍（MGD），左眼可见角膜下方 Fleischer 环及轻度中央条纹。

Pentacam 角膜地形图：

OD：42.4 @ 115；42.8 @ 025

OS：42.7 @ 180；47.0 @ 090

解决方案：患者右眼佩戴标准非球面硅水凝胶软性接触镜情况良好，视力、舒适度均良好，最终定制 Biofinity 散光设计（Cooper Vision）镜片 BCR 8.7mm，直径（LD）14.5mm/−2.00−0.75×080=20/15，活动度适中且无旋转。患者左眼佩戴定制的圆锥设计镜片（Bausch+Lomb），采用硅水凝胶软性接触镜材料（Contamac），定制参数为 BCR 8.4mm，标准周边弧/直径 14.5mm/−3.50−1.25×171=20/20$^+$，裂隙灯检查可见定位良好及 4° 顺时针旋转（图 19-20）。轻度的睑板腺功能障碍可通过每日加热按摩和睑缘清洁来缓解，如果需要可以使用接触镜用人工泪液（Abbott Medical Optics）。

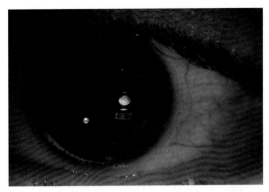

图 19-20 KeraSoft IC 镜片

【病例8】（由 ALEX NIXON，OD 提供）

患者，女，41岁，白种人，来门诊进行眼睛检查和接触镜佩戴复查。之前佩戴小直径硬性透气接触镜，参数不明。由于3周前其右眼镜片丢失，现佩戴框架眼镜。患者自觉有很长时间的戴镜不适感及眼干，由于对人工泪液过敏，一直未使用人工泪液滴眼液。

主观验光：

OD：−4.25−5.00×063 20/30

OS：−3.00−5.00×118 20/25

解决方案：为了获得最佳视力和较好的舒适度，改为患者佩戴直径较大的圆锥片，使用直径 10.8mm 的 Dyna-Z 设计的圆锥试戴片。

根据患者的角膜地形图（图 19-21），其右眼也需要同样设计的镜片。双眼佩戴 BCR 7.18mm，OAD 10.8mm 的镜片，显示角膜中央荧光堆积明显和足够的边缘翘起；双眼佩戴 BCR 7.5mm，OAD 10.8mm 的镜片，显示中央和周边荧光堆积明显。最终定制直径 10.4mm 的镜片来减小光学区、降低矢高，并且减少气泡形成。

初次订单：

OD：Dyna-Z 角膜缘内型 10.4mm OAD/7.25 BCR/STD/−4.75D/Optimum Extra

OS：Dyna-Z 角膜缘内型 10.4mm OAD7.25 BCR/STD/−2.50D/Optimum Extra

发镜配适情况1：

OD：轻度上方偏位，水平无偏移，眼睑附着良好，角膜中央过多荧光堆积并可见偏上方气泡，边翘高度适当。追加 −0.50D 后矫正视力为 20/25^{+2}。

OS：轻度上方偏位，水平无偏移，眼睑附着良好，角膜中央荧光素钠堆积，没有气泡，边翘过大。追加 −2.50D 后矫正视力为 20/25。

由于有气泡形成和中央荧光堆积较多，定制右眼基弧放平 0.05mm，并减小直径来降低矢高和减少气泡形成。

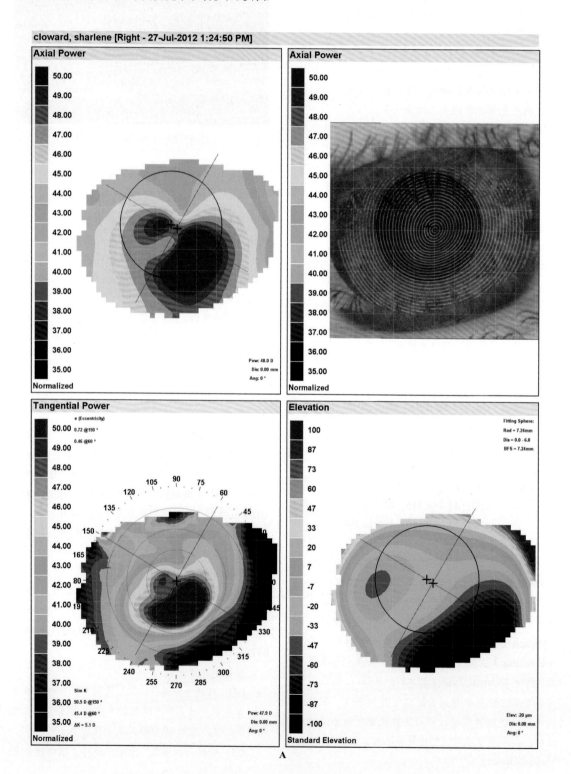

A

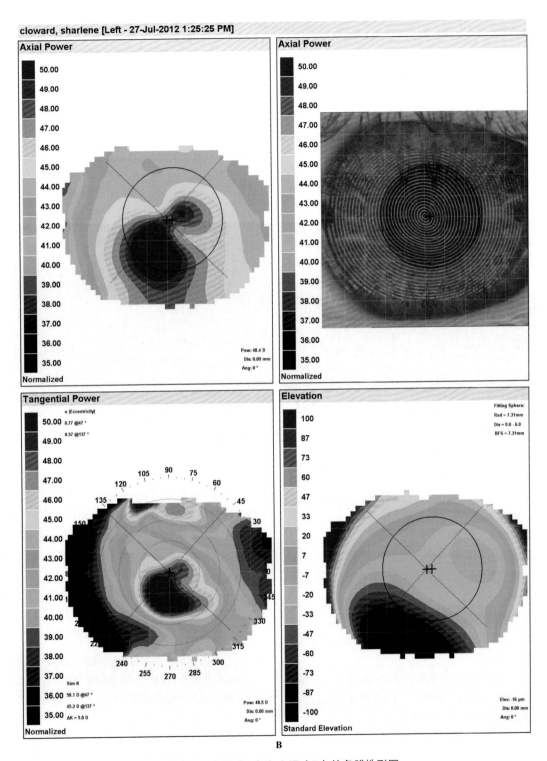

图 19-21　右眼（A）和左眼（B）的角膜地形图

由于左眼没有气泡形成，只需减小直径。右眼仍沿用原标准边翘；左眼由于要减小边翘，所以周边弧需变陡一档。

第二次订镜处方：

OD：Dyna-Z 角膜缘内型 10.0mm OAD/7.30 BCR/ 标准边 /-4.75D/Optimum Extra

OS：Dyna-Z 角膜缘内型 10.0mm OAD/7.25 BCR/ 变陡一档边 /-5.00D/Optimum Extra

发镜配适情况：

OD：轻度上方偏位，水平无偏移，眼睑附着良好，下方轻微接触，边翘适当。追加 -0.25D 后矫正视力为 20/20^{-2}（图 19-22A）。

OS：轻度上方偏位，水平无偏移，眼睑附着良好，下方轻微接触，边翘适当。追加 -0.50D 后矫正视力为 20/20（图 19-22B）。

换镜后双眼均无须调整镜片参数，患者主诉新镜片佩戴舒适度和视力均较原镜片好。考虑到患者即将步入老视阶段，轻度的欠矫可以帮助视近并减少对老视镜的依赖。建议患者使用 Clear Care 来清洁镜片，并试用 Refresh Optive Sensitive 来避免之前的防腐剂毒性反应。

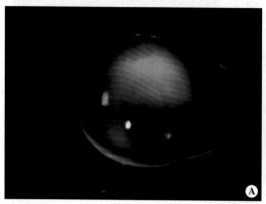
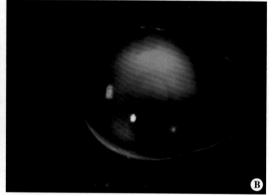

图 19-22　荧光素模式右镜片（A）和左镜片（B）

临床判断掌握相关技术项目备忘一览表

- 圆锥角膜是一种角膜的非对称进展性疾病，以角膜曲率变陡、变形，顶点变薄和角膜扩张为典型病变。
- 圆锥角膜发病原因包括遗传因素，常与过敏有关。
- 早期症状包括视物逐渐模糊、视物重影和视物变形。
- 早期临床表现有检影验光可见剪状影动，不规则散光增加，视频角膜地形图影像扭曲和局部角膜变陡等。
- 视频角膜地形图角膜影像学检查对于圆锥角膜的诊断和监测十分重要。改进的 Rabinowitz-McDonnell 标准：如果角膜中央曲率大于 47.20D；或者角膜上、下方旁中央区域曲率差大于 1.40D 为可疑圆锥角膜。如果角膜中央曲率大于 48.70D；或者 the I–S v 值大于 1.40D，诊断圆锥角膜。

- 用裂隙灯诊断圆锥角膜的典型表现：Vogt 线、Fleischer 环和角膜瘢痕形成。
- 鉴别圆锥角膜与角膜翘曲综合征的区别是发生进展，与戴接触镜无关，圆锥角膜进展程度大于 0.50D，可见前述的裂隙灯表现及视频角膜地形图局部范围的角膜变形。
- 验配原则是试戴时根据其陡 K 值选择试戴镜片，结合荧光素钠染色进行评估，定制参数达到三点接触和最小角膜中央接触。
- 随着病情加重，镜片直径需减小，除球形圆锥或偏心圆锥外，OAD 与 BCR 的变化有一定联系。
- 试戴时配合表面麻醉药，有助于患者适应镜片。
- 宽和平的周边弧有助于减小边缘黏附，新型设计可减小下方边翘（如 "Flat-Steep" of ACT）和后表面四象限设计。
- 推荐使用氟 - 硅 / 丙烯酸盐材料，最小 Dk 值为 30。

- 大直径（角膜缘内型）镜片设计在小直径镜片无法取得很好的中央定位时体现出其优势。这种设计的镜片多用于下方偏位圆锥或大的球形圆锥。半巩膜镜片也用于以上类型圆锥角膜及其他镜片无法良好定位的中重度圆锥角膜患者。
- 圆锥角膜在发现初期或硬性透气接触镜无法耐受时可以使用特殊设计的软性接触镜。
- 当舒适度或定位欠佳时可以选择骑背式设计或混合型镜片。
- PKP 和近来较常见的 DALK 对于无法使用接触镜矫正或角膜癥痕明显的中重度圆锥角膜非常有效。

- 基质内角膜环移植入角膜基质内（角膜基质环植入术）可通过使角膜变平来改善裸眼视力和矫正视力。这种手术是可逆的，能阻止圆锥角膜的进展且避免行角膜移植术。
- 角膜胶原交联（CXL）是一种增加角膜硬度，减轻圆锥角膜的方式。核黄素加紫外线的结合（保留和去角膜上皮术式）导致焦度降低和角膜曲率变平。

（王琳琳　张　缨　译）

第20章 术后接触镜验配

Derek J. Louie，Eric Kawulok，Matthew Kauffman，Arthur Epstein

为角膜手术后患者验配接触镜通常充满挑战性。已经进行过角膜手术的患者进行接触镜评估通常是为了寻求术后视觉效果的改善。患者可能已经接受过多种眼部保健服务，并由于初期手术后视力效果未达预期而感到沮丧和焦躁。在保证手术效果的同时恢复患者的视觉功能可能改变他们的人生。

尽管人们对外科手术，如光学屈光性角膜切削术（PRK）和激光原位角膜磨镶术（LASIK）等兴趣有增长，但在很多情况下，佩戴接触镜是可行的，也是更好的选择。有时，屈光手术术后仍然需要依靠接触镜恢复最佳视力。

术后接触镜的设计通常以角膜前表面的术后地形图为依据。临床医师对术后角膜地形图及地形图与接触镜验配间关系的正确理解对于选择适当的镜片设计非常重要。在讨论接触镜的设计和选择时，要考虑患者角膜缘、球结膜和睑裂的情况，以及患者的灵巧程度。

越来越多的医师在遇到有挑战的病例时倾向于选择巩膜镜；但是，在很多情况下巩膜镜并非最佳选择。对于患有青光眼或曾接受过青光眼滤过手术（有滤过泡），以及有引流植入物（Baerveldt 分流管和 Ahmed 阀）的患者，硬性透气接触镜、软性或软硬结合镜片可能都是比巩膜镜更好的选择。同样，对于角膜缘干细胞移植、球结膜断裂或有睑裂解剖限制的患者，硬性透气接触镜镜片作为镜片设计的首选更好。另外，镜片的选择也取决于医师的从业经验和各种设计形式的舒适程度，同时也取决于当地医师对特殊镜片设计的可得性（即当地医师角膜接触镜验配技术水平、资源条件等）。

尽管每个患者都是独一无二的，但本章将着重介绍术后进行接触镜验配最常见的原因。下文将探讨接触镜的选择及选择特殊设计的基本原理，包括角膜形态、生理需要和限制因素。通常，解决一个复杂的病例需要临床创造力和不同于常规的镜片设计，但解决方法会变得越来越普及和易于操作。

一、穿透性角膜移植术

穿透性角膜移植术（PKP）长期以来都是术后接触镜验配的适应证之一。PKP 术后移植率随着时间推移而变化。在一段时期内，大量的移植手术已经反映出其他手术治疗后并发症的发生率，如早期眼内晶状体（intraocular len，IOL）植入后继发的人工晶状体眼大疱性角膜病变（pseudophakic bullous keratopathy，PBK）。目前角膜移植术的适应证包括光学矫正、整形、治疗及美容干预。

各种不同类型的角膜状况如圆锥角膜、Fuch 角膜内皮营养不良、既往的移植失败、无晶状体眼 /PBK、间质或疱疹性角膜炎及角膜基质营养不良等，均可通过角膜移植手术获得视力上的提升或是恢复眼球的完整性。进行移植手术的目的可能是整形、修复或改变结构。移植手术也可去除角膜上的活动性病变组织或不美观的混浊，同时达到治疗与美容效果。

角膜呈现对称或非对称性的高度散光是全层 PKP 术后表现出的共性。多种特殊手术技巧被设计用于减小术后角膜散光及形态的不规则性，以帮助患者更好地耐受框架眼镜和接触镜。常用方法之一是松解切口（relaxing incision，RI）。手术医师通常在受体 - 供体角膜连接处附近沿角膜陡峭子午线方向做一弓形切口。该方法能使陡峭子午线变平坦，也使平坦子午线变得更平。RI 能够矫正 4.00 ～ 10.00D 的散光。

另一常用方法是压缩缝合术，可单独使用将平坦子午线变陡或与 RI 联用以加强 RI 的效果。压缩缝合线置于平坦子午线方向上。当与 RI 联合使用时，压缩缝线一般与 RI 切口成 90° 夹角。

第三种方法为楔形切除术，即在植片边缘切除一楔形角膜组织。将剩余边缘缝合，以使该子午线方向变陡。楔形切除术可矫正多达 20.00D 的散光；但这种方法有时会引起显著的整体近视，其屈光效果不稳定且难以预测。

（一）飞秒激光辅助与传统 PKP 手术

角膜移植技术正在快速发展。2011 年，美国进行了 46 196 例角膜移植手术。传统的使用环钻的全层 PKP 手术越来越少见，而板层角膜移植手术则逐渐成为角膜疾病或混浊未侵犯内皮层的患者的选择。但全层角膜移植手术技术和成果的发展也是很迅速的。需要接受全层角膜移植的患者得益于屈光手术方法和技术的发展。目前，飞秒激光被用于制作供体角膜瓣和清除受累的受体角膜组织，其精度是前所未有的。利用超精度的飞秒激光而非环制瓣，可以提高切口的稳定性并减少角膜散光。由于切口稳定性增加，不再需要过度缝合，减少了因过紧或过多缝线导致的角膜扭曲变形。伤口愈合时间和拆线时间间隔也缩短。因此，相较于以往的手术方式，接受飞秒激光辅助的全层角膜移植术的患者可以更快进行接触镜验配。

接触镜设计的选择很大程度上取决于角膜移植术后的光学及结构条件。光滑、规则的角膜在移植术后可能获得更好的裸眼视力，或仅存在易于通过框架眼镜和普通软性接触镜矫正的低度屈光不正。相反，若角膜移植术后个别缝线过紧及植片 - 受体连接处组织堆积，则可能导致高度不规则散光和较差的视力预后，且难以通过框架眼镜或软性接触镜矫正。角膜移植术后不规则散光的发生率约为规则散光的 2

倍。硬性透气接触镜镜片是矫正不规则散光的最佳方法。

（二）连续缝合和间断缝合

供体角膜片可通过单线或双线连续缝合、间断联合连续缝合或单纯间断缝合法缝于受体边缘。拆线的时间间隔取决于使用缝合线的类型、患者的年龄及原疾病病史。如果单独使用间断缝合，最早可于术后 3 个月开始有选择性地拆除缝线。若采用间断联合连续缝合，则个别缝线早在术后 1 个月即可拆除。总的来说，越年轻、越健康的患者，缝线拆除得越早。角膜地形图检查有助于更好地预测出哪条或哪些缝线会成为诱导局部变陡的原因。一条缝线被拆除后，通常需要 4 ～ 6 周出现地形图的变化。角膜移植术后的散光与 3 种最常用的缝合方法相关。在连续缝线或间断缝线上验配硬性透气接触镜，目标都是将缝线和接触镜之间的相互作用减到最低（图 20-1）。如果间断缝线正在拆除过程中，那最好等所有缝线都拆线后再进行接触镜验配。

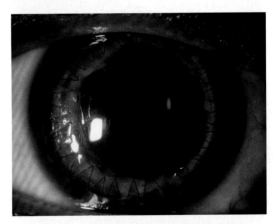

图 20-1　飞秒激光辅助的连续缝线角膜移植

（三）术后验配接触镜的时机

患者角膜适度稳定后验配师即可开始验配接触镜，而不必在意是否有缝线残留。但是，需要与患者的手术医师共同决定何时开始验配接触镜。单眼患者都特别渴望有功能性视力恢复。但在满足视力矫正需求的同时也必须考虑到诱发机械性损伤或感染的风险。进行接触镜初步验配之前，评估缝线对角膜形状的潜在影响是非常重要的。一项 2004 年的研究发现，初次进行接触镜验配的平均时间是手术后 18.2 个月。应牢记手术技术和方法的差异可能影响恢复速度，延长或缩短角膜形态达到稳定所需的时间。近年来，手术技术和接触镜设计上的改进已大大缩短了手术和初次接触镜验配的时间间隔。在某些情况下，术后 2～3 个月待大部分术后炎症消退即可验配接触镜。

为 PKP 术后患者验配接触镜的医师必须熟悉移植排斥反应，因为排斥可迅速导致移植失败（图 20-2）。将接触镜佩戴视作移植失败的一个因素尚且存在争论；但运用适当药物（通常为局部类固醇）快速治疗通常能迅速控制排斥反应。

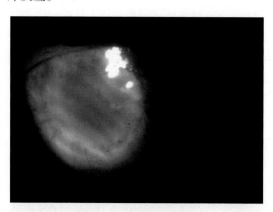

图 20-2　角膜移植排斥

（四）硬性透气接触镜设计

为了验配接触镜而对角膜形态进行测量的设备，已经由角膜曲率计和 Placido 盘演变成可提供详细地形图图片和数据的现代地形图仪。这极大地促进了接触镜的验配，以及验配后角膜形态的评估。遇到复杂的术后配适状态时，角膜地形图对不规则角膜形态的评估尤为重要。

即使是在最复杂的病例中，缺乏计算机辅助的角膜地形图仪也并不一定表明成功的接触镜验配不能实现。运用大直径的球面硬性透气接触镜镜片，试戴后进行荧光素染色图像评估，

也可显示潜在的角膜形态，从而进行合理验配。即使配适无法接受，也能精确评估患者的潜在视力。

有两个基本原则被应用于角膜手术后或角膜修复后的接触镜验配。一是主张使镜片尽量与角膜形态近似（平行配适），而另一种则主张掩盖角膜形态并跨越所有形态不规则处。在第一种方法中，移植片的形态决定硬性透气接触镜镜片的设计。与角膜形态平行配适的目的是提供中心定位好、稳定、舒适的镜片，分散镜片重量，且尽可能使整个移植角膜表面均匀地承受来自重力和眼睑运动的作用力。该方法要求使用光学区比角膜植片尺寸更大的大直径镜片（＞10.00mm）。例如，Dyna Z intra-Limbal 镜片（Lens Dynamics，密苏里州堪萨斯城）、GBL 镜片（ABB Concise，佛罗里达州珊瑚泉市）、Comfort XL 镜片（Valley Contax，俄勒冈州斯普林菲尔德市）和 Rose K2 IC 镜片（Blanchard Contact Lens，新罕布什尔州曼彻斯特市和多个制造实验室）。而改变角膜形态需要用半巩膜镜片或巩膜镜片跨越大部分或全部的不规则角膜表面。

Karabatsas 等将 PKP 术后观察到的角膜形态分为以下几类：扁球形、扁平形、扁球扁平混合不对称形及陡峭到平坦形（或称倾斜形）。扁球形可模拟正常的非球面角膜形态。中央角膜曲率半径较陡，向周边呈同心圆状逐渐变平，可使用传统验配技术。扁球形角膜是 PK 手术后角膜形态的特例。为扁球形角膜进行接触镜验配时，最好先从传统圆锥角膜镜片设计开始。有些情况下也可能用到非球面镜片。

扁平形的角膜呈现中央平坦、周边陡峭的形态。这种表现十分常见，且至少在一个子午线方向上出现此情况。为此种形态的角膜验配接触镜时，若要使镜片与周边角膜达到良好的一致性（即周边配适良好），则可能出现过大的中央间隙，评估植片 - 受体连接处上方的镜片配适时要特别注意，避免过度受力和下方组织断裂。植片 - 受体连接处任何部位过度受力都可能引起上皮点状染色、炎症、局灶性糜烂、

瘢痕形成甚至发生移植排斥。逆几何设计的镜片在为该种角膜形态进行验配时非常有用，特别是当传统镜片设计引起不可接受的中央间隙和中周部受力时（要采用逆几何设计镜片）。设计逆几何形的镜片时，最好使用轴向地形图。记录中央角膜曲率的测量平均值和植片 - 受体连接处的曲率测量平均值有助于选择诊断性镜片的初始基弧。

大多数硬性透气接触镜镜片生产商都提供逆几何形的术后镜片设计。利用其中一种设计进行诊断性配适，能够很好地预测最终定制镜片的配适状态。通常，这些镜片设计的 OAD 为 10.0～12.0mm，或者在角膜缘内。

如果有镜片 - 角膜错位，则要考虑改进移植术后镜片的厂商设计。过大的中央角膜间隙可通过缩小光学区尺寸来控制；但是，可能会造成植片 - 受体连接处上方镜片周边部受力关系的明显改变。若镜片在植片 - 受体连接处受力过多，可能显现出反转弧的增大。OAD 稍增大（＞0.5mm）可能有助于改善中心定位。为了促进硬性透气接触镜镜片下的泪液交换，应在不造成角膜染色、角膜干燥及带来过多镜片异物感的同时尽量增加镜片边翘。也许需要运用一特定象限边弧系统以适应植片的不规则形状或倾斜状态。

现代的加工制造技术已经允许大多数硬性透气接触镜镜片制造商生产逆几何设计的大直径角膜镜片（及巩膜镜片）。逆几何的镜片设计使镜片 PCR 比 BCR 更陡。一般来说，诊断性镜片设计的镜片基弧和周边弧之间至少应有 4.00D 的差值，才能有效减少植片上方的镜片间隙，同时增加角膜周边上方的镜片间隙（图 20-3）。

从移植术后的角膜地形图来看，术后植片倾斜可能是比较大的挑战。这些植片的一部分会非常陡峭，而与陡峭部成 180° 夹角的另一部分则会非常平坦（图 20-4）。若使用硬性透气接触镜镜片，则镜片中心易定位于植片最陡峭的部分上。通常，这种偏心是无法避免的；但使用大直径镜片有助于中心定位和减少眩光。若某象限内周边弧变陡或变平，则采用特

定象限镜片设计来提升中心定位和舒适度，但此法是一项复杂的工作。对于植片倾斜的角膜来说，不可使用双环曲面镜片。当大部分植片组织远高于受体角膜组织时，镜片会过度倾斜或隆起（图 20-5），应用角膜硬性透气接触镜镜片经常引起不可接受的偏心或自发的镜片掉出。在此情况下，巩膜镜或是半巩膜镜往往是比较成功的选择。

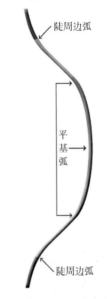

图 20-3　逆几何形接触镜设计

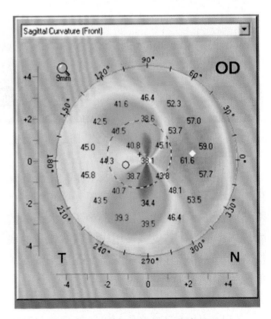

图 20-4　倾斜植片的角膜地形图

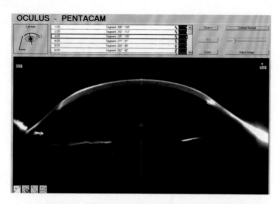

图 20-5　隆起植片的 Scheimpflug 图像

PKP 术后有混合性散光的角膜在整个地形图上可能主要呈现规则散光。此时，双环曲面镜片可提供良好的定位和视觉效果。

通常，要为进行术后验配的患者选择高透氧（Dk）和内在湿润性较好的镜片材料。若怀疑镜片弯曲为视力降低的原因，而镜片弯曲又可能与一些高 Dk 值材料有关时，最好为已有角膜损伤的患者首选 Dk 值＞ 90 的材料，并进行追加（即戴镜后）角膜曲率测量和地形图检查以评估镜片弯曲。如果镜片弯曲造成最佳矫正视力受损，则考虑将镜片的中心厚度增加 $0.1 \sim 0.2mm$。

（五）软性接触镜

对角膜移植患者也可能开出软性接触镜处方，特别是当其角膜散光较规则时可用软性接触镜。软性接触镜可作为绷带镜片辅助治疗持续性的角膜上皮缺损、丝状角膜病变（上皮丝状病变）及植片 - 受体连接处的极高差异。为角膜移植术后患者验配软性接触镜时，选择硅水凝胶材料是非常重要的。一般不建议使用低 Dk 软性接触镜，因为低 Dk 软性接触镜可增加新生血管长入植片和后续移植排斥的风险。虽然本应被避免，但受体角膜的血管化仍偶有发生，比新生血管入侵植片带来的问题小（图 20-6）。新生血管长入植片后可对其免疫豁免状态造成危害。

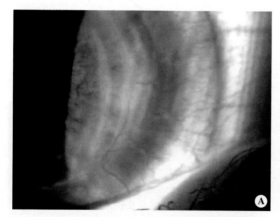
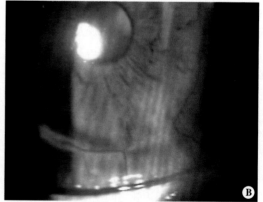

图 20-6　新生血管止于植片分界处

得益于其更好的通透性及对植片更佳的氧供，硅水凝胶镜片是矫正残余屈光不正的一个不错的选择。由于球面镜片很难矫正大部分的术后屈光不正，其更多被用作骑背式镜片的底层。扁平的角膜移植片往往需要配适基弧陡峭的镜片。必要时可定制硅水凝胶镜片。

软性接触镜也可作为人造瞳孔的假体材料。但此假体或定制着色的接触镜目前只可用低 Dk 值材料制作。在上述情况下，必须特别注意和密切监控角膜移植后新生血管的发展。当大部分散光为规则散光时，环曲面硅水凝胶镜片是不错的角膜植片配适选择。库存的硅水凝胶环曲面镜片或者最新定义的硅水凝胶定制环曲面镜片（Contamac US，科罗拉多州大章克辛市）（efrofilcon-A 74%，Dk 值为 60）均适用于 PKP 术后患者。

还有许多生产商同样可提供针对术后角膜的软性接触镜定制服务（表 20-1）。这些定制镜片增加了中心厚度或周边弧为逆几何设计，可适度掩盖术后角膜的不规则性。为了达到最佳矫正视力，采用球柱联合追加矫正有助于细化镜片参数。

表 20-1　术后定制软性接触镜厂商	
接触镜制造商	网址
Advanced Vision Technologies	www.avtlens.com
Art Optical	www.artoptical.com
Medlens Innovations/Visionary Optics Inc.	www.visionary-optics.com

（六）骑背式接触镜

骑背式镜片系统的优点是增加了舒适度，降低了与植片间的机械性摩擦，且可通过软性接触镜掩盖一部分角膜不规则形态，降低硬性透气接触镜设计的复杂性。其缺点为每天使用和护理两种镜片的操作较复杂，相较于单一镜片系统可引起视物变形和视力下降，且骑背式镜片更易产生生物膜和沉淀。对术后角膜进行角膜地形图测量或验配硬性透气接触镜镜片时，软性接触镜可掩盖部分角膜不规则性。软性接触镜载体也能使角膜顶点变平或升高。这在一定程度上可通过载体选择来控制。如果术后角膜中央过于陡峭，近视软性接触镜（−3.00～−6.00D）可以提供一个平坦的表面，也简化了硬性透气接触镜镜片设计。相反，如果术后角膜中央过于平坦，则远视软性接触镜（+3.00～+6.00D）或许可以提供一个"陡峭"的表面，以促进骑背式镜片的验配。在这一镜片系统中，骑背式镜片提供的屈光力约为其原始屈光力的 20%。应选择一个硅水凝胶软性接触镜和一个中到高 Dk 值的硬性透气接触镜镜片组合以保证角膜的充足氧供。骑背式系统中的硬性透气接触镜镜片设计遵从硬性透气接触镜镜片单独使用时的配适指南即可。对骑背式镜片系统中的硬性透气接触镜镜片进行配适评估时，既可使用传统的荧光素，也可使用高分子荧光素，因为传统的荧光会被大多数硅水凝胶材料最低限度地吸收。利用骑背式镜片对术后角膜进行矫正时，要考虑到该镜片系统的整体厚度。医师应选用通透性最好的硬性透气接触镜和软性接触镜材料使最大量的氧气弥散至角膜（图 20-7）。

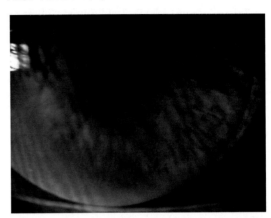

图 20-7　使用 Dyna Intra-Limbal 硬性透气接触镜镜片的骑背式镜片系统

（七）软硬结合接触镜

软硬结合接触镜（Hybrid Contact Lenses）是指所有中心为硬性透气接触镜镜片，周边融合水凝胶或硅水凝胶的镜片形式。这一组合可提升镜片舒适度，并比传统硬性透气接触镜镜片获得更好的中心定位。最早的软硬结合镜片设计，像 Precision-Cosmet（纽约州布法罗市）在 1984 年推出的 Saturn 镜片，以及后来改良并推出的 SoftPerm 镜片（Wesley-Jessen），中央硬性透气和周围水凝胶材料的 Dk 值均低且镜片较紧，限制了镜片的推广使用。SynergEyes 公司（加利福尼亚州卡尔斯巴德市）是目前唯一一家生产软硬结合镜片的制造商。该公司有一些镜片设计可提供比角膜硬性透气接触镜镜片更好的舒适度和稳定性。

为角膜移植术后患者选择软硬结合镜片设计主要依赖植片在地形图上的表现。对于有中度残余规则或不规则散光的患者，Duette 或 SynergEyes A 镜片设计可能提供一个良好的配适关系。对于植片中央陡峭或植片中度倾斜的患者，Clearkone 或 SynergEyes KC 设计可能比较有用。对于植片中央平坦且周边植片 - 受体连接处陡峭的患者，SynergEyes PS 或 Clearkone 设计是更好的选择。

SynergEyes 镜片设计的中央硬性透气接触镜镜片直径为 8.0 ～ 9.0mm，光学区直径为 7.0 ～ 7.4mm，OAD 为 14.5mm。对于移植术后的患者，必须确保镜片水凝胶结合部在植片 - 受体连接交界处不可受力过多。此外，应尽量避免使用有低 Dk 裙边的第一代 SynergEyes 镜片。

最新推出的 SynergEyes UltraHealth 镜片可能对角膜移植术后患者有用。这种逆几何形镜片设计由 Dk 值为 130 的中央区硬性透气接触镜镜片及 Dk 值为 84 的硅水凝胶软性接触镜裙边组成。

二、板层角膜移植术

板层角膜移植术包括深板层角膜移植术（DALK），后弹力层自动剥离角膜内皮移植术（descemet stripping automated membrane endothelial keratoplasty，DSAEK），后弹力层剥离角膜内皮移植术（descemet stripping membrane endothelial keratoplasty，DSEK），后弹力膜角膜内皮移植术（descemet membrane endothelial keratoplasty，DMEK）。其中 DALK 和角膜内皮移植术（endothelial keratoplasty，EK）是板层角膜移植术的两种基本分类。同时，EK 也可分为三种，包括 DESK、DSAEK 及 DMEK。大多数板层角膜移植手术的目的都是尽可能去除角膜病变部分，留下健康、有功能的组织。

EK 手术在美国发展迅速，2010 年约占角膜移植手术总量的 44.9%，而在 2005 年时仅占 4.5%。EK 手术的最终结果是移除功能欠佳的内皮细胞层，并以供体移植片进行代替，恢复角膜功能。一旦内皮被替换，多余液体排出，前部角膜曲率变正常。手术后，通常可观察到屈光不正，近视化或远视化均有可能。

Lee 等的研究表明，DSAEK 术后通常可产生 0.70 ～ 1.50D 的远视度，可能原因是植片弧后表面的曲率半径减小，从而降低了整个眼球的屈光力。一旦角膜移植完成且术后角膜变清澈，角膜地形图检查和框架眼镜验光有助于指导医师在软性接触镜和硬性透气接触镜镜片中作出选择。

佩戴接触镜的问题之一是为角膜内皮带来压力，表现为角膜内细胞多形化和多态性。验配者为内皮移植患者开出接触镜处方时，应考虑开始佩戴的时间和佩戴时间表。建议使用高 Dk 值的镜片材料如硅水凝胶，其具有最大的 Dk 值。此外，要避免超长时间（过夜）佩戴接触镜，将镜片对植片的影响降到最低。

DSEK、DSAEK 及 DMEK 之间的区别在于如何准备组织，以及移植哪一层组织。DSEK 手术是手动剥离后弹力层与残余基质层。后弹力层的手动剥离不够精确，可能导致植片厚度不一。为解决这一问题，角膜微型刀剥离法开始流行使用。微型角膜刀使植片厚度更一致，且可在眼库内预制，将需要外科医师执行的步骤减至两步。使用微型刀准备受体组织的 DSEK 手术被命名为 DSAEK。DMEK 手术是对 EK 手术的进一步优化。供体基质部分被移除，植片仅包含后弹力膜和内皮细胞。虽然处理较薄的组织更具挑战性，但也使所有 EK 手术后能获得最快和最好的视力恢复。

对于影响角膜基质层的病变，DALK 手术由于能降低内皮排斥的风险而成为首选。但一般内皮排斥是造成移植手术失败的主要原因。因为从后弹力膜和内皮上将前基质层分离存在固有技术难度，致该技术无法广泛应用。PK 手术及自动化板层角膜移植（automated lamellar keratolasty，ALK）手术术后常规散光量平均值为 4.00 ～ 5.00D。由于角膜板层组织的分割技术变得更加精细和一致，手术者可以更频繁地使用该手术方式。

为 DALK 术后患者验配接触镜时所采取的策略与 PKP 术后相似。手术者的技术水平、植片质量及缝线张力是整体角膜形态和移植成功的全部影响因素。建议验配医师与负责新型移植手术的外科医师进行会诊，后者可提供适合验配接触镜的患者。与全层角膜移植手术类似，手术医师可能需要数月时间调整缝线，以最大限度地降低规则及不规则散光。拆线过程高度依赖于手术医师自身技术水平；但是，有缝线留存并非接触镜验配的禁忌。虽然缝线的存在可能使角膜形态更具挑战性，但仍然可能非常成功地进行接触镜验配，且不增加发生的风险。缝线留存时间不确定。为此类患者验配接触镜需要与手术医师联系并考虑个体基本情况，要尽量平衡患者的需求和镜片对植片的潜在风险。当不再需要拆线时，验配一般不复杂。

就像上文在全层角膜移植手术中所指出的，角膜形态决定了最初的诊断性镜片的选择。对前部板层角膜移植术后角膜形态影响最大的是缝线张力、缝线拆除及植片 - 受体连接处的愈合情况。通常，可观察到一扁平角膜形态，表明要使用逆几何形镜片设计。反转弧（逆几何）设计的目的是越过缝线并尽量减少与植片 - 受体连接处的接触。镜片平坦的中央基弧和较陡峭的中周弧可减少中央间隙。有时，戴镜 20 分钟后，过大的中央间隙可能造成面纱状浅凹和镜片后泪液滞留，导致视物模糊。

眼睑的解剖结构和接触镜 - 眼睑相互作用可影响镜片的中央定位和稳定性。某些情况下，存在其他手术障碍如小梁切除术后，睑裂间配适可能更合适。

选择角膜接触镜总直径时应尽量减少镜片与植片 - 受体连接处的相互作用。厂商生产的术后接触镜设计直径一般为 10～12mm，有助于减少植片 - 受体相互作用。跨越（不接触）植片及不规则象限设计利用患者正常的周边角膜形态，增加了镜片稳定性。小巩膜镜片和巩膜镜片有较好的稳定性，可跨越较大的角膜不规则区，这可能是合适的选择；但对于某些伴有其他眼部并发症的患者来说，巩膜镜是不能使用的。有关巩膜镜验配技术和介绍的更多信息，请参阅第 21 章。

在接触镜材料的选择方面也要谨慎。总直径较大的镜片比较小设计的镜片活动度小，应选择高 Dk 值材料，以尽量增大氧气弥散并尽量减少新生血管的发生。新生血管可引起角膜炎症，并最终导致移植排斥反应。湿润性更好的材料引起的沉淀物积聚更少，在大直径、低活动度的镜片上也建议使用。

为板层角膜移植术后患者验配接触镜时，镜片护理和镜片设计的代价也要密切关注。总体目标是为患者提供良好视力的同时，把对移植（手术）的风险最小化。

三、屈光手术

除角膜移植患者，接受过屈光手术的患者可能也需要角膜接触镜来提升视力或处理屈光手术后的并发症。角膜屈光手术的目标是通过移除或重塑角膜组织从而影响整体屈光矫正的变化。尽管绝大部分屈光不正手术，特别是现行手术的结果可接受，但需要用角膜接触镜处理的并发症仍在增加。

早期的屈光手术没有对诱发的高阶像差作出解释或补偿，因而更易引起屈光手术后对比敏感度降低、眩光、重影及夜间视力问题，特别多见于大瞳孔患者。现代准分子激光治疗通常会结合波前像差或地形图引导，已经降低了高阶像差和视觉问题的发生率。尽管使用接触镜能够显著改善视觉效果，但处理残余高阶像差仍很困难。

验配医师应该意识到，屈光手术效果不满意的患者前来求诊时，处理难度大。对选择屈光手术失败的患者心理特征的深入探讨已经超出了本文的范围；但是，许多屈光手术失败的患者所承受的复杂心理压力和屈光问题是一样的。因此，成功的接触镜验配师要具备相当大的耐心和对患者的理解。

可根据角膜结构的改变对屈光手术进行分类，包括表面切开手术（放射状角膜切开术（radial keratotomy，RK），散光性角膜切开术（astigmatic keratotomy，AK），组织移除手术［PRK、ALK、LASIK，准分子激光上皮下角膜磨镶术（laser-assisted sub-epithelial keratomileusis，LASEK）]及组织增加手术（角膜表层镜片术，角膜基质环植入术）。表面切开手术采用金刚石刀片进行可控的部分厚度角膜切开。

（一）屈光性角膜切削手术（PRK，ALK，PTK，LASEK，LASIK）

1963年，Barraquer首先介绍了现代角膜矫形术。LASEK包括使用微型角膜刀移除一部分角膜组织，采用特殊设计的车床对角膜进行重塑，再将组织缝回（复位至）角膜表面。随着20世纪80年代末与90年代初准分子激光的发展和临床改进，更新、更精准的技术如PRK和LASIK越来越流行。切削手术如PRK和LASIK通过（在分子水平上）移除组织并使中央部角膜变平坦，从而重塑角膜形态。

PRK通常像门诊手术一样采用局部麻醉。上皮在远离治疗区用机械方法移除或进行皮瓣复位。而后，应用准分子激光切削或移除前弹力膜和足够的基质组织，以产生期望的屈光效果。传统的PRK术后需要放置绷带镜使角膜复上皮化。适用接触镜的PRK及相关技术并发症包括欠矫和过矫，以及角膜不规则。

LASIK是在PRK之后迅速推出的。最初准分子激光没有获得许可，但由于其愈合速度更快，恢复时间更短且屈光矫正范围更广，便很快变得流行起来。该技术必须使用微型角膜刀或目前更多使用的飞秒激光制作一个由上皮和前部基质组成的角膜瓣。而后，在基质床上利用准分子激光实现所需要的屈光变化。手术后，皮瓣可复位并密封下方组织。绷带镜片即很少使用。在LASIK手术的诸多优点中，最明显的就是裸眼视力迅速提高。

早期的LASIK手术没有考虑到移除过多的基质组织后的生物力学后果，导致角膜失稳。因此，部分患者特别是治疗的近视度较高者，继发了类似圆锥角膜的术后角膜扩张。通过术前测量和计算残余基质床的厚度，已经降低了角膜扩张的发生率。

由于非对称的角膜表面不规则性并伴有进行性的后部减薄和突出，在此情况下用接触镜来处理LASIK术后角膜扩张比较复杂。许多镜片设计，包括软性接触镜、硬性透气接触镜及软硬结合接触镜镜片都可用于LASIK术后角膜扩张患者。虽然接触镜验配技术相似，但通常比处理单纯圆锥角膜患者更有挑战性。治疗区偏心是角膜切削手术的另一并发症，需要用更复杂的术后接触镜处理。

1. 硬性透气接触镜镜片设计　切削激光手术后角膜中央区变平坦，周边部相对变陡，常使硬性透气接触镜镜片的验配复杂化；不过，针对此类患者也发展出了多种设计和技术。很多验配师倾向于选择大直径镜片，如Dyna Intra-Limbal镜片（Lens Dynamics，密苏里州堪萨斯城）。由于LASIK术后的反常角膜形态，较大的逆几何设计如Dyna Intra-Limbal的特制逆几何镜片可能是必须使用的（图20-8）。必须注意避免中央角膜平坦部过度受力和可能的封口开裂情况。很多硬性透气接触镜镜片验配师倾向于使用可跨越受累角膜的巩膜镜设计。巩膜镜设计将在第21章讨论。

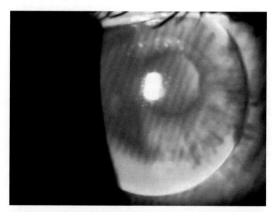

图 20-8　LASIK术后角膜扩张患者佩戴硬性透气接触镜镜片后显示比较好的镜片-角膜配适关系

2. 软性镜片设计　软性接触镜可能是切削性屈光手术后主要需求为屈光矫正的患者的可行选择。球性及散光性屈光不正都可被成功矫正。通常选择薄的、高Dk值的镜片，其可能更近似于矫形后的角膜表面。需要注意的是，由于角膜表面形态异常，有些镜片可能出现翘起或异位。镜片基弧通常配适平坦，直径大且为非球面设计，有助于掩盖残余的角膜不规则性。要注意避免治疗区角膜的封口开裂及组织缺氧。

干眼是切削性屈光手术后最常见的问题，必须对干眼进行处理以确保接触镜的成功验配。要采取适当的辅助治疗如润眼液和蒸发性干眼处理等保护并支持眼表，对于软性接触镜佩戴者尤为重要。必要时可采用定制镜片。

有些情况下，可使用软硬结合接触镜（SynergEyes PS 和 UltraHealth 镜片，SynergEyes，加利福尼亚州卡尔斯巴德市）。

（二）切开型屈光手术

切开型屈光手术包括接受过 RK、AK 及六边形角膜切开术的患者。切开型屈光手术已经被上文讨论的更可靠和使用更广泛的现代激光相关屈光手术所代替。

接受过 RK 手术的患者中有相当一部分发生了日间视力波动和屈光不正。患者的角膜曲率值有显著变化。然而，用软性接触镜矫正视力时，可能常显示出与框架眼镜矫正相似的日间波动变化，用硬性透气接触镜则可掩盖（消除）这种日间视力波动。RK 及 AK 术后患者使用水凝胶材料镜片时，与镜片佩戴有关的角膜新生血管比例上升至 50%。

与切削屈光手术术后角膜相似，切开型屈光手术后的角膜形态通常也是扁平的。大部分患者需要逆几何硬性透气接触镜镜片设计，以保证在较陡峭的周边角膜上方有适当的间隙。

选择角膜硬性透气接触镜镜片的初始基弧时，应从比平均中央角膜曲率测量值陡峭 1.00 ~ 1.50D 的镜片开始。收集中周部四个象限的角膜曲率数据是非常有用的。初始诊断性镜片的基弧可能等于颞侧读数或 4 个象限数据的平均值。另一种选择初始镜片的基弧的方法是使用轴向地形图中光轴上方 3.5mm 处的焦度数值。在放射状角膜切开术后的角膜上，远离

主光轴处的轴向和切向瞬时曲率值相差较大。显著的不同发生在手术光学区的"拐点"上方，即平坦的中央角膜向较陡峭的周边角膜过渡之处。为了决定反转弧的数值，要利用角膜地形图记录横跨过渡区的轴向焦度变化。对于所选择的镜片设计，要求其第二弧度变陡程度大于或等于焦度过渡区的变化。若散光小于 2.00D，基弧应比平坦 K 值陡 1.00D。若存在超过 2.00D 的散光，基弧应与平均 K 值相等。

期望镜片中央可跨越放射状角膜切开手术的光学区（图 20-9）。在诊断性镜片基础上追加矫正的一负度数的接触镜，有助于补偿正度数的泪液层。弯曲点上方可观察到轻微的接触或间隙。验配师也可能注意到中周部受力处 1 ~ 2mm 宽的环形带。最好使用光学区比镜片直径小 1 ~ 4mm 的较大直径镜片（9.2 ~ 10.2mm）。这些镜片很可能显示出标准的轴向边翘。

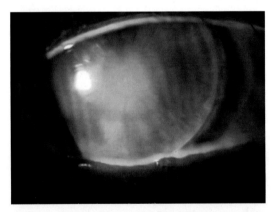

图 20-9 放射状角膜切开术后患者采用逆几何硬性透气接触镜镜片设计。荧光染色后可见中央间隙

SynergEyes PS、Clearkone 或 UltraHealth 软硬结合接触镜对于切开型屈光手术术后患者可能很有用。这些软硬结合接触镜设计可以提供舒适稳定的视力及中央硬性透气镜片的光学特性。但是，提出低 Dk 值、高含水的接触镜设计时一定要注意，新生血管倾向于沿着放射状角膜切开术后患者的角膜切口生长。

作为切开型屈光术后患者的镜片选择之

一，巩膜镜的应用也更加广泛。大多数镜片设计中都用到了反转弧及高 Dk 值的镜片材料（图 20-10）。

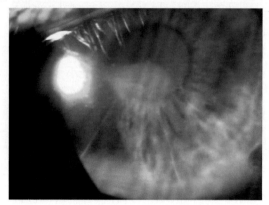

图 20-10　放射状角膜切开术后患者佩戴 MacroLens 镜片（C&H 接触镜）

四、角膜基质环植入术（Intacs）

Intacs 角膜基质环在圆锥角膜章节（第 19 章）中已经介绍过，其为可手术植入深基质层的弧形聚甲基丙烯酸甲酯（PMMA）材料的角膜基质环。Intacs 可通过手动方式放置于角膜内，但目前更多是经由飞秒激光辅助创建的通道来放置的。它们被用于圆锥角膜患者，将膨胀的角膜圆锥变平，从而使视力得到提升。Intacs 的适应证包括陡峭角膜曲率读数不高于 50.00D 左右的轻中度圆锥角膜及等效球镜屈光不正小于 5.00D 者，且 Intacs 植入区最小角膜厚度不能低于 450μm。至少，Intacs 基质环植入明显是可逆的过程，其可能终止圆锥角膜的进展。鉴于 Intacs 植入不具有其他侵入性手术（如 DALK 一样）的显著效果，它只是一个治疗性的选择，可能使疾病不再进展，从而使一些患者避免角膜移植手术。

接触镜的应用：显然，Intacs 角膜基质环可使圆锥角膜患者的角膜部分稳定化；但是，也常引起大量的残余屈光不正，必须使用其他手段（通常为硬性透气接触镜镜片，其次为软性接触镜或框架眼镜）进行矫正。

一般来说，硬性透气接触镜验配最早可在基质环植入 3 个月后开始。通常，植入 Intacs 基质环后角膜仍然为扁球形，且与圆锥角膜的处理方法相似（见第 19 章）。由于角膜的稳定化常包含角膜顶点变平，所以接触镜验配的复杂性比基质环植入前低。角膜基质环植入术后，最好首先采用圆锥角膜设计的硬性透气接触镜镜片；但是，角膜地形图信息仍然指导验配师对镜片的选择。大直径的角膜缘内设计或较大圆锥角膜设计的硬性透气接触镜镜片可以掩盖角膜基质环植入后残余的不规则性。这些镜片设计中央定位好，且可降低镜片与基质环植入处角膜的相互作用。最好首先使用满足最小拱顶在角膜顶点上方的镜片基弧，避免角膜基质环上方镜片造成的角膜受力。许多患者反映，如果硬性透气接触镜镜片直接位于角膜基质环上方，会增加角膜的敏感度。大直径的（10 ～ 12mm）逆几何设计镜片是另一种可用设计。要使用光学区与角膜基质环植入物内直径（通常为 7mm）近似相等的镜片；较陡的第二弧可辅助降低基质环上方与角膜相互作用，同时使中央定位更好，增加中央角膜上方的间隙。为植入基质环的角膜验配接触镜时，骑背式镜片、软硬结合接触镜镜片、半巩膜镜片或巩膜镜片都是不错的选择。

尽管通常建议验配师选择硬性透气接触镜，但有时软性接触镜和框架眼镜也能提供可接受的视力效果。植入基质环的患者于术后 1 周开始，在最初的 3 个月内可能适用球面或环曲面的软性接触镜。骑背式镜片在基质环植入术后患者中也是很成功的，一项研究表明，有超过 50% 的患者选择了该镜片。

五、眼外伤后

眼前段的外伤可能局限于角膜，也可能范围更广，影响后部结构：虹膜、晶状体或视网膜。接触镜在矫正由角膜瘢痕引起的不规则散光、眩光、高度屈光参差、单眼无晶状体或单纯提升美容效果方面都是有帮助的。如果接触镜能使受累眼的最佳矫正视力得到很大提升，那患者的佩戴动机可能较大。如果另一眼视力可矫正到 20/20 且患者可抑制受累眼的图像，患者的动机就比较小。在没有佩戴动机时，一定要使患者了解到矫正外伤眼的重要性，其重要性表现在许多方面：如果不进行矫正，外伤眼可能发展为弱视（取决于患者的年龄）；由于失去感觉刺激，患者可能发生斜视；继发的损害或疾病可能影响对侧眼。

（一）镜片选择

在眼外伤的病例中，外伤的程度决定了镜片设计的选择。在通过框架眼镜即可获得矫正的情况下，可考虑使用球面软性接触镜、环曲面软性接触镜或定制环曲面软性接触镜。患者有高度屈光不正和屈光参差（如单眼无晶状体，易产生混淆视）时，软性镜片仍然可以提供不错的视力矫正效果。屈光矫正也可以结合人工镜片或定制染色镜片，减少由不规则角膜或瞳孔功能丧失导致的眩光。人工镜片和定制染色镜片只能用传统的水凝胶材料制成，而不能使用硅水凝胶或硬性透气材料。因此，一定要认真监测（随访）患者的情况，以防角膜新生血管形成。

角膜撕裂伤可导致瘢痕形成并使局部角膜变平，可导致不规则散光并使框架最佳矫正视力降低。对于由外伤引起的获得性不规则散光，可以考虑硬性透气接触镜或软硬结合接触镜。同之前一样，角膜前表面地形图可指导对硬性透气接触镜镜片设计的选择。形态不规则的区域仅局限于角膜修复处。与角膜移植术后相比，眼外伤后验配接触镜时的镜片设计不复杂。不过，大直径的硬性透气接触镜镜片也常用于角膜外伤后的患者。较大的直径可以跨越更多的不规则角膜部分，提供更大的光学区，因镜片运动更少而获得更好的舒适度（图 20-11）。验配师应当考虑直径为 10 ～ 12mm 球面镜片设计。除非外伤后继发较大的规则散光，否则

一般不推荐使用双环曲面镜片设计。应从最规则的角膜区域开始选择镜片基弧，规则处可能比外伤处的角膜更陡。外伤处角膜上方可能出现过多的间隙，但如果镜片中心定位和舒适性很好且无气泡形成，则该镜片的配适是就是令人满意的。

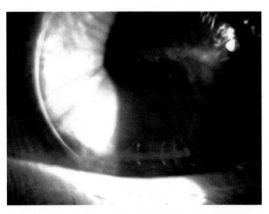

图 20-11　角膜裂伤修复处上方的硬性透气接触镜镜片

（二）人工接触镜（俗称"医用美容镜片"）

若眼外伤患者需要提升美容效果并减少眩光症状，则建议使用人工接触镜。人工接触镜能够提供人造虹膜及瞳孔，或遮盖不透明的角膜。人工接触镜和定制的染色镜片只能以传统水凝胶材料制成，而不能使用硅水凝胶或硬性透气材料。人工接触镜可有数种标准虹膜色彩，瞳孔处透明或黑色。定做染色的人工接触镜也是可以的。首先，要为外伤眼验配一透明的定制软性接触镜。当通过透明软性接触镜获得良好的配适和视力之后，取外伤眼和未受伤眼两者的数字图像。手工绘制的接触镜片需要用到 methafilcon（含水量55%）、ocufilcon（含水量53%）或 hioxifilcon A 或 B（含水量59%/49%）材料。拍摄眼睛的数字图像时，最好把全景和近景图像都拍摄下来，对眼睛的照明要均匀一致，以提供最佳图像供艺术家匹配（表 20-2）。考虑定制

染色人造接触镜时请向生产商咨询，他们会提供专业的指导意见。

表 20-2 定制人工接触镜生产商	
接触镜生产商	网址
Alden Optical	www.aldenoptical.com
Adventure in Colors	www.techcolors.com
Cantor Prosthetic Lenses	www.cantor-nissel.co.uk
Crystal Reflections Int'l., Inc.	www.crystalreflectionsintl.com
Custom Color Contacts	www.customcontacts.com
Orion Vision Group/ Marietta Contact Lens Service	www.orionvisiongroup.com www.mariettacontactlens.com
Medcorp International	www.medcorpint.com

六、人工角膜

Ⅰ型人工角膜：Boston 人工角膜是 Claes Dohlman 医学博士在 1974 年发明的一种通过外科手术植入的人工角膜。KPro 是在美国应用最广泛的人工角膜装置。KPro 移植是为了抢救已发生多次角膜移植排斥及患有严重眼表疾病（化学性眼烧伤、干细胞缺陷、Stevens-Johnson 综合征和眼部瘢痕性类天疱疮）患者的功能性视力。Boston 的 KPro Ⅰ型人工角膜由人类角膜供体组织、两块 PMMA 板和一个钛锁定环组成。术后处理包括长期局部皮质类固醇和强化抗生素（万古霉素）治疗，并终身佩戴治疗性角膜接触镜。新的角膜表面容易出现上皮缺损、基质变薄、组织溶解和干燥所致坏死（的情况）。要用一基弧平坦（8.9mm）、直径为 16.0mm 的水凝胶软性接触镜覆盖人工角膜装置，以减少表面脱水。这种绷带接触镜片也可保护暴露的缝线并进行染色，在减少眩光的同时也能矫正术后的屈光不正。部分患者的绷带镜上会迅速生成镜片沉淀物，导致镜片舒适度、性能和视力明显下降。在上述情况下，可能需要使用软硬结合接触镜或巩膜镜（图 20-12）。

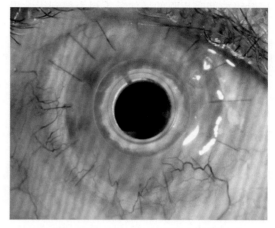

图 20-12 Boston Ⅰ型人工角膜

临床病例

【病例1】（由 JAMIE KUHN 视光医师提供）

患者，男，29 岁，双眼患有进行性圆锥角膜，左眼已接受 PKP 手术。右眼对角膜缘硬性透气接触镜镜片配适良好，视力 20/15^{-2}。左眼尝试使用硬性透气接触镜镜片矫正视力失败后，患者接受了 PKP 手术；术后左眼试戴任何硬性透气接触镜镜片配适都不理想，无法使用框架眼镜或接触镜进行矫正。左眼裸眼视力为 20/40。生物显微镜检查显示角膜植片清，无残留的缝线或其他接触镜佩戴的禁忌证。患者希望其左眼能继续使用接触镜进行矫正。角膜曲率测量显示，左眼 9.0mm 的角膜植片上存在高度散光，中央角膜曲率值为 48.80D @ 094×41.50D @ 004。（角膜地形图）标示上下两部分较为陡峭，（整体）类似于中到重度的规则散光（图 20-13）。

解决方案：该患者对一小巩膜镜片配适良好，该镜片可跨越角膜形态不规则处。从所有诊断性试戴镜片中选择的第一个诊断性镜片参数为：基弧 7.40mm，焦度 −2.00D，直径 15.0mm。由于角膜表面较大的不规则性，以及相应产生的 7.30D 的散光，佩戴第一个试戴片后并未观察到真正的平行配适（图 20-14）。TruForm 光学系统提供的配适关系精确模拟了计算机角膜地形图结果，表明一后表面设计的小巩膜镜可获得良好的平行配适。

由于存在较大的术后散光，考虑散光矫正时需要用到巩膜镜。由于特定象限技术允许镜片部分周边和基弧有所变化，要将镜片配适关系的裂隙灯照片与患者角膜地形图结合起来，采用一种新的诊断性镜片以补偿角膜形态的巨大差异。后续的几个镜片变化包括增加中央间隙、使用环曲面周边弧系统和增加周边矢高，最终得到一配适良好的镜片，且最佳矫正视力达到 20/20⁻¹。最终的镜片的 TruForm 数码形状为：BCR 6.93mm×6.36mm，焦度 −11.00D×−15.25D，OAD 15.0mm，显示出较好的中央跨越、较好的角膜缘跨越和良好的巩膜平行配适，对植片 - 受体连接处不造成任何威胁，也可维持植片健康。

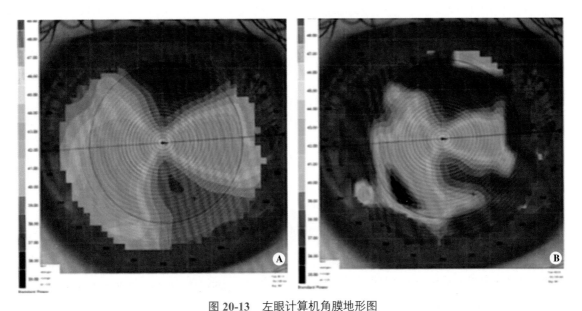

图 20-13　左眼计算机角膜地形图

A.轴向地形图：近似于规则散光图像的高度角膜散光；B.切向地形图：显示隆起的角膜表面的不规则性

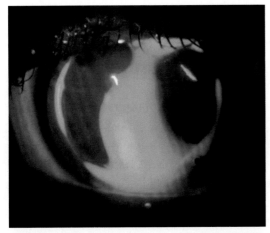

图 20-14　通过一诊断试戴镜片可观察病例中 180° 子午线和 90° 子午线方向上的受力情况。其中 4 点钟方向可见一小的镜片开孔

【病例 2】

患者，男，53 岁，白种人，有左眼先天性白内障、外斜视及左眼弱视病史。患者双眼均有中度进行性 Fuchs 角膜营养不良，右眼已有明显白内障并仍在发展中。最佳矫正视力为右眼 20/40⁻，左眼指数，有眩光源存在时视力下降至 20/100。患者选择接受右眼白内障摘除、后房人工晶状体植入及 PKP 手术。术后约 16 个月，拆除连续角膜缝线，做松解切口，随后发生伤口脱出，需要再次缝合。虽然角膜植片清，人工晶状体位置适当，但其右眼角膜曲率测量值仍为 41.50×52.00 @157，主觉验光结果为右眼 −5.75−5.00×75=20/80。由于其右眼表现出高度不规则形态，试戴各种硬性透气接触镜镜片时都因为镜片不稳定而失败。

解决方案：采用骑背式组合镜片系统，以 Ciba Vision 日夜型镜片（lotrafilcon A 材料，参数 8.6mm/13.8mm/−0.25D）作为底层镜片处方。Boston XO 镜片（Bausch+Lomb，参数为 BCR 7.00mm/OAD9.5mm/OZD8.1mm/ 焦度 −9.50D）作为视力恢复处方。组合镜片系统为患者提供了 20/20 的视力和良好的舒适度，每日佩戴时间可达 14 小时，同时保持了良好的生理反应。患者坚持使用 Aquify 多功能护理液（Ciba Vision）和 Boston 日常清洁和护理系统（Bausch+Lomb）进行镜片护理。

【病例3】

患者，男，77岁，双眼均接受过 PKP 手术和人工晶状体植入。验光结果为右眼 +2.50−3.75×116/+2.50=20/200 和左眼 +3.50−5.50×23/+2.50=20/40。由于不规则散光限制了其右眼的视力，患者对额外的手术或接触镜矫正比较感兴趣。考虑到患者本身的不规则散光、继发性青光眼及中度糖尿病视网膜病变，外科医师建议不要再对右眼实施手术。患者自述曾佩戴硬性透气接触镜镜片，但因频繁出现镜片异位和丢失而放弃佩戴。初次诊断配适证实，右眼角膜曲率为 45.00×52.00@90，伴有4级变形。角膜地形图显示右眼有不规则散光和 PKP 倾斜。一些标准设计的镜片（配适）显示出多变的荧光素图像和不稳定性。

解决方案：使用 Dyna Intra-Limbal（Lens Dynamics）硬性透气接触镜镜片，定制片处方参数 为 BCR 6.50mm/OAD 11.2mm/ 焦度 −10.00D。该镜片中心定位极佳，稳定性好，活动度合适，荧光素图像为轻微的顶点间隙。生物显微镜检查确认生理反应可接受。右眼追加矫正 +1.25 球镜 /+2.50=20/25，基本与左眼平衡。患者使用 Optimum 护理液（Lobob）进行镜片护理。

【病例4】

患者，女，69岁，双眼患大疱性角膜病变。患者右眼曾接受 PKP 和人工晶状体置换手术，目前在硬性透气接触镜镜片佩戴方面遇到困难。患者左眼的症状也在逐渐加重，其希望在左眼接受角膜移植手术或晶状体置换前能够先解决右眼接触镜的问题。右眼佩戴接触镜后追加矫正的最佳视力为 20/40，而左眼框架眼镜最佳矫正视力仅为 20/400。生物显微镜检查显示，硬性透气接触镜镜片鼻侧定位，活动度过大，角膜植片健康，人工晶状体位置合适。左眼出现4级大疱性角膜病变，有前房型人工晶状体。右眼患有继发性青光眼，病史复杂。右眼角膜曲率测量值为 46.25×47.75@130，伴有轻度变形。角膜地形图显示右眼植片基本居中、对称，但较为陡峭。

解决方案：根据右眼地形图表现，定制一 Rose K 接触镜（Blanchard Contact Lens），镜片处方为 BCR 7.13mm/OAD 9.0mm/ 焦度 −5.75D/ 缩小镜片边翘。该镜片定位略偏上方，荧光素间隙适度，边缘间隙合适。右眼追加矫正结果为 −0.50−0.75×80/+2.50=20/25。

右眼植片仍清，人工晶状体位置合适，青光眼得到有效控制。该患者左眼现已接受角膜移植和人工晶状体置换手术，主觉验光矫正结果为 +1.50−2.00×55/+2.50=20/40。患者使用 Boston 日常清洁和护理系统（Bausch+Lomb）进行镜片护理。

【病例5】（由 ROBERT M.GROHE 视光医师提供）

患者，56岁，通讯经理人，因眼前出现光晕、频闪而视物变形，并伴有暗视觉的下降。其在过去的10年中，由于不能持续耐受硬性透气接触镜镜片，已经进行了7次硬性透气接触镜镜片的重新配适。患者双眼已接受过 RK 手术且每眼均进行了3次加强，现双侧患有白内障。患者佩戴 PMMA 镜片21年后，长戴方式佩戴软性接触镜3年，而后日戴方式佩戴硬性透气接触镜镜片3年。患者已验配四副渐进近附加框架眼镜，但由于视力太差均告失败。患者每天要使用镜片8～10小时。

角膜曲率测量（有 −1.00D 超范围）：

　　OD：33.98@26×32.69@112 1+ 变形

　　OS：37.62@33×37.00@115 Tr 变形

主觉验光：

　　OD：+2.75−1.25×115 = 20/40 伴单眼复视

OS：+0.75−1.00×80=20/60 伴单眼斜向三重复视

裂隙灯：

　　OD：8切口 RK，伴纤维化的重切通道及 Tr 前囊 &1+ 后囊下白内障

　　OS：8切口 RK，伴纤维化的重切通道及 1+ 前囊 &1+ 后囊下白内障

角膜地形图检查（图 20-15）：

　　OD：角膜曲率 = 34.80×33.00

　　离心率 =−1.51

　　中央角膜厚度（CCT）= 426μm

　　OS：角膜曲率 = 37.30×36.70

　　离心率 =−1.07

　　CCT = 453μm

诊断配适：尝试使用多种镜片设计，总结如下：

1. 15.0mm 的 Jupiter 小巩膜镜片（因无法耐受镜片而失败）。

2. SynergEyes 镜片（因残留严重的单眼复视而失败）。

3. Ciba Vision 日夜型镜片与 10.2mm 的 Envision 镜片组成的骑背式镜片组合（失败原因同2）。

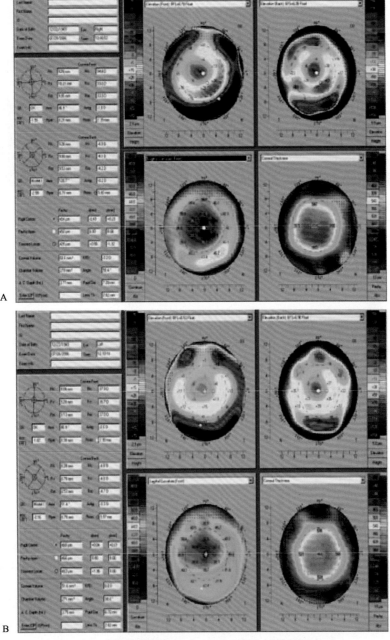

图 20-15 右眼角膜地形图（A）和左眼角膜地形图（B）

解决方案：患者双眼成功配适 Rose K2 IC 镜片（Blanchard）：

OD：BCR：9.20mm（36.62D）

焦度：−0.75D

OAD：11.2mm

周边弧：标准平坦

视力：20/40⁺²（追踪时有单眼垂直复视）

镜片位置：中心偏颞侧，活动度 2mm

OS：基弧 9.25mm（36.62D）

焦度：−1.00D

直径：11.2mm

周边弧：双倍平坦

视力：20/50⁺¹（1+单眼垂直复视）

镜片位置：中心定位，活动度 1～2mm（图 20-16）

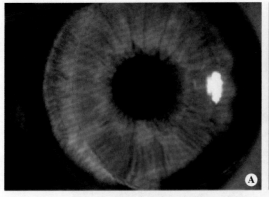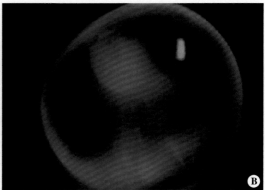

图 20-16　患者的镜片位置：白光下（A）和荧光素染色（B）

进行再次配适之前，医师进行了长时间的讨论，总结了因处理该病例而得的收获，也发现在使用任何镜片时，都可能无法避免采用折中方案。由于患者以往无法成功地使用框架眼镜或进行接触镜配适，加之已发生白内障，必须再次强调需要采用折中的方法，并且没有接触镜可提供"完美的"视觉。也有人指出，长时间使用电脑和服用抗抑郁药物者想全天佩戴接触镜是不现实的，全天佩戴很可能加重干眼的症状。患者勉强同意。

对 Acular LS（酮咯酸眼液）的暂时性使用也有助于在该病例的成功：

每日 4 次 ×1 周

每日 2 次 ×1 周

每日 1 次 ×1 周

现在：仅必要时使用

视力效果可接受，且双眼视力达到 20/40^{-1}，特别是在暗照明条件下伴有间歇性但是可以忍受的重影和残留复视。患者佩戴硬性透气接触镜镜片的时间根据使用电脑的情况而定，为每天 6～12 小时。患者有视近需求时，也轮流使用两副非处方眼镜（+1.25 或 +2.25）。

【病例 6】

患者，女，47 岁，曾接受双眼 LASIK 手术，且每眼均进行了 2 次加强，导致角膜扩张。患者主诉为一眼视物模糊，双眼眼干。其框架眼镜最佳矫正视力为右眼 20/100，左眼 20/60，伴有双眼重影。生物显微镜检查显示双眼 LASIK 术后愈合良好，伴有下方角膜顶端变薄。角膜地形图证实双眼均发生圆锥角膜。模拟角膜曲率值为右眼 48.00×56.00，左眼

42.50×49.75。主觉验光结果为右眼 +2.00−7.50×092 = 20/100，左眼 +2.00−6.50×088 = 20/60。

解决方案：患者通过硬性透气接触镜镜片获得了极佳的视力；但因患有干燥性角结膜炎而无法耐受镜片。随后，患者右眼试戴一 SynergEye KC 镜片（SynergEye），右眼 BCR 6.9mm，OAD 14.5mm，焦度 −8.50D；左眼试戴一 SynergEyes A 镜片，BCR 7.50mm，OAD 14.5mm，焦度 −3.50D，获得完美配适，且右眼视力达到 20/30^{+}，左眼视力达到 20/25。医师为其实施了双侧下泪小点栓塞术，且患者每晚使用 OptiFree Express 护理液（Alcon）护理镜片，有需要时使用 Blink 接触镜润滑液（AMO）。

【病例 7】（由 ROBERT MAYNARD 视光医师提供）

患者，男，36 岁，电脑销售主管，于 2003 年 1 月前来就诊。患者在 1995 年接受双眼 PK 手术，1998 年双眼又接受了后续的 LASIK 手术。

视力（佩戴框架眼镜）：

OD：20/80^{-1}

OS：20/100

主觉验光：

OD：−2.00−0.75×013　20/25^{-1} 重影 & 复视

OS：+3.00−5.00×098　20/25^{-1} 重影 & 复视

角膜曲率：

OD：41.37 @ 018；45.37 @ 108

OS：34.50 @ 109；43.12 @ 019

解决方案：

1. 初次试戴　镜片参数：

	焦度（D）	BCR（mm）	OAD/OZD（mm）	SCR/W（mm）	PCR/W（mm）
OD	-6.50	7.67	11.2/8.8	9.00/0.5	11.75/0.5
OS	-7.25	7.50	11.2/8.8	9.00/0.5	11.75/0.5

BCR，基础曲率半径，即基弧；OAD，直径；OZD，光学区直径；SCR，第二曲率半径；PCR，周边曲率半径；W，宽度

追加矫正：

　　OD：+0.75DS　20/30

　　OS：+0.75DS　20/25

裂隙灯检查：

OD：镜片中央定位好，眨眼时活动度适宜。镜片中央与上、下方荧光素充盈情况均良好（平行配适）。

OS：镜片中央定位好，眨眼时活动度适宜。中央荧光素充盈，上方颞侧、鼻侧及下方鼻侧存在轻微接触。

2 周随访复查：

视力（戴框架眼镜）：

　　OD：20/100（视物模糊）

　　OS：20/200（视物模糊）

裂隙灯检查：

OD：镜片定位跨过上方角膜缘，角膜乳突区出现面纱状浅凹；镜片看上去好像在跨越角膜缘后向后翘起（倾斜）。

OS：配适关系同 OD。

2. 二次验配　镜片参数：

	焦度（D）	BCR（mm）	OAD/OZD（mm）	Cap Size（mm）	SCR/W（mm）	PCR/W（mm）
OD	-5.75	7.80	11.2/8.4	8.40	8.80/0.7	10.00/0.5
OS	-6.75	7.58	11.2/8.4	8.40	8.60/0.7	10.00/0.5

Cap Size，没有找到中文翻译，考虑为"锥帽尺寸"（译者注）

追加矫正：

　　OD：+1.50DS　20/30

　　OS：+1.75DS　20/25^{-2}

裂隙灯检查：

OD：镜片中央定位好，眨眼时有良好的活动度。瞳孔上方 12 点方向出现气泡。

OS：配适关系与 OD 相似，且伴有轻微面纱状浅凹出现。

视力：

　　OD：20/30^{+2}

　　OS：20/40^{-1}

追加验光：

　　OD：+0.50DS　20/30^{+2}

　　OS：+1.75DS　20/25^{-2}

裂隙灯检查：

OD：该镜片中央定位好，伴有顶点间隙，且周边边缘间隙适宜。

OS：除上方伴有轻微面纱状浅凹外，其余配适关系与 OD 相似。

3. 第三次验配（仅左眼使用新镜片）　镜片参数：

	焦度（D）	BCR（mm）	OAD/OZD（mm）	SCR/W（mm）	PCR/W（mm）
OS	-6.75	7.58	11.2/8.4×9.0（椭圆形）	8.60/0.7	10.00/0.5

追加矫正：

　　OS：平光 20/25^{-2}（视力波动）

裂隙灯检查：

OS：中央定位和活动度好，但在镜片下方多个区域内仍出现面纱状浅凹。

4. 最后一次验配　右眼接触镜基本没有变化，持续提供极佳的视力和舒适度。左眼镜片又进行了几次额外优化（包括开孔以减少面纱状浅凹问题）。最终镜片参数为：

	焦度（D）	BCR（mm）	OAD/OZD（mm）	Cap Size（mm）	SCR/W（mm）	PCR/W（mm）
OD	−5.75	7.80	11.2/8.4	8.20	8.80/0.7	10.00/0.5
OS	−6.00	7.50	10.6/6.8×7.8（椭圆形）	6.80	8.50/0.85	10.50/0.85

5. 第五次有孔镜片验配（仅左眼）

追加矫正：

OD：+0.50DS　20/25⁻²

OS：−0.75DS　20/2⁻²

裂隙灯检查：

OD：镜片定位略偏上方，旁中央 4 点方向及上方角巩膜缘处 11 点半到 12 点半位置有轻微面纱状浅凹。

OS：配适关系与 OD 表现相似，眼睑接触良好。有孔镜片的使用看起来是成功的。4 点方向有一小的点状染色，小而分散的面纱状浅凹，且下方边缘有一些翘起。双眼镜片 - 角膜配适的荧光素图像见图 20-17。

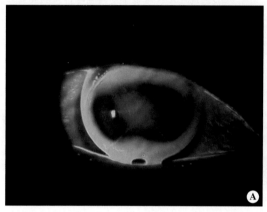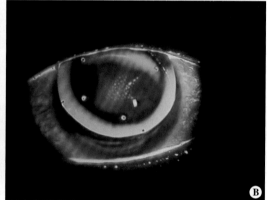

图 20-17　镜片配适关系：右眼（A），左眼（B）

总体来说，患者对其视力和舒适度感到欣喜。由于继续修改，患者不能获得较大提高，决定不再修改左眼的处方。嘱患者在 3 个月后复查。患者用 10 个月的时间成功地适应了左眼镜片。在接下来的随访检查中，患者视力保持稳定，配适关系仍然很好，并且没有任何不适；嘱患者之后进行 6 个月的常规接触镜评估。

【病例 8】

患者，男，33 岁，因无法耐受接触镜佩戴而选择接受双眼 LASIK 手术。其术前角膜曲率值为右眼 43.00×45.00 @ 90，左眼 43.25×45.00 @ 90。术前主觉验光结果为右眼 −15.25−2.75×165＝20/30，左眼 −13.50−3.00×179＝20/30。患者接受了双眼 LASIK 手术，双眼增强及右眼皮瓣扫描。其术后角膜曲率值为右眼 36.25×36.75@ 63，左眼 36.50×36.75@ 82，主觉验光结果为右眼 −1.00DS＝20/25⁻，左眼 OS−0.25DS ＝ 20/25⁻。尽管手术效果不错，患者仍然有间歇性干燥性角膜炎的症状和视物模糊。

解决方案：患者双眼每天使用 Restasis 滴眼液（Allergen）2 次，Refresh 人工泪液（Allergen）4 次。此外，其佩戴舒日日抛型接触镜（Vistakon）：右眼处方 BCR 9.0mm/OAD 14.2mm/−1.25D，左眼处方 BCR 9.0mm/OAD 14.2mm/−0.50D。戴镜后右眼视力 20/25⁺，左眼视力 20/25⁺，镜片中央定位和活动度均好，舒适度尚可。患者每周约有 4 天时间佩戴接触镜。

【病例 9】（由 MICHAEL WARD 提供）

患者，男，46 岁，主诉其右眼视力差且视力下降，希望仅为右眼验配接触镜。患者在此次检查的 13 个月之前，右眼已经由于出现老视现象而接受了远视性 LASIK 手术。没有手术前的病历（处方）记录。患者自述在手术后立即获得了很好的视力。其接触镜戴镜史为术前佩戴软性接触镜。患者自述在过去 6 个月内曾尝试佩戴环曲面软性接触镜和硬性透气接触镜镜片，但没有成功。

视力（未矫正）：

OD：20/200

OS：20/20⁻¹

OS：$20/20^{-1}$

主觉验光：

OD：$+3.00-3.00\times085$　$20/80^{-1}$

OS：$+0.75-0.25\times138$　20/20

手动角膜曲率计测量：

OD：46.7 @ 134；43.0 @ 044 2+mire 环变形

OS：43.6 @ 156；44.2 @ 066mire 环弯曲

角膜地形图：表现为角膜扩张

裂隙灯检查：

OD：中央及旁中央角膜上皮下雾状混浊，有竖条纹并变薄；角膜瓣蒂位于鼻侧，伴有马蹄铁形微型角膜刀瘢痕。

OS：角膜清。

接触镜诊断配适：

第一个诊断性镜片：

设计：Surgical C-4（来自 ABBA Optical 的逆几何形术后设计）

BCR：40.42D

直径：10.0mm

追加矫正：$+2.50DS$ $20/25^{+2}$

第一只试戴镜片的选择结合了角膜曲率计读数、角膜地形图和荧光染色图像。该种镜片的验配与圆锥角膜镜片验配是相似的。在这种情况下，不建议(用镜片参数)去适应凸出膨胀部分的角膜顶点。镜片基弧通常会比"K"配适更平一点，但不会像上方角膜地形图那样平坦。每次眨眼时，荧光图像上应体现出整个角膜表面有完整的泪液交换。

定制的接触镜：

厂商：ABBA

材料：Fluoroperm 60

BCR：41.00D

OAD/OZD：10.0/9.0mm

焦度：+2.50D

中心厚度：0.23mm

在 1 周后的随访复查中，患者的视力无变化，且本人对硬性透气接触镜镜片适应得很好，对视力和深度觉均满意。该设计在患者身上最终取得了成功。

【病例 10】（由 MATT KAUFFMAN 视光医师提供）

患者，女，34 岁，白种人，右眼 PKP 术后，提出为右眼验配接触镜。自 1 年前的角膜移植手术之后，其右眼一直存在视物模糊、变形的问题。患者双眼均有圆锥角膜病史，左眼于数年前接受了角膜胶原交联术。

主觉验光（右眼 PKP 术后）：

OD：$-0.50-4.25\times005$　20/25

OS：$-0.25-0.25\times090$　20/50

术后角膜地形图见图 20-18。

右眼镜片配适：

镜片	焦度	BCR（mm）	OAD（mm）	视力	评估
SynergEyes Duette	平光	7.50	14.5	20/25	MED 裙边；舒适度差；I & R 有困难
Boston EO Bitoric	−0.25/−3.75	7.76/7.05	9.3	20/20	活动度过大；中心定位和舒适度差
Boston EO Bitoric	−0.25/−3.75	7.76/7.05	9.6	$20/25^{+2}$	舒适度差，定位偏下
Boston EO Bitoric	+0.75/−2.75	7.94/7.20	9.6	20/30	定位偏下；下方充盈过度

解决方案：患者成功地再次配适 RevitalEyes 镜片（Efrofilcon-A 材料，最终含水量 74%），其为 Metro Optics 公司生产的一种新的软性硅水凝胶定制镜片。镜片焦度为 $-0.25-1.00\times005$。患者视力为 20/25。该镜片 BCR 8.7mm，直径 14.5mm。镜片向鼻侧旋转 10°，但并未明显影响患者的视力（图 20-19）。尽管患者的视觉效果不是很清晰，但还是由于舒适度和配适情况的提升而选择了定制软性接触镜。

【病例 11】（由 LACEY HAINES 视光医师提供）

患者，19 岁，机械师，想为左眼验配硬性透气接触镜镜片。为了对其双眼程度不等的圆锥角膜进行治疗，就诊前 4 个月患者疾病进展较重的左眼已接受了联合基质环植入的角膜胶原交联术。一旦左眼视力得到矫正，其右眼也将接受交联手术。右眼裸眼视力为 20/20⁺，左眼主觉验光结果为 $-0.50-2.00\times155=20/60^{+}$。左眼裂隙灯检查见 Intacs 基质环的两个半环及中央角膜条纹。利用 Visante OCT（Zeiss

Meditec，德国）得到的前节图像，根据15.8mm直线可计算出角膜矢状深度为4.24mm（图20-20）。

解决方案：由于植入的角膜基质环引起不规则的角膜形态，决定使用半巩膜镜片设计以跨越整个角膜。使用的是15.8mm的MSD硬性透气接触镜镜片（Blanchard Contact Lens），第一只诊断性镜片在左眼矢深测量值的基础上增加了0.35mm。由于角膜矢深测量值为4.24mm，第一只15.80mm诊断性

镜片的矢深为4.60mm，有标准的角膜缘区域间隙和标准的边缘间隙。镜片配适评估见中央定位良好，角膜及角膜缘间隙适宜，巩膜平行配适，且球镜追加矫正 −2.50D 后视力可达 20/25⁻（图20-21）。该定制镜片材料为 Boston XO。顾客取镜时和2周后的随访复查时，镜片与角膜及角巩膜缘间的空隙适宜，巩膜配适平行，且戴镜后不进行追加矫正时视力可达 20/20⁻。

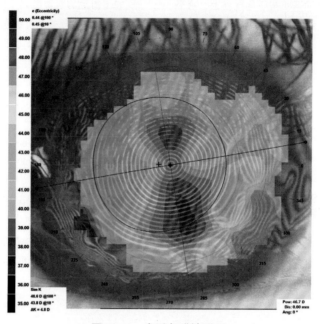

图 20-18　术后角膜地形图

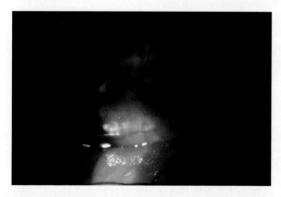

图 20-19　RevitalEyes 软性接触镜为配适目的采用的三条激光标识

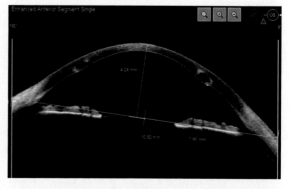

图 20-20　患者的左眼前节 OCT 图像

标尺显示在 15.8mm 的直线上眼的矢深

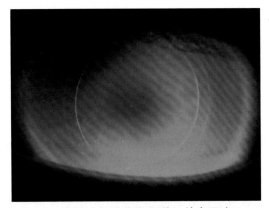

图 20-21 接受过角膜胶原交联 K 并有两个 Intacs 基质环半环的患者，MSD 镜片配适显示出良好的角膜及角膜缘空隙

【病例 12】（由 ANDREA SEWELL 视光医师提供）

患者，女，21 岁西班牙裔，患有圆锥角膜，右眼比左眼程度更重。曾佩戴硬性透气接触镜镜片，但现在无法耐受镜片。就诊前 1 年右眼进行 Intacs 基质环植入。患者仅想为右眼验配接触镜。

客观检查：视力（未矫正）

OD　20/200

OS　20/25$^+$

解决方案：首先尝试对患者使用巩膜镜片，但其右眼现已无法耐受任何硬性镜片。随后成功验配了 Kerasoft IC 镜片（Bausch+Lamb）。患者对舒适度和视力都非常满意。镜片中央定位好，有 5° 的鼻侧旋转，眨眼时有 1.5mm 的活动度。

戴镜视力：20/40$^+$

最终参数：Kerasoft IC 镜片

BCR：8.2mm

周边：标准

直径：14.5mm

焦度：−3.50−4.25×016

临床判断掌握相关技术项目备忘一览表

- 角膜地形图检查对于手术后角膜接触镜的验配非常重要，其结果有助于决定特殊类型镜片的选择。
- 在所有类型的术后病例中，巩膜镜片的使用越来越多。
- 穿透性角膜移植手术后，不规则散光约为规则散光的 2 倍；因此，硬性透气接触镜镜片是矫正的最佳选择。

- 穿透性角膜移植手术后，待大部分术后炎症反应消退后即可开始进行硬性透气接触镜镜片验配，最早是在术后 2～3 个月。
- 角膜缘内设计镜片直径大于 10mm，是所有形式的角膜移植手术后最常选用的。如果角膜为扁球形，传统硬性透气接触镜镜片往往可获得成功；如果角膜扁平，则建议使用逆几何设计；如果存在混合散光，双环曲面设计可能效果不错；如果有植片倾斜问题，则推荐使用特定象限设计。
- 对于术后患者，建议使用高 Dk 值的硬性透气接触镜镜片材料。
- 对于部分术后患者，定制软性接触镜可能取得成功。这些镜片有更大的中心厚度或逆几何形周边弧，可辅助覆盖更多的不规则角膜形态。
- 对某些单独使用硬性透气接触镜镜片时镜片无法定位于中央或无法耐受镜片的术后患者来说，骑背式镜片可能是不错的选择。硅水凝胶镜片材料应与高 Dk 值的硬性透气接触镜镜片材料联合使用。屈光力要位于中央硬性透气接触镜镜片上，因为软性接触镜屈光力中仅有约 20% 可计入骑背式光学系统。
- DALK 术后接触镜的验配与 PKP 术后相似。角膜地形图有助于指导镜片设计的选择。
- 对于屈光手术后的患者，在两种情况下必须使用硬性透气接触镜镜片；其一为术后角膜扩张（膨隆），要使用圆锥角膜设计，或者更可能采用扁平型角膜必需的逆几何设计。也可选择巩膜设计或软硬结合接触镜。
- 角膜基质环植入术后患者，通常在术后 3 个月可验配接触镜，圆锥角膜设计的硬性透气接触镜镜片常可成功验配，软性接触镜和骑背式镜片设计可作为额外的选择。
- 外伤后的患者通常伴有外伤区域角膜平坦化。因而，可使用角膜缘内硬性透气接触镜镜片。若想提升美容效果并降低眩光症状，则推荐使用人工接触镜。

（王国芳　吕燕云　译）

第21章 巩膜镜

Gregory W. DeNaeyer, Jason Jedlicka, Muriel M. Schornack

一、发展史

从最初的概念化到现代镜片设计，巩膜镜的发展经历了一个轮回。早在 18 世纪末，文献记载第一次出现了用于患者的巩膜镜。1888 年，德国科学家 Adolf Fick 成功制造出第一片玻璃巩膜镜。同年，科学家 Eugene Kalt 将同类接触镜应用于圆锥角膜。1889 年，一名高度近视患者 August Miller，使用柏林 Karl Otto Himmler 公司制造的玻璃巩膜镜矫正自己的屈光不正。大多数巩膜镜设计的镜片都涉及镜片下泪液间隙的问题。玻璃巩膜镜制作重复性差且透氧性低，因此没有得到广泛应用，但却为我们成功地引入了"巩膜镜"这一概念。

20 世纪初，聚甲基丙烯酸甲酯（PMMA）材料得到了广泛发展，从而使镜片成形及车床加工简单化。随着镜片制作技术的不断发展，镜片制作的精确率也在不断提高。但因为 PMMA 这一原材料缺乏透氧性（Dk），因此我们采用小直径的设计来避免角膜缺氧。由 PMMA 材料制作的角膜接触镜配适度高，因此开始广泛应用。

20 世纪末 21 世纪初，研究人员克服了大直径镜片设计的障碍。由于镜片原材料的透氧性、制作的精确性与生产的可重复性得到提高，大直径镜片的优势得以体现。20 世纪 90 年代，第一代的小直径巩膜镜，也称微型接触镜面市，而美国波士顿 Perry Rosenthal 与澳大利亚的 Don Ezekiel 所带领的实验团队致力于大尺寸巩膜镜生产。采用硬性透气材料与透孔设计的镜片得到极大发展，为现代巩膜镜工业奠定了基础。

传统技术中，巩膜镜基于眼表模型铸造而成，但这种制作方式不可能精确地重复，同时也不允许对镜片参数进行轻微手工修改。现代化的电脑数控钻石切割车床既可以实现高精度的镜片批量化生产，也可对镜片设计进行微调，仅需技术人员输入正确的参数，即可使生产的镜片与大多数人眼接近完美匹配。可以认为巩膜镜的新时代已经来临。

二、分类

巩膜镜的出现拓宽了接触镜在各类眼表疾病中的应用，但同时巩膜镜的设计及其分类也引起人们的争议。最初的分类法基于镜片直径的大小。最小的镜片称为角巩膜镜或半巩膜镜，而直径较大的镜片则称为迷你巩膜镜或全巩膜镜。以上各类巩膜镜的专业术语都是在没有科学研究的基础上建立的，半巩膜镜与迷你巩膜镜也没有相关的验配指南。

2010 年巩膜镜教育协会建议，根据配适范围对巩膜镜进行专业化命名。仅覆盖角膜的接触镜为角膜镜；同时覆盖角膜与巩膜的称角巩膜镜；覆盖全巩膜的镜片为巩膜镜。在此分类中，较小的巩膜镜命名为迷你巩膜镜，较大的巩膜镜为全巩膜镜（表 21-1）。

表 21-1 透气接触镜专业分类

类型	别名	直径（mm）	镜片承重区	镜片下泪液
角膜镜		8～12.5	位于角膜	无泪液间隙
角巩膜镜	角膜缘镜 半巩膜镜	12.5～15	位于角膜与巩膜	积聚能力有限
（全）巩膜镜	触感镜 （Haptic）	迷你巩膜镜 15～18 大巩膜镜 18～25	位于巩膜	积聚能力有限（15～18） 积聚能力无限（18～25）

角膜镜与角巩膜镜均会使角膜有一定的承重。两者拱顶位置的泪液间隙也非常有限。巩膜镜的设计通过加大拱高，保护角膜，使下方保持较多的泪液。比角膜稍大的巩膜镜作用不大，且有可能无法正常配适。建议在镜片佩戴前预先设想理想佩戴状况，并以此为目标来选择镜片设计。巩膜镜（迷你巩膜镜或全巩膜镜）理想的配适状态应该是镜片能够完全覆盖角膜，并且镜片下方有理想的泪液积聚。

在本章中，大部分内容围绕巩膜镜的设计与佩戴、佩戴者的管理、巩膜镜佩戴存在的问题展开。因角膜巩膜镜的佩戴与管理与巩膜镜非常相似，所以角膜巩膜镜的介绍也包含在本章节当中。

三、适应证

巩膜镜的适用范围非常广泛。巩膜镜可用于矫正近视、远视、角膜散光、残余散光和老视。除此之外，对于患有高度近视、远视和无晶状体眼的患者佩戴巩膜镜得到的视觉效果，比常规屈光不正的患者更有优势。在排除其他眼部疾病的情况下，为屈光不正患者佩戴巩膜镜仍有部分争议，它的缺点包括患者的舒适度较差和对验配者专业性要求较高等。

除了矫正屈光不正与老视外，巩膜镜在治疗眼科疾病的价值也是不可估量的。巩膜镜的硬性透气光学特性能同时矫正规则与不规则散光。此外，巩膜镜镜片下的泪液间隙对眼表疾病（ocular surface disease，OSD）也有一定的治疗效果。

角膜不规则可导致视力下降、诱发视物重影，导致眩光和光敏感度增加。导致不规则角膜的情况：圆锥角膜（有无角膜环的圆锥角膜均能导致角膜不规则）、PMD、角膜移植、屈光手术、角膜创伤、角膜感染、角膜变性与营养不良等。在大多数案例中，不规则角膜可通过佩戴传统的硬性接触镜进行矫正。但在传统矫正效果不佳的情况下，均可尝试巩膜镜矫正，成功率较高。

巩膜镜对于不规则角膜患者来说具有许多优势。因为框架眼镜不能矫正由不规则角膜引起的高阶像差，同时无法提供理想的矫正视力。软性接触镜也有同样的局限性。硬性透气接触镜能用于矫正不规则散光，但会出现以下问题：异物感、镜片不稳定、眼部干涩，以及由于镜片佩戴不良导致角膜瘢痕形成。因为巩膜镜使巩膜处于一个半封闭状态，所以巩膜镜的舒适度高，并且镜片的稳定性也较好。巩膜镜成拱形完全覆盖角膜，所以可以将因为镜片接触而导致的角膜瘢痕发生率降到最低。然而巩膜镜也并非完美，镜片本身也存在一些问题，但对于治疗不规则角膜的患者来说，优点较多，且可以改善生活质量。

除了治疗不规则角膜以外，巩膜镜也能应用于眼表疾病。因巩膜镜的镜片下泪液积聚可长时间滋润眼表，所以患有慢性眼表疾病的患者可通过使用巩膜镜减轻症状，如干眼、异物感、畏光等。以下情况均能用巩膜镜进行治疗：干燥性角结膜炎、前基底膜角膜营养不良、复发性角膜上皮糜烂、持续性角膜上皮缺损、角膜移植术后排斥反应引起的角膜病变，上睑缘角膜结膜炎（superior limbic keratoconjunctivitis，SLK）、角膜缘干细胞缺乏

（limbal stem cell deficiency，LSCD）、Stevens-Johnson 综合征、眼瘢痕性类天疱疮（ocular cicatricial pemphigoid，OCP）等。因神经营养性角膜疾病而导致的角膜上皮缺损同样能用巩膜镜进行治疗。经证实，巩膜镜可以过夜佩戴或连续佩戴。

因巩膜镜能改善眼睑位置，因而可用于治疗上眼睑下垂与眼睑痉挛。巩膜镜的尺寸、拱顶与前表面弧度能使眼睑抬高，提供一个使眼睑放松的状态。目前这一领域的用途尚未完全开发，但用于治疗眼睑疾病的可能性确实存在。巩膜镜对视力矫正、减少眼痛和治疗眼表疾病等方面均适用于小儿及成人。

角巩膜镜能应用于许多同类疾病，但因为拱高较低，有可能接触角膜，所以对于比较脆弱的角膜必须小心谨慎。角巩膜镜可用于屈光不正、上皮完整的圆锥角膜、角膜移植术后、不规则角膜散光及屈光手术后的治疗。与角巩膜镜相比，巩膜镜能完全形成角膜拱顶的特点在治疗眼表疾病方面更加有效。

四、设计

典型巩膜镜通常由预成形与塑模两种模式制作而成。现代大多数镜片都是预制的，通过试戴片来定制。必须明确的是，某些镜片的弧度由变化的曲率半径和宽度来确定，而某些镜片则根据样条函数模式来确定弧度，因为从理论上来说，由于光线在人眼有不同的入射角，所以该区域的曲率半径是变化无穷的。因为巩膜的曲率变化通常呈现出渐变模式，所以笔者更倾向于根据样条函数模式来确定镜片外表面弧度。

巩膜镜直径范围为 15 ～ 24mm，并且由众多的曲线或切线相组合，将满足患者个体化设计的需求。一般来说，巩膜镜分为三个区：光学区、过渡区、接触面或着陆区（图 21-1）。

（一）光学区

光学区是巩膜镜的中央区域，此区域可由单一弧或三弧设计而成。光学区作为镜片的视力矫正区，可以决定镜片在角膜中央区的拱顶形态。通过调节光学区设计可以增高或降低镜片中央或旁中央的拱高，使佩戴者得到最佳视觉。

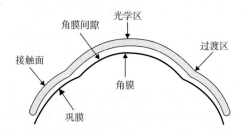

图 21-1 巩膜镜所覆盖区域（包括光学区、过渡区与接触面）

光学区后表面基弧可以是球面也可以是非球面。许多镜片都会采用以下设计，把中央基弧设计为球面，在中央区域外设计一个或两个辅助弧，有助于镜片的佩戴，同时也有利于衔接过渡区。当镜片中央基弧的设计为非球面时，该镜片适用于高度非球面角膜，如中至重度的乳头形圆锥角膜。改变镜片光学区各弧的数值可能影响（图 21-2）或不影响（图 21-3）镜片的矢高，主要取决于其余镜片设计有没有进行同步调整。镜片前表面光学区也可以是球面或非球面设计。非球面设计的前表面通过减少球面像差提高患者视力，但需保证镜片中心定位良好。

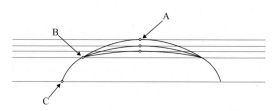

图 21-2 改变光学区弧度而不修改过渡区会影响镜片的矢高

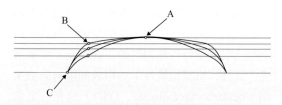

图 21-3 改变光学区弧度的同时调整过渡区的弧度不会改变镜片的矢高

为了矫正残余散光，镜片光学区前表面可为散光设计（图21-4）。在此类案例中，巩膜镜稳定附着在巩膜上，能保证准确和稳定地矫正散光。因镜片不会接触到角膜表面，所以后表面的散光设计对于全巩膜镜来说是没有必要的。

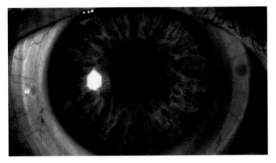

图21-4　带标记的前表面散光巩膜镜（由Brooke Messer 提供，右眼）

巩膜镜对高阶像差的矫正正处于发展阶段。通过使用波前像差仪在佩戴巩膜镜的情况下测量高阶像差，并用波前像差光学原理生成镜片前表面像差。对于不规则角膜如圆锥角膜患者，此技术有助于提高戴镜者的矫正视力（图21-5）。

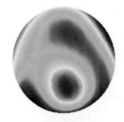

传统的球面光学设计SLPD　像差引导的个性化光学设计SLPD

图21-5　球面光学设计与波前像差引导的光学设计对比

（二）过渡区

巩膜镜的第二区域称为过渡区。此区域又称为中央周边区或角膜缘区。过渡区至少由两个弧或切线组成，但在大多数情况下，镜片过渡区都由3个甚至是4个弧或切线组成。镜片区域的设计取决于厂家。镜片弧度的设计可以

是球面也可以是非球面，可以逐渐放平，也可以通过在过渡区增加一两个更陡峭的弧而形成逆几何设计。

过渡区与光学区需相互协调，才能获得理想的角膜拱高。如果镜片中央拱高比边缘高出许多，那么可以通过放平光学区来进行补偿。然而，在上述情况中，过渡区也需要进行调整，否则实际上只会导致中央拱高的减少，但不会增加周边部的拱高；反之亦然。图21-3简单说明了过渡区与光学区是怎样协调连接从而提高周边配适度的。镜片光学区弧度的改变与过渡区弧度的修正，取决于需要配适的眼表形态。

最后，过渡区弧度或切线的细节并不重要，更重要的目标是要实现从光学区到接触区的完美过渡。过渡区需保留一定的间隙，这一点非常重要，因为可以很好地避免角膜缘干细胞的损伤。在过渡区中，大量的泪液会使镜片粘连的风险降到最低，泪液泵的作用可以避免由于镜片配适过紧等引起的一系列症状。

钻孔开窗技术是指在角巩膜镜片或巩膜镜上开数个1mm的孔，孔的位置一般都是在过渡区。在使用低透氧材料的年代，使用开窗术最根本的原因就是让氧气能到达角膜。有一种巩膜镜设计称为通风巩膜镜，此镜片就是采用钻孔通气设计，其设计目的不只是提高透气性，还有利于镜片的配适。钻孔通气技术通常可使佩戴过紧的镜片更易摘除。其缺点是使镜片泪液区产生气泡，气泡会对整体佩戴效果产生不良影响。

（三）接触区

巩膜镜的最后一个区域称为接触区。此区域是与眼表直接接触的区域，而且此区域对于镜片能否配适成功十分关键。此区域经常采用多弧设计，但是也可以做成切线设计，采用切线设计的接触区基本是呈直线的。

现代技术已经可以对眼表面进行图像分析，有助于医师更好地了解巩膜形态的多样性。瑞士眼保健医师 Daniel Meier 描述了5种不同类型的角巩缘形态，其中某些类型的角巩缘弧

度改变比较平缓，而其他类型的改变则非常显著。而且，在角巩缘的位置，巩膜的形态可以为凹状、凸状或切线形态。

接触区必须与巩膜的形状保持平衡，从而尽可能地在更宽的接触面里使镜片重量平均分配。诊断性试戴对于评估弧度或切线的理想状态非常重要。镜片需佩戴 20～30 分钟，从而评估接触区是否配适过紧。尽管有些患者经过数小时佩戴、完全定型，配适问题仍会出现。

尽管巩膜是非旋转对称形态，但后表面球面设计的巩膜镜常呈现顺规散光配适状态。此时的配适表现为，水平子午线方向接触较多，而垂直子午线方向边缘翘起。这种配适会导致镜片弯曲，从而造成残余散光。在此情况下，将接触区后表面设计为散光弧或切线形式可改善配适状态，此类设计的巩膜镜可表现出优异的旋转稳定性。

后表面象限设计的巩膜镜可用于严重的不规则巩膜（图 21-6）。该设计在四个象限上呈现不同的弧度。此类设计的镜片通常需要更加专业的厂家进行加工生产。前节 OCT 图像对设计此类镜片有非常大的帮助。

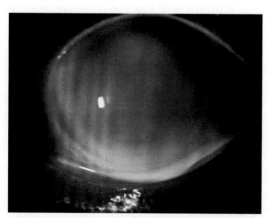

图 21-6　象限特异性巩膜镜。注意透镜表面的蚀刻指示透镜区域

（四）逆几何设计

标准的巩膜镜设计包含基弧等系列弧度或切线设计，从中央到边缘逐渐变平。这对扁平角膜非常有帮助。在某些情况下，不同眼部的形态需要不同的镜片设计。一般情况下，做过近视屈光手术或角膜移植手术的角膜扁平，中周部相对于中央区较陡峭。逆几何设计比较适合此类型的角膜。逆几何设计的镜片第二弧区较基弧陡峭。典型情况下，镜片弧度从较陡峭的第二弧区开始到周边逐渐变平。当为扁平角膜选择镜片时，建议开始即采用逆几何设计的镜片。

（五）多焦点设计

巩膜镜有许多优点，如配适稳定、光学质量佳、镜片下泪液积聚能提高干眼患者舒适性等，所以巩膜镜对老视者也是较好的矫正方法。多数厂家可提供多焦点设计镜片，可位于镜片前表面或后表面（图 21-7）。使用巩膜镜无法切换视区进行交替注视，因此均采用同时视设计。所以有必要与患者讨论戴镜后对最佳视力的期望值。并且，此类设计镜片对角膜瘢痕严重的患者作用不大。

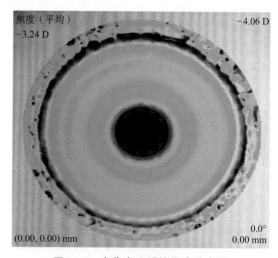

图 21-7　多焦点巩膜镜焦度分布图

中心定位对于验配多焦点巩膜镜非常重要。虽然在许多巩膜镜配适中，镜片普遍存在向下偏位的现象，但对于多焦点设计的巩膜镜则属于不可接受的范围。与所有多焦镜片配适一样，镜片下加的焦度和面积大小均采用个性化设计。多焦点巩膜镜可以在普通巩膜镜的基础上进行设计，后期加入多焦点设计，所以需

要诊断性试戴。巩膜镜的工厂将根据验光医师提供的个体配适信息决定下加所需的焦度和镜片面积。

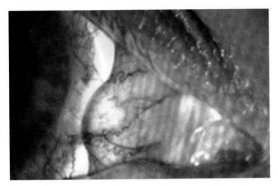

图21-8　适用于睑裂斑的巩膜镜凹槽设计

（六）边缘改良设计

睑裂斑、滤过泡等局部隆起可影响巩膜镜的配适。为了应对此症状，可在巩膜镜边缘做凹槽。不是所有厂家都可制作镜片凹槽，所以事先需确定厂家是否能造带凹槽的镜片。在做凹槽前，需精确测量病灶的具体位置和形态，以便厂家确定凹槽的最佳位置与尺寸。用凹槽设计的巩膜镜进行诊断性试戴可提高配适精确性。

（七）中心厚度/镜片原料

与角膜接触镜不同，巩膜镜的厚度对佩戴舒适度影响并不大，但是在其他方面，巩膜镜厚度却起着重要作用。中央厚度的作用之一是减少镜片弯曲度。而且，巩膜镜过薄可增加镜片佩戴过紧的风险。基于上述两个原因，巩膜镜通常比角膜接触镜更厚。大多数巩膜镜的中央厚度为 0.3 ～ 0.5mm，而多数角膜镜的厚度 < 0.2mm。镜片中心厚度增加可能导致的角膜水肿，可通过使用透气性材料避免。Pullum 在 1997 年发表的研究结果表明，由 115Dk 材料制成的中心厚度为 0.6mm 的镜片在 3 小时佩戴时间内导致的角膜水肿发生率 < 3%。

五、患者选择

巩膜镜的适应证已相对明确，但目前对于

矫正的理想时机仍有不同看法。佩戴巩膜镜在患者整体治疗中的重要性取决于多个因素。患者的眼部状况、既往的治疗效果，甚至患者的精神与身体状态也会影响医师采用巩膜镜的决定。

总的来说，巩膜镜对治疗单纯的屈光不正、不规则角膜或眼表疾病（OSD）并非首选。研究还未明确佩戴巩膜镜引起并发症的相关危险因素。在对此风险及成因有更清楚认知之前，必须对巩膜镜持谨慎态度。大多数角膜扩张或术后角膜不规则的患者佩戴市面上的专业软性接触镜、硬性透气接触镜或复合材料镜片都能获得较好的视力。如果以上矫正方法失效，在决定进行手术前，巩膜镜是一个选择。但在选择巩膜镜之前，大多数眼表疾病患者首选花费更少、更省时间的治疗方式，如润眼液、泪道栓子或湿房镜等。

（一）病史

验配巩膜镜之前应对患者进行全面评估，同时对发病时间及发病后的临床病程进行跟踪调查。与患者沟通当前的症状及严重程度、对日常生活的影响，并让患者表达对巩膜镜治疗效果的期望值与目标效果。上述信息对镜片的具体设计与建立理想的配适目标非常有帮助。

对于初诊患者，需要询问选择巩膜镜之前接受过的其他治疗方式。患有轻度角膜扩张或外伤后不规则角膜的患者在考虑巩膜镜治疗之前都接受过至少一种的屈光矫正方式。对之前屈光矫正方法的讨论应包括对框架眼镜或角膜接触镜的描述、佩戴后的矫正视力及佩戴舒适程度。掌握患者之前所接受的屈光矫正方式有助于了解患者对巩膜镜的期望。巩膜镜对于治疗眼表疾病并不是首选。当患有眼表疾病的患者考虑巩膜镜治疗时，大多数都已接受过以下治疗：局部滴用润眼液、类固醇滴眼液、环孢素、自体血清，泪小点闭塞、口服药、手术等。有些患者采用物理设备，如护目镜或保湿镜。初诊时需确定患者之前所接受的治疗及其疗效。

除了患者目前眼部情况外，既往的眼病史

或眼部手术史都应该注意。白内障、黄斑病、青光眼及其他视神经病变都可能影响巩膜镜的矫正视力。在验配前对上述情况进行沟通有助于患者对佩戴巩膜镜形成合理的期望值。既往角膜手术史，如屈光手术或角膜移植术，都会对巩膜镜的配适产生影响。眼睑手术可以改变眼睑的松紧度及位置，也可能影响镜片的应用，以及镜片在眼球上的位置。一些改变巩膜轮廓的手术，如青光眼滤过手术或巩膜扣带术，可对巩膜镜的配适产生较大影响。

（二）眼部评估

眼眶内眼球的位置可对巩膜镜的摘镜和戴镜产生影响。眼球位置较深的患者佩戴巩膜镜时，较难控制眼睑的位置，有必要使用吸棒协助操作。缩小镜片直径也有助于摘戴镜片。相反，眼球位置较浅的患者需要更大的镜片，以便提高镜片的稳定性，为暴露在外的眼表提供保护。

眼睑位置、眼睑张力、眼睑结构均可影响巩膜镜在眼球上的定位。肥厚或过紧的上睑使镜片向下偏位，特别是对于原本下睑位置低、下方角膜缘暴露，或是下睑张力松弛的患者。通常情况下，过紧的眼睑可在镜片佩戴后增加镜片下降的程度，为镜片配适带来一定的挑战。通过裂隙灯可评估眼睑位置与眼睑压力，以及患者对于眼睑操作的耐受性。在最初选择镜片之前要留意垂直的睑裂高度。巩膜镜上下凸缘的位置超出睑缘可减少镜片异物感并提高镜片稳定性。直径相对较大的全巩膜镜几乎适用于所有眼睛。但是，对于睑裂高度比平均值高出许多的患者，迷你巩膜镜的设计则不会超出睑缘。

泪膜的质与泪液的量对巩膜镜配适有影响。如发现严重的睑板腺功能障碍（MGD），必须在佩戴巩膜镜前进行治疗，以避免过多的脂质沉淀在镜片表面，对视力与舒适度造成影响。若没有 MGD 或水液层不足的情况，则不需要在巩膜镜佩戴前处理泪膜破裂时间（TBUT）不足的问题。但是如患者有泪液量减少，则需要在镜片佩戴期间使用润眼液保持镜片表面湿润。

结膜的特点可对巩膜镜配适产生巨大影响。松弛的结膜组织进入镜片，并覆盖角膜缘。尽管在镜片应用前难以评估以上情况，但结膜的弹性与厚度的确影响巩膜镜的配适。在佩戴镜片时，较厚或弹性较大的结膜组织可使镜片在佩戴时大幅下沉，而较薄或较软的结膜则能保持更好的拱高。明显的睑裂斑，以及睑裂斑与角膜缘位置的关系也应该留意。小的睑裂斑在配适过程中不需考虑，而有些睑裂斑，则需要调整镜片直径或做凹槽设计。

鉴于大多数情况下巩膜镜的佩戴可影响角膜组织，对角膜的仔细评估非常重要。如角膜上皮病变，则需重点处理角膜与镜片后表面之间的区域。在巩膜镜初次佩戴前，所有存在的角膜病变如角膜混浊或角膜新生血管的情况都要准确记录下来。角膜新生血管的出现暗示了缺氧的可能性，所以在验配巩膜镜时一定要更加小心。除了用裂隙光带评估角膜组织以外，角膜的横断面观察可以使我们更好地了解角膜的整体轮廓。通过裂隙光带不仅可以观察角膜的不规则程度，还可以全面地观察从角膜缘到角膜顶点的角膜深度。角膜深度的测量是巩膜镜配适中最重要的检查。

六、患者教育

尽管在过去几年里，人们对巩膜镜的认识明显提高，但仍普遍存在一些错误认知。向患者解释佩戴巩膜镜后的预期效果可避免其对巩膜镜的误解，这有助于缓解患者的失落感。

眼表疾病的患者会认为佩戴巩膜镜能部分或全部取代他们之前所有的治疗方式。但是，在大多数案例中，佩戴巩膜镜只是辅助疗法。佩戴巩膜镜能降低患者使用润眼液的频率，但不能单靠巩膜镜为眼表提供舒适性和有效保护。在巩膜镜配适完成后，需再次对患者的眼睛状态进行评估，并根据此评估调整治疗方案。

有些患者单靠巩膜镜不能获得理想的矫正

视力。尽管有散光与多焦点等设计，但仍有一部分患者需在巩膜镜的基础上使用框架眼镜获得理想视力。需告知患者佩戴巩膜镜可能需要同时戴框架眼镜来获得最好的远视力。严重的眼表疾病患者，还有可能需要与湿房镜配合使用。

一些患者会对巩膜镜的尺寸感到害怕，特别是从未佩戴过接触镜的患者。巩膜镜教育协会在网上放有巩膜镜摘戴方法示教视频（http://www.sclerallens.org/how-use-scleral-lenses）。无论对于患者与医师来说，训练如何使用镜片与如何摘镜都是非常有用的。在决定购买镜片之前，学会如何使用镜片能有效提高患者的信心。镜片设计可以根据患者能否成功佩戴而进行修改。

没戴过接触镜的患者可能对巩膜镜的佩戴原理与过程没有全面的了解。向患者解释佩戴目的之后，可能更有助于镜片的配适。提前向患者解释需要经常复查，其目的是获得更加理想的视力和配适状态，有助于让患者明白首次配适的效果不一定很理想。当患者了解到配适需要一个过程后，如果首次验配效果不理想，患者也不会因此感到非常沮丧。

巩膜镜比一般接触镜的价钱要高很多，并且不在保险的报销范围之内。在首次验配之前，向患者说明真实的成本预算，可避免不必要的误解。

七、设备

在巩膜镜配适过程中，一般的接触镜验配设备的作用非常有限，因为在巩膜镜的验配中拱高比弧度更重要。手持角膜曲率计只能计算小部分的中央角膜曲率。中央角膜轮廓与角膜深度关系不大，在巩膜镜配适过程中价值也很小。

角膜地形图比手持角膜曲率计提供的角膜曲率范围更大。特别是对于角膜扩张的患者，在巩膜镜验配前，角膜地形图所提供的基础数据更为可靠。巩膜镜验配指南就是参考多种角膜地形图参数修订的。但是，相比于基弧，角膜地形图参数缺乏可预测性。而且，高度不规则或表面干燥的角膜很难获得精确的数据。角膜地形图对于测量患者角膜轮廓的变化是非常有用的，而对于巩膜镜初次验配来说则用处不大。

前节 OCT 图像可以描绘出眼前部中央 16mm 的轮廓。如对图像采集技术进行修改，甚至可以扫描到更大的角膜区域。通过前节 OCT，还可以观察到巩膜镜接触区与巩膜之间的关系。在验配过程中，如果需要修改镜片设计，前节 OCT 检查能帮助医师与厂家进行沟通。如果可以，在验配前进行前节 OCT 检查，然后在第一次配镜后每隔一段时间复查一次，可对角膜、结膜及巩膜轮廓的变化有一定的了解。

在巩膜镜佩戴前，眼前段照相能精确地记录角膜与结膜的状态，并且重复该检查还可以记录到两者的变化。使用眼前段照相，医师能记录患者佩戴巩膜镜后的数码图像，向厂家展示所有配适欠佳的情况。与实验室进行准确的沟通可以精简配适流程。

如果内皮细胞密度降低，患者成功佩戴巩膜镜的可能性则降低，建议使用共聚焦或镜面显微镜（角膜内皮测量仪）对内皮细胞密度进行评估。如果没有这些仪器，可在巩膜镜佩戴前和摘镜后立刻测量角膜厚度，如果角膜厚度在佩戴 4～6 小时后显著增加，表示患者可能无法成功佩戴巩膜镜。

八、诊断性试戴

一个良好的配适，应该是镜片在巩膜着陆，完全覆盖角膜，并且在不移动镜片的情况下保持半封闭状态。因现在的巩膜图像技术有限，所以仅靠经验验配巩膜镜是不可能的，试戴片是巩膜镜验配的一个开端。如需定制镜片，可在标准设计的镜片上作调整。虽然每一种镜片设计都有其自身特点，但巩膜镜的基本配适原则适用于所有的镜片设计。

使用试戴片能对角膜不同区域的拱高及空

间分配进行确认。镜片下方的大幅度拱高能制造出一个光学厚镜系统。这种情况下，相对于角膜接触镜或角巩膜镜，戴上镜片时的镜片焦度更加难以预测。相对于在角膜曲率与基弧的基础上计算焦度，在试戴片基础上进行片上验光将更加准确。试戴片的使用能让验配者看到巩膜接触区与结膜组织间的定位。佩戴镜片1小时后能清晰看见镜片对血管的压迫。如果结膜组织出现异常，可在试戴过程中显示。

试戴片能让患者体验戴镜的感觉。相比于较小的镜片设计，大多数患者会对巩膜镜所提供的舒适度感到惊喜，但在最初佩戴时，患者经常感觉到镜片很"笨重"。对多数患者来说，这种感觉很快就会减弱。但是，一些患者仍然会被这种感觉所困扰。对于此类患者来说，迷你巩膜镜相对于全巩膜镜来说是更舒适的选择。在试戴后，有些患者在短时间内感觉到结膜上有轻微压力，甚至在裂隙灯检查时发现结膜被压缩。一些严重眼干燥症患者的症状在佩戴后得到很大缓解。镜片的试戴能使这部分患者判断巩膜镜能否缓解此类症状。最后，试戴片的应用能缓解一些患者对使用巩膜镜的担心与顾虑。

（一）镜片选择与评估

最初医师根据厂家的指南选择镜片。但是，大多数指南都是基于角膜曲率值或角膜地形图的参数。如前所述，这些数值不足以预测巩膜镜的配适状态。一个有经验的巩膜镜验配者能简单地根据角膜轮廓与巩膜边缘来选择最初的试戴片。

尽管佩戴巩膜镜的技术多种多样，但都要求患者保持正确的姿势，才能保证生理盐水不会从眼内溢出。患者必须保持脸部朝下。这种验配姿势在标准的检查椅上是很容易实现的，患者腰部以上略向前倾，低头并将下巴回收。验配者需把试戴镜放置在吸棒上或放置在由拇指、示指与中指所形成的三脚架上。镜片呈碗状，充满生理盐水，将其直接戴在眼球上。

较窄或较紧的睑裂并不是完全不能佩戴全巩膜镜，但需要稍微调整一下戴镜的技术。拉起上眼睑使眼睑与眼球之间形成一定空间，镜片的上凸缘便会进入此空间，然后拉起下眼睑，提供足够的空间来完成镜片的佩戴。

有些患者不能把脸完全朝下。其他有眼睑或眼眶异常的患者可能需要更复杂的佩戴过程。此类患者可在镜片内滴入潇莱威滴眼液（Celluvisc），高黏度的潇莱威能避免液体的溢出和气泡的产生。

如果需要，在最初戴镜之前，可以把纳荧光素滴在镜片内。但是，过多的染色液体可使皮肤与衣服染色。一些巩膜镜验配者在最初的镜片配适评估中倾向于不使用荧光素。如果使用的是生理盐水，可以在下穹窿滴一滴荧光素观察泪液交换情况。在佩戴镜片后迅速使用裂隙灯进行观察，可以显示出镜片中的气泡。较小能移动，并且没有累及视轴的气泡可以忽略。但是，如显示出的是一个固定的较大的气泡，则需重新佩戴镜片。在佩戴过程中，如果镜片下不断有气泡出现，则提示镜片有可能过于陡峭。

一旦镜片下不再有气泡，即可观察角膜与镜片之间的配适关系。由于戴镜一段时间后，镜片会持续下降，因此，如果戴镜后立刻出现配适良好的状态往往提示镜片太浅。镜片不能接触角膜，如果观察到镜片与角膜中央部位有接触，则需要把镜片摘除，换成更陡峭（或更深）的镜片。镜片与角膜的总接触面积可用于判断是否增加镜片深度：小面积的接触（＞2mm）可以通过稍微加深镜片来克服，而大面积的接触（＜2mm）则需要对镜片深度进行大幅修改，使镜片与角膜之间有足够的空间。

选择可以完全覆盖角膜的试戴片可以提高配适率（图21-9）。如镜片下泪液间隙过多，则应该立即更换较浅的镜片。评估镜片拱高可将裂隙光调至45°，同时观察镜片下的泪液厚度（该厚度可以参照巩膜镜或角膜厚度进行评估）（图21-10）。如能进行前节OCT检查，则可以对角膜间隙进行精确测量。巩膜镜接触区处于海绵状的结膜组织上，当镜片置于该组织时，拱高可减少150μm，所以如果在戴镜后立刻观察，则需要略高于理想拱高。治疗严重的眼表疾病比矫正不规则散光需要更充分的泪液间隙。一般认为，对于全巩膜镜，初始泪液间隙厚度为250～500μm是足够的，迷你巩膜镜的泪液厚度可以略小。

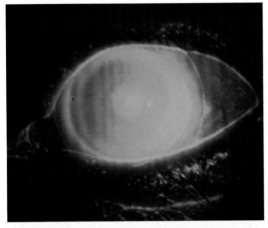

图 21-9 巩膜镜完全覆盖角膜

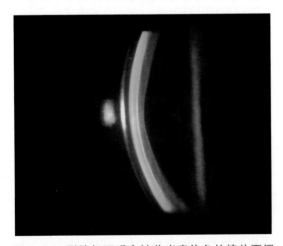

图 21-10 裂隙灯下观察被荧光素染色的镜片下泪液间隙

一旦确保镜片中央有足够的泪液间隙，则可以开始评估镜片边缘状态。为了避免在角膜缘干细胞上施加机械压力，巩膜镜不能接触角膜缘。理想状态下，接触区应与角膜缘外0.5～1.0mm的结膜组织接触。如佩戴试戴片后边缘间隙不足，可以通过加大镜片直径来获得理想的边缘拱高。因为镜片直径的改变会

对总体矢高产生巨大影响，所以开始试戴时，就需决定理想的直径。如果不能使用更大的镜片，可以通过个性化参数设计获得额外的边缘间隙。

镜片接触区是最后一个要评估的区域。接触区应均匀地分布在巩膜表面的结膜组织上（图21-11）。镜片的边缘不能脱离结膜表面，也不能对结膜血管造成压迫。注意，标准化镜片设计参数有时需要进行个性化调整，才能得到良好的配适状态。

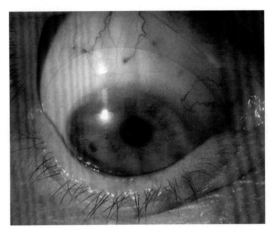

图 21-11 巩膜镜片展示了理想的触觉配合

一旦确定镜片配适状态可以接受，即开始关注镜片的光学性能。对于没有严重眼表不规则的患者来说，巩膜镜的矫正视力应与框架眼镜或角膜接触镜的矫正视力相同。角膜严重不规则的患者可以期望获得与佩戴硬性透气接触镜类似的矫正视力。在一些角膜扩张的病例中，角膜接触镜会对角膜造成一定的压力。这样的压力有可能减少中央或后部基质的不规则性。巩膜镜的压力比硬性透气接触镜略小，所以戴上巩膜镜后患者可能感到视力较之前佩戴硬性透气接触镜时有所下降。

镜片稳定后，有可能出现视力过矫的情况。镜片所提高的视力必须足够充分才能符合患者的期望值。如果仅通过球镜矫正就能达到预测视力，可直接将后顶点换算后的屈光力加到试戴片上。如不能获得预期视力，则需要用球柱镜进行矫正。一般厂家都会提供散光矫正设计。

然而在确定散光之前，首先要用角膜曲率计或角膜地形图检查该散光是否由于镜片弯曲引起。如发现散光过高，在定制镜片时，可增加凹槽设计或中央厚度从而减少镜片弯曲度，或直接考虑更换镜片设计。

对试戴镜的最后评估可在镜片佩戴 20 ～ 30 分钟后完成。此时需对泪液间隙进行再评估。与镜片佩戴后立刻评估相比，眼睑后表面压力加上结膜挤压将使总的泪液间隙减少。在戴镜完成后，镜片与角膜之间应该形成一个完全分离、可以量化的泪液空间。空间的大小在某种程度上取决于镜片设计，并且要根据所治疗的病情修改镜片参数，此时，该间隙不能小于 100 ～ 200μm。在全巩膜镜的设计中，泪液空间更大。尽管泪液空间的大小很理想，但在高度不规则角膜中（如角膜移植术后或严重扩张的角膜），还有可能观察到不同区域拱高的差异。但是必须保证足够的边缘区泪液空间。

需再次评估镜片接触区与结膜组织之间的关系。此区域的理想状态是接触区能均匀着陆于结膜组织且对结膜血管无干扰。如果镜片位置严重下沉，有可能增加相关区域的静脉血管压，甚至可能堵塞静脉血管。必须评估所有血管压迫变白的面积及严重程度，从而设计出舒适与配适良好的镜片。

如发现一个轴位有压迫而垂直轴位接触区边缘明显抬高时，需要考虑镜片后表面散光设计。有研究发现，对于大多数佩戴巩膜镜的患者，接触区的散光设计可以提高镜片舒适度。如发现镜片压迫与边缘抬高是不规则的，则要使用象限设计的镜片来提供有效的接触区定位。镜片全周压迫导致镜片密封，将引起患者强烈的不适感，甚至无法佩戴镜片。可通过统一放平周边弧来放松镜片。

镜片边缘应接近结膜组织轮廓，没有相互挤压或边缘抬高。组织压迫可导致摘除镜片后荧光素着色。长期或慢性的组织压迫可导致结膜组织肥大。

为了评估镜片下的泪液交换状况，可以在佩戴镜片时滴一滴荧光素。我们可以观察到镜片下泪液交换。镜片下荧光素的快速迁移说明了新的含氧泪液能迅速补充到镜片下的泪液空间。尽管这种程度的泪液交换更可取，但是即使达不到理想的泪液交换，也并不影响巩膜镜的成功佩戴。然而对于泪液交换程度较差的患者来说，建议在佩戴中定期摘下镜片，更新镜下的泪液，从而保证去除有毒的生理代谢物。

在 20 ～ 30 分钟的适应过程中，镜片表面会出现脂质沉淀。镜片表面区域会变得相对疏水。在镜片初戴评估时，如果出现这种情况，需要采取更加积极的手段治疗睑板腺功能障碍。这些患者需经常使用润眼液，使镜片表面变得清晰，同时也可以通过积极地清洁镜片来解决该问题。

（二）镜片配发

在巩膜镜验配过程中，镜片的配发是非常重要的一环。要预约足够的时间，特别是首次佩戴巩膜镜的患者。患者在取镜前第一步要做的是对佩戴与视力进行评估。在患者预约取镜前，需对镜片进行检测，确保镜片已经消毒。将镜片充满生理盐水，并把一条荧光素试纸浸入生理盐水中。使用与试戴片同样的佩戴程序，帮患者戴上镜片。首先，观察镜片位置是否正确并检查是否有气泡产生。如镜片偏位，出现中央气泡或气泡大于 2mm，则需摘下镜片，重新佩戴。戴镜后确定没有问题再进行视力检查。利用球柱镜过矫的方式检查配镜处方的准确性是一个不错的选择。接下来用裂隙灯评估戴镜情况。使用弥散钴蓝光和黄色滤色镜观察镜片。理想状态下，镜片下无气泡、与角膜无接触，使用白光观察镜片拱顶位置。在已知巩膜镜或角膜厚度的情况下，使用荧光素比较镜片下泪液空间厚度。最后，用弥散白光观察镜片接触区与巩膜之间的区域。眼前节照相有助于排除问题，也有助于跟踪佩戴镜片的变化情况。开始巩膜镜的佩戴，必须同时符合两个要求。第一，镜片提供的矫正视力必须达到患者的视力要求。如患者日常有开车的习惯，则镜片所提供的视力必须符合国家规定的驾车视力。第二，镜片配适良好且不会继发眼前段并发症。如患者达到预期视力并且镜片配适良好，可以开始教患者如何戴镜和进行镜片护理。如患者达不到预期视力或镜片配适差，则必须退回镜片并根据问题重新调整设计方案。重要的是，患者适应镜片期间，配适状态是会改变的，所以要等到镜片佩戴一段时间后再进行微调。

（三）戴镜与摘镜

巩膜镜越大，戴镜和摘镜的难度越大。而且，戴镜远比摘镜复杂。因此，患者需要较长的时间练习。如患者为老年人或残障人士，要确保看护人员一起训练。第一步，让患者洗手并擦干。第二步，让患者在放有镜子的桌子前坐下。在摘镜的过程中，使用吸棒是最简单的。告诉患者用生理盐水把吸棒湿润，并用另一只手拉开眼睑。患者直视镜子，把吸棒放在镜片接触区，然后把镜片直接吸出。一个配适良好的巩膜镜使镜片呈现一个半封闭状态而产生明显的负压。如果吸棒置于镜片中心，会导致镜片吸住眼睛。另一个摘取巩膜镜的方法为睑切法，需用到眼睑。患者用其上睑固定镜片，同时用下睑的睑缘分离镜片与巩膜。此时，患者就可以用手拿住镜片并将镜片抬高取出。

当患者成功摘镜后，即可以开始戴镜训练。首先，将无菌生理盐水充满巩膜镜。由于尺寸和生理盐水的重量，巩膜镜很难在手指之间平衡。大多数患者需要用较大的吸棒来支撑巩膜镜，或者用前文所提到的拇指、示指和中指所形成的三脚架来支撑镜片。患者应该用对侧手拿镜。告诉患者用另外一只手的拇指与中指撑开眼睑。此时，患者需弯身，使面部与桌子保持平行。为了正确放置镜片，患者可以把镜子平放在桌子上，也可以用吸棒作参照物。告诉患者把镜片移动到眼睛中央。镜片一旦就位，患者需眨眼，并把吸棒移走。对于戴镜来说，把镜片简单放在吸棒上而不把镜片吸住更好。如患者有监护人，监护人需参与到镜片定位的过程中，因为一些残障患者很难把镜片定位在眼睛中央。

Dalseyadaptives（www.dalseyadaptives.com）制作了一个支架，用来支撑巩膜镜，患者可以用双手固定眼睑，向下靠近，并把眼睛放到镜片上。支架的中央有一个光点可以引导患者进行注视，从而帮助患者把镜片戴到眼睛中央。

要记住，第一次训练有可能不成功。但是，只要患者能成功摘镜，即可把镜片带回家练习佩戴。可以预约第二次的训练，进行再培训和解决出现的问题。

（四）接触镜护理液

现代巩膜镜都是用硬性透气材料制成的。因此，可以使用针对这种材料的硬性透气接触镜护理产品进行镜片清洁和消毒。使用过氧化氢对镜片进行清洁也是非常有用的，因为这种清洁方式不会有防腐剂残留，而这些镜片下的防腐剂可能导致毒性或超敏反应。全巩膜镜佩戴者可以从相关机构（如 Dry Eye Shop http：//www.dryeyeshop.com/prose-case-p277.aspx）购买全巩膜镜护理用品，过氧化氢护理系统附带的参考标准不适用于全巩膜镜。对更容易发生镜片黏附的患者，应给予超强清洁剂。

巩膜镜在佩戴前必须先用护理液进行清洗。为了避免超敏反应与毒性反应，用无菌盐水清洗镜片更好。使用一次性单支装的生理盐水，可避免大瓶装的生理盐水打开后多日使用所带来的污染。如需要，患者也可以使用润眼液。

（五）安全性与风险

教育患者关于佩戴接触镜的风险与安全性。患者要阅读书面佩戴指导，签知情同意书。让患者带回整套护理液及其他所需物品。给患者一份写有详细镜片佩戴指导、镜片护理指导及镜片安全性与风险的文件。可以在巩膜镜教育协会网站（http：//www.sclerallens.org/how-use-scleral-lenses）上查看巩膜镜片操作和护理视频。

九、并发症的处理

巩膜镜佩戴过程中可能出现各种并发症，可导致佩戴失败，使患者放弃使用该镜片。如及时发现并正确处理，大多数并发症都是可以补救的。

十、接触角膜

在理想状态下，巩膜镜是不能接触角膜或不需要角膜承重的。有些情况下，如重度圆锥角膜，定制的最适合的试戴片与角膜接触，会导致患者不适并最终引起角膜上皮的剥脱。如把镜片设计成最陡峭状态仍不能有效跨越角膜，则应使用具有较高拱顶的设计。通常情况下，需要增加 3mm 以上的直径。增加镜片尺寸不仅可以加大矢高，而且能加大镜片与巩膜的接触面积。角膜扁平的患者常出现中周部镜片接触，如近视角膜屈光术后、穿透性角膜移植术后。对于此类患者，应使用逆几何设计的镜片来提供完整的足够的角膜空间。

如果镜片接触没有诱发任何症状或体征，可以持续观察接触区，暂不需要调整。如果接触区域出现有症状的上皮缺损，可以使用骑背式验配，即巩膜镜叠加在软式绷带镜上面以提高舒适度并保护角膜上皮。首选日抛型软性接触镜，因其对于这种双接触镜系统使用更方便。

（一）镜片压力及半封闭状态

良好的配适会使眼睛呈现半封闭状态，即无论是眨眼还是任何眼球移动都不会使镜片产生移位。理想状态下，巩膜镜接触区应均匀地附着在巩膜上。泪液交换发生在眨眼时，上睑对镜片产生压迫，从而引起镜片弯曲而发生泵作用。巩膜不对称的患者可能在镜片接触后产生轻微的间歇性烧灼感。最理想的状态是患者佩戴舒适并有泪液交换。但是，如果接触区过紧，镜片和眼睛则会呈现一个全封闭状态。接触区可产生一个巩膜上结膜组织受压变白的圆

环，并且泪液交换停止（图 21-12）。镜片下的角膜缘平行区域变红淤血。生理沉淀物在镜片下的泪液区堆积，引起角膜毒性。患者主诉眼睛刺痛，发红。由于负压增加，镜片非常难摘。如镜片压力过大并完全封闭眼睛，则需要把镜片接触区的周边弧变平，放松镜片，使镜片重新回到半封闭状态。角膜缘平行区域的外周曲线是镜片需要放松的部位，如果结膜变红的部位放松，而变白的角膜缘旁周边曲线没有放松，则巩膜镜的密闭状态将由于"合页效应"而加重。基本上，镜片边缘被抬起，角膜缘和结膜变白区域之间的组织会像铰链一样进入巩膜镜，使镜片更紧，放平周边弧曲率可降低镜片的整体矢高，可通过收紧基弧对角膜拱高进行补偿。

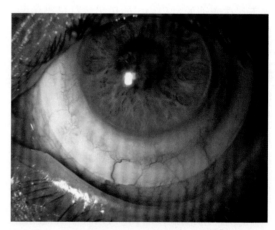

图 21-12　由巩膜镜片全周封闭导致的全周血管受压变白，角膜缘淤血

（二）接触区的不均匀承重

巩膜镜总体设计包含镜片后表面的球面设计与接触区周边弧的设计。但是，巩膜并不是一个球体，它更像是一种非旋转性对称光学体。随着与角膜缘距离的增加，巩膜的象限不对称性也同时增加。镜片后接触区的球面设计可以把镜片均匀地附着在眼球上以获得可接受的配适状态。海绵状的巩膜组织有助于减少镜片与眼睛形状之间的差异。在没有影响到镜片舒适度的情况下，成功的巩膜镜配适有可能产生小

区域的烧灼感。患有不对称巩膜的患者显示出一种不能接受的配适关系——镜片范围内有间歇性烧灼感出现，镜片边缘抬高，可影响镜片舒适度（图21-13）。镜片接触区的边缘抬高可导致气泡的出现与沉淀物过多。如镜片后表面接触区的球面设计配适不良，为了成功配镜，需要考虑应用散光设计或镜片后表面接触区象限设计的镜片。

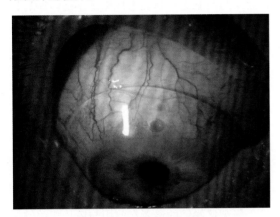

图 21-13 巩膜镜边缘抬高

（三）巩膜组织隆起

巩膜结膜组织隆起可能影响巩膜镜的配适。最常见的巩膜组织隆起为睑裂斑。大多数睑裂斑都是较表浅的，并不会影响镜片的配适。但是，较严重的睑裂斑影响佩戴的舒适度。其次常见的巩膜组织隆起是结膜滤过泡，这种滤过泡常见于小梁切除术后的青光眼患者。镜片接触区边缘有可能接触到该滤过泡，滤过泡刺激将对镜片配适产生负面影响，因为镜片接触区的硬度不足以让镜片避开该肿物。可以在巩膜镜上制造一个凹槽，使镜片避免接触该隆起。可以用带凹槽的试戴片进行测量，或通过测量和照片咨询镜片顾问设计镜片。所有的镜片直径都要保持相对较小，通常情况下不能大于15mm，因为大直径镜片需要做的凹槽更深，将导致气泡的产生。凹槽要足够大，避免镜片和隆起组织之间的相互影响。镜片要像拼图一样覆盖在眼睛上。对于有结膜组织滤过泡的患者，需监控镜片配适情况与滤过泡状态，以便发现镜片引起的组织感染，如滤过泡扩散或滤过泡炎等。

（四）结膜覆盖

巩膜镜下的负压使结膜组织进入巩膜镜区域（图21-14）。如患者的结膜组织过多且松弛，此情况更有可能出现。如结膜组织覆盖只出现在一个象限中，通常不会导致不良后果。大范围的环形覆盖可导致巩膜镜封闭。不良的结膜组织覆盖很难治愈，患者最好更换其他镜片。如果巩膜镜是患者的唯一选择，可以考虑让患者进行结膜组织切除手术。

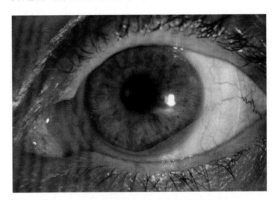

图 21-14 角膜区域松弛的结膜组织

（五）镜片弯曲

直径较大的镜片比较容易弯曲。巩膜接触区承重不均更有可能导致镜片弯曲。镜片弯曲可引起散光，降低患者视力。如球柱镜过矫试验发现散光，首先要区别散光是否由镜片弯曲引起或只是单纯的透镜散光。可以通过测量角膜曲率或角膜地形图判断。如患者佩戴的巩膜镜前表面为球面设计，则上述两项检查的结果都应该是球形的，但是，如测量结果显示有散光，则证明镜片有弯曲。避免镜片弯曲最简单的方式是增加镜片中央或凸缘的厚度。另一个方法是使用后表面散光设计的镜片或后表面象限设计的镜片来改善镜片与眼睛的配适状态。

（六）镜片下沉淀物

巩膜镜下沉淀物的堆积是佩戴巩膜镜常见

的并发症。沉淀物通常由黏液、上皮组织或化妆品组成。患有眼表疾病的患者镜片可产生大量由黏液组成的沉淀物。大量的沉淀物导致患者视物模糊，但不会影响镜片舒适度。沉淀物可通过在裂隙灯上使用光学切面观察法进行观察（图21-15）。如发现沉淀物堆积，但患者无不适感，则不需采取任何措施。但是，如患者感到视物模糊，以下措施都可减少沉淀物的堆积：嘱患者将镜片取出并冲洗，一天内可重复冲洗以保持清晰视觉。应预先告知患者可能有沉淀物的产生，因为患者预料不到会有此并发症的出现，从而产生抱怨。据报道，49%的巩膜镜佩戴者需要在一天内摘除镜片一次或多次进行休息。对于干燥性角膜炎的患者，比例上升至67%。如患者不能在一天内进行多次间断冲洗，以下还有多种方法能减少视物模糊的频率：首先，考虑减少镜片拱高，使镜片下泪液间隙量减小，从而达到减少沉淀物的目的。为患者重新配适小直径设计的镜片。让患者用更多的黏性护理液浸泡镜片（如潇莱威），可使沉淀物逗留在镜片边缘的时间延长。为患者重新选择后表面散光设计的镜片或后表面象限设计的镜片可减小镜片与巩膜的间隙，防止大颗粒物质通过。如果患者积累大量黏液，可使用10%的Mucomyst滴眼液（乙酰半胱氨酸，Bristol-Myers Squibb，超说明书使用）一天2次。

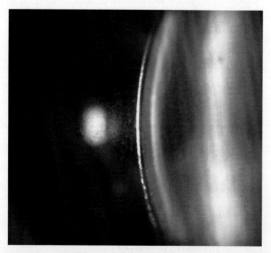

图21-15 用裂隙灯光学切面观察法观察到的泪液区碎屑

（七）气泡

理想状态下，巩膜镜下均应留有均匀的泪液间隙。如果戴镜前没有用生理盐水充分填充或在佩戴过程中生理盐水溢出，通常都会造成气泡的产生。镜片凹槽设计，也可能产生气泡。若气泡 < 2mm 并位于视轴之外，则不需要采取任何措施。若气泡大于2mm，则会妨碍镜片形成半封闭状态，从而造成佩戴不适。所有位于中央视轴的气泡都会严重影响患者视力。持续性的气泡出现可导致角膜上皮干燥。唯一可以解决气泡的方法就是取下镜片并重新戴镜。如戴镜时有持续性生理盐水溢出，可以让患者尝试使用潇莱威填充镜片，高黏度的潇莱威不容易溢出。如镜片的凹槽设计令镜片产生气泡，则需考虑更换镜片设计。

（八）护理液的毒性与超敏反应

佩戴接触镜的患者在使用与镜片相关的护理液时可能出现问题。在佩戴前让患者预先用无菌生理盐水浸泡镜片是非常关键的一步。长期暴露在防腐剂下的镜片可造成严重的上皮毒性。瓶装的、非长期储存的无菌生理盐水可能含有缓冲液，缓冲液同样会对某些患者产生毒性。因此，在佩戴前，使用小瓶生理盐水浸泡镜片是最安全的选择，因为它不含防腐剂和缓冲液。而且，一次性小瓶包装也能降低镜片污染的风险。患者可能对护理液产生过敏反应。要留意的是，超敏反应的发生都需要一定的时间。在超敏反应出现前，患者对护理液不会产生任何不满。如患者因护理液的原因产生超敏反应，患者将主诉刺激与红肿。如果怀疑有过敏反应，则改为使用已批准的过氧化氢护理系统来消除可能暴露的抗原。

（九）缺水

和其他接触镜一样，所有的巩膜镜都要求在镜片前有一个光滑的均匀分布的泪液层以形成理想的光学效果。镜片表面干燥可导致不良视力（图21-16）。镜片的材料类型、实验错误、患者的生理状况都是镜片湿润不良的原因。提高镜片湿润度最好的方法是让厂家对镜片进行等离子处理。从时间上来说，如镜片湿润度降低，在戴镜后的 6 ～ 12 个月，需对镜片重新进行等离子处理。此情况常发生于严重眼表疾病的患者。

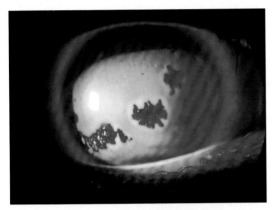

图 21-16 非润湿巩膜晶状体

（十）镜片黏附

镜片沉淀物的黏附会对镜片的舒适度及矫正视力造成不良影响。一些患者日常佩戴巩膜镜时产生大量镜片沉淀物，沉淀物的数量取决于患者的生理状况。对有可能产生镜片黏附的患者来说，需购买额外的超强度硬性透气接触镜清洁剂（Lobob），定期对镜片进行清洁。对于产生大量沉淀物的患者，推荐每个月使用护理液 Progent（Menicon）1 ～ 2 次，以保证镜片无黏附。

十一、总结

在过去 10 年内，运用巩膜镜治疗不规则角膜及眼表疾病的病例呈指数上升。巩膜镜独特的大尺寸设计解决了普通角膜接触镜不能完全覆盖严重不规则角膜的问题。对于严重眼表疾病的患者，巩膜镜的设计能避免与角膜接触，镜片下的泪液能提供持续的保水功能。有报道指出，巩膜镜对眼表的保护设计可以解决部分角膜问题，如角膜缘干细胞缺乏（LSCD）。

但巩膜镜的其他应用尚待开发，包括应用巩膜镜维持高浓度滴眼液的可能性。

尽管巩膜镜疗法在临床上有明显的优势，但必须认识到对于巩膜镜的佩戴风险还是知之甚少。戴巩膜镜为眼前段施加机械压力，有可能产生长期的结膜压迫或挤压。镜片与不规则巩膜间的相互作用（如存在管道分流）值得更深入的研究。随着巩膜镜使用更加普遍，对其进行临床研究能使我们进一步了解巩膜镜对眼球结构的影响。

抛开上述不确定性，巩膜镜疗法的确代表了治疗不规则角膜与眼表疾病的水平有了大幅提高，患者与医师对巩膜镜潜在优势认知的提升使该疗法的需求相应增加。医师应遵循已有的指南选择合适的患者，并且保持谨慎的跟踪治疗，从而使巩膜镜疗法的优势得到最大化，同时把发生不良事件的风险降到最低。

临床病例

【病例 1】

患者，男，36 岁，要求验配接触镜。曾有马方综合征病史，导致双眼晶状体脱位。右眼晶状体脱位程度在功能上达到无晶状体程度。患者右眼病情随后发展为圆锥角膜并难以适应正在佩戴的角膜接触镜。佩戴镜片时右眼视力为 20/40。对右眼进行检查发现晶状体半脱位。右眼角膜有明显的垂直条纹并有轻度角膜染色。右眼镜片与角膜顶点有接触，继发角膜磨损。角膜地形图检查确诊右眼患有圆锥角膜（图 21-17）。

解决方案：患者非常关心圆锥角膜的发展，佩戴巩膜镜进行治疗，使镜片完全不接触角膜表面的提议对患者有吸引力。佩戴巩膜镜可能为患者提供更好的舒适感，并且能避免角膜磨损。巩膜镜处方：右眼：MSD 4.20 矢高 /+10.50/15.8mm / 标准弧 / 品牌：Boston XO。

戴镜数周后，复查时患者的舒适度与视力都在合理范围内，但随佩戴时间延长，患者眼睛出现红肿，镜片舒适度下降。测量右眼视力为 20/40。接触区外结膜组织压力大，并有 3+ 的充血现象。同时，镜片下方区域呈松弛状态。屈光检查说明有未矫正散光，提示镜片有可能弯曲。考虑其他镜片处方后，调整处方为：右眼 Jupiter 7.34 BC/+8.25/17.5mm/ 逆几何设计 / 接触区散光度 3.00D/ 品牌：Boston XO。

2 周后，对新镜片进行定镜与评估。患者右眼舒适度提高，眼红减少。视力为 20/30^{-1}。结膜组织并无明显压迫，无明显充血。镜片下方稍松，可接受。将镜片订单上接触区散光度改为 5.00D 并进行定镜。患者配适成功。

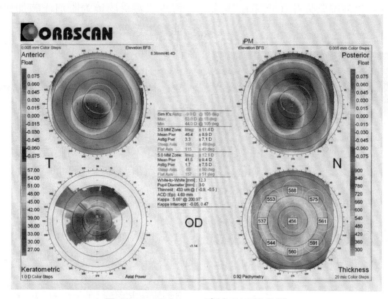

图 21-17　Orbscan 确诊为圆锥角膜

【病例 2】

患者，女，62 岁，白种人，要求验配巩膜镜治疗圆锥角膜。有严重遗传性过敏症病史，导致双眼眼睑轻微不规则（图 21-18）。由于过敏严重并伴有严重眼干燥症，患者没有佩戴角膜接触镜的可能性。患者使用框架眼镜的视力：右眼 20/200，左眼 20/40。

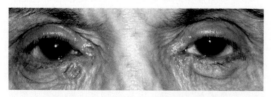

图 21-18　过敏病史导致睑缘不规则

裂隙灯检查显示，患者眼睑睑缘增厚、轻度结膜组织充血与轻度角膜瘢痕（右眼比左眼严重）（图 21-19）。角膜地形图检查确诊双眼都患有圆锥角膜（图 21-20）。进一步检查发现双眼都患有白内障。

解决方案：患者最初佩戴的是直径为 18.2mm 的 Jupiter 巩膜镜，佩戴后矫正视力：右眼 20/70，左眼 20/30。患者矫正视力满意，并在一天内能舒适地佩戴镜片长达 14 小时。1 年后患者前来复查。患者右眼视力提高至 20/50，但左眼视力却下降至 20/50。与初诊时相比，裂隙灯检查显示右眼角膜基质透明度下降（图 21-21）。左眼发现白内障病情加重。患者选择对左眼进行白内障手术。手术后，为患者左眼重新配适巩膜镜，使左眼获得 20/30 的视力。

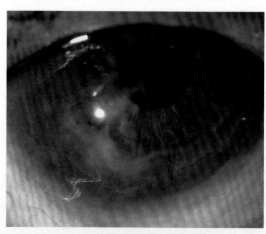

图 21-19　圆锥角膜导致角膜瘢痕

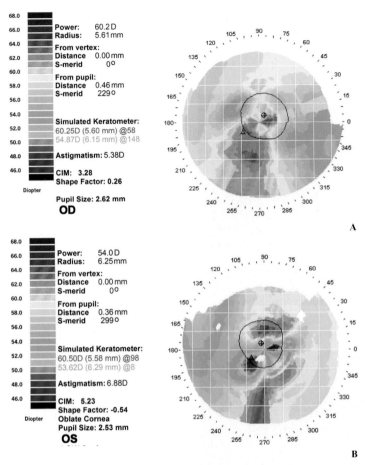

图 21-20 角膜地形图

A. 右眼；B. 左眼

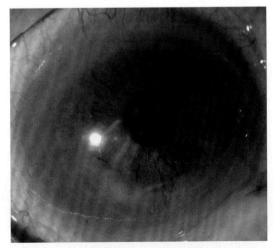

图 21-21 巩膜镜佩戴 1 年后角膜基质混浊减轻

患有圆锥角膜的患者有可能同时患有遗传性过敏症，此症影响患者佩戴角膜接触镜。巩膜镜为患者提供了一种更舒适的选择。使用巩膜镜为眼表提供保护可加速角膜基质的重塑。在此案例中，患者佩戴巩膜镜 1 年后，右眼的角膜基质混浊现象得到减缓。

【病例 3】

患者，51 岁，在进行了右眼的角膜屈光手术（LASIK）后，继发角膜膨隆。在佩戴软性接触镜与复合镜失败后转而佩戴巩膜镜进行治疗。

解决方案：患者成功验配一副 Jupiter 全巩膜镜，矫正视力 20/40。总体而言，除了由于镜片下移造成的一些轻微角膜接触以外，镜片配适良好（图 21-22）。在随后的复查中，患者主诉戴镜时眼睛有刺激症状。裂隙灯检查显示镜片与右眼角膜上方接触的区域有轻微角膜炎（图 21-23）。因为通过修改镜片设计来矫正镜片下移比较困难，所以为患者在巩膜镜下配适了一副硅水凝胶软性接触镜。此镜片起缓冲作用，避免巩膜镜接触角膜上皮。在下一次复查中，患者反映镜片舒适度有很大提高。为患者应用日抛型软性接触镜以简化镜片护理程序，最大限度提高软性接触镜的舒适度。

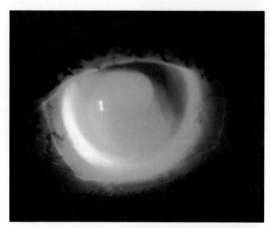

图 21-22　巩膜镜轻微向下偏离导致的轻微角膜接触

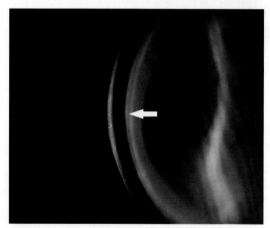

图 21-23　箭头所指为巩膜镜与角膜之间的硅水凝胶镜片

【病例 4】

患者，男，30 岁，要求验配巩膜镜。患者有严重的圆锥角膜病史，左眼于 2006 年行角膜移植术，右眼于 2009 年行角膜移植术。患者已佩戴过角膜接触镜，但在佩戴过程中患者有不适感转而使用框架眼镜。

患者未矫正前视力：右眼 20/100，左眼 20/200。佩戴框架眼镜时视力：右眼 20/40，左眼 20/30。随后对患者进行屈光检查，右眼：+1.75−7.00×80，矫正视力提高到 20/20，左眼屈光检查：+1.75−5.50×075，矫正视力 20/30。检查后发现双眼角膜植片透明，厚度较薄。眼前节分析仪检查发现患者有高度逆规散光（图 21-24）。

解决方案：为患者佩戴 Soclear 巩膜镜。参数如下：

右眼：7.34 BC/−1.87/14.5mm 直径 / 标准边缘 / Boston XO2（图 21-25A）

左眼：7.38 BC/−1.75/14.5mm 直径 / 标准边缘 / Boston XO2（图 21-25B）

戴镜后患者视力：右眼 20/20，左眼 20/25。双眼配适均可接受，患者佩戴舒适。跟踪 3 个月后，患者常规随访。

【病例 5】

患者，82 岁，左眼角膜移植手术后出现角膜不规则。因患有青光眼，为了控制眼压，患者左眼曾进行小梁切除术，手术形成了邻近上方角膜边缘的结膜滤过泡。检查发现患者患有早期的年龄相关性干性黄斑变性。左眼 +6.50−8.00×120 的最佳矫正视力为 20/300。尝试过角膜地形图检查，但因患者角膜严重不规则，所以无法获取数据。患者被安排配适其他种类镜片判断能否提高视力。曾考虑为患者配适角膜硬性透气接触镜，但因镜片可能受结膜滤过泡的影响，所以放弃。

解决方案：患者符合迷你巩膜镜的适应证，为患者配适了带有凹槽设计的迷你巩膜镜，此凹槽设计可避开滤过泡部位。镜片参数：BRC 47.00D，直径 15mm，平光，4mm 宽、2mm 深的凹槽。试戴评估配适情况，片上验光发现试戴镜拱高过高，凹槽相对于滤过泡来说较深。定镜参数：BCR 44.00D，直径 15mm，焦度 +3.50D，加宽凹槽切口并减小凹槽的深度。在分发镜片时，患者戴镜之后能够看到 20/50，而且镜片不含碰撞到滤过泡。教患者像拼图一样佩戴镜片，把凹槽对准上方滤过泡。患者用生理盐水填充镜片，在佩戴过程中盐水溢出明显，导致镜下气泡产生，改为超说明书使用的黏度更高的 Celluvisc 滴眼液，可解决该问题，泪液区无明显气泡产生。随访未发现镜片对结膜滤过泡产生机械性压迫损伤。

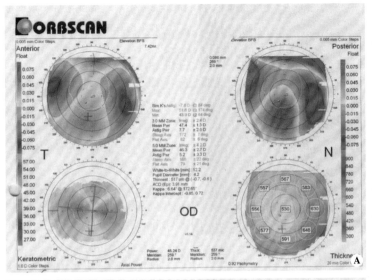

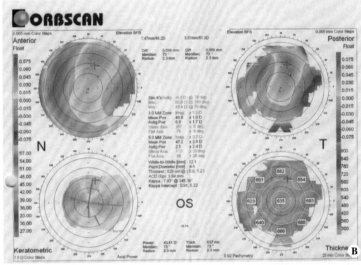

图 21-24　A. Orbscan OD；B. Orbscan OS

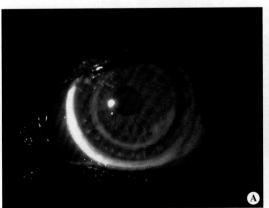
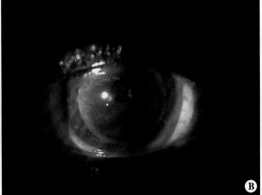

图 21-25　A. 角膜巩膜晶状体外径；B. 角膜巩膜晶状体操作系统

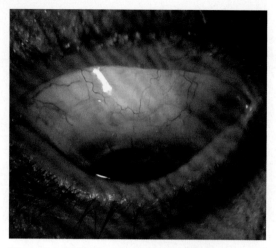

图 21-26　巩膜镜片，带斜面切口，绕过患者结膜滤过泡

【病例 6】

患者，男，78 岁。病史：1987 年进行双眼 RK 手术，右眼在 2003 年进行 PRK 及 AK 手术，2007 年进行双眼 LASIK 手术，2008 年进行双眼白内障人工晶状体移植手术，2009 年进行双眼角膜胶原交联术。患者主诉早上视力良好，但上午晚些时间视力降低，并在一天中的随后时间都是模糊状态。患者并无眼部症状，多年前在 RK 手术前佩戴过角膜接触镜。

在下午 4 时 15 分时，患者的最初矫正视力为：

右眼 20/60，左眼 20/40。患者感觉到与平时相同的视物模糊。患者主诉最近在早上测视力为 20/25。患者双眼瞳孔小，大小为 2mm。所有初步检查结果均正常。焦度为 +0.5-2.50×180 时，能使患者右眼视力提高至 20/25，而左眼并没有测量出任何的屈光不正。裂隙灯检查显示了患者双眼有因 RK 与 AK 手术造成的瘢痕。人工晶状体透明。用眼前节分析仪对双眼进行分析，发现了典型的术后角膜扁平现象（图 21-27）。

解决方案：患者佩戴巩膜镜。镜片最终参数：

右眼：MSD 18.0mm，4.60 矢高，增加拱高，−7.00D，标准周边弧

左眼：MSD 18.0mm，4.40 矢高，增加拱高，−5.00D，标准周边弧（图 21-28）

患者戴镜后，双眼视力：右眼 20/20，左眼 20/15。患者对于矫正视力与镜片舒适度感到非常满意，而且能非常好地适应镜片的佩戴与摘除。患者日常佩戴镜片时间为早上至夜晚。患者对于矫正视力及镜片稳定度非常满意。

【病例 7】

患者，男，37 岁，医师建议患者验配接触镜。因眼睛畏光、视物模糊且有慢性刺激症状，患者已求诊于多位医师，角膜专家已诊断出患者患有角膜变性，但诊断尚未明确。手术前，建议患者考虑使用巩膜镜进行治疗。

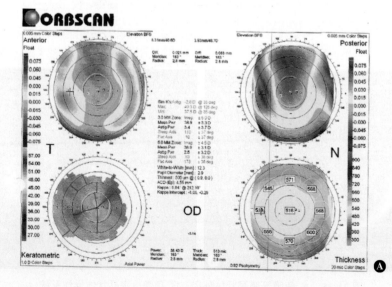

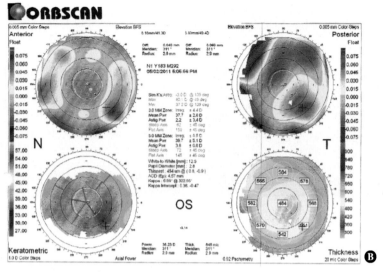

图 21-27 眼前节分析

A. 右眼；B. 左眼

者仍然有一定程度的畏光，但刺激感有所缓解并对镜片舒适度与矫正视力感到非常满意。患者全天戴镜。

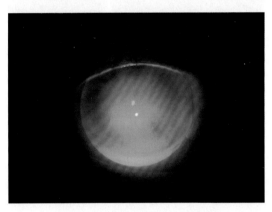

图 21-28 佩戴巩膜镜荧光素图

在检查中，患者裸眼视力：右眼 20/60，左眼 20/60。矫正视力无提高。裂隙灯检查发现 2+ 的结膜组织充血并有 2～3+ 的螺旋状角膜染色（图 21-29）。眼睑下结膜组织有 2+ 的充血，余检查未见异常。

解决方案：考虑到患者眼睛敏感且睑裂较小，为患者选择了直径较小的巩膜镜。患者佩戴的镜片为 Jupiter 巩膜镜，参数如下：

右眼：46.00BCR/−1.75D/ 直径 15.6mm/ 标准周边弧设计 / 品牌 Boston XO

左眼：46.00BCR/−2.00D/ 直径 15.6mm/ 标准周边弧设计 / 品牌 Boston XO

镜片为角膜提供了完整的拱高并有良好的中心定位（图 21-30）。戴镜后双眼视力均为 20/20。患

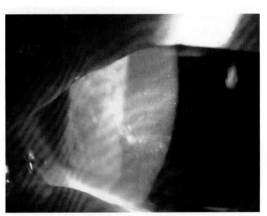

图 21-29 角膜染色

【病例 8】

患者，男，56 岁，白种人。患者因左眼角膜上皮缺损一直没有痊愈前来就诊。患者患有虹膜炎，20 年间不断复发。患者长期使用类固醇，导致左眼患白内障，左眼眼压也因此上升。2 年前，患者进行了白内障摘除术，没有植入晶状体。手术后，患者佩戴 1 年软性接触镜，但不明原因的角膜溃疡迫使患者停戴镜片。患者有密集的角膜瘢痕并有持续性的角膜上皮缺损。当地医师已尝试使用绷带镜治疗患者的角膜上皮缺损但没有成功。

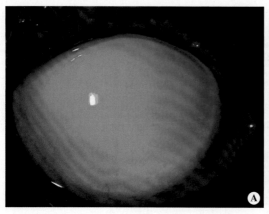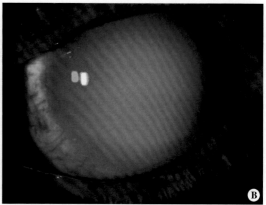

图 21-30　巩膜镜

A. 右眼；B. 左眼

患者左眼视力为 1/200。裂隙灯检查发现面积为 1.2mm×3.4mm 的下方角膜上皮缺损并带有轻微的基质浸润现象、弥漫性的角膜中央瘢痕、角膜后活动性 KP（−）（图 21-31）。前房检查少量细胞（+），前房闪辉（−）。

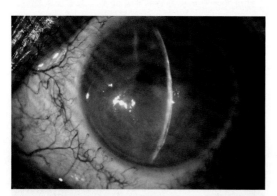

图 21-31　持续性的角膜上皮缺损

解决方案：角膜病专家怀疑患者上皮缺损的原因与神经营养不良有关，病情与带状疱疹病毒（HSV）性角膜葡萄膜炎相关。角膜病专家推荐患者使用激进的疗法，如泪小点闭塞、润眼液、巩膜镜佩戴、侧睑缘缝合术、羊膜移植等。医师先放置泪点塞，再开始佩戴巩膜镜。患者佩戴一副 +9.75D、直径为 18.2mm、标准化设计的 Jupiter 巩膜镜，并获得了 20/150 的视力。在开始巩膜镜治疗的 1 个月内，患者角膜上皮缺损完全康复（图 21-32），视力也一直稳定在 20/150。

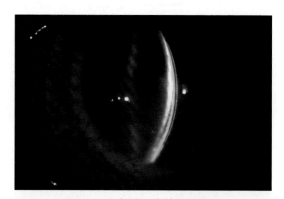

图 21-32　角膜上皮缺损的解决

【病例 9】

患者，男，36 岁，亚洲人。患者主诉双眼刺痛、红肿、畏光并视物模糊，病情反复约 1 年，逐渐加重。在症状开始前，为了矫正高度近视，患者佩戴了水凝胶软性接触镜。对患者采取了以下治疗方法：润眼液、外用类固醇、环孢素、泪小点闭塞、口服多西环素。以上治疗方法均不奏效。

就诊期间，患者戴镜视力为右眼 20/200，左眼 20/70。双眼均有中度的结膜组织充血。双眼均有螺旋式角膜上皮层状混浊（图 21-33）。患者诊断为角膜缘干细胞缺乏。

解决方案：患者佩戴了镜片直径为 18.2mm 的 Jupiter 巩膜镜。初始佩戴阶段，患者的结膜组织充血与角膜不规则得到明显好转。开始巩膜镜治疗后 2 周，患者视力已经提高到右眼 20/40，左眼 20/25（图 21-34）。

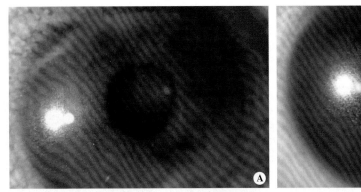
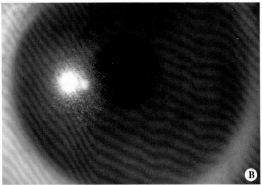

图 21-33　角膜上皮混浊

A. 右眼；B. 左眼

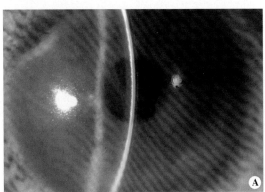
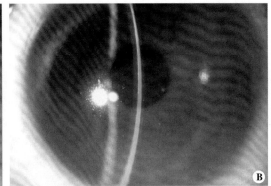

图 21-34　巩膜镜镜片

A. 右眼；B. 左眼

佩戴巩膜镜 9 个月后，患者日常佩戴巩膜镜的过程仍十分舒适。戴镜视力：右眼 20/25，左眼 20/20。无明显的角膜上皮缺损，但仍存在角膜瘢痕（图 21-35）。患者希望停止巩膜镜的佩戴转而使用框架眼镜。医师告知患者如症状复发需复查，允许患者停戴巩膜镜。医师给患者开具了框架眼镜的处方。

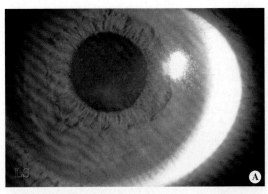
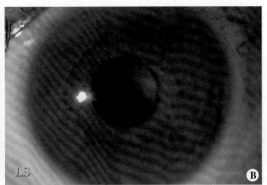

图 21-35　角膜瘢痕

A. 右眼；B. 左眼

18个月后患者复查，主诉双眼有轻微刺激感。检查发现双眼有轻微的周边上皮病变。患者重新佩戴巩膜镜3~4周，戴镜期间患者症状与临床表现回归正常。随着症状的消失，患者再一次停戴巩膜镜。角膜缘干细胞缺损可能是干细胞功能障碍造成，而不是角膜缘干细胞坏死，对角膜边缘暂时性的保护措施可使角膜边缘干细胞的功能恢复。

【病例10】

患者，男，35岁，白种人。患者患有慢性移植物抗宿主病，为了治疗淋巴细胞性白血病，患者曾接受干细胞移植手术。在术后3~4个月，患者发现眼睛干涩并有刺激感。症状恶化严重。传统治疗方法并没有使病情好转。

初次检查时，患者双眼裸眼视力为20/20。裂隙灯检查发现，双眼角膜的严重的点状上皮病变、角膜及球结膜组织丽丝胺绿染色阳性，以及轻度丝状角膜炎。

解决方案：患者配适了直径为19.6mm的Jupiter巩膜镜（图21-36）。此巩膜镜保护结膜组织并覆盖全角膜。戴镜后患者视力仍然为20/20。患者定期对镜片使用无菌润眼液护理。如患者周围环境干燥、风大且尘多，则使用湿房镜。佩戴巩膜镜之后患者恢复了之前放弃的户外活动。

患者继续全天巩膜镜治疗约4年。在此期间，患者慢性移植物抗宿主病的有效抑制提升了患者的总体眼部健康。除了在干燥环境下，患者发现自己已经无须佩戴巩膜镜来保持眼睛的舒适度。

巩膜镜在眼表疾病的应用对于现有疗法是一种很好的补充；患者有可能需要继续采用其他疗法保持足够的舒适度。巩膜镜可使严重眼干燥症患者的眼表得到修复，一旦眼表恢复完整，则不再需要全天佩戴镜片。对导致眼表疾病的原发病进行系统治疗可显著缓解患者的干眼症状。

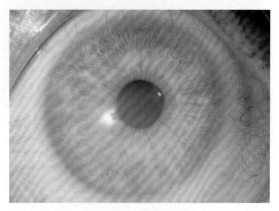

图 21-36　巩膜镜外径

【病例11】

患者，女，59岁。患者有眼干燥症及眼部过敏病史，要求验配巩膜镜。患者在多年前曾佩戴硬性透气接触镜。3年前，患者进行了整容。除了驾驶时使用框架眼镜，其他情况下患者很少使用框架眼镜，因为患者使用框架眼镜时视近模糊。

患者裸眼远视力：右眼20/70，左眼20/150。患者裸眼近视力：右眼20/40，左眼20/30。角膜曲率为43.00/45.50。患者焦度为右眼+1.50-2.75×120，矫正视力为20/25，左眼-2.50-2.50×045，矫正视力为20/20。裂隙灯检查发现双眼有角膜染色（图21-37）。患者诊断为近视、散光、老视、眼干燥症继发角膜炎。

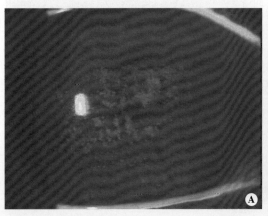 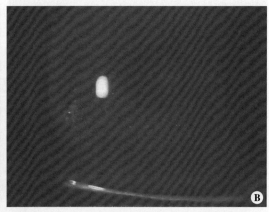

图 21-37　角膜染色

A. 右眼；B. 左眼

解决方案：为治疗患者的屈光不正、老视及眼干燥症，决定为患者配适以下镜片。

右眼：Digiform 巩膜镜（Truform）N 系列 7.65 BCR/21.62D/ 直径 15.0mm/ 标准周边弧 /+2.25D，下加 /2.0mm 近下加区 /Boston XO

左眼：Digiform 巩膜镜（Truform）N 系列 7.65 BCR/23.00D/ 直径 15.0mm/ 标准周边弧 /+2.25D 加 /2.0mm 近下加区 /Boston XO（图 21-38）

患者戴镜舒适并且视力良好。患者远视力：右眼 20/20，左眼 20/20。双眼近视力均为 20/25。对比矫正前，患者对矫正后视远的视力感到非常满意，同时还保留了阅读能力。患者可成功佩戴与摘除镜片。随后的复查中，患者自述能长时间戴镜而不会感到不适。患者之前的角膜染色症状虽然没有完全消除，但却得到好转。患者感到非常高兴，并预约 6 个月后的复诊。

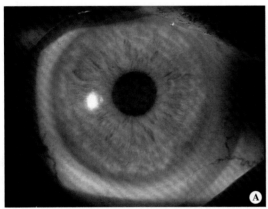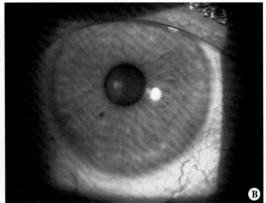

图 21-38　多焦点巩膜镜镜片

A. 右眼；B. 左眼

临床判断掌握相关技术项目备忘一览表

- 巩膜镜适应证包括角膜不规则、眼表疾病和高度屈光不正患者。
- 试戴片是准确评估配适状态和确定焦度所必需的。
- 角膜地形图对于选择镜片直径和镜片设计有很大帮助。
- 由内到外评估试戴片，包括角膜、角膜缘和接触区。
- 镜片稳定后，理想的配适状态应该是镜片与角膜的间隙为 100 ～ 300μm。

- 试戴片接触区均匀着陆在巩膜结膜上，没有过度压迫或边缘抬高。
- 确定最佳配适后眼前节照相有助于工厂讨论及评估。
- 巩膜镜验配预约应包括患者摘镜和戴镜的练习时间。
- 为患者开具一次性小包装的生理盐水用于填充镜片，以避免患者对防腐剂产生过敏或毒性反应。
- 定期监测患者的镜片黏附情况，配适变化和相关并发症。

（杨　晓　译）

第22章　角膜塑形术

Marjorie Rah，John Mark Jackson，Beth Kinoshita，Matthew Lampa，
Edward S. Bennett，Cary M. Herzberg

角膜塑形术是一种运用特殊设计的硬性透气接触镜使角膜中央压平（如果是远视，则使中央角膜变陡峭），以期暂时矫治近视与散光。其作用效果类似于削平中央角膜，降低眼球屈光力以减低近视度的屈光手术。该术式有多种命名法：如邻聚焦、角膜塑形、角膜处方矫形、可控性角膜形态变化、角膜屈光治疗及视力变化治疗等。随着近年来角膜塑形镜设计、设备的提升及过夜佩戴应用的增多，角膜塑形镜普及性也在增加，尤其是青年人群，在全球未成年人接触镜处方中占28%。关于接触镜佩戴及青少年人群中的使用已在本书第19章详述。

一、角膜塑形技术

（一）早期角膜塑形技术

早期角膜塑形镜的概念起源于聚甲基丙烯酸甲酯（PMMA）角膜接触镜的使用。由于该材料不透氧，临床医师为保证戴镜期间镜下泪液交换，会给出比中央角膜更平坦的镜片处方，由此增加角膜的供氧。观察发现，戴镜后中央角膜组织平坦化，摘镜后佩戴框架眼镜出现模糊。患者也表述在戴一段时间角膜接触镜后再戴回之前的框架眼镜视物模糊，有些低度近视的患者在摘镜后无任何视力矫正的情况下视力仍然会保持清晰一段时间。

第一篇关于PMMA角膜接触镜戴镜后效果的文献出版于20世纪50年代。1962年，George Jessen 发表一篇称为"邻聚焦"的文章，这是第一篇有意报道尝试利用角膜接触镜使角膜得到矫形以降低近视度数的文章。此后，Jessen 称这项技术为"角膜塑形术"。Jessen 采用的方法是佩戴比角膜更平坦的标准PMMA镜片后适量地降低焦度。如果此法成功，将通过压平中央角膜以达到完全消除近视度数的目的。镜片自身设计的压平力连同平坦配适镜片后表面的泪液张力可达到视力的全矫。但不幸的是，平坦配适的镜片定位不稳定，戴镜舒适度差及易偏位等造成角膜形态不可预知的变化，有时还可出现角膜不规则散光。

尽管初期通过其他方式改良了角膜塑形镜，但临床医师普遍使用 Grant 和 May 设计的角膜塑形镜最多。他们设计的大直径逐步平坦的一组镜片，降度从 0.12 到 0.50 的梯次逐渐较角膜曲率平坦。当角膜趋于平坦化后，按照镜片压平降度依次佩戴矫形以期达到最终需求的降度水平，整个塑形过程将花费数月时间。

角膜塑形镜的支持者发表了数篇关于佩戴成功的案例报道，但运用常规设计的镜片做对比参照的报道始见于 20 世纪 70 年代中期至 80 年代初期。虽然研究报道对照设计及结果不同，但结论均较一致：①运用PMMA材料设计的角膜塑形镜较普通镜片佩戴一样安全；②佩戴角膜塑形镜后近视度较佩戴前平均下降约 –1.00D，尽管有报道称能降低更多；③平坦配适的镜片可能导致角膜顺规或不规则散光；④无患者成功佩戴的数据；

⑤佩戴后裸眼视力的提高与角膜平坦化的量与近视下降度不完全匹配；⑥塑形后的角膜形态非持久性，以及需要每天佩戴一定的时间以保持矫形后的效果。关于角膜塑形镜报道的研究发表后，眼保健组织对角膜塑形镜提出反对意见。对角膜塑形术感兴趣的支持者并未完全消失，在随后的几年中仍有一部分支持者继续倡导及完善角膜塑形镜的配适技术。

（二）现代角膜塑形术

1. 近代角膜塑形术的推进　近年来角膜塑形镜设计及车床切削技术的巨大提升重新燃起了验配医师对角膜塑形镜的兴趣。与早期运用常规硬性透气接触镜设计的角膜塑形镜相比，现代角膜塑形镜使用完全不同的反转弧镜片设计。传统硬性透气接触镜具有更好的陡峭的基弧（BCR）和从中央到周边缘渐平坦的特性，当佩戴这种镜片出现平坦配适时，由于没有镜片定位角膜的周边区域，因此，佩戴时没办法阻止镜片偏位。相反，反转弧设计的角膜塑形镜基弧区较平坦，反转弧区较基弧区陡峭连带平坦的边弧（定位弧）设计，镜片与角膜周边的匹配提高了镜片的中心定位及戴镜稳定性，即使基弧区非常平坦。一般来说，反转弧设计的角膜塑形镜能更快体现戴镜效果并降低近视度。

尽管 1972 年首次发表了关于反转弧设计的角膜塑形镜报道，但当时的加工工艺很难制作镜片。20 世纪 90 年代初，计算机操控的车床切削及反转弧设计的改善设计出了更复杂的镜片。新设计的角膜塑形镜在提高治疗效果方面是显著的，它大大加快了角膜塑形的时间，意味着使用新设计的角膜塑形镜在区别于原有镜片上需要复杂的依次平坦化基弧的设计。与旧设计的角膜塑形镜数月的矫形周期相比，新设计镜片在几周内就能达到矫形效果。现在，众多的制作反转弧设计的角膜塑形镜实验室及临床医师有更多的角膜塑形镜选择（详见镜片设计内容）。

角膜地形图运用到现代角膜塑形镜的验配中也使之区别于早先镜片的验配。与电脑验光仪相比，角膜地形图能获取更大的角膜范围，因此，现代角膜塑形镜矫治与使用效果成为必要手段。角膜地形图在成功矫治方面预测准确性更高，镜片设计的改良更便于操作，矫形效果更好。尽管有些角膜塑形镜的验配过程未使用角膜地形图，但当矫治效果没有达到最佳时整个矫形过程所遇问题将很难操控。

角膜塑形镜再次流行的另一因素为硬质镜片材料的改良，尤其是材料透氧系数的增加，允许角膜塑形镜能够过夜佩戴。高透氧镜片在闭眼状态下佩戴增加了患者戴镜的舒适度及角膜塑形过程的便利性。镜片在睡前佩戴晨起后摘镜。当矫形效果达到最佳时，佩戴者在摘镜后可获得稳定且清晰的视力。所有角膜接触镜涉及过夜佩戴时都可能增加并发症产生的风险，因此，患者在戴镜过程中需细心检查各种眼部症状。

最新研究报道角膜塑形镜的临床观察，尤其是过夜佩戴者，较之标准化设计的镜片而言，角膜塑形镜能更快地塑形并取得更好的潜在塑形效果。总体来说，上述研究报道显示在初期角膜塑形后的平均 10 天左右，焦度趋于稳定，平均近视治疗量降低 −2.50D，最高可能降 −4.00D。此外，已有报道发现在仅佩戴 10 分钟角膜塑形镜后中央角膜明显趋于平坦并且裸眼视力有提升。

2. 角膜塑形术机制　关于角膜塑形镜的塑形机制及效果有众多的研究理论。然而，显而易见的是由于佩戴角膜塑形镜后角膜中央薄化而中周部变厚引起的角膜地形图前表面的改变。对于塑形后角膜形态的变化研究显示，上皮细胞的改变在角膜中央薄化及中周部变厚中影响最大。也有一些研究报道指出，角膜基质层变厚或起一定作用，但其对角膜形态的变化尤其是初期矫形的改变不起主要作用。关于角膜塑形的相关理论还有泪液的流体力学，闭睑状态下的眼睑压力，以及镜片边缘的泪膜表面张力。角膜表面的力主要来自不同方向的压力与张力两方面，这些力产生的应力促使，角膜上皮细胞的移行。中周部上皮细胞层的侧向高度及宽度均降低，角膜上皮细胞的移行可协同角膜力学，由此，角膜力学能够重新分布，而不是产生或破坏这种力学，细胞体积及面积在整个塑形过程中保持不变。

二、角膜塑形术的优势

过夜佩戴角膜塑形镜有多方面优势，对于佩戴者而言，最重要的是能提高裸眼视力，白天不再需要框架眼镜。此优势对于年轻人尤其是运动爱好者尤为重要。已有报道发现，佩戴角膜塑形镜有较高的满意度，源于与框架眼镜的比较，角膜塑形镜能提高生活质量，并且较之软性接触镜佩戴者，当角膜塑形镜能够更适合他们需求视力时，会得到佩戴者的青睐。更进一步说，较之抛弃型软性接触镜的矫正视力，通过角膜塑形镜的矫正，其裸眼高对比敏感度及低对比敏感度视力更平衡。对于不适合或无意愿进行角膜屈光手术的佩戴者，角膜塑形镜提供了另一种有效可行的视力矫正方式。

然而，如第 19 章所述，角膜塑形效果最显著、最深远的意义在于眼轴的控制。多项研究报道证实，过夜佩戴角膜塑形镜可明显延缓或阻止眼轴的增长，对生活质量的提高有重要意义。

三、患者的期望值及选取

过夜佩戴角膜塑形镜并非适合所有近视患者。重要的是验配医师需认真筛选适合角膜塑形术的佩戴者。尽管不能保证塑形完全成功，然而严格筛选合格的佩戴者和建立实际的塑形目标将消除患者和验配医师塑形失败时的挫败感。建立切实的塑形目标对塑形成功至关重要。因为角膜塑形镜需过夜佩戴，所以选取患者应无过夜佩戴角膜接触镜的禁忌证。患者需要理解的是，过夜佩戴角膜塑形镜并非永久改变角膜形态，如果停止佩戴，

近视度将会回退。但是有些患者需要连续佩戴角膜塑形镜 1 周以上，摘镜裸眼视力才能达到理想状态，而有些患者只需要戴几个小时后摘镜便能达到以上效果。

现今，美国食品药品监督管理局（FDA）允许过夜佩戴角膜塑形镜的条件见表 22-1。尽管许可条例支持近视度 –6.00 ～ –5.00D，不考虑轴向散光度范围为 –1.75 ～ –1.50D，然而想做到最成功的验配，初挑选患者建议选择较低的焦度及顺规散光度数。

表 22-1　美国食品药品监督管理局关于验配 CRT&VST 角膜塑形镜的许可条例
CRT 验配的许可标准：
近视度在 –6.00D 及以下
散光度最高至 –1.75D
无年龄限制
VST 验配的许可标准：
近视度在 –5.00 ～ –1.00D
散光度最高至 –1.50D
无年龄限制

影响近视度降低的两个重要因素是验配前角膜曲率及角膜散光。正常角膜曲率是从中央至周边部逐渐平坦化，可将角膜形态描述为一扁长的椭圆形表面。角膜从中央至周边的平坦率为角膜离心率（用 e 值表示）。球面形状 $e=0$，椭圆形 $0 < e < 1$。正常角膜平均 e 值接近 0.5。角膜偏心率通常用角膜地形图测量。

人们尝试将角膜离心率与焦度的改变相关联或者将初始角膜离心率作为过夜佩戴角膜塑形镜矫形成功的预测因素。已有研究结果报道不一，有研究报道称未见角膜离心率与焦度的改变有相关性，然而也有报道称角膜顶点焦度的变化与角膜离心率有相关性或形态因素（类似于离心率的一种角膜形态测量）能作为焦度变化的一项非常好的参考。

（一）好与差的佩戴者甄选

最好的角膜塑形镜佩戴者是低度近视及低

至中度的角膜顺规散光患者。一位新的角膜接触镜佩戴者或者软性接触镜佩戴者更容易接受硬性透气接触镜。尽管对后者而言，其希望间断佩戴后眼焦度及角膜形态能逐渐趋于稳定时则更容易接受佩戴角膜塑形镜。佩戴后矫形趋于稳定最少需要2周。角膜矫形范围主要在角膜中央5～6mm，因此佩戴者瞳孔直径偏大视物经过周边治疗区将看到重影，患者则不适合佩戴角膜塑形镜。存在逆规性角膜散光、不规则角膜散光，或存在角膜顶点偏心的患者也不是很好的角膜塑形镜佩戴者，因为对大部分佩戴者而言，良好的中心定位及镜片与角膜的配

适关系对角膜塑形非常重要。从角膜地形图判断患者是否适合佩戴是不可能的，如眼球深凹的患者也不是很好的角膜塑形镜佩戴者。

佩戴者如比较满意目前的屈光矫正方式而不愿转换为角膜塑形术矫形，或不能定期复查，或不能承担角膜塑形的花费则不能入选为合格的佩戴者。角膜塑形镜的费用通常与角膜屈光手术的花费近似。目前角膜塑形镜的费用为750～2500美元。镜片的费用主要取决于患者的屈光状态及镜片的加工工艺。平均镜片价格费用为1100～1400美元。适合佩戴、边缘戴镜及不适合佩戴者见表22-2。

表 22-2 角膜塑形镜适合佩戴、边缘戴镜及不适合佩戴者		
适合佩戴者	边缘戴镜者	不适合佩戴者
球镜度 ≤ –3.50D	–4.50 ～ –3.75D	> –4.50D
顺规散光 < –1.50D	–2.00 ～ –1.50D	> –2.00D
角膜接触镜新患者	目前佩戴硬性透气接触镜	不规则或逆规散光
青少年，进展性近视	低 e 值（近视度 < –2.00D 除外）	高度近视伴低 e 值
需求良好的医学裸眼视力		眼睑松和（或）眼凹深
小瞳孔	中等大直径瞳孔伴中度近视	大瞳孔（正常照明下 > 5mm；暗室状态下 ≥ 7mm）
良好的佩戴动机		不良的佩戴矫正动机
切实的矫正预期		不切实际的矫正预期
良好的依从性		依从性差
眼部健康（无干眼症、眼前节疾病等病史）		过夜试戴有不良反应
娱乐 / 运动爱好等需求		矫治及复查的花费无法接受

From Rinehart JM，Bennett ES. Orthokeratology.In：Bennett ES，Hom MM，eds.Manual of Gas Permeable Contact Lenses.2nd ed.St.Louis，MO：Elsevier Science，2004：424-483.

（二）筛选

角膜塑形镜在目前近视控制方面是非常有效的一种实践模式。尽管满意佩戴者（或佩戴者家长）的宣传作用非常有效，能带来更多的潜在验配者，然而，实施角膜塑形术也必须提升验配的伦理性行为标准（表22-3）。好的配适者不需在验配机构进行反复佩戴，或只需进行短暂的配适评估即可。无论个体佩戴者是否有明显的兴趣佩戴角膜塑形镜，都需要和验配

机构联系，验配医师将告知患者是否可以采取这种矫正方式。如果佩戴者感兴趣，验配机构将进行一次短暂的电话筛选，如果佩戴者最终不适合验配，可节省双方的时间及相应费用。验配医师将询问佩戴者目前的矫正方式（如果是硬性透气接触镜佩戴者，则患者需要停戴）、屈光状态及预期费用，包括镜片花费及复查费用。另需说明，远视性角膜塑形镜尚未大范围普及，因此有佩戴需求的患者需咨询多家验配机构以了解是否能够验配。

表 22-3 宣传及推广角膜塑形镜的指导指南
遵守联邦贸易委员会的规定，确保消费者在角膜塑形镜的宣传及推进中规避不公正及欺诈性的消费行为。FDA 的首要职责是促进全民健康
1998 年 9 月 5 日，FDA 的健康宣言在关于非法推广角膜塑形镜的规定中指出，具有行医验配资格的验配医师可以自行在其患者范围内为特殊患者设计及处方定制角膜塑形镜。然而，眼保健工作者在实际推广角膜塑形镜的工作中应避免夸大和不实的佩戴安全性及有效性的宣传
验配者在宣传角膜塑形镜的工作中应对其宣传内容负责，无论广告的制作者是否为自己。所有宣传信息需准确且不能欺骗佩戴者
关于角膜塑形镜安全性及有效性的宣传内容需有足够的、可信的科学数据支持。广告宣传验配者对于角膜塑形镜的特殊矫治效果需阐述明确。如果宣传声明角膜塑形镜是运用特殊验配技术进行的一项特殊视力矫正，则验配者也需要在验配协议中阐述相同的内容
作为一种普通原则，任何一种证实有效的广告宣传应避免，不同佩戴的差异性，对其佩戴的有效性只能被认为是典型案例
应避免宣扬镜片永久性的说辞。需要突出提示镜片存放的要求
最好的角膜塑形镜宣传是诚实、明确，无欺骗性的表述。应做到普通人能理解角膜塑形镜广告宣传且不被内容所误导

From Rinehart J.Guidelines for advertising and promoting orthokeratology. Contacto，1999，40（1）：7-13.

验配机构筛选佩戴者时需要进行主觉验光（如果是青少年患者则需要散瞳），进行裂隙灯检查以排除眼前节疾病，并进行角膜地形图检查排除角膜变形及角膜顶点偏移。

四、角膜塑形镜的配适评估

（一）角膜塑形镜配适评估的常规指导原则

利用硬镜设计的现代角膜塑形镜验配具有独创性，本章重点阐述适用于绝大部分硬性接触镜设计的基本验配方法。

角膜塑形术是硬性透气接触镜基弧比中央角膜曲率平坦以压平角膜达到降低近视度的镜片设计方法。如何压平角膜取决于镜片的设计，但大多数镜片制造商根据近视度治疗量设计压平角膜的基弧值。George Jessen 运用"邻聚焦"的基弧验配，故此技术通常称为 Jessen 验配法。例如，一患者的近视球镜度是 −3.00D，镜片的基弧值需设计成比角膜平坦 K 值平 3.00D。大多数的角膜塑形镜制造商设计镜片在正常降度矫正的情况下轻微过矫 +0.25 ～ +0.75 以达到小远视的状态，目的是白天维持整天的清晰视

力，白天摘镜后塑形效力缓慢回退以便睡前眼球屈光接近平光状态。佩戴角膜塑形镜后，由于镜片压平配适造成的镜下负泪液压作用使得视力得到纠正，并且镜片的塑形效力使得眼球屈光状态接近平光。值得一提的是，Mountford 认为选择压平基弧设计以提高视力的矫正方式没有科学依据，此种矫正方式存在争议（详述见下文）。

辅以压平中央角膜设计的镜片，邻近陡峭的反转弧设计使角膜组织向周边移行。当角膜塑形镜贴近角膜时，镜片平缓过渡到定位弧区。定位弧使镜片稳定在角膜的周边部，促使镜片的中央定位。镜片的中央定位能避免带入不规则的散光，以及获得良好的可塑形治疗范围。

各镜片生产商对镜片的反转弧及定位弧设计是不同的，但塑形的原理相同。有些镜片设计多弧的反转弧及定位弧，宣称四区或五区镜片设计。从临床上讲，不同设计的镜片在矫治结果方面差异很小。在治疗效果上，反转弧及定位弧控制镜片整体的矢高以保证基弧区接近但不接触角膜，至少从理论上考虑，镜片的此设计保证了镜片的中心定位。对验配者而言，理想的角膜塑形镜配适是中央基弧区暗黑的荧光素染色形态，这种形态主要是由于角膜塑形

镜基弧区的薄泪液层而不是镜片与角膜接触引起的。人眼可容纳约 20μm 的荧光素钠，如果荧光素钠量低于 20μm，可在裂隙灯显微镜下观察类似镜片与角膜的顶点接触，虽然不是实质性的接触角膜。

虽然角膜塑形镜的基弧设计很重要，然而镜片的矢高设计更重要。矢高过低镜片容易偏位，通常表现为上偏，矢高过高又将降低治疗量或无塑形治疗效果。一般来说，当更改角膜塑形镜处方时，镜片基弧不变，或改变镜片反转弧或定位弧，则改动对镜片的矢高产生很大的影响。基弧的作用是维持角膜中央下压的形状以达到合适的焦度矫正。

大多数角膜塑形镜镜片直径为 10 ～ 11mm。镜片的直径范围在于辅助定位但也可根据镜片的反转弧及定位弧宽度进行调整。大多数夜戴型角膜塑形镜，高透氧镜片材料为角膜提供了最大化的氧供。临床也已发现高透氧的镜片材料比低透氧材料的矫治效果更好。

良好的角膜塑形镜配适在荧光素染色下观察呈现典型的"牛眼"状态，此状态表现为中央 4 ～ 5mm 的浅薄层荧光素染色，旁周边约 1mm 宽的染色环，镜片定位弧区表现为平行配适，边弧则为一窄的边翘染色环（图 22-1）。一旦初次镜片试戴表现为"牛眼"状态，则试戴后角膜地形图的变化能为镜片参数的矫治范围及治疗量提供非常有利的判断。开睑状态下的配适表现也许不能与闭睑睡觉时佩戴塑形作用相提并论。

Mountford 曾发表过深入阐述角膜塑形镜塑性机制的文章。文章指明位于中央角膜与镜片光学区边缘的反转弧下泪液池在泪液厚度上与镜片其他弧区的厚度相差很多。镜片中周部的泪液厚度较中央更厚。镜下泪液厚度差异造成了泪膜的压力差。实际上，镜片反转弧区的负泪液压导致角膜上皮重塑。Mountford 称之为压膜力。压膜力结合眼睑压促使了角膜塑形镜在角膜形态学的变化，即角膜中央压平而中周部变陡峭。

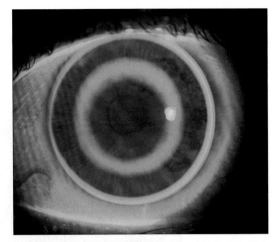

图 22-1　角膜塑形镜理想的"牛眼"状荧光素染色配适图

Mountford 也提出，为保证角膜塑形镜的成功矫形，镜片在角膜顶点处也必须有一薄泪液层，如果镜片与角膜顶点完全接触，则镜下泪液流体力无变化，对角膜塑形也将无作用。若镜片与角膜中央接触也将影响镜片的中心定位，是镜片与角膜顶点的相互作用导致的。中央镜下泪液厚度约 10μm。在泪液厚度 ＜ 20μm 时荧光素染色不显现，角膜塑形镜中央区表现为荧光素染色的缺失，此假象通常被认为是镜片与角膜的顶点接触。并且，在反转弧区的泪液池在泪液厚度上细微的差异，荧光素染色下观察无差别，但在角膜塑形力上有很大区别。上述染色表现使 Mountford 及其他学者判定，镜片的荧光素染色配适图在确定镜片是否能成功塑形上无法给出好的提示。过夜试戴及摘镜后的角膜地形图变化或将是镜片配适评估的更好的方法。然而，荧光素染色评估在参考镜片定位及镜片设计参数的更改上有益。

角膜塑形镜试戴后的地形图评估涉及戴镜前后的地形图变化对比。大多数角膜地形图可提供图片间的差异性及减量图。通常情况下，所有佩戴者佩戴后的角膜地形图都会与之戴镜前作比较。所选差异图能看出患者瞳孔区中央定位压平的圆形区域，伴随中周部一环形的陡峭区域（图 22-2）。此表现类似于角膜屈光术后的地形图，即一偏长形的正常角膜形态变成扁平状。此地形图表现提示闭睑状态下镜片中心定位良好并且足够的中央下压。当评估角膜塑形中央定位及治疗范围时可参考眼轴、角膜地形图的切线图及屈光图进行比较。上述检查提示了角膜塑形治疗整体的情况，包括塑形定位、塑形质量。通过移动不同角膜地形图上中央治疗区的光标可以评估焦度治疗量的变化。

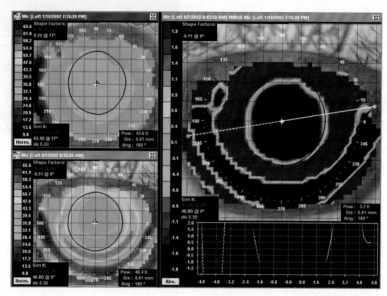

图 22-2　逆几何设计角膜塑形镜中心定位良好的角膜地形图（图由 Randy Kojma 提供）

不同于中央压平定位的其他模式都提示镜片配适没有达到最佳化。镜片的矢高越低，定位越容易上偏。角膜地形图上的压平区高于瞳孔区，伴随低于压平区的周边弧形陡峭区（图 22-3）。此图形也可由角膜屈光手术造成，但此治疗方式不是最佳的，因为在视轴区结合了治疗区与非治疗区，可能造成光晕或复视。这种配适状态需要通过改变镜片反转弧或定位弧，或两者都更改，以增加镜片的矢深。镜片准确的定位取决于镜片的设计，并且验配者需要遵循镜片厂家提供的验配指南。

镜片矢高过大易使镜片定位趋于居中或也可能轻微下偏。陡峭镜片的经典地形图表现为中央岛，即中央陡峭（此范围的曲率较基线角膜曲率更陡峭）环绕平坦区域，而角膜的中周部又可见一陡峭环（图 22-4）。由于角膜中央变陡患者表现在焦度矫治无改变，甚至近视度增加。轻微下偏的地形图表现可能意味着镜片矢深过陡。矫正这种镜片配适状态则需要降低

镜片矢高，同样验配者需要遵循镜片厂家提供的验配指南。角膜地形图也可以呈现其他不同的戴镜状态，但本文提到的两种配适状态是临床验配中最常见的。

角膜塑形镜的验配有三种基本验配方法：①库存验配法；②角膜地形图验配法；③实验室验配法。库存验配法基于验配者能获得非常全的角膜塑形镜镜片参数范围，以便患者初期佩戴时进行参数调整。例如，由 Paragon Vision sciences 的 CRT 镜片就是运用库存验配法进行验配的。每一种验配法最终目的都是达到"牛眼"状态的荧光素染色效果，区别在于如何达到。角膜地形图验配法根据角膜地形图检查结果的数据及主觉验光的焦度决定首次镜片处方，如 Bausch+Lomb 的 BE Retainer。第三种验配法是验配者要求镜片生产者检测患者的角膜曲率值及主觉验光，然后将检查数据录入镜片设计程序的软件里来确定镜片处方参数。

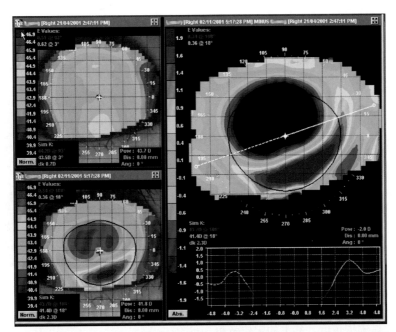

图 22-3 角膜塑形镜矢高过低镜片位置偏上的角膜地形图（由 Randy Kojma 提供）

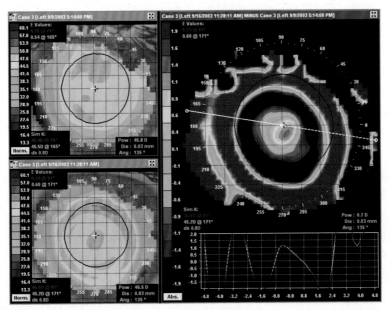

图 22-4 角膜塑形镜矢高过深引起中央岛的角膜地形图（由 Randy Kojma 提供）

（二）角膜塑形镜的镜片设计

1. 角膜屈光治疗　CRT 角膜塑形镜（Paragon Vision Sciences，亚利桑那州梅萨）是 FDA 首次认可允许过夜佩戴矫治的镜片。镜片验配过程是运用滑动原则（滑动标卡）来选取初始试

戴镜片结合荧光素染色评估来确定镜片参数。

在试戴镜片中找出第一试戴片。对第一试戴片进行配适评估。配适良好，中心定位稳定，试戴片荧光素染色可见中央 4 ～ 5mm 的平行配适状态（5 ～ 10μm 的荧光素厚度），周边约 0.5mm 宽的边翘。调整镜片参数直至找到理想的配适状态。

CRT 镜片的分区包括中心治疗区（基弧区）、反转弧区（反转弧）和定位弧区（平行弧）。尽管这些术语对 CRT 镜片设计而言具有独特性，然而镜片验配程序却不复杂。镜片的基弧选择按照 Jessen 法描述的其上有过矫的 0.50D 反弹因素，镜片的反转弧采用独特的 S 形弧设计。基本的反转弧区深度值分别有 500μm、525μm 和 550μm，然而其他设计也可以按照 25μm 的梯度变化做设计。镜片的矢高越低镜片定位越容易上偏，在选择反转弧时需要增加反转弧的深度（如从 500μm 深度增加到 525μm）。相反，镜片定位良好但中央基弧区浅荧光素染色＜4mm 则提示镜片矢高过深，相应镜片的反转弧深度需要减低一梯级。

镜片的定位弧实指角度。基本的定位弧角度值有 32°、33° 和 34°，1° 梯度变化值。增加定位弧角将减低边翘，反之降低定位弧角则增加边翘高度约 12μm。例如，如果镜片边翘宽度显示超过 0.5mm，则定位弧角需增加 1° 梯级（如从 33° 增加至 34°），镜片的矢高则加深约 12μm。标准镜片直径是 10.5mm。

验配者可以选择标准的 110 片试戴片组或依据滑动标卡原则定制试戴片。试戴验配法的优势为验配者可以迅速地更改试戴片参数以达到可接受的配适状态。镜片可以从库存片分发而无须耗时定制送达。对于首次验配 CRT 镜片的验配者而言，在镜片保修期内为部分初次佩戴者依据经验定制镜片更为经济。验配者根据 Surefit 软件娱乐，基于滑尺指导试戴片得到两片推荐的试戴片。相反，通过手上完整的不同参数的试戴片选取首次试戴更容易进行配适评估。也可以按照经验法定制首次镜片，Paragon Vision 将同时附带两只最接近定制参数的镜片以供首次定片参数不能获得良好配适时做选择。

CRT 镜片的新设计是双轴设计，即基于边弧抬起高度的不同镜片的反转弧和定位弧可以在两个不同径线上做变化，这种情况最常见于边到边的角膜散光。此种镜片设计有利于中心定位和达到更稳定的矢高深度及更规则的中心治疗下压范围以维持塑形效果（图 22-5）。

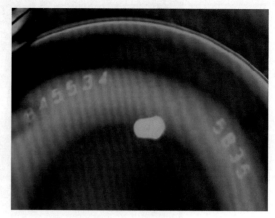

图 22-5　双轴设计镜片荧光素染色图
From Herzberg CM.An update on orthokeratology. Contact Lens Spectrum.2010；25（3）：22.

2.视力塑形治疗　以下镜片设计均经 FDA 批准认可在 Bausch+Lomb 视力矫正技术支持下允许正常过夜佩戴。

（1）BE 镜片：BE Retainer 系统（精准技术服务）利用角膜地形图数据设计镜片，无须参考荧光素染色评估。BE Retainer 系统是包含一款镜片验配软件程序包及一组 24 片试戴片组的验配方式。将患者的角膜地形图数据及焦度输入验配系统软件来确定镜片参数。必须提供的角膜地形图数据包括角膜顶点曲率半径、矢高和角膜直径。Medmont 角膜地形图推荐使用 BE Retainer 系统的部分原因是该系统能得到模拟验配镜片的矢高值，然而这是使用其他品牌角膜地形图的验配者可参考的。该软件也同样提供了患眼近视降度最大治疗量的预估值，为决定患者是否符合优选佩戴角膜塑形镜提供了有利的参考。

为达到所需角膜形态变化的治疗量，验配软件通过计算镜片各弧参数确定镜下最佳泪液层厚度。形成的泪膜形态即膜压力，将在镜片常规配适评估章节讨论。BE 验配系统不同于大多数的镜片设计，不采用 Jessen 公式计算的基弧值。相反，此系统镜片边弧的计算是为了更好的镜片中心定位，平行弧的选择为此弧段区域提供适当的泪液层厚度，而基弧曲率半径的选取是为了保证合适的顶点泪液层厚度。镜片的边弧平坦而不是陡峭，是根据镜片的锥角角度进行设计的。

运用角膜地形图进行镜片设计的问题在于采集的角膜数据不准确。镜片试戴能解决此问题。依据角膜地形图的数据，通过计算机验配软件选择最接近矢深高度的理想镜片。如果角膜地形图计算出的角膜高度正确，通过过夜佩戴试戴片可反映出良好的中心定位并呈"牛眼"状的中央平坦化的角膜形态，尽管所需治疗量未完全达到理想状态。如果能达到上述塑形形态，则可以为患者定制这种常规镜片。反之，如果角膜地形图计算错误角膜高度，依照理想化的镜片配适塑形状态，计算机验配软件将调整镜片参数来重新选择试戴镜片。试戴过程将一直重复到良好的"牛眼"状中心定位为止。在试戴状态下，可定制常规镜片并能得到预计的塑形效果。

（2）Contex OK 电子系统：是利用角膜离心率作为验配关键点的一种硬性透气接触镜设计。镜片由后表面光学区、较为陡峭的反转弧区、一条或多条定位弧及周边弧组成，边弧设计为提供边翘及泪液交换。针对不同角膜形状及眼球焦度信息，每一片镜片都包含设计好的编码。例如，44.00/-4.00（e 值为 0.5）的镜片编码提示镜片设计参照角膜平 K 值为44.00D，镜片降度为 -4.00D，角膜 e 值为 0.5。镜片包装也会特别指出镜片基弧曲率半径，光学区范围及镜片的前表面度数。Contex OK 电子系统 10.6mm 镜片直径的标准光学区大小为6.0mm。当为患者选择该系统设计的角膜塑形镜时，首选试戴片有 3 种方法：

1）通过参照角膜中央曲率的检查数据及主觉验光选择镜片。

2）通过参照角膜中央曲率的检查数据，主觉验光及角膜地形图选择镜片。

3）通过厂家库存试戴片试戴方法选取。

当镜片首次试戴是通过检查数据获得而非通过试戴法时，参照平均角膜离心率或 e

值为 0.5 选取。若角膜地形图检查准确，则按照地形图提供的角膜离心率选择首次镜片试戴参数。镜片试戴法也是可推荐的一种镜片选取方式。

采用 Contex OK 电子系统镜片遇到配适问题时，根据镜片偏松或偏紧的配适状态改变参照的角膜离心率值。例如，试戴镜片编码为44.00/-4.00（0.5e）的镜片偏紧时，重新选择镜片编码为 44.00/-4.00（0.55e）的镜片能放松配适并且维持同样降低近视度的目标降度。当通过调整离心率来改变镜片配适状态时，至少按照 0.05e 一档调整（等效于接近 10μm 矢高量的调整）。如需增加近视度降幅时，镜片编码提示的降度需要改变。例如，患者试戴片上验光为 -0.50D，但地形图参考及镜片配适均比较理想，则重新选择一镜片编码为 44.00/-4.50（0.5e）的镜片试戴。在临床验配中，计算机程序提供的解决方案和镜片调整一览表的解决方案都是有效的辅助参考。

（3）Dream 镜片：是同样包含后表面光学区、较为陡峭的反转弧区、一条或多条定位弧及周边弧，边弧设计为提供边翘及泪液交换的硬性透气接触镜设计的角膜塑形镜。Dream 镜片验配参照 Dream 镜片的软件程序。软件程序提取角膜地形图数据，结合框架眼镜处方信息及角膜直径来设计首次佩戴镜片。角膜直径决定镜片光学区直径的大小（镜片直径有10.0mm、10.5mm 或 10.9mm）。

解决 Dream 镜片配适问题时，如果镜片的中心定位位于瞳孔上方或下方，则需要改变镜片的定位弧以获得较好的中心定位。推荐至少按 0.50D 一档变化。在临床验配中，镜片厂商的技术支持也是有效的辅助验配方法。

（4）Euclid Systems Corporation 的 Emerald 设计镜片：是一款包含四弧区的硬性透气接触镜，四弧区指后表面光学区、反转弧区、定位弧区和周边弧区。当验配 Emerald 镜片时，初始镜片参数的选择依据患者的焦度、角膜曲率及水平可视虹膜直径（HVID）。标准镜片直径基于 HVID 的大小依次有 10.2mm、10.6mm

及 11.0mm 三种。10.6mm 直径的镜片作为首选推荐。初次镜片定位弧的选择等同于角膜的平坦曲率。基弧曲率半径的计算基于平坦曲率数值、目标降度及附加的 0.75D（如前述的 Jessen 法）。一旦确定镜片的定位弧及基弧，Euclid 厂商可计算出镜片的反转弧。

3. 镜片设计评估　本文不详尽列举每种角膜塑形镜的设计，仅概述每种镜片品牌设计理念（表 22-4）。表 22-4 提示部分镜片设计需要验配者决定，部分镜片为自身特有的设计，部分镜片设计通过实验计算得到。对于镜片品牌的选择取决于验配者的意愿。如前所述，所有镜片设计均能成功佩戴并暂时性矫正近视。镜片验配的难易度也会因镜片品牌不同而各异。对于验配者而言，更重要的是选定一种验配方法并尽可能多地实践才能选对镜片品牌。

表 22-4　目前可用的角膜塑形镜镜片设计

CRT 镜片设计（Paragon Vision Sciences）

　　CRT（Paragon Vision Sciences）

　　Z-CRT（Menicon）

　　FARGO 镜片（GP Specialists）

VST 镜片设计（Bausch + Lomb）

　　BE Retainer（Precision Technology Services）

　　Contex OK E-System（Contex）

　　DreamLens（DreamLens）

　　Emerald（Euclid Systems）

　　CKR（Eye Care Associates）

　　MiracLens（MiracLens）

　　NIghtMove（Advanced Corneal Engineering）

　　Orthofocus（Progressive Vision Technologies）

　　Super Bridge and E-Lens（E & E Optics）

　　VIPOK II（E & E Optics）

　　WAVE（Custom Craft Lens Service, Metro Optics, and X-Cel Contacts）

还需提示的是所有镜片均需获得 FDA 的批准，验配者使用有资质的镜片品牌进行定制，才能保证临床验配医师了解镜片独特的配适特点、潜在的治疗效果及随访观察情况，并且在戴镜过程中遇到问题能够有效解决。

五、镜片分发

多项角膜塑形镜研究结果深刻表明，镜片首次成功佩戴率已达 80.5% ～ 95.0%。当初始镜片分发后，对于镜片的配适评估方法类似于球面硬性透气接触镜。评估内容包括镜片与角膜的配适关系、视力及镜片的操作护理方法。如果戴镜视力及镜片配适关系可接受，患者需做次日戴镜的随访观察。

镜片的佩戴方法类似于传统的硬性透气接触镜。然而，角膜塑形镜比传统硬性透气接触镜更大，镜片在眨眼时活动偏小，对于镜片活动配适的把握更具挑战性。简单并典型的镜片佩戴操作是单指放置镜片从一侧眼角放入，但此方法不一定能成功。过高和过低的睑缘均可挤压眼球并在戴镜时因眼睑压力造成镜片的侧方推挤偏位。还需提示患者，醒后需至少等待 30 分钟再摘镜，并且摘镜前也需点润滑液并轻推下眼睑来触及镜片边缘以打破镜片黏附状态。随后镜片需放置在手掌中清洗干净。睡前戴镜需佩戴稳定 15 ～ 20 分钟。

还需教育患者在戴镜适应阶段对于佩戴效果期许的相关问题。在初次佩戴前几晚患者仍会存在一些担忧，此现象很普遍。然而，由于角膜塑形镜有较大的光学区范围，睡觉闭眼状态下更少的镜片活动，总体对于初次佩戴的担忧及对镜片佩戴的适应期都大大优于传统设计的硬性透气接触镜。还需告知患者在戴镜初期有少许眩光及轻度鬼影的现象是普遍的，会在塑形阶段稳定后消失。

六、复查管理

（一）随访复查

需要强调的是，首次佩戴角膜塑形镜患者需戴镜一晚后次日早晨做第一次佩戴复查。尽管戴镜一晚复查并不总是必需的，但也要提示患者复查的理想状态是摘镜后数小时内或按预约戴镜复查。如果戴镜一晚复查从角膜地形图检查提示良好的居中定位，可建议患者在取镜后 1 周、1 个月、3 个月和半年时再进行复查评估，以掌握佩戴治疗效果，在此复查之前，镜片佩戴并不完全必需。每一次随访复查所执行的基础检查程序见表 22-5。如果戴镜一天角膜地形图并无明确提示结果（如完全的、居中的"牛眼"状态），那么在确定镜片前，戴镜 3 天的状态提示目前的镜片是继续使用还是需要更换镜片设计。

表 22-5　随诊复查推荐的检查程序
• 摘镜提高视力
• 裸眼视力
• 焦度
• 裂隙灯检查
• 角膜地形图
• 镜片配适评估
• 片上验光

每一次复查的检查程序都类似。记录裸眼视力以掌握视力及治疗的有效性。双目显微镜检查用以掌握眼睛的健康状况。附加其他的基础检查程序，角膜地形图在评估治疗效果过程中是关键的一项检查。如果患者的视力是不可接受的或裂隙灯检查提示有阳性指征，那么角膜地形图有助于确定原因。如前所述，镜片过低或过高的矢高均会引起有特征性的地形图形态，可用于辅助评估戴镜的配适状态以提高验配成功率。最后，戴镜片上验光有助于确定镜片的基弧曲率半径是否合适。如果片上验光为负焦度，则镜片的基弧曲率半径需变平坦以全矫患者的远用屈光不正。

在塑形阶段可以为患者提供日抛型镜片。较之塑形后，最初佩戴会出现较大程度的焦度回退，因此患者在最初塑形时需要过矫。例如，戴镜一晚复查双眼验光 −1.75DS，早期戴镜一周期间可以提供两副 −2.00D、两副 −1.50D、两副 −1.00D 及一副 −0.50D 的日抛型镜片过渡。一旦矫正目标达到（通常是 +0.50 ～ +0.75D

的焦度过矫），患者维持佩戴即可。如果摘镜后平均每天焦度回退 0.50 ～ 0.75D，那么这部分患者只需每晚维持正常佩戴角膜塑形镜即可。然而，低度近视患者也许可以每周减少一晚佩戴镜片，并且所有佩戴者学会如何过度佩戴镜片后，他们均会经历一个初始佩戴摘镜视近模糊的过程。

（二）并发症

与任何角膜接触镜一样，角膜塑形镜也有并发症，如由于高阶像差增加引起的视觉质量问题，以及不常见的对比敏感度下降。除非是戴镜偏位在塑形阶段，此情况均趋于下降。

然而，更为重要的是，曾有数篇关于过夜佩戴角膜塑形镜引起微生物感染的报道。报道的大多数病例均来自亚洲，中国大陆、台湾和香港，多见于 9 ～ 25 岁的患者。这些数据不一定表明亚洲国家的佩戴者或以上提到的 9 ～ 25 岁患者更容易发生戴镜感染。这仅能简单地反映过夜佩戴角膜塑形镜患者更易出现感染情况。然而，总体来说，也未表明微生物感染风险较角膜接触镜佩戴状态出现的其他风险高。

致病因素对于确定合适的治疗方法也很重要。如前所述的病例，铜绿假单胞菌是所有病例中最严重的危险因素，其次常见的为棘阿米巴原虫感染。由于目前可能致病的微生物范围较广，因此在开始治疗前获得角膜组织并做病理学组织培养非常重要。

教育患者注重个人卫生、正确的镜片清洗方法及合适的佩戴时间有利于降低并发症的风险。尤其从已知的阿米巴原虫感染的病例可知，患者需被明确地指导避免使用自来水清洗镜片及镜盒。并且，镜盒需每月更换一次。需强调镜片揉搓清洗的重要性，以及与硬性透气接触镜相比，角膜塑形镜镜片表面易附着存留更多的细菌。定期复查也应作为基础内容包含在患者教育中。

七、角膜塑形术当前及未来情况

（一）远视矫正

尽管目前未得到 FDA 的许可，但最新的角膜塑形镜设计仍违规用于治疗及矫正远视。为矫正远视，地形图形态上中央角膜变陡峭，周边部平坦化。远视角膜塑形镜的临床效果主要机制源于镜片旁中央区的角膜挤压力。组织结构上，角膜中央上皮变厚而中周部变薄。远视角膜塑形镜通过角膜变厚降低远视度的临床研究较近视角膜塑形镜的研究少。

为使中央角膜变陡峭，理想状态下，镜片后表面应包含三个关键因素（图 22-6）：

（1）顶点清除的中央弧区。

（2）几何中心外 2 ～ 3mm 接触区。

（3）中周部的缓释区。

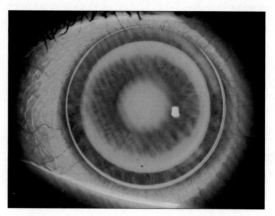

图 22-6　远视角膜塑形镜的中央顶点清除

镜片中央的清除区设计考虑的是角膜组织的移形形态变陡峭，峭化设计的区域通常是收紧瞳孔上方的角膜组织并逐渐使之平坦规则（图 22-7）。

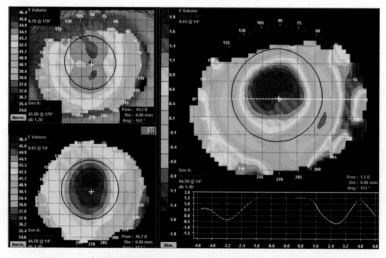

图 22-7　佩戴远视角膜塑形镜的地形图差异 / 减法轴向显示

远视角膜塑形镜用于治疗的后表面光学区直径范围为 5 ～ 8mm，合并球面或非球面的曲率半径。镜片治疗区直径大小对远视塑形的效果有待进一步研究，以及探讨远视治疗角膜塑形镜个体化定制的优势性。

镜片中央外 2 ～ 3mm 的接触区或托盘区引起角膜上皮变薄，联合中周部缓释区或反转区辅助镜片定位及泪液循环。镜片缓释区下角膜变厚，以达到角膜屈光力的恒定。理想的荧光素图显示无明显气泡的中央池区域，近中央泪液薄化，中周部泪液池，周边定位带及适当的边翘。在确定合适的镜片配适关系后，镜片分发给患者过夜佩戴。

过夜佩戴远视型角膜塑形镜可引起中央角膜变厚并伴随中周部变薄以降低远视焦度。使用角膜塑形镜治疗远视能提供满意的清晰视力。

（二）软性接触镜

据报道，有一种类似于角膜塑形镜地形图形态且伴随反转的高负镜度数的软性接触镜，由此引发了一项正在进行的关于使用硅水凝胶软性接触镜作为角膜塑形镜的研究。Phillips 和 Holden 研究出了两种设计。Phillips 设计了一种双焦软性接触镜以引起近视化周边视网膜离焦并同时保持中央视网膜清晰像以减缓年轻患者的近视进程。在年轻患者中通过使用一种硅水凝胶设计的软性接触镜也能减缓近视进程，这种镜片不仅能矫正中心视力，而且能降低周边远视性焦度。

（三）巩膜镜设计

有关于半巩膜镜作为角膜塑形镜的成功病例报道。这种大直径且最初戴镜舒适的设计使其能成为未来潜在很好的佩戴选择。

八、角膜塑形镜的品牌

目前有多种镜片品牌可提供给对角膜塑形镜感兴趣的患者，并且验配者能从角膜塑形镜设计中获利和成功地使用此技术，如 Bausch+Lomb 和 Paragon 均获得了镜片设计的资质，可以通过其网址在线查询（www.bausch.com；www.paragoncrt.com）。角膜塑形镜组织如美国角膜塑形术学会（Orthokeratology Academy of America OAA；www.okglobal.org）和 GP Lens Institute（www.gpli.info）有关于角膜塑形镜的入会程序和资源介绍。美国角膜塑形术学会每年召开一次论坛会议，其中包含新申请机构的基础入会程序。GP Lens Institute 有介绍性的幻灯片、在线病例及每年度多次关于角膜塑形镜的在线会议。

九、总结

角膜塑形镜设计质量的大幅度提升，尤其

是常规设计的硬性透气接触镜镜片的使用，引发了人们对角膜塑形镜兴趣的复燃。镜片生产技术的进步，结合角膜地形图的使用，使得角膜塑形镜制作的成功率得以提升，并重新成为视光技术的主流。更高的近视焦度也能被更新的镜片设计及可用的镜片材料矫治。角膜塑形术的进一步研究仍有未知的问题等待解决，如塑形机制、延缓近视进程的原理；尽管如此，对大多数近视患者而言，角膜塑形镜是一种可行的矫治方法。

临 床 病 例

【病例 1】

患者，男，24 岁，目前正佩戴接触镜，主诉为软性接触镜佩戴时间长而放弃戴镜。矫治前主觉验光 OD−2.00/−0.50×160；OS−2.75DS。最佳矫正视力 OD 20/15；OS 20/15。基线模拟 K 值读数：OD 42.25/41.25@161；OS 41.5/41.00@6；双眼角膜形态清晰规则。初始角膜地形图见图 22-8A。

解决方案：与患者沟通不同种类的接触镜选择，包括角膜塑形镜。参照滑动卡标原则初始选择佩戴 Paragon CRT 角膜塑形镜。初始镜片参数 OD 8.7/525/32；OS 8.9/525/32。双眼镜片定位居中并呈现"牛眼"状态，单眼戴镜片上验光为平光，单眼矫正视力为 20/15。患者被告知镜片使用程序及镜片摘取、护理方法，然后指导患者镜片过夜佩戴并于戴镜次日早晨 7 时复查。患者佩戴一晚后次日戴镜复查，单眼戴镜视力为 20/15。裂隙灯下检查，镜片定位居中，眨眼活动良好。摘镜后做角膜地形图检查显示单眼中央治疗区居中。右眼裸眼视力 20/30，左眼 20/40。

指导患者继续每晚戴镜，并于戴镜 1 周后复查。单眼输入的裸眼视力为 20/20⁺，角膜地形图持续性的表现中央治疗区定位良好，伴随中央角膜平坦化，这与患者治疗前主觉验光度数相一致。

指导患者继续每晚佩戴角膜塑形镜并于戴镜 1 个月后复查。复查时，患者告知醒时状态有良好的视觉质量，并且佩戴时有可接受的舒适度。角膜地形图检查具有重复性，图像显示见图 22-8B、C。

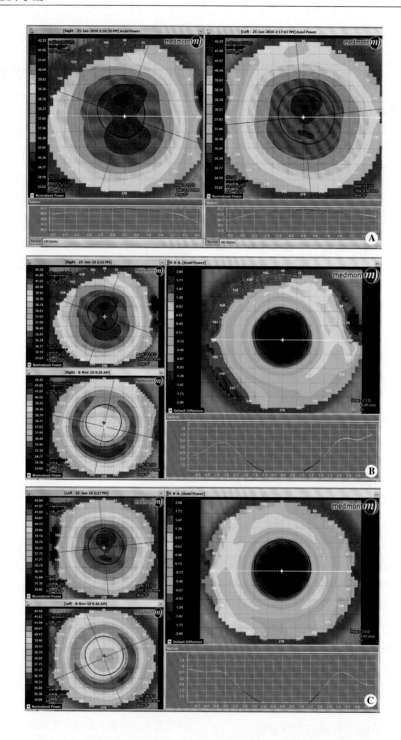

图 22-8　A.基线地形图；B.右眼轴向差异图；C.左眼轴向差异图

【病例 2】

患者，女，11 岁，目前佩戴年抛型接触镜。患者习惯佩戴软性接触镜，并且其父母有意向了解角膜塑形镜。矫治前主觉验光焦度 OD-2.00DS；OS-2.50DS。最佳矫正视力 OD/OS 均为 20/15。基线模拟 K 值 OD 46.37/46.00@170；OS 46.62/46.25@6，双眼角膜形态清晰规则。基线地形图见图 22-9A。

解决方案：参照滑动卡标原则初始选择佩戴 Paragon CRT 角膜塑形镜。初始镜片参数 OD 7.8/550/34；OS 7.8/550/34。双眼镜片定位居中并呈现"牛眼"状态，单眼戴镜片上验光为平光，单眼矫正视力为 20/15。患者被告知镜片使用程序及镜片摘取、护理方法，然后指导患者镜片过夜佩戴并于戴镜次日早晨复查。患者佩戴一晚后次日戴镜复查，单眼戴镜视力为 20/15。裂隙灯下检查，镜片定位居中，眨眼活动良好。摘镜后做角膜地形图检查显示双眼明显中央岛，周边环绕压平区域（图 22-9B）。右眼裸眼视力 20/100，左眼 20/100。

患者非连续性佩戴镜片，由于学校课程安排紧张，患者在配镜后 2 个月复查。在回访复查中，角膜地形图检查显示形态已回弹至起始状态。患者重新适配镜片，双眼镜片均降低 50μm 矢高，镜片参数调整为 OD 7.8/500/34；OS 7.8/500/34。镜片保持中央定位，双眼片上验光为平光。

戴镜 1 天复查时，中央治疗区显示定位居中伴随一部分区域未压平。这种状态不考虑为中央岛，因为此区域在比较塑形前后的差异图时未见曲率增加（图 22-9C）。裸眼视力 OD 20/40，OS 20/25。戴镜 2 天后复查，双眼裸眼视力均已提高至 20/20，伴随中央治疗区整体平坦化（图 22-9D）。患者及其家长对于塑形效果很满意，并坚持规律复查。

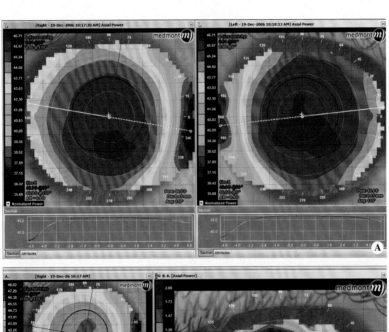

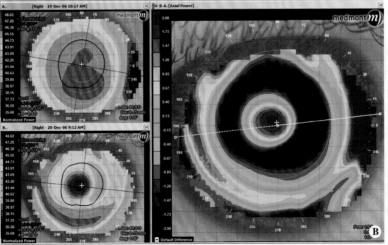

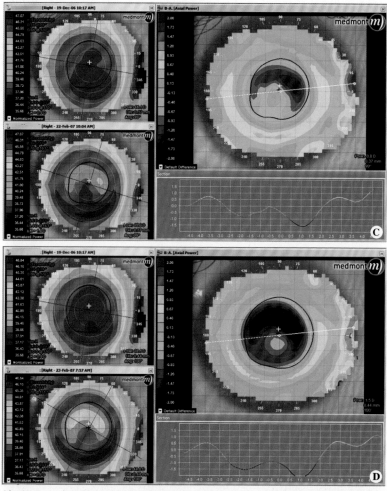

图 22-9　A.基线地形图；B.右眼轴向差异图，提示明显的中央岛；C.重新换镜后佩戴一晚的右眼轴向差异图，由于在轴向曲率基线之下，因此中央未治疗区域不考虑中央岛；D.戴镜 2 晚的右眼轴向差异图，提示中央治疗区域进一步扩大

临床判断掌握相关技术项目备忘一览表

- 角膜塑形镜是一种特殊设计的硬性透气接触镜，以压平中央角膜暂时性矫正近视及散光。
- 代角膜塑形镜使用硬性透气接触镜镜片，该镜片拥有较基弧陡峭的第二弧曲率半径。与早期镜片设计相比，此种设计能在更短的时间内引起更大幅度近视度的降低。
- 角膜地形图较角膜曲率计在评估角膜形态变化上更具实用性，原因在于它能辅助验配者测量更大的角膜范围。
- FDA 批准依照镜片设计，近视降度治疗范围可达 −6.00 ～ −5.00D，角膜散光度可高达 −1.75 ～ −1.50D。

- 配适良好的硬性透气接触镜镜片可呈现典型的"牛眼"荧光素染色形态，在这种状态下，镜片中央 4 ～ 5mm 的荧光缺失区（接触区），在中周部约有 1mm 宽的环形染色区，周边的定位弧段，以及一狭窄的荧光素环形边翘。
- 过夜佩戴后眼部表现的戴镜状态较戴镜荧光素染色表现更重要，并且必须辅助角膜地形图的差异图进行评估。

（周建兰　译）

Ron Melton，Randall Thomas

一、简介

大多数长期佩戴接触镜的患者并未产生任何不良反应。然而，依然存在很多诱因可导致接触镜相关性并发症发生，如镜片配适不良、不当的佩戴方式、使用不合格或过期的护理产品、镜片微生物污染、镜片 Dk 值低、镜片下异物等，甚至一些看似与镜片无关的眼睑疾病、眼干燥症，以及其他眼前节疾病都可导致接触镜相关性并发症。本章重点讲述接触镜相关并发症及其治疗。

二、抗生素

接触镜佩戴者存在滥用抗生素的情况。在无法确定患者眼部充血是否存在感染时，医师常习惯性对患者使用抗生素，而其中部分眼部充血仅是局部炎性反应而非感染。使用抗生素指征是眼部出现大量黏液脓性分泌物而存在角膜感染风险，否则局部不应使用抗生素。眼部炎性反应只需局部使用非甾体抗炎药。接触镜佩戴者则在有明确感染症状时才可使用抗生素，如感染角膜炎（角膜溃疡）、角膜擦伤、细菌性结膜炎、睑缘炎和睑腺炎。确实发生感染时，参考下文进行处理。

金黄色葡萄球菌和表皮葡萄球菌是眼部感染最常见的两种细菌，一般首选以下四种眼药：庆大霉素、甲氧苄啶 - 多黏菌素 B、贝西沙星和万古霉素。上述药物抗菌效果好，极少耐药，前两种较常用，万古霉素滴眼液使用不便，必须现场配制；贝西沙星为第四代喹诺酮类，医师更多选择氟喹诺酮类药物，因此针对铜绿假单胞菌感染，常用药物为氟喹诺酮（包括贝西沙星）、氨基糖苷类药物和多黏菌素 B。

（一）多孢菌素

1943 年发现杆菌肽能够破坏革兰氏阳性菌细胞壁，有效控制革兰氏阳性菌感染，目前其已作为治疗中、重度葡萄球菌感染性睑缘炎最有效的药物，常用剂型是眼膏，推荐用法是每晚睡前涂于睑缘，连续应用 1～2 周。

多黏菌素 B 是一种强大的针对革兰氏阴性菌的抗生素，因此杆菌肽和多黏菌素 B 的复方制剂称为多孢菌素，是非常好的广谱抗生素，对革兰氏阳性、革兰氏阴性细菌均有效，常用于葡萄球菌性或混合感染性睑缘炎，白天配合使用抗生素滴眼液，每晚睡前清洁眼睑后将多孢菌素眼膏涂于睑缘，连续使用 2 周，效果显著。严重的眼部感染，即使睡前使用一次多孢菌素眼膏，白天依然能够维持有效的抗菌浓度。杆菌肽和多黏菌素 B 还是很好的化疗药物。

（二）甲氧苄啶 - 多黏菌素 B

由 Allergan 公司生产的甲氧苄啶和多黏菌素 B 的复方制剂是 Polytrim。甲氧苄啶通过干扰叶酸的合成发挥抗菌作用，它对革兰氏阳性菌和革兰氏阴性菌均有很好的控制效果，但对铜绿假单胞菌无效，联合多黏菌素 B 即可弥补这一缺陷。常用剂型是 10ml 的滴眼液，用于控制眼部细菌感染，副作用极小。推荐用法：2 小时一次，连用 2 天，之后每 4 次，连用 5 天。

Polytrim 也用于控制耐甲氧西林金黄色葡萄球菌（MRSA）感染，据美国现代眼科临床研究（the Ocular Tracking Resistance in U.S.Today，TRUST）报道的相关研究，它的抗菌效果优于氟喹诺酮。甲氧苄啶与磺胺甲噁唑的复方口服制剂（复方新诺明）是治疗全身 MRSA 感染的首选药物。

（三）氨基糖苷类

庆大霉素、妥布霉素和新霉素都是氨基糖苷类抗生素，通过阻止细菌蛋白质合成达到杀菌目的。庆大霉素、妥布霉素对革兰氏阳性菌和革兰氏阴性菌均有效，但对革兰氏阴性菌包括铜绿假单胞菌更敏感；新霉素对铜绿假单胞菌无效。该类药物的常见不良反应为IV型变态反应，表现为结膜充血、眼睑水肿及浅层点状角膜炎（SPK），通常发生于用药 1～2 周后。新霉素不良反应发生率似乎最高，因此新霉素常被制成各种复方制剂，副作用减小，疗效更佳，如新霉素 - 多黏菌素 B 凝胶。是一种抗菌效果很好的广谱抗生素，有滴眼液和眼膏两种剂型，新霉素是其主要成分，辅助成分有杆菌肽和多黏菌素 B，目前由于潜在过敏反应已较少使用。

庆大霉素、妥布霉素的各种单方和复方制剂作为局部抗菌药物已被临床广泛应用，常用剂型是 0.3% 的滴眼液或眼膏。目前 MRSA 是临床常见难治性致病葡萄球菌，研究证明氨基糖苷类抗生素抗 MRSA 效果优于氟喹诺酮类药物，因此针对 MRSA 感染的病例，首选药物是氨基糖苷类抗生素。

（四）大环内酯类

大环内酯类抗生素通过阻止细菌蛋白质合成发挥抑菌作用，此类抗生素包括红霉素、阿奇霉素和克拉霉素。眼科常用制剂有红霉素眼膏和阿奇霉素滴眼液。

很多细菌对红霉素耐药，因此抗菌作用有限且仅有眼膏制剂，目前临床应用较少；但由于副作用很小，针对轻微的上皮损伤，可以作

为温和的润滑剂和抗菌剂使用。

阿奇霉素是广谱抗生素，据 TRUST 相关数据证明，其抗菌作用弱于喹诺酮类抗生素。阿奇霉素的商品名是希舒美，阿奇霉素与贝西沙星一样以 DuraSite 作为缓释给药系统，DuraSite 使药物在眼内缓慢释放，可以延长药物在眼内的时间。因药液黏稠故使用时必须摇动并挤压药瓶才能使药液到达瓶口，用药后睁眼 5～10 秒，以保证药液充分分布于眼表来促进药物的吸收。阿奇霉素滴眼液的优势是具有较长的药物维持时间，因而给药方案很简便，阿奇霉素滴眼液推荐用药方法是前 2 天每天 2 次，每次 1 滴，以后每天 1 次，每次 1 滴，连用 5 天，细菌性结膜炎仅需要使用 9 次即可治愈。此用法对局部点眼依从性较差的儿童非常适用。

（五）磺胺醋酰钠

磺胺类药物属于抑菌剂，通过干扰叶酸合成阻止细菌繁殖。磺胺类药物虽是一种广谱抗生素，但很多葡萄球菌和假单胞菌对其耐药。目前虽然很多药厂都能生产 10% 磺胺醋酰钠滴眼液和眼膏，但由于存在潜在过敏反应，且如果用药部位有大量脓性分泌物，会干扰磺胺类药物充分发挥的抗菌效果，因此该类药物在临床上已较少应用。

（六）喹诺酮类

喹诺酮类药物目前是全身和局部滥用最多的抗生素。此类药物具有双重抗菌机制，通常认为很少产生耐药性，但实际是耐药性已成为喹诺酮类药物面临的最主要问题。喹诺酮类药物通过阻止 DNA 合成来发挥抗菌效果，治疗细菌性结膜炎疗效确切；但由于存在耐药性，在没有细菌培养和药敏试验支持的情况下，用于感染性角膜炎时要慎重。表 23-1 列出了针对不同疾病抗生素的选择和使用方法。

（七）氯化氟喹诺酮类

Besivance（Bausch+Lomb）即 0.6% 贝西

沙星滴眼液，是此类药物的唯一用药。据目前两个权威研究机构 TRUST 和眼科抗生素耐药性管理局（Antibiotic Resistance Management in Ocular micRorganisms，ARMOR）研究发现，贝西沙星的抗菌效果与万古霉素的抗菌效果相同（革兰氏阳性菌抗生素效果金标准）。

表 23-1　抗生素的选择和使用方法

疾病	治疗方法
细菌性结膜炎	2 小时一次，症状控制后改为每天 4 次，连用 4～6 天
细菌性角膜炎	贝西沙星、甲氧苄啶 - 多黏菌素 B 或庆大霉素前 3～6 小时每小时 4 次，好转后改为每小时 1 次直至睡前 每晚用多孢菌素眼膏，症状控制后停用眼膏，根据临床表现调整治疗方案
伴或不伴有上皮损伤的	抗生素复方制剂（如 0.5% 妥布霉素氯替泼诺混悬剂，妥布霉素地塞米松混悬剂，新霉素多黏菌素 B 地塞米松滴眼液）
角膜无菌性浸润	前 2 天每 2 小时一次，改为 1 天 4 次，连用 4 天，再酌情减量

由于贝西沙星滴眼液必须以 DuraSite 作为基质，因此药液较黏稠，为保证药液充分分布于眼表，用药后需保持睁眼 5～10 秒，以免眨眼将药液挤出结膜囊。

总之，以下 4 种抗生素对耐甲氧西林金黄色葡萄球菌有效：庆大霉素、甲氧苄啶、贝西沙星和万古霉素。笔者习惯使用庆大霉素、妥布霉素、甲氧苄啶 - 多黏菌素 B 及贝西沙星来控制细菌感染。目前市场上还有很多其他抗生素，如果选择得当能发挥很好的效果，表 23-2 是本章提到的眼部局部用抗生素的汇总，表 23-3 列出了不同疾病抗生素的选择方案。

表 23-2　抗生素滴眼液及复方制剂的生产厂家及剂型

通用名	商品名	生产厂家	剂型	单支剂量
磺胺醋酰钠	N/A	Generic	滴眼液	15ml
杆菌肽		Fera	眼膏	3.5g
杆菌肽 / 多黏菌素 B	Polysporin	Monarch/generic	眼膏	3.5g
杆菌肽 / 多黏菌素 B/ 新霉素	Neosporin	Monarch/generic	滴眼液 / 眼膏	10ml/3.5g
甲氧苄啶 / 多黏菌素 B	Polytrim	Allergan/generic	滴眼液	10ml
0.5% 红霉素	Ilotycin	Fera	眼膏	3.5g
1% 阿奇霉素	AzaSite	Merck	滴眼液	2.5ml
0.3% 庆大霉素	Garamycin	Fera/generic	滴眼液 / 眼膏	5ml/3.5g
0.3% 妥布霉素	Tobrex	Alcon/generic	滴眼液 / 眼膏	5ml/3.5g
0.3% 环丙沙星	Ciloxan	Alcon/generic	滴眼液 / 眼膏	5ml/10ml/3.5g
0.3% 氧氟沙星	Ocuflox	Alcon/generic	滴眼液	5ml/10ml
0.5% 左氧氟沙星	Quixin	Vistakon Pharm.	滴眼液	5ml
0.5% 莫西沙星	Vigamox	Alcon	滴眼液	3ml
0.5% 加替沙星	Zymaxid	Allergan	滴眼液	2.5ml
0.6% 贝西沙星	Besivance	Bausch/ Lomb	悬浊液	5ml
1.5% 左氧氟沙星	Iquix	Vistakon Pharm.	滴眼液	5ml
0.5% 莫西沙星	Moxeza	Alcon	滴眼液	3ml

续表

通用名	商品名	生产厂家	剂型	单支剂量
添加激素的抗生素复方制剂				
磺胺醋酰钠 /10% 泼尼松龙 /2% 醋酸盐	Blephamide	Alcon/generic	滴眼液 / 眼膏	5ml/10ml/3.5g
新霉素 / 多黏菌素 B/1% 氢化可的松	Cortisporin	Monarch/generic	悬浊液	7.5ml
新霉素 / 多黏菌素 B/1% 地塞米松	Maxitrol	Alcon/generic	悬浊液 / 眼膏	5ml/3.5g
新霉素 / 泼尼松龙 /1% 醋酸盐	Poly-Pred	Allergan/generic	悬浊液	5ml/10ml
庆大霉素 /1% 泼尼松龙	Pred-G	Allergan	悬浊液 / 眼膏	10ml/3.5g
妥布霉素 /0.1% 地塞米松	TobraDex	Alcon/generic	悬浊液 / 眼膏	5ml/3.5g
妥布霉素 /0.05% 地塞米松	TobraDex ST	Alcon	悬浊液	5ml/10ml
妥布霉素 /0.5% 氯替泼诺	Zylet	Bausch+Lomb	悬浊液	5ml/10ml

表 23-3　眼部疾病与抗生素的选择

疾病	治疗方案
葡萄球菌性睑缘炎	杆菌肽 / 多黏菌素 / 妥布霉素眼膏 /0.5 妥布霉素氯替泼诺混悬剂
急性睑皮炎	口服抗生素
细菌性结膜炎	氨基糖苷类、贝西沙星或甲氧苄啶 - 多黏菌素 B
角膜擦伤	氟喹诺酮或氨基糖苷类滴眼液，夜间抗生素眼膏 NSAID 用于镇痛，睫状肌麻痹剂
角膜缘新生血管，角膜接触镜急性红眼病	添加激素的抗生素复方制剂，如 0.5% 妥布霉素氯替泼诺混悬剂或妥布霉素地塞米松混悬剂
角膜溃疡	贝西沙星或氨基糖苷类滴眼液，夜间用多黏菌素眼膏

（八）添加皮质类固醇的抗生素复方制剂

表 23-2 介绍了几种添加糖皮质激素的抗生素复方制剂，主要用于伴有炎症反应的眼部细菌性感染或角膜上皮破损，如酒渣鼻性角膜炎、角膜缘新生血管（VLK）及角膜接触镜急性红眼病（CLARE）、角膜无菌性浸润、单纯疱疹病毒性角结膜炎、蚕食性角膜炎和金黄色葡萄球菌感染性睑缘炎。很多患者眼红仅是炎症反应的结果，笔者选择单独应用激素或抗生素复方制剂的原则是，上皮组织完整的角结膜炎，可以单独使用糖皮质激素；如果伴有上皮损害则需要使用抗生素复方制剂。笔者最常用的三种抗生素复方制剂是 Maxitrol（Alcon）、Zylet（Bausch+Lomb）、TobraDex ST（Alcon）。使用抗生素复方制剂在逐渐减少用量的过程中，不应少于每天 4 次，否则低于抗生素有效血药浓度，可提高细菌的耐药性。本章详细讲述了含有糖皮质激素的抗生素复方制剂，使读者对眼用抗生素有更全面、更深入的了解。

三、抗过敏药物

由于过敏性疾病的比例增多，临床医师必须掌握有效的方法治疗眼部过敏性疾病。多数患者没有就诊，而是自行在药店购买消除眼红的滴眼液。眼部过敏性疾病的主要症状是眼痒，部分患者有烧灼感，需要与临床眼部其他疾病进行鉴别，如眼干燥症或护理液过敏。由于过敏性疾病的比例逐年增加，临床眼科医师必须掌握有效的抗过敏方法。但因很多患者并不就诊，而是自行购买一些消除眼红的滴眼液，造成误诊和疾病迁延。眼部过敏性疾病的主要症状是眼痒，如果患者有烧灼感，要排除眼干燥症或护理液过敏。眼干燥症的患者也会表现出眼痒和局部烧灼感，但同时存在泪膜功能障碍；如果患者眼部不适与使用含有防腐剂的接触镜护理液有关，可尝试更换不含防腐剂的护理产品：如过氧化氢清洁系统。眼部过敏性疾病的治疗措施：去除变应原、勤洗手、冷敷、使用冷藏过的滴眼液，避免揉眼可以缩短过敏周期，因为揉眼促使肥大细胞释放致敏颗粒，另外，研究表明，睡前洗头可避免灰尘或代谢物污染枕头而诱发的过敏反应。

过敏性疾病尤其要注意与眼干燥症相鉴别，眼干燥症的患者也会有眼干、刺痒、烧灼感及磨涩感。即便眼痒是唯一的症状，也不能完全排除由于泪膜功能障碍所致的眼干燥症，患者仅通过治疗眼干燥症即可消除全部症状。

当患者只有眼痒和轻微的过敏症状，如眼睑及球结膜轻度水肿、充血时，首选局部使用抗组胺药物或肥大细胞稳定药。目前有 6 种抗组胺药或肥大细胞稳定剂，都能有效控制眼痒症状，分别是依匹斯汀（Elestat-Allergan），氮草斯汀（Optivar-MedPointe），盐酸奥洛他定（Paanol & Pataday-Alcon），贝他斯汀（Bepreve-Bausch+Lomb），阿卡他定（Lastacaft-Allergan）和酮替芬。市面上销售的

主要是 Zaditor、Bausch+Lomb 及 Allergan 的酮替芬滴眼液，Zaditor 和 Allergan 生产的是 5ml 一支的包装，而 Bausch+Lomb 生产的是 10ml 一支的包装，药量更多更实惠。除了帕坦洛滴眼液和阿卡他定滴眼液的用法是每天一次，其他几种抗过敏药物都是每天 2 次，早晚各 1 次；使用 2 周后多数患者可以改成维持剂量每天 1 次。另外，冷敷可以减轻局部炎症反应（过敏也是一种炎症），热敷一般可加重炎症反应。

Mark Abelson 博士（哈佛大学眼科过敏性疾病的研究专家）的研究证实，单独使用肥大细胞稳定剂在临床上基本不起作用（吡嘧司特滴眼液，奈多罗米钠滴眼液，色甘酸钠滴眼液。依据以上研究成果，笔者不建议单独将肥大细胞稳定剂用于眼部过敏性疾病。

伴有过敏症状的接触镜佩戴者可以在戴镜前几分钟和摘镜后用药，如果过敏症状较重，佩戴过程中也可以直接使用。对于患有季节性过敏性结膜炎的接触镜佩戴者，每天戴镜前及摘镜后各用 1 次氯替泼诺联合抗组胺 / 肥大细胞稳定剂，2 周后可改为每晚一次，可帮助患者顺利度过过敏季节，表 23-4 列出了常用的几种局部使用的抗过敏滴眼液。

表 23-4　抗过敏滴眼液

通用名	商品名	药物类别	生产厂家	单支容量（ml）
抗急性过敏药物				
0.4% 酮咯酸氨丁三醇	Acular LS	NSAID	Allergan，generic	5，10
0.025% 富马酸酮替芬	Alaway（OTC）	AH/MCS	Bausch+Lomb	10
	Claritin Eye（OTC）		Schering-Plough	5
	Refresh（OTC）		Allergan	5
	Zaditor（OTC）		Alcon	5
0.2% 氯替泼诺	Alrex	C	Bausch+Lomb	5，10
0.2% 氯替泼诺	Lotemax	C	Bausch+Lomb	2.5，5，10，15
1.5% 苯磺酸倍他司汀	Bepreve	AH	Bausch+Lomb	10
0.05% 盐酸依匹斯汀	Elestat	AH/MCS	Allergan	5
0.05% 富马酸依美斯汀	Emadine	AH	Alcon	5
0.5% 阿卡他定	Lastacaft	AH	Allergan	3
0.05% 盐酸氮草斯汀	Optivar	AH/MCS	Meda，generic	6

续表

通用名	商品名	药物类别	生产厂家	单支容量（ml）
0.2%	Pataday	AH/MCS	Alcon	2.5
0.1% 盐酸奥洛他定	Patanol	AH/MCS	Alcon	5
抗慢性过敏药物				
0.1% 吡嘧司特钾	Alamast	MCS	Vistakon	10
2% 奈多罗米钠	Alocril	MCS	Allergan	5
0.1% 洛度沙胺氨丁三醇	Alomide	MCS	Alcon	10
4% 色甘酸钠	Crolom	MCS	Bausch+Lomb	10
	Opticrom		Allergan	10

OTC，非处方药；AH，抗组胺药；C，皮质类固醇；MCS，肥大细胞稳定剂

（一）巨乳头性结膜炎

巨乳头性结膜炎有多种处理方法（参考第13章相关内容）。笔者的处理方法是首先停戴接触镜1～2周，同时使用0.5%氯替泼诺滴眼液每日4次或氯替泼诺眼膏睡前一次，2周后可恢复戴镜，保守处理是将氯替泼诺滴眼液改为每日2次或氯替泼诺眼膏睡前一次，继续用药2周。个别患者在用药后出现眼内压增高的情况，应随访2～4周观察眼压变化。必要时可将接触镜更换为日抛型。

（二）接触性皮炎

接触性皮炎是由于环境刺激或过敏反应引起。处理方法是去除变应原，冷敷，同时局部用糖皮质激素类药膏（如1%曲安西龙软膏），眼膏应涂于眼睑的皮肤面而禁止入眼。大部分患者仅去除变应原联合冷敷即可治愈，而中重度患者则需要局部涂糖皮质激素类药膏（如1%曲安西龙软膏）或口服糖皮质激素类药物。表23-5提供了可以用于治疗过敏性疾病的药物。

表 23-5　不同过敏性疾病的治疗方案

过敏症状	抗过敏药物
过敏性结膜炎（瘙痒）	联合抗组胺药 / 肥大细胞稳定剂
伴有炎症反应的过敏症状	0.2% 氯替泼诺，氟米龙或 0.5% 氯替泼诺
巨乳头性结膜炎	0.5% 氯替泼诺

四、糖皮质激素

感染、过敏及外伤均可引起炎症反应，导致组织器官释放一系列炎症介质，局部使用或口服激素可减轻炎症反应。只有充分认识炎症反应的病理过程，才能更好地理解抗炎药物发挥作用的机制。当组织受到感染、过敏或外伤刺激时，细胞膜被激活，释放磷脂，磷脂转化为花生四烯酸，花生四烯酸在脂质加氧酶和环加氧酶的作用下生成炎性介质——白细胞三烯和前列腺素。糖皮质激素减轻炎症反应的机制是炎症早期抑制花生四烯酸的生成；NSAID 的抗炎机制则是通过抑制环加氧酶的活性，从而减少前列腺素的生成。由于 NSAID 不能阻止另一种炎性介质白细胞三烯的合成，因此它的抗炎作用弱于糖皮质激素。

糖皮质激素的抗炎作用还取决于其效价和生物利用率。眼科常用的激素有氯替泼诺、泼尼松、地塞米松、氟米龙和利美索龙。使用激素类药物关键是确定点眼的频率，取决于炎症的性质及症状的严重程度。短期内（如几天）局部使用高浓度激素是安全而有效的，每例患者应根据其病情严重程度的不同制订不同的治疗方案。表 23-6 是目前应用的糖皮质激素类药物的汇总表。

使用含有酮基的激素治疗时应逐渐减量，原因有以下两点：①当使用外源性糖皮质激

素时，机体会抑制内源性激素的分泌，一旦突然停药将导致激素水平过低，如果能逐渐减少外源性糖皮质激素用量，机体即可逐步恢复内源性激素分泌的能力。②外源性糖皮质激素能够控制机体的炎症反应，但突然中断也会导致反跳现象。炎症控制后应将激素减半后继续使用几天，甚至还需要再次减半后继续使用几天，减量的过程和方法，不同的患者也有所不同。酯基类固醇由于作用机制不同无须减量。

表 23-6　糖皮质激素眼药

通用名	商品名	生产厂家	剂型	单支剂量
0.2% 氯替泼诺	Alrex	Bausch+Lomb，generic	悬浊液	5ml，10ml
0.5% 氯替泼诺	Lotemax	Bausch+Lomb，generic	悬浊液 / 眼膏	2.5ml，5ml，10ml，15ml/3.5g
二氟泼尼酯	Durezol	Alcon	乳剂	5ml
氢化泼尼松	Pred Forte	Allergan，generic	悬浊液	5ml，10ml，15ml
地塞米松	Maxidex	Alcon，generic	悬浊液	5ml
氟米龙	FML	Allergan，generic	悬浊液	5ml，10ml/3.5g
利美索龙	Vexol	Alcon，generic	悬浊液	5ml，10ml

对于外伤致角膜上皮损伤的患者，上皮修复之前禁忌使用激素，但角膜基质炎或电光性眼炎例外，可局部使用复方抗生素滴眼液或一支抗生素滴眼液联合一支激素滴眼液。

激素的不良反应包括后囊下白内障、眼压升高、角膜上皮愈合延缓、瞳孔散大和上睑下垂，局部应用的副作用发生率远低于全身使用，除外长期连续局部或全身使用激素，副作用的发生率通常很低。如果患者使用激素超过 2 周，应定期监测眼压变化，氯替泼诺升眼压的作用较其他激素小，当眼压超过 30mmHg 时，应使用 β 肾上腺素受体阻断药或溴莫尼定。激素应用的适应证和禁忌证见表 23-7。

表 23-7　皮质类固醇适应证及禁忌证

适应证	禁忌证
虹膜炎	单纯疱疹病毒感染树枝状角膜炎
巩膜外层炎	急性细菌感染
化学性眼外伤	严重角膜上皮挫伤
葡萄膜炎并发青光眼	真菌感染
青睫综合征	
眼外伤	
眼科术后	
疱性角结膜炎	
角膜微囊和水肿	
角膜炎性浸润	
电光性眼炎（ultra violet keratitis，UV）	
角膜基质炎	

续表

适应证	禁忌证
流行性角结膜炎（epidemic keratoconjunctivitis，EKC）	
边缘性角膜炎	
浅层点状角膜炎	
春季卡他性结膜炎	
感染性睑缘炎	
湿疹样睑缘炎	
眦部睑缘炎	
接触性睑皮炎	
葡萄膜炎	
带状疱疹眼部受累	
过敏性结膜炎	
酒渣鼻	
角膜缘新生血管	

（一）氯替泼诺

氯替泼诺滴眼液在眼科有两种剂型，0.5% 的露达舒和 0.2% 的氯替泼诺混悬液（Alrex）。氯替泼诺是酯基激素，由于机体可以迅速降解酯基激素，使其在组织内的残留时间很短，因此酯基激素不仅具有非常好的抗炎作用，潜在副作用的风险也很小，这是与酮基激素不同之处，机体没有可以水解酮基的酶，因此长期应用的情况下酮基激素可能产生更多的副作用。

0.2% 氯替泼诺混悬液用于治疗过敏性结膜炎时，能够有效控制过敏所致的瘙痒、结膜充血和水肿等症状和体征。常规使用方法是前两天每 2 小时一次，之后逐渐减为每天 4 次、2 次、1 次，维持数日到数周。

露达舒抗炎作用确切，安全性良好，因此在临床上应用广泛，它在发挥抗炎作用的同时并不升高眼内压。虽然治疗方案需要根据眼部的局部症状来调整，但常规使用方法是每天每 1～2 小时滴一次，连续使用几天直到炎症控制，逐渐减量至每天 4 次，连用数天，每天 2 次，连用数天直至完全停药。由于露达舒是混悬液，应处方标明并嘱患者每次使用前摇匀药液。

（二）泼尼松龙

在所有的类固醇激素中，泼尼松龙的抗炎作用最强。目前临床上有 Allergan 生产的百力特滴眼液，成分是 1% 醋酸泼尼松龙，该公司还生产了更温和的 0.12% 醋酸泼尼松龙滴眼液。迄今为止，百力特滴眼液在临床上的应用最多，在用于治疗葡萄膜炎和角膜炎的局部激素滴眼液中，临床证实百力特的控制效果最好，百力特甚至可以用于控制更严重的眼内炎症如虹膜炎、巩膜外层炎、角膜化学伤和热灼伤。泼尼松龙的用法用量与氯替泼诺类似，但要根据眼部局部症状的严重程度来调整治疗方案。

（三）地塞米松

临床上应用的地塞米松滴眼液是 0.1% 的混悬液，Alcon 生产的商品名是 Maxidex，Merck 公司生产的商品名是 Decadron。上述产品在临床上均有应用，但由于地塞米松的抗炎作用不如泼尼松龙，同时还有升眼压的副作用，因此使用频率较低。

（四）氟米龙

氟米龙有很好的抗炎作用，对眼内压的影

响很小，目前应用的制剂有两种形式：乙醇化形式和醋酸盐形式，Allergan 生产的 FML 就是第一种形式，目前有 0.1% 和 0.25% 的混悬液及 0.1% 的眼膏，氟米龙升高眼压发生的频率和强度较低，因此 FML 混悬液应用较多，尤其是需要长期（> 3 ～ 4 周）使用的患者，但值得注意的是，0.25% 氟米龙混悬液的抗炎作用并不比 0.1% 的混悬液强，所以现在已很少使用。如果患有慢性虹膜睫状体炎或慢性过敏性结膜炎，氟米龙或氯替泼诺滴眼液应是不错的选择。

Alcon 生产的醋酸盐氟米龙商品名是 Flarex，由于 Flarex 是混悬液，每次使用前应摇匀药液。醋酸盐氟米龙抗炎作用较乙醇化氟米龙稍强，而且对眼内压影响更小。

（五）利美索龙

Alcon 生产的 1% 利美索龙混悬液商品名为 Vexol，它的抗炎作用弱于 1% 的泼尼松龙滴眼液，但具有和 0.1% 氟米龙混悬液同样的优势，引起眼压升高的副作用较小，可用于前葡萄膜炎的治疗。

许多眼科医师不使用激素的原因是担心产生副作用，其实只要眼部炎症的诊断准确，选择合适的激素类药物并在短期内规范使用，该类药物能够起到很好的抗炎作用。但对于单纯疱疹病毒性角膜炎、急性细菌感染、真菌感染及伴有上皮损伤的患者，禁忌使用激素，否则可致病情加重或上皮愈合延迟。激素可以在抑制炎症反应的同时减少新生血管，防止瘢痕形成，但正确使用非常重要，取决于以下原则：准确的诊断；根据眼部疾病选择最恰当的激素；尽量采用冲击疗法缩短疗程，如在用药初期频繁给药，每 1 ～ 2 小时 1 次直至炎症控制；根据病情预先制订治疗周期，若用药超过 2 周，应注意逐渐减量并监测眼内压变化。眼部病变及如何针对性选择最适宜的类固醇激素见表 23-8。

表 23-8　不同眼部病变对激素的选择	
眼部病变	药物
变态反应性结膜炎	0.2% 氯替泼诺，0.1% 氟米龙
巩膜外层炎 / 虹膜炎	0.05% 二氟泼尼酯，0.5% 氯替泼诺
葡萄膜炎 / 角膜炎	0.05% 二氟泼尼酯，0.5% 氯替泼诺
化学性 / 热眼外伤	0.05% 二氟泼尼酯，0.5% 氯替泼诺
角膜接触镜急性红眼病	0.5% 氯替泼诺，0.1% 氟米龙
慢性虹膜睫状体炎	0.5% 氯替泼诺
眼部术后炎症反应	所有激素
角膜接触镜急性红眼病 / 角膜缘新生血管 / 葡萄球菌所致睑缘炎	抗生素联合激素

五、非甾体抗炎药

由于全身应用非甾体抗炎药（NSAID）所发挥的抗炎作用明显优于局部用药，在治疗接触镜相关性并发症时较少局部使用 NSAID，限制了局部 NSAID 在接触镜护理中的应用。炎症的病理过程中，脂质加氧酶和环加氧酶是花生四烯酸转化成炎症介质所必需的两种酶，

NSAID 可以抑制环加氧酶的活性，在一定程度上减轻了角膜炎症患者的疼痛；但由于对脂质加氧酶没有作用，脂质加氧酶的作用是将花生四烯酸转化为白三烯，白三烯正是促使炎症浸润扩散的原因，因此使用 NSAID 并不能阻止角膜浸润加重。

局部应用 NSAID 在初期可以改善眼表疾病的疼痛，表 23-9 列出了在眼科治疗中应用

局部 NSAID 的适应证。

表 23-9 局部应用非甾体抗炎药适应证

角膜擦伤

眼部术后护理（如穿透性角膜移植术后，白内障术后）

翼状胬肉和睑裂斑炎症期

眼后段异物取出术后

眼后节激光术后

变态反应性结膜炎（酮咯酸等）

囊样黄斑水肿

眼科局部应用 NSAID 有以下几种：扶他林（Novartis），安贺拉（Allergan），溴芬酸（Bausch+Lomb）及奈帕芬胺（Alcon），其中 0.1% 的双氯芬酸滴眼液和 0.4% 的安贺拉滴眼液效果接近，使用方法都是每天 4 次，溴芬酸滴眼液每天 1 次，奈帕芬胺滴眼液每天 3 次。患者在使用以上药物时应遵循 FDA 推荐的用法用量，不应擅自增加用量，同时药物使用周期不应超过一周，否则有出现角膜溶解这一罕见并发症的风险。但局部 NSAID 在用于囊样黄斑水肿（cystoid macular edema，CME）治疗时则需连续使用 1 个月。表 23-10 是眼科局部 NSAID 汇总表。

表 23-10 眼科局部非甾体抗炎药

通用名	商品名	厂家	剂型
0.4% 酮咯酸氨丁三醇	安贺拉	Allergan	5ml
0.45% 酮咯酸氨丁三醇	酮咯酸酯	Allergan	单剂量独立包装
0.09% 溴芬酸钠	溴芬酸	Bausch+Lomb	1.7ml
0.1% 双氯芬酸钠	扶他林	Novartis	5ml
0.1% 奈帕芬胺	奈帕芬胺	Alcon	3ml

六、抗病毒药物

佩戴接触镜不会造成病毒感染，但可以合并病毒感染。眼科多见以下 3 种病毒感染：单纯疱疹病毒（HSV）、水痘 - 带状疱疹病毒（VZV）和腺病毒，腺病毒感染所致的眼科疾病有流行性角结膜炎（EKC）和咽结膜热（PCF）。HSV 感染的症状是树枝状或地图状角膜炎，治疗首选 0.15% 更昔洛韦眼用凝胶（Zirgan-Bausch+Lomb），每支 5g 装，每天 5 次，连续使用 4 ~ 5 天，这是目前最先进的抗 HSV 药物，通过干扰已感染细胞内病毒 DNA 的复制来发挥抗病毒作用，因此角膜上皮毒性很小，几乎没有副作用。

早在更昔洛韦面世之前，1% 三氟胸腺嘧啶核苷溶液（Monarch Pharmaceuticals）及其仿制产品被广泛用于治疗 HSV，目前依然在临床应用，用法是每隔 2 小时点眼一次，连续 4 ~ 5 天后改为每天 4 次，继续使用 4 ~ 5 天。口服抗 HSV 的药物有阿昔洛韦，400mg/ 次，每天 5 次，同样是一种很有效的治疗方法。其他口服抗病毒药物还有伐昔洛韦，500mg/ 次，每天 3 次，连续 1 周；泛昔洛韦 250mg/ 次，每天 3 次，连续 1 周。治疗过程中，需要辅助滴用脂质人工泪液，每隔 2 ~ 4 小时滴眼 1 次。HSV 容易复发且复发频率很高。

少数患者会出现基于免疫反应性单纯疱疹病毒性角膜基质炎和葡萄膜炎，上皮型 HSV 仅需要抗病毒治疗，但免疫相关型 HSV 则同时需要使用糖皮质激素。治疗原则是糖皮质激素滴眼液联合更昔洛韦凝胶每天 3 次或口服阿昔洛韦，400mg/ 次，3 ~ 4 次 / 天。抗病毒药物应持续使用 1 个月，之后激素滴眼液可减至每天 2 次，根据患者情况继续维持 1 ~ 2 个月，再减量至每天一次或隔日一次。

带状疱疹好发于躯干，但三叉神经分布区

域也很常见，尤其是三叉神经第一支所支配的眼部和头面部，因此带状疱疹眼部受累的患者常到眼科就诊。带状疱疹病毒复发感染是罹患水痘后潜伏的病毒所致。治疗方法是口服阿昔洛韦 800mg，5 次 / 天，连用 1 周；或伐昔洛韦 1000mg/ 次；或泛昔洛韦 500mg/ 次，每天 3 次，连用 1 周，以上口服抗病毒药物在临床上都很常用。眼睑带状疱疹病毒感染患者约有 50% 可能并发角膜炎、虹膜炎或两者都有，应尽早使用激素。

抗病毒药物通过 HSV 病毒感染细胞发挥其药理作用，在细胞内被特异性胸腺嘧啶核苷激酶磷酸化，从而发挥抑制病毒 DNA 合成的作用，由于正常细胞的胸腺嘧啶核苷激酶不能使其磷酸化，因而药物在体内应用是安全且有效的。用药后前三天将发挥最大抗病毒作用，一周后仍有残余药效，肾功能不全的患者应请肾内科医师会诊，剂量酌减并给予最恰当的用量。

咽结膜热主要是儿童患病，治疗只需要对症处理：冷敷、人工泪液、减轻充血的血管收缩剂，必要时可以用 4 ～ 6 天氯替泼诺，每天 4 次。流行性角结膜炎（EKC）主要发生于成人，起病急，症状重，主要症状包括充血、水样分泌物，结膜点片状出血及同侧淋巴结肿大，若病情迁延则会出现角膜上皮下点片状浸润及假膜性结膜炎，通常一眼先发病，2 ～ 3 天后另一眼受累。有一个经验性方法治疗 EKC 疗效非常好，即 5% 酮碘溶液［即用于术前无菌消毒的聚乙烯吡咯酮烷碘溶液（碘伏）］冲洗结膜囊，可以有效杀死病毒，控制疾病传播并缩短病程，笔者推荐使用其治疗 EKC 的方法如下：

（1）排查碘过敏患者。

（2）局部使用表面麻醉，减轻碘伏药物刺激。

（3）点一滴 NSAID 减轻碘伏对角膜的刺激作用。

（4）点 2 ～ 3 滴碘伏溶液，嘱患者闭合眼睑并转动眼球，以保证药液在结膜囊内均匀分布。

（5）患者闭眼时，用蘸有碘伏的棉签擦拭眼睑，清除局部病菌。

（6）60 ～ 90 秒后，轻轻地用无菌生理盐水冲洗结膜囊。腺病毒感染后由于炎症出现、眼睑红肿，联合使用 4 ～ 5 天激素（氯替泼诺，每天 4 次）能够减轻炎症反应和局部不适症状。

（7）治疗结束最后点一滴 NSAID 减轻患者不适。

上述治疗能够缩短 EKC 的病程，同时减少角膜并发症如上皮下浸润的风险及假膜性结膜炎的发生，由于缩短了病毒在眼部的存留时间，一般病情将在 7 ～ 8 天得到控制；但如果患者已经患病 5 ～ 6 天，急性感染期已经过去，则不必再采用上述治疗。急性期氯替泼诺一天 4 次，应用数天，可显著减轻患者眼部不适。

两项研究及相关证据显示，0.15% 更昔洛韦眼用凝胶（Zirgan）治疗 EKC 效果显著，更昔洛韦能够有效抑制腺病毒的复制，缩短病程。一项研究证明，如果尽早使用 Zirgan，眼部不适能够在 1 周内迅速得到缓解，另一项研究显示 Zirgan 治疗 EKC 平均疗程为 7.7 天。通过这两个研究我们可以看到，Zirgan 能够显著缩短腺病毒感染的临床过程。针对 EKC 重症感染患者，笔者会联合使用碘伏治疗；轻中度感染病例仅用 Zirgan 点眼即可，治疗越及时疗效越好。Zirgan 也可用于治疗 HSV 感染，剂量相同。常用的抗病毒药物见表 23-11。

表 23-11　抗病毒药物

通用名	商品名	生产厂家	用法
更昔洛韦	Zirgan	Bausch+Lomb	局部点眼
0.1% 曲氟尿苷	Generic	Generic	局部点眼
阿昔洛韦	Generic	Generic	口服

续表

通用名	商品名	生产厂家	用法
伐昔洛韦	Generic	Generic	口服
泛昔洛韦	Generic	Generic	口服
碘伏	Betadine 5% Ophthalmic Prep Solution	Alcon	局部点眼

七、眼干燥症

（一）概要介绍

很多人都有过干眼的经历，接触镜佩戴者弃戴的原因多数也是由于眼干燥症。干眼的病因繁多，其中有一些病因在其他章节已经讨论过，如接触镜护理液过敏（第12章）和接触镜并发症（第8章、第13章）。如果接触镜佩戴者有干眼的症状，应对眼表和泪液做系统的检查（第1章），如果泪膜破裂时间低于10秒，每分钟眨眼低于12次或眨眼不完全均应密切观察，检查时挤压睑板腺中央区15秒评价其功能，同时记录泪河高度。

接触镜佩戴者中很多眼干燥症患者是由于对护理液过敏，更换无防腐剂的护理液如过氧化氢护理系统或改用日抛镜片，症状多数能够得到缓解。对于佩戴硬性透气接触镜出现干眼症状的患者，在更换护理系统的同时，应加强镜片清洁，定期每日清洗镜片，每周除蛋白；硬性透气接触镜镜片经等离子镀膜处理后可以增加舒适度并减轻干眼症状。佩戴软性接触镜伴有干眼症状的患者可以尝试更换其他含水量更高的产品，如库博 Proclear 宝晴日抛型隐形眼镜（Cooper Vision）、海康威视 Extreme H$_2$O（Hydrogel Vision Corp.）、视康 Dailies Aquacomfort Plus（Alcon）、卫康的日抛型 Acuvue Moist（Vistakon），或采用硅水凝胶材料的接触镜；若需要频繁使用抛弃型高含水镜片，应用润眼液可以维持镜片湿润并保证眼部舒适；佩戴接触镜前2周开始进行睑缘擦洗、热敷及眼睑按摩可以有效延长泪膜破裂时间。对于患有睑缘炎和睑板腺功能障碍（MGD）者，还需要联合使用抗生素和激素滴眼液，如0.5%妥布霉素氯替泼诺混悬液；或者口服多西环素50mg 3～4个月。如果采用以上措施仍然不能改善泪膜状态，可诊断为泪液分泌功能障碍，需要局部给予润眼液、脂质人工泪液、泪点栓、抗感染治疗及营养支持疗法（如每天口服 2000mg 鱼油）。

严重的眼干燥症患者禁忌使用接触镜，但对于需要通过佩戴硬性透气接触镜来矫正视力的圆锥角膜患者，因为这些患者的泪膜完整性及功能都很差，应在佩戴前进行防护性治疗及并发症的针对性处理，这对提高患者接触镜佩戴成功率至关重要。医师应针对每位干眼患者的实际情况制定灵活的治疗方案和成功的标准，治疗时如果能够采用综合治疗并及时引入新的疗法，可以提高成功率，如有的患者需要采用特殊的镜片护理方法或护理液，同时联合使用泪点栓和润眼液；而有的患者在用了泪点栓后就可以治愈，不必使用润眼液。应根据患者情况尝试不同的治疗方法，观察治疗效果并不断调整治疗方案。目前治疗眼干燥症的方法：采用特殊的镜片护理方法或护理液，使用泪点栓和润眼液，还有其他的治疗方法等。有关眼干燥症的治疗措施见表23-12。每个个体对治疗的反应不同，有的患者单独使用一种方法即可治愈，而有的患者则需要两种或更多治疗方法联合使用才能完全消除症状。伴有眼干燥症的接触镜佩戴者希望通过以上治疗提高戴镜的可能性。

（二）人工泪液

人工泪液的选择从以下几个方面考虑：黏稠度的高低，是否含有防腐剂，瓶装还是独立包装及剂型（如滴眼液、乳剂、凝胶、眼膏），有时还要考虑患者的用药习惯。对于人工泪液滴眼液，要求每 4 小时滴 1 次，按时点眼对治疗眼干燥症非常重要，某些患者会由于忘记点眼而影响治疗效果。对于固态凝胶型的人工泪液，佩戴接触镜之前点眼并在佩戴期间滴润眼液效果最好。由于很多干眼症状与睑板腺功能障碍有关，建议治疗初期使用脂质人工泪液。

表 23-12　眼干燥症治疗措施	
轻度干眼	脂质人工泪液
	0.2% 氯替泼诺，每天 2 次，连用 2 个月
	ω-3 脂肪酸（鱼油）
中度干眼	脂质人工泪液
	0.5% 氯替泼诺每天 4 次，连用 3 周后；后改为每天 2 次，连用 3 周
	泪点栓
	ω-3 脂肪酸
重度干眼	脂质人工泪液
	0.5% 氯替泼诺每天 4 次，连用 4 周后；后改为每天 2 次，连用 4 周；必要时冲击量 1 周
	口服多西环素，50mg/d，用 2 个月
	ω-3 脂肪酸
	泪点栓
	植入型人工泪液 Lacrisert
	干眼治疗仪 LipiFlow
	湿房镜

（三）泪点栓

目前泪点栓未得到广泛应用，主要原因是价格高、易丢失、缺少有效的相关研究报告，临床上使用泪点栓大多选择永久性的硅胶栓。对于中度以上的眼干燥症患者，使用泪点栓的同时应联合使用人工泪液滴眼液，才能有效地改善泪膜的质量。如果单用泪点封闭而未及时补充人工泪液，使泪液不流动导致泪膜品质下降，且会加重干眼症状，增加感染概率。植入泪点栓术前准备：局部应用人工泪液和露达舒滴眼液，每天 4 次，连用 2 周；然后每天 4 次，继续用 2 周。为防止泪点栓丢失，应选择可植入的最大型号，用 Punctal gauges（泪道尺）确定泪点栓的型号，医师会根据眼部干眼症状的轻重决定做单侧下泪小管栓塞还是双侧。

（四）抗感染治疗

蒸发过强可增加泪液渗透压而诱发眼部炎症，局部应用激素可以控制炎症，临床上也会使用低浓度环孢素滴眼液控制炎症，然而短期内（每天 4 次，连用 2 周后；每天 4 次，连用 2～4 周）使用强效激素能够更快速有效地控制炎症，减轻患者症状。

许多眼前节感染的病例均与泪液脂质缺乏有关，在眼干燥症的治疗中，应用脂质人工泪液非常必要，临床应用的脂质人工泪液有 Alcon、FreshKote（Focus Laboratories）或 Refresh Optive Advanced（Allergan）。应鼓励患者白天尽可能频繁地使用脂质人工泪液，如果患者同时使用两种或以上的滴眼液，两种滴眼液使用时应间隔 15 分钟以上。

局部应用激素可以迅速控制眼部炎症，

但症状的减轻会使患者忽略补充人工泪液和鱼油，极易导致炎症复发。一旦复发应及时采用激素冲击疗法（每天 4 次，连用 1 周），可以快速控制症状。通过临床病例观察，笔者发现每年仅需 1 瓶 5ml 激素滴眼液就足以满足病情需要，应充分与患者沟通，鼓励患者完成整个疗程。

（五）睑板腺功能障碍的治疗

睑板腺功能障碍（MGD）的基础治疗是积极进行眼睑的清洁、眼睑按摩，以及每天 2～4 次局部热敷，这对于改善睑板腺功能非常有效，如果能按照要求使用人工泪液滴眼，即患者的依从性较好，则能大大提升治疗的效果。如有细菌感染的症状，应在眼睑的清洁、眼睑按摩及局部热敷的基础上联合使用抗生素和激素。治疗 MGD 的另一项措施是口服多西环素，50mg，每天 1 次，连续使用 3～4 个月，成人的药物副作用较少，个别患者会出现真菌性阴道炎和光敏感。对应用四环素类药物有限制的孕妇、哺乳期女性及 8 岁以下儿童应禁忌使用。

MGD 的患者应注意在饮食中补充富含必需脂肪酸的食物，如亚麻籽、鱼及磷虾油，笔者建议每天口服 2000mg 鱼油，患者每餐服用鱼油并不会影响消化系统的吸收。睑板腺分泌的脂质构成了泪膜的脂质层，睑板腺功能失调原因包括西餐、环境空气质量、激素失调、睑板腺管上皮角质化及睑板腺腺堵塞等。如果睑板腺不能产生足够的脂质，治疗时补充脂质人工泪液非常必要。

患者如果服用鱼油胶囊存在困难，也可以考虑使用高乐美加橙味胶囊（www.coromega.com）或挪帝克鱼油（www.nordicnaturals.com），这些药物都可以通过网络平台买到。

热力脉冲振动干眼治疗仪也被用于 MGD 的治疗，干眼治疗仪是由 Donald Korb O.D. 及其科研小组研制发明，由 Tearscience 公司生产。干眼治疗仪在按摩上下眼睑的同时产热，可帮助睑板腺管内的脂质排出，整个治疗过程需要 12 分钟。临床观察显示，治疗数月后，所有患者干眼症状均能得到很好的缓解。脂质的缺乏可导致泪液蒸发过快，最终形成泪膜的高渗状态，高渗的泪膜导致炎症的出现。在其他治疗方法效果不佳时，可以考虑尝试热力脉冲振动干眼治疗仪。

干眼治疗的措施总结如下：

（1）局部皮质类固醇激素每天 4 次，连用 1 周，之后改为每天 2 次，连用 1 个月。

（2）坚持定期使用脂质人工泪液。

（3）每天补充 2000mg 鱼油。

（4）必要时经过 2～4 周激素治疗后使用泪点栓。

（5）患者在治疗过程中出现炎症反应时可以间断使用激素，每天 4 次冲击，使用 1 周，每年可以使用 2 次。

八、真菌感染的治疗

真菌感染少见，但在温暖、潮湿的环境发病率高。美国真菌感染常见致病菌有念珠菌属、曲霉属和镰孢属，镰孢属是美国真菌性角膜炎最常见的致病菌，全球最常见的致病菌则是曲霉属。真菌对眼部组织的损害来自两方面，菌丝的直接浸润，以及真菌产生毒素和酶带来的损害。病因主要有眼部外伤、佩戴接触镜时间过长、镜片护理不当、清洁度太差和糖尿病等。临床症状和体征有异物感、视力下降、流泪、眼红、角膜浸润灶呈灰白色稍隆起、局部干燥有羽毛状浸润，即便角膜上皮仍是完整的，也可以出现卫星灶、免疫环及前房积脓；实验室细胞学检查可以确诊，浅层感染可以进行角膜刮片，对于深层真菌感染则需要角膜组织活检。由于深层角膜基质层真菌感染治疗较为困难，早期进行病灶清创术可促进药物进入角膜基质，提高局部药物浓度，局部治疗至少应持续数周时间。

治疗真菌感染首选药物是 Alcon 生产的 5% 那他霉素滴眼液，对各种真菌感染都有效；另外还有两性霉素 B，但必须由药师配成溶液才能作为滴眼液使用。那他霉素和两性霉素 B 局部常规用法，最初几个小时每 15 分钟滴一次，之后改为每半小时 1 次，连续使用 1 天，直至溃疡面缩小，一般经过以上治疗即能控制角膜真菌感染，不需要合用口服抗真菌药物（如酮康唑或活力康唑）。由于两性霉素 B 局部使用有刺激症状，部分患者会出现过敏反应，因此症状好转后继续使用 2 周即可停药。那他霉素滴眼液在感染控制后减至每 1 ~ 2 小时一次，持续使用 10 ~ 14 天，再改为每 4 小时一次直至视力改善，病灶静止，继续观察数周再完全停止，常规那他霉素滴眼液治疗周期是 4 ~ 8 周。严重感染病例需要及时进行结膜遮盖术、板层或穿透性角膜移植。角膜真菌感染禁用糖皮质激素，但对于已经数周规范抗真菌治疗病灶静止的患者，应用激素可以减轻局部炎症反应和瘢痕形成。

九、棘阿米巴角膜炎

棘阿米巴原虫生长于污染的水源，以包囊和滋养体两种形式存在，一旦感染包囊则很难被清除。但幸运的是只要提升验配者的专业知识，重视患者宣教，棘阿米巴感染基本不会发生。预防棘阿米巴角膜炎的措施有正确的镜片护理、使用合格的护理产品、不用自来水清洗镜片、不能戴接触镜游泳，尤其不能在湖泊中戴接触镜游泳等。棘阿米巴角膜炎的症状和体征有剧烈眼痛、眼红、畏光流泪，患者所表现的症状明显重于体征，随着病情进展，角膜呈现树枝状、环形或半环形浸润，如果误诊而未得到及时治疗，炎症可导致角膜穿孔，因此早期确诊、早期治疗对预后至关重要。只有在角膜病灶找到棘阿米巴原虫或培养出棘阿米巴才能确诊棘阿米巴角膜炎，本病需要和单纯疱疹病毒性角膜炎鉴别。棘阿米巴角膜炎的特点是剧烈的眼痛与体征明显不符，而单纯疱疹病毒性角膜炎却是在局部体征已很严重的情况下仍无明显眼痛。治疗棘阿米巴角膜炎的药物包括

二代三唑类或咪唑类抗真菌药物（氟康唑、克霉唑）、阳离子防腐剂（氯己定或 PHMB）、二酰胺类抗阿米巴药物（普罗帕脒）或氨基糖苷类抗生素（新霉素或巴龙霉素），2 ~ 3 种及以上药物联合使用可以加强治疗效果，用药应持续 3 ~ 4 个月直至所有症状消失。临床上采用阳离子防腐剂与抗阿米巴药物联合使用取得成功效果：用药前 2 ~ 4 天每小时一次，减至每 2 小时一次继续用 3 ~ 4 天，之后用 PHMB 或氯己定采用维持剂量持续用药 3 ~ 4 个月，角膜病灶清创术可提高治疗效果。另一种治疗方法是在角膜清创术的基础上联合应用 PHMB 或氯己定、普罗帕脒和新霉素滴眼液。以上治疗需要联合应用抗生素预防继发细菌感染。

临床病例

【病例 1】

硬性透气接触镜佩戴者右眼不适几周余。视力：OU 20/20；裂隙灯检查：双眼角膜 3 点钟和 9 点钟处二级点染，荧光染色后右眼颞侧可见白色略隆起病灶，双眼均颞侧稍重，镜片配适评估显示镜片位置偏下并附着在病灶附近。诊断为角膜缘新生血管。

解决方案：停戴镜片，局部应用添加激素的抗生素滴眼液（如 0.5% 妥布霉素氯替泼诺混悬液），每天 4 次，连用 1 周，然后逐渐减量至每天 2 次，每隔 3 ~ 4 天随访一次。角膜完全康复后，对镜片进行重新调整，以确保镜片定位良好，以及镜下有充分的泪液交换，同时指导患者戴镜时合理使用润眼液或脂质人工泪液。

【病例 2】

双眼痒及午后戴镜不适。患者佩戴季抛型接触镜，常规眼部体检及镜片复查。既往有季节性过敏性疾病，现在每天使用 Allegra。查体：视力 OD 20/30，OS 20/25；裂隙灯检查：双眼上睑三级乳头增生，轻度充血，镜片蛋白质沉积。诊断：巨乳头性结膜炎。

解决方案：镜片改为日抛型，0.5% 氯替泼诺滴眼液，每天 4 次，连用 2 周；或露达舒眼膏睡前用，每天 1 次连用 2 周，期间应定期复查；如症状不能

改善则需停戴镜片，直至症状完全消失。

【病例3】

左眼晨起后红、痛、流泪。患者佩戴水凝胶镜片，戴镜睡眠后晨起觉眼部不适。查体：矫正视力OD 20/20，OS 20/30；裂隙灯检查：左眼周边角膜有4点小片状浸润，荧光素染色示双眼均有弥漫性浅层点状角膜炎，右眼球结膜充血（+），左眼（++）。诊断：角膜接触镜急性红眼病。

解决方案：停戴镜片，左眼局部应用0.3%妥布霉素氯替泼诺混悬液或典必殊每天4次，双眼滴不含防腐剂的人工泪液每天4次，密切观察随访2～3天。症状缓解后更换硅水凝胶镜片并建议每日摘戴。

【病例4】

右眼红、疼痛2天。患者佩戴低Dk值软性接触镜，每周3～4天戴镜睡眠。查体：来诊视力OD 20/25，OS 20/20；裂隙灯检查：右眼角膜下方近周边部上皮下浸润，球结膜充血（+），荧光素染色示角膜浸润处上皮一级点染，诊断：感染性角膜炎。

解决方案：停戴镜片，右眼局部应用0.3%妥布霉素氯替泼诺混悬液或典必殊，每2小时一次，连用2天，接着每天4次，连用4天，局部每2～3小时滴一次脂质人工泪液作为辅助用药，密切随访，每2～3天复查一次。角膜炎症完全控制后，重新验配接触镜，更换硅水凝胶镜片，戴镜后注意随访。

【病例5】

戴镜后眼部干涩、不适。圆锥角膜患者，由于佩戴接触镜视力优于框架视力，患者有强烈的治疗需求。诊断：眼干燥症。

解决方案：更换镜片，改用piggyback设计，局部坚持滴用脂质人工泪液，建议患者每天补充ω-3脂肪酸，泪点栓塞后患者自觉干涩症状减轻，戴镜时间延长，舒适度明显改善。

临床判断掌握相关技术项目备忘一览表

- 严格依照抗生素推荐剂量用药并逐渐减量。
- 没有确诊不要盲目使用抗生素。
- 健康成人眼红多由结膜或角膜的炎性反应所致，而非细菌感染。
- 眼部感染的证据之一是黏液脓性分泌物。
- 禁忌单独使用激素治疗单纯疱疹病毒性角膜炎、急性细菌感染和真菌感染。
- 氨基糖苷类、贝西沙星或甲氧苄啶-多黏菌素B抗生素可以作为细菌感染的预防用药，但用于治疗细菌感染性角膜炎时，应首选贝西沙星、氨基糖苷类或强化的抗生素。
- 严格按照药品的推荐剂量和周期用药，病情严重的情况下可以予以适当调整。
- 糖皮质激素有很好的抗炎作用，应待炎症控制后再逐渐减量；炎症控制的时间越长减量周期也应越长。
- 几乎所有的炎症反应过程都可以从角膜缘及其周边的变化观察到。
- 联合应用抗生素和激素的抗炎效果优于单独使用抗生素或激素。
- 导致角膜溃疡的诱因有过夜佩戴接触镜，泪膜功能障碍，炎症期葡萄球菌性睑缘炎，吸烟，戴镜游泳，呼吸道感染及年龄小于22岁等。
- 症状明显的眼干燥症患者使用氯替泼诺应每天4次，持续2～4周，并采用冲击治疗预防复发，即氯替泼诺每天4次，连用1周，每年1～2次。
- 杆菌肽、多黏菌素B、氨基糖苷类抗生素及贝西沙星不用于口服，因此极少产生耐药性，仍是目前眼科局部用抗生素的最佳选择。

（陈　梅　唐　萍　译）

第 24 章　接触镜验配管理

Nicky Lai，Carmen Castellano，Barry Eiden，Jason Jedlicka，Clarke Newman，Thomas Quinn，Glenda Secor

理解和掌握接触镜的设计、镜片材料知识和验配技巧是接触镜验配的基础。而接触镜验配业务的管理则是另一个重要的问题。成功整合优化接触镜验配流程可以让验配更高效，同时也能给患者带来更好的验配体验。佩戴者教育越好，患者对镜片的护理和依从性也越高。把下述几项整合到接触镜的验配业务中能提高验配成功率和患者满意度。

一、患者管理

患者选择某一个诊所的原因很多。可能因为该诊所离家或单位近；可能该诊所是患者的视觉保险或医疗保险上包含的机构；可能该诊所的市场营销策略吸引了患者；可能患者是由一个信任的朋友或另外一个视光医师推荐而来的。所有到诊原因中，最后一点最重要。好的患者体验是口碑相传的开端，所以要满足患者的期望并维持患者对诊所的良好口碑，才能扩大满意的患者群体。

患者对诊所的第一印象常来自诊所的第一次预约电话，所以预约电话的接待人员应把自己看作诊所的形象代言人，他需要耐心地向患者介绍和解释诊所的相关服务，并根据患者的需求进行分诊和预约适合的就诊时间。例如，我了解您在接触镜佩戴方面的问题了，会给您安排相关检查。给您安排的就诊时间大概是在下午 2 时，医师会就您的问题为您做充分检查和交流，这个时间您看可以吗？

与患者明确预约时间的目的是提高诊所工作的效率。把全面眼睛检查（comprehensive checks）和复诊交错安排，能让医师高效地处理患者，减少不必要的候诊时间。

接下来，接待人员要告知患者诊所的地址并交代患者就诊前应做的准备事项，包括到达诊所的时间，填写一些相关的文书工作，就诊时可能需要散瞳来检查眼睛的健康情况，可能会做的特殊检查项目，预计产生的检查费用、就诊费用。患者应该携带现有的接触镜和镜片处方参数，如有框架眼镜也一同带来。就诊时医师可以评估现有接触镜的配适情况并检查镜片。此时，可以告知患者费用的大概范围，但在患者完成检查前，不用提及具体的收费项目。通常接待人员会说："医师会在您的检查过程中根据您的具体检查结果提出对您的视觉和眼睛健康最佳的解决方案。他会先和您说明并商量相关的诊疗费用，您同意后我们才会继续服务。"这是提出医疗保险承保范围和超出保险范围的费用说明的最佳时机。如患者对医疗保险承保范围有异议，可建议其随后和保险公司联系确认。保险公司的人员能更好地解释医疗保险覆盖范围细节和主医疗保险和视觉保险的区别。

患者到诊时，接待人员要先核实患者的个人和医疗保险信息。导诊人员或技师可以先为患者做就诊前的预检和相关资料收集，包括接触镜佩戴史，接触镜的佩戴和更换周期，使用的护理液系统，是否使用特殊的护理液，处方药或非处方药的眼部用药史，戴接触镜的主诉等。培训程度高的员工可以在患者进入医师诊室前先做镜片的检查和戴镜验光检查。在医师检查过程中，员工或技师可以帮助医师记录检查结果。检查结束后，医师会整理检查结果、诊疗方案、建议，产生的诊疗费用清单给患者，同时助手要向患者解释和说明每一项费用。如果患者要验配新的接触镜，助手要从医师处拿到诊断性试戴镜片并为患者戴上。当新的镜片验配参数确定后，患者试戴镜片期间，技师可与患者说明接触镜的佩戴、护理注意事项和佩戴后的可能情况，当医师为患者做最后的检查评估时，佩戴者教育已经完成，医师只需再重点总结和强调相关事项。

检查结束后，技师或员工可引导患者到配镜区选择眼镜架或订购接触镜。

收银员可打印完整的费用明细和账单给患者，并安排复诊或下一次常规年检的时间。

上述工作流程可根据情况由一名或数名员工完成，也可以由医师自己完成。当然，进行该工作流程的人员要具备相应的知识和技能。患者方面的问题还可以做进一步的详细讨论。

二、员工教育管理

员工和技师需要一定的培训才能完成上述的诊所验配流程。员工要能够就视光医师执业范围内的接触镜一般常识、镜片护理技能、眼睛健康常识等回答患者的问题和咨询。良好培训过的技师是医师的得力助手，是沟通医师和患者的重要桥梁。在一个有多名医师的诊所，安排一对一的助手或团队服务于各个医师，解答患者的问题或接听电话会更有效率。

诊所员工的技能、经验和能力可能是参差不齐的，从如一张白纸的新员工到从业多年的资深视光技师都有。基础的接触镜知识培训资源有很多，接触镜的生产商常提供镜片材料、设计、验配管理等方面的培训。生产商代表更能提供诊所使用的接触镜产品的具体信息。生产商提供的有关药物使用、镜片护理、镜片材料等的培训，不仅是针对医师，也应该同时为员工做培训。美国光学视光学协会有一个附属机构，提供教育材料、教材、宣传页、继续教育等服务，应鼓励员工加入当地的、州的或国家级的视光组织的各类论坛及会议。

诊所内的培训、训练非常重要，诊所的核心成员应参与全体员工的定期的常规的交流会议，推进内部沟通和员工教育。会议应该包括接触镜材料和设计的新进展，接触镜相关的护理产品，患者护理和问题处理等其他相关问题。这样才能使诊所内的所有员工工作同步，为患者提供最佳的服务。

三、账单和费用管理

第三方的保险公司能为诊所带来更多的新的眼保健方面的患者，也能使老患者更加频密地做常规复诊和检查。然而，因此导致的管理成本额外增加、保险赔付费降低和保险覆盖的耗材品类限制冲淡了一些收益。而且患者也会过高期望并认为他们的保险方案会覆盖所有的服务费用。所以，与保险公司做好充分的讨论和协商是开展接触镜业务的重要因素之一。

视光诊所提供的视觉相关的服务非常独特，是可以为第三方保险机构开具账单的：除了可以开具视光相关服务的账单外，也可以开具同常规医疗及手术类的账单。随着第三方保险服务的普及，与患者说明诊所的接触镜服务是属于哪一类保险项目非常必要。视觉保险通常覆盖常规的屈光检查和预防性的眼保健服务，而医疗保险主险仅覆盖眼睛疾病治疗和非屈光性眼病的监测。接触镜的验配一般分为两类：以屈光矫正为目的的接触镜验配和以治疗眼病为目的的接触镜验配。

必须和患者强调，以屈光矫正、美容为目的的接触镜验配一般是保险公司不报销的，还会有一些额外的镜片验配费用，包括验配费、镜片费、护理费用。有一些三方保险公司会提供验配费、镜片费等方面的折扣。

虽然患者购买的保险种类繁多，覆盖范围不同，但多数保险是不覆盖接触镜验配的，甚至一些医疗用途的接触镜验配如不规则散光、圆锥角膜矫正等保险也不覆盖。当然，也有一些方法可以对这种情况做补偿。初始检查、诊断、相应治疗方案和相关的复诊方案在恰当的评估后是可以由保险公司报销的。在正确的疾病诊断、评估后，相应的检查，包括角膜地形图、角膜内皮细胞镜、眼前节 OCT、眼前节照相也是可以报销的。对于一些角膜疾病和圆锥角膜，相关医疗保险覆盖的检查项目是可以报销的（表 24-1）。因为这些医疗保险覆盖的检查项目也是不断变化的，所以诊所要不断跟进、了解保险公司的保险覆盖条款。在合理的疾病诊断评估后，眼部健康监控和复诊的费用也是可以由保险报销的。接触镜相关检查的可报销范围和明细可以在"接触镜谱"（Contact Lens Spectrum）（http：//www.clspectrum.com/）中查询到。

表 24-1 部分接触镜相关的保险覆盖类目 CPT 编码

2012 CPT 编码	
检查类目	编码
角膜地形图	92025
角膜内皮细胞镜	92286
眼前节 OCT	92132
眼前节照相	92285
眼表疾病的治疗性接触镜验配	92071
圆锥角膜的接触镜的初始验配	92072
接触镜材料费	V2510
医疗目的的接触镜处方和验配	92310
常规就诊中不包含的额外耗材费	99070
单／双眼无晶状体眼的接触镜验配	92311/92312
巩膜镜验配	92313

还有一种报销的方式，是在诊断和治疗方案确定后，诊所提前给医疗保险公司申请报销或补偿预批。在国家圆锥角膜基金会的网站（www.NKCF.org）上，有圆锥角膜患者向保险公司申请报销相关的接触镜费用的申请书模板供以查阅。当然，诊所要向患者解释，可能有的费用保险是不覆盖、不报销的，正确填写相关的保险申报表格可以节省一些费用。患者如能先在诊所交付相关的服务和镜片费后再到自己的保险公司申请报销补偿则效率更高。

接触镜验配是一般综合检查外的额外服务，是要对应收取检查费的。2003 年联邦商会颁布执行的接触镜合理消费法案（FCLCA）（http：//business.ftc.gov/documents/bus62-contact-lens-rule-guide-prescribers-and-sellers），改变了视光医师在接触镜验配上的盈利模式。该法案规定，在完成检查和验配，并且患者付费后，医师要提供一份处方资料复印件给患者。还规定接触镜销售商必须与出处方的视光医师直接联系来确认处方细节，医师收到该核对信息后有 8 小时的工作时来确认该处方的准确性和有效性。如果 8 个工作时后医师还未做确认则默认为处方有效，销售商可以直接销售处方的接触镜产品。表面上看，这样的条款让第三方接触镜销售商获益，但其实是为了保护接触镜佩戴者的，同时对视光医师有积极的影响。

在传统的视光运营中，一部分诊所的利润来源于框架眼镜和接触镜的销售。随着更多的患者在诊所外购买接触镜，诊所应该从依赖销售商品盈利转向提供服务来盈利。视光医师也应该向患者营销自己的专业技术，营销重点放在能向患者提供最好的眼睛健康、舒适佩戴、良好的视觉质量上。接触镜的定价应该包括镜片本身的成本、货品供应、管理成本。要想建立比非诊所接触镜销售渠道更有优势的价格策略，就要优先突出诊所对患者提供的接触镜选择、护理卫生指导的价值，而弱化与患者讨论镜片产品价格的行为。

要强调视光医师给的接触镜处方和随后的卫生护理指导价值，也要通过按规定对专业的检查服务收费来体现服务价值。收费应该是按患者在接受服务过程中与医师交谈咨询的时间来计算的，这样的方法能统计医师在日常工作中，服务每个患者花费的大概时间。费用包含了医师、技师、员工对综合检查、复诊等对患者的服务中付出的工作时间和相关眼科材料成本。通过对这些数据的分析，如每一个角膜接触镜验配的时间成本等，诊所就可以制定接触镜验配服务费的定价策略。

简单地确定接触镜业务收费标准的方法，就是直接采用一费制。一费制规定在一定的时间范围内，患者可以随时回来接受所有接触镜验配和相关服务。一费制的收费标准还要按验配难易程度和验配需要持续的时间而分不同层次。对于从未戴过接触镜的患者，对他做接触镜相关教育的成本更高，如接触镜使用、戴镜、摘镜和卫生护理操作指导等花费的时间更长。而对于像散光镜片、老视镜片等的验配服务，则需要更多的复诊或需要考虑更多因素，所以收费标准更高。同时，如果采用一费制收费，患者愿意经常复诊，因为在规定的时间期限内是免费复诊的。所以，患者不会觉得经常复诊有经济上或心理上的负担，医师和患者可以建立更好的交流，患者能获得开心和健康的接触镜佩戴体验。

要耐心、清晰、开诚布公地向患者解释收费和诊所的相关规定，包括退款、取镜时限、附属费用、就诊费用明细等。一般情况下，接触镜的验配检查费不包括对眼睛疾病的诊断和治疗费用，即使眼睛疾病与接触镜验配相关，也是要对眼睛疾病的检查和治疗进行额外收费。要明文说明和收费相关的具体检查和内容（图24-1，表24-2）。

角膜和接触镜验配机构制订的接触镜验配承诺书

很高兴您选择了佩戴角膜接触镜。接触镜能给您带来很多生活便利，其中，正确验配、护理和使用对您良好的佩戴体验非常重要。

我们的角膜接触镜验配包括很多环节，包括选择最适合您的镜片，确保正确的镜片配适和最佳视力，指导您正确护理镜片的方法，指导您在出现接触镜佩戴相关情况时的处理方法。上述多数环节并不属于常规的眼科检查，所以一些接触镜的验配和复诊的费用还需要额外付费，是不包含在常规综合眼睛检查费用内的。

在完成常规的眼科检查后，根据需要我们还会为您做以下特殊检查：角膜地形图，测量您角膜的弧度和大小；评估镜片配适，通过戴镜和戴镜验光确认处方光度；给您做戴镜、摘镜、镜片日常护理的操作指导。另外，可能还需要几次复诊来确认镜片配适状况或做配适调整。

无论您是否决定配镜，角膜接触镜的验配检查服务都是要收费的。抛弃型接触镜是需要先做试戴评估的，而且在您满意试戴镜片舒适度和视觉质量后，我们才会销售给您。定制的接触镜，包括定制的软性接触镜和硬性透气接触镜或特殊设计镜片需要先做预付款。如果镜片有任何质量问题，您可以在质保期内（质保期一般是60～90天）携原包装和完整的镜片来退货，其中只会收取部分手续费。

我们也可以按您的要求把验配费用账单寄给您的视觉保险公司，但您要支付保险未覆盖的账单部分。注意，除非接触镜验配是用于治疗医疗保险公司确认的眼睛疾病类别，否则医疗保险是不报销一般接触镜验配费用的。

不同类别的接触镜验配费用明细如表24-2。在签署本承诺书前，请您仔细阅读相关的费用问题。另外，由于不同的接触镜品类费用差异很大，请详细咨询佩戴和维护接触镜的大概年度费用。

我们期望为您提供最有价值的、与众不同的最佳接触镜佩戴体验。如您还有任何问题，请即咨询。

图24-1　接触镜验配承诺书样本

表24-2　收费项目细节说明
验配服务时长
自费项目
一般服务费中包含和不包含的项目
费用包含的镜片产品品类
镜片损坏或丢失的补片费用
接触镜退货、换货条款
检查费退费条款

另外一种收费方案，是对包括初次验配和复诊在内的每一次服务都进行收费。这种收费方案中，患者可以根据自己的需要来复诊，而不必一次支付相对昂贵的费用。

除了对接触镜的验配收费，诊所也可以制定一份服务承诺，即提供一些有价值的附加服务，或与验配接触镜相关的免费复诊。这一类承诺通常包括以后对接触镜和框架眼镜的价格优惠，也包括随时免费复诊、实验室服务、镜片抛光、打磨，或一定时间内（一般是一年）免费换片等。诊所因患者在接受这些额外附加的服务过程中也会消费而产生进一步收益。同时，服务承诺也可培养和提高患者对诊所的忠诚度、使接触镜佩戴者能有信心并持续来诊所接受进一步的服务和消费。

四、对诊所的营销管理与盈利提高

可能是受传统的以框架眼镜和眼科材料商品销售来盈利的模式影响，一些眼保健行业的从业者认为，接触镜处方销售并不盈利，只有患者提出需求时，才会开具接触镜的处方。然而，前文讨论过，诊所对患者的眼保健服务要强调从商品销售转变为专业服务。有效利用第三方保险方案和服务承诺可以扩大接触镜业务的盈利空间。

满足了老患者的需求，他们就会持续到诊所接受眼保健服务，接触镜业务能维持下去；如果想要发展扩大接触镜业务，需要不断吸引新患者。接触镜业务的营销有许多方法，但要注意，营销不仅针对新患者，也同时是为了稳定老患者——来我们的诊所是患者的正确选择。

媒体广告可以提升潜在患者对业务的关注，有兴趣的患者会通过电话或网站获取更多的信息；广告也能加强老患者与诊所的联系，同时也提醒老患者复诊。患者打电话到诊所咨询时，有可能遇到要等候的情况，可以把等待时的电话提示音设置为诊所产品和服务信息推广，或患者眼保健教育信息。宣传手册、折页或 e-mail 广告可以凸显医师和患者未注意或不熟悉的服务。诊所可设患者开放培训室或开放验配工作间来介绍接触镜业务和镜片新设计、新材料等信息。

视光医师要愿意并能挑战和处理难度大的接触镜验配患者，才能突出诊所的接触镜业务。常有患者被告知他们不适合验配接触镜，但往往不是因为没有能解决这些患者屈光要求的产品，而是其他诊所的视光医师经验和技术不足，没有信心对他们做接触镜验配。这些患者的情况复杂，确实是不容易做接触镜验配的，患者自己也很清楚这些情况，如果视光医师能处理其他诊所不能验配的案例，患者是非常愿意支付相应的检查服务费用的。这种能做复杂接触镜验配的诊所使用的接触镜常常是很特殊的，其他验配机构无法销售的，包括各类特殊的软性接触镜、硬性透气接触镜等。这些特殊的接触镜可以处理各类复杂的屈光异常，如散光、远视、无晶状体眼、不规则角膜散光、角膜手术后屈光异常等。最常出现的情况是，特殊的角膜接触镜都是为患者的个体情况量身定制，患者也只能在该诊所购买。成功的视光医师通过验配特殊、复杂的接触镜不仅能获得更多的检查费，同时也销售了自己设计和定制的特殊镜片。这些复杂屈光不正患者获得了满意的验配效果后，自然会通过口碑传播诊所的服务，为诊所带来更多的患者。

目前，视光诊所的电子档案（EHR）管理已经开始起步。将患者的纸质档案转化为电子档案需要耗费不少时间和成本，而且电子档案管理的优势也需要很多年才能表现出来。纸质档案电子化不仅要求诊所全体员工和医师共同学习、培训和支持，更需要有设备、诊所基建设施的更新、置换、购买等的投资。员工、医师和患者都需要一个适应过程。然而，电子档案管理却有着非常大的管理优势：能方便查阅患者的健康检查信息而减少员工的劳动量和劳动时间；能对医疗检查编码和患者账单提供反馈信息，从而获得更多的保险赔偿额；能获得诊所服务的患者数、货品库存统计、开出处方率等信息。这些资料对于诊所的发展和盈利目标都是至关重要的信息。

五、试戴镜和货品管理

接触镜验配有多种方法，如经验法和试戴法，各有优点，其中经验法是常用的角膜接触镜验配方法。经验法是通过综合检查，结合患者的视觉需求、眼健康、生理情况、屈光情况等获得相关的验配参数。角膜地形图检查、睑裂大小、睑裂形态、瞳孔直径也有助于镜片设计，促使提高满意验配成功率。在获得这些信息的基础上，诊所能为患者定制各类软性或硬性接触镜，以待患者试戴。从诊所运营角度看，经验法验配能减少试戴镜管理流程，更能节省出为放置试戴镜所需要的诊所空间。从患者的角度看，私人定制的镜片也更反映出了视光师为其付出的时间和专业经验。来取镜时，诊所给患者的镜片就是最适合的，而不是在库存镜片中找到的最接近患者参数的镜片。对于一些特殊镜片，如散光镜片或镜片参数超出试戴镜范围时，这样的方法就很重要了。

试戴镜法，则是诊所配备一系列的试戴镜，医师可以直接给患者试戴评估，合适的可以直接在当天为患者进行验配。这就要求诊所配备各类不同品牌、不同设计的试戴镜。注意软性接触镜的试戴镜组需要占用专门的诊所空间，需要安排员工仔细管理和有序保管。当患者来诊所检查和验配接触镜时，检查当天就能完成验配并拿到产品。试戴法验配的优势：通过试戴镜能立即评估镜片在患者眼睛中的配适情况，能看到镜片与角膜生理结构的相互影响；患者能马上体验到初戴镜片时的舒适度和视觉矫正效果。注意，试戴镜参数的少量修改，可明显改变患者的佩戴体验，如散光的轴向改变或多焦点镜的光度变化，都能大幅提升患者的视觉质量。

多数的硬性透气接触镜验配，包括远视矫正、不规则角膜或软硬混合镜的验配，需要试戴镜。这一类镜片验配很难采用经验法，所以试戴镜是必备的。即使采用试戴镜进行验配，视光医师也会遇到镜片设计上的难题，可以向接触镜实验室提出会诊要求。每一个实验室都会对接触镜设计和配适提供咨询服务，实验室的咨询师都是参与镜片设计生产的专业人员，所以他们会提供镜片处方参数的修改建议以加强配适。表24-3是建议的软性接触镜和硬性透气接触镜试戴镜系列。

表 24-3　试戴镜组	
试戴镜片组	
软性球面试戴镜	2 套硅水凝胶和 1 套水凝胶软性试戴镜
软性复曲面试戴镜	2 套不同镜片稳定系统的试戴镜
软性多焦点试戴镜	2 套不同加光的试戴镜
球面硬性透气接触镜试戴镜	2 套不同直径的试戴镜
复曲面硬性透气接触镜试戴镜	1 套 2D 散光的试戴镜
多焦硬性透气接触镜试戴镜	1 套非球面设计试戴镜和 1 套区域双焦试戴镜
不规则角膜试戴镜	1 套常规硬性透气接触镜、1 套大直径硬性透气接触镜、1 套巩膜镜、1 套软硬混合镜试戴镜

因为试戴镜要反复使用，所以要妥善保管。硬性透气接触镜试戴镜片可以用接触镜专用的过氧化氢溶液消毒后自然晾干，放置在专用镜盒保存。有一些硬性透气接触镜生产商推荐使用护理液浸泡保存，每 30 天更换一次新的护理液（或依据护理液的特殊要求进行更换）。每次给患者试戴前，再用匹配的护理液清洗硬性透气接触镜试戴片。软性接触镜的试戴镜一般都是吸塑包装的一次性抛弃型接触镜，不可重复使用。可重复使用的特殊软性接触镜试戴镜，同样是使用过氧化氢溶液消毒，并浸泡在多功能护理液中，每 30 天更换一次（或按厂家要求）。

一些特殊的软性接触镜和硬性透气接触镜验配，不论是采用经验法或试戴法，镜片都是为患者个性化定制的，所以这类镜片库存也是患者专属的。当患者的眼睛情况要求频繁更换镜片时，验配处方确认后要为该患者及时补足镜片库存。诊所可以通过分销商或生产商定制一年的镜片使用量（定制一年的镜片使用量是包邮的）。如果患者没有要求定制一年的镜片使用量，诊所可以适时地通过信息系统向患者发送预定提醒。定一年使用量镜片的患者，更换镜片的依从性更高，因为他们不用担心因为缺货而需要超时使用其接触镜片。

虽然可以直接把接触镜邮寄给患者，但一些诊所还是希望备好充足的库存镜片，以获得更多的销售机会。如果诊所备货充足，患者到诊时可购买一年期的镜片使用量，节省了因为定货、邮寄的等待时间，更能促进诊所的现场销售。注意，准备充分的库存镜片是要占用诊所场地的，并要有员工对此进行管理。员工的工作就由为顾客下单再邮递给顾客变成了直接下单、更新库存，如果患者每次只预定 3～6 个月的接触镜使用量，则一年内会需要做多次派送，这既能提高诊所生产力，同时也增加了患者的依从性。有条件的诊所，甚至也可以备一系列标准直径、常用光度、常用基弧的球面硬性透气接触镜镜片做库存，不但可以增加试戴镜，也可以直接销售给患者。

六、患者教育

良好的接触镜验配诊所，依赖于接触镜的成功验配者。成功的验配不仅靠医师的验配技术，更与患者本身的佩戴依从性密切相关，而患者教育正是此问题的关键。在和患者沟通、就诊的过程中，我们有非常多的机会对患者进行接触镜佩戴教育。患者初次电话来咨询时，电话的等待音可设置为诊所新产品、新服务或对常见眼健康维护治疗的常识教育；接待区的宣传手册则以书面的形式做患者教育。

患者在就诊过程中也在不断接收各种信息，如屈光情况、眼健康情况、不同的收费标准、不同的镜片类型和框架眼镜等。信息量很大，所以需要制作书面的宣传手册给患者回去慢慢阅读。

一些和验配有关的关键信息（如费用）需要现场和患者说明清楚，患者才能对接受的服务做出决定（图 24-2）。医师和患者讨论收费和接触镜选择的问题，就是让患者通过书面资料了解咨询的时机。记得把相关的患者教育信息给患者带回去详细阅读学习。

在对患者做治疗计划和护理方案时，使用纸质宣传资料给患者学习，他们能同时听到、看到相关的教育信息而获得对接触镜的更深入理解，最终提高对医师建议的依从性（图 24-3）。视光学接触镜教育者协会提供了一本通俗易懂的手册给患者学习，即《健康的软性接触镜佩戴习惯》，是接触镜佩戴、护理的有用的指导书（http://www.aocle.org/healthyHabits.html）。

接触镜佩戴依从性的关键是患者教育。不论员工或技师训练得多好，患者更多的是听取医师给出的建议，毕竟患者是因为医师的技术才选择来诊所接受服务的。医师和患者沟通要注意几个关键问题：首先，医师对患者接触镜佩戴方式和选择的建议。患者会从媒体、广告或朋友之言等各种渠道了解到接触镜的信息。为患者过滤这些信息并指引患者做出正确的配镜选择是医师的责任，医师要向患者详细说明所推荐使用的接触镜是根据对患者的检查结果和视觉需求决定的；佩戴接触镜的好处、风险，以及可提供给患者的选择；让患者对接触镜带来的视觉改善有理性的期望，同时也让患者认识到它的局限性；医师也要向患者解释佩戴接触镜的短期花费和长期花费及费用结构。诸如此类的重要信息也要让员工向患者反复交代，让患者意识到这些信息的重要性。患者接受的教育越多，信息传递得越多，接触镜佩戴的依从性也就越高。

软性多焦点角膜接触镜费用明细

验配费（含验配、配镜、90 日内的复诊费用）	$XXX.XX
镜片费	
右眼	$XXX.XX
左眼	$XXX.XX
税	$XX.XX
总价*	$XXX.XX

退货说明

如果您觉得戴镜不适，可以：

1. 退回戴镜不适的接触镜，我们给您免费验配另外一种镜片。

2. 90 日内可退回接触镜的镜片材料费。

3. 验配费不退。

购买 1 年量接触镜的 8 条理由**

1. 包邮。

2. 按照医嘱定期更换镜片会带来更健康、更舒适的佩戴体验。

3. 额外赠送试戴镜，以避免镜片损坏或遗失时镜片不够用的麻烦。

4. 如果处方发生变化，未使用的镜片可以依据处方进行退换。

5. 定购接触镜的当天同时购买框架眼镜 7 折优惠。

6. 定购接触镜后的 1 年内购买框架眼镜 8 折优惠。

7. 享受购买指定品牌商品现金回馈优惠。

8. 先购买，后支付，可 1 年内免息。

* 总价不含眼睛检查费、接触镜镜片检查费。

** 优惠条款有限制，具体请询问店员。

图 24-2　费用清单样本

热 敷 技 巧

- 浸湿两块棉质毛巾

- 放一块湿毛巾到微波炉中，加热 20 秒（微波炉功率不同，可先用手臂皮肤感觉温度是否合适，如果太烫，则减少微波炉的加热时间，直到手臂皮肤感觉温度合适）

- 把热毛巾放到患处 2 分钟

- 在第一块热毛巾热敷到 1.5 分钟时，微波炉加热第二块湿毛巾

- 交替更换两块热毛巾，保持患处热敷治疗 10 分钟

眼睑清洗技巧

- 使用 OCuSOFT 眼睑清洗剂（泡沫眼睑洗剂）

- 先仔细清洗手部

- 挤适量 OCuSOFT 眼睑清洗剂在一块清洁的、无脱绒的布巾或指尖上（不建议留长指甲的人使用挤在指尖上的方法）

- 闭眼后，用布巾或指尖从侧面轻刮眼睑

- 用温水彻底清洗干净眼睑，注意避免接触眼球

- 前 2 周每天做 2 次清洗，以后每天做一次。如果症状未缓解，还是每天做 2 次

图 24-3　患者教育材料样本

七、视光医师的教育资源

验配接触镜的视光医师的技能和经验是接触镜业务开展成功的要素。医师要随时学习、更新最新的接触镜知识和技术，才能更好地为患者服务。医师可以通过阅读专业期刊杂志和参加地区、国家学术会议做继续教育。美国视光学术会议和美国视光协会会议（American Academy of Optometry and American Optometric Association's Optometry's Meeting）每年都举

办，会议上有非常好的临床研究、案例讨论等继续教育课程。一些专业期刊，如 *Lens Spectrum*（http：//www.clspectrum.com/）和 *Review of Cornea and Contact Lenses*（http：//www.reviewofcontactlenses.com/）都是很好的学习材料。此外，互联网信息量更丰富，可提供比纸质材料更多的新进展、知识和信息。本文推荐两个可信的学习网站，如 Contact Lens Update（http：//www.contactlensupdate.com/）和 Gas-Permeable Lens Institute（http：//www.gpli.info/）。这类网站提供的互动式学习工具能帮助初学者和经验丰富的视光医师提高专业技能。

八、总结

一次成功的接触镜验配依赖于视光医师的技能和经验，而成功的接触镜验配业务还取决于本章中提到的一系列其他要素。良好训练的员工能为佩戴接触镜的患者带来更好的价值和体验。合理运用文中提到的账单报销和收费方案能提高接触镜验配业务的盈利水平。验配特殊、复杂的患者是诊所的差异性竞争力，从而获得更好的患者满意度和口碑，帮助拓展诊所业务。开展好接触镜的验配业务，不仅可使诊所获得利润，而且促使患者、员工、医师实现共赢。

（梅　颖　译）

附　录

附录 1　角膜曲率计焦度换算一览表

曲度 （D）	凸半径 （mm）	曲度 （D）	凸半径 （mm）	曲度 （D）	凸半径 （mm）
38.00	8.88	45.00	7.50	52.00	6.49
38.25	8.82	45.25	7.46	52.25	6.46
38.50	8.77	45.50	7.42	52.50	6.43
38.75	8.71	45.75	7.38	52.75	6.40
39.00	8.65	46.00	7.34	53.00	6.37
39.25	8.60	46.25	7.30	53.25	6.34
39.50	8.55	46.50	7.26	53.50	6.31
39.75	8.49	46.75	7.22	53.75	6.28
40.00	8.44	47.00	7.18	54.00	6.25
40.25	8.39	47.25	7.14	54.25	6.22
40.50	8.33	47.50	7.11	54.50	6.19
40.75	8.28	47.75	7.07	54.75	6.16
41.00	8.23	48.00	7.03	55.00	6.14
41.25	8.18	48.25	7.00	55.25	6.11
41.50	8.13	48.50	6.96	55.50	6.08
41.75	8.08	48.75	6.92	55.75	6.05
42.00	8.04	49.00	6.89	56.00	6.03
42.25	7.99	49.25	6.85	56.25	6.00
42.50	7.94	49.50	6.82	56.50	5.97
42.75	7.90	49.75	6.78	56.75	5.95
43.00	7.85	50.00	6.75	57.00	5.92
43.25	7.80	50.25	6.72	57.25	5.90
43.50	7.76	50.50	6.68	57.50	5.87
43.75	7.72	50.75	6.65	57.75	5.84
44.00	7.67	51.00	6.62	58.00	5.82
44.25	7.63	51.25	6.59	58.25	5.79
44.50	7.58	51.55	6.55	58.50	5.77
44.75	7.54	51.75	6.52	58.75	5.75

曲度 （D）	凸半径 （mm）	曲度 （D）	凸半径 （mm）	曲度 （D）	凸半径 （mm）
59.00	5.72	61.50	5.49	66.00	5.11
59.25	5.70	61.75	5.47	66.50	5.08
59.50	6.67	62.00	5.44	67.00	5.04
59.75	6.65	62.50	5.40	67.50	5.00
60.00	5.63	63.00	5.36	68.00	4.96
60.25	5.60	63.50	5.31	68.50	4.93
60.50	5.58	64.00	5.27	69.00	4.89
60.75	5.56	64.50	5.23	69.50	4.86
61.00	5.53	65.00	5.19	70.00	4.82
61.25	5.51	65.50	5.15	70.50	4.79

附录 2　后顶点焦度（12mm 顶点距离）换算表

框架眼镜度数	接触镜度数	框架眼镜度数	接触镜度数
负镜（D）			
−4.00	−3.82	−9.25	−8.33
−4.25	−4.05	−9.50	−8.53
−4.50	−4.27	−9.75	−8.73
−4.75	−4.49	−10.00	−8.93
−5.00	−4.72	−10.25	−9.13
−5.25	−4.94	−10.50	−9.33
−5.50	−5.16	−10.75	−9.52
−5.75	−5.38	−11.00	−9.72
−6.00	−5.60	−11.25	−9.91
−6.25	−5.82	−11.50	−10.11
−6.50	−6.03	−11.75	−10.30
−6.75	−6.25	−12.00	−10.49
−7.00	−6.46	−12.25	−10.69
−7.25	−6.67	−12.50	−10.87
−7.50	−6.88	−12.75	−11.06
−7.75	−7.09	−13.00	−11.25
−8.00	−7.30	−13.25	−11.43
−8.25	−7.51	−13.50	−11.62
−8.50	−7.71	−13.75	−11.80
−8.75	−7.92	−14.00	−11.99
−9.00	−8.13	−14.25	−12.17

续表

框架眼镜度数	接触镜度数	框架眼镜度数	接触镜度数
−14.50	−12.38	−16.50	−13.78
−14.75	−12.54	−16.75	−13.95
−15.00	−12.72	−17.00	−14.12
−15.25	−12.90	−17.25	−14.30
−15.50	−13.07	−17.50	−14.47
−15.75	−13.25	−17.75	−14.64
−16.00	−13.43	−18.00	−14.80
−16.25	−13.61		
正镜（D）			
+4.00	+4.20	+11.25	+13.01
+4.25	+4.48	+11.50	+13.30
+4.50	+4.76	+11.75	+13.68
+4.75	+5.04	+12.00	+14.02
+5.00	+5.32	+12.25	+14.37
+5.25	+5.60	+12.50	+14.71
+5.50	+5.89	+12.75	+15.06
+5.75	+6.18	+13.00	+15.41
+6.00	+6.47	+13.25	+15.76
+6.25	+6.76	+13.50	+16.11
+6.50	+7.05	+13.75	+16.47
+6.75	+7.35	+14.00	+16.83
+7.00	+7.64	+14.25	+17.20
+7.25	+7.94	+14.50	+17.56
+7.50	+8.24	+14.75	+17.93
+7.75	+8.55	+15.00	+18.30
+8.00	+8.85	+15.25	+18.67
+8.25	+9.16	+15.50	+19.05
+8.50	+9.52	+15.75	+19.43
+8.75	+9.83	+16.00	+19.81
+9.00	+10.09	+16.25	+20.02
+9.25	+10.41	+16.50	+20.59
+9.50	+10.73	+16.75	+20.97
+9.75	+11.05	+17.00	+21.37
+10.00	+11.36	+17.50	+22.16
+10.50	+12.02	+17.75	+22.57
+10.75	+12.35	+18.00	+22.97
+11.00	+12.68		

附录 3　11.25D 透镜的扩展角膜曲率计范围一览表

实际读数 （D）	扩展值 （D）	实际读数 （D）	扩展值 （D）
43.00	50.13	47.62	55.53
43.12	50.28	47.75	55.67
43.25	50.42	47.87	55.82
43.37	50.57	48.00	55.96
43.50	50.72	48.12	56.11
43.62	50.86	48.25	56.25
43.75	51.01	48.37	56.40
43.87	51.15	48.50	56.55
44.00	51.30	48.62	56.69
44.12	51.44	48.75	56.84
44.25	51.59	48.87	56.98
44.37	51.74	49.00	57.13
44.50	51.88	49.12	57.27
44.62	52.03	49.25	57.42
44.75	52.17	49.37	57.57
44.87	52.32	49.50	57.71
45.00	52.46	49.62	57.86
45.12	52.61	49.75	58.00
45.25	52.76	49.87	58.15
45.37	52.90	50.00	58.30
45.50	53.05	50.12	58.44
45.62	53.19	50.25	58.59
45.75	53.34	50.37	58.73
45.87	53.49	50.50	58.88
46.00	53.63	50.62	59.02
46.12	53.78	50.75	59.17
46.25	53.92	50.87	59.31
46.37	54.07	51.00	59.46
46.50	54.21	51.12	59.61
46.62	54.36	51.25	59.75
46.75	54.51	51.37	59.90
46.87	54.65	51.50	60.04
47.00	54.80	51.62	60.19
47.12	54.94	51.75	60.33
47.25	55.09	51.87	60.48
47.37	55.23	52.00	60.63
47.50	55.38		

附录 4　21.00D 透镜的扩展范围

实际读数 （D）	扩展值 （D）	实际读数 （D）	扩展值 （D）
36.00	30.87	39.12	33.55
36.12	30.98	39.25	33.66
36.25	31.09	39.37	33.77
36.37	31.20	39.50	33.88
36.50	31.30	39.62	33.98
36.62	31.41	39.75	34.09
36.75	31.51	39.87	34.20
36.87	31.62	40.00	34.30
37.00	31.73	40.12	34.41
37.12	31.84	40.25	34.52
37.25	31.95	40.37	34.63
37.37	32.05	40.50	34.73
37.50	32.16	40.62	34.84
37.62	32.27	40.75	34.95
37.75	32.37	40.87	35.05
37.87	32.48	41.00	35.16
38.00	32.59	41.12	35.27
38.12	32.70	41.25	35.38
38.25	32.80	41.37	35.48
38.37	32.91	41.50	35.59
38.50	33.02	41.62	35.70
38.62	33.13	41.75	35.81
38.75	33.23	41.87	35.91
38.87	33.34	42.00	36.02
39.00	33.45		